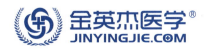

临床执业（含助理）医师资格考试

命题规律之金题三级解析

（下册）

张 伟 ◎ 主编

金英杰医学教育研究院 ◎ 组织

全国百佳图书出版单位

化学工业出版社

·北京·

目 录 contents

第一章 解剖学（助理不考）/1
第一节 运动系统 1
第二节 消化系统 1
第三节 呼吸系统 2
第四节 泌尿系统 2
第五节 生殖系统 2
第六节 腹膜 3
第七节 脉管系统 3
第八节 感觉器 4
第九节 神经系统 4
第十节 内分泌系统 5

第二章 生物化学 /6
第一节 蛋白质的结构与功能 6
第二节 核酸的结构和功能 6
第三节 酶 7
第四节 糖代谢 8
第五节 生物氧化 10
第六节 脂质代谢 11
第七节 氨基酸代谢 12
第八节 核苷酸代谢 12
第九节 遗传信息的传递（助理不考） 12
第十节 蛋白质生物合成（助理不考） 13
第十一节 基因表达调控（助理不考） 13
第十二节 信号转导（助理不考） 13
第十三节 重组 DNA 技术（助理不考） 13
第十四节 癌基因与抑癌基因（助理不考） 13
第十五节 血液生化（助理不考） 14
第十六节 肝生化 14
第十七节 维生素（助理不考） 14

第三章　生理学 /15

第一节　绪论 15
第二节　细胞的基本功能 15
第三节　血液 16
第四节　血液循环 16
第五节　呼吸 18
第六节　消化和吸收 19
第七节　能量代谢和体温 21
第八节　尿的生成和排出 22
第九节　神经系统的功能 23
第十节　内分泌 24
第十一节　生殖 24

第四章　医学微生物学（助理不考）/26

第一节　微生物基本概念 26
第二节　细菌的形态与结构 26
第三、四、五节　细菌的生理、消毒与灭菌、噬菌体 26
第六、七节　细菌的遗传与变异、细菌的感染与免疫 26
第八、九节　细菌感染的检查方法与防治原则、病原性球菌 26
第十节　肠道杆菌 26
第十一节　弧菌 27
第十二节　厌氧性细菌 27
第十三节　棒状（杆）菌 28
第十四节　分枝杆菌 28
第十五、十六节　放线菌和诺卡菌、动物源性细菌 28
第十七节　其他细菌 28
第十八节　支原体 29
第十九节　立克次体 29
第二十节　衣原体 29
第二十一节　螺旋体 29
第二十二节　真菌 29
第二十三、二十四节　病毒的基本性状、病毒的感染与免疫 30
第二十五节　病毒感染的检查方法与防治原则 30
第二十六节　呼吸道病毒 30
第二十七节　肠道病毒 30
第二十八、二十九、三十节　肝炎病毒、黄病毒、出血热病毒 30
第三十一、三十二节　疱疹病毒、逆转录病毒 30
第三十三、三十四节　其他病毒、亚病毒 30

第五章　医学免疫学（助理不考）/31

第一节　绪论 31

第二、三、四节 抗原、免疫器官、免疫细胞 ... 31
第五节 免疫球蛋白 ... 31
第六节 补体系统 ... 32
第七、八节 细胞因子及受体、白细胞分化抗原和黏附分子 ... 32
第九、十节 主要组织相容性复合体、免疫应答 ... 32
第十一、十二节 黏膜免疫、免疫耐受 ... 32
第十三、十四节 抗感染免疫、超敏反应 ... 32
第十五节 自身免疫和自身免疫病 ... 33
第十六节 免疫缺陷病 ... 33
第十七、十八、十九节 肿瘤免疫、移植免疫、免疫学检测技术 ... 33
第二十节 免疫学防治 ... 33

第六章 病理学 /34

第一节 细胞、组织的适应、损伤与修复 ... 34
第二节 局部血液循环障碍 ... 35
第三节 炎症 ... 37
第四节 肿瘤 ... 37
第五节 心血管系统疾病 ... 39
第六节 呼吸系统疾病 ... 40
第七节 消化系统疾病 ... 41
第八节 泌尿系统疾病 ... 43
第九节 内分泌系统疾病 ... 44
第十节 乳腺及女性生殖系统疾病 ... 44
第十一节 常见传染病及寄生虫病 ... 45
第十二节 艾滋病、性传播疾病 ... 46
第十三节 免疫性疾病（助理不考） ... 46
第十四节 淋巴造血系统疾病（助理不考） ... 46

第七章 病理生理学（助理不考）/47

第一节 疾病的概述 ... 47
第二节 水、电解质代谢紊乱 ... 47
第三节 酸碱平衡和酸碱平衡紊乱 ... 48
第四节 缺氧 ... 49
第五节 发热 ... 50
第六节 应激 ... 50
第七节 缺血-再灌注损伤 ... 50
第八节 休克 ... 51
第九节 弥散性血管内凝血 ... 52
第十节 心功能不全 ... 52
第十一、十二节 呼吸功能不全、肝性脑病 ... 52
第十三节 肾功能不全 ... 52

第八章 药理学 /54

- 第一节 药物效应动力学 ... 54
- 第二节 药物代谢动力学 ... 54
- 第三节 胆碱受体激动药 ... 54
- 第四节 抗胆碱酯酶药和胆碱酯酶复活药 ... 54
- 第五节 M胆碱受体阻断药 ... 55
- 第六节 肾上腺素受体激动药 ... 55
- 第七节 肾上腺素受体阻断药 ... 56
- 第八节 局部麻醉药 ... 56
- 第九节 镇静催眠药 ... 57
- 第十节 抗癫痫药和抗惊厥药 ... 57
- 第十一节 抗帕金森病药（助理不考） ... 57
- 第十二节 抗精神失常药 ... 58
- 第十三节 镇痛药 ... 58
- 第十四节 解热镇痛抗炎药 ... 59
- 第十五节 钙通道阻滞药 ... 59
- 第十六节 抗心律失常药 ... 59
- 第十七节 治疗充血性心力衰竭的药物 ... 60
- 第十八节 抗心绞痛药 ... 60
- 第十九节 调血脂药与抗动脉粥样硬化药 ... 61
- 第二十节 抗高血压药 ... 61
- 第二十一节 利尿药 ... 62
- 第二十二节 作用于血液及造血器官的药物 ... 63
- 第二十三节 组胺受体阻断药 ... 63
- 第二十四节 作用于呼吸系统的药物 ... 64
- 第二十五节 作用于消化系统的药物 ... 65
- 第二十六节 肾上腺皮质激素类药物 ... 66
- 第二十七节 甲状腺激素及抗甲状腺药物 ... 66
- 第二十八节 胰岛素及口服降糖药 ... 67
- 第二十九节 β-内酰胺类抗生素 ... 68
- 第三十节 大环内酯类及林可霉素类抗生素 ... 69
- 第三十一节 氨基糖苷类抗生素 ... 69
- 第三十二节 四环素类及氯霉素 ... 70
- 第三十三节 人工合成的抗菌药 ... 70
- 第三十四节 抗真菌药和抗病毒药 ... 70
- 第三十五节 抗结核药 ... 71
- 第三十六节 抗疟药 ... 71
- 第三十七节 抗恶性肿瘤药（助理不考） ... 72

第九章　预防医学 /73

- 第一节　绪论 73
- 第二节　医学统计学方法 73
- 第三节　流行病学原理和方法 75
- 第四节　临床预防服务 79
- 第五节　社区公共卫生 81
- 第六节　卫生服务体系与卫生管理 84

第十章　心理学 /86

- 第一节　绪论 86
- 第二节　医学心理学基础 86
- 第三节　心理卫生 87
- 第四节　心身疾病 87
- 第五节　心理评估 88
- 第六节　心理治疗 89
- 第七节　医患关系 91
- 第八节　患者的心理问题 91

第十一章　伦理学 /92

- 第一节　伦理学与医学伦理学 92
- 第二节　医学伦理学的基本原则与规范 92
- 第三节　医疗人际关系伦理 94
- 第四节　临床诊疗伦理 95
- 第五节　安宁疗护与死亡的伦理 95
- 第六节　公共卫生伦理 96
- 第七节　医学科研伦理（助理不考） 96
- 第八节　医学新技术研究与应用的伦理（助理不考） 97
- 第九节　医疗人员的医学伦理素质的养成与行为规范 97

第十二章　卫生法规 /99

- 第一节　医师法 99
- 第二节　医疗机构管理条例 101
- 第三节　母婴保健法及其实施办法 102
- 第四节　传染病防治法 103
- 第五节　艾滋病防治条例 105
- 第六节　突发公共卫生事件应急条例 105
- 第七节　药品管理法 106
- 第八节　麻醉药品和精神药品管理条例 107
- 第九节　处方管理办法 107
- 第十节　献血法 107
- 第十一节　医疗损害责任 108

- 第十二节 放射诊疗管理规定 ... 109
- 第十三节 抗菌药物临床应用管理办法 ... 109
- 第十四节 医疗机构临床用血管理办法 ... 109
- 第十五节 精神卫生法 ... 110
- 第十六节 人体器官移植条例 ... 110
- 第十七节 疫苗管理法 ... 111

第十三章 心血管系统 /112

- 第一节 心力衰竭 ... 112
- 第二节 心律失常 ... 121
- 第三节 心搏骤停 ... 132
- 第四节 原发性高血压 ... 133
- 第五节 继发性高血压（助理不考） ... 140
- 第六节 冠状动脉粥样硬化性心脏病 ... 141
- 第七节 心脏瓣膜病 ... 150
- 第八节 感染性心内膜炎 ... 155
- 第九节 心肌疾病 ... 156
- 第十节 急性心包炎 ... 158
- 第十一节 休克 ... 159
- 第十二节 周围血管疾病 ... 160
- 第十三节 主动脉夹层 ... 162

第十四章 呼吸系统 /163

- 第一节 慢性阻塞性肺疾病 ... 163
- 第二节 肺动脉高压与慢性肺源性心脏病（助理不考） ... 168
- 第三节 支气管哮喘 ... 169
- 第四节 支气管扩张 ... 174
- 第五节 肺炎 ... 176
- 第六节 肺脓肿（助理不考） ... 181
- 第七节 肺结核 ... 183
- 第八节 肺癌 ... 186
- 第九节 肺血栓栓塞症（助理不考） ... 189
- 第十节 呼吸衰竭 ... 192
- 第十一节 急性呼吸窘迫综合征与多器官功能障碍综合征（助理不考） ... 194
- 第十二节 胸腔积液 ... 195
- 第十三节 气胸 ... 200
- 第十四节 肋骨骨折 ... 203
- 第十五节 纵隔肿瘤（助理不考） ... 203
- 第十六节 间质性肺疾病 ... 204
- 第十七节 睡眠呼吸障碍 ... 204

第十五章 消化系统 /205

- 第一节 食管、胃、十二指肠疾病 ... 205
- 第二节 肝脏疾病 ... 224
- 第三节 胆道疾病 ... 233
- 第四节 胰腺疾病 ... 239
- 第五节 肠道疾病 ... 245
- 第六节 阑尾炎 ... 255
- 第七节 直肠肛管疾病 ... 257
- 第八节 消化道大出血 ... 262
- 第九节 腹膜炎 ... 265
- 第十节 腹外疝 ... 268
- 第十一节 腹部损伤 ... 271

第十六章 泌尿系统 /275

- 第一节 尿液检查 ... 275
- 第二节 肾小球疾病 ... 276
- 第三节 尿路感染 ... 283
- 第四节 肾功能不全 ... 285
- 第五节 肾结核 ... 287
- 第六节 尿路结石 ... 288
- 第七节 泌尿、男性生殖系统肿瘤 ... 290
- 第八节 尿路梗阻 ... 294
- 第九节 泌尿系统损伤 ... 296
- 第十节 男性生殖系统感染 ... 300
- 第十一节 泌尿、男性生殖系统先天性畸形及其他疾病 ... 300
- 第十二节 肾间质疾病 ... 302

第十七章 女性生殖系统 /303

- 第一节 女性生殖系统解剖 ... 303
- 第二节 女性生殖系统生理 ... 306
- 第三节 妊娠生理 ... 307
- 第四节 妊娠诊断 ... 309
- 第五节 孕期监护及孕期保健 ... 310
- 第六节 正常分娩 ... 312
- 第七节 正常产褥 ... 314
- 第八节 病理妊娠 ... 314
- 第九节 妊娠合并内、外科疾病 ... 329
- 第十节 遗传咨询、产前筛查与产前诊断 ... 331
- 第十一节 异常分娩 ... 331
- 第十二节 分娩期并发症 ... 333

第十三节　异常产褥期并发症 335

　　第十四节　女性生殖系统炎症 336

　　第十五节　女性生殖器官肿瘤 340

　　第十六节　妊娠滋养细胞疾病 347

　　第十七节　生殖内分泌疾病 350

　　第十八节　子宫内膜异位症及子宫腺肌病 354

　　第十九节　女性生殖器损伤性疾病 356

　　第二十节　不孕症与辅助生殖技术 356

　　第二十一节　计划生育 357

　　第二十二节　妇女保健 359

第十八章　血液系统 /360

　　第一节　贫血 360

　　第二节　白血病 365

　　第三节　骨髓增生异常性肿瘤（助理不考） 369

　　第四节　淋巴瘤 370

　　第五节　多发性骨髓瘤 371

　　第六节　白细胞减少症和粒细胞缺乏症 371

　　第七节　出血性疾病 372

　　第八节　输血 376

第十九章　代谢、内分泌系统 /379

　　第一节　内分泌及代谢疾病概述 379

　　第二节　下丘脑-垂体疾病 379

　　第三节　甲状腺疾病 383

　　第四节　甲状旁腺疾病（助理不考） 389

　　第五节　骨质疏松症 390

　　第六节　肾上腺疾病（助理不考） 390

　　第七节　糖尿病与低血糖症 394

　　第八节　水、电解质代谢和酸碱平衡失调 398

第二十章　精神、神经系统 /401

　　第一节　神经病学概论 401

　　第二节　周围神经病 404

　　第三节　脊髓病变（助理不考） 406

　　第四节　颅脑损伤 408

　　第五节　脑血管疾病 413

　　第六节　中枢神经系统脱髓鞘疾病 418

　　第七节　颅内肿瘤（助理不考） 419

　　第八节　颅内压增高 420

　　第九节　脑疝（助理不考） 421

第十节　帕金森病 ... 422
第十一节　偏头痛 ... 423
第十二节　紧张性头痛（助理不考） ... 423
第十三节　癫痫 ... 424
第十四节　神经-肌肉接头与肌肉疾病（助理不考） ... 426
第十五节　精神障碍 ... 428
第十六节　神经认知障碍 ... 431
第十七节　物质使用所致精神障碍 ... 432
第十八节　精神分裂症 ... 435
第十九节　心境障碍（情感性精神障碍） ... 438
第二十节　焦虑及恐惧相关障碍、强迫及相关障碍、分离障碍 ... 441
第二十一节　应激相关障碍 ... 446
第二十二节　喂养和进食障碍、睡眠-觉醒障碍 ... 446

第二十一章　运动系统 /448

第一节　骨折概论 ... 448
第二节　上肢骨折 ... 451
第三节　下肢骨折 ... 453
第四节　脊柱、脊髓损伤和骨盆骨折 ... 455
第五节　关节脱位与损伤 ... 457
第六节　手外伤及断肢（指）再植 ... 459
第七节　周围神经损伤 ... 460
第八节　运动系统慢性损伤 ... 461
第九节　非化脓性关节炎 ... 465
第十节　骨与关节感染 ... 466
第十一节　骨肿瘤 ... 468

第二十二章　风湿免疫性疾病 /470

第一节　概论 ... 470
第二节　系统性红斑狼疮 ... 471
第三节　类风湿关节炎 ... 475
第四节　脊柱关节炎 ... 477
第五节　高尿酸血症和痛风 ... 478

第二十三章　儿科学 /479

第一节　绪论 ... 479
第二节　生长发育 ... 479
第三节　儿童保健 ... 480
第四节　儿童营养与营养障碍性疾病 ... 481
第五节　新生儿及新生儿疾病 ... 487
第六节　遗传性疾病 ... 494

第七节　儿童内分泌系统疾病 496
　　第八节　儿童风湿免疫性疾病 497
　　第九节　儿童感染性疾病 499
　　第十节　儿童结核病 502
　　第十一节　儿童神经系统疾病 505
　　第十二节　儿童呼吸系统疾病 508
　　第十三节　儿童心血管系统疾病 514
　　第十四节　儿童消化系统疾病 519
　　第十五节　儿童泌尿系统疾病 524
　　第十六节　儿童血液系统疾病 527

第二十四章　传染病、性传播疾病 /531
　　第一节　传染病总论 531
　　第二节　常见传染病 531
　　第三节　性传播疾病 541

第二十五章　其他 /544
　　第一节　围术期处理 544
　　第二节　外科患者的营养代谢 546
　　第三节　感染 547
　　第四节　创伤和火器伤 551
　　第五节　烧伤 552
　　第六节　乳房疾病 554
　　第七节　中毒 557
　　第八节　中暑 559

第二十六章　中医学基础 /560
　　第一节　中医基本特点 560
　　第二节　中医基础理论 561

第一章 解剖学（助理不考）

第一节 运动系统

题型 A1型题

1. 【答案】E 　　　　　　　　　　　　【难度系数】★★

   【解析】骶管麻醉常以骶角作为标志，故选E。

2. 【答案】D 　　　　　　　　　　　　【难度系数】★★

   【解析】肩关节囊薄而松弛，关节囊的上壁有喙肱韧带，与冈上肌腱交织在一起并融入关节囊的纤维层。囊的前壁和后壁也有许多肌腱加入，以增加关节的稳固性。囊的下壁相对最为薄弱，故肩关节脱位时，肱骨头常从下方滑出，发生前下方脱位，故选D。

3. 【答案】B 　　　　　　　　　　　　【难度系数】★★

   【解析】膈肌为向上膨隆呈穹窿形的扁薄阔肌，位于胸、腹腔之间，构成胸腔的底和腹腔的顶。膈肌为主要的呼吸肌，收缩时，膈肌穹窿下降，胸腔容积扩大，以助吸气，故选B。膈肌松弛时，膈肌穹窿上升恢复原位，胸腔容积减小，以助呼气，故不选A和C。

4. 【答案】E 　　　　　　　　　　　　【难度系数】★★

   【解析】膈肌上有三个裂孔：主动脉裂孔位于第12胸椎前方，左、右两个膈脚与脊柱之间，有主动脉和胸导管通过，故选E；食管裂孔位于主动脉裂孔左前上方，约平第10胸椎水平，有食管和迷走神经通过；腔静脉孔位于食管裂孔右前上方的中心腱内，约平第8胸椎水平，有下腔静脉通过。

5. 【答案】B 　　　　　　　　　　　　【难度系数】★★

   【解析】三角肌包绕肩关节除下内侧外的各个面，形成肩部的圆隆外形，若此肌瘫痪萎缩，则肩峰突出于皮下，使肩部呈方形。主要作用是使肩关节外展，前部肌束可以使肩关节屈和旋内，后部肌束能使肩关节伸和旋外，故选B。大圆肌收缩时使肩关节后伸、内收和旋内。小圆肌收缩时使肩关节旋外。肩胛下肌收缩时使肩关节内收和旋内。冈下肌收缩时使肩关节旋外。注意：肩胛下肌、冈上肌、冈下肌和小圆肌的肌腱在经过肩关节囊前面、上面和后面时，与关节囊紧贴，且有许多腱纤维编入关节囊内，形成"肌腱袖"，对肩关节的稳定起重要作用。

第二节 消化系统

题型 A1型题

1. 【答案】E 　　　　　　　　　　　　【难度系数】★★

   【解析】胃小弯凹向右上方，最低点弯度明显折转处，称角切迹，故选E。胃大弯大部分凸向左下方。胃的近端与食管连接处是胃的入口，称贲门。胃的远端连接十二指肠处是胃的出口，称幽门。贲门的左侧，食管末端左缘与胃底所形成的锐角称贲门切迹。

2. 【答案】D 　　　　　　　　　　　　【难度系数】★

   【解析】临床上通常把从口腔到十二指肠的这部分管道称上消化道，空肠以下的部分称下消化道，十二指肠悬韧带是十二指肠结束的标志，故选D。膈肌食管裂孔通过的是食管，故不选A。贲门、幽门属于胃的结构，故不选B、C。小肠是进行消化和吸收的重要器官，小肠包括十二指肠、空肠和回肠3部分，而上消化道包括十二指肠，不包括空肠和回肠，故不选E。

3. 【答案】A 　　　　　　　　　　　　【难度系数】★★

   【解析】轮廓乳头、菌状乳头、叶状乳头以及软腭、会厌等处的黏膜上皮中含有味蕾，为味觉感受器，具有感受酸、甜、苦、咸等味觉的功能。丝状乳头中无味蕾故无味觉功能，故选A。

   记忆技巧："没有一丝味道"。

4. 【答案】C 　　　　　　　　　　　　【难度系数】★★

   【解析】舌肌包括舌内肌和舌外肌。舌内肌的起、止点均在舌内，有纵肌、横肌和垂直肌，收缩时，可改变舌的形态。舌外肌有颏舌肌、舌骨舌肌和茎突舌肌；颏舌肌是一对强而有力的舌外肌，故不选A。

两侧颏舌肌同时收缩，拉舌向前下方，即伸舌，故不选 B。单侧收缩可使舌尖伸向对侧，故选 C。颏舌肌起自下颌体后面的颏棘，肌纤维呈扇形向后上方分散，止于舌正中线两侧，故不选 D。颏舌肌受舌下神经支配，故不选 E。

第三节 呼吸系统

题型　A1 型题

【答案】B　　　　　　　　　　　　　【难度系数】★★

【解析】鼻旁窦是指鼻腔周围含气颅骨内的空腔，分别位于额骨、筛骨、蝶骨和上颌骨内，窦壁内衬黏膜并与鼻腔黏膜相移行，有温暖、湿润空气及对发音产生共鸣的作用，又称副鼻窦。上颌窦的开口位置较高，分泌物不易排出，当窦腔积液时，应采取体位引流，故选 B。

题型　A2 型题

【答案】C　　　　　　　　　　　　　【难度系数】★★★

【解析】后纵隔位于心包与脊柱胸部之间，容纳气管杈、左右主支气管、食管、胸主动脉、奇静脉、半奇静脉、胸导管、交感干胸段、淋巴结等，它是支气管囊肿、神经瘤、主动脉瘤及膈疝的好发部位。肿瘤位于纵隔的后下部，考虑神经源性肿瘤，此类肿瘤多起源于交感神经，所以手术切除时容易损伤，故选 C。中纵隔是心包囊肿的好发部位。前纵隔是胸腺瘤、皮样囊肿和淋巴瘤的好发部位。

第四节 泌尿系统

题型　A1 型题

1.【答案】B　　　　　　　　　　　　【难度系数】★★★★

【解析】出入肾门诸结构为结缔组织所包裹称肾蒂，肾蒂内各结构的排列关系，自前向后顺序为肾静脉、肾动脉和肾盂末端，故选 B。自上向下顺序为肾动脉、肾静脉和肾盂。

2.【答案】A　　　　　　　　　　　　【难度系数】★★★★

【解析】肾的被膜分为三层：由外向内依次为肾筋膜、脂肪囊、纤维囊。故选 A。记忆技巧：我们经常称韧带为"筋"，最外层要固定肾脏位置，韧带可以固定，所以外层为筋膜层。脂肪层在中间起保护、缓冲作用。

第五节 生殖系统

题型　A1 型题

1.【答案】D　　　　　　　　　　　　【难度系数】★

【解析】前列腺的后方为直肠壶腹，所以经直肠指检可以触及前列腺，故选 D。尿道球腺位于会阴深横肌内；两侧输精管末端膨大形成输精管壶腹，末端变细，穿过前列腺，与精囊腺的输出管汇合成射精管；射精管穿过前列腺内。尿道球腺、精囊腺、输精管末端、射精管都不能在直肠指检中触及。对肛门和直肠的触诊检查通常称为肛诊或直肠指诊，男性可触及前列腺，女性可触及子宫颈，配合双合诊可以检查子宫、输卵管等。

2.【答案】C　　　　　　　　　　　　【难度系数】★★

【解析】输卵管是输送卵子的肌性管道，输卵管由内侧向外侧分为四部：子宫部（《妇产科学》称为"间质部"）、峡部、壶腹部和漏斗部（《妇产科学》称为"伞部"）。漏斗部为输卵管末端的膨大部分，输卵管末端的边缘形成许多细长的指状突起，称为输卵管伞，为识别输卵管的标志性结构，故选 C。卵巢悬韧带是寻找卵巢血管的标志，故不选 D。子宫阔韧带可限制子宫向两侧移动，根据附着部位不同，分为输卵管系膜、卵巢系膜和子宫系膜三部分。

3.【答案】B　　　　　　　　　　　　【难度系数】★

【解析】子宫阔韧带可限制子宫向两侧移动，子宫圆韧带主要功能是维持子宫前倾位，故选 B。子宫主韧带是维持子宫颈正常位置，防止子宫脱垂的重要结构。子宫骶韧带向后上牵引子宫颈，协同子宫圆韧带维持子宫前倾前屈位。输卵管是输送卵子的肌性管道，故不选 E。

4.【答案】E　　　　　　　　　　　　　　　【难度系数】★★

【解析】乳腺叶和输乳管均以乳头为中心呈放射状排列，故乳房脓肿切开引流时宜做放射状切口，以免损伤输乳管，故选E。乳房后间隙脓肿宜在乳房下缘做一弧形切口引流，故不选C。

| 题型 | A2型题 |

【答案】B　　　　　　　　　　　　　　　【难度系数】★★

【解析】子宫有4对韧带维持子宫的正常位置：①子宫阔韧带可限制子宫向两侧移动；②子宫圆韧带维持子宫的前倾位；③子宫主韧带防止子宫脱垂；④子宫骶韧带维持子宫的前倾前屈位。由题干可知该患者宫颈和部分宫体脱出阴道口，故选B。

【破题思路】子宫4对韧带的功能：子宫阔韧带——限制子宫向两侧移动；子宫圆韧带——维持子宫的前倾位；子宫主韧带——防止子宫脱垂；子宫骶韧带——维持子宫的前倾前屈位。

第六节　腹膜

| 题型 | A1型题 |

【答案】E　　　　　　　　　　　　　　　【难度系数】★★★

【解析】脏器表面几乎全部被腹膜所覆盖的为腹膜内位器官，如胃、十二指肠上部、空肠、回肠、盲肠、阑尾、横结肠、乙状结肠、脾脏、卵巢和输卵管等。输尿管为腹膜外位器官，故选E。

第七节　脉管系统

| 题型 | A1型题 |

1.【答案】B　　　　　　　　　　　　　　　【难度系数】★★★

【解析】胸导管是全身最大的淋巴管，起自乳糜池，在左颈总动脉和左颈内静脉的后方转向前内下方，注入左静脉角，故选B。右淋巴道管注入右静脉角。故不选A。胸导管常发出较细的侧支注入奇静脉和肋间后静脉等。

2.【答案】B　　　　　　　　　　　　　　　【难度系数】★★★

【解析】奇静脉在右膈脚处起自右腰升静脉，沿食管后方和胸主动脉右侧上行，至第4胸椎椎体高度向前勾绕右肺根上面，注入上腔静脉，故选B。奇静脉上连上腔静脉，下借右腰升静脉连于下腔静脉，故是沟通上腔静脉系和下腔静脉系的重要通道之一。当上腔静脉或下腔静脉阻塞时，该通道可成为重要的侧副循环途径。上腔静脉注入右心房；下腔静脉注入右心房；锁骨下静脉与颈内静脉汇合成头臂静脉。

3.【答案】A　　　　　　　　　　　　　　　【难度系数】★★★

【解析】胃短动脉是脾动脉的分支，分布于胃底，故选A。胃网膜右动脉分布于胃大弯右侧的胃壁和大网膜；胃网膜左动脉分布于胃大弯左侧的胃壁和胃网膜；胃右动脉分布与胃小弯侧的胃壁；胃左动脉分支至食管的腹段、贲门和胃小弯附近的胃壁。做题技巧：胃在左侧，胃底在贲门左上方膨出的部分，那么排除在右侧的血管，排除B、D。胃网膜左动脉和胃网膜右动脉是一对，分布于胃大弯；胃右动脉和胃左动脉是一对，分布于胃小弯；胃短动脉和胃后动脉分布于胃底。

4.【答案】B　　　　　　　　　　　　　　　【难度系数】★★★

【解析】子宫动脉沿盆腔侧壁下行，进入子宫阔韧带底部的两层腹膜之间，在子宫颈的外侧约2cm处从输尿管的前方跨过并与之交叉，再沿子宫侧缘迂曲上升至子宫底。结扎子宫动脉时，防止损伤输尿管。

| 题型 | A2型题 |

【答案】A　　　　　　　　　　　　　　　【难度系数】★★★★

【解析】下肢有2条浅静脉，即小隐静脉和大隐静脉及其属支。小隐静脉起自足外侧缘足背静脉弓，经外踝后方，沿小腿后方上行，至腘窝注入腘静脉。由题干病史及B超示腘静脉血栓形成，最有可能就是小隐静脉回流受阻导致患者出现此类症状，故选A。大隐静脉在足内侧缘起自足背静脉弓，沿小腿内侧面、膝关节内后方、大腿内侧面上行，至耻骨结节外下方3~4cm处注入股静脉，沿途发出5条分支：股内侧浅静脉、股外侧浅静脉、旋髂浅静脉、腹壁浅静脉、阴部外静脉，故不选B、C、D、E。

第八节 感觉器

（尚未出题）

第九节 神经系统

题型 **A1型题**

1.【答案】E　　　　　　　　　　　　【难度系数】★★

【解析】脑干由延髓、脑桥、中脑组成。脑干表面有10对脑神经，其中腹侧面有9对，在延髓有4对（舌下神经、舌咽神经、迷走神经、副神经），故选E。在脑桥有5对（展神经、面神经、前庭蜗神经、三叉神经、动眼神经）。脑干的背侧面有1对滑车神经。

【破题思路】脑神经在脑干的分布：延髓（4对）——舌下神经、舌咽神经、迷走神经、副神经；脑桥（5对）——展神经、面神经、前庭蜗神经、三叉神经、动眼神经；脑干的背侧面（1对）——滑车神经。

2.【答案】C　　　　　　　　　　　　【难度系数】★★★

【解析】房水为无色透明的液体，充填于眼房内，房水由睫状体产生，故不选A、B、E。房水进入眼后房，经瞳孔至眼前房，又经虹膜角膜角进入巩膜静脉窦，借睫前静脉汇入眼上、下静脉，故不选D。房水的生理功能是为角膜和晶状体提供营养，并维持正常的眼内压。角膜、房水、晶状体和玻璃体都具有屈光作用，故选C。

3.【答案】C　　　　　　　　　　　　【难度系数】★★★

【解析】壶腹嵴是位觉感受器，能感受头部旋转变速运动的刺激，故选C。球囊斑和椭圆囊斑均属位觉感受器，感受头部静止的位置及直线变速运动引起的刺激，故不选A、B、E。螺旋器是听觉感受器，故不选D。

4.【答案】E　　　　　　　　　　　　【难度系数】★★★★

【解析】动眼神经副核发出副交感神经的节前纤维加入动眼神经，入眼眶后止于睫状神经节。此节发出副交感神经节后纤维支配睫状肌和瞳孔括约肌的收缩，以调节晶状体的曲度和缩小瞳孔，故选E。泪腺、下颌下腺、舌下腺及口、鼻腔黏膜腺的分泌由上泌涎核管理，故不选A、C。腮腺的分泌由下泌涎核管理，故不选B。迷走神经背核支配颈部、胸部所有脏器和腹腔大部分脏器的平滑肌、心肌的活动和腺体的分泌，故不选D。

5.【答案】D　　　　　　　　　　　　【难度系数】★★★

【解析】在种系发生上，尾状核和壳是较新的结构，称新纹状体。苍白球为较旧的结构，称旧纹状体。

6.【答案】B　　　　　　　　　　　　【难度系数】★★★★

【解析】传导意识性本体觉和精细触觉的神经纤维叫内侧丘系，位于延髓。

7.【答案】D　　　　　　　　　　　　【难度系数】★★★★★

【解析】舌下神经核仅接受对侧皮质核束纤维的传入，发出一般躯体运动纤维组成舌下神经，支配舌内、外肌的随意运动，故选D。展神经核接受双侧皮质核束纤维的传入，发出一般躯体运动纤维构成展神经，支配眼外直肌的随意运动，故不选A。动眼神经核接受双侧皮质核束纤维的传入，发出一般躯体运动纤维加入动眼神经，支配眼的上直肌、下直肌、内直肌、下斜肌和上睑提肌的随意运动，故不选B。滑车神经核接受双侧皮质核束纤维的传入，发出一般躯体运动纤维组成滑车神经，支配眼上斜肌的随意运动，故不选C。三叉神经运动核接受双侧皮质核束纤维的传入，发出特殊内脏运动纤维，组成三叉神经运动根，加入三叉神经的下颌神经，支配咀嚼肌、二腹肌前腹、下颌舌骨肌、腭帆张肌和鼓膜张肌，故不选E。

8.【答案】B　　　　　　　　　　　　【难度系数】★★

【解析】脑和脊髓的被膜由外向内依次为硬膜、蛛网膜、软膜，故选B。

【破题思路】做题技巧：大脑外面是颅骨，硬；大脑软，脑膜就是硬膜和硬的贴在一起，即和颅骨连在一起，最外面是硬膜；软膜和软的贴在一起，即和脑组织贴在一起，最内面是软膜；它们中间为蛛网膜。

9.【答案】D　　　　　　　　　　　　【难度系数】★★

【解析】脑脊液是充满脑室系统、蛛网膜下隙和脊髓中央管内的无色透明液体。其内含多种浓度不等的无机离子、葡萄糖、微量蛋白质和少量淋巴细胞，对中枢神经系统起缓冲、保护、运输代谢产物和调节颅内压等作用。脑脊液主要由脑室脉络丛产生，少量由室管膜上皮和毛细血管产生，故选D。

10.【答案】D　　　　　　　　　　　　【难度系数】★★★★

【解析】大脑后动脉皮质支分布于颞叶的内侧面、底面及枕叶；中央支供应背侧丘脑、内侧膝状体、下丘脑和底丘脑等，故选D。脉络丛前动脉供应外侧膝状体、内囊后肢的后下部、大脑脚底的中1/3及苍白球等结构，故不选A。大脑前动脉皮质支分布于顶枕沟以前的半球内侧面、额叶底面的一部分和额、顶两叶上外侧面的上部；中央支供应尾状核、豆状核前部和内囊前肢，故不选C。大脑中动脉皮质支营养大脑半球外侧面大部分和岛叶；中央支称为豆纹动脉，营尾状核、豆状核、内囊膝和后肢的前部，故不选B。小脑上动脉供应小脑上部，故不选E。

【破题思路】枕叶在大脑的后方，从名字上可以选择"大脑后动脉"。脉络丛是在脑室里，大脑的深面。

11.【答案】E　　　　　　　　　　　　【难度系数】★★

【解析】喉返神经为迷走神经入胸腔后的分支，在甲状腺两侧叶深面入喉，分布于声门裂以下喉黏膜及除环甲肌外的所有喉肌，为喉肌的主要运动神经。在甲状腺手术中，若两侧喉返神经同时受损，可引起失音、呼吸困难，甚至窒息，故选E。喉上神经分内（感觉）、外（运动）两支。若损伤外支会使环甲肌瘫痪，引起声带松弛、音调降低；内支损伤，则喉部黏膜感觉丧失，进食特别是饮水时，容易误咽发生呛咳，故不选D。一侧舌下神经完全损伤时，患侧半舌肌瘫痪，伸舌时舌尖偏向患侧；舌肌瘫痪时间过长时，则造成舌肌萎缩，故不选B。因面神经的分支有管内、管外之分，故面神经损伤部位不同，表现出不同的症状。面神经管外损伤主要表现为损伤侧表情肌瘫痪，如口角偏向健侧、不能鼓腮；说话时唾液从口角流出，伤侧额纹消失、鼻唇沟变平坦；眼轮匝肌瘫痪使闭眼困难、角膜反射消失等症状。面神经管内损伤并伤及面神经管段的分支，除上述面肌瘫痪症状外，还可出现听觉过敏、舌前2/3味觉障碍、泪腺和唾液腺的分泌障碍等症状，故不选C。

题型	A2型题

1.【答案】D　　　　　　　　　　　　【难度系数】★★★★★

【解析】在大脑皮质上有相应的语言中枢：①运动性语言中枢（说话中枢），位于额下回后部，此区损伤，患者虽能发音，却说不出有意义的句子，又称运动性失语症，故选D。②书写中枢，位于额中回后部，此区损伤，患者手虽能动，但不能书写文字、符号、失去写字、绘画能力，称失写症；③听觉性语言中枢（听话中枢），位于颞上回后部，此区损伤，患者虽能听到别人说话，但不能理解说话的意思，也不能做正确的回答，失去正常对话能力，称感觉性失语症；④视觉性语言中枢，位于角回，此区损伤，患者视觉虽正常，但不能理解文字符号的意思，失去阅读能力，称失读症。中央后回的下部，是味觉区，故不选A。中央前回的上部和中央旁小叶的前部为运动中枢，管理骨骼肌的运动，故不选B、C。

【破题思路】语言中枢的分布：运动性语言中枢——额下回后部；书写中枢——额中回后部；听觉性语言中枢（听话中枢）——颞上回后部；视觉性语言中枢——角回。

2.【答案】E　　　　　　　　　　　　【难度系数】★★

【解析】小脑作为皮质下感觉与运动的重要调节中枢，其功能主要是：维持身体的平衡、调节肌张力、调控骨骼肌的随意运动和精细运动。小脑损伤的典型表现：①平衡失调，走路时两腿间距过宽，东摇西摆、状如醉汉；②共济失调，不能闭眼指鼻、不能快速做轮替动作；③意向性震颤，肢体运动时，产生不随意的有节奏的摆动；④眼球震颤，眼球非自主地有节奏地摆动；⑤肌张力低下。由题干可知，故选E。

第十节　内分泌系统

（尚未出题）

第二章　生物化学

第一节　蛋白质的结构与功能

题型　A1 型题

1. 【答案】E　　　　　　　　　　　　【难度系数】★★★

【解析】色氨酸、酪氨酸对 280 nm 紫外光吸收最强，故选 E。

2. 【答案】B　　　　　　　　　　　　【难度系数】★★★

【解析】溶液 pH 值为等电点时，蛋白质解离成正、负离子的趋势相等，即成为兼性离子，净电荷为零，故选 B。蛋白质变性后溶解度降低，故不选 A。复性时产生分子杂交是 DNA 的理化性质而非蛋白质的理化性质，故不选 C。DNA 具有 260 nm 特征吸收峰而非蛋白质，故不选 D。蛋白质溶于低浓度乙醇，故不选 E。

3. 【答案】D　　　　　　　　　　　　【难度系数】★★★

【解析】多肽为 10 个以上氨基酸相连而成的肽，其肽键的本质为多肽链分子中连接两个氨基酸的酰胺键，故选 D。磷酸二酯键为核酸分子中相邻两个核苷酸分子间的连接键，故不选 A。二硫键为维系蛋白质一级结构的次要化学键，故不选 B。糖苷键是连接糖苷分子中的非糖部分与糖基，或者糖基与糖基的化学键，故不选 C。疏水键为维持蛋白质三级结构的化学键，故不选 E。

4. 【答案】B　　　　　　　　　　　　【难度系数】★★★

【解析】蛋白质的一级结构指肽链中氨基酸的排列顺序及二硫键位置，维持一级结构的化学键是肽键，有时包括二硫键。蛋白质的二级结构指肽链局部主链原子的空间排布，靠氢键维持稳定，故选 B。蛋白质的三级结构指肽链所有原子的空间构象，主要靠次级键维持稳定。具有三级结构的肽链以亚基形式聚合形成蛋白质的四级结构，同样靠次级键维持稳定。

5. 【答案】B　　　　　　　　　　　　【难度系数】★★

【解析】蛋白质的二级结构主要包括 α-螺旋、β-折叠、β-转角和无规则卷曲，故不选 A、C、D、E。右手双螺旋是 DNA 的二级结构，故选 B。

题型　A2 型题

1. 【答案】E　　　　　　　　　　　　【难度系数】★★

【解析】脑组织异常的 β 淀粉样斑块为变性的蛋白质。在某些物理和化学因素（如加热、乙醇、强酸、强碱、重金属离子、生物碱试剂等）作用下，蛋白质特定的空间构象（二级及以上结构）被破坏，从而导致其理化性质的改变和生物活性的丧失的现象称为蛋白质的变性，故选 E。

第二节　核酸的结构和功能

题型　A1 型题

1. 【答案】A　　　　　　　　　　　　【难度系数】★★★

【解析】DNA 变性是 DNA 双链解离为单链的过程，在某些理化因素作用下（如加热），会导致 DNA 双链互补碱基对之间的氢键断裂，使 DNA 双链解离为两条单链，变性过程中二级结构被破坏，不伴有共价键断裂。由于变性使更多的共轭双键暴露，变性后 260 nm 波长吸收随之增加，故选 A。

2. 【答案】D　　　　　　　　　　　　【难度系数】★★

【解析】碱基为构成核苷酸的基本组分之一，可分为嘌呤和嘧啶两类，构成 DNA 碱基主要有腺嘌呤、鸟嘌呤、胞嘧啶、胸腺嘧啶，故选 D。DNA 碱基组成都遵守 Chargaff 规则，不同生物个体的 DNA，其碱基组成不同，即适用于不同的种属；对于一特定组织的 DNA，其碱基组分不随其年龄、营养状态和环境而变化；对于一特定的生物体而言，腺嘌呤与胸腺嘧啶的摩尔数相等，而鸟嘌呤与胞嘧啶的摩尔数相等，即嘌呤与嘧啶分子相等。DNA 的碱基序列提供了所有的遗传信息，与遗传特性有关。

3. 【答案】A　　　　　　　　　　　　【难度系数】★★

【解析】内含子是位于外显子之间，与 mRNA 剪接过程中被删除部分相对应的间隔序列，不会出现在真核生物 mRNA 的结构中，故选 A。真核生物 mRNA 的结构特点有：①真核生物 mRNA 的 5′-端有特殊帽结构（甲基鸟嘌呤-三磷酸核苷），与之相连的是 5′-非翻译区；②真核生物 mRNA 的 3′-端有特殊的"尾"结构（多聚腺苷酸尾），与之相连的是 3′-非翻译区；③含有开放阅读框（ORF），即从成熟 mRNA 的 5′-端起的第一个起始密码子至终止密码子之间的核苷酸序列，其决定多肽链的氨基酸序列。

4. 【答案】A　　　　　　　　　　　【难度系数】★★★

【解析】在 DNA 双链间，腺嘌呤与胸腺嘧啶通过两个氢键形成碱基对，鸟嘌呤与胞嘧啶通过三个氢键形成碱基对，因此维系 DNA 双链间碱基配对的化学键是氢键，故选 A。糖苷键是脱氧核糖和碱基之间的结合键，故不选 E。3′,5′-磷酸二酯键是核苷酸之间的连接键，故不选 B。肽键是氨基酸与氨基酸之间的连接键，维系蛋白质的一级结构，故不选 C。疏水键是肽链中某些氨基酸的疏水基团或者疏水侧链之间的相互作用力，维系蛋白质的三级结构，故不选 D。

5. 【答案】D　　　　　　　　　　　【难度系数】★★

【解析】核酸是承载遗传信息的生物大分子，分为脱氧核糖核酸（DNA）和核糖核酸（RNA）两类。承载生物遗传信息的分子结构是核酸的核苷酸排列顺序，即碱基的排列顺序，故选 D。

6. 【答案】D　　　　　　　　　　　【难度系数】★★

【解析】mRNA、rRNA 和 tRNA 是细胞中 3 种主要的 RNA 类型，rRNA 是细胞内含量最多的 RNA，占 RNA 总重量的 80% 以上，故选 D。miRNA 是一种短链的非编码 RNA，细胞内含量很少，故不选 A。hnRNA 是 mRNA 未成熟的前体物质，其经过一系列的剪接成为成熟的 mRNA，mRNA 占细胞 RNA 总重量的 2%~5%，故不选 B、E。tRNA 占细胞 RNA 总重量的 15%，故不选 C。

第三节　酶

题型　A1 型题

1. 【答案】C　　　　　　　　　　　【难度系数】★★

【解析】酶的活性可调节，故不选 A。Taq DNA 聚合酶活性最高温度为 75~80℃，故不选 B。多数酶最适 pH 在 7.0 左右，故不选 D。氯离子是唾液淀粉酶的非必需激活剂，故不选 E。酶在医学中的应用广泛而重要，许多疾病引起酶活性异常，因此，酶活性检测可用于疾病的诊断，故选 C。

2. 【答案】D　　　　　　　　　　　【难度系数】★★★

【解析】同工酶可催化相同的化学反应，故选 D。不同器官的同工酶谱不同，指同一个体不同发育阶段和不同组织器官中，编码不同合成的亚基种类和数量不同，这是某种同工酶在同一个体的不同组织形成不同同工酶。同工酶的理化性质不同，指同工酶催化相同反应，但为不同功能的同一组酶的多肽型。同工酶常由几个亚基组成，例如肌酸激酶（CK）有三种亚基：脑中含 CK1（BB 型），心肌含 CK2（MB 型），骨骼肌含 CK3（MM 型）。

3. 【答案】C　　　　　　　　　　　【难度系数】★★★

【解析】酶浓度对酶促反应的影响：在酶促反应体系中所用的酶制品中不含抑制物，作用物的浓度又足够大，使酶达到饱和，则反应速率与酶浓度成正比，故选 C。酶促反应一般需要催化剂作用，高温往往会破坏催化剂的活性，并不能起到加速化学反应速率的效果；底物的浓度会影响该反应的反应速率；酶浓度也是影响酶促反应速率的原因之一。

4. 【答案】B　　　　　　　　　　　【难度系数】★★★

【解析】温度对酶促反应速率的影响具有双重性，故选 B。酶作为一种催化剂，具有一般催化剂的特性：①化学反应前后没有质和量的变化；②只能催化热力学允许的化学反应；③不改变化学反应的平衡点；④通过降低反应的活化能加速反应。酶又具有一般催化剂所没有的特性：①酶对底物具有极高的催化效率；②酶对底物具有高度的特异性；③酶的活性与酶量具有可调节性；④酶具有稳定性；⑤酶可大幅降低反应活化能。

5. 【答案】A　　　　　　　　　　　【难度系数】★★★★

【解析】磷酸吡哆醛作为辅酶参与的反应是转氨基反应，故选 A。参与酰基化反应的辅酶是辅酶 A，参与转甲基反应的辅酶是维生素 B_{12}，参与过氧化反应的辅酶是 NAD^+、$NADP^+$、FMN、FAD。

6. 【答案】B　　　　　　　　　　　【难度系数】★★★★

【解析】NAD^+、$NADP^+$、FMN 或者 FAD 都是脱氢酶的辅酶，NAD^+ 是生物氧化中的最重要的递氢体和电子传递体，是大多数脱氢酶的辅酶，故选 B。FMN 和 FAD 是脱氢酶的辅酶，$FMNH^+$ 和 $FADH^+$ 是其还原态产物。Cyt c 是一类含血红素样辅基的电子传递蛋白，生物氧化中的电子传递体。CoA 是转酰基酶的辅酶。

7. 【答案】B 【难度系数】★★★★

【解析】酶蛋白肽链上的一些基团可在其他酶的催化下，与某些化学基团共价结合，同时又可在另一种酶的催化下，去掉已结合的化学基团，从而影响酶的活性，酶的这种调节方式称为酶的共价修饰或称酶的化学修饰。在化学修饰过程中，酶发生无活性（或低活性）与有活性（或高活性）两种形式的互变。酶的共价修饰有多种形式，其中最常见的形式是磷酸化和去磷酸化，故选B。

8. 【答案】B 【难度系数】★★★

【解析】本题考查竞争性抑制剂的作用特点。抑制剂与底物的结构相似，在酶促反应中，抑制剂与底物相互竞争酶的活性中心，阻碍酶与底物结合，这种抑制称为竞争性抑制，故选B。

9. 【答案】D 【难度系数】★★★

【解析】本题考查酶的结构与功能。酶的本质是蛋白质，蛋白质易受到酸碱、温度的影响变性而失去活性；酶能加快反应速度，但不能改变反应的平衡点；酶的催化作用受到代谢物、激素等多种因素的调控；酶能大大降低反应的活化能，提高反应速率，故选D。

10. 【答案】A 【难度系数】★★★★

【解析】本题考查酶的结构与功能。结合酶由蛋白质部分和非蛋白质部分共同组成，其中蛋白质部分称为酶蛋白，非蛋白质部分称为辅因子。辅因子按其与酶蛋白结合的紧密程度与作用特点不同可分为辅酶和辅基。辅酶多通过非共价键与酶蛋白相连。酶蛋白主要决定酶促反应的特异性及其催化机制；辅因子主要决定酶促反应的类型。酶蛋白与辅因子结合在一起称为全酶，酶蛋白和辅因子单独存在时均无催化活性，只有全酶才具有催化作用，故选A。

题型	B1型题

（1~2题共用解析）

1. 【答案】B 2. 【答案】C 【难度系数】★★★★★

【解析】本题考查非竞争性抑制的 K_m 和 V_{max} 的变化特点。①竞争性抑制，K_m 增大，V_{max} 不变；②非竞争性抑制，K_m 不变，V_{max} 减小；③反竞争性抑制 K_m 减小，V_{max} 减小。故第1题选B，第2题选C。

第四节 糖代谢

题型	A1型题

1. 【答案】A 【难度系数】★★★★

【解析】直接参与葡萄糖合成糖原的核苷酸是UTP，故选A。TTP——胸苷三磷酸，是一种核苷三磷酸，也是合成DNA的原料之一。GTP——三磷酸鸟苷，是DNA复制时的引物（其实是RNA）和转录（即mRNA的生物合成）时的鸟嘌呤核苷酸的提供者。ADP——异柠檬酸脱氢酶的激活剂，调节正常机体氧化磷酸化的速率。CTP由1个胞嘧啶、1个核糖、3个磷酸连接而成，每个分子去掉2个磷酸后是构成RNA的基本单位。

2. 【答案】A 【难度系数】★★★

【解析】NADPH为磷酸戊糖途径主要产物之一，故选A。FMN为NADH的辅基，对呼吸等生物氧化过程的电子传递起着重要的作用，参与电子从底物向电子接受体传递，故不选B。CoQ又称泛醌CoQ，在呼吸链中是一种与蛋白质结合不紧密的辅酶，作为一种流动着的电子载体在复合体Ⅰ（复合体Ⅱ）和复合体Ⅲ之间起传递电子的作用，故不选C。cAMP激活PKA，PKA进而激活糖原磷酸化激酶，使糖原磷酸化酶磷酸化，故不选D。ATP是人体直接供能主要利用物质，主要产生于糖的有氧氧化，故不选E。

3. 【答案】B 【难度系数】★★

【解析】血糖的主要来源有：食物中糖类的消化吸收、糖异生、肝糖原分解、葡萄糖在肾小管的重吸收。因肌组织中缺乏葡糖-6-磷酸酶，葡糖-6-磷酸只能进行糖酵解，故肌糖原分解不能补充血糖，只能给肌收缩提供能量，故选B。

4. 【答案】D 【难度系数】★★

【解析】长期饥饿时糖异生的生理意义之一是有利于补充血糖，故选D。糖异生的原料为乳酸、生糖氨基酸和甘油，此时脂肪和脂酸的合成减少、消耗增多。即使在长期饥饿状况下，机体也需消耗一定量的葡萄糖，以维持生命活动，此时这些葡萄糖全部依赖于糖异生生成。必需氨基酸不能在体内合成。糖异生与排钠保钾无关。

5. 【答案】B 【难度系数】★★★★

【解析】红细胞在发育成熟过程中，细胞器退化，大部分代谢能力丧失，成熟红细胞利用葡萄糖的主要代谢途径及获得能量的唯一途径是无氧酵解即糖酵解，故选B。磷酸戊糖途径主要生理意义为产生大量NADPH，为细胞的各种合成反应提供还原剂，故不选A。有氧氧化和三羧酸循环是机体大部分细胞利用线粒体进行葡萄糖代谢的途径，但是成熟红细胞没有线粒体，故不存在这种代谢途径，故不选C、D。糖原分解是指糖原分解为葡萄糖或者葡糖-6-磷酸，主要用于肝内分解补充血糖或为骨骼肌供能，故不选E。

6. 【答案】E 【难度系数】★★★

【解析】由非糖化合物（乳酸、甘油、生糖氨基酸等）转变为葡萄糖或糖原的过程称为糖异生。糖异生的4个关键酶：丙酮酸羧化酶、磷酸烯醇式丙酮酸羧激酶、果糖二磷酸酶-1和葡糖-6-磷酸酶，它们与糖酵解中3个关键酶所催化的反应方向正好相反，使乳酸、丙氨酸等生糖氨基酸经丙酮酸异生为葡萄糖，故选E。

7. 【答案】D 【难度系数】★★★

【解析】本题考查体内重要组织和器官的代谢特点。长期饥饿血糖供应不足时，脑主要利用由肝生成的酮体供能。饥饿3~4天时，脑每天耗用约50g酮体。饥饿2周后，脑每天消耗的酮体可达100 g，故选D。

8. 【答案】E 【难度系数】★★★

【解析】一分子葡萄糖在细胞质中可裂解为两分子丙酮酸，此过程称为糖酵解。糖酵解的第一个限速步骤：葡萄糖进入细胞后发生磷酸化反应，生成葡糖-6-磷酸（G-6-P）。磷酸戊糖途径是指从糖酵解的中间产物葡糖-6-磷酸开始形成旁路，通过氧化、基团转移两个阶段生成果糖-6-磷酸和3-磷酸甘油醛，从而返回糖酵解的代谢途径。糖原合成是指由葡萄糖生成糖原的过程，糖原合成起始于糖酵解的中间产物葡糖-6-磷酸。由非糖化合物（乳酸、甘油、生糖氨基酸等）转变为葡萄糖或糖原的过程称为糖异生。糖异生的最后一步是葡糖-6-磷酸水解为葡萄糖。故答案选E。F-6-P：果糖-6-磷酸，参与糖酵解。1,6-双磷酸果糖参与糖酵解，3-磷酸甘油醛参与糖酵解。G-1-P：葡糖-1-磷酸，参与糖原分解。

9. 【答案】A 【难度系数】★★★★★

【解析】本题考查柠檬酸循环中的脱氢反应。柠檬酸循环中共有4次脱氢反应，其中只有琥珀酸→延胡索酸过程中脱下的氢由FAD接受，生成FADH$_2$，经电子传递链被氧化成1.5分子ATP。其余三条途径：异柠檬酸→α-酮戊二酸、α-酮戊二酸→琥珀酰CoA、苹果酸→草酰乙酸过程中脱下的氢均由NAD$^+$接受，生成NADH$^+$，经电子传递链被氧化成2.5分子ATP。故选A。

10. 【答案】B 【难度系数】★★★

【解析】本题考查糖酵解的关键酶。糖酵解包括3个限速酶：① 6-磷酸葡萄糖激酶；② 己糖激酶；③ 丙酮酸激酶。其余选项的酶均为糖异生的限速酶。故选B。

11. 【答案】A 【难度系数】★★★

【解析】本题考查磷酸戊糖通路的关键酶。磷酸戊糖通路的关键酶为6-磷酸葡萄糖脱氢酶，此酶的缺乏可导致溶血性黄疸（蚕豆病）。故选A。

12. 【答案】B 【难度系数】★★★

【解析】本题考查有氧氧化过程中丙酮酸的代谢。丙酮酸在线粒体中经丙酮酸脱氢酶复合体（有氧氧化的限速酶）的催化将丙酮酸氧化脱羧生成乙酰CoA。故选B。

13. 【答案】B 【难度系数】★★★

【解析】本题考查糖异生的限速酶。糖异生是糖酵解的逆过程，糖异生的限速酶主要有以下3个：丙酮酸羧化酶、磷酸烯醇式丙酮酸羧激酶、葡糖-6-磷酸酶。丙酮酸激酶是糖酵解的限速酶之一，故选B。

14. 【答案】D 【难度系数】★★★★

【解析】本题考查血糖的调节稳定。短期饥饿时，血糖来自肝糖原分解，仅用于满足基本供能需求；长期饥饿时（长期饥饿指未进食3天以上），血糖来自非糖物质的糖异生，此时除少数对葡萄糖极为依赖的组织仍用糖供能外，其他大多数组织改用脂质能源，以节约葡萄糖。餐后12~18小时，尽管肝糖原分解仍可持续进行，但由于肝糖原即将耗尽，能用于分解的糖原已经很少，所以肝糖原分解水平较低，主要靠糖异生补充血糖，故选D。

题型 | **B1 型题**

1.【答案】E 　　　　　　　　　　　　　　【难度系数】★★★★

【解析】糖尿病患者酸中毒首先考虑糖尿病酮症酸中毒，其为糖尿病最常见的并发症。机体因为糖利用障碍导致体内糖含量过多，在代谢过程中相当一部分转化为酮体，导致酮症，因为酮体中含有酸性成分，使机体出现酸碱平衡紊乱，导致酸中毒。酮体生成为糖尿病患者酸中毒的主要代谢途径，故选E。糖原合成指在糖原合酶的催化下活化形式的葡萄糖与引物分子合成糖原的过程，不会导致体内酸生成过多，故不选A。尿酸合成是嘌呤的代谢过程，与糖尿病无关，故不选B。糖原分解是糖原分解为葡萄糖补充血糖的过程，也不会出现酸中毒，且糖尿病患者体内糖含量增多，抑制糖原分解，故不选C。丙酮酸羧化不是糖尿病导致的代谢问题，且糖尿病患者糖利用存在障碍，体内不会生成过多的丙酮酸，故不选D。

2.【答案】D 　　　　　　　　　　　　　　【难度系数】★★★★

【解析】糖原合成是体内葡萄糖合成糖原存贮的过程，并不产生草酰乙酸，故不选A。尿酸合成是嘌呤代谢的终产物，没有草酰乙酸的合成，故不选B。糖原分解是体内糖原分解为葡萄糖补充血糖的过程，故不选C。酮体生成是由乙酰辅酶A合成酮体的过程，不涉及三羧酸循环中的草酰乙酸，故不选E。丙酮酸羧化是三羧酸循环中的草酰乙酸的来源之一，故选D。

(3~4题共用解析)

3.【答案】B　4.【答案】C　　　　　　　　【难度系数】★★★★

【解析】成熟红细胞没有线粒体，不能进行糖有氧氧化和糖异生，它进行的糖代谢主要有三种：糖酵解、2,3-二磷酸甘油酸旁路和磷酸戊糖途径。糖酵解是成熟红细胞获得能量的唯一途径，故第3题选B。2,3-二磷酸甘油酸旁路调节红细胞内血红蛋白的运氧能力，故第4题选C。磷酸戊糖途径生理意义是生成NADPH和磷酸戊糖。

第五节　生物氧化

题型 | **A1 型题**

1.【答案】D 　　　　　　　　　　　　　　【难度系数】★★★★

【解析】CO为电子传递抑制剂，与还原型 Cyt a_3 结合，阻断电子传递给 O_2，从而抑制细胞氧化磷酸化的速率，故选D。

2.【答案】A 　　　　　　　　　　　　　　【难度系数】★★★

【解析】氧化呼吸链包含四种复合体。复合体Ⅰ：NADH-Q还原酶、FMN、Fe-S；复合体Ⅱ：琥珀酸-Q还原酶、FAD、Cyt b；复合体Ⅲ：细胞色素还原酶、Cyt b、Fe-S、Cyt c_1；复合体Ⅳ：细胞色素氧化酶、Cyt a、Cyt a_3、CuA、CuB。琥珀酸氧化呼吸链：琥珀酸→复合体Ⅱ→CoQ→复合体Ⅲ→Cyt c→复合体Ⅳ→O_2，所以包含CoQ、Cyt c、Cyt b、Cyt c_1，FMN属于复合体Ⅰ，故选A。

3.【答案】D 　　　　　　　　　　　　　　【难度系数】★★★

【解析】本题考查呼吸链中细胞色素的排列顺序。呼吸链中细胞色素的排列顺序：b→c_1→c→aa_3→O_2，故选D。

4.【答案】D 　　　　　　　　　　　　　　【难度系数】★★★

【解析】在线粒体中进行的代谢过程是氧化磷酸化，它是ATP形成的主要方式。脂肪酸合成在胞质、内质网和线粒体内进行。糖酵解、糖原合成和核糖体循环皆在胞质中进行。

5.【答案】C 　　　　　　　　　　　　　　【难度系数】★★★

【解析】NADH和$FADH_2$通过线粒体呼吸链逐步失去电子被氧化生成水，电子传递过程伴随着能量的逐步释放，此释能过程驱动ADP磷酸化生成ATP，所以NADH和$FADH_2$的氧化过程与ADP的磷酸化过程相偶联，因而称之为氧化磷酸化。人体90%的ATP是由线粒体中的氧化磷酸化产生的，而产生ATP所需的能量由线粒体氧化体系提供。甲状腺激素促进氧化磷酸化和产热。机体的甲状腺激素促进细胞膜上Na^+-K^+-ATP酶的表达，使ATP加速分解为ADP和Pi，ADP浓度增加而促进氧化磷酸化。另外甲状腺激素可诱导解偶联蛋白基因表达，使氧化释能和产热比率均增加，ATP合成减少，导致机体耗氧量和产热同时增加，所以甲状腺功能亢进症病人基础代谢率增高，故选C。

题型 | **B1 型题**

1.【答案】C 　　　　　　　　　　　　　　【难度系数】★★★★★

【解析】ADP磷酸化生成ATP需要能量，ATP末端磷酸在水解过程中释放能量用于代谢反应，同时转变为ADP，二者相互转变的过程是能量的贮存与利用的过程。ADP氧化与磷酸化生成ATP，故选C。

2.【答案】A　　　　　　　　　　　　　　【难度系数】★★★★★

【解析】ATP是体内最重要的高能磷酸化合物，是细胞可直接利用的能量形式。与ATP生成有关的主要过程是氧化与磷酸化的偶联，故选A。$2H^+$与$1/2\ O_2$结合释放能量的过程与驱动ADP磷酸化生成ATP相偶联，产生能量ATP，故不选D。能量的贮存与利用既包含ATP的生成过程，也包含ATP去磷酸化转变为ADP的过程，故不选C。CO是呼吸链的抑制剂，可与还原型Cyt a_3结合，阻断氧化呼吸链的电子传递，阻止ADP磷酸化生成ATP，故不选B。乳酸脱氢酶催化丙酮酸还原为乳酸的反应，所需的氢原子由$NADH+H^+$提供，此过程无ATP生成，故不选E。

第六节　脂质代谢

题型　A1型题

1.【答案】B　　　　　　　　　　　　　　【难度系数】★★★★

【解析】甘油异生成糖时的途径：甘油→3-磷酸甘油→磷酸二羟丙酮→3-磷酸甘油醛→1,6-二磷酸果糖→6-磷酸果糖→6-磷酸葡萄糖→葡萄糖，故选B。草酰乙酸、柠檬酸是三羧酸循环重要的中间产物，故不选A、D。脂肪酸是脂肪分解的产物，故不选C。乙酰乙酸是酮体的组成成分，故不选E。

2.【答案】A　　　　　　　　　　　　　　【难度系数】★★★

【解析】甘油三酯合成的基本原料包括甘油和脂肪酸。人体可利用甘油、糖、脂肪酸和甘油一酯为原料，经过磷脂酸途径和甘油一酯途径合成甘油三酯。故选A。胆固醇酯是胆固醇在细胞内的储存形式，故不选B。胆碱可以合成磷脂，故不选C。鞘氨醇是合成神经鞘磷脂的重要中间产物，故不选D。

3.【答案】B　　　　　　　　　　　　　　【难度系数】★★★★

【解析】体内甘油酯类正常的生理功能主要包括提供能量，维持体温，构成细胞膜，提供必需脂肪酸，促进脂溶性维生素的吸收及参与信息传递等。甘油酯类不具有传递电子作用，故选B。

4.【答案】E　　　　　　　　　　　　　　【难度系数】★★★

【解析】饥饿时分解代谢可产生酮体的物质是脂肪酸，故选E。饥饿时脂肪酸在肝内β-氧化产生的大量乙酰CoA，部分被转变为酮体，此时酮体是肝向肝外组织输出能量的重要形式。

题型　B1型题

1.【答案】C　　　　　　　　　　　　　　【难度系数】★★★★★

【解析】三羧酸循环的中间产物：草酰乙酸、柠檬酸、顺乌头酸、异柠檬酸、草酰琥珀酸、α-酮戊二酸、琥珀酰CoA、琥珀酸、延胡索酸、苹果酸，故选C。

2.【答案】A　　　　　　　　　　　　　　【难度系数】★★★★★

【解析】HMG-CoA是脂肪酸在肝内β-氧化生成酮体的中间产物，HMG-CoA在HMG-CoA裂解酶的作用下脱去CA生成乙酰乙酸，即酮体，故选A。乙酰乙酰CoA在酮体的生成过程中与CA缩合生成HMG-CoA，故不选B。琥珀酰CoA是三羧酸循环的中间产物，在琥珀酰CoA合成酶的催化下生成琥珀酸，故不选C。丙酰CoA经β-羧化酶及异构酶作用，转变为琥珀酰CoA，进入三羧酸循环彻底氧化，故不选D。丙二酰CoA可竞争性抑制肉碱脂酰转移酶Ⅰ，阻止脂酰CoA进入线粒体进行β-氧化，从而抑制酮体生成，并不生成酮体，故不选E。

3.【答案】B　　　　　　　　　　　　　　【难度系数】★★★★★

【解析】酮体生成以脂肪酸氧化生成的乙酰CoA为原料，在肝线粒体由酮体合成酶系催化完成，其过程分四步进行：①2分子乙酰CoA缩合成乙酰乙酰CoA，此步为乙酰CoA缩合，故选B。②乙酰乙酰CoA与乙酰CoA缩合成HMG-CoA；③HMG-CoA裂解产生乙酰乙酸；④乙酰乙酸还原成β-羟丁酸。丙酮酸羧化是糖异生的中间步骤，故不选A。糖原合成和糖原分解主要是糖原的储存和利用，故不选C、E。黄嘌呤氧化可生成尿酸，故不选D。

4.【答案】A　　　　　　　　　　　　　　【难度系数】★★★★★

【解析】三羧酸循环中的草酰乙酸主要来自丙酮酸的直接羧化，也可通过苹果酸脱氢生成，故选A。柠檬酸循环的各中间产物在反应前后质量不发生改变，不可能通过柠檬酸循环从乙酰CoA缩合成草酰乙酸，故不选B。糖原分解、黄嘌呤氧化及糖原合成过程中均不能产生草酰乙酸，故不选C、D、E。

第七节 氨基酸代谢

题型 A1型题

1.【答案】D　　　　　　　　　　　【难度系数】★★★
【解析】营养必需氨基酸：缬氨酸、异亮氨酸、亮氨酸、苯丙氨酸、甲硫氨酸（蛋氨酸）、色氨酸、苏氨酸、赖氨酸（速记为："写一两本淡色书来"——缬异亮苯蛋色苏赖），故选D。

2.【答案】A　　　　　　　　　　　【难度系数】★★★★
【解析】α-酮酸可转变生成的物质是CO_2和H_2O，故选A。营养必需脂肪酸为亚麻酸、亚油酸、花生四烯酸，人体自身不能合成，必须由食物供给，故不选B。维生素A（主要存在于哺乳动物和咸水鱼中）、维生素E（主要存在于植物油、油性种子和麦芽中）不能由α-酮酸转换，故不选C、E。营养必需氨基酸要由体外供给，α-酮酸不能转化，故不选D。

3.【答案】C　　　　　　　　　　　【难度系数】★★★
【解析】食物蛋白质的营养互补作用是指营养价值较低的蛋白质混合食用，彼此间营养必需氨基酸之间的互相补充，从而提高蛋白质的营养价值，故选C。

4.【答案】A　　　　　　　　　　　【难度系数】★★★★★
【解析】氨基酸分解代谢的主要反应是脱氨基作用，可以通过多种方式如转氨基、氧化脱氨基及非氧化脱氨基等方式脱去氨基。氨基酸通过转氨基作用脱去氨基，转氨基作用由转氨酶催化完成转氨基作用，体内存在着多种氨基转移酶，例如谷丙转氨酶（GPT）和谷草转氨酶（GOT）[即丙氨酸氨基转移酶（ALT）和天冬氨酸氨基转移酶（AST）]，故选A。糖酵解时丙酮酸被还原为乳酸，此反应由乳酸脱氢酶（LDH）催化。HMG-CoA还原酶是胆固醇合成的关键酶。丙酮酸羧化酶参与糖异生中丙酮酸转变为磷酸烯醇式丙酮酸。琥珀酰CoA转硫酶参与酮体的利用。

5.【答案】C　　　　　　　　　　　【难度系数】★★★
【解析】酪氨酸可以转变为儿茶酚胺和黑色素，或彻底氧化分解，故选C。天冬酰胺，即天门冬酰胺，它是生物体内常见的20种氨基酸之一。谷氨酸由L-谷氨酸脱羧酶催化脱去羧基生成γ-氨基丁酸（GABA）。精氨酸参与尿素循环。

第八节 核苷酸代谢

题型 A1型题

【答案】A　　　　　　　　　　　【难度系数】★★★
【解析】嘌呤核苷酸的分解代谢产物是尿酸，鸟嘌呤核苷酸生成鸟嘌呤，再转变为黄嘌呤，最后生成尿酸，故选A。胞嘧啶分解最终生成NH_3、CO_2及β-丙氨酸（E错）。β-丙氨酸进一步代谢生成乙酰CoA，参与柠檬酸循环，故不选B。

题型 A2型题

【答案】D　　　　　　　　　　　【难度系数】★★★★
【解析】本题考查嘌呤核苷酸代谢。嘌呤核苷酸分解代谢最后生成尿酸。尿酸在体内含量过高形成痛风症，患者出现关节炎、尿路结石及肾疾病，故选D。

第九节 遗传信息的传递（助理不考）

题型 B1型题

1.【答案】E　　　　　　　　　　　【难度系数】★★★★★
【解析】参与转录过程的酶是RNA聚合酶，故选E。参与复制过程的酶是DNA聚合酶，故不选D。

2.【答案】C　　　　　　　　　　　【难度系数】★★★★★
【解析】复制起始过程需要先合成引物，引物是由引物酶催化合成的短链RNA分子，引物酶属于RNA聚合酶，但RNA聚合酶包括多种酶，仅在复制过程中合成短链RNA分子的酶是引物酶，故选C。DNA连接酶用于把两段相邻的DNA链连成完整的链，故不选A。核酸内切酶为以内切方式水解DNA

的酶类，故不选 B。DNA 聚合酶是以亲代 DNA 为模板，催化底物 dNTP 分子聚合形成子代 DNA 的一类酶，故不选 D。RNA 聚合酶是以一条 DNA 链或 RNA 为模板，合成 RNA 的酶，故不选 E。

第十节　蛋白质生物合成（助理不考）

题型　A1 型题

【答案】B　　　　　　　　　　　　　　【难度系数】★★★

【解析】参与构成蛋白质合成场所的 RNA 是核糖体 RNA（rRNA），故选 B。信使 RNA（mRAN）是携带了信息的 RNA，故不选 A。核内小 RNA 参与真核生物细胞核中 RNA 的加工，故不选 C。催化性 RNA 具有催化性，可降解特异的 mRNA 序列，故不选 D。转运 RNA（tRNA）是转运氨基酸的，故不选 E。

第十一节　基因表达调控（助理不考）

题型　A1 型题

1.【答案】E　　　　　　　　　　　　　【难度系数】★★★★

【解析】原核生物基因表达调控存在于转录和翻译的起始、延伸和终止的每一步骤中。这种调控多以操纵子为单位进行，故选 E。将功能相关的基因组织在一起，同时开启或关闭基因表达既经济又有效，保证其生命活动需要。增强子指增加同它连锁的基因转录频率的 DNA 序列。密码子即信使 RNA 链上决定一个氨基酸的相邻的三个碱基，亦称三联体密码。沉默子也称为沉默子元件，是真核基因中的一种特殊的序列，与增强子有许多类似之处。启动子是 RNA 聚合酶识别、结合和开始转录的一段 DNA 序列，它含有 RNA 聚合酶特异性结合和转录起始所需的保守序列，启动子本身不被转录。

2.【答案】E　　　　　　　　　　　　　【难度系数】★★★

【解析】直接影响基因转录的蛋白质是组蛋白，故选 E。载脂蛋白是血浆脂蛋白中的蛋白质部分，能够结合和运输血脂到机体各组织进行代谢及利用。脂蛋白与蛋白质结合在一起形成脂质-蛋白质复合物。血红蛋白是红细胞内运输氧的特殊蛋白质，是使血液呈红色的蛋白，由珠蛋白和血红素组成。白蛋白又称清蛋白，主要由肝实质细胞合成，是血浆中主要的蛋白成分，有维持血管内外体液的平衡、组织蛋白的补充修复等功能，是血浆中主要的蛋白载体。

第十二节　信号转导（助理不考）

题型　A1 型题

【答案】E　　　　　　　　　　　　　　【难度系数】★★★★

【解析】本题考查第二信使。第二信使是指在细胞内传递信息的小分子化合物，如 cAMP、cGMP、Ca^{2+}、IP_3、DAG 等，故选 E。

第十三节　重组 DNA 技术（助理不考）

题型　A1 型题

【答案】D　　　　　　　　　　　　　　【难度系数】★★★★

【解析】在基因工程中，DNA 连接酶可催化 DNA 中相邻的 5′-磷酸基和 3′-羟基末端之间形成磷酸二酯键，使 DNA 片段与载体结合，故选 D。在鉴定重组 DNA 片段时，一般利用载体本身携带的某种或某些标志基因和目的基因，运用如抗药性标志选择、分子杂交等方法。质粒和噬菌体都属于载体，一般不会催化质粒与噬菌体的连接。获得较小的 DNA 片段需要的是限制性核酸内切酶。扩增特定 DNA 序列目前主要利用 PCR 技术。

第十四节　癌基因与抑癌基因（助理不考）

题型　A1 型题

【答案】A　　　　　　　　　　　　　　【难度系数】★★★

【解析】本题考查癌基因活化。在某些因素的作用下，原癌基因被激活，发生数量或结构上的变化，就可能导致正常细胞癌变，如获得启动子或增强子、染色体易位、点突变、原癌基因扩散等，故选 A。

第十五节　血液生化（助理不考）

| 题型 | A1 型题 |

【答案】B　　　　　　　　　　　　　　【难度系数】★★★
【解析】本题考查合成血红素的原料。合成血红素的基本原料：琥珀酰 CoA、甘氨酸、Fe^{2+}，故选 B。

第十六节　肝生化

| 题型 | A1 型题 |

1.【答案】A　　　　　　　　　　　　　【难度系数】★★★
【解析】人体内有些物质的存在不可避免，这些物质既不能作为构建组织细胞的成分，又不能作为能源物质，其中一些还对人体有一定的生物学效应或潜在的毒性作用，长期蓄积则对人体有害。机体在排出这些物质之前，需对它们进行代谢转变，使其水溶性提高，极性增强，易于通过胆汁或尿排出，这一过程称为生物转化。需进行生物转化的物质按其来源有内源性和外源性之分。外源性物质系人体在日常生活和（或）生产过程中不可避免接触的异源物，如药物、毒物、食品添加剂、环境化学污染物等和从肠道吸收的腐败产物。肝是机体内生物转化最重要的器官。皮肤、肺及肾等亦有一定的生物转化作用，故选 A。

2.【答案】C　　　　　　　　　　　　　【难度系数】★★★★
【解析】本题考查胆汁酸合成的限速酶。胆汁酸合成的限速酶为胆固醇 7α-羟化酶。故选 C。

3.【答案】A　　　　　　　　　　　　　【难度系数】★★★★
【解析】本题考查胆红素的去路。胆红素是有毒的代谢产物，在肝脏经与葡萄糖醛酸结合转化为无毒的结合胆红素，再由肾脏和胆汁排出，故血中结合胆红素升高，可引起尿中结合胆红素升高。故选 A。

第十七节　维生素（助理不考）

| 题型 | A1 型题 |

1.【答案】C　　　　　　　　　　　　　【难度系数】★★★
【解析】当机体大量摄入维生素 D，使体内维生素 D 反馈作用失调，肠吸收钙与磷增加，血钙浓度过高，降钙素调节使血钙沉积于骨与其他器官组织，影响其功能，故选 C。

2.【答案】E　　　　　　　　　　　　　【难度系数】★★
【解析】脚气病是缺乏维生素 B_1 引起的，故选 E。夜盲症是因为缺乏维生素 A；核黄素缺乏将会引起机体一系列的以局部皮肤炎症为表现的症状；叶酸缺乏容易导致胎儿的神经管畸形；缺少维生素 D 会导致佝偻病。

第三章 生理学

第一节 绪论

题型 A1型题

1. 【答案】A   【难度系数】★★★
   【解析】体液量约占机体总重量的60%，体液分为细胞内液和细胞外液。细胞外液包括组织液、血浆和少量的脑脊液、淋巴液等。内环境是细胞外液，稳态是指人体通过神经体液机制的调节，使内环境的各项物理、化学因素保持着动态平衡，故选A。

2. 【答案】A   【难度系数】★★★
   【解析】壁细胞分泌胃酸和内因子，故选A。主细胞分泌胃蛋白酶原，故不选B。黏液细胞分泌黏液，故不选D。Cajal细胞是位于胃肠平滑肌纵行肌和环行肌之间的间质细胞，可产生慢波电位，是胃肠道平滑肌基本电节律的起源部位。

第二节 细胞的基本功能

题型 A1型题

1. 【答案】B   【难度系数】★★★
   【解析】骨骼肌神经-肌接头处产生终板电位的神经递质为乙酰胆碱。故选B。

2. 【答案】E   【难度系数】★★★
   【解析】由载体介导的易化扩散称为经载体易化扩散，其载体为一类贯穿脂质双分子层的整合膜蛋白。经载体易化扩散有以下特点。①选择性：载体与转运物质的结合具有化学结构特异性，只有能被载体识别的物质才能被该载体转运。当载体对一种被转运物质特异性较差时，载体会优先转运另一种特异性好的物质，所以载体的特异性较强，故不选B。②饱和性：由于膜上载体和载体结合位点的数目均有限，因此，当被转运物质浓度达到一定水平时，该物质转运速率不会随被转运物质的浓度升高而升高，载体转运达极限，故选E，即出现所谓饱和现象。③竞争抑制性：分子结构相似的不同物质经同一载体转运时，A物质转运增加会造成B物质转运减少，反之亦然，造成彼此之间的竞争性抑制。跨膜浓度梯度降低、跨膜电位梯度降低会降低转运速率，与饱和现象无关，故不选A、C。易化扩散是被动转运，物质转运的动力来自该物质的浓度差，此过程不消耗能量，故物质转运能量不足与易化扩散无关，故不选D。

3. 【答案】C   【难度系数】★★★★
   【解析】超极化为膜的极化状态增强的状态，表现为静息电位增大，如细胞静息电位为-90mV，当其受到刺激后变为-100 mV，故选C。极化为安静时细胞膜两侧处于外正内负的状态，故不选A。复极化为细胞膜去极化后再向静息电位方向恢复的过程，故不选B。反极化为去极化至零电位后膜电位进一步变为正值，使膜两侧电位的极性与原来的极化状态相反的状态，故不选D。去极化为膜的极化状态减弱的状态，表现为静息电位减小（如细胞内电位由-70 mV变为-50 mV），故不选E。

4. 【答案】B   【难度系数】★★★
   【解析】本题考查物质的跨膜转运。Na^+通过钠离子通道的跨膜转运过程是经通道的易化扩散，属于被动转运，故选B。Na^+经钠泵的转运过程属于主动转运。

5. 【答案】E   【难度系数】★★★
   【解析】本题考查静息电位及其特点。静息电位是指细胞在安静的状态下，存在于膜两侧的电位差，表现为外正内负的状态。安静时细胞膜对K^+的通透性远远大于Na^+，K^+顺浓度梯度外流，产生静息电位，细胞膜处于极化状态。Na^+、K^+泵的活动主要是维持细胞内外离子的不均匀分布，故选E。

6. 【答案】D   【难度系数】★★★
   【解析】本题考查同一细胞兴奋传导的特点。已兴奋的细胞膜通过局部电流刺激未兴奋的膜，使之出现可沿细胞膜传导到整个细胞的动作电位，传导过程不衰减。有髓纤维沿郎飞结呈跳跃式传导，其传导速度比无髓纤维快很多。同一细胞兴奋传导的特点：①双向性；②绝缘性；③安全性；④不衰减性；⑤相对不疲劳性；⑥结构和功能完整性，故选D。

7.【答案】A　　　　　　　　　　　　　　　【难度系数】★★★

【解析】本题考查钠泵的功能。钠泵的主要生理功能有：①维持细胞内外钠、钾浓度差；②维持胞内渗透压和细胞容积；③建立钠的跨膜浓度梯度，为继发性主动转运的物质提供势能储备；④钠泵活动形成的跨膜浓度梯度为细胞发生电活动的前提条件。故选A。

第三节　血液

题型　A1型题

1.【答案】E　　　　　　　　　　　　　　　【难度系数】★★★

【解析】血浆胶体渗透压主要维持毛细血管内外水平衡，血浆晶体渗透压主要维持细胞内外水平衡，故选E。

2.【答案】B　　　　　　　　　　　　　　　【难度系数】★★★

【解析】血浆占体重的5%。体重为60kg的正常人，血浆容量是3L。故选B。

3.【答案】A　　　　　　　　　　　　　　　【难度系数】★★★

【解析】血浆蛋白浓度降低所致水肿的原因是血浆胶体渗透压降低，故选A。血浆胶体渗透压主要调节毛细血管内外水的平衡，血浆蛋白是调节血浆胶体渗透压的主要因素。动脉血压升高是指血液对血管的侧压力增加，与水肿形成无关，故不选B。毛细血管壁通透性增加会使体液聚集在组织液内造成水肿，但这通常是局部致炎性因子增多，炎症作用使血管内皮收缩造成水肿，非血浆胶体渗透压降低造成，故不选C。淋巴回流量减少通常为淋巴管道不通畅引起，致使淋巴液回流减少造成水肿，故不选D。组织液静水压升高通常是血管内血容量增多，致使液体渗透过多造成水肿，故不选E。

4.【答案】A　　　　　　　　　　　　　　　【难度系数】★★★

【解析】血型通常是指红细胞膜上特异性抗原的类型，因红细胞膜上特异性抗原在凝集反应中被称为凝集原，因此决定红细胞血型的物质是红细胞膜特异凝集原，故选A。能与红细胞膜上的凝集原起反应的特异性抗体则称为凝集素，主要存在于血浆中，故不选C、E。

5.【答案】A　　　　　　　　　　　　　　　【难度系数】★★★

【解析】全血在4~6℃保存过程中，活性得到较长时间保存的血液成分是红细胞，故选A。凝血因子在−18℃的温度下保存，故不选B、C。血小板在22℃±2℃的温度下轻震荡保存，故不选D。

6.【答案】E　　　　　　　　　　　　　　　【难度系数】★★

【解析】急性溶血性输血反应的原因有：①供受血者血型不合（ABO血型或其亚型不合、Rh血型不合）；②血液保存运输或处理不当；③受血者患溶血性疾病等。大多数严重的急性溶血性输血反应由ABO血型不合引起，Rh血型不合多引起迟发性溶血反应，故选E。

7.【答案】B　　　　　　　　　　　　　　　【难度系数】★★★

【解析】①肝素是由肥大细胞和嗜碱性粒细胞产生的抗凝物质，具有很强的抗凝作用，它可使抗凝血酶Ⅲ与凝血酶的亲和力增强100倍，故选B。但在缺乏抗凝血酶Ⅲ的条件下，其抗凝作用很弱，因此肝素主要是通过增强抗凝血酶Ⅲ的活性而发挥间接抗凝作用。②肝素也可通过促进血管内皮细胞释放大量TFPI（组织因子途径抑制物）和纤溶酶原而抑制凝血过程。

8.【答案】E　　　　　　　　　　　　　　　【难度系数】★★★

【解析】红细胞表面凝集原本质是抗原，血清中凝集素的本质是抗体，不同血型的人的血清中含有不同的抗体，但不含与自身红细胞抗原相对应的抗体，以免发生抗原-抗体反应引起红细胞凝集。血浆中含有抗A、抗B凝集素，红细胞表面无A、B凝集原，该血型为O型，故选E。A_1型血浆中只含抗B凝集素，故不选A。B型血浆中只含抗A凝集素，故不选B。AB型血浆中全无抗A和抗B凝集素，故不选C。A_2型血浆中含有抗B凝集素和抗A_1凝集素，故不选D。

9.【答案】B　　　　　　　　　　　　　　　【难度系数】★★★

【解析】本题考查血细胞比容的概念。血细胞比容是指血细胞在血液中所占容积百分比，故血细胞比容可反映血液中红细胞在血浆中的相对浓度。故选B。

第四节　血液循环

题型　A1型题

1.【答案】A　　　　　　　　　　　　　　　【难度系数】★★★

【解析】二尖瓣关闭不全易导致血液反流，而引起低输出量性心力衰竭，故选A。维生素B_1缺乏、动静脉瘘、严重贫血、甲状腺功能亢进均使心输出量增大，引起高血容量性心力衰竭。故不选B、C、D、E。

2. 【答案】A 【难度系数】★★★
【解析】甲状腺功能减退，机体代谢降低，从而引起心输出量减少，故选A。

3. 【答案】D 【难度系数】★★★
【解析】心指数是每平方米体表面积的心输出量。心指数考虑了个体体表面积对心泵功能的影响，因此适用于比较不同个体之间的心泵功能。

4. 【答案】A 【难度系数】★★
【解析】在一个心动周期中，主动脉压最低的时间是在心室射血之前，即等容收缩期末，故选A。

5. 【答案】C 【难度系数】★★★★
【解析】2期复极的平台期是心室肌细胞区别于神经和骨骼肌细胞动作电位的主要特征，也是心室肌动作电位复极较长的主要原因，故选C。

题型	A2型题

1. 【答案】B 【难度系数】★★★★
【解析】根据题意诊断为广泛前壁急性心肌梗死，出现严重的并发症急性左心衰竭，患者喘憋是急性左心衰竭的表现，是急性心肌梗死后心肌收缩力下降所致，故选B。

2. 【答案】E 【难度系数】★★★★
【解析】患者中老年男性，活动时喘憋渐加重，出现夜间憋醒（慢性心力衰竭的典型表现），高血压病史10余年（提示可能为高血压性心脏病），超声心动图检查示：左心房、左心室扩大（左心代偿性增大），LVEF 35%（LVEF＜50%，提示心力衰竭，健康成年人的射血分数为55%~65%），综合患者病史、症状及辅助检查，诊断考虑为左心衰竭。左心衰竭患者夜间平卧后，回心血量增多，但心室搏出量占心室舒张末容积的百分比（即射血分数）明显降低，血液淤滞于肺部，出现憋喘症状，故选E。左心衰竭患者以收缩功能降低为主，舒张功能（降低见于肥厚型心肌病等）并没有明显受损，故不选B。当心肌代偿性肥厚增大时，可出现左心室充盈压增高，故不选A。一般左心室每搏功会明显高于右心室每搏功，故不选C，但其并非患者发生喘憋的机理。左心室心搏出量应等于右心室心搏出量，故不选D。

3. 【答案】E 【难度系数】★★★★★
【解析】男性患者，60岁，剧烈胸痛4小时入院治疗，心电图示窦性心律，心率55次/分，Ⅱ、Ⅲ、aVF导联ST段抬高0.3mV，其余导联ST段正常。据患者临床表现及心电图，考虑诊断为下壁心肌梗死合并三度房室传导阻滞。介入治疗前植入临时起搏器起搏心室，心房和心室不能同步收缩引起患者血压下降，可能是心室起搏兴奋可经房室结逆传入心房而引起心房收缩，由于此时正值心室收缩，二尖瓣与三尖瓣已关闭，血流倒流入上下腔静脉及肺静脉，它可反射地引起阻力血管扩张，引起血压下降，故选E。

4. 【答案】E 【难度系数】★★★★
【解析】患者为青年男性，1小时前车祸外伤出血（提示有外伤史），出血量约为1000 mL（出血量超过总循环血量的20%，可出现休克症状），BP 100/70 mmHg（正常范围是139~90/89~60mmHg），体重70kg，面色苍白，心率125次/分（正常范围是60~100次/分），为休克早期，有效循环血容量显著减少，机体通过一系列代偿机制调节和矫正某些病理变化，包括：兴奋交感-肾上腺轴，释放儿茶酚胺以及增加肾素-血管紧张素分泌等环节，可引起心跳加快、心排出量增加，又通过选择性收缩外周（皮肤、骨骼肌）和内脏（如肝、脾、胃肠）的小血管使循环血液重新分布，保证心脑等重要器官的有效灌注，而收缩外周血管，使外周血管阻力增加，故选E。外周血管阻力增加为神经调节机制，速度快，为机体首先发生的反应。

5. 【答案】E 【难度系数】★★★★★
【解析】中年女性，因阵发性室上性心动过速行射频消融治疗，术中突然发现胸闷、烦躁、呼吸困难（急性发病，呼吸困难是心包积液最突出症状）。血压80/70 mmHg（血压降低提示心排出量下降），颈静脉怒张（右心衰竭致体循环淤血），心率120次/分（正常值60~100次/分）。奇脉（+）（常见于右心衰竭、心包积液和缩窄性心包炎，以及严重哮喘）。结合患者病史、症状及体征，考虑为射频消融导致心包积液，形成心脏压塞。心脏压塞时，心包腔内压力升高使心室舒张受限，心脏内血流减少使心脏排血量下降；心室舒张受限，致静脉回流受限，静脉压升高，综上患者临床表现机制为心排血量下降，静脉压升高，故选E。

6.【答案】C　　　　　　　　　　　　　　　　【难度系数】★★★★

【解析】男性老年患者，急性前壁心肌梗死，平时血压140~150/70~80 mmHg，入院查体：BP 90/70mmHg（主要是收缩压降低），心率85次/分，律齐，最有可能是心肌梗死导致心室收缩功能下降，顺应性减低、心肌收缩不协调，引起心脏每搏输出量降低，故选C。老年人主动脉壁硬化，管壁弹性纤维减少而胶原纤维增多，导致血管可扩张性降低，大动脉弹性降低，会出现收缩压增高而舒张压降低、脉压增大，故不选A、B。心肌梗死导致心脏每搏输出量降低，外周有效循环血量减少，血压下降，压力感受器传入冲动减少，压力感受性反射减弱，多引起心率加快，故不选D。外周阻力降低时，见于外周血管疾病，故不选E。

题型	B1型题

（1~3题共用解析）

1.【答案】A　　2.【答案】D　　3.【答案】C　　　【难度系数】★★★★★

【解析】直立性低血压指从卧位到坐位或直立位，或长时间站立引起的低血压，此时心血管压力感受性反射活动减弱，心交感神经和交感缩血管神经冲动增多，促使血压回升，心交感神经冲动增多引起心肌收缩力增强、心率加快和传导性增加，交感缩血管神经冲动增多，引起血管收缩。心迷走神经冲动增多主要引起心房肌收缩力减弱、心率减慢和房室传导速度减慢。颈动脉窦压力感受器的传入神经纤维组成窦神经，动脉血压升高时，窦神经冲动增多使心交感神经紧张和交感缩血管神经紧张减弱、迷走神经紧张加强，引起心率减慢、心输出量减少，外周阻力减小，动脉血压下降。交感舒血管神经纤维在情绪激动和发生防御反应时发放冲动，使骨骼肌血管舒张，血流量增多。故第1题选A，第2题选D，第3题选C。

第五节　呼吸

题型	A1型题

1.【答案】C　　　　　　　　　　　　　　　　【难度系数】★★★

【解析】肺的有效通气是肺泡通气量，故选C。肺活量为尽力吸气后，从肺内所能呼出的最大气体量，故不选A。每分通气量是指每分钟进或出肺的气体总量，为潮气量（VT）与呼吸频率（f）的乘积，故不选B。补吸气量为在平静吸气后再做最大吸气动作所能增加的吸气量，故不选D。无效腔气量为吸入的气体，留在鼻或口与终末细支气管之间的呼吸道内，不参与肺泡与血液之间气体交换的量，故不选E。

2.【答案】A　　　　　　　　　　　　　　　　【难度系数】★★★

【解析】呼吸膜两侧气体分压梯度是肺换气的驱动力，是决定气体扩散方向的关键因素，故选A。呼吸膜气体交换面积、呼吸膜通透性、气体分子与血红蛋白亲和力、气体分子溶解度是肺换气的影响因素，但不是驱动力，故不选B、C、D、E。

3.【答案】C　　　　　　　　　　　　　　　　【难度系数】★★★

【解析】正常人平静呼吸时，呼出的CO_2为经肺换气后的有效通气量，即潮气量与无效腔气量之差（即肺泡通气量），故与CO_2呼出量关系最密切的是肺泡通气量，故选C。肺通气量指的是每分钟吸入或呼出的气体总量，其包括无效腔气量，故不选A。肺活量指尽力吸气后，从肺内所能呼出的最大气体量，故不选B。最大通气量指尽力作深快呼吸时，每分钟所能吸入或呼出的最大气体量，故不选D。用力呼气量指的是一次最大吸气后尽力尽快呼气，在一定时间内所能呼出的气体量，故不选E。

4.【答案】D　　　　　　　　　　　　　　　　【难度系数】★★★★

【解析】用力呼气量/用力肺活量是判断肺通气功能的较好指标，其中以一秒率（FEV_1/FVC）的价值最大，具有重要意义，故选D。补吸气量/用力肺活量、潮气量/肺活量、无效腔气量/潮气量、潮气量/功能余气量也是用来判断肺通气功能的指标，但相对于FEV_1/FVC，没有那么敏感，故不选A、B、C、E。

5.【答案】C　　　　　　　　　　　　　　　　【难度系数】★★★

【解析】低氧作用于外周化学感受器可兴奋呼吸中枢，使呼吸加深加快；低氧对呼吸中枢的直接作用却是抑制，故选C。

6.【答案】D　　　　　　　　　　　　　　　　【难度系数】★★★★

【解析】肺表面活性物质使肺的顺应性变大，减小肺的阻力，故选D。

7.【答案】B　　　　　　　　　　　　　　　　【难度系数】★★★

【解析】以物理溶解的形式运输CO_2约占总量的5%，化学结合中，以氨基甲酰血红蛋白的形式运输

的 CO_2 约占总量的 7%，以碳酸氢盐形式运输的 CO_2 约占总量的 88%。所以，碳酸氢盐是 CO_2 运输的最主要形式，故选 B。

8.【答案】C　　　　　　　　　　　　【难度系数】★★★★

【解析】肺泡与外界环境的压力差是肺通气的直接动力，故选 C。

题型　A2 型题

1.【答案】C　　　　　　　　　　　　【难度系数】★★★★

【解析】男患者 65 岁，术后吗啡镇痛，复查血气示 pH 7.32，$PaCO_2$ 50mmHg，PaO_2 54mmHg。吗啡可以抑制呼吸中枢，导致呼吸减弱，引起肺泡通气不足，进而导致患者产生 $PaCO_2$ 升高，故选 C。肺内分流、氧耗量增加、通气/血流比例失衡、弥散功能障碍引起的是Ⅰ型呼吸衰竭，即 $PaO_2 < 60$ mmHg，$PaCO_2$ 降低或正常。

2.【答案】E　　　　　　　　　　　　【难度系数】★★★

【解析】休克患者不宜快速纠正酸中毒，因为酸中毒时，pH 降低，氧离曲线右移，Hb 对 O_2 的亲和力降低，有利于 O_2 从 Hb 中解离，而碱性环境不利于 O_2 从 Hb 中解离；此外，H^+ 浓度增高通过化学感受器引起呼吸中枢兴奋，增加呼吸深度和频率，加速 CO_2 呼出，快速纠正酸中毒会迅速解除此刺激，加重组织缺氧。且轻度酸中毒在机体获得充足血容量和微循环得到改善后常可缓解而不需再用碱性药物纠正，故选 E。

3.【答案】A　　　　　　　　　　　　【难度系数】★★★★★

【解析】患者为老年男性，反复咳嗽、咳痰、喘息 5 年（为慢性阻塞性肺疾病的标志性症状），考虑诊断为慢性阻塞性肺疾病（COPD）。再发加重 1 周，动脉血气分析示：pH 7.10（正常为 7.35~7.45），PaO_2 54mmHg（正常为大于 60 mmHg），$PaCO_2$ 103mmHg（正常为 35~45mmHg），提示出现Ⅱ型呼吸衰竭，可诊断为 COPD 并发慢性呼吸衰竭。患者属于阻塞性通气功能障碍，无效腔通气量增大，故不选 B，肺泡通气量减少，故选 A。患者呼吸衰竭由 COPD 引起，呼吸中枢无病变、胸廓无病变，故不选 C、D。ARDS（急性呼吸窘迫综合征）可引起严重通气/血流比例失调、肺内分流和弥散功能障碍，造成顽固性低氧血症和呼吸窘迫。弥散功能障碍引起的呼吸衰竭常以低氧血症为主，故不选 E。

4.【答案】E　　　　　　　　　　　　【难度系数】★★★★★

【解析】中老年人患者反复咳嗽、咳痰 12 年，呼吸困难加重半年，查体为桶状胸，胸部 X 线片示双肺野透亮度增高、膈肌低平，诊断为 COPD。COPD 患者的检查项目包括 FEV_1/FVC、肺活量（VC）、第 1 秒用力呼气容积（FEV_1）、用力肺活量（FVC）等都降低，但是残气量（RV）、肺总量（TLC）、功能余气量（FRC）等增加，故选 E。

5.【答案】E　　　　　　　　　　　　【难度系数】★★★★

【解析】低氧对呼吸的刺激作用远不及 $PaCO_2$ 和 H^+ 增加作用明显，仅在动脉血 $PO_2<80$mmHg 以下时起作用。轻度缺氧时，表现为呼吸增强；严重缺氧时，呼吸减弱，甚至停止。低氧对中枢是抑制的，因此对呼吸的刺激作用主要是通过外周化学感受器实现的。严重的肺气肿、肺源性心脏病患者，由于肺换气功能障碍，导致低氧和二氧化碳潴留，长时间的二氧化碳潴留能使中枢化学感受器对二氧化碳的刺激作用发生适应，而外周化学感受器对低氧的适应很慢，在这种情况下，低氧对外周化学感受器的刺激成为驱动呼吸运动的主要刺激因素，故选 E。因此，因慢性通气功能低下引起低氧的患者，如果突然吸入高纯度的氧，会引起呼吸暂停。

第六节　消化和吸收

题型　A1 型题

1.【答案】D　　　　　　　　　　　　【难度系数】★★★★★

【解析】大多数副交感神经节后纤维以乙酰胆碱（Ach）为递质，少数以肽类和嘌呤类为递质。在迷走神经促进胃液分泌时，主要是神经末梢释放促胃液素释放肽（GRP，又称铃蟾素、蛙皮素），作用于幽门部 G 细胞，促进分泌促胃液素，刺激壁细胞分泌胃酸，故选 D。

2.【答案】C　　　　　　　　　　　　【难度系数】★★★★

【解析】胃大部切除术的切除范围是远端 2/3~3/4 胃组织并包括幽门、近胃侧部分十二指肠球部，行胃大部切除手术可将含有主细胞和壁细胞的泌酸腺全部切除。其中，主细胞主要功能为分泌胃蛋白酶原，所以行胃大部切除术的患者胃蛋白酶原的分泌减少，进而导致胃蛋白酶原转化为具有消化蛋白功能的胃蛋白酶减少，因此行胃大部切除术的患者对食物蛋白的消化减弱，故不选 A、E。壁细胞的主要功能为分泌胃酸，胃酸可以促进铁的溶解和吸收，胃大部切除术后分泌胃酸的壁细胞减少，进而导致铁的吸收减少，故不选B。壁细胞分泌的胃酸也是刺激促胰液素分泌的最强因素，促胰液素可以促使胰腺小导管细胞分泌大量的水和HCO_3^-，因此胃大部切除的患者不会导致HCO_3^-的分泌减少，故选C。壁细胞在分泌胃酸的同时还分泌内因子，内因子可以结合维生素B_{12}，使其不被降解，从而促进其吸收。当胃大部切除术后，缺乏壁细胞导致内因子分泌减少，维生素B_{12}的吸收减少，故不选D。

3.【答案】C　　　　　　　　　　　　　　【难度系数】★★

【解析】本题考查食物在胃中排空速度。食物在胃中排空速度由快到慢依次是糖最快，蛋白质次之，脂肪类排空最慢，故选C。

4.【答案】E　　　　　　　　　　　　　　【难度系数】★★★

【解析】本题考查胰液的特点。胰液是无臭无味的液体，每日分泌量为1~2L，pH为7.8~8.4，渗透压与血浆相等；胰液的主要阳离子为Na^+、K^+，阴离子为HCO_3^-和Cl^-，HCO_3^-较血浆中浓度高，作用主要是中和进入十二指肠的胃液，保护肠黏膜免受强酸的侵蚀，同时碱性环境也为小肠内多种消化酶的活动提了适宜的pH值；胰液中含多种消化酶，如胰脂肪酶、胰蛋白酶、糜蛋白酶、羧基肽酶等；胰液主要受神经、体液的双重调节。故选E。

5.【答案】E　　　　　　　　　　　　　　【难度系数】★★★

【解析】本题考查胃排空的特点。①一般食物在入胃5分钟后开始胃排空，故不选A；②胃排空由快到慢顺序为糖类、蛋白质、脂肪，故不选C；③流食、小颗粒食物比大块食物的排空速度快，故不选B。④正常情况，等渗溶液比非等渗溶液排空快，故不选D；⑤食物完全排空需4~6小时，故选E。

6.【答案】D　　　　　　　　　　　　　　【难度系数】★★★

【解析】本题考查维生素B_{12}的吸收。内因子是由壁细胞分泌的一种糖蛋白，它能与食物中的维生素B_{12}结合，促进其吸收。胃大部切除后，内因子缺乏，导致维生素B_{12}缺乏，引起巨幼细胞贫血。故选D。

7.【答案】E　　　　　　　　　　　　　　【难度系数】★★★

【解析】本题考查促进胆囊收缩素释放的物质。引起胆囊收缩素释放的因素由强至弱的顺序为：蛋白质分解产物＞脂肪酸＞盐酸＞脂肪，糖类没有作用。故选E。

8.【答案】A　　　　　　　　　　　　　　【难度系数】★★★

【解析】本题考查胃酸的功能。胃酸的功能：①杀菌；②激活胃蛋白酶原；③在小肠内促进促胰液素的分泌释放，从而促进胰液、胆汁、小肠液的分泌；④酸性环境利于铁、钙的吸收。故选A。

9.【答案】A　　　　　　　　　　　　　　【难度系数】★★

【解析】铁主要以Fe^{2+}形式在十二指肠被吸收，小肠是各种营养物质吸收的主要部位，回肠是维生素B_{12}的吸收部位，故选A。

10.【答案】E　　　　　　　　　　　　　【难度系数】★★★

【解析】影响胃排空的因素：（1）促进因素：①胃内食物容量；②胃泌素。（2）抑制因素：①肠-胃反射；②肠抑胃素，如促胰液素、抑胃肽、胆囊收缩素等。小肠内因素起负反馈调节作用。

11.【答案】E　　　　　　　　　　　　　【难度系数】★★★

【解析】主细胞分泌胃蛋白酶原，壁细胞分泌胃酸、内因子，黏液细胞分泌黏液和碳酸氢盐，故选E。

12.【答案】D　　　　　　　　　　　　　【难度系数】★★★

【解析】能正反馈激活自身分泌的胃液成分的是胃蛋白酶，故选D，它的前体是胃蛋白酶原，主要由胃泌酸腺的主细胞合成和分泌。胃蛋白酶原进入胃腔后，在HCl的作用下，脱去一个小分子肽段之后，可转变成有活性的胃蛋白酶，已被激活的胃蛋白酶也能正反馈激活胃蛋白酶原。碳酸氢盐由胃黏膜内的非泌酸细胞分泌，能与胃黏膜表面的黏液形成黏液-碳酸氢盐屏障，它能有效保护胃黏膜免受胃内盐酸和胃蛋白酶的损伤，无正反馈调节机制，故不选B。内因子由壁细胞分泌，能促进维生素B_{12}在远端回肠吸收，但内因子不能正反馈激活自身分泌，故不选A。盐酸由壁细胞分泌，当盐酸分泌过多时，可负反馈抑制盐酸的自身分泌，故不选C。黏液由胃黏膜表面的黏液细胞分泌，分泌后覆盖于胃黏膜表面从而形成一层保护层，这个保护层具有润滑作用，能减少粗糙食物对胃黏膜的机械损伤，无正反馈调节机制，故不选E。

题型	A2型题

1.【答案】C　　　　　　　　　　　　　　【难度系数】★★★

【解析】胃镜检查见十二指肠球部溃疡。消化性溃疡的发病机制为胃酸、胃蛋白酶的侵蚀作用与黏膜的防御能力之间失去平衡，故而出现迷走神经功能亢进，促胃液素水平升高，胃蛋白酶、胃酸分泌增加的生理变化，故不选A、B、D、E。内因子为胃体腺壁细胞分泌的一种黏蛋白，减少多见于慢性萎缩性A型胃炎，故选C。

2.【答案】A　　　　　　　　　　　　【难度系数】★★★

【解析】女，72岁，乏力、面色苍白1年（中老年女性，贫血表现），40年前行胃大部切除术（胃大部切除术后，丧失大量壁细胞，体内无法分泌足够量的内因子和胃酸，用以促进维生素 B_{12} 和铁的吸收，患者可出现由于维生素 B_{12} 缺乏导致的巨幼细胞贫血，或缺铁性贫血）。查体：T 36.5℃，P 90次/分，R 16次/分，BP 110/80 mmHg，皮肤及睑结膜苍白，双肺呼吸音清，心率90次/分，心律齐，各瓣膜听诊区未闻及杂音，腹软，上腹部见一长约7 cm陈旧性手术瘢痕，全腹无压痛及反跳痛，未触及包块，实验室检查：Hb 70 g/L，粪隐血（－）；胃镜：吻合口炎症（慢性炎症可导致铁利用障碍，造成贫血），综上所述，与病人贫血有关的因素包括铁缺乏可导致缺铁性贫血、胃酸缺乏可导致铁吸收障碍、由于患者缺少维生素 B_{12} 可导致叶酸缺乏，从而产生巨幼细胞贫血，故不选B、C、D、E。胃蛋白酶缺乏与病人贫血无直接关系，故选A。

3.【答案】D　　　　　　　　　　　　【难度系数】★★★

【解析】回肠及部分空肠切除后会引起短肠综合征，造成患者吸收不良、腹泻，故选D。肠道感染常见于细菌性感染，引起腹泻，但通常伴发热、乏力、肌肉酸痛等全身中毒症状，故不选A。分泌增加是指消化液分泌增加，食物吸收更加充分，不会造成腹泻，故不选B。消化不良是小肠过短导致正常肠吸收面积减小，故不选C。肠蠕动加快可造成腹泻，但肠蠕动加快常见于肠内益生菌增加、粗纤维膳食，空回肠切除不能增加肠蠕动，故不选E。

4.【答案】C　　　　　　　　　　　　【难度系数】★★★★★

【解析】容受性舒张是胃的运动形式，是指进食食物刺激口腔、食管等处的感受器，可反射性引起胃底和胃体（以头区为主）的舒张。容受性舒张能使胃容量大大增加，以接纳大量食物入胃，而胃内压力变化并不大，从而使胃更好地完成容受和贮存食物的功能。该患者在进食50 g后即腹胀，腹内压增高，不能进食，主要是由于容受性舒张障碍。胃体蠕动减弱与胃窦蠕动减弱是消化功能下降，胃肠消化液及其中消化酶分泌减少而引起便秘、腹胀，故不选A、B。胃排空延迟又称胃潴留，呕吐为本病的主要表现，日夜均可发生，一天1至数次，故不选D。幽门痉挛主要以呕吐为主要表现，且以朝食暮吐、暮食朝吐为特点，故选C。

第七节　能量代谢和体温

| 题型 | A1型题 |

1.【答案】C　　　　　　　　　　　　【难度系数】★★★

【解析】基础代谢率指在基础状态下单位时间内单位体表面积的能量代谢。基础代谢率增高，见于甲状腺功能亢进症、糖尿病、库欣综合征、红细胞增多症、白血病及伴有呼吸困难的心脏病等，故不选A、B、E。基础代谢率降低，见于甲状腺功能减退症、肾上腺皮质功能减退症、垂体性肥胖症、肾病综合征、病理性饥饿等，故选C。中暑的过程不单一，细胞代谢的变化也不是单一的增高或降低，所以无法笼统地判断中暑时基础代谢率的高低，故不选D。

2.【答案】D　　　　　　　　　　　　【难度系数】★★★

【解析】本题考查测定基础代谢率的条件。在测试人体基础代谢率时，要求受试者在清晨，清醒、静卧，无肌肉活动和精神紧张，禁食（空腹）12小时以上，室温保持在20~25℃的条件下进行测定，故不选A、B、C、E，而选D。

3.【答案】E　　　　　　　　　　　　【难度系数】★★★

【解析】本题考查散热方式。辐射、传导和对流方式散热所散失热量的多少，取决于皮肤和环境之间的温度差，而皮肤的温度又为皮肤血流量所控制，机体可以通过改变皮肤血管的功能状态即小动脉舒张和动静脉吻合支开放来调节体热的散失量，故选E。

4.【答案】C　　　　　　　　　　　　【难度系数】★★★

【解析】本题考查寒冷时机体产热的主要方式。安静时寒冷状态下主要靠寒战产热和非寒战产热。寒战产热：骨骼肌不随意的节律性收缩，在寒冷环境下，机体首先出现肌紧张，继而出现战栗，产热量明显增加，故选C。

5.【答案】A　　　　　　　　　　　　【难度系数】★★★

【解析】本题考查体温的波动范围。体温在一昼夜之间常为周期性波动，清晨2~6时最低，午后1~6时最高，故选A。

6.【答案】D　　　　　　　　　　　　【难度系数】★★★

【解析】本题考查甲状腺激素的特点。甲状腺激素是调节产热最重要的产热因素，使基础代谢率增加

20%~30%，特点是作用缓慢，但持续时间长；肾上腺素和去甲肾上腺素也可调节产热，其特点是作用迅速，但持续时间短。故选 D。

7.【答案】D　　　　　　　　　　　　【难度系数】★★★

【解析】理解记忆题，机体平均深部温度称为体温。临床上通常用腋窝温度、口腔温度、直肠温度来代表体温。直肠温度正常值为 36.9~37.9 ℃，口腔温度比直肠温度低 0.3 ℃，腋窝温度比口腔温度低 0.3 ℃。故选 D。

第八节　尿的生成和排出

题型　A1 型题

1.【答案】B　　　　　　　　　　　　【难度系数】★★★

【解析】肾衰竭少尿期高钾血症原因：①尿钾排出减少；②高分解代谢；③酸中毒；④挤压伤，肌肉坏死等，故选 B。

2.【答案】A　　　　　　　　　　　　【难度系数】★★★★

【解析】癌症患者经抗肿瘤治疗可能会造成肾损伤，题中患者尿检发现了大量葡萄糖和氨基酸，而葡萄糖和氨基酸都是在近端小管被重吸收的，故推测该患者的肾单位受损部位是近端小管，故选 A。经肾小球滤过后，肾小囊超滤液中的葡萄糖及氨基酸浓度与血浆相等，患者经抗肿瘤治疗后尿检发现大量葡萄糖和氨基酸，与肾小球没有关系，故不选 B。髓袢升支粗段主要涉及 NaCl 的重吸收，故不选 D。远曲小管和集合管重吸收的物质主要涉及 NaCl 和水，在内髓部集合管还存在尿素重吸收，故不选 C、E。

3.【答案】D　　　　　　　　　　　　【难度系数】★★★★

【解析】肾小球滤过膜由毛细血管内皮细胞、基膜和肾小囊脏层足细胞的足突构成。其中毛细血管内皮细胞之间窗孔较大，主要阻止血细胞的通过，故不选 E；基膜是滤过膜的第二层，可阻止血浆蛋白等大分子物质通过；足细胞的足突是滤过膜的最后一层，部分通过了基膜的"漏网之鱼"可能会被足突之间形成的滤过裂隙膜所阻止，故不选 A。肾小球滤过屏障上有一种蛋白质，称为 nephrin，是足细胞裂隙膜的主要蛋白质成分，其作用是阻止蛋白质的漏出，故不选 C。因此大分子物质主要是被肾小球毛细血管内皮下基膜所阻挡滤出，故选 D。肾小囊脏层足细胞胞体不参与构成肾小球滤过膜，故不选 B。

4.【答案】E　　　　　　　　　　　　【难度系数】★★★

【解析】本题考查肾小管 HCO_3^- 重吸收的特点。HCO_3^- 重吸收主要在肾小管的近端小管（80%）、髓袢升支的粗段、远曲小管和集合管；血液中的 H^+ 与肾小管上皮细胞通过 Na^+-H^+ 交换使 H^+ 进入小管液，与 HCO_3^- 结合生成 CO_2，以 CO_2 的形式被吸收，HCO_3^- 的重吸收优先于 Cl^- 的重吸收。故选 E。

5.【答案】C　　　　　　　　　　　　【难度系数】★★★

【解析】本题考查尿液生成的调节。肾小管液中形成的渗透压，是对抗肾小管重吸收水分的力量。糖尿病患者由于肾小管不能将葡萄糖完全重吸收回血，使小管液中的葡萄糖含量增多，小管液溶质浓度过高，渗透压增高，从而阻碍水和 NaCl 的重吸收。故选 C。

6.【答案】D　　　　　　　　　　　　【难度系数】★★★★

【解析】本题考查血管升压素的作用。血管升压素又称抗利尿激素，是由下丘脑的室上核和室旁核神经元分泌的一种激素，主要作用是提高远曲小管和集合管水平细胞对水的通透性，从而增加水的重吸收。血管升压素的分泌主要受血浆晶体渗透压、循环血量、动脉血压的调节。大量饮水使血浆晶体渗透压降低，血管升压素分泌较少，降低肾小管对水的重吸收，从而引起尿量增多。故选 D。

7.【答案】E　　　　　　　　　　　　【难度系数】★★★★

【解析】剧烈运动时尿量减少的主要原因是血液的重新分配，即血液优先供应心脑、骨骼肌，此时肾脏灌注量减少，导致尿量减少。故选 E。

题型　B1 型题

（1~3 题共用解析）

1.【答案】C　2.【答案】A　3.【答案】B　　　　【难度系数】★★★★★

【解析】菊粉全部被肾小球滤过，肾小管既不吸收也不分泌。肾小球滤过的 Na^+ 中约 99% 被肾小管和集合管重吸收。葡萄糖全部由肾小球滤过后又被肾小管全部重吸收。肌酐有少量会被肾小管重新吸收。对氨基马尿酸除肾小球滤过外，大部分通过肾小管周围毛细血管向肾小管分泌后排出。故第 1 题选 C，第 2 题选 A，第 3 题选 B。

第九节 神经系统的功能

题型 A1 型题

1.【答案】C 　　　　　　　　　　　【难度系数】★★★★★
【解析】本题考核正反馈。排尿反射过程中，当排尿发动后，由于尿液进入后尿道并刺激此处的感受器，后者不断发出反馈信息进一步加强排尿中枢的活动，使排尿反射一再加强，直至尿液排完为止，此种反馈调节即为正反馈调节，故选 C。肺牵张反射、屈肌反射、吞咽反射、压力感受性反射的调节方式均为负反馈调节。
【破题思路】负反馈——高高低低，维持稳态，如体温、血压等调节。正反馈——愈演愈烈，如排尿、排便、分娩、钠离子内流产生动作电位等。

2.【答案】B 　　　　　　　　　　　【难度系数】★★★★
【解析】经典突触的传递过程为：当突触前神经元的兴奋传到末梢时，突触前膜去极化，当去极化达一定水平时，突触前膜中的电压门控钙通道开放，Ca^{2+} 从细胞外进入突触前末梢轴浆内，导致轴浆内 Ca^{2+} 浓度的瞬时升高，由此触发突触囊泡的出胞，即引起末梢递质的量子式释放。在整个突触传递过程中，触发神经末梢递质释放的关键因素是 Ca^{2+} 进入末梢内，递质的释放量与进入轴浆内的 Ca^{2+} 量呈正相关，故选 B。末梢膜发生超极化、末梢膜上 K^+ 通道激活均可使突触前膜不能去极化，阻碍神经末梢递质释放，故不选 C、D。末梢内囊泡数量增加、末梢内线粒体数量增加，对触发神经末梢递质释放无重要影响，故不选 A、E。

3.【答案】E 　　　　　　　　　　　【难度系数】★★★★
【解析】用力牵拉肌肉时，梭外肌受外力牵拉伸长，肌梭同时也被拉长，位于肌梭中间的感受装置发生形变，I_a 和 II 类传入纤维神经冲动增多，肌梭兴奋，引起支配同一肌肉的 α 运动神经元兴奋，梭外肌收缩，产生牵张反射。牵拉肌肉诱发牵张反射后，因梭外肌张力增加，腱器官兴奋，经 I_b 类纤维兴奋抑制性中间神经元，转而抑制 α 运动神经元活动，肌张力降低，牵张反射减弱和及时终止，故选 E 不选 A。骨骼肌疲劳是指骨骼肌在长期工作的情况下做功能力下降，一次快速牵拉肌肉并不会造成骨骼肌疲劳，故不选 C。用力牵拉肌肉时，并不涉及拮抗肌和协同肌，故不选 B、D。

4.【答案】B 　　　　　　　　　　　【难度系数】★★★
【解析】本题考查特异性投射系统的特点。特异性投射系统是指丘脑特异感觉接替核及其投射至大脑皮质的神经通路，其特点为：①投射的细胞群为丘脑的第一、第二细胞；②投向大脑皮质的特定区域；③是点对点的投射；④引起特定感觉，激发大脑皮质发出神经冲动；⑤不受药物的影响。故选 B。

5.【答案】C 　　　　　　　　　　　【难度系数】★★★
【解析】本题考查内脏痛的特点。特点：①最主要特点为定位不准确；②发生缓慢、持续时间长；③对牵拉刺激、扩张刺激敏感，对切割、烧灼刺激不敏感；④特别能引起不愉快的情绪活动。故选 C。

6.【答案】D 　　　　　　　　　　　【难度系数】★★★
【解析】本题考查交感神经的作用。交感神经兴奋可引起有孕子宫收缩，无孕子宫舒张，其余项均不正确。故选 D。

7.【答案】D 　　　　　　　　　　　【难度系数】★★★
【解析】本题考查牵涉痛的概念及临床疾病。牵涉痛是指某些内脏疾病引起远隔的体表部位发生疼痛或痛觉过敏。常见牵涉痛：冠心病心肌缺血时心前区、左肩和左上臂疼痛；胆囊炎、胆石症发作时右肩区疼痛；阑尾炎时上腹部、脐周疼痛；肾结石时腹股沟区疼痛；右下肺炎患者右肩部疼痛。故选 D。

8.【答案】C 　　　　　　　　　　　【难度系数】★★★
【解析】本题考查抑制性突触后电位的特点。抑制性突触后电位是局部电位，递质作用于突触后膜引起突触后膜发生超极化。故选 C。

9.【答案】B 　　　　　　　　　　　【难度系数】★★★
【解析】本题考查脑电波的分类和特点。脑电波分为 α 波、β 波、δ 波、θ 波。α 波：清醒、安静、闭眼及正常血糖范围的情况下出现。β 波：在睁眼和大脑皮质处在紧张活动状态时出现，代表皮质处于兴奋状态。γ 波：进入慢波睡眠时出现。δ 波：成人在入睡后，或成年人困倦时出现。θ 波：少年或成年人困倦时出现。故选 B。

| 题型 | A2 型题 |

【答案】D　　　　　　　　　　　　　　【难度系数】★★★★★

【解析】患者老年男性，反复咳嗽、咳痰 50 年（慢性肺疾病史），心悸、气促 10 年（慢性心脏病史），再发 10 天。吸烟 40 年，30 支/日（慢性肺疾病的高危因素）。P 120 次/分（脉搏增快，正常 60~100 次/分），R 32 次/分（呼吸加快，正常 12~20 次/分），SpO_2 87%（吸氧）（氧饱和度降低）。桶状胸，肋间隙增宽，两侧呼吸运动对称，触觉语颤减低，胸部叩诊呈过清音，双肺呼吸音减弱，双肺可闻及细湿啰音和少量哮鸣音（慢性阻塞性肺疾病的典型体征）。动脉血气分析示 pH 7.398，PaO_2 50.4mmHg（氧分压降低，正常 95~100mmHg），$PaCO_2$ 56.8mmHg（二氧化碳分压升高，正常 35~45mmHg）。肺功能检查：FEV_1 占预计值 27%（属 GOLD4 级），FEV1/FVC 34%。综合患者病史、症状、体征及辅助检查，诊断考虑Ⅱ型呼吸衰竭，患者 $PaCO_2$ 升高，长时间严重的 CO_2 潴留造成中枢化学感受器对 CO_2 的刺激作用发生适应，此时呼吸运动主要靠低 PaO_2 对外周化学感受器的刺激作用来维持，因此对这种患者进行氧疗时，如吸入高浓度氧，由于解除了低氧对呼吸中枢的刺激作用，可造成呼吸抑制，故选 D。

第十节　内分泌

| 题型 | A1 型题 |

1.【答案】C　　　　　　　　　　　　　　【难度系数】★★★

【解析】高浓度降钙素能迅速降低血钙的作用环节是抑制破骨细胞溶骨活动，减少骨破坏，进而降低血钙，故选 C。降钙素可抑制肾小管对钙的重吸收，增加尿中的排出量，但不属于降低血钙的最主要途径，故不选 E。降钙素对肠、甲状旁腺、成骨细胞没有作用，故不选 A、B、D。

2.【答案】B　　　　　　　　　　　　　　【难度系数】★★★

【解析】本题考查甲状腺激素的作用。甲状腺激素是胎儿和新生儿脑发育的关键激素，是影响神经系统发育最重要的激素，特别是对骨和大脑的发育尤为重要。故选 B。

3.【答案】E　　　　　　　　　　　　　　【难度系数】★★★

【解析】本题考查生长激素的分泌时间。人在熟睡时生长激素的分泌显著增加，在觉醒状态下分泌明显较少。故选 E。

4.【答案】A　　　　　　　　　　　　　　【难度系数】★★★

【解析】本题考查影响胰岛素分泌的因素。抑胃肽促进胰岛素的分泌作用最强，属于生理性调节；生长激素、皮质醇、甲状腺激素、胰高血糖素可间接刺激胰岛素的分泌；生长抑素可抑制胰岛素的分泌。故选 A。

5.【答案】D　　　　　　　　　　　　　　【难度系数】★★★

【解析】本题考查下丘脑释放的激素。下丘脑可释放生长抑素、促甲状腺释放激素、促性腺激素释放激素、促肾上腺皮质激素释放激素等九种激素；促肾上腺皮质激素、促甲状腺激素、促黑素细胞激素、促性腺激素均为腺垂体分泌的促激素。故选 D。

6.【答案】A　　　　　　　　　　　　　　【难度系数】★★★

【解析】腺垂体分泌的 TSH、ACTH、FSH 及 LH 这四种激素，分泌入血后都特异性地作用于外周各自的下级内分泌靶腺，再经靶腺激素调节全身组织细胞的活动，选项 B、C、D、E 皆不对，故选 A。

| 题型 | B1 型题 |

（1~2 题共用解析）

1.【答案】A　　2.【答案】B　　　　　　【难度系数】★★★★

【解析】本题考查垂体分泌的激素。垂体分泌的 TSH 为促甲状腺激素，可促进甲状腺激素的分泌。ACTH 为促肾上腺皮质激素，可促进皮质醇的分泌。故第 1 题选 A，第 2 题选 B。

第十一节　生殖

| 题型 | A1 型题 |

1.【答案】C　　　　　　　　　　　　　　【难度系数】★★★

【解析】细胞内受体通过分子迁移传递信号，能与该型受体结合的信号分子有类固醇激素、甲状腺激素、视黄酸和维生素 D 等。雌激素属于类固醇激素，故选 C。

2. 【答案】A　　　　　　　　　　　【难度系数】★★★

【解析】促进卵泡发育成熟的主要激素是卵泡刺激素，故选 A。人绒毛膜促性腺激素维持月经黄体的寿命，使月经黄体增大成为妊娠黄体，故不选 B。促进排卵的直接因素是黄体生成素，故不选 C。雌激素促进生殖器官的发育和成熟，并维持其正常功能，故不选 D。孕激素主要作用于子宫内膜和子宫平滑肌，为受精卵着床做准备，维持妊娠，故不选 E。

3. 【答案】A　　　　　　　　　　　【难度系数】★★★

【解析】正常女性基础体温在排卵后可升高 0.5 ℃左右，并在黄体期一直维持在此水平。临床上常将这一基础体温的变化，作为判定排卵的指标之一。妇女在绝经或卵巢摘除后，这种双相的体温变化将消失。基础体温的升高与孕激素有关，故选 A。雌三醇、雌二醇、雄烯二酮、雌酮对排卵后基础体温升高均无作用，故不选 B、C、D、E。

第四章 医学微生物学（助理不考）

第一节 微生物基本概念

（尚未出题）

第二节 细菌的形态与结构

题型 B1 型题

（1~2题共用解析）
1.【答案】B　2.【答案】A　　【难度系数】★★★

【解析】质粒是核质外的遗传物质，R质粒与细菌的耐药性有关，F质粒编码细菌的性菌毛。细菌之间可以通过性菌毛的接合作用，将质粒进行转移，故第1题选B。荚膜具有抗吞噬作用，可增强细菌的致病性，肺炎链球菌的致病物质主要是荚膜，故第2题选A。普通菌毛是细菌的黏附器官。芽孢是细菌的休眠体，抵抗力特别强。鞭毛是细菌的运动器官。

第三、四、五节 细菌的生理、消毒与灭菌、噬菌体

（尚未出题）

第六、七节 细菌的遗传与变异、细菌的感染与免疫

（尚未出题）

第八、九节 细菌感染的检查方法与防治原则、病原性球菌

（尚未出题）

第十节 肠道杆菌

题型 A1 型题

1.【答案】D　　【难度系数】★★

【解析】致病性大肠埃希菌有5型：肠产毒性大肠埃希菌、肠侵袭性大肠埃希菌、肠致病性大肠埃希菌、肠出血性大肠埃希菌、肠聚集性大肠埃希菌。其中肠出血性大肠埃希菌O157：H7引起肠出血性结肠炎，故选D。霍乱弧菌引起霍乱，故不选A。副溶血性弧菌引起食物中毒，故不选B。金黄色葡萄球菌常引起化脓性炎症、食物中毒、烫伤样综合征等，故不选C。伤寒沙门菌常引起肠热症、胃肠炎、败血症等，故不选E。

2.【答案】E　　【难度系数】★★

【解析】菌血症是指致病菌由局部入血，但未在血流中生长繁殖，只是短暂地一过性通过血液循环到达体内适宜部位后再进行繁殖而所致的疾病，伤寒早期易发生菌血症，故选E。

3.【答案】A　　【难度系数】★★

【解析】肠道病毒是指经消化道感染和传播，能在肠道中复制，并引起人类相关疾病的胃肠道感染病毒。肠道病毒虽然主要经消化道传播和感染，但引起的主要疾病却在肠道外，包括脊髓灰质炎、无菌性脑炎、心肌炎、手足口病等多种疾病。尿道炎是由肠道大肠埃希菌引起的尿路感染，故选A。手足口病是由柯萨奇病毒A16和新肠道病毒71型引起的，脊髓灰质炎是由脊髓灰质炎病毒引起，故不选B、C。无菌性脑炎是指除细菌和真菌以外的致病因子引起的脑部炎症，主要由多种病毒引起，故不选D。心肌炎由柯萨奇B组病毒引起，故不选E。

题型　A2 型题

1. 【答案】A　　　　　　　　　　　【难度系数】★★

【解析】由题干"腹部 B 超：右肝内多个直径 2~3 cm 液性暗区，肝肋下 5 cm，WBC $12.2×10^9$/L，N 0.92，PLT $122×10^9$/L 等"，可初步判断为细菌引起的肝脓肿。引起细菌性肝脓肿的致病菌多为：大肠埃希菌、金黄色葡萄球菌、厌氧球菌等，故选 A。表皮葡萄球菌为正常菌群或机会致病菌，故不选 B。鲍曼不动杆菌是医院感染的重要病原菌，主要引起呼吸道感染，也可引发败血症、泌尿系感染、继发性脑膜炎等，故不选 C。铜绿假单胞菌为医源性感染常见细菌，其次感染也见于皮肤黏膜受损部位，还可引起中耳炎、角膜炎等，故不选 D。梭状芽孢杆菌为厌氧菌，包括破伤风梭菌、产气荚膜梭菌等，常引破伤风、气性坏疽等疾病，故不选 E。

2. 【答案】B　　　　　　　　　　　【难度系数】★★

【解析】根据题干"右上腹胀痛伴畏寒，发热，肝区叩击痛阳性，血 WBC $18.2×10^9$/L，N 0.85，B 超示胆囊及胆总管结石"，可初步诊断为急性结石性胆囊炎。引起该病的致病菌主要是革兰氏阴性杆菌，以大肠埃希菌最常见（肠道中含量最多的革兰氏阴性杆菌为大肠埃希菌），故选 B。

3. 【答案】D　　　　　　　　　　　【难度系数】★★

【解析】根据题干，考虑十二指肠溃疡穿孔，最常见的感染是寄居在胃肠道的大肠埃希菌感染，故选 D。金黄色葡萄球菌常引起化脓性炎症、毒性休克综合征、食物中毒、烫伤样皮肤综合征等，故不选 A。变形杆菌常引起食物中毒，引起中毒的食品主要以熟肉和动物内脏的熟制品为主，临床以上腹部刀绞样疼痛和急性腹泻为主，故不选 B。铜绿假单胞菌为医院性感染较为常见的细菌，故不选 E。

4. 【答案】B　　　　　　　　　　　【难度系数】★★★★

【解析】根据题干"充血性皮疹、脾大、血 WBC $3.6×10^9$/L"，可初步诊断为伤寒，伤寒由沙门菌属的伤寒沙门菌引起，故选 B。立克次体是一类以节肢动物为传播媒介，严格细胞内寄生的原核微生物，大小介于细菌与病毒之间，常引起斑疹伤寒的发生，故不选 A。大肠埃希菌是寄生于肠道的正常菌群，有 5 种致病性大肠埃希菌，常引起肠道、泌尿系感染，故不选 C。嗜肺军团菌引起的军团菌肺炎，是肺炎中较为严重的一种，可引起患者呼吸困难等，故不选 D。布鲁氏菌是动物源性细菌，通过接触病畜或接触被污染的畜产品而感染布鲁氏菌病，故不选 E。

第十一节　弧菌

题型　A2 型题

【答案】B　　　　　　　　　　　【难度系数】★★★

【解析】患者脐周阵发性绞痛、粪便洗肉水样、聚餐的食物为海鲜类，考虑食物中毒，最可能引起食物中毒的细菌为副溶血性弧菌，故选 B。葡萄球菌引起的食物中毒主要是因进食了剩菜、剩饭、奶制品等，主要表现为呕吐剧烈，腹泻多为水样便或黏液便，体温正常或低热，故不选 A。沙门菌引起的食物中毒主要是因进食了家禽的肉或蛋类，临床表现为粪便为黄绿色，腹痛、腹泻等，故不选 C。李斯特菌主要以食物为传染媒介，是最致命的食源性病原体之一。在绝大多数食品中都能找到李斯特菌，肉类、蛋类、禽类、海产品、乳制品、蔬菜等都已被证实是李斯特菌的感染源，可引起血液和脑组织感染，故不选 D。肉毒梭菌引起的食物中毒是因进食了臭豆腐、豆豉等食物，神经系统将遭到破坏，出现眼睑下垂、复视、斜视、吞咽困难、头晕、呼吸困难和肌肉乏力等症状，严重者可因呼吸麻痹而死亡，故不选 E。

第十二节　厌氧性细菌

题型　A2 型题

1. 【答案】A　　　　　　　　　　　【难度系数】★★★

【解析】手指外伤史，出现肌肉痉挛、苦笑面容，考虑破伤风，是由于感染破伤风梭菌所致，故选 A。金黄色葡萄球菌为 G^+ 球菌，引起化脓性感染，如疖、痈、肺炎、败血症等疾病，还可引起毒素性疾病，如肠毒素性食物中毒、烫伤样皮肤综合征、毒性休克综合征等，故不选 B。产气荚膜梭菌为 G^+ 杆菌，能产生 α 毒素（卵磷脂酶）、β 毒素等多种毒素，引起气性坏疽、食物中毒等，故不选 C。艰难梭菌为厌氧芽孢梭菌，是人肠道正常菌群之一，因长期大量使用抗生素而引起菌群失调，导致抗生素相关性腹泻和假膜性肠炎，故不选 D。大肠埃希菌为肠道正常菌群之一，致病性大肠埃希菌有 5 型，可引起患者腹泻、腹痛、肠出血等症状，故不选 E。

2.【答案】C 【难度系数】★★★
【解析】由题干"带锈铁钉刺伤史，张口困难，颈强直（+），头后仰，角弓反张"，可判断患者为破伤风梭菌感染，破伤风梭菌为 G^+ 杆菌，严格厌氧，致病物质为破伤风溶血素和破伤风痉挛毒素，均为外毒素，故选 C。

3.【答案】D 【难度系数】★★★
【解析】由题干可知，患者有右足扎伤史，皮肤由紫红变成黑紫、水肿有水疱，局部皮下有捻发音等，可诊断为足部气性坏疽。气性坏疽由产气荚膜梭菌，也就是梭状芽孢杆菌引起，故选 D。乙型溶血性链球菌常引起风湿热、急性肾小球肾炎、小儿猩红热、蜂窝织炎、丹毒等疾病，故不选 A。表皮葡萄球菌为正常菌群或机会致病菌，故不选 C。结核分枝杆菌引起结核病，故不选 D。

第十三节 棒状（杆）菌

题型 **A2 型题**

1.【答案】A 【难度系数】★★★
【解析】根据题干"患者胃部术后，高热、咳脓性痰、痰液中可见大量脓细胞，成堆排列的 G^+ 球菌"，可初步判断为金黄色葡萄球菌感染，故选 A。脑膜炎球菌引起流行性脑脊髓膜炎，患者表现为寒战、高热、脑膜刺激征、皮肤黏膜有瘀斑等，故不选 D。肺炎链球菌引起大叶性肺炎的发生，表现为寒战、高热、咳铁锈色痰，X 线为大片质实的阴影等，故不选 E。A 群链球菌和 D 群链球菌是链球菌的亚型，故不选 B、C。

2.【答案】B 【难度系数】★★★
【解析】根据"青年男性，寒战、高热，X 线片见左肺下叶大片状致密影、血 WBC 12.2×10⁹/L，N 0.87"，可诊断为大叶性肺炎，主要由肺炎链球菌感染引起，故选 B。肺炎支原体引起支原体肺炎，患者多见于青少年儿童，有刺激性干咳等，故不选 A。嗜肺军团菌引起的军团菌肺炎，是肺炎中较为严重的一种，可引起患者呼吸困难等，故不选 C。金黄色葡萄球菌常引起化脓性炎症、毒性休克综合征、食物中毒、烫伤样皮肤综合征等，故不选 D。结核分枝杆菌引起结核病，最易引起肺结核，患者表现为午后低热、盗汗等毒血症状，以淋巴细胞增高为主，X 线因病情不同而不同，对一般抗生素无效，故不选 E。

第十四节 分枝杆菌

题型 **B1 型题**

（1~2 题共用解析）

1.【答案】D 2.【答案】A 【难度系数】★★
【解析】肺孢子菌为真菌，其感染常见于免疫缺陷病的患者，如获得性免疫缺陷综合征患者（艾滋病患者）。肺结核为结核分枝杆菌感染引起。大叶性肺炎是由肺炎链球菌感染而引起的肺部急性炎症。小叶性肺炎主要由多种细菌感染引起，常见的致病菌有葡萄球菌、链球菌、肺炎链球菌、流感嗜血杆菌、铜绿假单胞菌和大肠埃希菌等。病毒性肺炎由腺病毒、合胞病毒等感染引起。故第 1 题选 D，第 2 题选 A。

第十五、十六节 放线菌和诺卡菌、动物源性细菌

（尚未出题）

第十七节 其他细菌

题型 **A1 型题**

【答案】E 【难度系数】★★
【解析】淋病奈瑟菌为 G^- 双球菌，故选 E。

第十八节 支原体

| 题型 | A2 型题 |

【答案】D　　　　　　　　　　　　【难度系数】★★★

【解析】患者刺激性咳嗽，X线片示左上肺淡薄片状阴影，血白细胞总数及中性粒细胞计数正常，大环内酯类阿奇霉素治疗有效，考虑为支原体感染，故选D。肺炎链球菌常引起大叶性肺炎，患者寒战、高热、咳铁锈色痰，白细胞计数显著增高，X线片示大片质实的阴影，故不选A。结核分枝杆菌引起结核病，最易引起肺结核，患者表现为午后低热、盗汗等毒血症状，以淋巴细胞增高为主，X线因病情不同而不同，对一般抗生素无效，故不选B。腺病毒常引起病毒性肺炎，与支原体肺炎症状相似，但对抗生素无效，故不选C。嗜肺军团菌引起的肺炎，是肺炎中较为严重的一种，可引起患者呼吸困难等，首选大环内酯类药物，故不选E。

第十九节 立克次体

（尚未出题）

第二十节 衣原体

| 题型 | A2 型题 |

【答案】E　　　　　　　　　　　　【难度系数】★★★

【解析】人类主要经呼吸道吸入病鸟粪便分泌物或羽毛尘埃而感染衣原体，也可通过破损皮肤、黏膜或眼结膜感染，主要引起间质性肺炎，严重者可导致大叶性肺炎，故选E。肺炎支原体经空气飞沫传播，引起支原体肺炎，临床症状较轻，有刺激性干咳、发热、头痛、咽喉痛、肌肉痛等症状，故不选A。肺炎链球菌主要引起大叶性肺炎，患者表现为寒战、高热、咳铁锈色痰，X线片示大片质实的阴影，故不选C。呼吸道合胞病毒为副黏病毒，可引起病毒性肺炎等，表现为干咳、发热、头痛等，故不选D。

第二十一节 螺旋体

| 题型 | A2 型题 |

【答案】D　　　　　　　　　　　　【难度系数】★★★

【解析】根据题干"患者有抗涝救灾史（疫水接触史），双下肢可见少许出血点，结膜充血，腓肠肌压痛明显，尿蛋白（+）"，可诊断患者为钩端螺旋体病。腓肠肌压痛是钩端螺旋体病的典型特征，故选D。EB病毒是嗜B细胞的人类疱疹病毒，主要通过唾液传播，常可引起传染性单核细胞增多症、Burkitt瘤、鼻咽癌、淋巴组织增生性疾病等，故不选A。伯氏疏螺旋体主要引起莱姆病，莱姆病多发生在户外工作者或旅行者，表现为慢性游走性红斑，并可累及心脏、神经和关节等多系统，故不选D。汉坦病毒引起人畜共患疾病肾综合征出血热，三大典型综合征为发热、出血、肾脏损害，故不选E。

第二十二节 真菌

| 题型 | B1 型题 |

（1~2题共用解析）

1.【答案】C　　2.【答案】A　　　　【难度系数】★★

【解析】无细胞壁的原核生物包括支原体和L型细菌，故第1题选C。真菌属于真核生物，有典型的细胞核和细胞器，但无细胞壁，故第2题选A。衣原体和立克次体均属于原核生物，有细胞壁。病毒属于非细胞生物，仅由DNA或RNA组成。

第二十三、二十四节　病毒的基本性状、病毒的感染与免疫

（尚未出题）

第二十五节　病毒感染的检查方法与防治原则

（尚未出题）

第二十六节　呼吸道病毒

| 题型 | A1 型题 |

【答案】A　　　　　　　　　　　【难度系数】★★

【解析】最容易发生变异的呼吸道病毒是甲型流感病毒，故选 A。其余选项的病毒全部为呼吸道副黏病毒，较为稳定，故均不符合题意。

第二十七节　肠道病毒

| 题型 | B1 型题 |

（1~2题共用解析）

1.【答案】A　　2.【答案】B　　　【难度系数】★★

【解析】抗-HBs 是乙型肝炎的保护性抗体，故第 1 题选 A。抗-HBc IgM 阳性提示 HBV 处于复制状态，具有强烈传染性，代表早期感染，故第 2 题选 B。抗-HBc IgG 阳性提示曾经感染过 HBV。抗-Hbe 需与其他指标结合判断。

第二十八、二十九、三十节　肝炎病毒、黄病毒、出血热病毒

（尚未出题）

第三十一、三十二节　疱疹病毒、逆转录病毒

（尚未出题）

第三十三、三十四节　其他病毒、亚病毒

（尚未出题）

第五章 医学免疫学（助理不考）

第一节 绪论

题型　A1 型题

【答案】D　　　　　　　　　　　　【难度系数】★★★

【解析】免疫监视是指机体可随时发现和清除体内"非己"细胞，如肿瘤细胞、衰老细胞、凋亡细胞等，故选 D。免疫调节是指机体识别和排除抗原性异物，维持自身生理动态平衡与相对稳定的生理功能，故不选 A。免疫缺陷是一种人体的免疫系统发育缺陷或免疫反应障碍致使人体抗感染能力低下，临床表现为反复感染或严重感染性疾病，故不选 B。免疫耐受是指对抗原特异性应答的 T 细胞与 B 细胞，在抗原刺激下，不能被激活，不能产生特异性免疫效应细胞及特异性抗体，从而不能执行正常免疫应答的现象，故不选 C。免疫防御是指防止外界病原体入侵，清除入侵病原体和其他有害物质，故不选 E。

第二、三、四节 抗原、免疫器官、免疫细胞

题型　A1 型题

【答案】B　　　　　　　　　　　　【难度系数】★★★★

【解析】$CD4^+T$ 细胞可分化为 Th1、Th2、Th17 三类效应细胞，Th1 细胞可释放细胞因子辅助体液免疫应答，通过抗体中和体液中病毒，起抗病毒作用，故不选 A、E。$CD4^+T$ 细胞参与特异性免疫应答，在免疫反应阶段可分化为效应性 T 细胞和记忆性 T 细胞，故不选 C。$CD8^+T$ 细胞在活化过程中需要 $CD4^+T$ 细胞释放的细胞因子辅助，故不选 D。$CD4^+T$ 细胞释放的细胞因子能调动其他免疫细胞的活性，引起以浸润细胞为主的炎症反应，或者是辅助体液免疫应答发挥免疫作用，而不能直接杀伤被感染的细胞，故选 B。

题型　B1 型题

（1~2 题共用解析）

1.【答案】A　　2.【答案】E　　　【难度系数】★★★

【解析】B 淋巴细胞受到抗原刺激后活化为浆细胞可以产生抗体，又能作为抗原提呈细胞，故第 1 题选 A。HIV 通过 gp120 与 $CD4^+T$ 细胞表面的 CD4 结合，并使之溶解破坏，而引起 T 细胞数量进行性减少和丧失功能，导致免疫严重缺陷和多种病原体的机会性感染。所以可用于艾滋病辅助诊断的免疫细胞是 T 淋巴细胞，故第 2 题选 E。树突状细胞是目前已知的功能最强的抗原提呈细胞，能显著刺激初始 T 细胞增殖，此外，树突状细胞还能表达丰富的免疫识别受体，参与固有免疫应答。NK 细胞是一类非特异性直接杀伤肿瘤细胞和病毒感染细胞的固有免疫淋巴细胞，并分泌细胞因子，参与免疫调节。巨噬细胞在病原体的刺激下，分泌炎症细胞因子、炎症介质，参与炎症反应。

第五节 免疫球蛋白

题型　A1 型题

1.【答案】B　　　　　　　　　　　【难度系数】★★

【解析】IgA（SIgA）是黏膜局部抗感染的主要因素，与黏膜免疫应答密切相关，故选 B。IgG 是唯一能通过胎盘，血清中含量最高的免疫球蛋白，是机体抗感染的主力军，故不选 A。IgE 是血清中含量最少的，为亲细胞抗体，可与肥大细胞、嗜碱性粒细胞 Fc 受体结合，参与 I 型变态反应，故不选 C。IgD 是 B 细胞分化的标志，生物学功能不清，故不选 D。IgM 是体内最早出现的抗体，为天然抗体，是机体抗感染的先头部队，用于早期诊断，故不选 E。

2.【答案】A　　　　　　　　　　　【难度系数】★★

【解析】IgM 是体内最早出现的抗体，为天然抗体，是机体抗感染的先头部队，用于早期诊断，故选 A。

| 题型 | A2 型题 |

【答案】A　　　　　　　　　　　　　　【难度系数】★★★

【解析】由题干可知该患者诊断为支气管哮喘，与其关系最密切的免疫球蛋白是IgE，IgE常引起Ⅰ型变态反应，故选A。

| 题型 | B1 型题 |

（1~2题共用解析）

1.【答案】E　　2.【答案】D　　　　　【难度系数】★★★

【解析】IgM是体内最早出现的抗体，为天然抗体，是机体抗感染的先头部队，用于早期诊断，故第1题选E。IgG是唯一能通过胎盘，血清中含量最高的免疫球蛋白，是机体抗感染的主力军，故第2题选D。

第六节　补体系统

| 题型 | A1 型题 |

【答案】A　　　　　　　　　　　　　　【难度系数】★★★★

【解析】ADCC是抗体依赖的细胞介导的细胞毒性作用。ADCC是指抗体的Fab段结合病毒感染的细胞或肿瘤细胞的抗原表位，其Fc段与杀伤细胞（NK细胞、巨噬细胞等）表面的FcR（Fc受体）结合，介导杀伤细胞直接杀伤靶细胞。此过程是由抗体来介导的，不需要补体的参与，故选A。

第七、八节　细胞因子及受体、白细胞分化抗原和黏附分子

（尚不出题）

第九、十节　主要组织相容性复合体、免疫应答

| 题型 | A1 型题 |

1.【答案】D　　　　　　　　　　　　　【难度系数】★★★

【解析】初次免疫应答产生抗体的特点：①潜伏期长（数小时到数周）；②所需抗原剂量大；③抗体浓度低，维持时间短；④多为低亲和力的IgM。故选D。

2.【答案】E　　　　　　　　　　　　　【难度系数】★★

【解析】中性粒细胞占白细胞的50%~70%，是重要的炎症细胞，具有很强的趋化作用和吞噬功能，机体局部感染时，中性粒细胞可率先迅速穿越血管内皮细胞进入感染部位，发挥吞噬杀伤和清除作用，故选E。

3.【答案】E　　　　　　　　　　　　　【难度系数】★★★

【解析】自然杀伤细胞（NK细胞）是一类可非特异性直接杀伤肿瘤细胞和病毒感染细胞的固有免疫淋巴细胞，故选E。中性粒细胞是白细胞中数量最多的血细胞，具有很强的趋化作用和吞噬功能，故不选A。T细胞是具有特异性杀伤功能的淋巴细胞，具有分泌细胞因子、免疫杀伤、免疫抑制等功能，故不选B。B细胞既参与体液免疫应答，也参与抗原提呈，故不选C。肥大细胞被激活后可释放多种炎症介质，引发多种Ⅰ型变态反应性疾病，故不选D。

第十一、十二节　黏膜免疫、免疫耐受

（尚未出题）

第十三、十四节　抗感染免疫、超敏反应

| 题型 | A1 型题 |

【答案】A　　　　　　　　　　　　　　【难度系数】★★

【解析】超敏反应可分为Ⅰ型、Ⅱ型、Ⅲ型、Ⅳ型。Ⅰ型超敏反应常见于过敏性疾病，如药物过敏、血

清过敏、过敏性鼻炎、哮喘等，故不选C、D、E。Ⅱ型超敏反应常见于各种溶血性疾病，如ABO溶血、新生儿溶血等，还有甲状腺功能亢进症、肺出血-肾炎综合征等，故选A。Ⅲ型超敏反应为免疫复合物型超敏反应，常见于血清病、链球菌感染后肾炎、类风湿关节炎、Arthus反应等，故不选B。Ⅳ型超敏反应又称迟发型变态反应，见于结核病、接触性皮炎。

| 题型 | A2型题 |

【答案】D　　　　　　　　　　　　　　【难度系数】★★

【解析】Ⅱ型超敏反应常见于各种溶血性疾病，如ABO溶血、新生儿溶血等，还有甲状腺功能亢进症、肺出血-肾炎综合征等。根据题干，患者为输血反应，故选D。

| 题型 | B1型题 |

（1~2题共用解析）

1.【答案】E　　2.【答案】C　　　　　　【难度系数】★★★

【解析】超敏反应可分为Ⅰ型、Ⅱ型、Ⅲ型、Ⅳ型。Ⅰ型超敏反应常见于过敏性疾病，如药物过敏、血清过敏、过敏性鼻炎、哮喘等。Ⅱ型超敏反应常见于各种溶血性疾病，如ABO溶血、新生儿溶血等，还有甲状腺功能亢进症、肺出血-肾炎综合征等，故第2题选C。Ⅲ型超敏反应为免疫复合物型超敏反应，常见于血清病、链球菌感染后肾炎、类风湿关节炎、Arthus反应等，故第1题选E。Ⅳ型超敏反应又称迟发型变态反应，见于结核病、接触性皮炎。

第十五节　自身免疫和自身免疫病

| 题型 | A1型题 |

【答案】E　　　　　　　　　　　　　　【难度系数】★★★★

【解析】由自身反应性T细胞介导的自身免疫性疾病属于Ⅳ型超敏反应，主要包括的疾病为移植排斥反应、接触性皮炎、胰岛素依赖性糖尿病、多发性硬化，故选E。链球菌感染后肾小球肾炎为免疫复合物介导的Ⅲ型超敏反应，故不选A。系统性红斑狼疮、肺出血-肾炎综合征、血小板减少性紫癜均属于自身抗体介导的自身免疫性疾病，故不选B、C、D。

第十六节　免疫缺陷病

| 题型 | A1型题 |

【答案】D　　　　　　　　　　　　　　【难度系数】★★★

【解析】遗传性血管神经性水肿为补体系统缺陷的免疫缺陷病，故选D。急性肾小球肾炎为循环免疫复合物型的疾病，故不选A。过敏性休克为IgE抗体介导的Ⅰ型变态反应，故不选B。接触性皮炎为T细胞介导的Ⅳ型变态反应，故不选C。桥本甲状腺炎又称慢性淋巴细胞性甲状腺炎，是一种以自身甲状腺为抗原的慢性自身免疫性疾病，故不选E。

第十七、十八、十九节　肿瘤免疫、移植免疫、免疫学检测技术

（尚未出题）

第二十节　免疫学防治

| 题型 | A1型题 |

【答案】A　　　　　　　　　　　　　　【难度系数】★★

【解析】干扰素是病毒或其他干扰素诱生剂刺激感染细胞所产生的一类抗病毒的糖蛋白，具有抗病毒、抗肿瘤、免疫调节多种生物活性。干扰素只能抑制病毒，但不能杀灭病毒，主要通过诱导宿主细胞合成抗病毒蛋白发挥效应。抗病毒蛋白阻断病毒的转录和翻译、抑制蛋白质的合成、终止病毒的复制。故选A。

第六章 病理学

第一节 细胞、组织的适应、损伤与修复

题型 A1型题

1.【答案】C 【难度系数】★★

【解析】脂肪变性多发生于肝、心、肾等实质器官，由于肝是脂肪代谢的重要场所，因此脂肪变性最常发生于肝，故选C。

2.【答案】C 【难度系数】★★

【解析】坏疽是指坏死组织表现为腐败菌感染，故选C。干酪样改变是坏死更为彻底的凝固性坏死，常见于结核肉芽肿，故不选A。淤血性改变、充血性改变及缺血性改变均为局部血液循环障碍所致的病理改变，但不是组织细胞损伤的表现形式，故不选B、D、E。

3.【答案】E 【难度系数】★★

【解析】湿性坏疽好发于与外界相通的内脏器官，如肺、肠、阑尾、子宫，故选E。四肢易发生干性坏疽，故不选A。肝不与外界相通，故不选B。脾为免疫器官，故不选C。肾不易发生坏疽，故不选D。

【破题思路】肺肠子宫非常湿还有阑尾和胆囊（口诀）。

4.【答案】B 【难度系数】★★★

【解析】坏死组织既不能吸收也不能排出时，周围新生毛细血管和成纤维细胞等组成的肉芽组织长入坏死区，最后形成瘢痕组织，此过程称为机化。肉芽组织由新生的毛细血管、增生的成纤维细胞、炎性细胞构成，故选B。

5.【答案】B 【难度系数】★★

【解析】本题考查组织损伤的类型。组织损伤包括变性和坏死，变性为可逆性损伤，坏死为不可逆损伤。萎缩、增生、肥大和化生，为组织细胞适应的4种表现形式。故选B，不选A、C、D、E。

【破题思路】记忆适应的四种形式——肥大、萎缩、增生、化生——"大小多变"。

6.【答案】A 【难度系数】★★★

【解析】本题考查坏疽发生的部位。坏疽是指局部组织坏死后继发腐败菌的感染，分为干性坏疽、湿性坏疽、气性坏疽三种类型。①干性坏疽常发生于四肢；②湿性坏疽常发生于与外界相通的内脏，如阑尾、子宫、肺、肠、胆囊等；③气性坏疽是深达肌肉的开放性创口合并产气荚膜梭菌等厌氧菌的感染，坏死组织内含大量气体。故选A。

7.【答案】D 【难度系数】★★★

【解析】本题考查间叶组织的化生。化生是指一种分化成熟的组织转变为另一种组织的过程。软组织中出现了另一种组织（骨组织），故选D。增生时没有组织类型的改变，均为同种组织内实质细胞数量的增多，故不选A、B、C。癌前病变是指具有癌变倾向的病变，故不选E。

【破题思路】化生——变。

8.【答案】D 【难度系数】★★

【解析】本题考查细胞坏死的形态学特征。细胞坏死的主要形态学特征为细胞核的改变：核固缩、核碎裂、核溶解，故选D。核分裂是正常细胞分化的过程，细胞核异型性是肿瘤细胞的表现，线粒体肿胀和细胞质脂质增多是细胞变性的表现，故不选A、B、C、E。

9.【答案】E 【难度系数】★★★

【解析】本题考查按再生能力强弱分类的细胞。根据再生能力的强弱将组织细胞分为：①不稳定细胞，此类细胞的再生能力很强，不断地分裂增殖，以代替衰亡或破坏的细胞，如被覆上皮细胞、淋巴造血细胞、间皮细胞等；②稳定细胞，在生理情况下，这类细胞处于静止状态，当受到组织损伤的刺激时，表现出较强的再生能力，如各种腺细胞（肝、胰腺、乳腺、内分泌腺、肾小管的上皮细胞等）；③永久性细胞，此类细胞几乎无再生能力，主要为骨骼肌细胞、神经细胞、心肌细胞。故选E。

10.【答案】E 【难度系数】★★★

【解析】本题考查心肌细胞的脂肪变性。在慢性酒精中毒或慢性贫血时，心肌细胞脂肪变性呈黄色，与

正常心肌红色相间，形成红黄相间的虎皮状斑纹，故称之为虎斑心，故选E。

11.【答案】D　　　　　　　　　　　　　　【难度系数】★★★

【解析】本题考查肝细胞水肿的特点。病毒性肝炎时，肝细胞严重水肿，细胞内水钠蓄积，使肝细胞体积增大，胞质疏松、淡染，透明度增加，细胞肿大如气球样，称为气球样变，故选D。

12.【答案】E　　　　　　　　　　　　　　【难度系数】★★★

【解析】本题考查肉芽组织的概念及组成。肉芽组织由新生的毛细血管、增生的成纤维细胞和少量的炎症细胞组成，故选E。

13.【答案】E　　　　　　　　　　　　　　【难度系数】★★★

【解析】肉芽组织由新生薄壁的毛细血管以及增生的成纤维细胞构成，并伴有炎症细胞浸润，肉眼观察为鲜红色，颗粒状，柔软湿润，形似鲜嫩的肉芽，故而得名。肉芽组织为幼稚阶段的纤维结缔组织，在组织损伤修复过程中有以下重要作用：①抗感染保护创面；②填补创口及其他组织缺损；③机化或包裹坏死、血栓、炎性渗出物及其他异物，故选E。

14.【答案】B　　　　　　　　　　　　　　【难度系数】★★★

【解析】鳞状上皮化生发生在支气管、宫颈、膀胱。肠上皮化生见于慢性萎缩性胃炎。结缔组织化生见于骨化性肌炎，故选B。

题型	A2型题

1.【答案】A　　　　　　　　　　　　　　【难度系数】★★★

【解析】本题考查对化生的概念的理解。一种分化成熟的组织细胞类型转化成另一种分化成熟的组织细胞类型的过程称之为化生。在吸烟、炎症等的刺激下，支气管黏膜纤毛柱状上皮被耐受力较强的鳞状上皮所取代，称之为鳞状上皮化生，故选A。

2.【答案】C　　　　　　　　　　　　　　【难度系数】★★★

【解析】本题考查对干性坏疽的理解应用。干性坏疽多发生于四肢，如血管闭塞性脉管炎时，由于动脉阻塞但静脉回流较通畅，病变部分干枯皱缩呈黑色，且界限清楚，故选C。

题型	B1型题

（1~4题共用解析）

1.【答案】A　　2.【答案】B　　3.【答案】C　　4.【答案】D　　【难度系数】★★★★

【解析】化生是一种分化成熟的组织转变成另一种成熟组织可逆转的适应现象，故第1题选A。机化坏死物不能完全溶解吸收或分离排出，则由新生的肉芽组织吸收取代坏死物的过程称为机化，最终形成瘢痕组织，故第2题选B。分化是同一来源的细胞逐渐发生各自特有的形态结构、生理功能和生化特征的过程。其结果是在空间上细胞之间出现差异，在时间上同一细胞和它以前的状态有所不同。细胞分化是从化学分化到形态、功能分化的过程，故第3题选C。再生是指组织损伤后细胞分裂增生以完成修复的过程，故第4题选D。由于实质细胞数量增多而导致的组织或器官的体积增大称为增生，增生可分为生理性增生与病理性增生两类。

第二节　局部血液循环障碍

题型	A1型题

1.【答案】E　　　　　　　　　　　　　　【难度系数】★★★

【解析】外伤患者脂滴进入血液循环后，随静脉系统进入右心，接着进入肺循环，从而引起肺栓塞，故该综合征主要累及的部位是肺，故选E。

2.【答案】A　　　　　　　　　　　　　　【难度系数】★★★

【解析】长期的左心衰竭和慢性肺淤血，会引起肺间质网状纤维胶原化和纤维结缔组织增生，使肺质地变硬，加之大量含铁血黄素的沉积，肺呈棕褐色，称为肺褐色硬化。二尖瓣狭窄肺充盈增多，肺淤血，故选A；肺动脉瓣狭窄肺充盈减少，故不选B；三尖瓣狭窄右室充盈减少，肺充盈减少，故不选C；主动脉瓣闭锁不全指主动脉瓣狭窄合并关闭不全，晚期可有，故不选D；肺动脉栓塞肺充盈减少，故不选E。

3.【答案】E　　　　　　　　　　　　　　【难度系数】★★★

【解析】在心脏和血管内血液发生凝固或者血液中某些有形成分凝集形成的固体质块称为血栓。血栓的结局包括软化、溶解和吸收、机化和再通、钙化，故不选A、B、C、D。硬化是血管的病理变化，动脉硬化指动脉壁增厚、失去弹性、硬化性的一类疾病，包括：①AS（动脉粥样硬化），如发生在冠状动脉；②细动脉硬化，常见于高血压病和糖尿病；③动脉中层钙化，少见。故选E。

4.【答案】D　　　　　　　　　　　　【难度系数】★★★★

【解析】羊水栓塞的诊断依据是肺血管内看到羊水成分，即角化鳞状上皮、胎毛、胎脂、胎粪和黏液，故选D。

【破题思路】肺血管内出现羊水成分即可诊断为羊水栓塞。

5.【答案】A　　　　　　　　　　　　【难度系数】★★★

【解析】本题考查透明血栓。透明血栓由纤维蛋白组成，主要见于毛细血管，只能在显微镜下观察到，常见于DIC，故选A。

6.【答案】E　　　　　　　　　　　　【难度系数】★★★

【解析】器官梗死灶的形状与该器官的血管分布有关，心脏的供血血管冠状动脉分支不规则，故心肌梗死灶的形状也不规则，呈地图状，故选E。脾和肾的梗死灶呈锥形，故不选C；肺的梗死灶呈锥形（楔形），故不选A；肠的梗死灶呈节段性，故不选D；脑属于液化性坏死，故梗死灶呈囊状，故不选B。

7.【答案】C　　　　　　　　　　　　【难度系数】★★★

【解析】梗死分为出血性梗死和贫血性梗死，器官梗死的外形与这个器官的血管分布有关系，如肾坏死灶呈锥体形，肠坏死灶呈节段性梗死，故选C。

8.【答案】B　　　　　　　　　　　　【难度系数】★★★

【解析】活体内异常物质（固体、液体、气体）沿血流运行阻塞血管的过程称为栓塞，阻塞血管的异物称为栓子，故选B。

9.【答案】C　　　　　　　　　　　　【难度系数】★★★

【解析】血栓为血液发生凝固或血液中某些有形成分互相聚集形成的固体质块。栓塞指在循环血液中出现的不溶于血液的异常物质沿血流运行阻塞血管腔的过程，阻塞血管的物质为栓子。血液由流动的液体状态变成不能流动的凝胶状态的过程称为凝血。淤血指器官或局部组织静脉血液回流受阻，血液淤积于小静脉和毛细血管内。故选C，不选A、B、D、E。

10.【答案】C　　　　　　　　　　　　【难度系数】★★★★

【解析】本题考查混合血栓的形成。在动脉血栓下游形成的延续性血栓、心房纤颤或二尖瓣狭窄时左心房内形成的球形血栓属于混合性血栓，故选C。

11.【答案】C　　　　　　　　　　　　【难度系数】★★★

【解析】本题考查贫血性梗死发生部位。贫血性梗死常发生于侧支循环不丰富的实质性脏器，如心、脾、脑、肾等，故选C。

12.【答案】E　　　　　　　　　　　　【难度系数】★★★

【解析】本题考查血栓形成的条件。血栓形成具备三个条件：①血管内膜受损；②血流缓慢及涡流的形成；③血液的高凝状态。纤维蛋白溶酶可促使纤维蛋白溶解，清除沉着于血管内皮细胞表面的纤维蛋白，具有溶栓作用，不是血栓形成的条件，故选E。

13.【答案】E　　　　　　　　　　　　【难度系数】★★★

【解析】本题考查脂肪栓塞。股骨骨折后，大量脂肪滴可经静脉入右心，再到达肺，引起肺动脉及其分支栓塞，故选E。

14.【答案】E　　　　　　　　　　　　【难度系数】★★★

【解析】本题考查慢性肝淤血的镜下特点。慢性肝淤血时，肝小叶中央区因淤血小叶中央静脉和肝血窦扩张充血，肝小叶周边肝细胞因脂肪变性呈黄色，致使肝切面上出现红（淤血区）黄（肝脂肪变区）相间的状似槟榔切面的条纹，称为槟榔肝，故选E。

15.【答案】A　　　　　　　　　　　　【难度系数】★★★

【解析】本题考查心衰细胞的概念。在左心衰竭引起肺淤血时，肺泡腔内漏出的红细胞被巨噬细胞吞噬形成心衰细胞，故选A。

16.【答案】C　　　　　　　　　　　　【难度系数】★★★

【解析】本题考查急性左心衰竭的病理特点。急性左心衰竭时，由于左心腔压力升高，阻碍肺静脉回流，肺泡壁毛细血管通透性增高，引起肺水肿的发生，故选C，不选A、B、D。慢性左心衰竭导致肺褐色硬化的发生，故不选E。

题型	A2 型题

【答案】E　　　　　　　　　　　　　【难度系数】★★★

【解析】本题考查体循环动脉栓塞引起脑组织损伤。80%的体循环动脉血栓来自左心腔，常见于心内膜炎、心肌梗死、瓣膜狭窄等引起血栓的形成，血栓栓子脱落主要发生于下肢、脑、肠、肾和脾。本题患者曾患风湿性心内膜炎，导致血栓的形成，血栓栓子脱落栓塞于脑动脉，引起大脑缺血缺氧，故选E。

题型	B1 型题

（1~2题共用解析）

1.【答案】A　　2.【答案】E　　　【难度系数】★★★★

【解析】血栓头部的主要成分是白色血栓，由纤维蛋白及血小板组成，故第1题选A。血栓尾部的主要成分是红色血栓，主要成分为纤维蛋白及红细胞，故第2题选E。

【破题思路】头白板体混彩尾红带纤维（口诀）。

第三节　炎症

题型	A1 型题

1.【答案】B　　　　　　　　　　　【难度系数】★★★

【解析】引起肉芽肿性炎的病原体主要有：结核分枝杆菌、麻风杆菌、梅毒螺旋体、组织胞浆菌、新型隐球菌、血吸虫，故不选A、C、D。伤寒杆菌引起的炎症是以巨噬细胞增生为特征的急性增生性炎症。伤寒杆菌中的伤寒细胞常聚集成团形成伤寒肉芽肿，故不选E。痢疾杆菌为本题正确答案，痢疾杆菌是细菌性痢疾的致病菌，其引起的是纤维蛋白渗出性炎，故选B。

2.【答案】B　　　　　　　　　　　【难度系数】★★★

【解析】葡萄球菌感染属常见的细菌性感染，感染灶内浸润的主要炎症细胞是中性粒细胞，故选B。单核细胞和淋巴细胞浸润常见于慢性炎症，淋巴细胞浸润还多见于病毒性感染，故不选A、D。嗜酸性粒细胞浸润主要见于寄生虫感染等。嗜碱性粒细胞可见于某些超敏反应等，无较强的特异性，故不选C、E。

题型	A2 型题

1.【答案】A　　　　　　　　　　　【难度系数】★★★

【解析】青年女性患者，腹痛、腹泻伴里急后重3天，且有黏液脓血便和片状灰白色膜状物排出，考虑诊断为细菌性痢疾。细菌性痢疾是由痢疾杆菌引起的假膜性炎，而假膜性炎是发生于黏膜的纤维素性炎，故选A。片状灰白色膜状物正是由渗出的纤维素、中性粒细胞等形成的"假膜"。

2.【答案】E　　　　　　　　　　　【难度系数】★★★★

【解析】由题干可知，该患者为风湿性关节炎，其渗出液主要为浆液，后出现寒战高热，继发感染，渗出脓液。故选E。

【破题思路】纤维蛋白即纤维素。

3.【答案】E　　　　　　　　　　　【难度系数】★★★

【解析】女性患者28岁，腹痛、发热、呕吐1天，右下腹麦氏点压痛、反跳痛（＋），WBC 10.2×10^9/L，N 0.85，结合患者的临床表现与实验室检查，考虑为急性阑尾炎。急性阑尾炎属于化脓性炎症，黏膜上可见一个或多个缺损，并有中性粒细胞浸润和纤维素渗出，故选E。淋巴细胞、巨噬细胞浸润常见于慢性炎症，故不选A、B。嗜碱性粒细胞主要见于过敏性疾病、血液病、恶性肿瘤、传染病，故不选C。嗜酸性粒细胞浸润主要见于寄生虫感染以及IgE介导的炎症反应，尤其是过敏反应，故不选D。

【破题思路】时间短＋麦氏点压痛及反跳痛＋白细胞升高＝急性阑尾炎。

第四节　肿瘤

题型	A1 型题

1.【答案】C　　　　　　　　　　　【难度系数】★★★

【解析】肿瘤细胞异型性明显，呈梭形或多边形，直接形成肿瘤性骨样组织或骨组织，这是诊断骨肉瘤最重要的组织学依据。故选C。

【破题思路】异型性是骨肉瘤的形态学特点，肿瘤性成骨是最重要的组织学特点。

2.【答案】B　　　　　　　　　　　　　【难度系数】★★★

【解析】上皮组织肿瘤包括乳头状瘤、腺瘤、癌（鳞状细胞癌、基底细胞癌、尿路上皮癌），故不选A、C、D、E。胃淋巴瘤属于间叶组织良性肿瘤，故选B。

【破题思路】口诀：乳状腺瘤鳞状癌，基底尿路上皮癌。

3.【答案】C　　　　　　　　　　　　　【难度系数】★★★★

【解析】脂肪瘤是最常见的良性软组织肿瘤，多见于成人，常呈分叶状，好发于肩、背、颈、四肢等，故选C。

4.【答案】E　　　　　　　　　　　　　【难度系数】★★★

【解析】癌和肉瘤的主要区别是：癌是上皮来源的，而肉瘤是间叶组织来源的，故选E。

5.【答案】D　　　　　　　　　　　　　【难度系数】★★★

【解析】临床上，肿瘤分期主要根据原发肿瘤的大小、浸润程度、扩散程度、有无局部或远处转移，故选D。

6.【答案】C　　　　　　　　　　　　　【难度系数】★★★

【解析】本题考查癌前病变。癌前病变是指某些疾病或病变本身不是恶性肿瘤，但具有发展成为恶性肿瘤的潜能的良性病变，如大肠腺瘤、乳腺纤维囊性病、慢性萎缩性胃炎与肠化生、溃疡性结肠炎、皮肤慢性溃疡、黏膜白斑等。十二指肠溃疡一般不会癌变，不属于癌前病变。故选C。

7.【答案】E　　　　　　　　　　　　　【难度系数】★★★

【解析】本题考查原位癌的概念。原位癌即指异型增生的细胞与癌细胞相同，并累及上皮全层，但未突破基底膜，故选E，不选A。非典型增生指细胞增生并出现异型性，但不足以诊断肿瘤，增生未累及上皮全层，主要发生于被覆上皮和腺上皮，分轻、中、重三级。重度不典型增生（或称Ⅲ级）细胞异型性显著，异常增生的细胞占据上皮内2/3以上或达全层，故不选B、C、D。

8.【答案】E　　　　　　　　　　　　　【难度系数】★★★

【解析】本题考查恶性肿瘤的转移途径。子宫绒毛膜癌自身无间质血管，依靠侵袭宿主血管获取营养，除在局部破坏蔓延外，极易经血行转移，故选E。甲状腺乳头状癌恶性程度较低，生长缓慢，较少转移；肺鳞状细胞癌多为中央型肺癌，常直接侵犯纵隔、心包及周围血管，淋巴道转移发生较早；乳腺浸润性导管癌最常见的转移途径是淋巴道转移；直肠未分化癌常直接蔓延至邻近器官，如前列腺、膀胱及腹膜等处。故不选A、B、C、D。

9.【答案】B　　　　　　　　　　　　　【难度系数】★★★

【解析】本题考查肉瘤的概念。肉瘤是来源于间叶组织的恶性肿瘤。癌是来源于上皮组织的恶性肿瘤。癌与肉瘤最本质的区别在于起源组织不同，故选B。

10.【答案】D　　　　　　　　　　　　【难度系数】★★★

【解析】本题考查恶性肿瘤的诊断依据。肿瘤细胞的异型性是病理学恶性肿瘤诊断的主要依据，肿瘤转移是临床诊断的主要依据，故选D。

题型　A2型题

【答案】D　　　　　　　　　　　　　【难度系数】★★★

【解析】青年女性患者，B超检查在左乳房外上象限发现结节，结节内有癌细胞，考虑诊断为乳腺癌，由于癌细胞累及上皮全层，但未侵破基底膜，为乳腺原位癌，故选D。上皮内瘤变Ⅰ级、上皮内瘤变Ⅱ级和重度非典型增生均为癌前病变，不会查见癌细胞，上皮内瘤变Ⅰ级相当于Ⅰ级异型增生，上皮内瘤变Ⅱ级相当于Ⅱ级异型增生，故不选A、B、C。早期浸润癌已经穿透了基底膜，故不选E。

【破题思路】未突（侵）破基底膜——原位癌。

题型　B1型题

1.【答案】E　　　　　　　　　　　　　【难度系数】★★★★

【解析】髓母细胞瘤是起源于神经细胞的恶性肿瘤，故选E。神经纤维瘤、软骨母细胞瘤和骨母细胞瘤均为良性肿瘤，故不选A、B、C。成熟性畸胎瘤是畸胎瘤的分类之一，也为良性肿瘤，故不选D。

2.【答案】D　　　　　　　　　　　　　【难度系数】★★★★

【解析】成熟性畸胎瘤来源于生殖细胞，大多数肿瘤含有2个以上胚层组织成分，故选D。骨母细胞瘤、软骨母细胞瘤和神经纤维瘤为良性肿瘤，髓母细胞瘤为恶性肿瘤，均无2个以上胚层成分，故不选A、

B、C、E。

（3~4题共用解析）

3.【答案】C   4.【答案】A   【难度系数】★★★★

【解析】颈部淋巴管瘤是间叶组织分化的肿瘤，皮肤恶性黑色素瘤为黑色素细胞分化的肿瘤，乳腺髓样癌为上皮细胞分化的肿瘤，子宫绒毛膜癌为胎盘滋养叶细胞分化的肿瘤，睾丸精原细胞瘤为生殖细胞分化的肿瘤。故第3题选C，第4题选A。

（5~6题共用解析）

5.【答案】A   6.【答案】C   【难度系数】★★★★

【解析】皮下脂肪瘤的常见肉眼形态是分叶状；乳头状见于乳头状瘤；结节状多为乳腺纤维腺瘤；囊状多见于囊腺瘤；菜花状多见于体表和体腔。故第5题选A，第6题选C。

【破题思路】脂肪瘤常见肉眼形态是分叶状，腺器官内的腺瘤多为结节状。

第五节　心血管系统疾病

题型　A1型题

1.【答案】C   【难度系数】★★★

【解析】原发性高血压功能紊乱期表现为全身细小动脉间歇性痉挛收缩、血压升高，因动脉无器质性病变，痉挛缓解后血压可恢复正常。血管痉挛为原发性高血压细动脉的可逆性改变，故选C。结构均质的玻璃样物质，致细动脉壁增厚，管腔缩小甚至闭塞，内膜下蛋白性物质沉淀发生在动脉病变期，所以为不可逆损伤。原发性高血压病变过程大致为：由于细小动脉长期痉挛，加之血管内皮细胞长期受高血压刺激，使内皮细胞及基底膜受损，内皮细胞间隙扩大，通透性增强，血浆蛋白渗入血管壁中，同时平滑肌细胞（SMC）分泌大量细胞外基质，SMC因缺氧而变性、坏死，血管壁平滑肌萎缩，管壁逐渐纤维化，细动脉壁增厚，导致管腔狭窄，这些均为不可逆损伤。

2.【答案】B   【难度系数】★★★★

【解析】风湿性心内膜炎病变后期，可导致瓣膜增厚、变硬、卷曲、短缩，瓣膜间互相粘连，腱索增粗、短缩，使瓣膜口狭窄或关闭不全，受血流反流冲击较重，引起内膜灶状增厚，称为McCallum斑，故不选C、D、E。风湿性心肌炎，心肌间质Aschoff小体机化形成小瘢痕，故不选A。

【破题思路】风湿性心脏病变常累及心瓣膜。

3.【答案】E   【难度系数】★★★

【解析】良性高血压血管病变的主要病理类型是细动脉玻璃样变性，故选E。

【破题思路】良性高血压病主要特征病变表现为细动脉玻璃样变性，因此不选小动脉玻璃样变性。

4.【答案】E   【难度系数】★★★

【解析】动脉粥样硬化病变的过程是在血管内膜受损后，吞噬了大量脂质的巨噬细胞进入动脉内膜开始的，故选E。

5.【答案】A   【难度系数】★★

【解析】高血压脑出血的发病部位以基底核区最多见，主要是因为供应此处的豆纹动脉从大脑中动脉呈直角发出，在原有血管病变的基础上，受到压力较高的血流冲击后易致血管破裂，故选A。

6.【答案】A   【难度系数】★★★

【解析】本试题考核有关高血压的肾脏病理变化。由于细动脉硬化使一部分肾单位萎缩，而健在的肾单位就会发生代偿性肥大，因此肾脏表现为颗粒状，故选A。而单发性梗死和多发性大瘢痕形成是动脉粥样硬化肾的病理特点，这是由于动脉粥样硬化累及的血管为中小以上的动脉，致病变累及的范围较大。

7.【答案】D   【难度系数】★★★

【解析】本题考查动脉粥样硬化早期特征性细胞。病变早期，中膜的平滑肌细胞增生并迁入内膜，亦可吞噬脂质形成平滑肌细胞源性和肌源性泡沫细胞，脂纹是动脉粥样硬化肉眼可见的最早病变，由大量泡沫细胞（巨噬细胞吞噬脂质形成泡沫细胞）聚集而成，故选D。

8.【答案】B   【难度系数】★★★

【解析】本题考查风湿性心肌炎累及的部位。风湿病是由A族乙型溶血性链球菌引起的结缔组织的变态反应性炎，风湿性心肌炎常累及心肌间质，在小血管旁可见特征性的风湿小体，故选B。

| 题型 | A2 型题 |

【答案】D　　　　　　　　　　　　　　　【难度系数】★★★

【解析】中老年男性患者（冠心病好发人群），活动时胸痛，快步行走及上楼梯可诱发，休息可缓解（胸痛、体力劳动诱发、休息缓解是稳定型心绞痛常见表现）。冠状动脉造影见前降支阻塞80%（冠心病影像学诊断金标准）。综合患者临床表现及辅助检查结果可初步诊断为冠心病（稳定型心绞痛）。该病由冠状动脉粥样硬化引起，关于动脉粥样硬化的形成机制，近年来多数学者支持"内皮损伤反应学说"。该学说认为，动脉粥样硬化始于内皮细胞受损及功能失调，故选D。内皮细胞屏障功能的损伤，引起内皮下脂质沉积等改变，进一步加重内皮细胞的损伤，故不选E。在此基础上，单核细胞从内皮下移入内膜下成为巨噬细胞，吞噬已进入内膜发生氧化的脂质，形成泡沫细胞，故不选A。内皮细胞损伤后的更新、增生，并分泌生长因子，又促使动脉中膜平滑肌细胞增殖和迁移，故不选C。纤维帽破裂、血栓形成是动脉粥样硬化的继发病变，不是血管病变的形成环节，故不选B。

第六节　呼吸系统疾病

| 题型 | A1 型题 |

1.【答案】E　　　　　　　　　　　　　　　【难度系数】★★★

【解析】原发性和继发性肺结核可通过血道播散引起粟粒性结核，故选E。慢性纤维空洞型肺结核、浸润性肺结核、结核球、局灶性肺结核均为继发性肺结核病理类型，除此还包括干酪性肺炎、结核性胸膜炎，故不选A、B、C、D。

2.【答案】A　　　　　　　　　　　　　　　【难度系数】★★★

【解析】副肿瘤综合征多是由于神经内分泌型肺癌引起，尤其是小细胞肺癌，故选A。鳞状细胞癌、腺鳞癌、肉瘤样癌、乳头状腺癌均非神经内分泌型肺癌，故不选B、C、D、E。

3.【答案】E　　　　　　　　　　　　　　　【难度系数】★★★★

【解析】慢性细支气管炎时，发生阻碍性通气功能障碍形成肺气肿。细支气管炎及细支气管周围炎是引起慢性阻塞肺气肿的病变学基础，故选E。

【破题思路】慢性细支气管炎 + 阻碍性通气功能障碍 → 肺气肿。

4.【答案】C　　　　　　　　　　　　　　　【难度系数】★★★

【解析】本题考查小叶性肺炎的概念。小叶性肺炎是指由化脓菌感染引起的以细支气管为中心累及周围肺泡的急性化脓性炎症，小叶性肺炎为化脓性炎，形成小叶性实性病灶，具有上轻下重的特点。病灶中央为细支气管，管壁上皮脱落，腔内中性粒细胞渗出，周围肺泡腔内脓性渗出。大叶性肺炎是纤维素性炎。慢性肺淤血时肺泡腔内有水肿液。故选C。

5.【答案】C　　　　　　　　　　　　　　　【难度系数】★★★

【解析】周围型肺癌中腺癌占60%。

6.【答案】B　　　　　　　　　　　　　　　【难度系数】★★

【解析】本题考查肺癌的组织学类型。肺鳞状细胞癌多见于老年男性，有吸烟史；肺小细胞癌是恶性程度最高的癌，转移较早，典型的肺小细胞癌癌细胞一端稍尖，形似燕麦穗粒，称之为燕麦细胞癌，它具有神经内分泌功能，是一种APUD瘤；腺癌好发于女性。第10版《病理学》、第10版《内科学》中，肺癌最常见的类型为腺癌，故选B。

7.【答案】D　　　　　　　　　　　　　　　【难度系数】★★

【解析】肺硅沉着病最常见的并发症是肺结核。

8.【答案】C　　　　　　　　　　　　　　　【难度系数】★★★

【解析】呼吸性粉尘是指直径在 $5\mu m$ 以下的粒子，故选C。能随呼吸进入人体并沉积于呼吸道、直径小于 $15\mu m$ 的粉尘为可吸入性粉尘。呼吸性粉尘的界定与粉尘动力学直径有关，而与分散度无关；分散度是用粉尘颗粒大小的组成描述某一生产中物质被粉碎的程度，分散度越高，粉尘的颗粒越细小，被吸入机会越多，故不选A、B、D、E。

| 题型 | A2 型题 |

【答案】C　　　　　　　　　　　　　　　【难度系数】★★★★

【解析】根据题意诊断为慢性阻塞性肺疾病急性发作，急性炎症最主要的炎症细胞为中性粒细胞，故选C。

【破题思路】咳白色黏痰，主要的炎症细胞为中性粒细胞。

| 题型 | B1 型题 |

（1~2题共用解析）

1.【答案】D　　2.【答案】B　　【难度系数】★★★★

【解析】小叶性肺炎的病理特征是<u>以中性粒细胞渗出为主</u>，故第1题选D。以浆液渗出为主的炎性改变为浆液性炎的病理特征。<u>以纤维素渗出为主</u>的病理改变是大叶性肺炎的特征，故第2题选B。以淋巴细胞渗出为主是慢性炎症的病理特征。以嗜酸性粒细胞渗出为主多见于寄生虫及IgE介导的炎症反应。

3.【答案】E　　【难度系数】★★★

【解析】肺小细胞癌镜下可见：癌细胞常呈圆形或卵圆形；也可呈梭形或燕麦形；或呈片状、条索状排列；有时也可围绕小血管形成<u>假菊形团结构</u>，故选E。癌细胞呈列兵样排列主要见于乳腺浸润性小叶癌。有角化珠主要见于高分化鳞状细胞癌。形成管状结构和乳头状结构均无较强特异性，可见于多种癌症组织内，故不选A、B、C、D。

4.【答案】D　　【难度系数】★★★

【解析】高分化鳞癌的组织学特点是<u>癌巢中央出现层状角化物，即角化珠</u>，故选D。

第七节　消化系统疾病

| 题型 | A1 型题 |

1.【答案】B　　【难度系数】★★

【解析】大肠癌最好发的部位是<u>直肠</u>，故选B，发病率可达50%，其余依次为乙状结肠、盲肠及升结肠、横结肠和降结肠。

2.【答案】C　　【难度系数】★★★★

【解析】肝硬化时，脾因<u>红细胞淤滞于扩张的脾窦而肿大</u>，脾髓增生和大量结缔组织形成，故选C。

【破题思路】肝硬化→门静脉高压→脾淤血→脾肿大。

3.【答案】B　　【难度系数】★★★

【解析】符合早期胃癌诊断条件的是肿瘤<u>仅限于黏膜层或黏膜下层，癌未累及肌层</u>，故选B。早期胃癌可发生于胃窦，也可发生在其他部位，不仅局限于胃窦，故不选A。在早期胃癌中肿瘤直径小于0.5cm称为微小癌，故不选C。肿瘤直径小于1cm称为小胃癌，故不选E。黏膜皱襞消失也可见于萎缩性胃炎，故不选D。

【破题思路】早期胃癌浸润仅限于黏膜层或黏膜下层。

4.【答案】E　　【难度系数】★★★

【解析】本题考查肝硬化的病理特点。肝硬化时，肝脏结构被破坏，<u>形成假小叶</u>，假小叶的形成是肝硬化典型的病理特点，故选E。

5.【答案】D　　【难度系数】★★★

【解析】本题考查病毒性肝炎的病变特点。<u>慢性活动性肝炎</u>常发生碎片状坏死和桥接样坏死；急性重型肝炎常发生肝小叶大块状坏死；亚急性重型肝炎既有肝细胞大块状坏死，又伴有肝细胞结节状再生；细菌性肝炎常引起肝脓肿的发生。故选D。

6.【答案】D　　【难度系数】★★★★

【解析】本题考查病毒性肝炎的病变特点。<u>亚急性重型肝炎镜下既有肝细胞大块状坏死，又伴有肝细胞结节状再生</u>。肉眼观，肝不同程度体积缩小，被膜皱缩，呈黄绿色（亚急性黄色肝萎缩）。故选D。

7.【答案】B　　【难度系数】★★★★

【解析】本题考查假小叶的病理特点。假小叶为肝硬化典型的病理特征，由广泛增生的纤维组织将肝细胞的再生结节分割包绕呈大小不等、圆形、椭圆形的肝细胞团。假小叶的病变特点：①肝细胞排列紊乱，肝细胞较大，核大深，常发现有双核肝细胞；②小叶中央静脉偏位、缺如或两个以上；③增生的纤维组织中有慢性炎症细胞的浸润，可见小胆管增生。故选B。

8.【答案】E　　【难度系数】★★★

【解析】本题考查早期癌的概念。食管早期癌，临床无明显症状，病变较为局限，多为原位癌或黏膜内癌，<u>未侵犯肌层</u>，无淋巴结转移，故选E。

9. 【答案】E 【难度系数】★★★

【解析】本题考查胃溃疡的病变特点。胃溃疡常发生于胃窦近小弯侧，溃疡呈圆形或椭圆形、边缘整齐、底部平坦，直径小于 2 cm，周围黏膜皱襞向溃疡中心集中，故选 E。

题型 A2 型题

1. 【答案】E 【难度系数】★★★

【解析】患者老年男性，长期反酸、烧心。抑酸治疗起初有效，近 2 个月效果不佳。胃镜检查示：食管下段及贲门区隆起溃疡性病变，质脆、易出血。应该高度怀疑为 Barrett 食管腺癌，即食管下段长期受到胃酸等刺激产生的癌变，最有可能的活组织检查为腺癌，故选 E。淋巴瘤累及全身可导致类似表现，但胃镜不会显示食管下段及贲门区隆起溃疡性病变，故不选 A。神经内分泌肿瘤因肿瘤分泌过多激素可导致胃酸过多，但食管下段因组织结构，一般不产生反流，故不出现相应表现，故不选 B。胃肠间质瘤常见于胃，表现为圆形肿物，大多数没有完整的包膜，可伴随囊性变、坏死和局灶性出血，故不选 C。鳞癌虽然为食管癌最常见类型，但是患者为食管下段与胃交界的贲门区病变明显，应考虑 Barrett 食管腺癌可能性大，故不选 D。

2. 【答案】D 【难度系数】★★★

【解析】患者中年男性（好发人群），右季肋区疼痛（肝区疼痛）3 个月。既往有乙型病毒性肝炎病史 10 年（常为肝癌前诱因）。B 超检查见肝右叶巨大肿块（肝癌影像学表现）。血 AFP 增高（肝细胞癌指标）。结合患者病史、临床表现及辅助检查，提示该患者病毒性肝炎发生恶变，转化为原发性肝癌（肝细胞癌），其病理特征为：癌细胞与肝细胞类似，故选 D。肿瘤组织间质较多、癌细胞呈腺管状排列、癌细胞分泌黏液且血管少、发生于肝内胆管上皮最多见均为胆管细胞癌的病理特征，故不选 A、B、C、E。

3. 【答案】C 【难度系数】★★★

【解析】患者老年男性，既往有餐后上腹痛伴嗳气病史 40 年，胃镜提示重度萎缩性胃炎（提示有癌变的可能），近期出现乏力及消瘦（恶病质体征）。胃镜检查：胃角巨大溃疡，周边不规则隆起（胃癌镜下变化）。综合该患者的病史、临床表现及胃镜检查，考虑诊断为胃癌，故选 C。胃淋巴瘤指原发于胃而起源于黏膜下层淋巴组织的肿瘤，胃镜检查可见黏膜隆起、溃疡、粗大肥厚的皱襞呈卵石样改变、黏膜下多发结节或肿块等，故不选 A。胃间质瘤境界清楚，无包膜，向腔内生长，呈息肉样肿块常伴发溃疡形成，故不选 B。胃溃疡直径 < 10 mm，边缘光整，底部由肉芽组织构成，覆以灰黄色渗出物，周围黏膜常有炎症水肿，故不选 D。胃结核常有结核病史，伴全身结核中毒症状，故不选 E。

4. 【答案】A 【难度系数】★★★

【解析】患者肝功能反复异常 10 余年。1 个月来出现腹胀、尿黄。查体：面色晦暗，巩膜黄染，见肝掌及蜘蛛痣，腹水征（+）。ALT（谷丙转氨酶，正常值为 5~40 U/L）、TBIL（总胆红素，正常值为 3.4~17.1 μmol/L）升高，HBsAg（-），抗 HCV（-），排除病毒性肝硬化。患者居于血吸虫疫区，职业为农民，考虑血吸虫性肝硬化。血吸虫性肝硬化镜下肝脏呈干线状纤维化，肝脏表面有大小不等的结节，故选 A。肝细胞水肿，有大量炎症细胞浸润，肝细胞亚大块坏死及肝细胞大块坏死为急性病理改变，本例为慢性病程。肝细胞水肿、假小叶形成，主要见于坏死后性肝硬化，故不选 B、C、D、E。

5. 【答案】D 【难度系数】★★★★

【解析】青年男性患者，恶心、呕吐、腹胀、乏力 4 天，查体见巩膜黄染，肝浊音界缩小，ALT（谷丙转氨酶，正常值为 5~40 U/L）、TBIL（总胆红素，正常值为 3.4~17.1 μmol/L）升高，病程短且已出现肝性脑病的表现（胡言乱语 1 天、扑翼样震颤阳性），考虑诊断为急性重型肝炎。急性重型肝炎的主要病理改变是肝细胞广泛坏死，故选 D。肝淤血性改变主要见于右心衰竭，此例无下肢水肿、颈静脉怒张等右心衰竭的表现；假小叶形成是肝硬化的特征性改变；肝细胞气球样变见于急性普通型肝炎；肝细胞碎屑样坏死常见于慢性肝炎，故不选 A、B、C、E。

6. 【答案】E 【难度系数】★★★★

【解析】根据患者的慢性乙型肝炎病史和超声检查，考虑诊断为门脉性肝硬化。门脉性肝硬化典型的病理变化是假小叶形成，故选 E。肝细胞气球样变、变性坏死多见于病毒性肝炎，故不选 A、C；弥漫性肝纤维化见于肝纤维化，故不选 B；毛细胆管胆汁淤积见于胆汁淤积型肝炎，故不选 D。

【破题思路】门脉性肝硬化典型病理变化为假小叶形成。

题型 B1 型题

1. 【答案】C 【难度系数】★★★★

【解析】小胃癌是直径 0.6~1.0 cm 的早期胃癌，故选 C。

2. 【答案】D 【难度系数】★★★★
【解析】微小癌是直径小于0.5 cm的早期胃癌，故选D。

第八节　泌尿系统疾病

题型　A1型题

1. 【答案】D　　　　　　　　　　【难度系数】★★★★★
【解析】急性链球菌感染后肾小球肾炎多为急性肾小球肾炎，其特征性镜下表现为电子致密物呈"驼峰"样在上皮下沉积，故选D。广泛足突消失为微小病变型肾病的主要表现，故不选A。电子致密物呈"飘带"样在肾小球基底膜沉积为Ⅰ型急进性肾炎的免疫学表现，故不选B。急性炎症时可有毛细血管腔内中性粒细胞浸润，无特异性，故不选C。系膜区电子致密物沉积可见于Ⅱ型急进性肾炎，故不选E。

2. 【答案】C　　　　　　　　　　【难度系数】★★★★★
【解析】急性弥漫性增生性肾小球肾炎中增生的主要细胞是毛细血管内皮细胞和系膜细胞，故选C。常见的肾小球肾炎病变特征总结如下：①急进性肾炎：肾小球壁层上皮细胞增生，新月体形成；②膜性肾小球病：肾小球毛细血管壁弥漫性增厚，钉突形成；③微小病变性肾小球肾炎：弥漫性肾小球脏层上皮细胞足突消失；局灶节段性肾小球硬化：肾小球的部分小叶硬化；④膜增生性肾小球肾炎：肾小球基膜增厚、肾小球细胞增生和系膜基质增多；⑤系膜增生性肾小球肾炎：弥漫性系膜细胞增生及系膜基质增多；⑥IgA肾病：系膜增生性病变，也可表现为局灶节段性增生或硬化；⑦慢性肾小球肾炎：大量肾小球发生玻璃样变和硬化，故不选A、B、D、E。

3. 【答案】C　　　　　　　　　　【难度系数】★★★★★
【解析】新月体性肾小球肾炎的组织性特征是肾小球壁层上皮细胞增生，新月体形成，故选C；膜增生性肾小球肾炎以肾小球基膜增厚为主，故不选A；微小病变型肾小球肾炎以肾小球脏层上皮足突消失为主，故不选B；系膜增生性肾小球肾炎以系膜增生为主，故不选D；急性弥漫性增生性肾小球肾炎以毛细血管内皮和系膜增生为主，故不选E。
【破题思路】新月体由增生的壁层上皮细胞和渗出的单核细胞构成。

4. 【答案】D　　　　　　　　　　【难度系数】★★★
【解析】慢性肾盂肾炎为肾小管-间质的慢性炎症，大体表现为肾不对称性缩小，出现不规则瘢痕，故选D。肾弥漫性颗粒状多见于慢性肾小球肾炎等，故不选A。肾肿大、苍白多见于膜性肾病、脂性肾病、膜性增生性肾炎等，故不选B。肾表面散在出血点多见于急进性肾小球肾炎等，故不选C。肾弥漫性肿大多见于急性弥漫性增生性肾小球肾炎等，故不选E。
【破题思路】慢性肾盂肾炎，表现为肾不对称性缩小。

题型　A2型题

1. 【答案】A　　　　　　　　　　【难度系数】★★★★
【解析】女孩，10岁，微小病变性肾小球肾炎是儿童肾病综合征最常见的原因。病变特点是弥漫性肾小球脏层上皮细胞足突消失，故选A。
【破题思路】肾小球足突消失，肾小管出现脂质沉积。

2. 【答案】B　　　　　　　　　　【难度系数】★★★★
【解析】患者抗中性粒细胞胞浆抗体阳性，提示可能为急进性肾小球肾炎Ⅲ型。急进性肾小球肾炎特征性病变是肾小球内出现新月体或环状体，故选B。
【破题思路】急进性肾小球肾炎Ⅰ型：肺出血性肾炎综合征；Ⅱ型：免疫复合物型；Ⅲ型：抗中性粒细胞胞浆型。

3. 【答案】C　　　　　　　　　　【难度系数】★★★
【解析】男，17岁，水肿1周，辅助检查：尿蛋白（+++），尿沉渣镜检示红细胞0~1/HP，24小时尿蛋白定量7.6g，血肌酐76 μmol/L，肾穿刺提示微小病变型肾病。其主要发病机制为T细胞功能紊乱导致细胞免疫失调，滤过膜损伤，进而产生一系列临床表现，故选C。补体C3异常常见于急性肾小球肾炎、膜性增生性肾小球肾炎等，故不选A。免疫复合物沉积所导致的肾炎是由Ⅲ型超敏反应引起的免疫性病变，故不选B。肾小球微血栓形成可见于肾综合征出血热，故不选D。抗基底膜抗体形成多见于急进性肾小球肾炎Ⅰ型，故不选E。
【破题思路】微小病变型肾病主要发病机制为T细胞功能紊乱导致细胞免疫失调。

题型	A3/A4 型题

1.【答案】B 【难度系数】★★★★

【解析】男，25岁（急进性肾小球肾炎Ⅰ型多见于中青年男性）。间断咳嗽、咳痰带血1个月（前期呼吸道感染病史），乏力、纳差伴尿少、水肿1周（提示急性肾炎综合征）。实验室检查：血WBC 8.6×10⁹/L［正常范围为（4~10）×10⁹/L］，血红蛋白90 g/L（提示中度贫血，男性正常范围为＞120 g/L，急进性肾小球肾炎常伴中度贫血），尿蛋白（++），尿沉渣镜检红细胞8~10/HP（提示血尿，镜下＞3/HP为血尿），血肌酐268 μmol/L（肌酐正常范围为53~106 μmol/L），尿素氮22.6 mmol/L，抗肾小球基底膜抗体（+）（急进性肾小球肾炎Ⅰ型的典型病理表现），ANCA阴性。综上所述，该患者最可能的疾病是Ⅰ型新月体性肾小球肾炎，故选B。

【破题思路】中青年男性+抗肾小球基底膜抗体阳性=急进性肾小球肾炎Ⅰ型。

2.【答案】E 【难度系数】★★★★

【解析】该患者最可能的疾病是急进性肾小球肾炎Ⅰ型，其免疫荧光检查显示特征性的线性荧光，伴IgG和C3沉积，故选E。无或仅微量免疫复合物是微小病变型肾小球病的免疫病理表现，故不选A。IgG和C3呈颗粒状沉积于系膜区及毛细血管壁是膜增生性肾小球肾炎的免疫病理表现，故不选B。IgG、IgA、IgM、C3呈多部位沉积是急性肾小球肾炎的免疫学病理表现，故不选C。IgG和C3呈细颗粒状沿毛细血管壁沉积是急进性肾小球肾炎Ⅱ型的免疫学病理表现，故不选D。

【破题思路】急进性肾小球肾炎Ⅰ型，免疫荧光检查显示特征性的线性荧光，伴IgG和C3沉积。

第九节 内分泌系统疾病

题型	A1 型题

1.【答案】B 【难度系数】★★★

【解析】糖尿病的血管病变包括玻璃样变性、纤维素样变性、纤维素样坏死、脂肪变性、粥样硬化、钙化，故不选A、C、D、E。淀粉样变性是胰岛病变，故选B。

2.【答案】C 【难度系数】★★★

【解析】甲状腺肿瘤的髓样癌免疫标记是降钙素阳性，甲状腺球蛋白阴性，故选C。梭形细胞癌、巨细胞癌属于未分化癌，抗角蛋白、癌胚抗原及甲状腺球蛋白等抗体阳性，降钙素阴性，故不选A、D。滤泡腺癌早期易血道转移，免疫标记降钙素阴性，故不选B。乳头状癌愈合最好，免疫标记降钙素阴性，故不选E。

【破题思路】甲状腺肿瘤：降钙素阳性+甲状腺球蛋白阴性。

题型	A2 型题

1.【答案】A 【难度系数】★★★

【解析】患者青年女性，甲状腺右叶包块3年，增长缓慢，病理报告判断为一种预后良好的恶性肿瘤，据此推断，肿块最可能为甲状腺乳头状癌。乳头状癌光镜下的病理特点为：复杂分支乳头样结构，乳头中心有纤维血管间质，间质内常见同心圆状的钙化小体。乳头上皮可单层或多层，癌细胞可分化不一，核染色质少，常呈透明或毛玻璃状，无核仁，故选A。可见印戒细胞为印戒细胞癌的病理特征；腺腔高度扩张呈囊状为囊腺癌的病理特征；含大量黏液为黏液癌的病理特征；癌巢少而间质纤维组织多为硬癌的病理特征，故不选B、C、D、E。

2.【答案】A 【难度系数】★★★★

【解析】甲状腺滤泡状腺癌恶性程度高，具有明显的异型性，预后差，肉眼观，呈结节状，有包膜，但光镜下血管和（或）包膜浸润；部分病例包膜不完整，浸润周围甲状腺组织，故选A。甲状腺间质中出现大量淀粉样物质为髓样癌，故不选B。甲状腺组织内出现乳头结构、细胞核呈毛玻璃样改变为乳头状癌，故不选D、E。

第十节 乳腺及女性生殖系统疾病

题型	A1 型题

1.【答案】C 【难度系数】★★★

【解析】乳腺癌按组织形态可分为非浸润性癌和浸润性癌两类。非浸润性癌包括导管内原位癌和小叶原位癌，导管内原位癌又可分为粉刺癌、非粉刺型导管内癌、乳头 Paget 病伴导管原位癌；浸润性癌包括浸润性导管癌、浸润性小叶癌和特殊类型癌，特殊类型癌又分为乳头 Paget 病伴导管浸润癌、典型髓样癌等，故选 C，不选 A、B、D、E。

2.【答案】C　　　　　　　　　　　　　【难度系数】★★★
【解析】宫颈癌的发生主要与 HPV（人乳头瘤病毒）感染有关，与 EB 病毒感染无关，故选 C。鼻咽癌、淋巴组织增生性疾病、非洲儿童恶性淋巴瘤和传染性单核细胞增多症都与 EB 病毒感染有关。

3.【答案】C　　　　　　　　　　　　　【难度系数】★★★
【解析】葡萄胎和侵蚀性葡萄胎主要的区别是子宫深肌层有无水疱状绒毛，有的就是侵蚀性葡萄胎，没有的就是葡萄胎，故选 C。

4.【答案】D　　　　　　　　　　　　　【难度系数】★★★
【解析】属于乳腺癌特殊类型的主要有髓样癌伴大量淋巴细胞浸润、小管癌、黏液癌及 Paget 病，故选 D。

题型	A2 型题

1.【答案】D　　　　　　　　　　　　　【难度系数】★★★
【解析】患者中老年女性（好发人群），右乳头皮肤脱屑、结痂半年。去除痂皮可见糜烂样创面，刮片细胞学检查可见大而异型、胞质透明的肿瘤细胞（Paget 细胞）。结合患者细胞病理改变及临床表现初步诊断为 Paget 病，其细胞应为 Paget 细胞，故选 D。镜影细胞是霍奇金淋巴瘤的特征性病理改变，故不选 A。L&H 型细胞、陷窝细胞和多核瘤巨细胞是 R-S（镜影细胞）的变异形态，故不选 B、C、E。

2.【答案】D　　　　　　　　　　　　　【难度系数】★★★
【解析】该患者诊断为子宫颈癌，第 10 版《妇产科学》中，直接蔓延是子宫颈癌最常见的转移途径，首先转移至盆腔。故选 D。

3.【答案】C　　　　　　　　　　　　　【难度系数】★★★
【解析】术后病理可见乳腺间质中有串珠样单行癌细胞排列，最可能的诊断为小叶浸润癌，故选 C。导管原位癌为导管明显扩张，癌细胞局限在扩张的导管内，导管基膜完整，故不选 A。小叶原位癌为扩张的乳腺小叶末梢导管和腺泡内充满呈实体排列的癌细胞，故不选 B。髓样癌为癌巢形成实性的细胞团，故不选 D。导管浸润癌为细胞排列成巢状、团索状，或伴有少量腺样结构，故不选 E。
【破题思路】乳腺间质 + 串珠样单行癌细胞 = 小叶浸润癌。

第十一节　常见传染病及寄生虫病

题型	A1 型题

1.【答案】E　　　　　　　　　　　　　【难度系数】★★★
【解析】流行性乙型脑炎是由乙型脑炎病毒感染引起的变质性炎，故选 E。
【破题思路】乙肝乙脑变质炎（口诀）。

2.【答案】C　　　　　　　　　　　　　【难度系数】★★★
【解析】流行性脑脊髓膜炎典型的病理特征有蛛网膜下腔充满脓性渗出物，覆盖脑沟、脑回，以致结构不清。血管高度扩张充血，蛛网膜下隙增宽，其中大量中性粒细胞及纤维蛋白渗出。选项中只有 C 符合。其余选项为流行性乙型脑炎的病理特征，故选 C。
【破题思路】脑和脊髓易发生表面化脓。

题型	A2 型题

1.【答案】B　　　　　　　　　　　　　【难度系数】★★★
【解析】患者青年女性，持续发热 10 天，于 9 月 2 日来诊（伤寒常见流行时期），体温逐日升高（伤寒常见热型），伴乏力、纳差。查体：T 39.8 ℃，P 80 次 / 分（伤寒特有的相对缓脉），精神萎靡，腹部可见 6 个充血性皮疹（伤寒皮疹——玫瑰疹），腹部胀气，脾肋下可及。实验室检查：血 WBC 3.7×10^9/L［白细胞偏低，正常 WBC：$(4\sim10) \times 10^9$/L］。结合患者临床表现及化验结果初步诊断为伤寒，伤寒的主要病理特点是全身单核-巨噬细胞系统增生性反应，故选 B。

2.【答案】A　　　　　　　　　　　　　　【难度系数】★★★

【解析】男性患者35岁，持续高热、恶心、呕吐、食欲不振伴腹泻5天，皮肤、巩膜轻度黄染，胸部可见数枚淡红色斑丘疹（伤寒可见玫瑰疹），脾脏肋下可触及（伤寒患者有轻度肝脾大），WBC $3.2×10^9/L$［成人正常参考值（4~10）×10^9/L］，患者ALT 140U/L（正常参考值0~40 U/L），总胆红素45μmol/L（正常参考值3.4~17.1μmol/L）（提示有肝损害），肥达反应O 1:32（发病第5天可为阴性，第2周起出现阳性）。根据患者临床表现和实验室检查结果，最可能的诊断是伤寒，病理变化为全身单核-巨噬细胞系统增生，故选A。

【破题思路】玫瑰疹常见于伤寒，病理变化为全身单核-巨噬细胞系统增生。

第十二节　艾滋病、性传播疾病

题型　A1型题

1.【答案】D　　　　　　　　　　　　　　【难度系数】★★★

【解析】梅毒树胶样肿因似树胶而得名，又称梅毒瘤，浆细胞恒定出现是本病的特点，故选D。

2.【答案】E　　　　　　　　　　　　　　【难度系数】★★

【解析】本题考查艾滋病患机会性感染病原体。艾滋病机会性感染最常见病原体为肺孢子菌，70%~80%的患者可经历一次或多次肺孢子菌感染，约50%患者死于肺孢子菌感染，故选E。

第十三节　免疫性疾病（助理不考）

题型　A1型题

【答案】A　　　　　　　　　　　　　　【难度系数】★★★

【解析】本题考查SLE的特异性抗体。免疫耐受的终止和破坏，导致大量自身抗体产生是SLE发生的根本原因，其中抗核抗体是最主要的自身抗体，其中抗双链DNA抗体和抗Sm抗体具有相对特异性，故选A。

第十四节　淋巴造血系统疾病（助理不考）

题型　A1型题

1.【答案】B　　　　　　　　　　　　　　【难度系数】★★★

【解析】非霍奇金淋巴瘤（NHL）占所有淋巴瘤的80%~90%，主要分为前体淋巴细胞肿瘤、成熟B细胞淋巴瘤、成熟T细胞和NK细胞淋巴瘤。在我国，弥漫性大B细胞淋巴瘤，占所有NHL的30%~40%，是最多见的NHL类型，故选B。MALT淋巴瘤（结外边缘区黏膜相关淋巴组织淋巴瘤）仅占所有B细胞淋巴瘤的7%~8%。NK/T细胞淋巴瘤占所有NHL的5%~20%。蕈样霉菌病是一种成熟T细胞淋巴瘤，较为少见。滤泡性淋巴瘤占NHL的5%~10%，故不选A、C、D、E。

2.【答案】D　　　　　　　　　　　　　　【难度系数】★★★

【解析】本题考查霍奇金淋巴瘤的特征细胞。诊断霍奇金淋巴瘤的特征细胞是R-S细胞，因R-S细胞中的双叶核面对面排列，形成所谓的"镜影细胞"，故选D。

第七章　病理生理学（助理不考）

第一节　疾病的概述

题型　A1型题

1. 【答案】E　　　　　　　　　　　　【难度系数】★★

   【解析】世界卫生组织宪章的前言中对健康提出的定义是：健康不仅没有疾病或衰弱现象，而且是躯体上、精神上和社会适应上的一种完好状态。可见，健康至少包含健壮的体魄、健全的心理精神状态和良好的社会适应状态，故选E。

2. 【答案】D　　　　　　　　　　　　【难度系数】★★

   【解析】疾病的危险因素指促进特定疾病发展的因素，例如常把肥胖、吸烟、运动过少、应激、糖尿病、高血压等称为动脉粥样硬化的危险因素，故不选A。病因是指引起疾病必不可少的、赋予疾病特征或决定疾病特异性的致病因素。根据来源，可将病因分为外源性和内源性两大类，不选B。疾病的条件是指能促进或减慢疾病发生的某种机体状态或自然环境或社会因素，例如结核分枝杆菌是引起结核病的病因，在营养不良、居住条件恶劣、过度疲劳等条件下，由于机体抵抗力减弱，即使少量结核分枝杆菌进入机体也可引起结核病，故不选C。疾病的诱因指能加强病因的作用而促进疾病发生发展的因素，例如肺部感染、妊娠、过度体力活动、过快过量输液、情绪激动等常常是心脏病发生心力衰竭的诱因，故选D。内因，即内源性病因，包括遗传因素、先天因素、免疫因素，故不选E。

3. 【答案】C　　　　　　　　　　　　【难度系数】★★

   【解析】本题考外源性病因分类。外源性病因分为生物因素、理化因素、环境生态因素、营养因素和社会-心理因素。生物因素包括病原微生物和寄生虫。一氧化碳属于理化因素，故选C。

4. 【答案】D　　　　　　　　　　　　【难度系数】★★★

   【解析】免疫性因素是指免疫反应过强、免疫缺陷或自身免疫反应等免疫性因素，均可对机体造成影响。如机体对异种血清蛋白（破伤风抗毒素）、青霉素等过敏可导致过敏性休克，某些花粉或食物可引起支气管哮喘、荨麻疹等变态反应性疾病，故选D。生物性因素主要包括病原微生物和寄生虫，故不选A。遗传性因素指染色体畸变和基因变异，故不选B。先天性因素指那些损害胎儿发育的因素，而由先天性因素引起的疾病被称为先天性疾病。例如，先天性心脏病与妇女怀孕早期患风疹、荨麻疹或其他病毒感染性疾病有关，通常婴儿出生时就已患病，故不选C。营养性因素指各种营养素（如糖、脂肪、蛋白质、维生素、无机盐等），某些微量元素（如氟、硒、锌、碘等）以及纤维素，是维持生命活动必需的物质，摄入不足或过多都可引起疾病。如脂肪、糖、蛋白质等摄入不足可致营养不良，而摄入过量又可导致肥胖或高脂血症等，故不选E。

第二节　水、电解质代谢紊乱

题型　A1型题

1. 【答案】C　　　　　　　　　　　　【难度系数】★★★

   【解析】正常人每日水的摄入和排出处于动态平衡之中。水的来源有饮水、食物水、代谢水。成人每日饮水量波动于1000~1300 mL之间。成人每日排出35 g固体溶质的最低尿量为500 mL，再加上非显性汗和呼吸蒸发以及粪便排水量，则每日最低排出的水量为1500 mL。要维持水分出入量的平衡，每日需水1500~2000 mL，称日需要量，故选C。

2. 【答案】E　　　　　　　　　　　　【难度系数】★★★★

   【解析】ADH与远曲小管和集合管上皮细胞管周膜上的V_2受体结合后，激活膜内的腺苷酸环化酶，促使cAMP升高并进一步激活上皮细胞的蛋白激酶，蛋白激酶的激活使靠近管腔膜含有水通道的小泡镶嵌在管腔膜上，增加了管腔膜上的水通道，增加了水通道的通透性，从而加强通透性，加强肾远曲小管和集合管对水的重吸收，减少水的排出，故选E。

3. 【答案】A　　　　　　　　　　　　【难度系数】★★★★

   【解析】本题考查高渗性脱水的机制。高渗性脱水的特点是失水多于失钠，血清Na^+浓度>150 mmol/L，血浆渗透压>310 mmol/L。细胞外液量和细胞内液量均减少，又称低容量性高钠血症。目前机体失水多于失钠，血清Na⁺浓度高，那么机体要紧急调节，首先要补水，ADH是抗利尿激素，"利尿"是让血液过滤产生尿液增多，"抗利尿"就是血液过滤水产生尿液少，水保留在血管中，故选A。醛固酮的作用是保钠排钾间接保水，目前机体首要是需要保水，故不选B。心钠素主要指心房钠尿肽（ANP），ANP的主要生物效应有利钠和利尿作用。ANP可增加肾小球滤过率，并抑制近端小管和集合管对钠的重吸收，使肾排钠和排水增多。目前机体处于脱水状态，心钠素应该减少，故不选C。细胞膜属于半透膜，对于钠离子进出细胞内外是有选择的，不能随意交换，故不选D。由于细胞外液高渗，可使渗透压相对较低的细胞内液向细胞外转移，这有助于循环血量的恢复，但同时也引起细胞脱水致使细胞皱缩。

4.【答案】C　　　　　　　　　　　【难度系数】★★★

【解析】体液的含量可因性别、年龄和胖瘦而有差别，故选C。健康成年男性体液总量约占体重的60%（女性约50%），不选A。男性体液含量较高，女性因脂肪较多体液含量相对较低，不选E，体瘦者脂肪含量少，体液含量相对较高。儿童的体液含量相对较成人高，不选B。体内的水有相当大的一部分以结合水的形式存在（其余的以自由水的形式存在）。这些结合水与蛋白质、黏多糖和磷脂等相结合，发挥其复杂的生理功能，进水量影响的是自由水，体液大部分属于结合水，不选D。

5.【答案】B　　　　　　　　　　　【难度系数】★★★★

【解析】任何等渗性液体的大量丢失所造成的血容量减少，短期内均属等渗性脱水，可见于呕吐、腹泻、大面积烧伤、大量抽放胸水及腹水等。等渗性脱水不进行处理，患者可通过不感蒸发和呼吸等途径不断丢失水分而转变为高渗性脱水；如果补给过多的低渗溶液则可转变为低钠血症或低渗性脱水，故选B。

6.【答案】A　　　　　　　　　　　【难度系数】★★★

【解析】低渗性脱水特点是失Na⁺多于失水，血清Na⁺浓度<135 mmol/L，血浆渗透压<290 mmol/L，伴有细胞外液量的减少。由于细胞外液呈低渗状态，水分可从细胞外液向渗透压相对较高的细胞内转移，细胞内液有所补充，故选A。

【破题思路】渗透是水分子经半透膜扩散的现象。它由高水分子区域（即低浓度溶液）渗入低水分子区域（即高浓度溶液），直到细胞内外浓度平衡（等张）为止。水分子会经由扩散方式通过细胞膜，这样的现象，称为渗透。

7.【答案】A　　　　　　　　　　　【难度系数】★★★★

【解析】低渗性脱水的主要特点是细胞外液量减少。由于丢失的主要是细胞外液，严重者细胞外液量将显著下降，同时由于低渗状态，水分可从细胞外液向渗透压相对较高的细胞内转移，从而进一步减少细胞外液量，并且因为液体的转移，致使血容量进一步减少（血浆属于细胞外液），故容易发生低血容量性休克，故选A。

8.【答案】C　　　　　　　　　　　【难度系数】★★★★

【解析】低容量性低钠血症是指低渗性脱水。低渗性脱水原则上给予等渗液以恢复细胞外液容量。第10版《外科学》对于低渗性脱水的治疗首先应积极处理致病原因。应静脉输注含盐溶液或高渗盐水，以纠正细胞外液低渗状态和补充血容量。重度缺钠出现休克者，应先补足血容量，以改善微循环和组织器官灌注，可应用晶体液（复方乳酸氯化钠溶液、等渗盐水）、白蛋白及血浆等胶体溶液，故选C。

9.【答案】C　　　　　　　　　　　【难度系数】★★★★

【解析】任何等渗性液体的大量丢失所造成的血容量减少，短期内均属等渗性脱水，可见于呕吐、腹泻、大面积烧伤、大量抽放胸水及腹水等，故选C。

第三节　酸碱平衡和酸碱平衡紊乱

题型	A1型题

1.【答案】A　　　　　　　　　　　【难度系数】★★★★

【解析】AG是指阴离子间隙，是一个计算值，指血浆中未测定的阴离子与未测定的阳离子的差值，正常机体血浆中的阳离子与阴离子总量相等，均为151 mmol/L，从而维持电荷平衡。AG可增高也可降低，可帮助区分代谢性酸中毒的类型和诊断混合型酸碱平衡紊乱。以AG>16 mmol/L作为判断是否有AG增高代谢性酸中毒的界限，故不选C、D、E。根据AG值的变化，将代谢性酸中毒分为两类：AG增高型代谢性酸中毒和AG正常型代谢性酸中毒。AG增高型代谢性酸中毒特点是AG增高，血氯正常。AG正常型代谢性酸中毒特点是 AG 正常，血氯升高，故选 A。

2. 【答案】C　　　　　　　　　　　　　　　【难度系数】★★★

【解析】AG 增高型代谢性酸中毒特点是：AG 增高，血氯正常。这类酸中毒是指除了含氯以外的任何固定酸的血浆浓度增大时的代谢性酸中毒，如乳酸酸中毒、酮症酸中毒、水杨酸中毒、磷酸和硫酸排泄障碍等。其固定酸的 H^+ 被 HCO_3^- 缓冲，其酸根（乳酸根、β-羟丁酸根、乙酰乙酸根、$H_2PO_4^-$、SO_4^{2-}、水杨酸根）增高。这部分酸根均属没有测定的阴离子，所以 AG 值增大，而 Cl^- 值正常，故又称正常血氯代谢性酸中毒。糖尿病急性并发症有糖尿病酮症酸中毒，故选 C。选项 A、B、D、E 属于 AG 正常型代谢性酸中毒的病因，故不选。

3. 【答案】E　　　　　　　　　　　　　　　【难度系数】★★★

【解析】标准碳酸氢盐（SB），是指全血在标准条件下，即 $PaCO_2$ 为 40mmHg，温度 38 ℃，血红蛋白氧饱和度为 100% 测得的血浆中 HCO_3^- 的量。由于标准化后 HCO_3^- 不受呼吸因素的影响，所以是判断代谢因素的指标。实际碳酸氢盐（AB），是指在隔绝空气的条件下，在实际 HCO_3^-、体温和血氧饱和度条件下测得的血浆 HCO_3^- 浓度，因而受呼吸和代谢两方面的影响。AB>SB 时，表明有 CO_2 滞留，可见于呼吸性酸中毒，故选 E。

4. 【答案】A　　　　　　　　　　　　　　　【难度系数】★★★★

【解析】乳酸酸中毒可以造成代谢性酸中毒，代谢性酸中毒时，血液中增多的 H^+ 立即被血浆缓冲系统进行缓冲，HCO_3^- 及其他缓冲碱不断被消耗。细胞内的缓冲多在酸中毒 2~4 小时后，约 1/2 的 H^+ 通过离子交换方式进入细胞内，被细胞内缓冲系统缓冲，而 K^+ 从细胞内向细胞外转移，以维持细胞内外电平衡，故酸中毒易引起高血钾，故选 A。

5. 【答案】B　　　　　　　　　　　　　　　【难度系数】★★★

【解析】酸中毒时引起心肌收缩力减弱，故选 B。机制可能是：① H^+ 增多可竞争性抑制 Ca^{2+} 与心肌肌钙蛋白亚单位结合，从而抑制心肌的兴奋收缩耦联，降低心肌收缩性，使心输出量减少；② H^+ 影响 Ca^{2+} 内流；③ H^+ 影响心肌细胞肌浆网释放 Ca^{2+}。

6. 【答案】C　　　　　　　　　　　　　　　【难度系数】★★★

【解析】呼吸性酸中毒时，对机体的影响基本上与代谢性酸中毒相似，也可引起心律失常、心肌收缩力减弱、外周血管扩张、血钾升高等。除此之外，由于 $PaCO_2$ 升高可引起一系列血管运动和神经精神方面的障碍。严重失代偿性急性呼吸性酸中毒时可发生"CO_2 麻醉"，患者可出现精神错乱、震颤、谵妄或嗜睡，甚至昏迷，临床称为肺性脑病。这主要是因为 CO_2 为脂溶性，能迅速通过血脑屏障，而 HCO_3^- 则为水溶性，通过屏障极为缓慢，因而脑脊液中的 pH 值的降低较一般细胞外液更为显著，这可解释为何中枢神经系统的功能紊乱在呼吸性酸中毒时较代谢性酸中毒时更为显著，故选 C。

题型	A2 型题

【答案】C　　　　　　　　　　　　　　　【难度系数】★★★★

【解析】该患者血钾大于 5.5 mmol/L，诊断为高钾血症。患者下肢严重挤压伤，因此为细胞内钾的移出，易发生细胞外液酸中毒，出现反常性碱性尿，故选 C。

第四节　缺氧

题型	A1 型题

1. 【答案】B　　　　　　　　　　　　　　　【难度系数】★★★

【解析】氧疗对治疗缺氧十分重要，但如果长时间吸入氧分压过高的气体则可引起组织、细胞损害，称为氧中毒。氧中毒的发生主要取决于吸入气氧分压。吸入气氧分压（PiO_2）与吸入气体的压力（PB）和氧浓度（FiO_2）成正比，PiO_2=（PB-47）×FiO_2，（其中 47 为水蒸气压力，单位为 mmHg），故选 B。

2. 【答案】D　　　　　　　　　　　　　　　【难度系数】★★★★

【解析】煤炭燃烧主要污染物为 SO_2、NO_x（如 NO_2）、烟尘（TSP、PM10、PM2.5）、一氧化碳。从题干中"封闭鸡舍，冬季燃煤取暖"可以判断是一氧化碳中毒，故选 D。一氧化碳（CO）可与血红蛋白结合形成碳氧血红蛋白（HbCO）。CO 与 Hb 的亲和力是氧的 210 倍。当吸入气中含有 0.1% 的 CO 时，约 50% 的血红蛋白与之结合形成 HbCO 而失去携氧能力。

第五节　发热

题型　B1型题

（1~3题共用解析）

1.【答案】C　2.【答案】D　3.【答案】B　　　　【难度系数】★★★

【解析】高温持续期（高峰期）：当体温升高到调定点的新水平，不再继续上升，而是在这个与新调定点相适应的高水平上波动，所以称高温持续期，也称高峰期或稽留期，故第1题选C。体温下降期（退热期）：体温调节中枢的调定点返回到正常水平。这时由于血温高于调定点，体温开始回降，故第2题选D。体温上升期：在发热的开始阶段，由于正调节占优势，调定点上移，此时原来的正常体温变成了"冷刺激"，中枢对"冷"信息起反应，故第3题选B。

（4~7题共用解析）

4.【答案】B　5.【答案】A　6.【答案】D　7.【答案】B　　　　【难度系数】★★★★★

【解析】革兰氏阴性细菌的致热成分除全菌体和胞壁中所含的肽聚糖外，其胞壁中所含的内毒素是主要的致热成分，故第4题选B。革兰氏阳性细菌的全菌体、菌体碎片及释放的外毒素均是重要的致热物质，如葡萄球菌释放的可溶性外毒素、A族链球菌产生的致热外毒素以及白喉杆菌释放的白喉毒素等，故第5题选A。超敏反应，又称为变态反应，Ⅲ型超敏反应是由抗原和抗体结合形成中等大小的可溶性免疫复合物沉积于局部或全身多处毛细血管基底膜后激活补体，并在中性粒细胞、血小板、嗜碱性粒细胞等效应细胞参与下，引起的以充血水肿、局部坏死和中性粒细胞浸润为主要特征的炎症反应和组织损伤，抗原抗体复合物可能是发热的激活物，故第6题选D。内毒素是最常见的外致热原，是血液制品和输液过程中的主要污染物，故第7题选B。本胆烷醇酮是睾酮的中间代谢产物，属于类固醇，有致热作用，某些周期性发热的患者，血浆中的本胆烷醇酮的浓度有所增高。

第六节　应激

题型　B1型题

（1~2题共用解析）

1.【答案】A　2.【答案】B　　　　【难度系数】★★★★

【解析】应激时，神经内分泌反应是代谢和多种器官功能变化的基础，其中最重要的神经内分泌反应是激活蓝斑-交感-肾上腺髓质系统（LSAM）和下丘脑-垂体-肾上腺皮质系统（HPAC）。①应激时蓝斑-交感-肾上腺髓质系统（LSAM）兴奋的外周效应主要表现为：血浆去甲肾上腺素、肾上腺素和多巴胺等儿茶酚胺水平迅速升高，并通过对血液循环、呼吸和代谢等多个环节的紧急动员和综合调节，使机体处于一种唤起状态，保障心、脑和骨骼肌等重要器官在应激反应时的能量需求。在儿茶酚胺作用下，心输出量和血管外周阻力增加，导致血压升高同时发生了血流的重新分布。皮肤以及胃肠道、肾脏等内脏器官的血管强烈收缩、血液灌流减少，而冠状动脉和骨骼肌血管扩张，灌流增加，脑血管口径无明显变化，从而保证了应激时心脏、脑和骨骼肌等重要器官的血液灌流，故第1题选A。②下丘脑-垂体-肾上腺皮质系统兴奋可以调节肾上腺皮质合成与分泌糖皮质激素（GC），糖皮质激素本身对心血管没有直接的调节作用，但是儿茶酚胺发挥心血管调节活性需要糖皮质激素的存在，这被称为糖皮质激素的允许作用，故第2题选B。

第七节　缺血-再灌注损伤

题型　A1型题

1.【答案】B　　　　【难度系数】★★★

【解析】脑死亡是指全脑功能（包括大脑、间脑和脑干）不可逆的永久性丧失以及机体作为一个整体功能的永久性停止，故选B。"植物状态"或"植物人"是指大脑皮层功能严重受损导致主观意识丧失，但患者仍保留皮层下中枢功能的一种状态。在植物状态与脑死亡的众多差异中，最根本的区别是植物状态患者仍保持自主呼吸功能。传统观点认为，死亡过程包括濒死期、临床死亡期和生物学死亡期。

2. 【答案】A　　　　　　　　　　　　　　　【难度系数】★★★

【解析】1968年，美国哈佛大学医学院死亡定义审查特别委员会正式提出将脑死亡作为人类个体死亡的判断标准，故选A。脑死亡的判断标准：①自主呼吸停止；②不可逆性深度昏迷；③脑干神经反射消失（如瞳孔散大或固定，瞳孔对光反射、角膜反射、咳嗽反射、吞咽反射消失）；④脑电波消失；⑤脑血液循环完全停止。B、C、D都属于脑死亡的判断标准，故不选B、C、D。选项E属于心肺死亡模式。

3. 【答案】A　　　　　　　　　　　　　　　【难度系数】★★★

【解析】缺血-再灌注损伤可继发于许多病理过程中，如心肌梗死、缺血性卒中、急性肾损伤、创伤、循环骤停、睡眠呼吸暂停等，也会出现在溶栓治疗、经皮冠状动脉介入治疗、体外循环、器官移植、断肢再植后血流恢复而引起的心、脑、肝、肾及多器官损伤。输血输液后一般不会发生缺血-再灌注损伤，故选A。

4. 【答案】D　　　　　　　　　　　　　　　【难度系数】★★

【解析】缺血-再灌注损伤常见条件有：①缺血时间。②侧支循环：缺血后侧支循环容易形成者，因缩短缺血时间和减轻缺血程度，不易发生再灌注损伤。③需氧程度：心、脑等需氧量高的器官易发生缺血-再灌注损伤。④再灌注的条件：再灌注液体压力大小、温度、pH值以及电解质的浓度都与再灌注损伤密切相关。降低再灌注液的速度、压力、温度、pH值及减少Ca^{2+}、Na^+含量，能减轻再灌注损伤；或适当增加灌注液K^+、Mg^{2+}含量，有利于减轻再灌注损伤。故选D。

5. 【答案】E　　　　　　　　　　　　　　　【难度系数】★★★

【解析】自由基是指在外层电子轨道上具有单个不配对电子的原子、原子团或分子，故选E。

第八节　休克

题型　A1型题

1. 【答案】A　　　　　　　　　　　　　　　【难度系数】★★★

【解析】休克时血容量急剧减少、疼痛、内毒素等各种致休克病因作用于机体时，机体最早最快的反应是交感-肾上腺髓质系统兴奋，使儿茶酚胺大量释放入血。进入微循环淤血期后，尽管交感-肾上腺髓质系统持续兴奋，血浆儿茶酚胺浓度进一步增高，但微血管却表现为扩张，故选A。

2. 【答案】C　　　　　　　　　　　　　　　【难度系数】★★★★

【解析】缺血性缺氧期微循环变化的主要机制是有效循环血量减少使微循环血液灌流减少，以及交感-肾上腺髓质系统强烈兴奋和缩血管物质增多进一步加重微循环的缺血缺氧。当血容量急剧减少、疼痛、内毒素等各种致休克病因作用于机体时，机体最早最快的反应是交感-肾上腺髓质系统兴奋，使儿茶酚胺大量释放入血，故选C。

3. 【答案】D　　　　　　　　　　　　　　　【难度系数】★★★

【解析】休克病程分为三期：微循环缺血期、微循环淤血期、微循环衰竭期。①微循环缺血期为休克早期，在临床上属于休克代偿期。此期微循环血液灌流减少，组织缺血缺氧，故又称缺血性缺氧期。此期微循环灌流特点是：少灌少流，灌少于流，组织呈缺血缺氧状态，故选D。②微循环淤血期为可逆性休克失代偿期或称休克进展期，此期微循环灌流特点是：灌而少流，灌大于流，组织呈淤血性缺氧状态。③微循环衰竭期又称难治、DIC期，又称不可逆，此期微血管发生麻痹性扩张，毛细血管大量开放，微循环中可有微血栓形成，血流停止，出现不灌不流状态。

4. 【答案】E　　　　　　　　　　　　　　　【难度系数】★★★

【解析】休克病程分为三期：微循环缺血期、微循环淤血期、微循环衰竭期。微循环缺血期为休克早期，在临床上属于休克代偿期。此期微循环血液灌流减少，组织缺血缺氧，故又称缺血性缺氧期。全身小血管，包括小动脉、微动脉、后微动脉、毛细血管前括约肌和微静脉、小静脉都发生收缩痉挛，口径明显变小，尤其是毛细血管前阻力血管收缩更明显，前阻力增加，大量真毛细血管网关闭，微循环内血液流速减慢，轴流消失，血细胞出现齿轮状运动。故不选A、B、C、D。因开放的毛细血管数减少，血流主要通过直捷通路或动-静脉短路回流，组织灌流明显减少，故选E。

题型　A2型题

【答案】D　　　　　　　　　　　　　　　【难度系数】★★★★

【解析】患者转移性右下腹痛伴发热2天，考虑急性阑尾炎。入院2小时后，全腹肌紧张、板状腹，此为急性腹膜炎表现，脉搏加快、血压下降考虑发生休克，说明阑尾穿孔导致休克，属于感染性休克，故选D。

第九节　弥散性血管内凝血

题型　B1型题

（1~2题共用解析）

1.【答案】E　　2.【答案】A　　【难度系数】★★★

【解析】①急性型DIC：在数小时或1~2天内发病，临床表现明显，常以出血和休克为主，病情迅速恶化，分期不明显。实验室检查明显异常。常见于严重感染，特别是革兰氏阴性菌引起的败血症性休克、异型输血、严重创伤、急性移植排斥反应等，故第1题选E。②亚急性型DIC：在数天内逐渐形成DIC，临床表现介于急性与慢性之间。常见病因有恶性肿瘤转移、宫内死胎等，故第2题选A。③慢性型DIC：病程长，由于此时机体有一定的代偿能力，且单核-吞噬细胞系统功能较健全，临床表现较轻，不明显，常以器官功能不全为主要表现。有时仅有实验室检查异常，尸检病理检查时始被发现。慢性型DIC在一定条件下可转为急性型。常见于恶性肿瘤、胶原病（结缔组织病）、慢性溶血性贫血等。

第十节　心功能不全

题型　A1型题

1.【答案】A　　【难度系数】★★

【解析】低输出量性心力衰竭，又称低排出量性心力衰竭，指心力衰竭时心输出量低于正常，常见于冠心病、高血压病、心瓣膜病、心肌炎等引起的心力衰竭。二尖瓣关闭不全易导致血液反流，而引起低输出量性心力衰竭，故选A。

2.【答案】A　　【难度系数】★★

【解析】甲状腺功能减退，机体代谢降低，从而引起心输出量减少，故选A。

第十一、十二节　呼吸功能不全、肝性脑病

题型　B1型题

（1~2题共用解析）

1.【答案】C　　2.【答案】B　　【难度系数】★★★

【解析】食物中蛋白质在消化道中经水解产生氨基酸。其中苯丙氨酸和酪氨酸属芳香族氨基酸，经肠道细菌释放的脱羧酶的作用，分别被分解为苯乙胺和酪胺。正常情况下，苯乙胺和酪胺进入肝脏，在单胺氧化酶作用下，被氧化分解而解毒。当肝功能严重障碍时，肝脏的解毒功能低下，或是由于侧支循环建立毒物绕过肝脏，血中苯乙胺和酪胺浓度增高。在脑干网状结构的神经细胞内，苯乙胺和酪胺在β-羟化酶作用下，分别生成苯乙醇胺和羟苯乙醇胺。苯乙醇胺和羟苯乙醇胺在化学结构上分别与正常（真性）神经递质——去甲肾上腺素和多巴胺相似，但生理效应极弱，被称为假性神经递质。故第1题选C，第2题选B。

（3~5题共用解析）

3.【答案】A　　4.【答案】B　　5.【答案】C　　【难度系数】★★★

【解析】①肝性脑病氨中毒学说：谷氨酸为脑内主要兴奋性神经递质，故第3题选A。②肝性脑病氨中毒学说：谷氨酰胺累积增多，起近似于抑制性神经递质作用，故第4题选B。③苯乙醇胺和羟苯乙醇胺在化学结构上分别与正常（真性）神经递质——去甲肾上腺素和多巴胺相似，但生理效应极弱，被称为假性神经递质，故第5题选C。

第十三节　肾功能不全

题型　A1型题

【答案】B　　【难度系数】★★

【解析】肾衰竭少尿期，高钾血症原因：①尿钾排出减少；②高分解代谢；③酸中毒；④挤压伤，肌肉

坏死等,故选 B。

| 题型 | B1 型题 |

(1~2 题共用解析)

1.【答案】D 2.【答案】A   【难度系数】★★

【解析】少尿:成人 24 小时尿量 <400 mL;无尿:成人 24 小时尿量 <100 mL;多尿:成人 24 小时尿量≥2000 mL。故第 1 题选 D,第 2 题选 A。

第八章 药理学

第一节 药物效应动力学

题型 A1型题

【答案】A 　　　　　　　　　　　　【难度系数】★

【解析】由于选择性低，药理效应涉及多个器官，当某一效应用作治疗目的时，其他效应就成为副反应（通常也称副作用）。副反应是在治疗剂量下发生的，是药物本身固有的作用，多数较轻微并可以预料，故选A。

题型 B1型题

（1~4题共用解析）

1.【答案】C　2.【答案】A　3.【答案】B　4.【答案】D　　　【难度系数】★★★

【解析】变态反应是一类免疫反应。非肽类药物作为半抗原与机体蛋白结合为抗原后，经过接触10天左右的敏感化过程而发生的反应，也称过敏反应。常见于过敏体质患者，故第1题选C。毒性反应是指在剂量过大或药物在体内蓄积过多时发生的危害性反应，一般比较严重。毒性反应一般是可以预知的，应该避免发生。急性毒性多损害循环、呼吸及神经系统功能，慢性毒性多损害肝、肾、骨髓、内分泌等功能，故第2题选A。后遗效应是指停药后血药浓度已降至最小有效浓度以下时残存的药理效应，例如服用巴比妥类催眠药后，次晨出现的乏力、困倦等现象，故第3题选B。少数特异体质患者对某些药物反应特别敏感，反应性质也可能与常人不同，但与药物固有的药理作用基本一致，反应严重程度与剂量成比例，药理性拮抗药救治可能有效，故第4题选D。

第二节 药物代谢动力学

题型 A1型题

【答案】C　　　　　　　　　　　　【难度系数】★★

【解析】本题考查一级消除动力学的特点。一级消除动力学也称等比消除，是指药物按恒定比例消除，在单位时间内消除量与血浆药物浓度成正比；绝大多数的药物都是一级消除，药物半衰期恒定，与药物浓度和剂量无关，故选C。

第三节 胆碱受体激动药

题型 A1型题

【答案】D　　　　　　　　　　　　【难度系数】★

【解析】毛果芸香碱滴眼后可引起缩瞳、降低眼压和调节痉挛等作用，故选D。

第四节 抗胆碱酯酶药和胆碱酯酶复活药

题型 A1型题

1.【答案】C　　　　　　　　　　　　【难度系数】★

【解析】新斯的明属于易逆性抗AChE药。新斯的明可抑制AChE活性而发挥完全拟胆碱作用，即通过ACh兴奋M、N胆碱受体。能直接激动骨骼肌运动终板上的N_M受体，对骨骼肌兴奋作用较强。兴奋胃肠平滑肌的作用次之，对腺体、眼、心血管及支气管平滑肌作用弱。用于治疗重症肌无力及腹部手术后的肠麻痹。尚可用于阵发性室上性心动过速和对抗竞争性神经肌肉阻滞药过量时的毒性反应，故答案选C。

2.【答案】C　　　　　　　　　　　　【难度系数】★

【解析】有机磷农药属于难逆性抗胆碱酯酶药。有机磷酸酯类进入人体后，其亲电子性的磷原子与乙酰胆碱酯酶（AChE）酯解部位丝氨酸羟基上具有亲核性的氧原子以共价键结合，形成难以水解的磷酰化AChE，使AChE失去水解ACh的能力，造成ACh在体内大量积聚，引起一系列中毒症状。若不及时抢救，AChE可在几分钟或几小时内"老化"，故选C。

题型	A2 型题

1.【答案】E　　　　　　　　　　　　　　【难度系数】★★★

【解析】由题干可知患者患有重症肌无力，首选新斯的明等易逆性抗胆碱酯酶药。乙酰胆碱为内源性神经递质，可激动M受体和N样受体，产生M样和N样作用。抗胆碱酯酶药使乙酰胆碱增多，作用于N受体，使骨骼肌兴奋而起到治疗重症肌无力的作用；作用于M受体，引起心率减慢、血管扩张，气管平滑肌收缩而呼吸困难，腺体分泌而多汗、流涎，瞳孔缩小，都属于不良反应，是胆碱能系统亢进的表现，故选E。

【破题思路】重症肌无力首选抗胆碱酯酶药新斯的明等，N样作用为治疗作用，M样作用为不良反应。

2.【答案】C　　　　　　　　　　　　　　【难度系数】★★★

【解析】由题干可知患者患有重症肌无力，首选易逆性抗胆碱酯酶药新斯的明等。重症肌无力是一种自身免疫性疾病，发生机制为机体对突触后运动终板的N受体产生免疫反应，导致N受体数目破坏减少，从而引起眼睑下垂、呛咳、声音嘶哑等，故选C。其余项不符题意，故不选A、B、D、E。

3.【答案】A　　　　　　　　　　　　　　【难度系数】★★★

【解析】重症肌无力首选抗胆碱酯酶药。抗胆碱酯酶药分别作用于机体的M、N受体，引起M样作用为：心率减慢、血管扩张、平滑肌收缩（引起上吐下泻）、气管痉挛、腺体分泌、瞳孔针尖样缩小；N样作用引起骨骼肌收缩、膈肌痉挛、呼吸困难。使用胆碱酯酶抑制剂后引起的新的症状为胃肠道平滑肌痉挛引起的腹泻，故选A。呼吸困难属于严重不良反应或中毒症状。

第五节　M 胆碱受体阻断药

题型	A1 型题

1.【答案】B　　　　　　　　　　　　　　【难度系数】★★★

【解析】阿托品为M胆碱受体阻断药，对多种内脏平滑肌有松弛作用，适合于过度活动或痉挛性收缩引起的腹痛，故选B。阿替洛尔为选择性β_1受体阻滞剂，β_2作用较弱故对内脏平滑肌作用较弱，故不选A。酚妥拉明为α_1受体阻断剂，使外周皮肤、黏膜血管舒张，常为外周血管痉挛性疾病的首选。育亨宾为选择性α_2受体阻断剂，促进去甲肾上腺素的释放，增加交感神经张力，用于治疗男性性功能障碍及糖尿病患者的神经病变，故不选D。筒箭毒碱为肌肉松弛剂，多用于腹部外科手术，故不选E。

2.【答案】C　　　　　　　　　　　　　　【难度系数】★★★

【解析】筒箭毒碱是M、N样胆碱受体的拮抗剂，可抑制骨骼肌神经-肌接头处传递效应，故选C。新斯的明为易逆性抗胆碱酯酶药，与乙酰胆碱酯酶（AChE）受体可逆性结合，导致神经末梢释放的乙酰胆碱堆积，使骨骼肌神经-肌接头处传递效应增强，常为重症肌无力的临床首选，故不选B。有机磷酸酯类为难逆性抗胆碱酯酶药，与AChE不可逆性结合，使骨骼肌神经-肌接头处传递效应增强，故不选E。α-银环蛇毒可与运动终板AChE结合，使乙酰胆碱失去作用，骨骼肌不能收缩兴奋，故不选A。黑寡妇蜘蛛毒是黑寡妇蜘蛛分泌的神经毒素，可引起恶心、剧烈疼痛、僵木、肌肉痉挛等，故不选D。

3.【答案】C　　　　　　　　　　　　　　【难度系数】★★

【解析】本题考查阿托品抗休克的机制。大剂量阿托品可解除外周血管痉挛，舒张血管，改善微循环，故选C。

第六节　肾上腺素受体激动药

题型	A1 型题

1.【答案】A　　　　　　　　　　　　　　【难度系数】★★★

【解析】肾上腺素为α和β受体的激动剂，激动皮肤、黏膜血管上的α_1受体，使血管收缩；激动β_1受体，加快心率、加速心肌的传导、加强心肌的收缩力；激动β_2受体，使血管舒张，尤其是冠脉血管。肾上腺素与局麻药物配伍，使血管收缩，可延缓局麻药物的吸收，延长局麻药物的作用时间，故选A。异丙肾上腺素为β受体激动剂，作用同肾上腺素的β₁和β₂受体作用，主要用于心搏骤停、二度、三度房室传导阻滞、支气管哮喘的治疗等，故不选B。胰岛素为降糖药物，主要用于1型糖尿病、糖尿病合并严重的感染或并发症，如酮症酸中毒、高渗性昏迷、合并妊娠的糖尿病等，故不选C。去甲肾上腺素为α受体激动剂，激动皮肤、黏膜血管上的α₁受体，使血管收缩，仅限于早期神经源性休克以及嗜铬细胞瘤切除后或药物中毒时的低血压，口服可用于止血，故不选D。庆大霉素为大环内酯类抗生素，主要对G⁻菌较为敏感，故不选E。

2.【答案】A　　　　　　　　　　　　【难度系数】★★★

【解析】本题考查多巴胺药理作用。多巴胺为α、β和外周多巴胺受体激动剂，多巴胺对心血管的作用与药物浓度有关。①低浓度时激动肾脏、肠系膜、冠脉的多巴胺受体，使血管舒张；小剂量时，肾血管舒张，肾血流增加，肾小球滤过率增大，故可用于肾衰竭的治疗；大剂量时，可引起肾血管明显收缩，尿量减少；②高浓度时，激动心脏β₁受体，使心肌收缩力加强，心排血量增加；继续增加浓度，可激动血管的α₁受体，使血管收缩，引起外周阻力增加，血压升高，故选A。

题型	A2 型题

1.【答案】A　　　　　　　　　　　　【难度系数】★

【解析】本题考查青霉素过敏首选药。本题患者发生了青霉素过敏，青霉素过敏首选肾上腺素，故选A。

2.【答案】C　　　　　　　　　　　　【难度系数】★★

【解析】本题考查肾上腺素的药理作用。肾上腺素是α、β受体激动剂，药理作用如下。①心脏：作用于心肌、窦房结、心脏传导系统的β₁及β₂受体，加强心肌收缩性，加速传导，加快心率，提高心肌的兴奋性；②血管：激动皮肤、黏膜、肾脏和胃肠道血管平滑肌的α₁受体，以皮肤、黏膜血管收缩最为强烈，肾血管收缩也较为明显，但脑和肺的血管收缩作用较为微弱，骨骼肌和肝脏的血管平滑肌上为β₂受体，当激动时血管扩张，故肾上腺素可引起"升压作用的翻转"；③平滑肌：激动支气管平滑肌的β₂受体，使支气管平滑肌舒张，且还能抑制肥大细胞释放组胺等过敏性物质，故可作为过敏性休克的首选药物；④代谢：促进脂肪的分解使血中游离脂肪酸升高，促进糖原的分解而升高血糖。故选C。

第七节　肾上腺素受体阻断药

题型	A1 型题

1.【答案】C　　　　　　　　　　　　【难度系数】★★★

【解析】普萘洛尔为非选择性β受体阻滞剂，具有较强的β受体阻断作用，拮抗交感神经活性，故选C。作用于心脏的β₁受体，引起心率减慢、心肌收缩力下降、心传导减慢；抑制气管平滑肌的β₂受体，使支气管平滑肌收缩而增加气道阻力，故不选A。可抑制肾素的分泌、增加前列腺素的合成，从而降低血压，故不选D。无升高眼压和促进血小板聚集的作用，故不选B、E。

2.【答案】B　　　　　　　　　　　　【难度系数】★★★

【解析】本题考查β受体阻断药的药理作用。β受体阻断作用：①心血管系统：心脏抑制，心率减慢，心排出量减少，心肌收缩力抑制。②支气管平滑肌作用：收缩平滑肌，增加呼吸道阻力；③促进脂肪的合成；④抑制肾素的释放。故选B。

3.【答案】D　　　　　　　　　　　　【难度系数】★★★

【解析】本题考查酚妥拉明的药理作用。酚妥拉明为α₁受体阻断剂，舒张外周皮肤、黏膜血管，降低血压，故可使肾上腺素升压作用翻转。故选D。

第八节　局部麻醉药

题型	A1 型题

【答案】A　　　　　　　　　　　　【难度系数】★★★

【解析】本题考查普鲁卡因的药理作用。普鲁卡因属于短效酯类局麻药，脂溶性低、对黏膜穿透力弱，一般不用于表面麻醉，常用于局部浸润麻醉。麻醉强度仅为丁卡因的1/10，且毒性是丁卡因的10~12倍。故选A。

第九节　镇静催眠药

题型　A1 型题

【答案】B　　　　　　　　　　　【难度系数】★★★

【解析】本题考查地西泮的药理作用。地西泮的药理作用：①小剂量抗焦虑；②镇静催眠；③抗惊厥；④静脉持续滴注抗癫痫；⑤中枢肌肉松弛作用。地西泮是癫痫持续状态的首选药物，故选 B。

题型　B1 型题

（1~2 题共用解析）

1.【答案】A　　2.【答案】D　　【难度系数】★★★

【解析】地西泮为苯二氮䓬类镇静催眠药，主要临床应用：镇静催眠；抗惊厥；小剂量抗焦虑；静脉注射抗癫痫；中枢肌肉松弛作用，可缓解人类大脑损伤所致的肌肉僵直。故第 1 题选 A。异丙嗪为 H_1 受体阻断剂，具有镇静催眠、抗过敏的作用。乙琥胺为抗癫痫药，为癫痫小发作（失神性发作）的临床首选药。氯丙嗪为抗精神病药，临床应用为降温、止吐（除晕动症引起的呕吐外）、抗精神病，故第 2 题选 D。苯妥英钠为抗癫痫药，为临床癫痫大发作和局限性发作的首选药，对小发作无效，甚至会使病情恶化。

【破题思路】地西泮只有中枢肌肉松弛作用，无周围肌肉松弛作用。氯丙嗪可直接抑制呕吐中枢，具有较强的止吐作用，但不能对抗前庭刺激所致晕动症引起的呕吐。

第十节　抗癫痫药和抗惊厥药

题型　A1 型题

1.【答案】C　　　　　　　　　　【难度系数】★★

【解析】地西泮属于苯二氮䓬类药物，地西泮静脉注射是目前治疗癫痫持续状态的首选药物，故选 C。

2.【答案】A　　　　　　　　　　【难度系数】★★

【解析】本题考查癫痫的常用药物的选用。癫痫大发作或间歇性发作首选苯妥英钠；癫痫失神性小发作首选乙琥胺；癫痫精神性发作首选卡马西平；癫痫持续状态首选地西泮；中枢疼痛综合征可选用苯妥英钠减轻疼痛，减少发作次数。故选 A。

题型　B1 型题

（1~2 题共用解析）

1.【答案】B　　2.【答案】D　　【难度系数】★★★

【解析】地西泮为苯二氮䓬类镇静催眠药，主要临床应用：镇静催眠；抗惊厥；小剂量抗焦虑；静脉注射抗癫痫；中枢肌肉松弛作用，可缓解大脑损伤所致的肌肉僵直。故第 1 题选 B。乙琥胺为抗癫痫药，为癫痫小发作（失神性发作）的临床首选药。氯丙嗪为抗精神病药，临床应用为降温、止吐（除晕动症引起的呕吐外）、抗精神病。苯妥英钠为抗癫痫药，为临床癫痫大发作和局限性发作的首选药，对小发作无效，甚至会使病情恶化，故第 2 题选 D。异丙嗪为 H_1 受体阻断剂，具有镇静催眠、抗过敏的作用。

第十一节　抗帕金森病药（助理不考）

题型　A1 型题

1.【答案】A　　　　　　　　　　【难度系数】★★★

【解析】帕金森病主要病因为黑质病变，多巴胺合成减少，使纹状体 DA 含量减少，造成黑质-纹状体通路多巴胺能神经功能减弱，胆碱能神经功能相对占优势，因而出现肌张力增高，引起震颤麻痹，故选 A。

2.【答案】A　　　　　　　　　　【难度系数】★★★

【解析】静止性震颤为帕金森病的典型表现。意向性震颤是指出现于随意运动时的震颤，其特点是在有目的运动中或将要达到目标时最为明显，常见于脊髓小脑及其传出通路病变时。故选 A。

3.【答案】D　　　　　　　　　　　　【难度系数】★★★

【解析】帕金森病患者的黑质多巴胺能神经元退行性变，脑内酪氨酸转化为左旋多巴极度减少，左旋多巴是多巴胺的前体，通过血脑屏障后，补充纹状体中多巴胺的不足而发挥治疗作用。故选D。

4.【答案】A　　　　　　　　　　　　【难度系数】★★★

【解析】本题考查卡比多巴抗帕金森病的机制。卡比多巴仅能抑制外周多巴胺脱羧酶的活性，从而减少多巴胺在外周组织中的生成，提高脑内多巴胺的浓度；卡比多巴不易通过血脑屏障，这样既能提高左旋多巴的疗效，又能减轻其外周的副作用。故选A。

第十二节　抗精神失常药

题型　A1型题

1.【答案】E　　　　　　　　　　　　【难度系数】★★★

【解析】氯丙嗪为抗精神失常药，主要作用为：①抗精神分裂症：对中枢神经系统有较强的抑制作用，能显著控制活动状态或躁狂状态，但对抑郁无效；②镇吐作用：具有较强的镇吐作用，但不能对抗前庭刺激引起的呕吐；③降温作用：具有中枢降温的作用，不仅能降低发热机体的体温，也能降低正常体温，故选E。

2.【答案】A　　　　　　　　　　　　【难度系数】★★★

【解析】氯丙嗪又名冬眠灵，主要拮抗脑内边缘系统多巴胺受体，这是其抗精神分裂症作用的主要机制。故选A。氯丙嗪也能拮抗肾上腺素α受体和M胆碱受体，因此其药理作用广泛，这是其长期应用产生严重不良反应的基础，故不选E。

3.【答案】E　　　　　　　　　　　　【难度系数】★★★★

【解析】丙米嗪用于各种原因引起的抑郁症，对内源性抑郁症、更年期抑郁症效果较好，对反应性抑郁症次之，对精神分裂症的抑郁成分效果较差。此外，抗抑郁药也可用于强迫症的治疗。故选E。碳酸锂用于治疗躁狂症，故不选A。氯丙嗪主要治疗精神分裂症，故不选B。地西泮属于镇静催眠药，静脉注射可以治疗癫痫持续状态，故不选C。三氟拉嗪中枢镇静作用较弱，且具有兴奋和激活作用。除有明显的抗幻觉妄想作用外，对行为退缩、情感淡漠等症状有较好疗效，适用于精神分裂症偏执型和慢性精神分裂症，故不选D。

题型　B1型题

（1~2题共用解析）

1.【答案】C　　2.【答案】E　　　　【难度系数】★★★

【解析】本题考查药物的分类。抗躁狂症药物首选碳酸锂，故第1题选C。氟西汀属于选择性5-羟色胺重吸收抑制剂，常用于抑郁症的治疗，故第2题选E。卡马西平属于抗癫痫药物，常用于癫痫大发作和部分性发作，也可用于癫痫并发的精神症状。氯丙嗪属于吩噻嗪类抗精神病药物。阿普唑仑属于苯二氮䓬类镇静催眠药。

第十三节　镇痛药

题型　A1型题

1.【答案】B　　　　　　　　　　　　【难度系数】★★★

【解析】吗啡和哌替啶均为成瘾性镇痛药，哌替啶成瘾性较吗啡轻，为吗啡的人工合成代用品。两药均具有镇痛、抑制呼吸、降低血压等作用。二者都可抑制胃肠道平滑肌蠕动，但哌替啶作用时间短，较少引起便秘。哌替啶不能止泻，吗啡可止泻。故选B。

2.【答案】E　　　　　　　　　　　　【难度系数】★★★

【解析】哌替啶为阿片类受体激动剂，具有镇静、镇痛、呼吸抑制、致欣快感、扩血管作用（引起直立性低血压）等。新生儿对哌替啶呼吸抑制极为敏感，因此产前2~4小时内不宜使用，故选E。

3.【答案】A　　　　　　　　　　　　【难度系数】★★★

【解析】吗啡对多种原因引起的疼痛均有效，可缓解或消除严重创伤、烧伤、手术等引起的剧痛和晚期癌症疼痛，故选A。吗啡对抗缩宫素对子宫的兴奋作用而延长产程，且能通过胎盘屏障或经乳汁分泌，抑制新生儿和婴儿呼吸，故禁用于分娩止痛和哺乳期妇女止痛。故不选B、D。颅脑损伤所致颅内压增高的患者、肝功能严重减退患者及新生儿和婴儿禁用，故不选C。吗啡久用易成瘾，除癌症剧痛外，一般仅短期应用于其他镇痛药无效时。诊断未明前慎用，以免掩盖病情而延误诊断，故不选E。

4.【答案】B   【难度系数】★★★
【解析】吗啡具有强大的镇痛作用，镇静、致欣快作用，治疗量即可抑制呼吸，吗啡能直接抑制延髓咳嗽中枢，使咳嗽反射减轻或消失，产生镇咳作用，故选B。吗啡可兴奋支配瞳孔的副交感神经，引起瞳孔括约肌收缩，使瞳孔缩小，故不选E。吗啡减慢胃蠕动，使胃排空延迟，提高胃窦部及十二指肠上部的张力，易致食物反流，不能止吐，故不选A、D。

第十四节　解热镇痛抗炎药

题型　A1型题

1.【答案】A   【难度系数】★★★
【解析】非甾体抗炎药对于炎症和组织损伤引起的疼痛尤其有效，通过抑制中枢PG的合成从而使局部痛觉感受器对缓激肽等致痛物质的敏感性降低，其本身也有一定的致痛作用。对临床常见的慢性钝痛如关节炎、黏液囊炎、肌肉和血管起源的疼痛、牙痛、痛经、产后疼痛及癌症骨转移痛等具有较好的镇痛作用。而对尖锐的一过性刺痛（直接刺激感觉神经末梢引起）无效。故选A。

2.【答案】A   【难度系数】★★★
【解析】低浓度阿司匹林能使PG合成酶（COX）活性中心的丝氨酸乙酰化失活，不可逆地抑制血小板环氧化酶，减少血小板中血栓素A_2（TXA_2）的生成，进而影响血小板的聚集及抗血栓形成，达到抗凝作用。故选A。因此，临床上采用小剂量（50~100mg）阿司匹林治疗缺血性心脏病、脑缺血病、房颤、人工心脏瓣膜、动静脉瘘或其他手术后的血栓形成。

第十五节　钙通道阻滞药

题型　A1型题

1.【答案】E   【难度系数】★★★
【解析】本题考查钙通道阻滞药的药理特点。硝苯地平、尼群地平、尼莫地平均属于二氢吡啶类钙通道阻滞药，但尼莫地平舒张脑血管的作用较强，能增加脑血流量，故常作为脑血管疾病的首选药。地尔硫䓬属于非二氢吡啶类钙通道阻滞药。维拉帕米是阵发性室上性心动过速的首选药。故选E。

2.【答案】D   【难度系数】★★★
【解析】本题考查心律失常的临床首选药物。阵发性室上性心动过速首选维拉帕米；室性心动过速首选利多卡因；强心苷过量的心律失常首选苯妥英钠；胺碘酮可适用于各种类型的心律失常。故选D。

第十六节　抗心律失常药

题型　A1型题

1.【答案】C   【难度系数】★★★
【解析】利多卡因主要治疗室性心律失常，如心脏手术、心导管术、急性心肌梗死或强心苷中毒所致的室性心动过速或心室纤颤，故选C。毛花苷C属于强心苷类药物，可以治疗心房纤颤、心房扑动、阵发性室上性心动过速，故不选A。腺苷主要用于迅速终止折返性室上性心律失常，故不选B。胺碘酮是广谱抗心律失常药，对心房扑动、心房颤动、室上性心动过速和室性心动过速有效，故不选D。长期口服普罗帕酮用于维持室上性心动过速（包括心房颤动）的窦性心律，也用于治疗室性心律失常，故不选E。

2.【答案】A   【难度系数】★★★★★
【解析】本题考查胺碘酮的作用机制。胺碘酮为广谱抗心律失常药物，阻滞Na^+、K^+通道，阻断α、β受体，降低心肌细胞的自律性，延长ADP（动作电位时程）和REP（有效不应期），对心房扑动、心房颤动、室上性心动过速、室性心动过速均有效果。故选A。

3.【答案】B   【难度系数】★★
【解析】本题考查利多卡因的抗心律失常的机制。利多卡因属于Ⅰb类抗心律失常药物，轻度阻滞Na^+通道，传导略减慢或不变，加速复极，故对心房颤动无治疗作用。其余项均具有抗心房颤动的作用。故选B。

4.【答案】C　　　　　　　　　　　　【难度系数】★★★

【解析】本题考查Ⅰ类抗心律失常代表药物。Ⅰ类抗心律失常药物也称Na^+通道阻滞药。①Ⅰa类药物：奎尼丁、普鲁卡因胺；②Ⅰb类药物：利多卡因、苯妥英钠；③Ⅰc类药物：普罗帕酮、氟卡尼。故选C。

题型	A2型题

【答案】A　　　　　　　　　　　　【难度系数】★★

【解析】本题考查房性心律失常的临床药物治疗。室性心律失常首选利多卡因。美托洛尔为β受体拮抗剂，用于室上性心律失常、心房扑动、心房颤动；阿托品为M胆碱受体阻滞药，用于窦性心动过缓的治疗；沙丁胺醇为$β_2$受体激动剂，主要用于支气管哮喘的急性发作；新斯的明为抗胆碱酯酶抑制剂，主要用于重症肌无力、术后腹胀气等；本题该患者诊断为心房颤动。故选A。

第十七节　治疗充血性心力衰竭的药物

题型	A1型题

1.【答案】E　　　　　　　　　　　　【难度系数】★★

【解析】血管紧张素转换酶抑制药简称ACEI，临床常用于治疗充血性心力衰竭的有卡托普利、依那普利、西拉普利、贝那普利、培哚普利、雷米普利及福辛普利等。ACEI对各阶段心力衰竭患者均有作用，既能消除或缓解充血性心力衰竭症状、提高运动耐力、改进生活质量，防止和逆转心肌肥厚、降低病死率，还可延缓尚未出现症状的早期心功能不全者的进展，延缓心力衰竭的发生。第9版《内科学》P171：" 临床研究证实ACEI早期足量应用除可缓解症状，还能延缓心衰进展，降低不同病因、不同程度心力衰竭患者及伴或不伴冠心病患者的死亡率。" 故选E。地高辛、米力农属于正性肌力药。氢氯噻嗪属于利尿药。第9版《内科学》P172："研究证实地高辛可显著减轻轻中度心衰患者的临床症状，改善生活质量，提高运动耐量，减少住院率，但对生存率无明显改变。" 故不选A。米力农兼有正性肌力及降低外周血管阻力的作用，主要用于急性心力衰竭的治疗，故不选B。第9版《内科学》P170："利尿药是心力衰竭治疗中改善症状的基石，是心衰治疗中唯一能够控制体液潴留的药物，但不能作为单一治疗。原则上在慢性心衰急性发作和明显体液潴留时应用。" 故不选C。硝普钠为动、静脉血管扩张剂，主要用于治疗急性心力衰竭，故不选D。

2.【答案】A　　　　　　　　　　　　【难度系数】★★

【解析】强心苷对心脏具有高度的选择性，能显著加强衰竭心脏的收缩力，增加心输出量，从而解除心衰的症状，故选A。治疗量的强心苷对正常心率影响小，但对心率加快及伴有心房颤动的心功能不全者则可显著减慢心率。

3.【答案】D　　　　　　　　　　　　【难度系数】★★

【解析】本题考查卡托普利抗心力衰竭的机制。卡托普利抗心力衰竭的机制：①抑制血管紧张素Ⅱ的生成，扩张血管，降低血压，减轻心脏后负荷；②防止和逆转心肌与血管重构，改善心功能；③降低全身血管阻力，降低室壁张力，改善心脏的舒张功能；④减少醛固酮的生成，降低水钠潴留，降低心脏前负荷。故选D。

题型	A2型题

【答案】A　　　　　　　　　　　　【难度系数】★★★

【解析】本题考查地高辛和氢氯噻嗪的不良反应。地高辛可直接抑制Na^+-K^+-ATP酶，导致细胞内低血钾，氢氯噻嗪属于保Na^+、排K^+利尿药，常可导致低血钾的发生。故选A。

第十八节　抗心绞痛药

题型	A1型题

1.【答案】A　　　　　　　　　　　　【难度系数】★★★

【解析】普萘洛尔为β受体阻滞剂，抗心绞痛机制为：①降低心肌耗氧量；②改善心肌缺血区供血。硝酸酯类抗心绞痛机制为：①降低心肌耗氧量；②扩张冠状动脉，增加缺血区血液灌注；③降低左室充盈压，增加心肌供血，改善左室顺应性；④保护缺血的心肌细胞，减轻缺血性损伤。普萘洛尔与硝酸酯类合用可降低心肌耗氧量，普萘洛尔还可对抗硝酸酯类所引起的反射性心率加快和心肌收缩力加强，硝酸酯类可缩小普萘洛尔所致的心室前负荷增大和心室射血时间延长，两药合用可减少剂量和副作用，故选A。

2.【答案】C　　　　　　　　　　　　　【难度系数】★★★

【解析】钙通道阻滞药具有强大的扩张冠状动脉的作用，变异型心绞痛首选钙通道阻滞药，如硝苯地平、维拉帕米等，故选C。多巴胺是α、β、DA受体激动剂，小剂量用于抗肾衰竭，大剂量抗休克，故不选A。肾上腺素为α、β受体激动剂，主要用于心搏骤停、过敏性休克、支气管哮喘、血管神经性水肿、麻醉前用药以延缓局麻药的吸收而延长作用时间，故不选B。麻黄碱为α、β受体激动剂，可用于预防支气管哮喘、鼻塞，缓解荨麻疹和血管神经性水肿的皮肤黏膜症状，故不选D。普纳洛尔为β受体抑制剂，主要用于窦性心动过缓、稳定型心绞痛、高血压等疾病，故不选E。

3.【答案】D　　　　　　　　　　　　　【难度系数】★★★

【解析】舌下含服硝酸甘油能迅速缓解各种类型心绞痛。在预计可能发作前用药也可预防发作。第9版《内科学》P224："心绞痛较重的发作，可使用作用较快的硝酸酯制剂。舌下含服起效最快。"故选D。急性ST段抬高型心肌梗死用吗啡或哌替啶肌内注射，可减轻患者交感神经过度兴奋和濒死感，并不能缓解症状，故不选B。

第十九节　调血脂药与抗动脉粥样硬化药

| 题型 | A2型题 |

1.【答案】D　　　　　　　　　　　　　【难度系数】★★★★

【解析】非诺贝特为贝特类降血脂药，主要用于以TG或VLDL升高为主的原发性高脂血症。由题干可知患者的TG为5.9 mmol/L高于正常（< 1.7 mmol/L），故选D。依折麦布为胆固醇吸收抑制剂，抑制饮食及胆汁中胆固醇的吸收，而不影响胆汁酸和其他物质的吸收，常与他汀类药物合用，可克服他汀类剂量增加而效果不显著增强的缺陷，故不选A。考来烯胺为胆酸螯合剂，适用于Ⅱa、Ⅱb、家族性杂合子高脂蛋白血症，故不选B。普罗布考是疏水性抗氧化剂，具有明显的抗动脉粥样硬化的作用，用于各型高胆固醇血症，故不选C。阿托伐他汀为他汀类调血脂药，通过抑制胆固醇合成的限速酶HMG-CoA还原酶，从而降低血中胆固醇，用于以TC和LDL升高为主的高脂血症，故不选E。

【破题思路】他汀类药物用于以TC和LDL升高为主的高脂血症；贝特类药物用于以TG或VLDL升高为主的原发性高脂血症。依折麦布常与他汀类药物合用，弥补他汀类药物剂量增加引起的缺陷。

2.【答案】D　　　　　　　　　　　　　【难度系数】★★★

【解析】该患者联合使用了阿司匹林、比索洛尔、辛伐他汀、二甲双胍，治疗过程中突发出现双下肢无力及疼痛，双侧足背动脉搏动一致，血肌酐368 μmol/L，应考虑辛伐他汀引起的不良反应，即横纹肌溶解。他汀类药物为HMG-CoA还原酶抑制剂，最主要的不良反应为横纹肌溶解症，相应的临床表现为骨骼肌细胞溶解导致疼痛及肾功能改变，故选D。间歇性跛行主要是下肢血运障碍及神经受压导致，血肌酐正常，故不选C。糖尿病足主要表现为双下肢动脉搏动减弱，严重者出现坏疽，与题意不符，故不选A。主动脉夹层主要累及大动脉，尤其是主动脉，临床特征性表现为撕裂痛。如果发生在下肢动脉，则现双下肢动脉搏动不一致，故不选B。腰椎间盘突出症主要表现为腰腿痛，有双下肢麻木等症状，不会导致肾功能改变，故不选E。

【破题思路】他汀类不良反应——横纹肌溶解症，肌炎、肌痛，血肌酐升高。

3.【答案】E　　　　　　　　　　　　　【难度系数】★★★

【解析】本题考查他汀类降脂药物的临床应用。他汀类降脂药物抑制HMG-CoA还原酶活性，从而抑制胆固醇的合成，主要降低LDL-C水平，轻度提高HDL的水平。主要不良反应为横纹肌溶解，如无禁忌证，可长期服用他汀类药物控制血脂。故选E。

第二十节　抗高血压药

| 题型 | A1型题 |

1.【答案】D　　　　　　　　　　　　　【难度系数】★★★★

【解析】利尿药作用于肾脏，增加溶质和水的排出，产生利尿作用。用药初期，利尿药可减少细胞外液容量及心输出量。故选D。

2.【答案】B　　　　　　　　　　　　【难度系数】★★★

【解析】氢氯噻嗪属于噻嗪类利尿药，长期大量使用噻嗪类除引起电解质改变外，尚对脂质代谢、糖代谢产生不良影响。故糖尿病的高血压不能长期用噻嗪类利尿药，故选 B。利血平属于去甲肾上腺素能神经末梢阻断药，主要通过影响儿茶酚胺的贮存及释放产生降压作用，利血平作用较弱，不良反应多，目前已不单独应用，故不选 A。硝普钠属硝基扩张血管药，适用于高血压急症的治疗和手术麻醉时的控制性低血压，也可用于高血压合并心力衰竭或嗜铬细胞瘤发作引起的血压升高。故不选 C。卡托普利尤其适用于合并有糖尿病及胰岛素抵抗、左心室肥厚、心力衰竭、急性心肌梗死的高血压患者，故不选 D。硝苯地平属于钙通道阻滞药，适用于合并有心绞痛或肾脏疾病、糖尿病、哮喘、高脂血症及恶性高血压患者，故不选 E。

3.【答案】C　　　　　　　　　　　　【难度系数】★★★

【解析】本题考查抗高血压药的临床应用。卡托普利属于 ACEI，抑制血管紧张素Ⅱ的生成，扩张血管，降低血压，适合于伴有心绞痛、心肌梗死后伴心功能不全、糖尿病肾病、糖尿病合并高血压的患者；普萘洛尔为β受体阻断剂，用于伴快速心律失常、冠心病（心绞痛）、慢性心力衰竭的高血压的治疗，但支气管哮喘是其禁忌；硝苯地平为钙通道阻滞剂，与其他降压药联合使用，适用于老年性高血压、单纯收缩期高血压，亦适用于合并有心绞痛或肾脏疾病、糖尿病、哮喘、高脂血症及恶性高血压患者；氢氯噻嗪类为中效利尿药，主要用于轻中度高血压，尤其是伴有水肿的高血压；哌唑嗪为α受体阻断剂，扩张外周血管，但易引起直立性低血压的发生，故临床已不用于治疗高血压。故选 C。

4.【答案】E　　　　　　　　　　　　【难度系数】★★★

【解析】本题考查卡托普利不良反应。卡托普利最常见的不良反应为干咳，如不能耐受，可选择血管紧张素Ⅱ受体拮抗剂（ARB），如缬沙坦、氯沙坦等。故选 E。

题型	A2 型题

【答案】D　　　　　　　　　　　　【难度系数】★★★

【解析】螺内酯为醛固酮受体拮抗剂，保钾利尿，该患者 BP 150/70 mmHg、血钾 2.9 mmol/L，醛固酮水平升高，可选用螺内酯拮抗醛固酮，保钾利尿，降血压，故选 D。氢氯噻嗪为中效利尿药，适合于中轻度高血压患者，故不选 A。美托洛尔和普萘洛尔为β受体阻滞剂，可用于血压高、心率快的年轻患者，故不选 B、E。呋塞米为强效利尿药，快速利尿，为急性肺水肿、急性脑水肿首选药，故不选 C。

【破题思路】肾上腺增生引起醛固酮水平升高、血压升高、血钾降低，首选醛固酮受体拮抗剂。

第二十一节　利尿药

题型	A1 型题

【答案】A　　　　　　　　　　　　【难度系数】★★★

【解析】急性肺水肿，首选强效利尿药呋塞米，快速利尿，缓解症状，故选 A。螺内酯和氨苯蝶啶均为保钾利尿药，常引起高血钾的发生，与排钾利尿药氢氯噻嗪合用治疗顽固性水肿、原发性醛固酮增多症，故不选 B、C、D。乙酰唑胺为碳酸酐酶抑制剂，主要用于青光眼、急性高山病的治疗，故不选 E。

【破题思路】急性肺水肿首选呋塞米；急性肺水肿合并高血压，首选硝普钠；急性肺水肿合并心房颤动，心率＞100 次/分，首选洋地黄。

题型	A2 型题

【答案】C　　　　　　　　　　　　【难度系数】★★★

【解析】该患者突发憋喘及双肺布满湿性啰音，可诊断为急性肺水肿，首选强效利尿药呋塞米，快速利尿，缓解症状，故选 C。氨苯蝶啶和螺内酯均为保钾利尿药，常引起高血钾的发生，在临床常与排钾利尿药氢氯噻嗪合用治疗顽固性水肿，故不选 A、D、E。小剂量多巴胺休克早期增加肾灌流，抗肾衰竭，故不选 B。

【破题思路】突发憋喘＋双肺布满湿性啰音＝急性肺水肿，首选呋塞米。

题型	B1 型题

1.【答案】B　　　　　　　　　　　　【难度系数】★★★

【解析】卡托普利为血管紧张素转换酶抑制剂，通过抑制血管紧张素转换酶的活性，使血管紧张素Ⅱ

（AngⅡ）生成减少，从而减弱 AngⅡ收缩血管、刺激醛固酮释放、增加血容量、升高血压与促进心血管肥大增生等的作用，故选 B。

2.【答案】A 【难度系数】★★★

【解析】氢氯噻嗪为噻嗪类中效利尿药，主要通过阻断远曲小管 Na^+-Cl^- 共同转运体而发挥利尿作用，故选 A。

第二十二节 作用于血液及造血器官的药物

| 题型 | A1 型题 |

1.【答案】C 【难度系数】★★★★

【解析】肝素在体内、外均有强大抗凝作用。肝素的抗凝作用主要依赖于抗凝血酶Ⅲ的存在。在肝素存在时，肝素分子与抗凝血酶Ⅲ赖氨酸残基结合形成可逆性复合物，使抗凝血酶Ⅲ构型改变，加速凝血因子灭活。故选 C。

2.【答案】B 【难度系数】★★★★

【解析】链激酶属于纤维蛋白溶解药，可使纤维蛋白溶酶原转变为纤维蛋白溶酶，纤溶酶通过降解纤维蛋白和纤维蛋白原而限制血栓增大和溶解血栓，故又称血栓溶解药。代表药有链激酶、尿激酶、阿尼普酶、葡激酶、阿替普酶等。故选 B。促凝血药有维生素 K、凝血因子制剂、纤维蛋白溶解抑制剂等。抗贫血药有铁剂、叶酸、维生素 B_{12} 等。抗血小板药有阿司匹林、利多格雷、依前列醇、双嘧达莫等。

3.【答案】A 【难度系数】★★★

【解析】维生素 K 主要用于梗阻性黄疸、胆瘘、慢性腹泻、早产儿、新生儿出血等患者及香豆素类、水杨酸类药物或其他原因导致凝血酶原过低而引起的出血者。故选 A。

4.【答案】D 【难度系数】★★★★

【解析】本题考查肝素过量的拮抗剂。肝素过量中毒常用鱼精蛋白解救，华法林过量中毒用维生素 K 解救。故选 D。

5.【答案】D 【难度系数】★★★★

【解析】本题考查血容量扩充剂的临床应用。右旋糖酐属于血容量扩充剂，不易渗出血管，提高血浆渗透压，扩张血管容量，维持血压，抑制血小板聚集，降低血液黏滞性，故可用于失血性休克治疗，以补充血容量；叶酸和维生素 B_{12} 主要用于治疗巨幼细胞贫血；硫酸亚铁用于治疗缺铁性贫血；红细胞生成素促进红细胞的生成，用于治疗红细胞性疾病。故选 D。

| 题型 | A2 型题 |

【答案】B 【难度系数】★★★

【解析】该患者诊断为急性肺栓塞，溶栓治疗有效，此时应采取抗凝治疗。低分子量肝素起效快，应皮下注射低分子量肝素，故 B 正确。rt-PA 为组织型纤溶酶原激活剂，主要用于急性心肌梗死、肺栓塞的治疗，故不选 D。

【破题思路】肺栓塞治疗：血压低——溶栓；血压正常——抗凝（用肝素），长期维持——华法林。

第二十三节 组胺受体阻断药

| 题型 | A1 型题 |

1.【答案】C 【难度系数】★★★

【解析】第一代 H_1 受体阻断药有苯海拉明、异丙嗪、曲吡那敏、氯苯那敏和多塞平等，故选 C。哌唑嗪是选择性 $α_1$ 受体阻断药；哌嗪是驱蛔虫和蛲虫药；丙米嗪是去甲肾上腺素重摄取抑制剂；氯丙嗪属于抗精神分裂症药物。

2.【答案】D 【难度系数】★★★★★

【解析】本题考查 H_1 受体阻断剂的用药注意事项。因 H_1 受体阻断剂具有中枢抑制作用，常引起镇静、嗜睡，故高空作业者、驾驶员在工作期间不宜使用。但阿司咪唑不能通过血脑屏障，故几乎没有中枢抑制作用。故选 D。

3.【答案】B　　　　　　　　　　　　　　【难度系数】★★★★
【解析】本题考查苯海拉明的机制。苯海拉明为 H_1 受体阻断剂：①可对抗支气管、胃肠道平滑肌的收缩；②作用于中枢可引起镇静、嗜睡；③具有阿托品样抗胆碱作用，止吐和防晕作用较强。故选 B。

4.【答案】B　　　　　　　　　　　　　　【难度系数】★★★★
【解析】本题考查 H_1 受体阻断剂的临床应用。苯海拉明为 H_1 受体阻断剂，具有阿托品样抗胆碱作用，止吐和防晕作用较强；西咪替丁、尼扎替丁、雷尼替丁属于 H_2 受体阻断剂，主要用于抑制胃酸的分泌；特非那定也属于 H_1 受体阻断剂，用于抗过敏治疗，因不能透过血脑屏障，故无中枢抑制作用。故选 B。

第二十四节　作用于呼吸系统的药物

题型　A1 型题

1.【答案】C　　　　　　　　　　　　　　【难度系数】★★★
【解析】短效 $β_2$ 受体激动剂是治疗支气管哮喘急性发作的首选药物，有吸入、口服、静脉给药三种制剂，首选吸入给药，可以在数分钟内起效，疗效可维持数小时，故选 C。口服短效 $β_2$ 受体激动剂通常在服药后 15～30 分钟起效，不如吸入给药快，故不选 D。口服糖皮质激素副作用较大，很少用于支气管哮喘的治疗，故不选 A。

2.【答案】D　　　　　　　　　　　　　　【难度系数】★★★★
【解析】糖皮质激素类抗炎平喘药通过抑制气道炎症反应，可以达到长期防止哮喘发作的效果，已成为平喘药中的一线药物。糖皮质激素是目前控制哮喘最有效的药物。故选 D。白三烯调节剂与糖皮质激素合用可获得协同抗炎作用，并减少糖皮质激素的用量，且对吸入糖皮质激素不能控制的哮喘患者也有效；也可用于抗原、运动、冷空气和非特异性刺激引起的支气管痉挛。白三烯调节剂通过调节白三烯的生物活性而发挥抗炎作用，同时可以舒张支气管平滑肌，是目前除 ICS 外唯一可单独应用的哮喘控制性药物，可作为轻度哮喘 ICS 的替代治疗药物和中、重度哮喘的联合治疗用药，尤适用于阿司匹林哮喘、运动性哮喘和伴有过敏性鼻炎哮喘患者的治疗。故不选 A。M 受体拮抗剂是抗胆碱药（M 胆碱受体阻断药），选择性阻断 M_1、M_3 胆碱受体后可产生支气管扩张作用，没有抗炎症作用，故不选 B。H_1 受体拮抗剂代表药是酮替芬，属于抗过敏平喘药，主要作用是抗过敏作用和轻度的抗炎作用。其平喘作用起效较慢，不宜用于哮喘急性发作期的治疗，临床上主要用于预防哮喘的发作，故不选 C。$β_2$ 受体激动药的主要作用是松弛支气管平滑肌，没有抑制炎症作用，故不选 E。

3.【答案】C　　　　　　　　　　　　　　【难度系数】★★★
【解析】沙丁胺醇属于选择性 $β_2$ 受体激动药，而且是短效激动药。$β_2$ 受体激动药为治疗哮喘急性发作的首选药物，有吸入、口服和静脉三种制剂，首选吸入给药，故选 C。倍氯米松是哮喘长期治疗的首选药物，故不选 A。色甘酸钠为预防哮喘发作药物，故不选 B。氨茶碱口服用于轻至中度急性发作以及哮喘的维持治疗，故不选 E。

4.【答案】B　　　　　　　　　　　　　　【难度系数】★★★
【解析】本题考查氨茶碱的平喘机制。氨茶碱属于磷酸二酯酶抑制剂，通过抑制磷酸二酯酶活性，使细胞内环磷腺苷（cAMP）和环磷鸟苷（cGMP）浓度升高，从而舒张痉挛的支气管平滑肌，故选 B。

5.【答案】C　　　　　　　　　　　　　　【难度系数】★★★
【解析】本题考查治疗哮喘药物的类型。沙丁胺醇属于 $β_2$ 受体激动剂，主要用于控制哮喘急性发作；氨茶碱属于磷酸二酯酶抑制剂；肾上腺素属于 α 和 β 受体激动剂，用于控制哮喘的急性发作；异丙肾上腺素属于 β 受体激动剂，控制哮喘的急性发作，疗效快而强；色甘酸钠能抑制 IgE 介导的肥大细胞释放过敏介质，是哮喘的预防用药。故选 C。

6.【答案】D　　　　　　　　　　　　　　【难度系数】★★★
【解析】本题考查支气管哮喘的预防用药。色甘酸钠能抑制 IgE 介导的肥大细胞释放过敏介质，是哮喘的预防用药；特布他林属于 $β_2$ 受体激动剂，主要用于控制哮喘急性发作；氨茶碱属于磷酸二酯酶抑制剂，常与糖皮质激素联合使用，小剂量用于哮喘的控制，大剂量用于重症、危重哮喘；肾上腺素属于 α 和 β 受体激动剂，用于控制哮喘的急性发作；异丙肾上腺素属于 β 受体激动剂，控制哮喘的急性发作，疗效快而强。故选 D。

题型　A2 型题

1.【答案】B　　　　　　　　　　　　　　【难度系数】★★★
【解析】由题干可诊断该患者为 COPD 伴支气管哮喘，首选 M 受体拮抗剂，噻托溴铵不仅能扩张支气管，还是 COPD 维持治疗的核心药物；M 受体拮抗剂可舒张尿道平滑肌，引起排尿困难，故选 B。氨茶碱类药物为心源性哮喘的临床首选，也可用于支气管哮喘，故不选 A。$β_2$ 受体激动剂为支气管哮喘急性发作的临床首选，故不选 C。糖皮质激素为支气管哮喘持续发作的临床首选，故不选 D。祛痰是对症治疗，不符合题意，故不选 E。

【破题思路】$β_2$ 受体激动剂——哮喘急性发作；糖皮质激素——哮喘持续发作；氨茶碱类——心源性哮喘；运动型哮喘/阿司匹林哮喘——白三烯受体拮抗剂；COPD 合并哮喘——M 受体拮抗剂；色甘酸钠——预防哮喘。

2.【答案】C　　　　　　　　　　【难度系数】★★★

【解析】沙丁胺醇为 $β_2$ 受体激动剂，使支气管平滑肌舒张，起到快速缓解哮喘症状的作用，常用于支气管哮喘急性发作，故选 C。糖皮质激素为抗炎平喘药，抑制气道炎症反应，如抑制嗜酸性粒细胞等炎症细胞和免疫细胞的功能，抑制细胞因子和炎症介质的释放，抑制气道的高反应性，增强支气管及血管平滑肌对儿茶酚胺的敏感性等，适用于哮喘的持续状态，或长期慢性哮喘，故不选 A。色甘酸钠为炎细胞膜稳定药，抑制钙内流而抑制肥大细胞脱颗粒，减少肥大细胞诱发的过敏介质释放，常用于哮喘的预防，故不选 D。

第二十五节　作用于消化系统的药物

题型　A1 型题

1.【答案】A　　　　　　　　　　【难度系数】★★★

【解析】奥美拉唑为质子泵抑制剂（H^+-K^+-ATP 酶抑制剂），抑制胃酸分泌。临床适应证为消化性溃疡、反流性食管炎、幽门螺杆菌感染、上消化道出血、卓-艾综合征、非甾体抗炎药所致的消化性溃疡，故选 A。

2.【答案】B　　　　　　　　　　【难度系数】★★★

【解析】本题考查奥美拉唑的作用机制。奥美拉唑是质子泵抑制剂，通过抑制胃壁细胞膜上的氢泵来抑制胃酸的分泌，故选 B。

题型　A2 型题

1.【答案】D　　　　　　　　　　【难度系数】★★★

【解析】根据该患者反酸、烧心及胃镜检查结果，可诊断为反流性食管炎，首选抑酸剂质子泵抑制剂奥美拉唑，抑制胃酸分泌，故选 D。硫糖铝和枸橼酸铋钾为胃肠道黏膜保护剂，均可用于消化性溃疡、反流性食管炎、慢性糜烂性胃炎等的治疗，但不是临床首选，故不选 A、E。铝碳酸镁为一种兼有抗酸作用及胃黏膜保护作用的新型抗溃疡药，主要用于消化性溃疡和反流性食管炎，但不是最主要的治疗药物，故不选 C。

【破题思路】反酸、烧心 + 胃镜检查 = 反流性食管炎，首选奥美拉唑。

2.【答案】C　　　　　　　　　　【难度系数】★★★

【解析】由题干可知该患者为上消化道溃疡引起的出血，首选奥美拉唑等质子泵抑制剂，抑制胃酸，起到治标又治本的作用，故选 C。氨甲环酸对消化性溃疡出血效果不佳，故不选 A。法莫替丁为 H_2 受体阻断药，可选择性阻断壁细胞基底膜的 H_2 受体，减少基础胃酸和夜间胃酸的分泌，用于治疗消化性溃疡，但目前已不作为消化性溃疡的首选，故不选 B。凝血酶主要用于纤维蛋白溶解症所致的出血，故不选 D。垂体后叶素主要适用于尿崩症和肺出血，故不选 E。

【破题思路】消化性溃疡引起的上消化道出血，首选奥美拉唑等质子泵抑制剂，抑制胃酸，从而起到止血的作用。

3.【答案】B　　　　　　　　　　【难度系数】★★★

【解析】由题干可知该患者口服阿司匹林（非甾体抗炎药）引起上消化道溃疡及出血。奥美拉唑为质子泵抑制剂（H^+-K^+-ATP 酶抑制剂），抑制胃酸分泌。临床适应证为：消化性溃疡、反流性食管炎、幽门螺杆菌感染、上消化道出血、卓-艾综合征、非甾体抗炎药所致的消化性溃疡，故选 B。多潘立酮为促胃动力药，可增加胃肠蠕动，促进胃的排空，适用于运动减弱、胃肠反流性疾病等的治疗。枸橼酸铋钾和硫糖铝均为胃黏膜保护剂，临床也主要用于消化性溃疡、反流性食管炎等，故不选 C、D。法莫替丁为 H_2 受体阻断剂，抑制胃酸的分泌，与质子泵抑制剂适应证相同，但因其不良反应较质子泵抑制剂多，不作为首选，故不选 E。

【破题思路】阿司匹林（非甾体抗炎药）引起上消化道溃疡及出血首选质子泵抑制剂。

4.【答案】C　　　　　　　　　　　　【难度系数】★★★

【解析】奥美拉唑为质子泵抑制剂，具有抑制胃酸、减少胃蛋白酶的产生、抑制幽门螺杆菌的作用，对胃黏膜具有明显的保护作用。患者服用阿司匹林导致胃肠道反应，首选奥美拉唑抑制胃酸的分泌，以减轻患者的症状，故选C。阿莫西林为青霉素的人工合成品，克拉霉素为大环内酯类的抗生素，阿莫西林和克拉霉素合用，用于幽门螺杆菌的根治，故不选A、B。多潘立酮是多巴胺D₂受体阻断药，有促进胃肠蠕动、加速胃排空、协调胃肠运动、防止食物反流和止吐的作用，故不选D。硫酸镁为泻药，具有导泻和利胆的作用，故不选E。

【破题思路】消化性溃疡、胃肠道出血、药物引起的胃肠道出血和不适，均首选质子泵抑制剂（奥美拉唑等）。

第二十六节　肾上腺皮质激素类药物

题型　A1型题

1.【答案】C　　　　　　　　　　　　【难度系数】★★★★

【解析】糖皮质激素常用于严重休克，尤其是感染中毒性休克的治疗。抗休克的机制为：①抑制某些炎症因子的产生，减轻全身炎症反应及组织损伤，恢复血流动力学，改善休克状态；②稳定溶酶体膜，减少心肌抑制因子的形成；③扩张痉挛收缩的血管和兴奋心脏，加强心肌收缩力；④提高机体对细菌内毒素的耐受力，对外毒素无防御作用。故选C。其余选项均属于糖皮质激素的作用，不符合题意。

2.【答案】D　　　　　　　　　　　　【难度系数】★★★★

【解析】糖皮质激素的药理作用：①抗炎：炎症早期，通过增高血管的紧张性、减轻充血、降低毛细血管的通透性、减少炎症因子的释放，从而减轻症状；炎症后期抑制毛细血管和成纤维细胞的增生，抑制胶原蛋白和黏多糖的合成，肉芽组织的增生，防止粘连及瘢痕形成，减轻后遗症。②抗毒：提高机体对于内毒素的耐受性，对外毒素无防御作用。③抗休克：通过抑制炎症因子的产生、稳定溶酶体膜，减少心肌抑制因子，扩张挛缩的血管、兴奋心脏、加强心肌收缩力等发挥抗休克作用。④抗免疫：小剂量主要抑制细胞免疫，大剂量抑制体液免疫。⑤抗过敏：能抑制肥大细胞脱颗粒释放组胺、5-HT、过敏慢性反应物质等，抑制过敏反应。⑥其他作用：退热作用，影响血液和造血系统（刺激骨髓造血，使红细胞、血小板、中性粒细胞增多）。A、B、C、E均为糖皮质激素的药理作用，不符合题意，故不选A、B、C、E。抑制体内环氧化酶为阿司匹林的作用，D答案符合题意，故选D。

3.【答案】B　　　　　　　　　　　　【难度系数】★★★★

【解析】抗炎作用与抗菌作用不一样，抗菌是一个泛指名词，包括灭菌、杀菌、消毒、抑菌、防霉、防腐等。抗菌是采用化学或物理方法杀灭细菌或妨碍细菌生长繁殖及其活性的过程。糖皮质激素具有强大的抗炎作用，能抑制物理性、化学性、免疫性及病原生物性等多种原因所引起的炎症反应。糖皮质激素没有抗菌作用，故选B。

4.【答案】E　　　　　　　　　　　　【难度系数】★★★

【解析】本题考查糖皮质激素停药的注意事项。糖皮质激素停药时应逐渐减量，不宜骤停，以免发生反跳现象。故选E。

5.【答案】B　　　　　　　　　　　　【难度系数】★★★

【解析】本题考查糖皮质激素类药物治疗血液系统疾病的临床应用。糖皮质激素可与抗肿瘤药物联合使用，治疗儿童急性淋巴细胞性白细胞，故选B，但对急性非淋巴细胞白血病效果较差。A、C、D、E项不适合糖皮质激素治疗。

题型　A2型题

【答案】A　　　　　　　　　　　　【难度系数】★★★★

【解析】本题考查糖皮质激素的不良反应。糖皮质激素可提高中枢神经系统的兴奋性，故可诱发癫痫、躁狂等。故选A。

第二十七节　甲状腺激素及抗甲状腺药物

题型　A1型题

1.【答案】C　　　　　　　　　　　　【难度系数】★★★★

【解析】硫脲类是最常用的抗甲状腺药。可分为2类：①硫氧嘧啶类，包括甲硫氧嘧啶和丙硫氧嘧啶；②咪唑类，包括甲巯咪唑和卡比马唑。药理作用是：通过抑制甲状腺过氧化物酶，进而抑制酪氨酸的碘化及耦联，减少甲状腺激素的生物合成。对过氧化物酶并没有直接抑制作用，而是作为过氧化物酶的底物本身被氧化，影响酪氨酸的碘化及耦联。故选C。选项D是碘的作用机制，大剂量碘（>6mg/d）有抗甲状腺作用，可能是通过抑制甲状腺素的水解而抑制甲状腺激素的释放，故不选D。此外，大剂量碘还能抑制甲状腺过氧化物酶活性，影响酪氨酸碘化和碘化酪氨酸耦联，减少甲状腺激素的合成。

2.【答案】C　　　　　　　　　　【难度系数】★★
【解析】本题考查甲状腺素的临床应用。甲状腺素临床用于：①甲状腺功能减退症；②单纯性甲状腺肿；③黏液性水肿；④甲状腺癌术后导致的甲状腺功能减退症。故选C。

3.【答案】C　　　　　　　　　　【难度系数】★★
【解析】本题考查丙硫氧嘧啶不良反应。丙硫氧嘧啶不良反应：①过敏反应（最常见）；②粒细胞缺乏症（最严重）；③胃肠道反应。故选C。

4.【答案】D　　　　　　　　　　【难度系数】★★★
【解析】本题考查不同剂量碘化物的作用。大剂量碘主要用于甲状腺危象的治疗，抑制甲状腺激素的释放；小剂量碘用于促进甲状腺激素的合成，治疗单纯性甲状腺肿。故选D。

题型	A3/A4型题

1.【答案】E　　　　　　　　　　【难度系数】★★★
【解析】复方碘溶液的临床应用：①甲状腺功能亢进症的术前准备：在药物控制甲状腺功能良好的情况下，术前2周使用，主要使腺体缩小变韧、血管减少，利于手术进行及减少出血；②甲状腺危象的治疗。故选E。左甲状腺素钠临床适应证为：①甲状腺功能减退，如呆小病、黏液性水肿；②单纯性甲状腺肿。甲状腺功能亢进症患者加服该药可减轻突眼、甲状腺肿大及防止甲状腺功能减退，故不选A。普萘洛尔为治疗甲状腺功能亢进症的辅助药物，主要适用于不宜用抗甲状腺药、不宜手术及^{131}I治疗的甲状腺功能亢进症患者；本药可与硫脲类联合用作术前准备，故不选B。糖皮质激素适合于抗炎、抗感染、抗休克、抗过敏等的治疗，故不选C。丙硫氧嘧啶、甲巯咪唑均为甲状腺功能亢进症、甲状腺危象的首选药，也可以用于甲状腺术前准备，使甲状腺功能恢复或接近正常，术前2周再加用碘溶液。本题术前服用甲巯咪唑控制甲状腺功能至正常，需加服复方碘溶液，故不选D。

2.【答案】A　　　　　　　　　　【难度系数】★★
【解析】由题干可知，该患者出现的症状是甲状腺切除术后并发症——甲状腺功能减退症，故需及时补充左甲状腺素钠，故选A。

第二十八节　胰岛素及口服降糖药

题型	A1型题

1.【答案】D　　　　　　　　　　【难度系数】★★★★
【解析】噻唑烷二酮类属于胰岛素增敏剂，包括吡格列酮、罗格列酮、曲格列酮、环格列酮、恩格列酮等，改善胰岛素抵抗及降糖的机制与竞争性激活过氧化物酶增殖体受体-γ（PPAR-γ），调节胰岛素反应性基因的转录有关，故选D。磺酰脲类其机制为：刺激胰岛β细胞释放胰岛素；降低血清糖原水平；增加胰岛素与靶组织的结合能力。双胍类降血糖药作用机制为：促进脂肪组织摄入葡萄糖，降低葡萄糖在肠的吸收及糖原异生，抑制胰高血糖素释放等。α-葡萄糖苷酶抑制剂代表药是阿卡波糖，此类药物在小肠上皮刷状缘与碳水化合物竞争水解碳水化合物的糖苷水解酶，从而减慢碳水化合物水解及产生葡萄糖的速度并延缓葡萄糖的吸收。胰岛素主要促进肝脏、脂肪、肌肉等靶组织糖原和脂肪的储存。

2.【答案】C　　　　　　　　　　【难度系数】★★★
【解析】本题考查α-葡萄糖苷酶抑制剂抗糖尿病的机制。α-葡萄糖苷酶抑制剂通过竞争性抑制双糖类水解酶，延缓肠道单糖的吸收，尤其是碳水化合物的吸收，主要适用于餐后血糖升高的患者，故选C。磺酰脲类降血糖药属于促胰岛素分泌剂，刺激胰岛β细胞分泌胰岛素而降低血糖。双胍类药物促进脂肪组织摄取葡萄糖，降低糖在肠道的吸收及糖异生，抑制胰高血糖素的作用。噻唑烷二酮类属于胰岛素增敏剂，与激活过氧化物酶增殖体受体有关。

3.【答案】B　　　　　　　　　　【难度系数】★★★
【解析】本题考查双胍类药物抗糖尿病的机制。双胍类药物机制是促进脂肪组织摄取葡萄糖，降低糖在肠道的吸收及糖异生，抑制胰高血糖素的作用。适用于轻症糖尿病患者，尤其是肥胖及单用饮食控制无效者。故选 B。

题型	A3/A4 型题

1. 【答案】A　　　　　　　　　　　　　【难度系数】★★★
   【解析】该患者为 2 型糖尿病，口服降糖药，心慌、出汗为降糖药引起的低血糖的表现。

2. 【答案】D　　　　　　　　　　　　　【难度系数】★★★
   【解析】胰岛素临床适应证：①1 型糖尿病；②2 型糖尿病饮食控制不好或口服降糖药未能控制者；③并发糖尿病酮症酸中毒或非酮症性高渗性昏迷；④合并重度感染、妊娠、消耗性疾病、创伤等的糖尿病。该患者 2 型糖尿病、二甲双胍、格列齐特药物使用 6 个月，HbA1c 7.5%，血糖控制不好，则需改换胰岛素治疗，故选 D。瑞格列奈和阿卡波糖均属于 α-葡萄糖苷酶抑制剂，是糖尿病餐后血糖较高的临床首选，故不选 A、B。

   【破题思路】2 型糖尿病，HbA1c 7.5%，降糖药物无效，首选胰岛素。

3. 【答案】D　　　　　　　　　　　　　【难度系数】★★★
   【解析】由题干可知患者为 2 型糖尿病，BMI 31.1，患者肥胖，首选饮食运动治疗或者二甲双胍，故选 D。罗格列酮为胰岛素增敏剂，能改善β细胞功能，显著改善胰岛素抵抗及相关代谢紊乱，故不选 A。胰岛素临床适应证为：1 型糖尿病；2 型糖尿病饮食控制不好或口服降糖药未能控制者；并发糖尿病酮症酸中毒或非酮症性高渗性昏迷；合并重度感染、妊娠、消耗性疾病、创伤等的糖尿病。故不选 B。阿卡波糖为 α-葡萄糖苷酶抑制剂，是糖尿病餐后血糖较高的临床首选，故不选 C。格列本脲为磺酰脲类降糖药，刺激残存胰岛β细胞释放胰岛素，为合并有肾功能不全的糖尿病的临床首选药，故不选 E。

   【破题思路】二甲双胍——肥胖的糖尿病患者；阿卡波糖——餐后血糖控制不好的患者；罗格列酮——胰岛素抵抗的患者；格列本脲——合并有肾功能不全的糖尿病患者；胰岛素——1 型糖尿病，孕妇，合并严重感染、酮症酸中毒、高渗性昏迷的糖尿病患者。

4. 【答案】E　　　　　　　　　　　　　【难度系数】★★★
   【解析】该患者空腹血糖降至 6.2 mmol/L，空腹血糖控制良好，但餐后 2 小时血糖 9~10 mmol/L，餐后血糖控制不好，需加用阿卡波糖，故选 E。

   【破题思路】降糖目标：空腹血糖 < 7.2 mmol/L，餐后血糖 9~10 mmol/L，HbA1c < 7.0%，可继续维持用药，如果高于降糖目标，需及时调整降糖药物。

5. 【答案】C　　　　　　　　　　　　　【难度系数】★★★
   【解析】由题干可知患者为 2 型糖尿病合并高血压，BMI=90/1.75² ≈ 29.4，患者肥胖，首选饮食运动治疗或者二甲双胍，故选 C。西格列汀为胰高血糖素样肽-1，可促进胰岛素的合成和分泌，强烈抑制胰高血糖素的释放，是一种新型降糖药，故不选 D。

6. 【答案】A　　　　　　　　　　　　　【难度系数】★★★
   【解析】血管紧张素转换酶抑制剂（ACEI），适用于各型高血压，尤其适用于糖尿病及胰岛素抵抗、左心室肥厚、心力衰竭、急性心肌梗死、肾病伴有高血压的患者。由题干可知该患者为糖尿病合并高血压患者，故选 A。钙通道阻滞剂适用于伴有心绞痛、哮喘、高脂血症、恶性高血压的患者，故不选 B。α 受体阻滞剂可用于轻、中度高血压患者，但常引起直立性低血压，目前临床很少用来降血压，故不选 C。β 受体阻滞剂适用于高血压伴有心绞痛、偏头痛、焦虑症等患者，故不选 D。利尿药氢氯噻嗪适用于轻中度高血压或老年高血压患者，故不选 E。

   【破题思路】临床首选：ACEI/ARB——糖尿病及胰岛素抵抗、左心室肥厚、心力衰竭、急性心肌梗死、肾病伴有高血压患者；β 受体阻滞剂——高血压伴有心率快的年轻人，高血压伴有心绞痛、偏头痛、焦虑症等患者；钙通道阻滞剂——高血压伴有心绞痛、哮喘、高脂血症、恶性高血压患者；氢氯噻嗪——轻、中度高血压或老年高血压患者。

第二十九节　β-内酰胺类抗生素

题型	A1 型题

1. 【答案】C　　　　　　　　　　　　　【难度系数】★★
   【解析】青霉素 G 的不良反应为：①过敏反应（最常见）；②赫氏反应：应用青霉素 G 治疗梅毒、钩端螺旋体病等引起的症状加剧的现象；③肌内注射青霉素 G 还可引起局部疼痛、红肿、硬结，鞘内注

射可引起脑膜炎或神经刺激症状。故选 C。

2.【答案】D 【难度系数】★★★
【解析】青霉素类、头孢菌素类、磷霉素、环丝氨酸、万古霉素、杆菌肽等通过抑制细胞壁的合成而发挥作用。细胞壁的主要成分为肽聚糖，革兰氏阳性（G^+）菌细胞壁坚厚，肽聚糖含量为 50%~80%，故选 D。氨基糖苷类抗生素、四环素类抗生素、氯霉素和林可霉素可干扰细菌蛋白质合成。喹诺酮类、利福平可影响细菌核酸代谢。多肽类抗生素、抗真菌药物两性霉素 B 可以改变胞质膜的通透性，破坏细菌细胞膜结构。

3.【答案】C 【难度系数】★★★
【解析】本题考查第三代头孢菌素的特点。第三代头孢菌素的特点：①主要用于危及生命的尿路感染、脑膜炎、脓毒症等；②对 G^- 菌的有较强的作用，但对 G^+ 作用较第一、二代弱；③肾脏毒性：第一代 > 第二代，第三、四代无肾毒性；④对铜绿假单胞菌作用较强；⑤对 β 内酰酶有较高的稳定性。故选 C。

| 题型 | A2 型题 |

【答案】C 【难度系数】★★★
【解析】该患者为铜绿假单胞菌感染，首选第三代头孢菌素（头孢他啶、头孢曲松等）、喹诺酮类（环丙沙星最有效）、氨基糖苷类（妥布霉素最有效）、广谱青霉素（羧苄西林、哌拉西林），故选 C。莫西沙星对大多数 G^+ 菌、厌氧菌、结核分枝杆菌、衣原体、支原体具有较强的抗菌活性，但不用于治疗铜绿假单胞菌感染的治疗，且因其能引起严重不良反应（如 QT 间期延长、尖端扭转型心律失常），老年人和女性不宜使用，故不选 A。阿米卡星是氨基糖苷类抗生素，是对氨基糖苷类耐药菌感染仍有限的首选，故不选 B。阿奇霉素为大环内酯类，主要为支原体、衣原体、军团菌、空肠弯曲菌感染的首选药，故不选 D。阿莫西林为广谱青霉素，对 G^- 杆菌有较强的抗菌作用，但对铜绿假单胞菌无效，常作为肺炎链球菌、肠球菌、沙门菌属、幽门螺杆菌的首选治疗药物，故不选 E。

| 题型 | B1 型题 |

（1~2题共用解析）

1.【答案】B 2.【答案】A 【难度系数】★★★
【解析】头孢菌素类为杀菌药，抗菌原理与青霉素类相同，能与细菌细胞膜上的 PBPs 结合，妨碍黏肽的形成，抑制细胞壁合成。故第 1 题选 B。氨基糖苷类的抗菌机制主要是通过干扰蛋白质的起始、延长和终止而抑制细菌蛋白质合成，还能破坏细菌胞质膜的完整性。故第 2 题选 A。多肽类抗生素、抗真菌药物两性霉素 B 可以改变胞质膜的通透性。磺胺类抗生素影响细菌体内的叶酸代谢。利福平特异性地抑制细菌 DNA 依赖的 RNA 多聚酶，阻碍 mRNA 的合成而杀灭细菌。

第三十节 大环内酯类及林可霉素类抗生素

| 题型 | A1 型题 |

【答案】A 【难度系数】★★
【解析】红霉素临床常用于治疗耐青霉素的金黄色葡萄球菌感染和对青霉素过敏者，也能用于厌氧菌引起的口腔感染和肺炎支原体、肺炎衣原体、解脲脲原体等非典型病原体所致的呼吸系统、泌尿生殖系统感染。故选 A。

第三十一节 氨基糖苷类抗生素

| 题型 | A1 型题 |

1.【答案】C 【难度系数】★★★
【解析】本题考查氨基糖苷类抗生素的主要不良反应。氨基糖苷类抗生素的不良反应包括：①耳毒性；②肾毒性；③神经肌肉阻滞；④过敏反应（链霉素的过敏反应仅次于青霉素）。故选 C。

2.【答案】D 【难度系数】★★★★
【解析】本题考查铜绿假单胞菌的敏感抗生素。铜绿假单胞菌感染首选药为氨基糖苷类妥布霉素，妥布霉素的抗铜绿假单胞菌的作用是庆大霉素的 2~5 倍。第三代头孢菌素、喹诺酮类（儿童禁忌）也有较强的抗铜绿假单胞菌的作用。故选 D。

第三十二节 四环素类及氯霉素

| 题型 | A1 型题 |

【答案】A　　　　　　　　　　　　【难度系数】★★★

【解析】本题考查氯霉素的不良反应。氯霉素主要不良反应为：再生障碍性贫血、灰婴综合征、二重感染。因其副作用太多，临床已经很少用了。故选 A。

| 题型 | A2 型题 |

【答案】E　　　　　　　　　　　　【难度系数】★★★

【解析】四环素类药物首选治疗立克次体感染（斑疹伤寒、Q 热和恙虫病等）、支原体感染（支原体肺炎和泌尿生殖系统感染等）、衣原体感染（鹦鹉热、沙眼和性病性淋巴肉芽肿等）以及某些螺旋体感染（回归热等）。故选 E。庆大霉素为氨基糖苷类抗生素。磺胺嘧啶易透过血-脑脊液屏障，在脑脊液中的浓度最高可达血药浓度的 80%，是预防流行性脑脊髓膜炎的首选药。头孢他啶属于第三代头孢菌素，可用于危及生命的败血症、脑膜炎、肺炎、骨髓炎及尿路严重感染的治疗，能有效控制严重的铜绿假单胞菌感染。林可霉素主要用于厌氧菌，包括脆弱拟杆菌、产气荚膜梭菌、放线杆菌等引起的口腔、腹腔和妇科感染，治疗需氧革兰氏球菌引起的呼吸道、骨及软组织、胆道感染，败血症、心内膜炎等，是金黄色葡萄球菌引起的骨髓炎的首选药。

第三十三节 人工合成的抗菌药

| 题型 | A1 型题 |

【答案】B　　　　　　　　　　　　【难度系数】★★★★

【解析】DNA 回旋酶是喹诺酮类抗革兰氏阴性菌的重要靶点。喹诺酮类药物需嵌入断裂 DNA 链，形成酶-DNA-药物三元复合物而抑制 DNA 回旋酶的切口活性和封口活性，达到杀菌作用。故选 B。选项 A 是大环内酯类抗生素的抗菌作用机制，故不选 A。选项 C 是磺胺类药物作用机制，磺胺类药与对氨苯甲酸竞争二氢蝶酸合成酶，阻止细菌二氢叶酸合成，从而发挥抑菌作用，故不选 C。选项 D 是抗疟药乙胺嘧啶的药理作用，故不选 D。选项 E 是头孢类抗生素的作用机制，故不选 E。

第三十四节 抗真菌药和抗病毒药

| 题型 | B1 型题 |

1.【答案】E　　　　　　　　　　　【难度系数】★★★★

【解析】本题考查抗真菌药的类型。酮康唑属于广谱抗真菌药，对多种表浅部和深部真菌均显示活性。故选 E。

2.【答案】C　　　　　　　　　　　【难度系数】★★★★

【解析】本题考查利福平的药理作用。利福平除具有强大的抗结核作用，还可和其他药物联合用于麻风病治疗。故选 C。

3.【答案】B　　　　　　　　　　　【难度系数】★★★★

【解析】本题考查抗病毒药物的作用。阿昔洛韦是人工合成的嘌呤核苷类衍生物，为抗 DNA 病毒药物，对 RNA 病毒无效。阿昔洛韦是治疗单纯疱疹病毒的首选药物。具有较强抗铜绿假单胞菌的药物有：第三代头孢菌素、氨基糖苷类（妥布霉素）、喹诺酮类（儿童禁忌）。支原体肺炎首选红霉素；念珠菌感染首选氟康唑。故选 B。

4.【答案】E　　　　　　　　　　　【难度系数】★★★★

【解析】本题考查克林霉素的药理作用。林可霉素类抗生素，可抑制细菌蛋白质的合成，对厌氧菌有良好的效果，包括脆弱拟杆菌、产气荚膜梭菌等引起的口腔、腹腔、妇科感染等。克林霉素常作为金黄色葡萄球菌感染引起的急慢性骨髓炎和关节感染的首选药物。故选 E。

5.【答案】C　　　　　　　　　　　【难度系数】★★★★

【解析】本题考查立克次体引起的斑疹伤寒首选药。由立克次体引起的斑疹伤寒首选四环素类抗生素。故选 C。

6.【答案】E 【难度系数】★★★★
【解析】本题考查铜绿假单胞菌感染的首选药。铜绿假单胞菌感染的首选药为：第三代头孢菌素、氨基糖苷类（妥布霉素）、喹诺酮类（儿童禁忌）。

7.【答案】D 【难度系数】★★★★
【解析】本题考查抗病毒药物的作用。利巴韦林是广谱抗病毒药物，通过抑制病毒RNA聚合酶，阻碍mRNA的转录过程，对呼吸道合胞病毒、流感病毒、甲型肝炎病毒等均有效。故选D。

第三十五节　抗结核药

题型　A1型题

1.【答案】C 【难度系数】★★★
【解析】异烟肼对结核分枝杆菌具有高度的选择性，对生长旺盛的活动期结核分枝杆菌有强大的杀灭作用，是治疗活动性结核的首选药物。对静止期结核分枝杆菌无杀灭作用而仅有抑菌作用，故不选A。异烟肼抑制分枝菌酸的生物合成（分枝菌酸是结核分枝杆菌细胞壁的重要成分），因分枝菌酸只存在于分枝杆菌中，因此异烟肼仅对结核分枝杆菌具有高度特异性而对其他细菌无效。故不选B。单独使用易产生耐药性，但停用一段时间后可恢复对药物的敏感性。异烟肼与其他抗结核药物间无交叉耐药性，故临床上常采取联合用药以增加疗效和延缓耐药性的发生。故选C，不选D、E。

2.【答案】A 【难度系数】★★★
【解析】本题考查异烟肼的不良反应。异烟肼的不良反应为周围神经炎；吡嗪酰胺使血尿酸增高，引起急性痛风发作；卡那霉素为大环内酯类抗生素，主要副作用为耳毒性、肾毒性；阿昔洛韦为抗疱疹病毒药，常引起过敏，肝肾功能损伤。故选A。

题型　A2型题

1.【答案】C 【难度系数】★★★
【解析】各类抗结核药物的不良反应：乙胺丁醇不良反应为球后视神经炎，引起弱视、红绿色盲、视野缩小，故选C。异烟肼不良反应为周围神经炎，可用维生素B_6来对抗，故不选D。利福平的不良反应为肝脏毒性、流感综合征等，故不选E。青霉素G治疗钩端螺旋体病、鼠咬热等可引起类赫氏反应，故不选A。
【破题思路】各类抗结核药物的不良反应：异烟肼——周围神经炎，可用维生素B_6来对抗；利福平——肝脏毒性、流感综合征、致畸、体液呈橘色等；乙胺丁醇——球后视神经炎；吡嗪酰胺——尿酸升高，引发痛风。

2.【答案】D 【难度系数】★★★
【解析】异烟肼为各型结核病的首选药。异烟肼常见不良反应为周围神经炎，表现为手脚麻木、肌肉震颤和步态不稳；严重可导致精神病和中毒性脑病。此作用是因为异烟肼与维生素B_6结构相似，使维生素B_6排泄增加而导致体内缺乏，使用异烟肼需及时补充维生素B_6，故选D。

第三十六节　抗疟药

题型　A1型题

1.【答案】E 【难度系数】★★
【解析】伯氨喹对间日疟和卵形疟肝脏中的休眠子有较强的杀灭作用，是防治疟疾远期复发的主要药物。与红细胞内期抗疟药合用，能根治良性疟，减少耐药性的产生。能杀灭各种疟原虫的配子体，阻止疟疾传播。乙胺嘧啶是主要用于病因性预防的药物。氯喹、奎宁、青蒿素是主要用于控制症状的药物。氯喹对各种疟原虫的红细胞内期裂殖体均有较强的杀灭作用，能迅速、有效地控制疟疾的临床发作；但对子孢子、休眠子和配子体无效，不能用于病因预防以及根治远期复发和传播。奎宁对各种疟原虫的红细胞内期裂殖体均有杀灭作用，能有效控制临床症状；对红细胞外期疟原虫和恶性疟的配子体无明显作用。第9版《传染病学》中，控制疟疾发作首选青蒿素，故选E。

2.【答案】C 【难度系数】★★★
【解析】本题考查抗疟药的药理作用。氯喹能杀灭红细胞内期的间日疟、三日疟及敏感的恶性疟疾，能迅速控制症状，对恶性疟疾有根治作用，主要用于控制疟疾的急性发作和根治恶性疟疾，也可用于甲硝唑治疗无效或有禁忌的阿米巴肝炎或肝脓肿，因其具有免疫抑制的作用，故大剂量也可以用于治疗类风湿关节炎、SLE等；乙胺嘧啶常用于疟疾的病因性预防；葡萄糖-6-磷酸脱氢酶缺乏者服用伯氨喹可引起急性溶血性贫血；青蒿素对红细胞内期疟原虫有强大的杀灭作用，有首关效应，复发率较高，临床用于控制间日疟和恶性疟疾的症状。故选 C。

3. 【答案】B 　　　　　　　　　　　　　【难度系数】★★★

【解析】本题考查抗疟药的作用特点。肝内期疟原虫属于红细胞外期，伯氨喹对红细胞内期及个别疟原虫的配子体均有较强的杀灭作用，临床上作为控制复发和阻止疟疾传播的首选药。乙胺嘧啶也用于红细胞外期，但主要用于疟疾的病因性预防。氯喹、青蒿素、哌喹均用于红细胞内期抗疟原虫作用。故选 B。

4. 【答案】D 　　　　　　　　　　　　　【难度系数】★★

【解析】本题考查乙胺嘧啶的不良反应。乙胺嘧啶是二氢叶酸还原酶抑制剂，长期服用可导致叶酸的缺乏，从而引起巨幼细胞贫血、白细胞减少等。故选 D。

第三十七节　抗恶性肿瘤药（助理不考）

题型	A1 型题

1. 【答案】B 　　　　　　　　　　　　　【难度系数】★★★

【解析】甲氨蝶呤（MTX）的化学结构与叶酸相似，对二氢叶酸还原酶具有强大而持久的抑制作用，它与该酶的结合力比叶酸大 106 倍，呈竞争性抑制作用。药物与酶结合后，使二氢叶酸不能变成四氢叶酸，从而使 5,10-甲酰四氢叶酸产生不足，使脱氧胸苷酸合成受阻，DNA 合成障碍。甲氨蝶呤也可阻止嘌呤核苷酸的合成，故能干扰蛋白质的合成，故选 B。

2. 【答案】A 　　　　　　　　　　　　　【难度系数】★★★★

【解析】本题考查环磷酰胺的药理作用。环磷酰胺抗瘤谱较广，对恶性淋巴瘤效果显著，对多发性骨髓瘤、急性淋巴细胞白血病、肺癌、乳腺癌等也有一定的疗效。故选 A。

3. 【答案】D 　　　　　　　　　　　　　【难度系数】★★★★

【解析】本题考查抗肿瘤药物的分类。干扰转录过程和阻止 RNA 合成的抗癌药物包括：多柔比星、柔红霉素。故选 D。

4. 【答案】E 　　　　　　　　　　　　　【难度系数】★★★★

【解析】本题考查抗肿瘤药物的副作用。环磷酰胺常可引起出血性膀胱炎、骨髓移植等不良反应，故选 E。

第九章 预防医学

第一节 绪论

题型　A1 型题

1. 【答案】D　　　　　　　　　【难度系数】★★★★
【解析】第一级预防为病因预防，第三级预防主要为预防并发症、防止伤残，高血压管理首先从病因上预防，预防高血压的发生，高血压病病人需规律服药控制血压，防止疾病恶化、并发症，故选D。体力活动促进目的为预防疾病，属于第一级预防；环境有害因素的整治也属于第一级预防；脑卒中病人的功能锻炼属于第三级预防；控烟属于第一级预防。

2. 【答案】C　　　　　　　　　【难度系数】★★★★
【解析】流行病学的研究对象是人群而不是个体，故不选A。流行病学关注的事件包括疾病和健康状况，疾病包括传染性疾病、非传染性疾病，流行病学关注与疾病和健康相关的一切事件，故不选B、E。流行病学研究目的是了解疾病分布情况，分析原因，制订措施，评价效果，故不选D。流行病学是研究人群疾病与健康状况的分布及其影响因素，并研究防治疾病及促进健康的策略和措施的科学，故选C。

3. 【答案】B　　　　　　　　　【难度系数】★★★★
【解析】第二级预防为临床前期预防，包括各种筛检、筛查，故选B。
【破题思路】第一级预防为病因预防，疫苗接种、遗传咨询属于第一级预防；第三级预防主要为预防并发症、防止伤残，病后康复、健康促进属于第三级预防。

4. 【答案】D　　　　　　　　　【难度系数】★★
【解析】第一级预防为病因预防，无病因的疾病不能用第一级预防，故选D。

5. 【答案】E　　　　　　　　　【难度系数】★★★
【解析】第一级预防为病因预防，无病因的疾病不能用第一级预防，碘缺乏病有明确的病因即碘缺乏，故选E。

6. 【答案】A　　　　　　　　　【难度系数】★★★
【解析】预防医学不同于临床医学，其特点为：①预防医学的研究对象为个体及确定的群体，主要着眼于健康和无症状患者；②研究方法上注重微观和宏观相结合，但更侧重于影响健康的因素与人群健康的关系；③采取的对策更具积极的预防作用，具有较临床更大的人群健康效益。预防医学的研究重点在群体而不是个体治疗，研究个体治疗的是临床医学，故选A。

第二节 医学统计学方法

题型　A1 型题

1. 【答案】E　　　　　　　　　【难度系数】★★★★★
【解析】圆图是把圆的总面积作为100%，表示事物的全部，而圆内各扇形面积用来表示全体中各部分所占比例。此题鼻咽癌患者为事物的全部，各个职业用圆内各扇形面积表示，故选E。
【破题思路】线图包括普通线图和半对数线图，线图用于连续性资料的发展变化或一事物随另一事物变迁的情况；直方图用于表示连续性资料的频数分布；散点图用于表示两事物的相关关系。

2. 【答案】D　　　　　　　　　【难度系数】★★★★
【解析】统计表一般采用"三线表"的格式，一张表格以三条线为基础，表的顶线和底线把表的主要内容与标题隔开，中间一条线把纵标目与数据隔开，不宜使用竖线和斜线，故选D。

3. 【答案】B　　　　　　　　　【难度系数】★★★★★
【解析】描述正态分布的离散程度的最佳指标为标准差，故选B。
【破题思路】描述偏态分布的离散程度的最佳指标为四分位数间距；描述正态分布的集中程度的最佳指标为算术均数；描述偏态分布的集中程度的最佳指标为中位数。

4. 【答案】D 【难度系数】★★★★
【解析】Ⅰ类错误概率为α，Ⅱ类错误概率为β。当样本含量固定时，第Ⅰ类错误α和第Ⅱ类错误β的关系：α越小，β越大；反之α愈大，β可能愈小。若要同时减小α和β，应增加样本量，故选D。

5. 【答案】A 【难度系数】★★★
【解析】对照原则的目的是通过与对照组效应对比鉴别出实验组的效应大小，消除非处理因素对实验结果的影响，使处理因素的效应得以体现，故选A。

6. 【答案】B 【难度系数】★★★
【解析】反映误差大小的指标是标准误，故选B。
【破题思路】全距不稳定，易受极端值的影响；描述正态分布的离散程度的最佳指标为标准差；变异系数是描述变异程度大小的指标。

7. 【答案】B 【难度系数】★★★★
【解析】该资料属于正偏态分布，宜使用百分位数法，95%概率的医学参考值范围双侧应使用$P_{2.5} \sim P_{97.5}$，故选B。
【破题思路】百分位数法，90%概率应使用$P_5 \sim P_{95}$，99%概率应使用$P_{0.5} \sim P_{99.5}$；如资料为正态分布，应使用正态分布法计算。

8. 【答案】A 【难度系数】★★★★
【解析】呈对数正态分布的数值变量资料的集中趋势最佳指标为几何均数，故选A。
【破题思路】描述偏态分布的离散程度的最佳指标为四分位数间距；描述正态分布的离散程度的最佳指标为标准差；描述偏态分布的集中程度的最佳指标为中位数。

9. 【答案】D 【难度系数】★★★★
【解析】秩和检验用于等级资料的比较，常用于药物效果、抗体滴度的比较等，故选D。
【破题思路】直线回归分析用于检验两变量是否相关；t检验用于样本均数与总体的比较、两个独立样本均数比较；χ^2检验用于率、构成比的比较。

10. 【答案】D 【难度系数】★★★★
【解析】P值是指在无效假设成立的条件下，观察到的试验差别，以及更极端的差别；这是由于机遇所致的概率，因此，P值越小就越不能用检验假设，只能说明两样本均数不同，故选D。

11. 【答案】C 【难度系数】★★★★
【解析】普通线图用于连续性资料的发展变化或一事物随另一事物变迁的情况，8年中肝炎发病率随时间的变化，为一个连续性的资料，故选C。
【破题思路】圆图是把圆的总面积作为100%，表示事物的全部，而圆内各扇形面积用来表示全体中各部分所占比例；直方图用于表示连续性资料的频数分布；散点图用于表示两事物的相关关系。

12. 【答案】A 【难度系数】★★★
【解析】抽样时应遵循随机抽样原则，抽样时选择合作的人代替不肯合作的人，违背了随机抽样的原则，故选A。

13. 【答案】B 【难度系数】★★★★
【解析】秩和检验用于等级资料的比较，题干中胸部平片阴影密度级别属于等级资料，选用秩和检验，故选B。
【破题思路】线性回归分析用于检验两变量是否相关；t检验用于样本均数与总体的比较、两个独立样本均数比较；χ^2检验用于率、构成比的比较。

14. 【答案】C 【难度系数】★★★
【解析】实验设计必须遵循实验设计的基本原则，即对照原则、随机化原则、重复原则，该实验未设置对照组，该实验不成立，故结论不能肯定，故选C。

15. 【答案】A 【难度系数】★★★
【解析】这个差异可能是抽样误差所致，抽样误差是由于偶然的因素，由抽样误差所造成的某变量值的统计量和总体参数之间存在差异，故选A。

16. 【答案】C 【难度系数】★★★★
【解析】描述偏态分布的集中程度的最佳指标为中位数，描述偏态分布的离散程度的最佳指标为四分位数间距，故选 C。

【破题思路】描述正态分布的离散程度的最佳指标为标准差；描述正态分布的集中程度的最佳指标为算术均数。

17.【答案】D　　　　　　　　　　　【难度系数】★★★★★

【解析】$P<\alpha$ 表示甲、乙两地正常成年男子平均身高相同的概率很小，基本不可能发生，所以两地正常男子平均身高不同，故选 D。

18.【答案】A　　　　　　　　　　　【难度系数】★★★★★

【解析】此表为新报告病例的构成比，而非发病率，在未知甲乙人群发病率的前提下，无法推论甲人群较乙人群更易患肺癌、乳腺癌、子宫颈癌等，故选 A。

题型　B1 型题

（1~2 题共用解析）

1.【答案】A　　2.【答案】E　　　　【难度系数】★★★★★

【解析】描述正态分布的离散程度的最佳指标为标准差，故第 1 题选 A。描述集中趋势的偏态分布一端或两端无确切的数值用中位数，故第 2 题选 E。

【破题思路】描述偏态分布的离散程度的最佳指标为四分位数间距；描述正态分布的集中趋势的指标为算术均数。

（3~5 题共用解析）

3.【答案】D　4.【答案】A　5.【答案】B　【难度系数】★★★★★

【解析】直方图用于表示连续性资料的频数分布，故第 3 题选 D；散点图用于表示两连续变量之间的关系，故第 4 题选 A；圆图是把圆的总面积作为 100%，表示事物的全部，而圆内各扇形面积用来表示全体中各部分所占比例，故第 5 题选 B。

【破题思路】线图包括普通线图和半对数线图，线图用于连续性资料的发展变化或一事物随另一事物变迁的情况；直方图用于各独立资料之间的比较。

（6~7 题共用解析）

6.【答案】E　　7.【答案】A　　　　【难度系数】★★★★★

【解析】在病例对照研究中，研究对象一般为某病的现患病例或存活病例，不包括死亡病例和病程短的病例，选用确诊一年的糖尿病患者作为病例组，此为现患病例，和新发病例的疾病情况会有差别，所得到的结果会有偏倚，称为现患病例-新发病例偏倚，故第 6 题选 E。采用医院患者作为研究对象的病例对照研究，易发生入院率偏倚，这种偏倚来自患者入院的风险，与患者的多种情况有关，由于疾病症状的严重程度、患者就医条件、人群对某一疾病的认识程度、医疗保健制度、社会文化经济等多种因素的差异，使患者出现了不同的住院率，因而可能会夸大或掩盖某因素与疾病的真实联系，故第 7 题选 A。

第三节　流行病学原理和方法

题型　A1 型题

1.【答案】A　　　　　　　　　　　【难度系数】★★★★★

【解析】队列研究是判定暴露因素与结局之间有无关联及关联程度大小的观察性研究方法，是由因找果的过程，故观察终点是观察对象出现了预期的结果。其余四个均不符合题意，故选 A。

2.【答案】A　　　　　　　　　　　【难度系数】★★★★

【解析】疾病监测的目的有预测疾病流行、评价预防效果、描述疾病分布、监测疾病暴发，其中不包括验证病因假设，故选 A。

【破题思路】验证病因假设是队列研究的目的。

3.【答案】B　　　　　　　　　　　【难度系数】★★★★

【解析】评价筛查试验本身的真实性的指标包括灵敏度和特异度、假阳性率和假阴性率、约登指数、粗一致性、似然比，故选 B。

【破题思路】评价筛查试验可靠性的指标包括：变异系数、符合率、Kappa 值。

4.【答案】D　　　　　　　　　　　　　【难度系数】★★★★★

【解析】罹患率适用于小范围、短时内疾病频率的测量，常用于疾病暴发或流行时的调查，如传染病、食物中毒及职业中毒等，故选D。

【破题思路】死亡率指在一定期间内，某人群中死于某病的频率，是测量人群死亡危险最常用的指标；续发率是指传染病的易感接触者中，最短潜伏期与最长潜伏期之间续发病例的人数占所有易感接触者总数的百分率，用于比较传染病传染力的强弱；发病人数是指某期间某人群中某病新病例数，反映疾病发生的频率；患病人数是指特定时间内一定人群中现患某病的新旧病例数，主要用于描述病程较长的慢性病的发生。

5.【答案】D　　　　　　　　　　　　　【难度系数】★★★★★

【解析】灵敏度反映待评价试验能将实际患病的病例正确地判断为患某病的能力，灵敏度越高发现真正有病的病人越多，故选D。

【破题思路】假阴性率又称漏诊率，灵敏度越高，漏诊率越低，为尽可能发现病人，避免漏诊，应降低假阴性率；假阳性率又称误诊率，它评价的是试验中错判为阳性者的比例；特异度反映的是待评价试验能将实际未患病的研究对象正确地判断为未患某病的能力。

6.【答案】C　　　　　　　　　　　　　【难度系数】★★★★

【解析】筛检是运用快速、简便的试验，检查或其他方法，将未诊断或未察觉疾病的人群中可疑有病或有缺陷但表面健康的个体，同可能无病者鉴别开来的医疗卫生服务措施。简单、快速的实验方法无法发现罕见病，故选C。

7.【答案】A　　　　　　　　　　　　　【难度系数】★★★★

【解析】频率是指在1年内发生的频率，包括出生率、死亡率、发病率等，故选A。

【破题思路】构成比是表示某事物内部各组成部分在整体中所占的比重，其余几项均属于构成比。

8.【答案】E　　　　　　　　　　　　　【难度系数】★★★★

【解析】流行病学研究方法是观察法和实验法，经过发展和总结，观察法演变成描述流行病学研究和分析流行病学研究，实验法演变成实验流行病学研究，故选E。

9.【答案】A　　　　　　　　　　　　　【难度系数】★★★★

【解析】研究疫苗预防效果，需选用该疾病的高发区的无免疫人员，将该人群注射疫苗后，追踪该病的患病率，故选A。

10.【答案】B　　　　　　　　　　　　　【难度系数】★★★★

【解析】施加干预措施是实验法最重要的特征，没有干预措施不能称为实验，而观察法无人为干预，故选B。

11.【答案】C　　　　　　　　　　　　　【难度系数】★★★★★

【解析】选定暴露和未暴露于某种因素的两种人群，追踪其各自的发病结局，比较两者发病结局的差异，从而判断暴露因素与发病有无因果及关联程度为队列研究，队列研究是由因找果的过程，故选C。

【破题思路】病例对照研究是判断暴露因素是否与研究的疾病有关联及其关联程度大小的一种观察性研究方法，是由果找因的过程；临床试验研究是在医院或其他医疗照顾环境下，以临床患者为研究对象，常用于评价药物、副作用或治疗方法的效果；横断面研究又叫现况研究，是针对某一特定时点或时期的特定范围人群，研究某病的患病率。

12.【答案】B　　　　　　　　　　　　　【难度系数】★★★★

【解析】筛检是运用快速、简便的试验，检查或其他方法，将未诊断或未察觉疾病的人群中可疑有病或有缺陷但表面健康的个体，同可能无病者鉴别开来的医疗卫生服务措施，故选B。

13.【答案】E　　　　　　　　　　　　　【难度系数】★★★★

【解析】疾病的三间分布为时间、地区和人群，故选E。

14.【答案】B　　　　　　　　　　　　　【难度系数】★★★★

【解析】疾病监测最重要的目的是及时掌握疾病的变化趋势，采取控制措施，故选B。

15.【答案】A　　　　　　　　　　　　　【难度系数】★★★★★

【解析】分层抽样是将调查的总体按照某种特征分成若干层，然后在每层中进行随机抽样的方法，根据题干先将山区、丘陵、湖区各分一组，然后再在各组中随机抽样，故选A。

【破题思路】整群抽样是将总体分成若干组，以组为单位进行随机抽样，被抽到的群组中的全部个体为调查对象。系统抽样又称机械抽样，是按照一定顺序，机械地每隔若干单位抽取一个单位的抽样方法。

单纯随机抽样也称简单随机抽样，是指从总体 N 个对象中，利用抽签、随机数字表等方法抽取 n 个对象组成一个样本。

16. 【答案】C　　　　　　　　　　　　【难度系数】★★★★

【解析】短期波动属于疾病三间分布中时间分布特征的一种，表示疾病流行强度的指标有散发、流行、大流行、暴发，故选 C。

17. 【答案】C　　　　　　　　　　　　【难度系数】★★★★

【解析】队列研究是由因找果的过程，研究长期暴露在某环境下能否引起某病，故选 C。

【破题思路】现况调查是在某一人群中，应用普查或抽样调查的方法收集特定时间内及特定人群中疾病、健康状况及有关因素的资料，并对资料的分布情况、疾病与因素的关系加以描述。病例对照研究是选择患有和未患有某特定疾病的人群分别作为病例组和对照组，调查各组人群过去暴露于某种或某些可疑危险因素的比例或水平，通过比较各组之间暴露比例或水平的差异，判断暴露因素是否与研究的疾病有关联及其关联程度大小的一种观察性研究方法，是由果找因的过程；筛检是从表面健康的人群中将可能患病的人群筛检出来。

18. 【答案】B　　　　　　　　　　　　【难度系数】★★★★★

【解析】异质性检验又称同质性检验，是用假设检验的方法检验多个独立研究是否具有异质性（同质性），故选 B。

19. 【答案】D　　　　　　　　　　　　【难度系数】★★★★

【解析】现患率又称患病率，等于新旧病例数／平均人口数，用来描述病程较长的慢性病的发生或流行情况。1 月内对居民进行了糖尿病的普查，可普查出现患糖尿病的人数，故选 D。

【破题思路】罹病率是小范围内的新发病率，用于小范围传染病频率的测量；发病率是某病一年中新发的病例，反映疾病发生的频率；死亡率为死亡人数占总人口的比例。

20. 【答案】C　　　　　　　　　　　　【难度系数】★★★★

【解析】疾病监测包括被动监测、主动监测、哨点监测。被动监测是下级单位按照要求常规向上级单位报告监测需要的数据，上级单位被动接受，如法定传染病报告体系、癌症等级体系、突发公共卫生事件报告系统等；主动监测是指上级单位主动地、有计划地组织到下级单位收集资料或开展定期的调查收集资料，如传染病漏报调查、中国的历次全国范围的乙肝流行病学抽样、结核病流行病学抽样调查等；哨点监测是指为了更好地掌握特定公共卫生问题，依据疾病、健康状况或危险因素分布特点，选择若干有代表性的地区或人群作为监测点，按照统一要求收集资料，如选择有代表性的地区或艾滋病高危人群，用统一的检测方法开展艾滋病病毒抗体检测，同时收集高危行为信息，作为艾滋病哨点监测。故选 C。

21. 【答案】B　　　　　　　　　　　　【难度系数】★★★★

【解析】患病率＝新旧病例数／平均人口数，故选 B。

【破题思路】发病率＝新发病例／暴露人口数；死亡率＝死亡人数／同期平均人口数；病死率＝因病而死人数／同期确诊患该病人数。

22. 【答案】E　　　　　　　　　　　　【难度系数】★★★

【解析】流行病学与发病相关的指标有发病率、罹患率、患病率，故选 E。

题型	A2 型题

1. 【答案】B　　　　　　　　　　　　【难度系数】★★★★★

【解析】系统抽样又称机械抽样，是按照一定顺序，机械地每隔若干单位抽取一个单位的抽样方法，题干提示每隔 10 户抽取一户，为系统抽样，故选 B。

【破题思路】单纯随机抽样也称简单随机抽样，是指从总体 N 个对象中，利用抽签、随机数字表等方法抽取 n 个对象组成一个样本。整群抽样是将总体分成若干组，以组为单位进行随机抽样，被抽到的群组中的全部个体为调查对象。多级抽样综合运用上述多种抽样方法进行多次抽样，亦称多阶段抽样。分层抽样是将调查的总体按照某种特征分成若干层，然后在每层中进行随机抽样的方法。

2. 【答案】C　　　　　　　　　　　　【难度系数】★★★★★

【解析】病例对照研究是选择患有和未患有某特定疾病的人群分别作为病例组和对照组，调查各组人群过去暴露于某种或某些可疑危险因素的比例或水平，通过比较各组之间暴露比例或水平的差异，判断暴露因素是否与研究的疾病有关联及其关联程度大小的一种观察性研究方法，是由果找因的过程，该题为寻找胃癌的发病原因，故选 C。

【破题思路】队列研究是由因找果的过程，研究长期暴露在某环境下能否引起某病；社区试验研究是以未患病的人群为研究对象，以社区为单元，试验组给予某试验措施，对照组不给予该措施，随访两组人群疾病的发生情况，评价措施效果；临床试验研究是在医院或其他医疗照顾环境下，以临床患者为研究对象，常用于评价药物、副作用或治疗方法的效果；现况调查是在某一人群中，应用普查或抽样调查的方法收集特定时间内及特定人群中疾病、健康状况及有关因素的资料，并对资料的分布情况、疾病与因素的关系加以描述。

3.【答案】D　　　　　　　　　　【难度系数】★★★★★

【解析】队列研究是由因找果的过程，研究长期暴露在危险因素中能不能引起疾病。该题干提示啤酒狂欢节的饮酒者是否会死于心血管疾病，为队列研究，故选D。

【破题思路】生态学研究是描述不同人群中某暴露因素的暴露情况与疾病的频率；临床试验研究是在医院或其他医疗照顾环境下，以临床患者为研究对象，常用于评价药物、副作用或治疗方法的效果；病例对照研究是判断暴露因素是否与研究的疾病有关联及其关联程度大小的一种观察性研究方法，是由果找因的过程；横断面研究又叫现况研究，是针对某一特定时点或时期的特定范围人群，研究某病的患病率。

4.【答案】A　　　　　　　　　　【难度系数】★★★★

【解析】对不同地区的死亡率进行比较时需先将死亡率标化后再进行比较，故选A。

题型　A3/A4型题

1.【答案】B　　　　　　　　　　【难度系数】★★★★★

【解析】定性数据又称计数资料，变量的观察值是定性的，定性资料又分为二项分类资料和多项无序分类资料，该题中评价的是药物的疗效，属于定性资料，包含有效和无效，故为二项分类资料，故选B。

【破题思路】多项有序资料又称等级资料，变量的观测结果是定性的，但有顺序上的差别；定量资料的观测结果是数值；多项无序分类资料属于定性资料的一种，观察值为两个以上。

2.【答案】E　　　　　　　　　　【难度系数】★★★★

【解析】根据题干该试验为临床试验，所以不是队列研究和病例对照研究，题干没有说配对，也没有说区组情况，所以是最基本的完全随机设计，故选E。

（3~5题共用解析）

3.【答案】D　　4.【答案】D　　5.【答案】E　　　　【难度系数】★★★★★

【解析】灵敏度=80/400×100%=20%；特异度=（400-40）/400×100%=90%；阳性似然比=20%/（1-90%）×100%=2。

6.【答案】B　　　　　　　　　　【难度系数】★★★★

【解析】有效率=有效人数/治疗组人数×100%，该药对疾病治疗的有效率=40/60×100%，故选B。

7.【答案】A　　　　　　　　　　【难度系数】★★★★

【解析】对照组的有效率=20/60×100%，该药对疾病治疗的有效率大于对照组的有效率，说明该药物治疗效果高于对照组，对疾病有效，故选A。

8.【答案】C　　　　　　　　　　【难度系数】★★★★

【解析】该实验观察者与患者均不知情，为双盲，故选C。

【破题思路】只有患者不知情为单盲，观察者、患者、实验者均不知情为三盲。

（9~11题共用解析）

9.【答案】C　　10.【答案】B　　11.【答案】E　　　　【难度系数】★★★★★

【解析】灵敏度=64/100×100%=64%；特异度=84/100×100%=84%；粗一致率=(64+84)/200×100%=74%，故选C、B、E。

【破题思路】灵敏度为有病找有病（口诀），特异度为没病找没病（口诀），粗一致率为（真阳性+真阴性）/总人数。

第四节　临床预防服务

题型	A1 型题

1. 【答案】D　　　　　　　　　　　　【难度系数】★★★★

   【解析】强化因素是对行为的应答，可进一步增强或减弱该行为，服药后血压得到有效的控制，可进一步增强遵从医嘱服药的行为，故选 D。

2. 【答案】D　　　　　　　　　　　　【难度系数】★★★★

   【解析】碘缺乏病由于甲状腺代偿功能不足出生后出现不同程度的智力低下、体格矮小、听力障碍和甲状腺功能减退等，故选 D。

   【破题思路】硒缺乏病主要表现为心脏和关节的病变；砷中毒主要表现为多发性皮肤损害及神经炎；铅中毒主要表现为头晕、头痛、贫血等症状；氟中毒主要表现为氟骨病和氟斑牙。

3. 【答案】E　　　　　　　　　　　　【难度系数】★★★★

   【解析】提倡高血压患者进行有氧、中低强度，持续 10 分钟以上的活动，故选 E。

4. 【答案】C　　　　　　　　　　　　【难度系数】★★★★

   【解析】临床预防服务包括健康咨询、筛检、免疫接种、化学预防、预防性治疗，不包括药物治疗，故选 C。

5. 【答案】A　　　　　　　　　　　　【难度系数】★★★★

   【解析】维持阶段应采取的干预措施包括反思习惯、强化管理、控制刺激、求助关系。反思习惯指认识到不健康行为习惯的危害，学习一种健康的行为取代它；强化管理是增加最健康行为的奖赏，反之实施处罚，使改变后的健康行为不断出现；控制刺激是消除诱发不健康行为的因素，增加有利行为向健康方向改变的提示；求助关系是在健康行为形成过程中，向社会支持网络寻求支持。故选 A。

   【破题思路】促使他们针对危险行为对自身、他人和环境的影响作出评判属于提高认识，是处于无打算阶段和打算阶段需采取的干预措施；促使参与者作出改变行为的承诺，属于自我解放，是准备阶段和行动阶段需采取的干预措施；促使他们进行思考，认识到危险行为的危害、权衡改变行为的利弊属于自我再评价，是准备阶段和行动阶段需采取的干预措施；从情感上评估自己的健康风险行为属于情感唤起，是打算阶段和准备阶段需采取的干预措施。

6. 【答案】A　　　　　　　　　　　　【难度系数】★★★★

   【解析】在小区建设健康步道，以鼓励体育锻炼属于健康促进策略中的营造支持性环境策略，故选 A。

7. 【答案】E　　　　　　　　　　　　【难度系数】★★★★

   【解析】行为线索是诱发健康行为发生的因素，是导致个体行为改变的"最后推动力"，指任何与健康问题有关的促进个体行为改变的关键事件和暗示，包括内在和外在两方面，故选 E。

8. 【答案】D　　　　　　　　　　　　【难度系数】★★

   【解析】大豆中含丰富的蛋白质，故推荐每人每日摄入大豆的目的是保证膳食蛋白质的摄入，故选 D。

9. 【答案】B　　　　　　　　　　　　【难度系数】★★★★★

   【解析】效果指数是鉴定疫苗的保护效果的指标，计算方法是对照组的发病率/接种组的发病率，故选 B。

   【破题思路】现患率又称患病率，等于新旧病例数/平均人口数，用来描述病程较长的慢性病的发生或流行情况；发病率是某病一年中新发的病例，反映疾病发生的频率；死亡率是死亡人数/同期平均人口数，反映人群的健康状况和卫生保健水平；病死率是因病而死的人数/同期确诊患该病人数，衡量疾病对人生命威胁的程度，反映医疗水平的指标。

10. 【答案】B　　　　　　　　　　　　【难度系数】★★★★

    【解析】应用于人际水平的理论为社会认知理论，故选 B。

    【破题思路】应用于个体水平的理论或模式包括健康信念模式、阶段变化理论、理性行为理论、计划行为理论；应用于社区和群体水平的理论包括社区组织模型、创新扩散理论。

11. 【答案】E　　　　　　　　　　　　【难度系数】★★★★

    【解析】筛检是运用快速、简便的试验，检查或其他方法，将未诊断或未察觉疾病的人群中可疑有病或有缺陷但表面健康的个体，同可能无病者鉴别开来的医疗卫生服务措施，故选 E。

12. 【答案】A　　　　　　　　　　　　【难度系数】★★★★

    【解析】临床预防服务健康管理实施的疾病步骤为健康信息收集、健康风险评估、个体化健康维护计划，其中健康信息收集为首要步骤，故选A。

13.【答案】C　　　　　　　　　　　　【难度系数】★★★★

【解析】健康维护计划制订的原则包括以健康为导向的原则、个性化原则、综合利用原则、动态性原则、个人积极参与的原则，不包括普适性，故选C。

14.【答案】C　　　　　　　　　　　　【难度系数】★★★

【解析】中国居民膳食宝塔是经过科学设计的理想膳食模式，故选C。

15.【答案】E　　　　　　　　　　　　【难度系数】★★★★

【解析】①无打算阶段：处于该阶段的人，没有在未来6个月中改变自己行为的考虑，或有意坚持不改；②打算阶段：处于该阶段的人，打算在未来6个月内采取行动，改变疾病危险行为，已经认识到行为改变的好处，但同时也意识到会有困难与阻碍，在好处与困难之间权衡，可能长期停留在这个阶段；③准备阶段：进入该阶段的人，将于未来1个月内改变行为，已对采取行动有所打算，例如参加有关课程或购买资料；④行动阶段：在此阶段的人，在过去6个月中目标行为已经有所改变；⑤行为维持阶段：处于此阶段的人已经维持新行为长达6个月以上，已达到预期目的。该吸烟者上个月开始戒烟，属于行动阶段，故选E。

16.【答案】C　　　　　　　　　　　　【难度系数】★★★

【解析】临床预防服务是对来就医的健康者和无症状的"患者"采用个性化的预防措施，故选C。

17.【答案】C　　　　　　　　　　　　【难度系数】★★★★

【解析】5A模式五个基本步骤包括：①评估：包括行为、病情、知识、技能、自信心；②劝告：提供有关健康危害的相关信息，行为改变的益处等；③达成共识：根据患者的兴趣、能力共同设定一个改善健康/行为的目标；④协助：为患者找到行动可能遇到的障碍，帮助确定正确的策略，解决问题的技巧及获得社会支持；⑤安排随访：明确随访的时间、方式、行动计划。第四步为协助，故选C。

18.【答案】E　　　　　　　　　　　　【难度系数】★★★

【解析】小白菜是蔬菜中含矿物质和维生素最丰富的，富含维生素A、维生素C、B族维生素、钾、硒等，用小白菜制作菜肴，炒、煮的时间不宜过长，以免损失营养，尤其是维生素C的损失，故选E。

19.【答案】A　　　　　　　　　　　　【难度系数】★★★

【解析】动物食品是锌的良好来源，尤其是海产品、红色肉类及动物肝脏，而植物性食品含锌较少，吸收率也较低，故选A。

20.【答案】D　　　　　　　　　　　　【难度系数】★★★

【解析】膳食中铁的良好来源是动物肝脏、动物全血、畜禽肉类、鱼类、海带、黑木耳等，故选D。豆类含有丰富的优质蛋白；粮谷类是维生素B_1的主要来源；蔬菜、水果含有丰富的维生素C；奶及奶制品含有丰富的钙。

21.【答案】B　　　　　　　　　　　　【难度系数】★★★

【解析】根据题干诊断为低蛋白血症，需补充优质蛋白，故选B。

22.【答案】B　　　　　　　　　　　　【难度系数】★★★

【解析】老年人膳食应少食多餐，预防营养缺乏，精米、精面都被去掉了大量的糊粉层，而糊粉层中含有丰富的B族维生素、矿物质和蛋白质等。米、面加工得越精细，糊粉层含量越低，营养素含量越少，即营养价值越低，故不应该建议精米精面饮食，故选B。

23.【答案】D　　　　　　　　　　　　【难度系数】★★★

【解析】缺铁可致儿童生长发育迟缓、食欲减退以及异食癖，故选D。钙缺乏可引起骨质的改变，如佝偻病、中老年人的骨质疏松；铁缺乏导致缺铁性贫血。

题型	A2型题

1.【答案】D　　　　　　　　　　　　【难度系数】★★★★★

【解析】①无打算阶段：处于该阶段的人，没有在未来6个月中改变自己行为的考虑，或有意坚持不改；②打算阶段：处于该阶段的人，打算在未来6个月内采取行动，改变疾病危险行为，已经认识到行为改变的好处，但同时也意识到会有困难与阻碍，在好处与困难之间权衡，可能长期停留在这个阶段；③准备阶段：进入该阶段的人，将于未来1个月内改变行为，已对采取行动有所打算，例如参加有关课程或购买资料；④行动阶段：在此阶段的人，在过去6个月中目标行为已经有所改变；⑤行为维持阶段：处于此阶段的人已经维持新行为长达6个月以上，已达到预期目的。该女士已经认识到自己超重，但还没有行动,故选D。

2.【答案】B　　　　　　　　　　　　【难度系数】★★★★

【解析】①无打算阶段:处于该阶段的人,没有在未来6个月中改变自己行为的考虑,或有意坚持不改,这时应提高认识;②打算阶段:处于该阶段的人,打算在未来6个月内采取行动,改变疾病危险行为,已经认识到行为改变的好处,但同时也意识到会有困难与阻碍,在好处与困难之间权衡,可能长期停留在这个阶段,这时应提高认识和情感唤起;③准备阶段:进入该阶段的人,将于未来1个月内改变行为,已对采取行动有所打算,例如参加有关课程或购买资料,这时还应该自我解放,也就是说在建立信念的基础上做出要改变行为的承诺,确定行动日期;④行动阶段:在此阶段的人,在过去6个月中目标行为已经有所改变;⑤行为维持阶段:处于此阶段的人已经维持新行为长达6个月以上,已达到预期目的。该吸烟者考虑在未来1个月内开始戒烟,属于准备阶段,故选B。

3.【答案】E　　　　　　　　　　　　【难度系数】★★★★

【解析】该患者考虑为脑血管病,应建议患者控制脑血管病的危险因素,嘱其控制危险因素,指导康复,促进健康,定期体检,故选E。

4.【答案】A　　　　　　　　　　　　【难度系数】★★★★

【解析】自我效能是一种信念,即相信自己能在特定的环境中恰当而有效地实施行为。该患者总认为无法管住自己,所以应提高患者的自我效能,使其相信自己能够实现,故选A。

题型	A3/A4 型题

1.【答案】C　　　　　　　　　　　　【难度系数】★★★★

【解析】影响健康行为的因素有倾向因素、促成因素、强化因素。强化因素指对象实施某行为后所得到的加强或减弱该行为的因素,这类因素来源于周围人,如配偶、亲属、医生等。此题家人对其的督促行为属于强化因素,故选C。

【破题思路】倾向因素为行为改变提供理由和动机,包括知识、信念、价值观、态度、自信心等;促成因素指允许行为动机或愿望得以实现的先行因素,如健康食品的供应情况、保健设施、医务人员、诊所等资源,医疗费用、诊所的距离、交通工具、个人保健技术、政府的重视与支持、法律政策等。

2.【答案】C　　　　　　　　　　　　【难度系数】★★★★★

【解析】①无打算阶段:处于该阶段的人,没有在未来6个月中改变自己行为的考虑,或有意坚持不改;②打算阶段:处于该阶段的人,打算在未来6个月内采取行动,改变疾病危险行为,已经认识到行为改变的好处,但同时也意识到会有困难与阻碍,在好处与困难之间权衡,可能长期停留在这个阶段;③准备阶段:进入该阶段的人,将于未来1个月内改变行为,已对采取行动有所打算,例如参加有关课程或购买资料;④行动阶段:在此阶段的人,在过去6个月中目标行为已经有所改变;⑤行为维持阶段:处于此阶段的人已经维持新行为长达6个月以上,已达到预期目的。该患者无戒烟打算,故选C。

3.【答案】E　　　　　　　　　　　　【难度系数】★★★★★

【解析】患者听闻戒烟会生病等传闻不再戒烟,说明患者还是重视健康,所以应着重说明戒烟的益处,突出说明那些与戒烟者最可能相关的益处,故选E。

第五节　社区公共卫生

题型	A1 型题

1.【答案】A　　　　　　　　　　　　【难度系数】★★★

【解析】一次污染物是指从污染源直接排入环境未发生变化的污染物,如有二氧化硫、一氧化碳、氮氧化物、二氧化氮、颗粒物(飘尘、降尘、油烟等)、氟气及含氧、氮、氯、硫有机化合物以及放射性物质等;二次污染物是指某些污染物进入环境后在物理、化学或生物学作用下,或与其他物质发生反应而生成与初始污染物的理化性质和毒性完全不同的新污染物,例如SO_2转变成酸雨,NO_2转变成硝酸雾,以及烃类和NO_2转化成光化学烟雾等。故选A,其他选项均为一次污染物。

2.【答案】D　　　　　　　　　　　　【难度系数】★★★

【解析】职业性疾病是指职业有害因素作用于人体的强度与时间超过机体的代偿功能,导致机体发生功能性或器质性改变,出现相应的临床症状与体征,所以是否发生职业性疾病取决于接触有害因素的强度和时间,故选D。

3. 【答案】E　　　　　　　　　　　　　　　　【难度系数】★★★

【解析】人群对某化学物暴露的强度、频率和持续时间通过暴露评价估计出，故选E。

4. 【答案】D　　　　　　　　　　　　　　　　【难度系数】★★★★

【解析】职业人群健康监护是以预防为目的，通过收集、整理、分析和评价有关医学检查和健康资料，及时掌握健康状况、了解疾病的分布和发展趋势，以便早期发现健康损害的征象，及早采取预防控制措施，达到保护目标人群和促进健康的目的。故选D。

5. 【答案】B　　　　　　　　　　　　　　　　【难度系数】★★★

【解析】突发公共卫生事件的特点包括突发性、普遍性、严重性、复杂性。普遍性是指影响的并非仅仅少数几个人的健康，而影响到广泛的社会群体，故选B。

【破题思路】突发性是指突然发生，出乎意料，事先没有征兆。

6. 【答案】A　　　　　　　　　　　　　　　　【难度系数】★★★★

【解析】职业人群健康监护是以预防为目的，通过收集、整理、分析和评价有关医学检查和健康资料，及时掌握健康状况、了解疾病的分布和发展趋势，以便早期发现健康损害的征象，及早采取预防控制措施，达到保护目标人群和促进健康的目的。根据题干中每年对该厂工人进行职业健康检查，属于健康监护，故本题选A。

7. 【答案】C　　　　　　　　　　　　　　　　【难度系数】★★★

【解析】光化学烟雾是由于汽车尾气中氮氧化合物和挥发性有机物在强烈日照下，经过一系列反应而生成的浅蓝色烟雾，患者会出现不同程度的眼睛红肿、流泪、咽痛、喘息、咳嗽、呼吸困难、头痛、胸闷等症状，故选C。

8. 【答案】C　　　　　　　　　　　　　　　　【难度系数】★★★

【解析】空气动力学直径在5μm以下的粉尘可随呼吸到达呼吸道深部和肺泡区，称为呼吸性粉尘，故选C。

【破题思路】直径小于15μm的颗粒物可进入呼吸道，称为可吸入粉尘，PM2.5表示粉尘颗粒直径为2.5μm。

9. 【答案】A　　　　　　　　　　　　　　　　【难度系数】★★★

【解析】食物中毒的发病特点为发病与特定食物有关，患者在近期内都有食用同样的有毒有害食物史，发病范围局限在食用该食物的人群中，故选A。

10. 【答案】B　　　　　　　　　　　　　　　 【难度系数】★★★

【解析】工作相关疾病是在接触职业有害危险因素后劳动者罹患某种疾病或潜在的亚临床疾病出现症状、体征或原有疾病加重，去除有害因素后疾病可缓解，包括慢性呼吸系统疾病、慢性消化系统疾病、骨骼肌肉损伤、心血管疾病、生殖功能紊乱、紧张性头痛、精神病等，故选B。其余均属于职业病。

11. 【答案】E　　　　　　　　　　　　　　　 【难度系数】★★★

【解析】剂量通常指进入机体的有害物质的量，随着暴露剂量的变化，产生反应的数量随之变化的相关关系称为剂量-反应关系，故选E。

12. 【答案】C　　　　　　　　　　　　　　　 【难度系数】★★★★

【解析】苯急性中毒引起神经系统的损害，慢性中毒可引起白血病，故选C。

13. 【答案】C　　　　　　　　　　　　　　　 【难度系数】★★★

【解析】食物中毒的发病特点：发病潜伏期短，发病与特定食物有关，临床症状基本相似，无传染性，故选C。

14. 【答案】A　　　　　　　　　　　　　　　 【难度系数】★★★

【解析】硅尘引起的肺部疾患属于工业生产中的职业危害，故选A。

15. 【答案】E　　　　　　　　　　　　　　　 【难度系数】★★★

【解析】二次污染是污染物进入大气中发生了化学反应，形成了新的污染物，沉降的污染物因刮风再次进入大气未发生化学反应形成新的污染物，属于一次污染物，故选E。

16. 【答案】A　　　　　　　　　　　　　　　 【难度系数】★★★

【解析】河豚毒素最主要的毒作用是引起颅神经损害，故选A。

17. 【答案】D　　　　　　　　　　　　　　　 【难度系数】★★★

【解析】全国食物中毒的统计资料表明，细菌性食物中毒发病率仍居首位，故选D。

18. 【答案】B　　　　　　　　　　　　　　　【难度系数】★★★
　　【解析】亚硝酸盐为强氧化剂，发生中毒时，亚硝酸盐将机体中的氧合血红蛋白即亚铁血红蛋白氧化为高铁血红蛋白，使机体失去携带氧气的能力而缺氧，故选 B。

19. 【答案】B　　　　　　　　　　　　　　　【难度系数】★★★★
　　【解析】四季豆含有皂素和植物凝血素，皂素对消化道黏膜具有强烈的刺激性，凝血素具有凝血作用。四季豆毒素在高温 30 分钟下可被破坏，若食用未煮熟煮透的四季豆，毒素未被破坏，则易导致中毒，故选 B。

20. 【答案】A　　　　　　　　　　　　　　　【难度系数】★★★
　　【解析】慢性病的防治原则：①强调在社区和家庭水平上降低最常见的慢性病的 4 种共同危险因素，进行生命全程预防；②三级预防并重，采取以健康教育、健康促进为主要手段的综合措施；③全人群策略和高危人群策略并重。故选 A。

| 题型 | A2 型题 |

1. 【答案】D　　　　　　　　　　　　　　　【难度系数】★★★
　　【解析】食用被黄曲霉毒素污染的玉米引起中毒，临床表现为发热、呕吐、厌食、黄疸等症状，故选 D。

2. 【答案】B　　　　　　　　　　　　　　　【难度系数】★★★★
　　【解析】组胺中毒时由于组胺进入人体引起毛细血管扩张、支气管收缩，出现面部、胸部或全身皮肤潮红，眼结膜充血，头痛、头晕，心慌胸闷，呼吸加快，故选 B。
　　【破题思路】河豚含有河豚毒素，是一种神经毒素，进入身体后作用于周围神经及脑干中枢导致神经麻痹，表现为胃肠道症状、口唇麻木、四肢无力等；肉毒梭菌毒素中毒表现为神经末梢瘫痪；麻痹类贝类中毒以神经系统麻痹为主，有末梢感觉麻木、四肢肌肉麻痹、运动失调、呼吸麻痹等；副溶血性弧菌中毒表现为上腹部疼痛，水样便、血水样、黏液或脓血便。

3. 【答案】A　　　　　　　　　　　　　　　【难度系数】★★★★
　　【解析】患者从事粮食烘干工作，确诊为白内障，最可能的致病原因为微波，故选 A。
　　【破题思路】铅中毒损害神经系统、造血系统、消化系统；苯胺形成高铁血红蛋白、溶血等血液系统损害；拟除虫菊酯影响神经轴突的传导而导致肌肉痉挛等；紫外线辐射引起电光性眼炎。

4. 【答案】D　　　　　　　　　　　　　　　【难度系数】★★★
　　【解析】罐头食品和家庭自制豆制品引起中毒的是肉毒梭菌，故选 D。副溶血性弧菌主要来自海产品或盐腌制食品，常见者为蟹类、乌贼、海蜇、鱼、黄泥螺等；沙门菌属主要来自动物性食品；毒蕈中毒主要来自真菌植物，如蘑菇。

5. 【答案】A　　　　　　　　　　　　　　　【难度系数】★★★
　　【解析】本题考查沙门菌引起的食物中毒。沙门菌食物中毒发病表现为典型的胃肠道症状和黄绿色水样便、高热等，与进食肉蛋类食物有关；变形杆菌食物中毒起病急骤，有恶臭的稀水便，含黏液，里急后重；肉毒梭菌食物中毒的食品多为发酵制品，且临床表现以神经系统受损为主；副溶血性弧菌中毒主要见于食用海产品；葡萄球菌食物中毒以呕吐最为显著，呕吐物可呈胆汁性，含血及黏液，细菌主要存在于剩饭中。故选 A。

6. 【答案】A　　　　　　　　　　　　　　　【难度系数】★★★
　　【解析】汞主要以蒸气形式经呼吸道进入体内，不易通过消化道吸收。长期接触汞蒸气，可产生慢性汞中毒。早期可有头昏、头痛、失眠、记忆力减退、乏力等神经衰弱症状以及精神改变如胆怯、害羞、易怒等；此外，流涎、口腔炎和牙龈炎也是慢性汞中毒的早期表现。肌肉震颤是汞中毒的特征性症状，初期表现为手指、眼睑和舌细微震颤，严重时，可发展到上下肢，故选 A。铅中毒主要损害神经系统、造血系统、消化系统等，出现类神经症、外周神经炎、低色素正常细胞性贫血；镉中毒主要损害肾脏和骨骼，如痛痛病；苯急性中毒以神经系统改变为主，慢性中毒易引起白血病。

7. 【答案】C　　　　　　　　　　　　　　　【难度系数】★★★
　　【解析】职业病是指企业、事业单位和个体经济组织的劳动者在职业活动中，因接触有毒、有害物质、粉尘、放射性物质等因素而引起的疾病。石棉厂工人，工作 30 年，近期频繁出现心慌、气短等症状，经 X 线检查发现该工人肺部有团块状阴影，确诊为硅肺，为职业病，故选 C。

| 题型 | B1 型题 |

（1~2题共用解析）
1.【答案】B　　2.【答案】E　　　　　　　【难度系数】★★★★
【解析】大气中 SO_2 溶于水汽中，经过氧化、凝集形成酸雨，故第1题选B。氮氧化合物在太阳辐射下生成光化学烟雾，故第2题选E。

第六节　卫生服务体系与卫生管理

| 题型 | A1 型题 |

1.【答案】E　　　　　　　　　　　　　　【难度系数】★★★★
【解析】卫生保健服务公平性是指按照需要公正、平等地分配可利用的卫生资源，使整个人群都能有相同的机会，以实际需要为导向，故选E。
【破题思路】卫生服务的需求是以支付能力为导向。

2.【答案】A　　　　　　　　　　　　　　【难度系数】★★★★
【解析】医疗费用控制医疗服务供方的措施有：按病种付费、总额预付制、按人头预付方式和按服务单元付费，故选A。
【破题思路】控制医疗服务需方的措施包括：起付线、共付比例、封顶线，其中封顶线又称最高支付限额。

3.【答案】B　　　　　　　　　　　　　　【难度系数】★★★★
【解析】我国疾病医疗保险包括城镇职工基本医疗保险和城乡居民基本医疗保险，城镇职工医疗保险资金来源由用人单位和职工个人共同缴纳，故选B。
【破题思路】城乡居民基本医疗保险包括新型农村合作医疗和城镇居民基本医疗保险，新型农村合作医疗的资金来源为个人缴费、集体扶持、政府资助；城镇居民基本医疗保险资金来源以家庭缴费为主，政府适当补贴。

4.【答案】E　　　　　　　　　　　　　　【难度系数】★★★
【解析】健康促进的行动策略包括制定健康的公共策略、营造支持性环境、强化社区行动、发展个人技能、调整卫生服务方向。建设健康步道、加强室内公共场所、工作场所的控烟政策，属于营造支持性环境措施；对社区人群进行心脏病危险因素的宣教属于调整卫生服务方向；以高胆固醇血症和家族史为指标，划定高危人群并开展干预属于发展个人技能。健康促进的行动策略不包括大力发展心脏专科医院，为病人提供血管形成术或旁路移植的治疗，故选E。

5.【答案】D　　　　　　　　　　　　　　【难度系数】★★★★
【解析】我国卫生事业的性质是具有一定福利政策的社会公益事业，故选D。

6.【答案】A　　　　　　　　　　　　　　【难度系数】★★★★
【解析】卫生服务反应性对人的尊重内容包括：尊重个人尊严、自主性、保密性、交流，故选A。
【破题思路】卫生服务反应性中以卫生服务对象为中心内容包括：及时性、基本设施建设、就诊的选择性、社会支持。

7.【答案】B　　　　　　　　　　　　　　【难度系数】★★★★
【解析】社区卫生服务体系建设属于基础卫生服务，不包括建设大型综合性医院，故选B。

8.【答案】E　　　　　　　　　　　　　　【难度系数】★★★★★
【解析】社会医疗保险模式的保险基金来源主要是由雇主（或参保单位）和雇员（参保人员）按一定比例缴纳，政府适当补贴，故选E。
【破题思路】国家医疗保险模式是政府直接举办医疗保险事业，通过税收筹集医疗保险基金，并通过国家财政预算拨款和建立专项基金的形式，使全体国民可享受免费或低收费的医疗服务；商业医疗保险模式是由商业保险公司承办、以营利为目的，资金来源于参保个人或雇主。

9.【答案】E　　　　　　　　　　　　　　【难度系数】★★★★
【解析】卫生服务需求是指从经济和价值观念出发，在一定时期和价格水平上人们愿意而且有能力消费的卫生服务量，所以形成条件为消费者的购买愿望和支付能力，故选E。

【破题思路】卫生服务利用是指需求者实际利用卫生服务的数量；卫生服务需要是指依据人们的实际健康状况与理想健康状态之间存在差距而提出的对预防保健、医疗、康复等服务的客观要求。

10.【答案】C　　　　　　　　　　　　　【难度系数】★★★★

【解析】国际初级卫生保健大会明确指出初级卫生保健是实现"2000年人人享有卫生保健"全球健康战略目标的基本策略和途径，故选C。

11.【答案】C　　　　　　　　　　　　　【难度系数】★★★

【解析】人群收入的绝对水平不能决定经济对健康的影响程度，故选C。

12.【答案】E　　　　　　　　　　　　　【难度系数】★★★★

【解析】职业卫生服务原则包括：①保护和预防原则，即保护职工健康，预防工作中的危害；②适应原则，即使工作和环境适合于人的能力；③健康促进原则，即增进职工的躯体和心理健康以及社会适应能力；④治疗与康复原则，使职业危害、事故损伤、职业病和工作相关疾病的影响减少到最低程度；⑤全面的初级卫生保健原则，即为职工及家属提供全面的卫生保健服务，故选E。

13.【答案】D　　　　　　　　　　　　　【难度系数】★★★★

【解析】起付线又称扣除保险，是指医疗保险开始支付医疗费用的最低标准，低于起付线的医疗费用由被保险人自付，超过起付线以上的医疗费用由医疗保险按规定支付，故选D。

【破题思路】共同付费是按照相关规定对被保险人的医疗费用按一定的比例进行补偿，剩余比例个人负担。封顶线也叫最高支付限额，低于封顶线的医疗费用由保险按比例支付，超出封顶线的医疗费用由被保险人自己负担。

14.【答案】E　　　　　　　　　　　　　【难度系数】★★★★

【解析】我国发展社区卫生服务的基本原则是以政府为主导，以区域卫生规划为指导，故选E。

15.【答案】E　　　　　　　　　　　　　【难度系数】★★★★

【解析】我国发展社区卫生服务的基本原则是以政府为主导，以区域卫生规划为指导，社区卫生服务提供基本的一类服务，不包括三甲医院，故选E。

题型	A2型题

1.【答案】B　　　　　　　　　　　　　【难度系数】★★★★

【解析】封顶线也叫最高支付限额，低于封顶线的医疗费用由保险按比例支付，超出封顶线的医疗费用由被保险人自己负担。该患者总费用为53000元，50000以下部分医保可以支付，所以50000元为封顶线，故选B。

【破题思路】起付线又称扣除保险，是指医疗保险开始支付医疗费用的最低标准，低于起付线的医疗费用由被保险人自付，超过起付线以上的医疗费用由医疗保险按规定支付；共同付费是按照相关规定对被保险人的医疗费用按一定的比例进行补偿，剩余比例个人负担。

2.【答案】B　　　　　　　　　　　　　【难度系数】★★★★

【解析】共同付费是按照相关规定对被保险人的医疗费用按一定的比例进行补偿，剩余比例个人负担，题干中已扣除了起付线800元，7000元由个人和统筹基金共同支付，属于共同付费，故选B。

题型	B1型题

（1~3题共用解析）

1.【答案】C　　2.【答案】E　　3.【答案】A　　　　【难度系数】★★★★

【解析】卫生服务利用是指需求者实际利用卫生服务的数量，故第1题选C。卫生服务需求是指从经济和价值观念出发，在一定时期和价格水平上人们愿意而且有能力消费的卫生服务量，故第2题选E。卫生服务需要是指依据人们的实际健康状况与理想健康状态之间存在差距而提出的对预防保健、医疗、康复等服务的客观要求，故第3题选A。

第十章 心理学

第一节 绪论

题型 A1型题

1.【答案】C 【难度系数】★★★
【解析】美国心理学家华生发表了《行为主义者眼中的心理学》，成为行为主义诞生的标志，故选C。斯金纳通过一系列的实验证明操作性条件反射，不选A。班杜拉是社会学习理论的创建者，不选B。巴甫洛夫发现了经典条件反射，不选E。

2.【答案】C 【难度系数】★★★
【解析】医学心理学的研究任务包括：①研究心理或行为的生物学和社会学基础及其在健康和疾病中的意义；②研究心身相互作用关系及其机制；③研究心理社会因素在疾病过程中的作用规律；④研究各种疾病过程中的心理和行为特征及变化规律；⑤研究医疗过程中医患关系的特征及增进医患关系的途径和方法；⑥研究如何将医学心理学原理及技术应用于人类的健康促进及疾病防治。医学心理学的研究任务不包括医学管理中存在的心理问题，故选C。

3.【答案】B 【难度系数】★★★
【解析】沙赫特提出情绪的产生受认知过程、环境刺激、生理反应三种因素所制约，其中认知因素对情绪的产生起关键作用，故选B。

4.【答案】E 【难度系数】★★★
【解析】心理健康的基本观点包括心身统一观点、认知评价观点、社会影响观点、情绪作用观点、个性特征观点、主动调节观点，不包括遗传决定论，故选E。

5.【答案】C 【难度系数】★★★
【解析】心理学研究分支包括临床医学心理学、咨询心理学、异常心理学、健康心理学、心身心理学、心理生理学、神经心理学、护理心理学，不包括发展心理学，故选C。

第二节 医学心理学基础

题型 A1型题

1.【答案】B 【难度系数】★★★
【解析】认知过程包括感觉、知觉、记忆、想象、思维、语言，故选B。人格倾向包括需要、动机、兴趣、理想、信念和世界观等；人格特征包括能力、气质、性格。

2.【答案】B 【难度系数】★★★
【解析】一个人同时受到两种事物的威胁，必须接受一个才能躲避另一个，两个都不好为双避冲突，前有悬崖，后有追兵，躲避一个必然面对另一个，故选B。两个目标具有相同的吸引力，但无法同时实现，两个都好必须选其一为双趋冲突；趋避冲突是指一个人对同一事物同时产生两种动机，既向往得到它，又想拒绝和避开，表现为既想又怕。

3.【答案】E 【难度系数】★★★
【解析】心理冲突的类型包括双趋冲突、双避冲突、趋避冲突、双重趋避冲突，故选E。

4.【答案】D 【难度系数】★★★
【解析】人正常生活最基本的心理条件是智力正常，故选D。
【破题思路】最终目标是人格完整。

题型 A2型题

1.【答案】A 【难度系数】★★★
【解析】A型行为急躁，争强好胜，易患心脑血管疾病，故选A。B型行为容易满足，知足常乐，易长寿；C型行为往往童年受挫，长大被压抑，易患肿瘤。

2.【答案】C 　　　　　　　　　　　　　　【难度系数】★★★

【解析】性格特征表现为四个方面，包括对现实态度方面的性格、性格的情绪特征、性格的意志特征、性格的理智特征。其中对现实态度方面的性格表现在对各种社会关系的处理上，包括一是对社会、他人的态度，如爱集体，善交际有礼貌，还是孤僻、粗暴等；二是对工作、学习、生活的态度，如勤劳、认真负责、首创精神，还是懒惰、马虎、敷衍了事等；三是对自己的态度，如自信、自卑、羞怯或大方等，故选C。

3.【答案】B 　　　　　　　　　　　　　　【难度系数】★★★★

【解析】形象思维是利用具体的形象解决问题的思维，思维活动依赖具体形象和已有的表象，该医生想象手术过程是具体的形象，故选B。

【破题思路】动作思维是以实际动作或操作来解决问题的思维。抽象思维是以抽象的概念和理论知识来解决问题的思维，这是人类思维的核心形式，例如，学生运用公式、定理、定律解答数、理、化的问题的思维方式等。聚合思维也称求同思维，就是把解决问题所能提供的各种信息聚合起来，得出一个正确的答案或一个最好的解决问题的方案。发散思维又称求异思维，是指解决一个问题时，沿着各种不同的方向去进行积极的思考，找出符合条件的多种答案、解决方法或结论的一种思维。常规思维是用常规的方法和现成的程序解决问题的思维，这种思维不创造新成果，创造性水平很低。创造性思维是指在思维过程中，在头脑中重新组织已有的知识经验，沿着新的思路寻求产生一些新颖的、前所未有的、有创造想象参加的且具有社会价值的思维。

第三节　心理卫生

题型　A1型题

1.【答案】D 　　　　　　　　　　　　　　【难度系数】★★★★

【解析】"人际和谐"的特点包括：乐于与人交往，既有稳定而广泛的人际关系，又有知己朋友；在交往中保持独立完整的人格，有自知之明，不卑不亢；能客观评价他人，取他人之长，补己之短，宽以待人，乐于助人等，故选D。

2.【答案】C 　　　　　　　　　　　　　　【难度系数】★★★

【解析】自我意识是指个体对自身有反观和反省的能力。个体自我意识发展的开始时期是在幼儿期，故选C。

3.【答案】C 　　　　　　　　　　　　　　【难度系数】★★★

【解析】语言发展的关键时期是1~3岁，这两个孩子错过了语言发展的关键期，故选C。培养儿童自制力的关键时期是2~3岁，人格发展的关键时期是3~7岁，智力发展的关键时期是7岁之前。

题型　A2型题

【答案】C 　　　　　　　　　　　　　　【难度系数】★★★

【解析】母爱、拥抱、抚摸儿童是使儿童产生安全感，促进其心理健康发展的关键，故选C。

第四节　心身疾病

题型　A1型题

1.【答案】D 　　　　　　　　　　　　　　【难度系数】★★★

【解析】心身疾病又称心理生理疾病，是指心理社会因素在发生、发展与转归上起着重要作用，有明确的病理基础、器官出现了形态学改变或组织改变的躯体疾病，故选D。心理疾病也称异常心理，是指个体的心理过程和心理特征发生异常改变，人对客观现实反应的紊乱和歪曲，故不选A。神经症是伴有精神症状或躯体障碍的疾病。它的形成主要与心理反应因素有关，是由儿童期心理发展方面的障碍，特别是对冲突不恰当的、妥协的处理所致，故不选B。转换性障碍是由明显精神因素如重大生活事件、内心冲突、情绪激动、暗示或自我暗示，以及作用于易病个体所导致的以解离和转换症状为主的精神疾病，故不选C。躯体疾病是指人体正常形态与功能发生偏离，是由各种病毒、细菌等引起的器质性病变，故不选E。

2.【答案】B 　　　　　　　　　　　　　　【难度系数】★★★

【解析】常见的心身疾病包括原发性高血压、冠状动脉粥样硬化性心脏病、雷诺病、糖尿病、哮喘、消化性溃疡、经前期情绪障碍、神经性皮炎、肿瘤等，故选 B。

3.【答案】D　　　　　　　　　　　　　　【难度系数】★★★

【解析】心身疾病治疗的主要原则是心身同治，包括药物缓解、自我心理调整、矫正不良习惯、心理护理，不间断发泄不属于心身疾病的治疗原则，故选 D。

4.【答案】C　　　　　　　　　　　　　　【难度系数】★★★

【解析】面对同样的社会应激，有人难以适应而得病，有人很快渡过难关，体现了人格特征的观点，故选 C。

【破题思路】社会影响观点：一个完整的个体不仅是生物的人，而且是社会的人，人生活在特定的环境中，生活在不同层次的人际关系网中。情绪作用观点：良好的情绪是健康的基础，不良情绪是疾病的原因。心身统一观点：一个完整的个体包括心、身两部分，两者相互影响；对外界的刺激，心身是作为一个整体来反映的。主动调节观点：个体在成长发育过程中，逐渐对外界事物形成了一个特定的反应模式，构成了相对稳定的个性特点；这些模式和特点使个体在与周围的人和事的交往中，保持着动态平衡；其中，心理的主动适应和调节是使个体行为与外界保持相对和谐一致的主要因素。

第五节　心理评估

题型　A1 型题

1.【答案】A　　　　　　　　　　　　　　【难度系数】★★★★

【解析】调查法是借助于各种问卷、调查表和晤谈等方式了解被评估者心理特征的一种研究方法。调查的含义是当有些资料不可能从当事人那里获取时，就要从相关的人或材料那里得到。故选 A。

【破题思路】会谈法的基本形式是评估者与被评估者面对面的语言交流，不选 B。心理测验法是依据一定法则，用数量化手段对心理现象或行为加以确定和测定，不选 C。观察法是通过被评估者的行为表现直接或间接地观察或观测而进行心理评估，不选 D。临床评定量表大多采用问卷的形式评测，多以分数作为结果的评估，以标准化的原则作为指导等，不选 E。

2.【答案】E　　　　　　　　　　　　　　【难度系数】★★★

【解析】心理评估的常用方法包括观察法、会谈法、调查法、心理测验法及临床评定量表法，不包括实验法，故选 E。

3.【答案】E　　　　　　　　　　　　　　【难度系数】★★★

【解析】心理测验的误差来源主要有：施测条件、主试者因素、受试者因素（包括应试动机、测验焦虑、生理状态）、信度、效度及常模，故选 E。

4.【答案】A　　　　　　　　　　　　　　【难度系数】★★★

【解析】心理测验的原则包括标准化原则、保密原则、客观性原则，故选 A。

5.【答案】D　　　　　　　　　　　　　　【难度系数】★★★

【解析】此为离差智商的公式，故选 D。

【破题思路】比率智商公式 IQ＝（MA/CA）×100。

题型　A2 型题

1.【答案】D　　　　　　　　　　　　　　【难度系数】★★★

【解析】SCL-90 测查 10 个心理症状因子：躯体化、强迫症状、人际关系敏感、抑郁、焦虑、敌意、恐怖、偏执和精神质以及附加因子，患者有明显的幻觉及妄想，需用 SCL-90 测验，故选 D。

【破题思路】SAS 是焦虑自评量表；EPQ 是一种人格测验，主要用于病理心理研究，协助临床诊断；TAT 为统觉测验。

2.【答案】A　　　　　　　　　　　　　　【难度系数】★★★

【解析】该患儿上课反应迟钝应做智力测验，智力测验中应用最广泛的为韦氏量表，韦氏量表包括：韦氏成人智力量表（WAIS）、韦氏儿童智力量表（WISC）、韦氏学前和初级小学儿童量表（WPPSI），故选 A。

【破题思路】SDS 为抑郁自评量表；SAS 为焦虑自评量表；16PF、EPQ 是一种人格测验，主要用于病理心理研究，协助临床诊断。

3.【答案】C　　　　　　　　　　　　　　【难度系数】★★★

【解析】抑郁自评量表多用于门诊患者的粗筛、情绪状态评定及调查科研等。依据题干病史，考虑患者为产后抑郁，可用抑郁自评量表进行粗筛，故选 C。

【破题思路】TAT 是一种人格测验，用于心理障碍患者的诊断和预后参考，故不选 A。H-RB 是一种神经测验，用于脑器质性损害的辅助诊断，故不选 B。MMPI、EPQ 是一种人格测验，主要用于病理心理研究，协助临床诊断，故不选 D、E。

4.【答案】B　　　　　　　　　　　　　　【难度系数】★★★

【解析】操作测验是让受试者进行实际操作，心理治疗师给予患者散乱的木块，要求其实际操作，故选 B。

【破题思路】问卷测验多采用结构式问题的方式，让受试者回答"是"或"否"；投射测验是提供给受试者一些意义不明的图像、一片模糊的墨迹或一句不完整的句子，要求受试者根据自己的理解和感受随意作出回答。

第六节　心理治疗

题型　A1 型题

1.【答案】B　　　　　　　　　　　　　　【难度系数】★★★

【解析】心理结构分为意识、前意识、潜意识。意识是指任何时刻都被知觉到的心理要素，包括感觉系统所提供的对外界的感受、知觉以及各种情绪体验；前意识介于意识和潜意识之间，包括所有当时意识不到但在某些情况下可以意识到的那些心理要素；潜意识是心理结构的深层，那些意识不到的，但却激发我们大多数的言语、情感和行为的原始冲动或本能，潜意识包括本能的能量和被压抑的欲望，故选 B。

2.【答案】E　　　　　　　　　　　　　　【难度系数】★★★

【解析】当前未被注意到的为潜意识，处于压抑状态，故选 E。

【破题思路】当前被觉察到的为意识，处于清晰状态；前意识处于意识和潜意识之间，处于缓冲状态。

3.【答案】B　　　　　　　　　　　　　　【难度系数】★★★

【解析】鼓励患者说出脑子里出现的任何事情和想法，无论这些事情多么荒唐、多么违背伦理道德，自由联想的材料给治疗师提供了解患者潜意识的线索，故选 B。

【破题思路】梦的分析是通过患者对梦的内容进行自由联想，发现梦中象征的真实含义，从而理解自己的潜意识冲突、症结、被压抑的愿望；系统脱敏用于治疗各种焦虑症、恐惧症、创伤后应激障碍，是使患者按由轻到重的程度逐渐面对所惧怕、焦虑的情况；厌恶疗法主要适用于露阴癖、恋物癖、酒精依赖及强迫症等，是通过惩罚来消除适应不良行为的治疗方法。

4.【答案】D　　　　　　　　　　　　　　【难度系数】★★★★

【解析】行为疗法有系统脱敏法、厌恶疗法、行为塑造法、代币治疗法、暴露疗法、松弛反应训练、生物反馈治疗、自控法等，自由联想是进行精神分析的主要方法之一，故选 D。

5.【答案】B　　　　　　　　　　　　　　【难度系数】★★★

【解析】心理治疗的原则包括中立原则、真诚原则、保密原则和回避原则，不包括正义原则，故选 B。

【破题思路】中立原则是要求治疗者在心理治疗过程中保持中立的态度和立场；真诚原则是要求治疗者要以真诚一致、无条件的积极关注和共情与病人建立彼此接纳、互相信任的关系；保密原则是要求治疗者尊重病人的权利和隐私；回避原则是心理治疗中往往涉及个人隐私，交谈十分深入，同时要保持中立，这些在亲友和熟人中都难以做到，故要回避亲友和熟人进行心理治疗。

6.【答案】C　　　　　　　　　　　　　　【难度系数】★★★

【解析】当前被觉察到的为意识，处于清晰状态，故选 C。

7.【答案】D　　　　　　　　　　　　　　【难度系数】★★★★

【解析】心理治疗是建立在密切的治疗关系基础上的职业行为，这种医患关系比临床其他领域中谈到的医患关系更具有特殊性和重要性，与药物治疗不同，心理治疗是一个人帮助人、人影响人的活动，是治疗师与来访者之间产生的心灵交流，故选 D。

8.【答案】C　　　　　　　　　　　　　　【难度系数】★★★

【解析】心理治疗的范围包括：①急性疾病的病人伴有严重焦虑、抑郁的；慢性病人存在心理问题的；心身疾病病人。②精神心理科及相关病人：包括各类神经症性障碍，如焦虑症、抑郁症、强迫症、恐惧症、躯体形式障碍、人格障碍与性心理障碍等以及恢复期精神分裂症等，不包括精神分裂症急性发作期。③各类行为问题：各种不良行为，包括进食障碍、肥胖、烟瘾、酒瘾、口吃、遗尿、儿童行为障碍等。④社会不良适应。故选 C。

| 题型 | A2 型题 |

1. 【答案】E 　　　　　　　　　　【难度系数】★★★★

【解析】依据题干诊断为恐惧症，满灌疗法又称冲击疗法，主要用于单纯恐惧症、焦虑症和创伤后应激障碍。满灌疗法是使患者直接进入焦虑等级表中最高的情境中，并一直停留，直到焦虑消失，故选E。

【破题思路】系统脱敏法用于治疗各种焦虑症、恐惧症、创伤后应激障碍，是使患者按由轻到重的程度逐渐面对所惧怕、焦虑的情况，故不选A。催眠疗法是运用暗示的方法使患者进入一种特殊的意识状态，从而解除和治疗患者的心身问题的心理疗法，故不选C。厌恶疗法主要适用于露阴癖、恋物癖、酒精依赖及强迫症等，是通过惩罚来消除适应不良行为的治疗方法，故不选D。

2. 【答案】A　　　　　　　　　　【难度系数】★★★

【解析】改善认知：评估事件，了解哪些是可以改变的，哪些是需要接受的，改变对事物的期待。该老师使学生认识到学习成绩可以通过努力而改变的，故选A。

3. 【答案】D　　　　　　　　　　【难度系数】★★★★

【解析】系统脱敏法是采用缓和的、逐步的措施将患者置于其惧怕的环境中，多用于治疗恐惧症、癔症。根据题干，该患者为焦虑和恐惧发作，故选D。

4. 【答案】C　　　　　　　　　　【难度系数】★★★★

【解析】厌恶疗法是将令患者厌恶的刺激与对患者有吸引力的不良刺激相结合形成条件反射，以消退不良刺激对患者的吸引力，使症状消退，故选C。常用的厌恶刺激有电击法、橡皮筋法、氨水法、阿扑吗啡法、厌恶想象法等。

5. 【答案】E　　　　　　　　　　【难度系数】★★★★

【解析】依据题干可以诊断患者为恐惧症，满灌疗法又称冲击疗法，主要用于单纯恐惧症、焦虑症和创伤后应激障碍。满灌疗法是使患者直接进入焦虑等级表中最高的情境中，并一直停留，直到焦虑消失，故选E。

6. 【答案】A　　　　　　　　　　【难度系数】★★★

【解析】厌恶疗法主要适用于露阴癖、恋物癖、酒精依赖及强迫症等，是通过惩罚来消除适应不良行为的治疗方法，故选A。

7. 【答案】C　　　　　　　　　　【难度系数】★★★★

【解析】根据题干可以诊断患者为强迫症，厌恶疗法主要适用于露阴癖、恋物癖、酒精依赖及强迫症等，是通过惩罚来消除适应不良行为的治疗方法，故选C。

8. 【答案】B　　　　　　　　　　【难度系数】★★★

【解析】心理治疗中往往涉及个人隐私，交谈十分深入，同时要保持中立，这些在亲友和熟人中都难以做到，故要回避亲友和熟人进行心理治疗，故选B。

9. 【答案】B　　　　　　　　　　【难度系数】★★★★

【解析】代币疗法又称行为塑造法，通过某种奖励来强化好的行为，主要用于恐惧症、多动症、神经厌食症、肥胖症、药瘾者、酒瘾者、强迫症等，故选B。

10. 【答案】E　　　　　　　　　　【难度系数】★★★

【解析】保密原则是要求治疗者尊重患者的权利和隐私，不得将患者的结果告知除患者以外的任何人，故选E。

11. 【答案】C　　　　　　　　　　【难度系数】★★★

【解析】在治疗关系中，一方是治疗者，一方是患者，治疗关系一旦建立，要以患者为中心，一切为了患者的利益，为单向性的关系，故选C。

| 题型 | A3/A4 型题 |

1. 【答案】E　　　　　　　　　　【难度系数】★★★★

【解析】放松训练是通过机体的主动放松使人体验到心身的舒适以调节因紧张反应所造成的紊乱的心理生理功能的一种行为疗法。对于缓解焦虑、失眠等心理症状较为有效，故选E。

【破题思路】冲击疗法又叫暴露疗法，是将患者直接置于其所惧怕的环境中，多用于治疗恐惧症；系统脱敏法是采用缓和的、逐步的措施将患者置于其惧怕的环境中，多用于治疗恐惧症、癔症；梦的分析是让受治疗者讲述自己的梦；厌恶疗法是通过轻微的惩罚来消除不良的行为，多用于治疗露阴癖、恋物癖、酒精依赖、强迫症。

2.【答案】E　　　　　　　　　　　　　　　【难度系数】★★★

【解析】临床诊疗中最重要的伦理原则就是最优化原则，使患者痛苦最小、耗费最少、效果最佳，故选E。

【破题思路】保密守信原则是在治疗过程及以后要保守患者隐私；患者至上原则指始终以患者为中心，把患者利益放在首位；知情同意原则指在决定和实施诊疗前，应向患者详尽说明。临床诊疗伦理中无公平公正原则。

3.【答案】B　　　　　　　　　　　　　　　【难度系数】★★★

【解析】患者的焦虑属于心理应激反应，医生应对其进行心理健康指导，故选B。

第七节　医患关系

题型　A1型题

1.【答案】D　　　　　　　　　　　　　　　【难度系数】★★★★

【解析】共同参与适用于慢性病的患者，故选D。

【破题思路】指导-合作模式适用于神志清醒，具有正常感知、情感、意志和能力的患者；共同参与适用于慢性病的患者。主动-被动模式中医师完全处于主动地位，患者完全被动，用于意识障碍、婴幼儿、危重休克及某些精神病患者。

2.【答案】C　　　　　　　　　　　　　　　【难度系数】★★★

【解析】主动-被动模式中医师完全处于主动地位，患者完全被动，用于意识障碍、婴幼儿、危重休克及某些精神病等患者，焦虑症患者意识清晰，不适用主动-被动模式，故选C。

3.【答案】C　　　　　　　　　　　　　　　【难度系数】★★★

【解析】①除非某些重要医疗文书的签署，在医患沟通中很少采用书面沟通，不选A。②尽量不要采用医学术语进行医患沟通，以免造成对方误解，不选D。③医患沟通时，应抓住主要问题，并不是提供的信息越多越好，不选E。④医患沟通时，应善用问句，引导话题，故选C。交谈过程必须围绕交谈目的，既要充分交流，又要简单明了。运用提问引导话题，有利于抓住核心问题。⑤医患沟通时，应善于表达态度和情感，不选B。

4.【答案】E　　　　　　　　　　　　　　　【难度系数】★★★

【解析】有助于患者记忆的措施有：①将医嘱内容进行归纳；②指导力求具体；③重要医嘱首先提出；④语句表达通俗易懂，简洁明了；⑤复述可增强记忆。使用医学缩略语不便于患者记忆，故选E。

第八节　患者的心理问题

题型　A1型题

1.【答案】C　　　　　　　　　　　　　　　【难度系数】★★★

【解析】该患者进入病人角色后，放弃了病人角色去承担其他角色的活动，属角色行为减退，故选C。

【破题思路】角色行为与其疾病的症状程度不吻合，如小病当大病，为角色行为强化；表现出绝望、冷漠、拒绝治疗，甚至自杀，攻击医务人员的行为，为角色行为异常；出现与病前角色发生心理冲突，如住院期间坚持工作，为角色行为冲突；不承认自己患病，为角色行为缺如。

2.【答案】D　　　　　　　　　　　　　　　【难度系数】★★★

【解析】不承认自己患病，为角色行为缺如，该患者进入病人角色后，放弃了病人角色去承担其他角色的活动，属角色行为减退，故选D。

3.【答案】E　　　　　　　　　　　　　　　【难度系数】★★★

【解析】该患者与其患者角色的期望基本符合，属于角色行为适应，故选E。

第十一章 伦理学

第一节 伦理学与医学伦理学

题型 A1 型题

1.【答案】C 【难度系数】★★
【解析】高新技术由于使用时间短，效果差，不一定对患者有多好的效果，故选 C。

2.【答案】B 【难度系数】★★
【解析】医学伦理学是运用一般伦理学原则解决医疗卫生实践和医学发展过程中的医学道德问题和医学道德现象的学科，是医学的一个重要组成部分，是规范伦理学的一个分支。故选 B。医学伦理学属于应用伦理学的范畴。

3.【答案】D 【难度系数】★★
【解析】晋代杨泉指出："夫医者，非仁爱之士不可托也；非聪明理达不可任也，非廉洁淳良不可信也。"故选 D。宋代林逋《省心录论医》指出："无恒德者，不可以作医，人命生死之所系。"故不选 A。清代王清任认为"气"和"血"是人体中的重要物质，主张"治病之要诀，在明白'气、血'，无论外感内伤，……所伤者无非气、血"。故不选 C。唐代孙思邈《备急千金要方》指出："人命至重，有贵千金，一方济之，德逾于此。"特别是其中的"论大医精诚"是我国古代医学伦理思想形成的重要标志。故不选 B。明代陈实功《外科正宗》指出："医家五戒十要"。故不选 E。

4.【答案】A 【难度系数】★★
【解析】最先提出"不伤害原则"的西方医学家是希波克拉底。故选 A。

5.【答案】A 【难度系数】★★
【解析】《纽伦堡法典》是相关最早的关于人体试验的伦理文献，故选 A。

6.【答案】D 【难度系数】★★
【解析】《日内瓦公约》是 1864 年至 1949 年间在日内瓦缔结的关于保护平民和战争受害者的一系列国际公约的总称。分别涉及伤病战斗人员、战俘和平民等类人员的权利和待遇。规定军队医院和医务人员的中立性。故选 D。

7.【答案】C 【难度系数】★★
【解析】西方医学伦理学发展史中最古老也最重要的是古希腊的希波克拉底提出的《希波克拉底誓言》。故选 C。

8.【答案】E 【难度系数】★★
【解析】生物-心理-社会医学模式是医学道德进步的重要标志，是医学临床活动和医学研究的指导思想，是医学实践的反映和理论概括，是人们关于健康和疾病的基本观点。故选 E，不选 A、B、C、D。

第二节 医学伦理学的基本原则与规范

题型 A1 型题

1.【答案】D 【难度系数】★★★
【解析】知情同意原则是指医务人员在选择和确定疾病的诊疗方案时要取得患者知情和自由选择与决定，故选 D。有利原则是指医务人员的诊治行为以保护患者的利益、促进患者健康、增进其幸福为目的。最优化原则是指效果最佳、安全无害、痛苦最小、耗费最少。

2.【答案】B 【难度系数】★★★
【解析】尊重原则主要包括尊重病人的生命、人格、隐私权、自主权及处理好一些相关的特殊问题，不选 A、C、E，知情同意是病人自主选择权的具体体现，不选 D。社会免责权属于人体试验现实伦理的范畴，故选 B。

3.【答案】D 【难度系数】★★★★
【解析】把患者的健康放在首位，切实为患者谋利益，属于医学道德基本原则中的有利原则，有利原则要求医务人员以患者有益、保护患者利益、促进患者健康、增加患者幸福为目的，故选D。

4.【答案】C　　　　　　　　　　　　【难度系数】★★★★

【解析】公正原则的内容：①坚持按照道义论的基本精神，从最高意义上肯定人人享有健康的基本权利，主张人人平等。②在具体资源和利益的分配上，按照需要来处理分配，相同需要应相同处理和对待，不同需要则不同处理，坚持合理差等享权的原则。"人人平等"不等于"人人平均"。合理的差等分配是按照需要进行的，可以有效地防止浪费，提高资源的使用效益，这才是真正的公正。③福利性商品性相结合的原则。故选C。尊重原则是指医务人员要尊重病人及其做出的理性决定，故不选A。不伤害原则是指在诊治过程中不使病人的心身受到损伤，这是医务工作者应遵循的基本原则，故不选B。有利原则是指医务人员的诊治行为以保护病人的利益、促进病人健康、增进其幸福为目的，故不选D。公益原则不符合题意，故不选E。

题型　A2 型题

1.【答案】A　　　　　　　　　　　　【难度系数】★★★

【解析】知情同意原则：是指患者或者家属有权知晓患者的病情，并对医务人员采取的防治措施决定取舍的自主权。知情同意原则是临床诊疗工作中处理医患关系的基本伦理准则之一。本题符合知情同意原则，故选A。其余选项均不符合题意，故不选B、C、D、E。

2.【答案】A　　　　　　　　　　　　【难度系数】★★

【解析】医学伦理学的四大基本原则分别是尊重原则、不伤害原则、有利原则、公正原则。尊重原则是指医患双方要尊重对方的人格尊严，强调医务人员在诊疗、护理实践中，对患者的人格尊严及其自主性的尊重。尊重原则所涵盖的权利：自主选择权、个人隐私权、知情同意权、人格尊严权。根据此题干描述医护人员的做法违背了患者的人格尊严权。故选A。有利原则是指把有利于患者健康放在第一位并切实为患者谋利益的伦理原则。有利原则要求医务人员的行动与解除患者的疾苦有关；医务人员的行动可能解除患者的疾苦；医务人员的行为对患者而言利大于弊；患者受益不会给别人带来太大的损害；故不选E。不伤害原则指在诊治、护理过程中避免使患者的心身受到损伤，这是医务工作者应遵循的基本原则。不伤害原则要求医务人员以患者为中心，坚决杜绝有意和责任伤害；防范无意但可知的伤害，把可控伤害降到最低程度；不滥用辅助检查、药物及实施手术，故不选B。公正原则系指在医学服务中公平、正直地对待每一位患者的原则。公正原则要求医务人员尽力实现患者基本医疗和护理的平等；态度上平等对待一切患者；出现医患纠纷以及医护差错事故中坚持实事求是。不符合题意，故不选D。公益原则也不符合题意，故不选C。

3.【答案】B　　　　　　　　　　　　【难度系数】★★★★

【解析】尊重原则是指医患双方要尊重对方的人格尊严，强调医务人员在诊疗、护理实践中，对患者的人格尊严及其自主性的尊重。尊重原则所涵盖的权利：自主选择权、个人隐私权、知情同意权、人格尊严权。根据此题干描述医护人员的做法违背了患者的个人隐私权。故选B。

4.【答案】B　　　　　　　　　　　　【难度系数】★★★

【解析】在采取手术治疗前，必须得到病人及其家属的真正理解和自主同意，并签署知情同意书后方可实施手术。本题中医师虽告知了病人家属但尚未得到许可便实施手术，侵犯了患方的知情同意权，故本题选B。

题型　A3/A4 型题

（1~3题共用解析）

1.【答案】A　　2.【答案】A　　3.【答案】A　　【难度系数】★★★

【解析】医学伦理学的四大基本原则分别是尊重原则、不伤害原则、有利原则、公正原则。尊重原则是指医患双方要尊重对方的人格尊严，强调医务人员在诊疗、护理实践中，对患者的人格尊严及其自主性的尊重。尊重原则所涵盖的权利：自主选择权、个人隐私权、知情同意权、人格尊严权。此题干符合知情同意权，故第1题选A。第2题考查的是心理学的知识，本题选A。医师在执业活动中履行的义务主要是：①遵守法律、法规，遵守技术操作规范；②树立敬业精神，遵守职业道德，履行医师职责，尽职尽责为患者服务；③关心、爱护、尊重患者，保护患者的隐私。处分的依据是《中华人民共和国医师法》（以下简称《医师法》），故第3题选A。

第三节 医疗人际关系伦理

| 题型 | A1型题 |

1. 【答案】A　　　　　　　　　　　　【难度系数】★★
【解析】"信任是医患关系的核心,而利他主义是这种信任的基础。"体现了医患关系是信托关系,故选A。契约关系在法律上是指医患关系是一种具有医疗契约的关系,医患关系具有契约性,但并不是一种严格的契约关系,故不选E。B、C、D选项均不符合题意。

2. 【答案】B　　　　　　　　　　　　【难度系数】★
【解析】医患关系的实质是具有契约性质的信托关系,故选B。

3. 【答案】C　　　　　　　　　　　　【难度系数】★★★
【解析】医患沟通的形式有面对面的语言沟通、书面沟通、非语言沟通。引导话题属于语言沟通的方法。

4. 【答案】E　　　　　　　　　　　　【难度系数】★★
【解析】医患沟通应具有针对性;在沟通中需要有明确的沟通目标,围绕沟通目标进行提问获取信息,表达支持和关怀,达成诊疗上的共识。故选E。

5. 【答案】E　　　　　　　　　　　　【难度系数】★★★
【解析】医患沟通的方法有选择正确的沟通形式、选择恰当的沟通场所、使用沟通技巧。常用的沟通技巧包括:①尊重、接纳患者:不论患者的年龄、性别、身份与职业,用符合患者文化背景的方式表达对患者的尊重与接纳。对患者的称呼、躯体距离、姿势、恰当的目光接触等都体现对患者的尊重与接纳,故不选A。②聆听与共情能力:耐心而认真地聆听患者的陈述,对患者的陈述予以恰当的回应,表达理解,设身处地体验到患者的病痛和疾苦并表达同感,故选E。③明确的沟通目标,围绕沟通目标提问。④控制沟通中的信息:有效的沟通需要传递与沟通目标相关的信息,不要偏离了目标,提供与目标无关的信息,故不选B。⑤把握沟通的语言、语调和语速:沟通中语言要简练、清晰、通俗、易于理解,不要充满医学术语让患者费解,故不选D。对不同的对象,语言的速度、音量都应有所不同,故不选C。对老人、虚弱的患者,要注意语速慢些,在患者注意力集中和保持目光接触的状态,以简练清晰的语言传递信息。⑥尽可能符合患者的文化背景。⑦确认彼此是否信任真诚。

6. 【答案】D　　　　　　　　　　　　【难度系数】★★★
【解析】医患关系的特征包括:①医患双方目的的一致性,故不选B;②医患双方信息的不对称性,故选D;③医患双方利益的一致性。在医患关系中,医者应保持情感的中立性,掺杂不必要的情感会影响医生的判断和治疗,故不选A。由于医疗环境非常复杂,因此医患矛盾的存在具有必然性,故不选E。

7. 【答案】D　　　　　　　　　　　　【难度系数】★★★
【解析】在医疗活动中,医患关系的和谐既是医疗行为顺利开展的基础,也是医疗实践活动的目的,更是医疗质量的重要保障。医患关系是医学伦理学的核心问题和主要研究对象。医务人员就医疗行为进行说明的首选对象为患者本人。故选D,故不选A、B、C、E。

8. 【答案】C　　　　　　　　　　　　【难度系数】★★
【解析】指导-合作型适用范围:①患者清醒;②患者愿意听从医生的指导与治疗;③患者的康复几乎完全依赖于是否依从医生的指令,患者在医生的指导下,有限度的合作。切除阑尾的术后病人,宜采取的医患模式是指导-合作型,故选C。

9. 【答案】B　　　　　　　　　　　　【难度系数】★★
【解析】主动-被动型适用范围:①无意识或意识不清的患者;②无自知力的患者;③婴幼儿。故选B。共同参与型目前临床多用,适用范围:①非急性疾病;②患者愿意且能够起到积极作用(患者与医生在智力、知识、教育程度、一般经验等方面越相近越好)。

10. 【答案】B　　　　　　　　　　　　【难度系数】★★
【解析】患者道德权利的基本内容包括:生命健康权;平等的医疗权;知情同意权和知情选择权;隐私保护权;被尊重的权利;免除社会责任权利;诉讼和赔偿权;监督维护自己的医疗权利实现的权利。故选B。

11. 【答案】D　　　　　　　　　　　　【难度系数】★★
【解析】医务人员之间的彼此信任是互相协作的基础和前提,故选D。

12. 【答案】A　　　　　　　　　　　　【难度系数】★★
【解析】协调医务人员之间关系的道德要求:①共同维护患者利益和社会公益;②彼此平等、互相尊重;③彼此独立、互相支持;④彼此信任、互相协作和监督;⑤互相学习、共同提高和发挥优势。其中,协调医务人员之间关系的首要思想基础和道德要求是彼此信任，相互协作，故选A，不选B、C、D、E。

第四节　临床诊疗伦理

题型　A1型题

1.【答案】A　　　　　　　　　　　　　　【难度系数】★★
【解析】规范行医指要严格遵循临床诊疗和技术规范，使用适宜诊疗技术和药物，合理医疗，不隐瞒、误导或夸大病情，不过度医疗，故选A。

2.【答案】A　　　　　　　　　　　　　　【难度系数】★★
【解析】最优化原则要求医务人员做到：效果最佳、痛苦最小、耗费最少、安全无害。在临床上，医务人员应当做到对所有患者一视同仁，不应考虑患者地位。故选A。

3.【答案】B　　　　　　　　　　　　　　【难度系数】★★★
【解析】临床诊疗的医学道德原则中的择优准则即最优化原则是指认真、仔细地选择使病人受益与代价比例适当的优化治疗措施的临床伦理准则，即选择以最小代价获得最大效果的治疗方案的临床伦理准则，故选B。采取没有风险的治疗手段、选择让患者花费最少的治疗方案、尽可能使用疗效最好（而不是保守）的治疗方案、采取使患者没有痛苦的治疗手段只是最优化原则内容的一部分，故不选A、C、D、E。

4.【答案】B　　　　　　　　　　　　　　【难度系数】★★
【解析】手术前的伦理要求包括：严格掌握指征，手术动机纯正；保证患者的知情同意；认真做好术前的准备，为手术的顺利进行创造条件。知情同意原则是临床上处理医患关系的基本伦理准则之一。因此手术治疗前最重要的伦理原则是知情同意。故选B。

5.【答案】E　　　　　　　　　　　　　　【难度系数】★★
【解析】急救工作对医生的道德要求是：争分夺秒，全力以赴；常备不懈，沉着冷静；集思广益，团结协作；优化技能，强化功底；人性服务，呵护心理；胆大心细，坚守慎独。故选E。

6.【答案】A　　　　　　　　　　　　　　【难度系数】★★
【解析】在询问病史过程中，医生应遵循以下道德要求：举止端庄、态度热情；全神贯注、语言得当；耐心倾听、正确引导。故选A。

7.【答案】C　　　　　　　　　　　　　　【难度系数】★★
【解析】药物治疗对医生的道德要求是：对症下药、剂量安全；合理配伍、细致观察；节约费用、公正分配；严守法规、接受监督。故选C。

题型　A2型题

【答案】A　　　　　　　　　　　　　　【难度系数】★★
【解析】该病例中医生术中发现患者左侧卵巢有病变应切除，在未征得患者及家属同意的情况下，将左侧卵巢切除。虽术后患者恢复良好，但是医生违背了知情同意原则。故选A。

题型　B1型题

（1~2题共用解析）

1.【答案】A　　2.【答案】D　　【难度系数】★★
【解析】医师在询问病史过程中应遵循的主要伦理要求是耐心倾听，正确引导，故第1题选A。男医师给女患者进行妇科检查时需有护士或其他医务人员在场的规定遵循的伦理要求是尊重患者，公正无私，故第2题选D。

第五节　安宁疗护与死亡的伦理

题型　A1型题

1.【答案】D　　　　　　　　　　　　　　【难度系数】★★★
【解析】消极安乐死，又叫被动安乐死，是指医务人员应患者或其亲属的请求不给或撤除生命支持措施，而仅给以减轻痛苦的适当维持治疗，听任患者在舒适、平静和尊严中死去。故选D。积极安乐死，也称主动安乐死,是指借着药物或运用其他人工方法等积极作为,所进行的安乐死,故不选A。B、C、E不符合题意,故不选。

2. 【答案】B　　　　　　　　　　　【难度系数】★★★

【解析】实施主动安乐死的首要社会条件是<u>安乐死的合法化</u>,故选B。维护患者的尊严是主张安乐死观点者的伦理依据,此观点认为安乐死是对人性更深层次的理解,是对人权更高层次的尊重,故不选E。

3. 【答案】C　　　　　　　　　　　【难度系数】★★★

【解析】脑死亡标准的直接伦理目的是<u>维护死者的尊严</u>,故选C。

4. 【答案】B　　　　　　　　　　　【难度系数】★★

【解析】<u>临终关怀的伦理意义</u>：①临终关怀是医学人道主义的重要发展;②体现了生命神圣论、生命质量论和生命价值论的统一;③是对医学中无伤害原则和有利原则的尊重和实践。故选B。

5. 【答案】B　　　　　　　　　　　【难度系数】★★

【解析】<u>尽力满足临终患者的生活需求</u>属于临终关怀范畴,故选B。

6. 【答案】E　　　　　　　　　　　【难度系数】★

【解析】<u>荷兰</u>是世界上第一个颁布安乐死法律的国家,比利时是第二个,故E。

题型	A2型题

【答案】E　　　　　　　　　　　【难度系数】★★

【解析】医生应该尊重患者的<u>知情同意权</u>,故根据此原则应当向患者父母解释脑死亡,脑死亡是脑细胞广泛、永久地丧失了全部功能,范围涉及大脑、小脑、桥脑和延髓。即发生全脑死亡后,虽心跳尚存,但脑复苏已不可能,个体死亡已经发生且不可避免。应在征得其同意后撤掉呼吸机,故选E,不选A、B、C、D。

第六节　公共卫生伦理

题型	A1型题

1. 【答案】C　　　　　　　　　　　【难度系数】★★★

【解析】在公共卫生工作中,为了维护人群健康,公共卫生从业人员常常会遇到公民个人权利、健康福利以及经济利益与社会或集体利益冲突的问题。有许多预防干预对个人提供的效益可能很小,但对整个社会、集体或者人群的健康却有很大好处。在处理社会与个人的利益关系时,<u>公共卫生工作从业人员应坚持社会公益原则</u>,即应将社会公共利益置于优先考虑地位,故选C。社会公正原则是在社会主义社会关系中,保证每个公民在劳动、分配等各方面都处于公正平等地位,以促进社会主义经济发展的一项社会性原则,不符合题意,不选A。信息公开原则最根本的就是以公开为原则,不符合题意,不选B。互助协同原则是指需要不同领域中的人员之间的互助与协作,不符合题意,不选D。全民参与原则是指政府、社会、团体和公众的广泛参与,不符合题意,不选E。

2. 【答案】A　　　　　　　　　　　【难度系数】★★★

【解析】公共卫生致力于保护全社会保护公众的健康,某些公共卫生行动可能无法避免限制个体自由,或者侵犯个体隐私权,故要在充分尊重个体的情况下,在侵犯个人利益与社会利益之间找到最佳平衡点,如对疑似甲类传染病患者予以隔离,肯定<u>对当事人的某些权益受到限制甚至损害,但社会整体却从中受益</u>,故选A。

3. 【答案】A　　　　　　　　　　　【难度系数】★★★

【解析】传染病防控工作的伦理要求是：①<u>严格执行隔离消毒措施和各项操作规程;坚持预防为主的积极防疫思想,尊重科学事实</u>,故不选D。②开展传染病的预防宣传教育,故不选E。③尊重传染病病人的人格和权利,故不选C。④遵守国家法律规定,主动做好传染病的监测和报告,及时收集与上报疫情,故不选B。采取走访患者家庭以预防医患冲突是医患工作的要求,不属于传染病防控工作伦理要求,故选A。

第七节　医学科研伦理（助理不考）

题型	A1型题

1. 【答案】D　　　　　　　　　　　【难度系数】★★

【解析】医院的研究人员将尚不成熟的、处于研究阶段的项目直接应用于临床并收取医疗费用,其研动机势必引起人们的质疑，甚至存在为经济利益而研究之嫌，本题违背了动机纯正，故选D。

2.【答案】D　　　　　　　　　　　　【难度系数】★★

【解析】某研究员在其发表的一篇论文中使用了他人的部分图表及数据，但未加注明，违背了医学科研伦理的诚实严谨要求，故选D。

3.【答案】A　　　　　　　　　　　　【难度系数】★★

【解析】保护受试者的尊严和权利是伦理审查的根本目的，故选A。

4.【答案】B　　　　　　　　　　　　【难度系数】★★

【解析】动物实验应用尽可能少的实验动物获得尽可能多的实验数据，故选B。对医学研究中的动物，不论是高等还是低等，均需考虑人道问题，A不符合题意，不选A。医学研究的科学性能够以牺牲动物的福利为代价，C不符合题意，不选C。尽可能用无知觉的实验材料代替活体动物，即尽可能用低等动物代替高等动物才是符合伦理要求的，D、E不符合题意，故不选D、E。

5.【答案】D　　　　　　　　　　　　【难度系数】★

【解析】本题考查人体试验的道德原则。故选D。

第八节　医学新技术研究与应用的伦理（助理不考）

题型　A1型题

1.【答案】B　　　　　　　　　　　　【难度系数】★★

【解析】我国目前允许实施的辅助生殖技术是精子捐赠助孕，一个人可助孕5人，不得实施无医学指征的X、Y精子筛选，故选B。

2.【答案】E　　　　　　　　　　　　【难度系数】★★

【解析】人类精子库伦理要求：①有利于供精者的原则；②知情同意的原则：完全自愿、有权终止供精、签署知情同意书；③保护后代的原则：对其供精出生的后代无任何的权利和义务；④社会公益原则：严禁同一供精者使五名以上妇女受孕、不得实施无医学指征的X、Y精子筛选；⑤保密原则：供者和受者夫妇应保持互盲；⑥严防商业化的原则：禁止买卖精子。故选E。

3.【答案】C　　　　　　　　　　　　【难度系数】★★

【解析】《人类辅助生殖技术管理办法》第三条规定，医疗机构和医务人员不得实施任何形式的代孕技术，故选C，不选E。捐赠其精/卵子是自愿的，社会名人没有捐赠其精/卵子的法律义务，不选A。医疗机构可保留供精人工受孕妇女的病历资料，不选B，但应保守医密。实施人工授精时，精子库提供的精液是冷冻在零下196.5℃的液氮中长期保存的，不选D。

4.【答案】E　　　　　　　　　　　　【难度系数】★★

【解析】1986年国际移植学会发布的尸体器官分配准则的基本内容有：①所捐赠的器官，必须尽可能予以最佳的利用。②应依据医学与免疫学的标准，将器官给予最适合移植的患者。③决不可以浪费可供使用的器官。④应成立区域性或全国性的器官分配网，做公平合适的分配，分配器官必须经由国家或地区的器官分配网安排。⑤分配器官的优先顺序，不能受政治、礼物、特别给付或对某团体偏爱的影响。⑥参与器官移植的外科与内科医生，不应在本地、本国或国际上从事宣传。⑦从事移植的外科医生和小组其他成员，不可以直接或间接地从事牵涉买卖器官或任何使自己及所属医院获益的行为。故选E。

5.【答案】E　　　　　　　　　　　　【难度系数】★

【解析】胚胎移植技术的伦理问题：①人工授精、体外受精——胚胎移植技术所衍生的"代孕母亲"现象是否合乎道德，"代孕母亲"是否可以商业化运作。②配子、胚胎是否可以商品化。③非在婚姻妇女能否进行供精人工授精。④体外受精——胚胎移植后剩余的胚胎能否进行科学研究。⑤能否利用胎儿的原始生殖细胞和尸体的生殖细胞进行体外受精。故不选A、B、C、D，而选E。

第九节　医疗人员的医学伦理素质的养成与行为规范

题型　A1型题

1.【答案】E　　　　　　　　　　　　【难度系数】★★

【解析】医师在旅游途中救治了1位突发心脏病的旅客，该医师履行的是道德义务，故选E。岗位职责指在自己岗位上需完成的工作内容和职责，A不符合题意，不选A。医务人员的权利包括医疗诊治权、设备使用权、科学研究权、继续教育权、人身安全权、经济待遇权、民主管理权，B不符合题意，不选B。政治义务是宪法、法律规定公民必须履行的对国家、社会的责任，C不符合题意，不选C。法律义务是指法律关系主体依法承担的某种必须履行的责任，D不符合题意，不选D。

2. 【答案】A　　　　　　　　　　　　　　【难度系数】★★
   【解析】医学道德评价的首要标准是否有利于患者疾病的缓解和康复，故选A。

3. 【答案】B　　　　　　　　　　　　　　【难度系数】★★
   【解析】属于医务人员自我道德评价方式的是内心信念，故选B。

4. 【答案】C　　　　　　　　　　　　　　【难度系数】★
   【解析】坚持医疗卫生保健实践是医德修养的根本途径和方法，所以，医德修养要坚持实践性，故选C。

第十二章 卫生法规

第一节 医师法

题型 A1 型题

1.【答案】A 　　　　　　　　　　　　【难度系数】★★

【解析】《医师法》规定，医师在执业活动中违反规定，有下列行为之一的，由县级以上人民政府卫生行政部门给予警告或者责令暂停六个月以上一年以下执业活动；情节严重的，吊销其执业证书；构成犯罪的，依法追究刑事责任：①违反卫生行政规章制度或者技术操作规范，造成严重后果的；②由于不负责任延误急危患者的抢救和诊治，造成严重后果的；③造成医疗责任事故的；④未经亲自诊查、调查，签署诊断、治疗、流行病学等证明文件或者有关出生、死亡等证明文件的；⑤隐匿、伪造或者擅自销毁医学文书及有关资料的；⑥使用未经批准使用的药品、消毒药剂和医疗器械的；⑦不按照规定使用麻醉药品、医疗用毒性药品、精神药品和放射性药品的；⑧未经患者或者其家属同意，对患者进行实验性临床医疗的。故选 A。

2.【答案】D 　　　　　　　　　　　　【难度系数】★★

【解析】行政处罚的种类：①警告；②罚款；③没收违法所得、没收非法财物；④责令停产停业；⑤暂扣或者吊销许可证、暂扣或者吊销执照；⑥行政拘留；⑦法律、行政法规规定的其他行政处罚。故选 D。

3.【答案】E 　　　　　　　　　　　　【难度系数】★★

【解析】《医师法》明确规定，医师应具备良好的职业道德和医疗执业水平，发扬人道主义精神，履行防病治病、救死扶伤、保护人民健康的神圣职责，故选 E。

4.【答案】E 　　　　　　　　　　　　【难度系数】★★

【解析】医师中止执业活动 2 年以上，申请重新执业，应当重新注册。重新申请注册的人员，应该先到县级以上卫生行政部门指定的医疗、预防、保健机构或组织接受 3~6 个月的培训，并经考核合格，方可依照有关规定重新申请执业注册，故选 E。

5.【答案】E 　　　　　　　　　　　　【难度系数】★★

【解析】受县级以上人民政府卫生行政部门委托的机构或者组织应当按照医师执业标准，对医师的业务水平、工作成绩和职业道德状况进行定期考核，故选 E。对医师的考核结果，考核机构应当报告准予注册的卫生行政部门备案。

6.【答案】C 　　　　　　　　　　　　【难度系数】★★

【解析】《医师考核管理办法》已经明确规定，国家对医师施行定期考核的内容是业务水平、工作成绩和职业道德状况，故选 C。

7.【答案】B 　　　　　　　　　　　　【难度系数】★★

【解析】《医师法》第三十一条规定，对考核不合格的医师，县级以上人民政府卫生行政部门可以责令其暂停执业活动 3~6 个月，并接受培训和继续医学教育。暂停执业活动期满再次进行考核，对考核合格的，允许其继续执业；对考核不合格的，由县级以上人民政府卫生行政部门注销注册，收回医师执业证书。故选 B。

8.【答案】D 　　　　　　　　　　　　【难度系数】★★

【解析】医师考核不合格，县级以上人民政府卫生行政部门可以责令其暂停执业活动 3~6 个月，并接受培训和继续医学教育。暂停执业活动期满，再进行考核，对考核合格的，允许其继续执业；对考核不合格的，注销注册，收回医师执业证书。故选 D。

9.【答案】B 　　　　　　　　　　　　【难度系数】★★★

【解析】《医师法》第三十七条规定，医师在执业活动中，违反规定，有下列行为之一的，由县级以上人民政府卫生行政部门给予警告或者责令暂停六个月以上一年以下执业活动；情节严重的，吊销其医师执业证书：①违反卫生行政规章制度或者技术操作规范，造成严重后果的；②由于不负责任延误急危患者的抢救和诊治，造成严重后果的；③造成医疗责任事故的；④未经亲自诊查、调查，签署诊断、治疗、流行病学等证明文件或者有关出生、死亡等证明文件的；⑤隐匿、伪造或者擅自销毁医学文书及有关资料的；⑥使用未经批准使用的药品、消毒药剂和医疗器械的；⑦不按照规定使用麻醉药品、医疗用毒性药品、精神药品和放射性药品的；⑧未经患者或者其家属同意，对患者进行实验性临床医疗的（故选 B）；

⑨泄露患者隐私，造成严重后果的；⑩利用职务之便，索取、非法收受患者财物或者牟取其他不正当利益的；⑪发生自然灾害、传染病流行、突发重大伤亡事故以及其他严重威胁人民生命健康的紧急情况时，不服从卫生行政部门调遣的；⑫发生医疗事故或者发现传染病疫情，患者涉嫌伤害事件或者非正常死亡，不按照规定报告的。

10.【答案】B　　　　　　　　　　　　【难度系数】★★★
【解析】取得助理医师证书后，大专生工作满2年，中专生满5年，可以参加执业医师资格考试。可以参加执业医师资格考试的条件为：本1专2中5（本科1年、专科2年、中专5年）。
【破题思路】可以参加执业医师资格考试的条件为：本1专2中5（本科1年、专科2年、中专5年）。

11.【答案】C　　　　　　　　　　　　【难度系数】★★★
【解析】①取得助理医师证书后，专科生工作满2年，中专生满5年，可以参加执业医师资格考试。②可以参加执业医师资格考试的条件为：本1专2中5（本科1年、专科2年、中专5年），故选C。

12.【答案】B　　　　　　　　　　　　【难度系数】★★
【解析】获得执业医师资格或执业助理医师资格后2年内注册，申请注册时，还应提交在省级以上卫生行政部门指定的机构接受3~6个月的培训，并经考核合格的证明，故选B。

13.【答案】A　　　　　　　　　　　　【难度系数】★★
【解析】卫生行政部门对考试合格取得医师资格者，向所在地县级以上卫生行政部门申请注册，故选A。

14.【答案】B　　　　　　　　　　　　【难度系数】★★
【解析】需要注销注册的情形：①死亡或宣告失踪者；②（正在）受刑罚的；③（正在）受吊销医师执业证书行政处罚的；④考核不合格被暂停3~6个月执业活动，期满再考仍不合格的；⑤终止医师执业活动满2年的。故选B。

题型　A2型题

1.【答案】B　　　　　　　　　　　　【难度系数】★★
【解析】不予注册的情形包括：①不具有完全民事行为能力者；②受刑事处罚，执行完毕至申请注册时尚不满2年者；③受吊销执业医师证书行政处罚的，自决定之日起至申请注册时不满2年者。故选B。

2.【答案】A　　　　　　　　　　　　【难度系数】★★
【解析】需要注销注册的情形：①死亡或宣告失踪者；②（正在）受刑罚的；③（正在）受吊销医师执业证书行政处罚的；④考核不合格被暂停3~6个月执业活动，期满再考仍不合格的；⑤终止医师执业活动满2年的。故选A。

3.【答案】B　　　　　　　　　　　　【难度系数】★★
【解析】对于考核不合格的由县级以上人民政府卫生行政部门给予暂停执业活动三个月至六个月，接受培训和继续医学教育后，再进行考核，对考核合格的，继续执业，对考核不合格的，注销注册，收回医师执业证书，故选B。

题型　B1型题

（1~2题共用解析）

1.【答案】E　　2.【答案】D　　　　　【难度系数】★★★★
【解析】患者为非正常死亡但未按照规定报告，由县级以上地方人民政府卫生行政部门给予警告或者责令暂停6个月以上1年以下执业活动；情节严重的，吊销其执业证书；构成犯罪的，依法追究刑事责任，故第1题选E。隐匿、伪造或者擅自销毁医学文书及有关资料的，由县级以上地方人民政府卫生行政部门给予警告或者责令暂停6个月以上1年以下执业活动；情节严重的，吊销其执业证书；构成犯罪的，依法追究刑事责任，故第2题选D。

3.【答案】A　　　　　　　　　　　　【难度系数】★★★★
【解析】对于终止医师执业活动满2年的，应当注销注册，故选A。

4.【答案】C　　　　　　　　　　　　【难度系数】★★★★
【解析】处方保存：普通处方、急诊处方、儿科处方保存期限为1年，医疗用毒性药品、第二类精神药品处方保存期限为2年，麻醉药品和第一类精神药品处方保存期限为3年。处方保存期满后，经医疗机构主要负责人批准、登记备案，方可销毁，故选C。

第二节　医疗机构管理条例

| 题型 | A1 型题 |

1. 【答案】B　　　　　　　　　　　【难度系数】★★

【解析】《医疗事故处理条例》规定对负有责任的医务人员依照刑法关于医疗事故罪的规定,依法追究刑事责任;尚不够刑事处罚的,依法给予行政处分或者纪律处分。对发生医疗事故的有关医务人员,除依照前款处罚外,卫生行政部门可以责令暂停6个月以上1年以下执业活动;情节严重的;吊销其执业证书,故选B。

2. 【答案】A　　　　　　　　　　　【难度系数】★★

【解析】《医疗机构管理条例及其实施细则》第五十三条规定,医疗机构门诊病历的保存期不得少于15年,住院病历的保存期不得少于30年(超纲题),故选A。

3. 【答案】A　　　　　　　　　　　【难度系数】★★

【解析】使用非卫生技术人员从事医疗卫生技术工作的,由县级以上人民政府卫生行政部门责令其限期改正,并处以5000元以下的罚款;情节严重的,吊销其医疗机构执业许可证,故选A。

4. 【答案】D　　　　　　　　　　　【难度系数】★★

【解析】医疗机构应当于校验期满前三个月向登记机关申请办理校验手续,故选D。

5. 【答案】B　　　　　　　　　　　【难度系数】★★

【解析】医疗机构执业规则包括:①必须遵守有关法律、法规和医疗技术规范;②必须将医疗机构执业许可证、诊疗科目、诊疗时间和收费标准悬挂于明显处所;③必须按照核准登记的诊疗科目开展诊疗活动;④不得使用非卫生技术人员从事医疗卫生技术工作;⑤应当加强对医务人员的医德教育等,故选B。

6. 【答案】A　　　　　　　　　　　【难度系数】★★

【解析】《医疗事故处理条例》第十三条规定,医务人员在医疗活动中发生或者发现医疗事故、可能引起医疗事故的医疗过失行为或者发生医疗事故争议的,应当立即向所在科室负责人报告,故选A;科室负责人应当及时向本医疗机构负责医疗服务质量监控的部门报告;负责医疗服务质量监控的部门接到报告后,应当立即进行调查、核实,将有关情况如实向本医疗机构的负责人报告。

7. 【答案】B　　　　　　　　　　　【难度系数】★★

【解析】医疗事故的技术鉴定由医学会组织专家组进行,故选B。

8. 【答案】E　　　　　　　　　　　【难度系数】★★★

【解析】医疗机构应将医疗机构执业许可证、诊疗科目、诊疗时间、收费标准悬挂于明显处所。

9. 【答案】E　　　　　　　　　　　【难度系数】★★★

【解析】医疗机构执业登记的事项包括:①类别、名称、地址、法定代表人或主要负责人;②所有制形式;③注册资本;④服务形式;⑤诊疗科目;⑥房屋建筑面积、床位(牙椅);⑦服务对象;⑧职工人数;⑨执业许可证登记号(医疗机构代码)等。故选E。

10. 【答案】E　　　　　　　　　　　【难度系数】★★★

【解析】医疗机构改变名称、场所、主要负责人、诊疗科目、床位,必须向原登记机关办理变更登记,故选E。

11. 【答案】A　　　　　　　　　　　【难度系数】★★

【解析】因抢救危急患者,未能及时书写病历的,有关医务人员应当在抢救结束后6小时内据实补记,并加以注明,故选A。

12. 【答案】A　　　　　　　　　　　【难度系数】★★

【解析】发生重大医疗过失行为的,医疗机构应当在12小时内向所在地卫生行政部门报告,故选A。

13. 【答案】B　　　　　　　　　　　【难度系数】★★

【解析】医疗事故是指医疗机构及其医务人员在医疗活动中,违反医疗机构卫生管理法律、行政法规、部门规章和诊疗护理规范、常规,过失造成患者人身损害的事故,患者及家属不配合导致的不良后果不属于医疗事故,故选B。

14. 【答案】C　　　　　　　　　　　【难度系数】★★

【解析】市容监督机关负责拟订城市市容管理规划、年度计划和措施并组织实施,不选A。城市规划行政部门负责指导及参与城市总体规划、分区规划、详细规划的编制审查审定工作,参与编制国土规划和区域规划，不选B。检验检疫行政主管部门负责研究拟定有关出入境卫生检疫、动植物检疫及进出口商品检验法律、法规和政策规定的实施细则、办法及工作规程，督促检查出入境检验检疫机构贯彻执行，不选D。环境保护行政部门执行工业污染防治，城市环境综合整治，自然生态环境保护以及履行我国承担的有关全球环境保护义务等事项，不选E。卫生行政主管部门负责对医疗废物的收集、运转、贮存、处置中的疾病防治工作进行定期检测，故选C。

15.【答案】D　　　　　　　　　　　【难度系数】★★

【解析】医疗机构施行手术、特殊检查或者特殊治疗时，必须征得患者同意，并应当取得其家属或者关系人同意并签字；无法取得患者意见时，应当取得家属或者关系人同意并签字；无法取得患者意见又无家属或者关系人在场，或者遇到其他特殊情况时，经治医师应当提出医疗处置方案，在取得医疗机构负责人或者被授权负责人员的批准后实施，故选D。

16.【答案】D　　　　　　　　　　　【难度系数】★★

【解析】医疗机构对危重病人应当立即抢救，对限于设备或者技术条件不能诊治的病人，应当及时转诊，故选D。

题型	A2型题

1.【答案】A　　　　　　　　　　　【难度系数】★★

【解析】①《医疗事故处理条例》第十条规定，患者有权复印或者复制其门诊病历、住院志、体温单、医嘱单、化验单（检验报告）、医学影像检查资料、特殊检查同意书、手术同意书、手术及麻醉记录单、病例资料、护理记录以及国务院卫生行政部门规定的其他病历资料。②发生医疗事故争议时，死亡病例讨论记录、疑难病例讨论记录、上级医师查房记录、会诊意见、病程记录应当在医患双方在场的情况下封存和启封，故选A。

2.【答案】E　　　　　　　　　　　【难度系数】★★

【解析】患者要求查阅或复制住院志、医嘱单、检验报告、手术及麻醉记录、病理资料、护理记录、医疗费用等病历资料的，医疗机构应当提供，故选E。

3.【答案】B　　　　　　　　　　　【难度系数】★★

【解析】不属于医疗事故的情形包括：①紧急救命采取的措施而产生的不良后果；②患者精神异常或特异体质所致医疗意外；③现有医学水平无法预料或防范的不良后果；④无过错输血感染造成的不良后果；⑤因患方延误诊疗所导致的不良后果；⑥因不可抗力造成的不良后果。此案例属于特异体质所致医疗意外，故选B。

第三节　母婴保健法及其实施办法

题型	A1型题

1.【答案】C　　　　　　　　　　　【难度系数】★★

【解析】遗传病的诊断、产前诊断的医务人员需经省、自治区、直辖市人民政府卫生行政部门考核，故选C。

2.【答案】B　　　　　　　　　　　【难度系数】★★

【解析】医师开具虚假医学证明文件的、违反规定进行胎儿性别鉴定的，依法给予行政处分，故选B。

3.【答案】B　　　　　　　　　　　【难度系数】★★★

【解析】经产前诊断，有下列情形之一的，医师应向夫妻双方说明情况，并提出终止妊娠的医学意见：①胎儿患严重遗传性疾病；②胎儿有严重缺陷的；③因患严重疾病，继续妊娠可能危及孕妇生命安全或者严重危害孕妇健康的。不包括孕妇患有传染病，故选B。

4.【答案】C　　　　　　　　　　　【难度系数】★★

【解析】保健卫生人员在做遗传病诊断、产前诊断时，必须经省、自治区、直辖市人民政府卫生行政部门考核，故选C。

5.【答案】C　　　　　　　　　　　【难度系数】★★

【解析】擅自从事婚前医学检查、遗传病诊断、产前诊断、终止妊娠手术、医学技术鉴定、出具有关医学证明，卫生行政部门给予警告，责令停止违法行为，没收违法所得；违法所得5000元以上的，并处违法所得3倍以上5倍以下的罚款；没有违法所得或者违法所得不足5000元的，并处5000元以上2万元以下的罚款，故选 C。

6.【答案】E　　　　　　　　　　　　【难度系数】★★

【解析】《中华人民共和国母婴保健法》（以下简称《母婴保健法》）第八条规定，婚前医学检查的疾病包括：严重遗传性疾病、指定传染病（如艾滋病、淋病、梅毒、麻风病）、有关精神病（如精神分裂症、躁狂抑郁型精神病及其他重型精神病），故选 E。A、B、C、D 均为婚前保健服务内容，不属于婚前医学检查服务。

7.【答案】D　　　　　　　　　　　　【难度系数】★★

【解析】《母婴保健法》第十四条规定，孕产期保健服务的内容包括：母婴保健指导，孕妇、产妇保健，胎儿保健，新生儿保健，不包括胎儿性别诊断，故选 D。《母婴保健法》第三十二条规定，除非医学上确有需要，否则严禁采用技术手段对胎儿进行性别鉴定。

8.【答案】A　　　　　　　　　　　　【难度系数】★★

【解析】《母婴保健法》第十七条规定，经产前检查，医师发现或者怀疑胎儿异常的，应当对孕妇进行产前诊断，故选 A。B、C、D、E 均属于孕产期保健服务的内容。

9.【答案】B　　　　　　　　　　　　【难度系数】★★

【解析】《母婴保健法》第十九条规定，对于依法接受终止妊娠或者结扎手术的，应当给予免费服务，故选 B。

10.【答案】B　　　　　　　　　　　【难度系数】★★

【解析】《母婴保健法》第二十五条规定，县级以上地方人民政府可以设立医学技术鉴定组织，负责对婚前医学检查、遗传病诊断和产前诊断结果有异议的进行医学技术鉴定，故选 B。

题型	A2 型题

1.【答案】B　　　　　　　　　　　　【难度系数】★★

【解析】医师开具虚假医学证明文件的、违反规定进行胎儿性别鉴定的，依法给予行政处分，故选 B。

2.【答案】E　　　　　　　　　　　　【难度系数】★★

【解析】擅自从事婚前医学检查、遗传病诊断、产前诊断、终止妊娠手术和医学技术鉴定或者出具有关医学证明的，由卫生行政部门给予警告等，故选 E。

3.【答案】E　　　　　　　　　　　　【难度系数】★★

【解析】医疗保健机构依照规定开展婚前医学检查、遗传病诊断、产前诊断以及施行结扎手术和终止妊娠手术的，必须符合国务院卫生行政部门规定的条件和技术标准，产前诊断、遗传病诊断需经省级以上地方人民政府卫生行政部门许可，故选 E。

第四节　传染病防治法

题型	A1 型题

1.【答案】D　　　　　　　　　　　　【难度系数】★★

【解析】传染病责任报告人包括疾病预防控制机构、医疗机构和采供血机构；义务报告人包括除上述机构和人员以外的任何单位和个人，故选 D。

2.【答案】B　　　　　　　　　　　　【难度系数】★★★

【解析】乙类传染病包括：严重急性呼吸综合征（SARS）、艾滋病、病毒性肝炎、脊髓灰质炎、人感染高致病性禽流感、麻疹、流行性出血热、狂犬病、流行性乙型脑炎、登革热、炭疽、细菌性和阿米巴性痢疾、肺结核、伤寒和副伤寒、流行性脑脊髓膜炎、百日咳、白喉、新生儿破伤风、猩红热、布鲁氏菌病、淋病、梅毒、钩端螺旋体病、血吸虫病、疟疾、甲型 H_1N_1 流感，2020年新增加新冠肺炎，乙类传染病中的严重急性呼吸综合征（SARS）、肺炭疽、新冠肺炎按甲类管理，故选 B。

【破题思路】甲类传染病有：鼠疫和霍乱。丙类传染病有：流行性感冒、流行性腮腺炎、风疹、急性出血性结膜炎、麻风病、流行性和地方性斑疹伤寒、黑热病、包虫病、丝虫病，除霍乱、细菌性和阿米巴性痢疾、伤寒和副伤寒以外的感染性腹泻病、手足口病。

3.【答案】D　　　　　　　　　　　　【难度系数】★★

【解析】①《中华人民共和国传染病防治法》（以下简称《传染病防治法》）规定，省、自治区、直辖市人民政府可以决定对本行政区域内的甲类传染病疫区实施封锁；②对已经发生甲类传染病病例的场所或者场所内的特定区域的人员，所在地的县级以上地方人民政府可以实施隔离措施；③当传染病暴发、流行时，县级以上地方人民政府报经上一级人民政府决定，可以采取停工、停业、停课等紧急措施；④甲类、乙类传染病暴发、流行时，县级人民政府报经上一级人民政府决定，可以宣布本行政区域部分或者全部为疫区，可施行紧急措施，并可以对出入疫区的人员、物资和交通工具实施卫生检疫。

4.【答案】E　　　　　　　　　　　　【难度系数】★★

【解析】①《传染病防治法》第四十二条规定，传染病暴发、流行时，县级以上地方人民政府应当立即组织力量，按照预防、控制预案进行防治，切断传染病的传播途径（故选E）；②县级政府宣布疫区，限制或者停止集市、集会、停业、停工、停课，均需报经上一级人民政府决定，故不选A、B、C。D不属于传染病暴发流行时的紧急措施，故不选D。

5.【答案】C　　　　　　　　　　　　【难度系数】★★

【解析】《传染病防治法》第三十九条规定，医疗机构发现甲类传染病时，应当及时采取下列措施：①对病人、病原携带者，予以隔离治疗；②对疑似病人，确诊前在指定场所单独隔离治疗（故选C）；③对医疗机构内的病人、病原携带者、疑似病人的密切接触者，在指定场所进行医学观察；④拒绝隔离治疗或隔离期未满擅自脱离隔离治疗的，可由公安机关协助医疗机构进行强制隔离治疗。

6.【答案】B　　　　　　　　　　　　【难度系数】★★

【解析】医疗机构发现发生或者可能发生传染病暴发流行时，应当在2小时内向所在地县级人民政府卫生行政主管部门报告，故选B。

7.【答案】C　　　　　　　　　　　　【难度系数】★★★

【解析】乙类传染病包括：严重急性呼吸综合征（SARS）、艾滋病、病毒性肝炎、脊髓灰质炎、人感染高致病性禽流感、麻疹、流行性出血热、狂犬病、流行性乙型脑炎、登革热、炭疽、细菌性和阿米巴性痢疾、肺结核、伤寒和副伤寒、流行性脑脊髓膜炎、百日咳、白喉、新生儿破伤风、猩红热、布鲁氏菌病、淋病、梅毒、钩端螺旋体病、血吸虫病、疟疾、甲型H_1N_1流感，2020年新增加新冠肺炎，故选C。

8.【答案】B　　　　　　　　　　　　【难度系数】★★

【解析】《传染病防治法》第二条规定，国家对传染病防治实行预防为主的方针，防治结合、分类管理、依靠科学、依靠群众，故选B。

9.【答案】D　　　　　　　　　　　　【难度系数】★★

【解析】《传染病防治法》第三条规定，甲类传染病有两种，即鼠疫和霍乱，故选D。

10.【答案】B　　　　　　　　　　　　【难度系数】★★

【解析】《传染病防治法》第四条规定，严重急性呼吸综合征（SARS）、肺炭疽和新冠肺炎，虽然属于乙类传染病，但应采取甲类传染病的预防、控制措施，故选B。

11.【答案】C　　　　　　　　　　　　【难度系数】★★

【解析】《传染病防治法》第二十六条规定，国家对传染病菌种、毒种的采集、保存、携带、运输和使用实行分类管理，建立健全严格的管理制度，故选C。

12.【答案】B　　　　　　　　　　　　【难度系数】★★★

【解析】《传染病防治法》第二十八条规定，在国家确认的自然疫源地计划兴建水利、交通、旅游、能源等大型建设项目的，应当事先由省级以上疾病预防控制机构对施工环境进行卫生调查。建设单位应当根据疾病预防控制机构的意见，采取必要的传染病预防、控制措施。

13.【答案】A　　　　　　　　　　　　【难度系数】★★

【解析】《传染病防治法》第三十条规定，疾病预防控制机构、医疗机构和采供血机构及其执行职务的人员，为责任疫情报告人，在发现传染病疫情或者发现其他传染病暴发、流行以及突发原因不明的传染病时，应当遵循疫情报告属地管理原则，按规定报告。

| 题型 | A2型题 |

1.【答案】A　　　　　　　　　　　　【难度系数】★★

【解析】对可能导致甲类传染病传播的以及国务院卫生行政部门规定的菌种、毒种、传染病检测样本，确需采集、保存、携带、运输、使用的，须经省级以上人民政府卫生行政部门批准，故选A。

2.【答案】E　　　　　　　　　　　　　　【难度系数】★★★

【解析】乙类传染病包括：严重急性呼吸综合征（SARS）、艾滋病、病毒性肝炎、脊髓灰质炎、人感染高致病性禽流感、麻疹、流行性出血热、狂犬病、流行性乙型脑炎、登革热、炭疽、细菌性和阿米巴性痢疾、肺结核、伤寒和副伤寒、流行性脑脊髓膜炎、百日咳、白喉、新生儿破伤风、猩红热、布鲁氏菌病、淋病、梅毒、钩端螺旋体病、血吸虫病、疟疾、甲型H_1N_1流感，2020年新增加新冠肺炎，故选E。

3.【答案】E　　　　　　　　　　　　　　【难度系数】★★★

【解析】拒绝隔离治疗或隔离期未满擅自脱离隔离治疗的，可由公安机关协助医疗机构进行强制隔离治疗，故选E。

第五节　艾滋病防治条例

题型　A1型题

1.【答案】D　　　　　　　　　　　　　　【难度系数】★★

【解析】国家实行艾滋病自愿咨询和自愿检测制度，故选D。

2.【答案】D　　　　　　　　　　　　　　【难度系数】★★

【解析】《艾滋病防治条例》第四十三条规定，医疗卫生机构应当对孕产妇提供艾滋病防治咨询和检测，对感染艾滋病病毒的孕产妇及其婴儿，提供预防艾滋病母婴传播的咨询、产前指导、阻断、治疗、产后访视、婴儿随访和检测等服务，故选D。A、B、C、E均属于有偿服务，D为无偿服务。

题型　A2型题

【答案】E　　　　　　　　　　　　　　【难度系数】★★

【解析】艾滋病患者隐私权保护，未经本人或者其监护人同意，任何单位或者个人不得公开艾滋病病毒感染者、艾滋病病人及其家属的姓名、住址、工作单位、肖像、病史资料以及其他可能推断出其具体身份的信息，故选E。

第六节　突发公共卫生事件应急条例

题型　A1型题

1.【答案】C　　　　　　　　　　　　　　【难度系数】★★

【解析】国务院卫生行政部门负责向社会发布突发事件的信息，故选C。

2.【答案】E　　　　　　　　　　　　　　【难度系数】★★★

【解析】医疗卫生机构有下列行为之一的，由卫生行政主管部门责令改正、通报批评、给予警告；情节严重的吊销《医疗机构执业许可证》；对主要负责人、负有责任的主管人员和其他直接责任人员依法给予降级或者撤职的纪律处分；造成传染病传播、流行或者对社会公众健康造成其他严重危害结果，构成犯罪的，依法追究其刑事责任：①未依照本条例的规定履行报告职责，隐瞒、缓报或者谎报的；②未依照本条例的规定及时采取控制措施的；③未依照本条例的规定履行突发事件监测职责的；④拒绝接诊病人的；⑤拒不服从突发事件应急处理指挥部调度的。故选E。

3.【答案】A　　　　　　　　　　　　　　【难度系数】★★

【解析】重大食物中毒事件属于突发公共卫生事件。按《突发公共卫生事件应急条例》规定，医疗卫生机构发现重大食物中毒事件后，应当在2小时以内向所在地县级人民政府卫生行政主管部门报告，故选A。

题型　A2型题

【答案】B　　　　　　　　　　　　　　【难度系数】★★

【解析】医疗卫生机构有下列行为之一的，由卫生行政主管部门责令改正、通报批评、给予警告；情节严重的，吊销《医疗机构执业许可证》：①未依照本条例的规定履行报告职责，隐瞒、缓报或者谎报的；

②未依照本条例的规定及时采取控制措施的；③未依照本条例的规定履行突发事件监测职责的；④拒绝接诊病人的；⑤拒不服从突发事件应急处理指挥部调度的。故选B。

第七节　药品管理法

题型　A1 型题

1.【答案】E　　　　　　　　　　　【难度系数】★★★

【解析】假药指：①所含成分与国家药品标准规定的成分不符；②非药品冒充药品或者以他种药品冒充此种药品的。按假药论处的为：①国务院药品监督管理部门规定禁止使用的；②依照《中华人民共和国药品管理法》（以下简称《药品管理法》）必须批准而未经批准生产、进口，或者必须检验而未检验即销售的；③变质的；④被污染的；⑤使用依照《药品管理法》必须取得批准文号而未取得批准文号的原料药生产的；⑥所标明的适应证或者功能主治超出规定范围的。故选E。

2.【答案】A　　　　　　　　　　　【难度系数】★★

【解析】根据《药品不良反应报告和监测管理办法》规定，医疗卫生机构获知或者发现药品群体不良事件后，应当立即通过电话或者传真等方式报所在地县级以上的药品监督管理部门、卫生行政部门和药品不良反应监测机构，必要时可以越级报告，故选A。

3.【答案】B　　　　　　　　　　　【难度系数】★★

【解析】药品是用于预防、治疗、诊断人的疾病，有目的地调节人的生理功能并规定有适应证、用法和用量的物质，包括中药材、中药饮片、中成药、化学原料及其制剂、抗生素、生化药品、放射性药品、血清疫苗、血液制品和诊断药品等。血液不属于药品，故选B。

4.【答案】C　　　　　　　　　　　【难度系数】★★

【解析】医疗机构的负责人、药品采购人员、医师等有关人员收受药品生产企业、药品经营企业或者其代理人给予的财物或者其他利益的，由卫生行政部门或者本单位给予处分，没收违法所得；对违法行为情节严重的执业医师，由卫生行政部门吊销其执业证书；构成犯罪的，依法追究刑事责任。故选C。

5.【答案】B　　　　　　　　　　　【难度系数】★★

【解析】《药品管理法》第二十五条规定，医疗机构配制的制剂，应当是本单位临床需要而市场上没有供应的品种，并须经所在地省、自治区、直辖市人民政府药品监督管理部门批准后方可配制。

题型　A2 型题

1.【答案】B　　　　　　　　　　　【难度系数】★★★

【解析】假药指：①所含成分与国家药品标准规定的成分不符；②非药品冒充药品或者以他种药品冒充此种药品的。按假药论处的为：①国务院药品监督管理部门规定禁止使用的；②依照《药品管理法》必须批准而未经批准生产、进口，或者必须检验而未检验即销售的；③变质的；④被污染的；⑤使用依照《药品管理法》必须取得批准文号而未取得批准文号的原料药生产的；⑥所标明的适应证或者功能主治超出规定范围的。故选B。

2.【答案】C　　　　　　　　　　　【难度系数】★★★

【解析】假药指：①所含成分与国家药品标准规定的成分不符；②非药品冒充药品或者以他种药品冒充此种药品的。按假药论处的为：①国务院药品监督管理部门规定禁止使用的；②依照《药品管理法》必须批准而未经批准生产、进口，或者必须检验而未检验即销售的；③变质的；④被污染的；⑤使用依照《药品管理法》必须取得批准文号而未取得批准文号的原料药生产的；⑥所标明的适应证或者功能主治超出规定范围的。故选C。

3.【答案】B　　　　　　　　　　　【难度系数】★★

【解析】《药品管理法》第九十条规定，药品的生产企业、经营企业、医疗机构在药品购销中暗中给予、收受回扣或者其他利益的，药品的生产企业、经营企业或者其代理人给予使用其药品的医疗机构的负责人、药品采购人员、医师等有关人员以财物或者其他利益的，由工商行政管理部门处1万元以上20万元以下的罚款，有违法所得的，予以没收；情节严重的，由工商行政管理部门吊销药品生产企业、药品经营企业的营业执照，并通知药品监督管理部门，由药品监督管理部门吊销《药品生产许可证》《药品经营许可证》；构成犯罪的，依法追究刑事责任。本例中，对给予回扣的F药厂，可以做出行政处罚的部门是工商行政管理部门，故选B。

第八节　麻醉药品和精神药品管理条例

题型　A1 型题

1.【答案】E　　　　　　　　　　　　　　　　【难度系数】★★
【解析】医师出现下列情形之一的，由县级以上卫生行政部门按照《麻醉药品和精神药品管理条例》予以处罚：①未取得麻醉药品和第一类精神药品处方资格的医师擅自开具麻醉药品和第一类精神药品处方的；②具有麻醉药品和第一类精神药品处方资格的医师未按照规定开具麻醉药品和第一类精神药品处方，或者未按照临床应用指导原则使用麻醉药品和第一类精神药品的。故选 E。

2.【答案】B　　　　　　　　　　　　　　　　【难度系数】★★
【解析】《麻醉药品和精神药品管理条例》规定，具有麻醉药品和第一类精神药品处方资格的执业医师，违反规定开具麻醉药品和第一类精神药品处方的，由其所在医疗机构取消其麻醉药品和第一类精神药品处方资格；造成严重后果的，由原发证部门吊销其执业证书，故选 B。

题型　A2 型题

【答案】E　　　　　　　　　　　　　　　　【难度系数】★★
【解析】应当要求长期使用麻醉药品和第一类精神药品的门（急）诊癌症患者和中、重度慢性疼痛患者，每 3 个月复诊或者随诊一次，故选 E。

第九节　处方管理办法

题型　A1 型题

1.【答案】A　　　　　　　　　　　　　　　　【难度系数】★★
【解析】《处方管理办法》规定，西药、中成药处方，每一种药品应当另起一行，每张处方不得超过 5 种药品，故选 A。

2.【答案】E　　　　　　　　　　　　　　　　【难度系数】★★
【解析】出现超常处方 3 次以上且无正当理由将会被医疗机构限制处方权，故选 E。

题型　A2 型题

【答案】B　　　　　　　　　　　　　　　　【难度系数】★★★
【解析】医疗机构应当对出现抗菌药物超常处方 3 次以上且无正当理由的医师提出警告，限制其特殊使用级和限制使用级抗菌药物处方权，故选 B。

题型　B1 型题

（1~2 题共用解析）

1.【答案】C　　2.【答案】B　　　　　　　　【难度系数】★★
【解析】急诊处方药物不超过 3 天，普通处方药物不超过 7 天，故第 1 题选 C，第 2 题选 B。

第十节　献血法

题型　A1 型题

1.【答案】D　　　　　　　　　　　　　　　　【难度系数】★★
【解析】《中华人民共和国献血法》（以下简称《献血法》）第二条规定，国家实行无偿献血制度，提倡 18~55 周岁的健康公民自愿献血，故选 D。

2.【答案】C　　　　　　　　　　　　　　　　【难度系数】★★
【解析】血站是采集、提供临床用血的机构，是不以营利为目的的公益性组织。设立血站向公民采集血液，必须经国务院卫生行政部门或者省、自治区、直辖市人民政府卫生行政部门批准。血站应当为献血者提供各种安全、卫生、便利的条件。血站的设立条件和管理办法由国务院卫生行政部门制定。公民临床用血时只交付用于血液的采集、储存、分离、检验等费用，具体收费标准由国务院卫生行政部门会同国务院价格主管部门制定。故选 C。

3.【答案】E 　　　　　　　　　【难度系数】★★

【解析】血站对献血者每次采血量一般为 200 mL，最多不得超过 400 mL，两次采集间隔<u>不少于 6 个月</u>，故选 E。

| 题型 | A2 型题 |

1.【答案】D 　　　　　　　　　【难度系数】★★

【解析】临时采血需满足以下条件：①危及患者生命，急需输血；②所在地血站无法及时提供血液，且无法及时从其他医疗机构调剂血液，而其他医疗措施不能替代输血治疗；③具备开展交叉配血及乙型肝炎病毒表面抗原、丙型肝炎病毒抗体、艾滋病病毒抗体和梅毒螺旋体抗体的检测能力；④遵守采供血相关操作规程和技术标准。医疗机构应当在临时采集血液后 10 日内将情况报告县级以上人民政府卫生行政部门，临时采血必须确保采血用血安全，故选 D。

2.【答案】A 　　　　　　　　　【难度系数】★★

【解析】医疗机构出售无偿献血的血液的，由县级以上地方人民政府卫生行政部门予以<u>取缔，没收违法所得，可以并处 10 万元以下的罚款</u>，故选 A。构成犯罪的，依法追究刑事责任。

3.【答案】A 　　　　　　　　　【难度系数】★★

【解析】《献血法》第二十二条规定，医疗机构的医务人员违反规定，将不符合国家规定标准的血液用于患者的，由县级以上地方人民政府卫生行政部门<u>责令改正</u>，故选 A。给患者健康造成损害的，应当依法赔偿，对直接负责的主管人员和其他直接责任人员，依法给予行政处分；构成犯罪的，依法追究刑事责任。

4.【答案】D 　　　　　　　　　【难度系数】★★

【解析】《献血法》第九条规定，血站对献血者每次采血量一般为 200 mL，最多不得超过 400 mL，两次采集间隔不少于 6 个月。《献血法》第二条规定，国家提倡 18 至 55 周岁的健康公民自愿献血。刘某现在 50 周岁，至 55 周岁，还可无偿献血 5 年，故最多可<u>献血 10 次</u>，故选 D。

| 题型 | B1 型题 |

（1~2 题共用解析）

1.【答案】A 　 2.【答案】D 　　　　【难度系数】★★

【解析】血站对献血者每次采血量<u>一般为 200 mL</u>（故第 1 题选 A），<u>最多不得超过 400 mL</u>（故第 2 题选 D）。

（3~5 题共用解析）

3.【答案】A 　 4.【答案】C 　 5.【答案】E 【难度系数】★★

【解析】①《献血法》第二条规定，国家<u>实行无偿献血制度</u>（故第 3 题选 A）。<u>提倡 18~55 周岁的健康公民自愿献血</u>（故第 4 题选 C）。②《献血法》第七条规定，国家<u>鼓励国家工作人员、现役军人和高等学校在校学生率先献血</u>，为树立社会新风尚作表率（故第 5 题选 E）。

第十一节　医疗损害责任

| 题型 | A1 型题 |

【答案】C 　　　　　　　　　【难度系数】★★

【解析】患者具有知情同意权，手术前应当<u>向患者说明手术方案、替代治疗方案</u>等，故选 C。

| 题型 | A2 型题 |

【答案】C 　　　　　　　　　【难度系数】★★★

【解析】推定过错行为包括：①<u>违反法律、行政法规、规章以及其他有关诊疗规范的规定</u>；②<u>隐匿或者拒绝提供</u>与纠纷有关的病历资料；③<u>伪造、篡改或者销毁病历资料</u>。故选 C。

第十二节 放射诊疗管理规定

题型　A1 型题

1. 【答案】C　　　　　　　　　　　　　　【难度系数】★★

   【解析】《放射诊疗管理规定》明确指出，非特殊需要，对受孕 8~15 周的育龄妇女，不得进行下腹部放射影像检查，故选 C。

2. 【答案】E　　　　　　　　　　　　　　【难度系数】★★

   【解析】《放射诊疗管理规定》规定：①装有放射性同位素和放射性废物的设备、容器，应设有电离辐射标志；②放射性同位素和放射性废物储存场所，应设有电离辐射警告标志及必要的文字说明，故选 E；③放射诊疗工作场所的入口处，应设有电离辐射警告标志；④放射诊疗工作场所应当按照有关标准的要求分为控制区、监督区，在控制区进出口及其他适当位置，应设有电离辐射警告标志和工作指示灯。

第十三节 抗菌药物临床应用管理办法

题型　A1 型题

1. 【答案】C　　　　　　　　　　　　　　【难度系数】★★

   【解析】《抗菌药物临床应用管理办法》规定，医疗机构应当对出现抗菌药物超常处方 3 次以上且无正当理由的医师提出警告，限制其特殊使用级和限制使用级抗菌药物处方权，故选 C。

2. 【答案】D　　　　　　　　　　　　　　【难度系数】★★

   【解析】高级专业技术职务任职资格医师可授予特殊使用级抗菌药物处方权，故选 D。

题型　A2 型题

1. 【答案】D　　　　　　　　　　　　　　【难度系数】★★

   【解析】医疗机构应当对出现抗菌药物超常处方 3 次以上且无正当理由的医师提出警告，限制其特殊使用级和限制使用级抗菌药物处方权，故选 D。

2. 【答案】C　　　　　　　　　　　　　　【难度系数】★★

   【解析】因抢救生命垂危的患者等紧急情况，医师可以越级使用抗菌药物。越级使用抗菌药物应当详细记录用药指征，并应当于 24 小时内补办越级使用抗菌药物的必要手续，故选 C。

3. 【答案】C　　　　　　　　　　　　　　【难度系数】★★

   【解析】医师出现下列情形之一的，医疗机构应当取消其处方权：①抗菌药物考核不合格的；②限制处方权后，仍出现超常处方且无正当理由的；③未按照规定开具抗菌药物处方，造成严重后果的；④未按照规定使用抗菌药物，造成严重后果的；⑤开具抗菌药物处方牟取不正当利益的。故选 C。

题型　B1 型题

（1~2 题共用解析）

1. 【答案】C　　2. 【答案】A　　　　　　【难度系数】★★★★

   【解析】《抗菌药物临床应用管理办法》规定，医疗机构应当对出现抗菌药物超常处方 3 次以上且无正当理由的医师提出警告，限制其特殊使用级和限制使用级抗菌药物处方权，故第 1 题选 C。《抗菌药物临床应用管理办法》规定，医师出现下列情形之一的，医疗机构应当取消其处方权：①抗菌药物考核不合格的；②限制处方权后，仍出现超常处方且无正当理由的；③未按照规定开具抗菌药物处方，造成严重后果的；④未按照规定使用抗菌药物，造成严重后果的；⑤开具抗菌药物处方牟取不正当利益的，故第 2 题选 A。

第十四节 医疗机构临床用血管理办法

题型　A1 型题

1. 【答案】D　　　　　　　　　　　　　　【难度系数】★★

   【解析】公民临床用血时只交付用于血液的采集、储存、分离、检验等费用，故选 D。

2. 【答案】E　　　　　　　　　　　　【难度系数】★★★

【解析】《医疗机构临床用血管理办法》规定，医疗机构应当建立临床用血医学文书管理制度，确保临床用血信息客观真实、完整、可追溯。医师应当将患者输血适应证的评估、输血过程和输血后疗效评价情况记入病历；临床输血治疗知情同意书、输血记录单等随病历保存，故选E。

3. 【答案】E　　　　　　　　　　　　【难度系数】★★★

【解析】同一患者一天备血量少于800 mL，中级以上专业技术职务任职资格的医师提出申请，上级医师核准签发；同一患者一天备血量在800mL～1600mL，中级以上专业技术职务任职资格的医师提出申请，经上级医师审核，科室主任核准签发；同一患者一天申请备血量达到或超过1600mL，中级以上专业技术职务任职资格的医师提出申请，科室主任核准签发后，报医务部门批准。故选E。

题型	A2型题

【答案】D　　　　　　　　　　　　【难度系数】★★★

【解析】同一患者一天备血量少于800 mL，中级以上专业技术职务任职资格的医师提出申请，上级医师核准签发；同一患者一天备血量在800 mL～1600 mL，中级以上专业技术职务任职资格的医师提出申请，经上级医师审核，科室主任核准签发；同一患者一天申请备血量达到或超过1600 mL，中级以上专业技术职务任职资格的医师提出申请，科室主任核准签发后，报医务部门批准。故选D。

第十五节　精神卫生法

题型	A1型题

1. 【答案】B　　　　　　　　　　　　【难度系数】★★

【解析】精神障碍患者再次诊断时，需2名精神科执业医师进行，故选B。

2. 【答案】A　　　　　　　　　　　　【难度系数】★★★

【解析】精神障碍医学鉴定的要求：①鉴定人应当到收治精神障碍患者的医疗机构面见、询问患者，该医疗机构应当予以配合；②鉴定人本人或者其近亲属与鉴定事项有利害关系，可能影响其独立、客观、公正进行鉴定的，应当回避；③鉴定机构、鉴定人应当遵守有关法律、法规、规章的规定，尊重科学，遵守职业道德，按照精神障碍鉴定的实施程序、技术方法和操作规范，依法独立进行鉴定，出具客观、公正的鉴定报告；④鉴定人应当对鉴定过程进行实时记录并签名。记录的内容应当真实、客观、准确完整，记录的文本或者声像载体应当妥善保存。故选A。

3. 【答案】C　　　　　　　　　　　　【难度系数】★★

【解析】医疗机构及其工作人员有下列行为之一的，由县级以上人民政府卫生行政部门责令改正，对直接负责的主管人员和其他直接责任人员依法给予或者责令给予降低岗位等级或者撤职的处分；对有关医务人员，暂停六个月以上一年以下执业活动；情节严重的，给予或者责令给予开除的处分，并吊销有关医务人员的执业证书：①违反本法规定实施约束、隔离等保护性医疗措施的；②违反本法规定，强迫精神障碍患者劳动的；③违反本法规定对精神障碍患者实施外科手术或者实验性临床医疗的；④违反本法规定，侵害精神障碍患者的通信和会见探访者等权利的；⑤违反精神障碍诊断标准，将非精神障碍患者诊断为精神障碍患者的。故选C。

4. 【答案】C　　　　　　　　　　　　【难度系数】★★

【解析】未取得麻醉药品和第一类精神药品处方资格的执业医师擅自开具麻醉药品和第一类精神药品处方，由上级以上人民政府卫生主管部门给予警告，暂停执业活动；造成严重后果的，吊销其执业证书；构成犯罪的，依法追究刑事责任。故选C。

5. 【答案】C　　　　　　　　　　　　【难度系数】★★

【解析】《中华人民共和国精神卫生法》规定，精神障碍患者在医疗机构内发生或者将要发生伤害自身、危害他人安全、扰乱医疗秩序的行为，医疗机构及其医务人员在没有其他可替代措施的情况下，可以实施约束、隔离等保护性医疗措施，故选C。

第十六节　人体器官移植条例

题型	A1型题

1. 【答案】A　　　　　　　　　　　　【难度系数】★★

【解析】捐献人体器官的条件：①捐献人体器官的公民应当具有完全民事行为能力；②公民生前表示不同意捐献其人体器官的，任何组织或者个人不得捐献、摘取该公民的人体器官；③公民生前未表示不同意捐献其人体器官的，该公民死亡后，其配偶、成年子女、父母可以以书面形式共同表示同意捐献该公民人体器官的意愿。任何组织或者个人不得摘取未满18周岁公民的活体器官用于移植。故选A。

2. 【答案】E 【难度系数】★★

【解析】任何组织或者个人不得摘取未满18周岁公民的活体器官用于移植，故选E。

第十七节　疫苗管理法

| 题型 | A1型题 |

1. 【答案】B 【难度系数】★★

【解析】预防接种异常反应情形是指合格疫苗，在实施规范接种过程中或者实施规范接种后造成受种者机体组织器官、功能损害，相关各方均无过错的药物不良反应，故选B。

2. 【答案】B 【难度系数】★★

【解析】在儿童出生后1个月内，其监护人应当到儿童居住地承担预防接种工作的接种单位为其办理接种证，故选B。

3. 【答案】B 【难度系数】★★

【解析】疫苗接种记录依法应保存的最低年限是5年，故选B。

第十三章 心血管系统

第一节 心力衰竭

一、慢性心力衰竭

题型 A1 型题

1. 【答案】E 【难度系数】★★
   【解析】感染是心力衰竭最常见的诱因,其诱发机制为:①病原体可直接损伤心肌;②感染引起的发热使交感神经兴奋,心率加快,增加心肌耗氧,且舒张期缩短,冠脉供血减少;③如为呼吸道感染,可因缺氧致肺动脉收缩,增加右室后负荷。其余选项也是诱因,但不是最常见,故选E。

2. 【答案】B 【难度系数】★★★
   【解析】超声心动图判断左心收缩功能时,以收缩末及舒张末的容量差计算左室射血分数,虽不够准确,但方便实用,正常值＞50%。
   【破题思路】心功能不全首选检查:超声心动图。

3. 【答案】D 【难度系数】★★★
   【解析】洋地黄的适应证为心衰伴有快速心室率的房颤患者,故选D。E选项为β受体阻滞剂,具有负性肌力作用,适用于慢性心衰者。
   【破题思路】房颤治疗原则:

转复窦律	胺碘酮	首选,特别适用于器质性心脏病
	普罗帕酮	器质性心脏病禁用
控制心室率	β受体阻滞剂	首选
	非二氢吡啶类	维拉帕米、地尔硫䓬
	洋地黄	首选毛花苷C(心衰+房颤)
抗凝华法林	发病＜24小时	直接转复窦律+控制室率(复率前无需抗凝!)
	发病＞24小时	先抗凝3周,然后转复窦律+控制室率,再抗凝4周

4. 【答案】C 【难度系数】★★
   【解析】五个选项均为慢性心力衰竭的病因,而目前我国冠心病为各种病因之首,故选C。
   【破题思路】慢性心衰最常见的病因——冠心病;最常见的加重的诱因——肺部感染。

5. 【答案】A 【难度系数】★★
   【解析】后负荷即压力负荷,后负荷增加见于瓣膜狭窄(左室为主动脉瓣狭窄、右室为肺动脉瓣狭窄)或高血压(左室为高血压、右室为肺动脉高压),故选A。主动脉瓣关闭不全和三尖瓣关闭不全均升高前负荷,故不选B、D;二尖瓣狭窄和肺栓塞(肺动脉高压)升高右室后负荷,故不选C、E。
   【破题思路】心衰基本病因:

三大原因	发病机理	临床意义
心肌损害	缺血性心肌损害	冠心病与心肌梗死(最常见)
	心肌炎、心肌病	病毒性心肌炎、扩张型心肌病等
	心脏代谢障碍性疾病	糖尿病、维生素缺乏、心肌淀粉样变性等
前负荷增加	机体本身血多	贫血、甲亢
	异常结构(瓣膜反流、间隔缺损)	二尖瓣关闭不全、主动脉瓣关闭不全、房间隔缺损、动脉导管未闭
后负荷增加	血压高	肺动脉高压、主动脉高压
	出口窄	肺动脉瓣狭窄、主动脉瓣狭窄

【知识巧记】前负荷"钱有孔"，后负荷"很窄压"。

6.【答案】A　　　　　　　　　　　【难度系数】★★

【解析】呼吸道感染是最常见、最重要的诱因，故选A。心肌缺血属原发性心肌损害，是基本病因之一，不属于诱因，故不选B；情绪激动，输液过多、过快引起血容量增加，都是心衰的诱因，但没有感染常见，故不选C、D、E。

7.【答案】A　　　　　　　　　　　【难度系数】★★

【解析】部分心衰患者虽经内科优化治疗，但休息时仍有症状，须长期、反复住院，即为难治性心衰或顽固性心力衰竭。对于此类患者，如果能找到可能的病因并进行纠正最佳，心脏移植适用于无其他可选治疗方法的重度心衰患者，作为终末期心衰的一种治疗方式，但限制条件多。故关键在于寻找可能的病因并进行纠正，故选A。内科优化治疗无效，故不选C、D、E；心脏移植仅作为少数患者最终选择，故不选B。

【破题思路】顽固性心衰治疗：寻找病因并对因治疗最关键。

8.【答案】E　　　　　　　　　　　【难度系数】★★★

【解析】二尖瓣狭窄不会引起左心衰，但可因左房压升高导致肺淤血、肺水肿，表现为呼吸困难和粉红色泡沫痰。呼吸困难是二尖瓣狭窄患者最常见也是最早期的症状，与肺淤血有关。长期肺淤血导致肺动脉高压，后者引起右心室肥厚，最终导致右心衰竭，此时右心排出量减少致肺循环血量减少，肺淤血减轻，呼吸困难可有所缓解，故选E。但此时体循环淤血明显，出现肝淤血肿大伴压痛，故不选A、C。颈静脉怒张、双下肢水肿不符合题意，不选B、D。

9.【答案】A　　　　　　　　　　　【难度系数】★★★

【解析】临床心衰阶段指患者已有基础结构性心脏病，并出现心衰的症状和体征，相当于NYHA分级Ⅱ级，故选A。

10.【答案】E　　　　　　　　　　　【难度系数】★★★

【解析】容量负荷即前负荷，是心肌开始收缩前所负载的负荷。压力负荷即后负荷，是心肌收缩时所负载的负荷。主动脉瓣关闭不全时，已射入主动脉内的血液经关闭不全的主动脉瓣反流至左心室，使左心室收缩前的充盈量较正常时增加，即左心室前负荷增加。同理，二尖瓣关闭不全时也会使左心室前负荷增加。室间隔缺损患者，当左心室收缩时部分血液从关闭不全的室间隔从左至右分流至右心室，使右心室前负荷增加。甲状腺功能亢进时，由于代谢加强，全身血液循环加快，回流至心脏的血流量增加，心脏的容量负荷增加。故所给A、B、C、D四个答案项均可导致容量负荷增加，唯有E是后负荷增加所致，为本题答案。

11.【答案】C　　　　　　　　　　　【难度系数】★★

【解析】左室射血分数（LVEF）是指每搏输出量占心室舒张末期容积量的百分比。心室收缩时并不能将心室的血液全部射入动脉，正常成人静息状态下，心室舒张期的容积：左心室约为145 mL，右心室约为137 mL，搏出量为60~80 mL，即射血完毕时心室尚有一定量的余血，把搏出量占心室舒张期容积的百分比称为射血分数，一般50%以上属于正常范围，人体安静时的射血分数为55%~65%。正常情况下左室射血分数为≥50%，右心室射血分数为≥40%。若小于此值即为心功能不全。射血分数与心肌的收缩能力有关，心肌收缩能力越强，则每搏输出量越多，射血分数也越大。

【破题思路】超声心动图：左室射血分数（LVEF）<40%（正常值>50%）反映收缩期心衰；E/A<1.2，反映舒张期心衰（正常值≥1.2）。

12.【答案】E　　　　　　　　　　　【难度系数】★★★★

【解析】贫血引起代偿性心率和呼吸加快，体力活动时尤为明显。在进展迅速的贫血，心慌、气促症状明显。慢性贫血时症状表现较轻。长期严重贫血可引起高动力性心力衰竭，伴以水钠潴留、水肿，甚至出现腹水。心脏异常在贫血治愈后可逐渐恢复。心脏杂音是贫血常伴有的体征，发生于收缩期，在肺动脉区最为清晰。甲亢时，甲状腺激素（TH）具有儿茶酚胺样的作用，同时又与儿茶酚胺协同作用，加强儿茶酚胺在神经、心血管和胃肠道等部位的兴奋和刺激作用，产生cAMP，上调心脏β肾上腺素能受体基因表达，产生一系列心血管表现，心搏增强，收缩压升高，舒张压下降和脉压增大。在过量TH的长期作用下，心肌肥厚导致高心输出量性心脏病，表现为充血性心力衰竭。贫血和甲亢均有高输出量表现，血容量增加，所以最终会导致左、右室容量负荷加重，故选E。

13.【答案】D　　　　　　　　　　　【难度系数】★★

【解析】心力衰竭的临床分期：①A期（前心衰阶段）：患者存在心衰高危因素，但目前尚无心脏结构或功能异常，也无心衰的症状和（或）体征；②B期（前临床心衰阶段）：患者无心衰的症状和（或）体征，但已发展为结构性心脏病，如左室肥厚、无症状瓣膜性心脏病、既往心肌梗死史等，故选D；

③C期（临床心衰阶段）：患者已有基础结构性心脏病，既往或目前有心衰的症状和（或）体征；
④D期（难治性终末期心衰阶段）：患者虽经严格优化内科治疗，但休息时仍有症状，常伴心源性恶病质，须反复长期住院。

【破题思路】心功能的分期可分成A、B、C、D期：

分期	别称	心脏器质性改变	心功能异常
A期	前心衰阶段	无	无
B期	前临床心衰阶段	有	无
C期	临床心衰阶段	有	有
D期	难治性终末期心衰阶段	有	有

【知识巧记】A无、CD有、B伴有。

14.【答案】D 　　　　　　　　　【难度系数】★★

【解析】心力衰竭患者水肿是由于体静脉压力升高所致，其特征是首先出现于身体最低垂的部位，故选D。首先从眼睑、颜面开始，然后波及全身的水肿是肾源性水肿；双手、腹部水肿往往是水肿的晚期表现。

【破题思路】水肿首先出现部位：①心源性水肿：首先出现于身体最低垂的部位，如右心衰。②肾源性水肿：首先从眼睑、颜面开始，如肾病综合征、肾炎等。

15.【答案】A 　　　　　　　　　【难度系数】★★

【解析】左心衰竭最典型的体征是舒张早期奔马律。舒张早期奔马律是病理性的第三心音，由心室舒张期负荷过重、心肌张力减低与顺应性减退、血液充盈引起室壁振动所致，常见于严重器质性心脏病，如心力衰竭、心肌梗死等，故选A。心尖部第一心音增强常见于二尖瓣狭窄，另外，在心肌收缩力增强和心动过速时，如高热、贫血、甲状腺功能亢进等均可使第一心音增强，故不选B。开瓣音（二尖瓣开放拍击声）见于二尖瓣狭窄而瓣膜尚柔软时。由于舒张早期血液自高压力的左房迅速流入左室，导致弹性尚好的瓣叶迅速开放后又突然停止，使瓣叶振动形成开瓣音，故不选C。心包叩击音见于缩窄性心包炎，在舒张早期心室快速充盈时，由于心包增厚，阻碍心室舒张以致心室在舒张过程中被迫骤然停止，导致室壁振动而产生的声音，故不选D。主动脉瓣第二心音亢进见于主动脉压增高，如高血压等，故不选E。

【破题思路】①左心衰竭最典型体征：心尖部奔马律。②右心衰竭最典型体征：剑突下奔马律。

16.【答案】D 　　　　　　　　　【难度系数】★★★

【解析】急性左心衰竭，重者可有哮鸣音，称为心源性哮喘，其发生机制除睡眠平卧血液重新分配使肺血量增加外，有夜间迷走神经张力增加、小支气管收缩、横膈抬高、肺活量减少等因素，表现为广泛的湿啰音和哮鸣音，易与支气管哮喘混淆。坐起时双下肢下垂，可以有效减少回心血量，减少了心脏的容量负荷（前负荷），从而缓解左心衰竭。而支气管哮喘严重发作时，缓解通常需要药物，不严重的发作有时也可自行缓解。A、B、C、E选项二者都有，支气管哮喘常于夜间发作，发作时常感呼吸困难，只有D项是心源性哮喘独有的，故为正确答案。

【破题思路】①二者皆可用的药：氨茶碱。②鉴别二者的实验室检查：BNP，只有心源性哮喘会升高。③鉴别二者的体位：端坐位可适当减轻的是心源性哮喘。

17.【答案】E 　　　　　　　　　【难度系数】★★★

【解析】右心衰竭时有以下体征：发绀明显，颈静脉怒张，心率增快，可出现心律失常，剑突下可闻及收缩期杂音，甚至出现舒张期杂音，但无心前区疼痛，故不选C。肝大且有压痛，肝颈静脉回流征（+），下肢水肿，重者可有腹水。颈静脉征：颈静脉搏动增强、充盈、怒张是右心衰时的主要体征，肝颈静脉回流征阳性则更具特征性，故选E。左心功能不全时最早出现的症状就是劳力性呼吸困难，休息即缓解，故不选A。左心功能不全加重，会导致夜间阵发性呼吸困难，故不选D，重者可有哮鸣音，称为心源性哮喘，故不选B。

【破题思路】①左心功能不全时程度不同的呼吸困难：

类型	作用机理	备注
劳力性呼吸困难	体力劳动增加回心血量，左心房压力升高，肺淤血加重	最早、最常见
端坐呼吸	平卧时回心血量增多，且膈肌上抬，呼吸困难更严重	提示肺淤血已达到一定程度
夜间阵发性呼吸困难	卧位回心血多，横膈上抬；夜间迷走神经兴奋→支气管收缩	最典型

②右心衰最具特征性的是：肝颈静脉回流征阳性。

18. 【答案】E　　　　　　　　　　　　　　【难度系数】★★★

【解析】慢性心衰患者经过合理的最佳方案治疗后，仍不能改善症状或持续恶化，诊断为顽固性心衰，此时最主要的治疗是寻找和纠正病因。

【破题思路】顽固性心衰最主要的治疗是寻找和纠正病因。

19. 【答案】A　　　　　　　　　　　　　　【难度系数】★★★

【解析】血浆 BNP 在心衰时升高，故血浆 BNP 水平正常，可排除心衰，故选 A。血浆肌钙蛋白水平正常，提示无急性心肌梗死和病毒性心肌炎，故不选 B。超声心动图 E/A 比值反映舒张功能，E/A 比值<1.2，提示舒张期心衰，E/A 比值=1 可以诊断心衰，故不选 C。X 线胸片见 Kerley B 线，是肺小叶间隔内积液的表现，是慢性肺淤血的特征性表现，可以诊断为左心衰，故不选 E。

【破题思路】血浆 BNP 水平正常，可排除心衰。

20. 【答案】A　　　　　　　　　　　　　　【难度系数】★★

【解析】血管紧张素转换酶抑制剂如卡托普利等，主要作用是可降低外周阻力，降低心脏后负荷，减少醛固酮的生成，降低交感神经活性，常用于慢性心功能不全的治疗，并且可以防止和逆转心肌和血管重构，改善心功能，因此，可以逆转心肌肥厚并能降低死亡率，故选 A。硝酸甘油是常用的抗心绞痛药物，基本药理作用是松弛平滑肌，但具有组织器官的选择性，以对血管平滑肌的作用最显著，故不选 E。美托洛尔为选择性 β 受体阻滞剂，可用于慢性心衰的治疗，能减轻症状、改善预后、降低死亡率，故不选 B。维拉帕米为钙通道阻滞剂，主要用于抗心律失常和抗心绞痛，故不选 C。

【破题思路】血管紧张素转换酶抑制剂如卡托普利等，可以防止和逆转心肌和血管重构，改善心功能。

21. 【答案】C　　　　　　　　　　　　　　【难度系数】★★

【解析】慢性心力衰竭原则上利尿药应长期维持，水肿消失后，应以最小剂量无限期使用。长期应用利尿药最容易出现的副作用是电解质紊乱，特别是高血钾或低血钾均可导致严重后果，应注意监测。

【破题思路】利尿药分三类，呋塞米和噻嗪类属于排钾利尿药，螺内酯属于保钾利尿药，因此，利尿药不能单独应用，应用时需要监测血钾的值。

22. 【答案】A　　　　　　　　　　　　　　【难度系数】★★★

【解析】洋地黄中毒的临床表现以心律失常最常见；其中以室性早搏最多见，其次为房室传导阻滞、室性心动过速等。

【破题思路】洋地黄中毒特点：

项目	特点
胃肠症状	厌食（最早）恶心、呕吐
心律失常	室性早搏二、三联律——最多见
心电图	快速房性心律失常伴传导阻滞——最特征性
神经系统症状	视物模糊、黄视、绿视、定向力障碍、意识障碍等

23. 【答案】B　　　　　　　　　　　　　　【难度系数】★★★

【解析】洋地黄中毒常见的临床表现：①胃肠道症状：厌食是最早的表现，继而恶心、呕吐，属于中枢性。老年人不明显。故不选 A。②心脏表现：各种类型的心律失常，最常见的是多源性室性早搏二、三联律，房性心动过速伴房室传导阻滞，心房颤动伴加速性交界性区心律等，故不选 C、D。在应用洋地黄的过程中，原有的心衰一度好转又突然加重，要注意洋地黄中毒。③神经系统表现：可有头痛、头昏、乏力、失眠、黄视或绿视等症状，故不选 E。右束支阻滞患者绝大多数有器质性心脏病，如冠心病、高血压性心脏病、风湿性心脏病、心肌病、肺源性心脏病、先天性心脏病、高钾血症等，故选 B。

24. 【答案】A　　　　　　　　　　　　　　【难度系数】★★

【解析】治疗心功能不全最常用的药物是利尿药（排钠排水，减轻水肿，缓解淤血症状）。但"减轻水肿"是"排钠排水"的结果，故选 A，不选 D。可提高心肌收缩力、增加心排血量的是洋地黄制剂。利尿药可减少水钠潴留，降低动脉血压，但这不是利尿药治疗心力衰竭的主要机制。

25. 【答案】B　　　　　　　　　　　　　　【难度系数】★★

【解析】可用于慢性心衰治疗的 β 受体阻滞剂主要有比索洛尔、卡维地洛、美托洛尔三种，并不是所有的 β 受体阻滞剂都可用于慢性心衰的治疗。

题型　A2 型题

1.【答案】B　　　　　　　　　　　　　　【难度系数】★★

【解析】喘憋，高枕卧位，双肺大量湿啰音提示左心衰；下肢水肿，颈静脉怒张，肝大，肝颈静脉回流征阳性，双下肢凹陷性水肿提示右心衰，故选B。选项A、E均不全面，故不选；急性肺血栓栓塞症一般有长期卧床诱因，发病急，表现常为胸痛、咯血、呼吸困难，往往无右心衰表现，故不选C；哮喘急性发作表现反复发作性呼吸困难，双肺可闻及哮鸣音，无湿啰音，无下肢水肿等，故不选D。

【破题思路】双肺大量湿啰音——左心衰；下肢水肿，颈静脉怒张，肝大，肝颈静脉回流征阳性，双下肢凹陷性水肿——右心衰。

2.【答案】C　　　　　　　　　　　　　　【难度系数】★★

【解析】该患者症状符合慢性心力衰竭，有高血压、糖尿病病史，ACEI可以扩张血管，改善血流动力学，改善心室重塑，延缓心衰进展，降低死亡率，同时高血压伴糖尿病治疗也首选ACEI，故选C。磷酸二酯酶抑制剂短期应用可改善心衰症状，但长期应用死亡率增加，故不选A；洋地黄制剂可显著减轻轻中度心衰患者临床症状，但对生存率无明显改变，故不选B；利尿药是心衰治疗中改善症状的基础，但长期应用影响血糖代谢，故不选D。

【破题思路】高血压合并不同疾病时的首选药物：

高血压合并疾病	首选药物
心力衰竭	ACEI、ARB、β受体阻滞剂 若同时合并水肿，首选利尿药
冠心病	β受体阻滞剂、CCB；次选ACEI、ARB
糖尿病	ACEI、ARB
肾脏疾病	ACEI、ARB、CCB
老年高血压	CCB、ACEI、ARB、利尿药
脑血管病	ARB、CCB（长效）、ACEI、利尿药

3.【答案】A　　　　　　　　　　　　　　【难度系数】★★

【解析】中老年男性，活动后气短半年，夜间憋醒1周，既往陈旧性心肌梗死3年，双下肺可闻及少许湿性啰音，考虑陈旧性心肌梗死并发左心衰。超声心动图能准确地评价各心腔大小变化和瓣膜结构、功能，可方便快捷地评估心功能和判断病因，是诊断心力衰竭最主要的检查，故选A。X线是确诊心脏外形等的主要依据，但并非所有心衰病人均有心影增大，故不选B；动脉血气分析用于判断呼吸衰竭类型、程度，故不选C；肺功能可用于确诊COPD、支气管哮喘，故不选D；血常规与心衰无关，故不选E。

【破题思路】心衰、心脏瓣膜病、原发性心肌病时，最有助于诊断的检查都是超声心动图。

4.【答案】E　　　　　　　　　　　　　　【难度系数】★★

【解析】患者老年女性，根据病史及临床表现考虑为慢性心力衰竭急性发作，此时应用β受体阻滞剂可抑制交感神经激活对心力衰竭代偿的不利作用，心力衰竭患者长期应用β受体阻滞剂能减轻症状、改善预后、降低死亡率和住院率，但因其具有负性肌力作用，急性加重期患者不宜应用，故选E。呋塞米除利尿作用外，还有静脉扩张作用，有利于肺水肿缓解；硝酸甘油扩张小静脉，减少回心血量，可有效降低心脏前负荷；硝普钠为动、静脉扩张剂，有效降低心脏后负荷；吗啡不仅可以使患者镇静，减少躁动所带来的额外的心脏负担，同时也具有舒张小血管的功能而减轻心脏负荷。

【破题思路】β受体阻滞剂对慢性心力衰竭患者可改善预后，但不能用于急性加重期。

5.【答案】E　　　　　　　　　　　　　　【难度系数】★★★★

【解析】本题易误选B或D。患者咳嗽、咳痰30年，可能为COPD，双下肢水肿、尿少，考虑肺源性心脏病伴右心衰，X线表现为肺动脉高压，肺动脉段凸出，中央动脉扩张。右心增大征、圆锥部显著突出（心缘上翘或圆隆），但不能解释劳力性呼吸困难，故不选D。而劳力性呼吸困难为左心衰的表现，伴有左心室肥大。因此，患者诊断为全心衰。双心室增大心浊音界向两侧扩大，且左界向下扩大，称普大形心，常见于扩张型心肌病、克山病、重症心肌炎、全心衰竭，故选E。靴形心表现为左心室肥大，故不选A。梨形心见于二尖瓣狭窄，故不选B。烧瓶心为双侧心室增大圆隆，下大上小类似烧瓶，这是心包积液的特征性表现，故不选C。

【破题思路】①普大形心——扩张型心肌病、全心衰竭。②靴形心——主动脉瓣狭窄、主动脉瓣关闭不全等。③梨形心——二尖瓣狭窄。④烧瓶心——心包积液。⑤心尖上翘——肺源性心脏病。

6. 【答案】A　　　　　　　　　　　　　　　【难度系数】★★★★
【解析】心力衰竭时心脏去甲肾上腺素的浓度已足以使心肌细胞损伤，且慢性肾上腺素能系统激活介导心肌重构，因此选择性β受体阻滞剂（美托洛尔）可抑制心肌重构，改善心肌顺应性，故选A。
【破题思路】β受体阻滞剂：心衰——改善顺应性；心肌梗死——降低心肌氧耗量。

7. 【答案】D　　　　　　　　　　　　　　　【难度系数】★★★★★
【解析】依据患者体检结果：肺动脉瓣区可扪及收缩期震颤，闻及收缩期吹风样杂音4级，向左上胸部传导，P₂几乎消失，考虑患肺动脉瓣狭窄可能性大，右心室压力负荷过重，所以选D。

8. 【答案】A　　　　　　　　　　　　　　　【难度系数】★★★
【解析】患者心律不齐，S₁强弱不等，提示房颤。患者夜间憋醒、不能平卧、双肺底湿啰音，提示慢性左心衰竭。快速房颤（心率128次/分）伴收缩性心衰是应用洋地黄的绝佳指征，故选A。利多卡因常用于室性心律失常的治疗，而本例为房颤，故不选B。美托洛尔为β受体阻滞剂，可用于慢性心衰的治疗，严禁用于急性心衰，故不选C。地尔硫䓬为钙通道阻滞剂，可扩张外周血管，不宜用于急性心衰的治疗，仅用于伴有心绞痛或高血压的慢性心衰患者，故不选D。普罗帕酮为IC类药物，虽可转复房颤律，但也可导致严重室性心律失常，因此严重器质性心脏病患者不宜使用，故不选E。
【破题思路】快速房颤伴收缩性心衰是应用洋地黄的绝佳指征。

9. 【答案】B　　　　　　　　　　　　　　　【难度系数】★★★
【解析】患者活动后心悸、气短，受凉后加重，夜间不能平卧，双肺湿啰音，P₂亢进，应诊断为左心衰竭，故选B。支气管哮喘多自幼发病，常表现为阵发性呼吸困难，可自行缓解，发作时双肺散在哮鸣音，故不选A。肺栓塞表现为呼吸困难、胸痛、咯血三联征，可有右心室扩大，P₂亢进，故不选C。急性心肌炎患病前1~3周多有上呼吸道感染史，常表现为发热、心悸、胸痛、呼吸困难、各种类型的心律失常等，故不选D。患者否认慢性咳嗽病史，不能诊断为慢性支气管炎，故不选E。
【破题思路】①长期心脏病史+心排血量减低+肺循环淤血（心源性哮喘、呼吸困难）=慢性左心衰。
②长期心脏病史+心排血量降低+体循环淤血（颈静脉怒张、肝大、腹水、双下肢水肿）=慢性右心衰竭。
③慢性左心衰竭+慢性右心衰竭=慢性全心衰竭。

10. 【答案】B　　　　　　　　　　　　　　【难度系数】★★★
【解析】心力衰竭患者在应用洋地黄治疗过程中，极易出现洋地黄中毒，其中洋地黄中毒的特征性表现为：室上性心动过速伴房室传导阻滞，故选B。此外，洋地黄中毒的重要依据还有：心律突然转变，如心率突然显著减慢或加速，由不规则转为规则，或由规则转为有特殊规律的不规则等。
【破题思路】洋地黄中毒：

中毒原因	心肌缺血缺氧急性期、低血钾、低血镁、肾功能不全、甲状腺功能减退、药物（奎尼丁、维拉帕米、胺碘酮）	
中毒特点	胃肠症状	厌食（最早）、恶心、呕吐
	心律失常	室性早搏二、三联律——最多见
	心电图	快速房性心律失常伴传导阻滞——最特征性
	神经系统症状	视物模糊、黄视、绿视、定向力障碍、意识障碍等
中毒处理	停用洋地黄	
	静脉补钾：血钾低者	
	纠正快速型心律失常，血钾不低，首选苯妥英钠，次选利多卡因	
	房室传导阻滞、缓慢心律失常者可用阿托品，一般不需安置临时心脏起搏器	
	严禁使用电复律，因易导致心室颤动	

11. 【答案】B　　　　　　　　　　　　　　【难度系数】★★★★
【解析】患者有陈旧性前壁心肌梗死5年病史，但2个月来心电图无变化，提示无急性心肌梗死发生，则按NYHA分级，故不选C、D、E。患者一般家务活动出现症状为NYHAⅢ级，故选B。
【破题思路】心力衰竭时NYHA（美国纽约心脏病学会）分级与急性心肌梗死时Killip分级：

分级	NYHA 分级	Killip 分级
Ⅰ级	一般活动不受限，不引起相关症状	无肺部啰音和第三心音
Ⅱ级	一般体力活动轻度受限，引起相关症状	肺部啰音，范围< 1/2 肺野
Ⅲ级	一般体力活动明显受限，轻微体力活动引起症状	肺部啰音，范围> 1/2 肺野（肺水肿）
Ⅳ级	休息状态就有相关症状	休克

【知识巧记】

（1）NYHA 分级记忆口诀：一无二轻三明显，四级不动也困难（不能平卧）。

（2）Killip 分级记忆口诀：一无二啰半，三肿四休克。

题型 A3/A4 型题

1. 【答案】C　　　　　　　　　　　【难度系数】★★★★★

【解析】风湿性心脏病+体征（颈静脉怒张，肝大，下肢水肿），提示右心衰；风湿性心脏病+体征（心尖部奔马律，二尖瓣主动脉瓣双期杂音，左肺底湿啰音），提示左心衰。因此，本患者属于全心衰。胸水常出现于全心衰竭的患者，可同时发生于两侧胸腔，常以右侧胸水量较多，单侧胸水亦多。其发生机制为壁胸膜的血液回流到体循环静脉（上腔静脉），脏胸膜的血液可同时回流到肺静脉及体静脉（支气管静脉），肺静脉与体循环静脉的压力同时升高时可出现胸水，故容易发生于全心衰竭的患者。故选C。营养不良，血浆蛋白降低见于营养不良性水肿；心源性肝硬化因右心衰肝淤血肿大，长期淤血缺氧，最终出现肝硬化；钠水潴留见于肾源性水肿；胸膜缺氧，毛细血管通透性增高见于胸膜炎。

【破题思路】全身性水肿：

项目		心源性水肿	肾源性水肿	肝源性水肿
水肿特点	疾病	逐步形成	迅速出现全身水肿	逐步形成
	部位	由下肢形成开始	由眼睑、颜面开始	由踝部水肿逐渐向上蔓延或者是腹水
	性质	可凹性、难移动	可凹性、易移动	可凹性、易移动
	速度	缓慢	迅速	缓慢
发病机制		有效循环血量与肾血流量减少+继发性醛固酮增多导致钠水潴留及静脉淤血，毛细血管内静水压增高，组织液回吸收减少	各种因素引起肾排泄钠水减少，导致钠水潴留，细胞外液增多，引起水肿	门静脉高压症、低蛋白血症、肝淋巴液回流障碍、继发性醛固酮增多
原发病特点		心脏大、颈静脉怒张	蛋白尿、尿血	肝功能减退、门静脉高压
临床意义		右心衰、缩窄性心包疾病	各种肾炎和肾病	肝硬化

2. 【答案】D　　　　　　　　　　　【难度系数】★★

【解析】慢性心衰诱因包括感染、心律失常、血容量增加、过劳、情绪激动、治疗不当、原有心脏病加重等，其中以感染最常见，尤其是呼吸道感染，是最常见、最重要的诱因，故选D。

【破题思路】呼吸道感染是最常见、最重要的诱因；其次是感染性心内膜炎。

3. 【答案】B　　　　　　　　　　　【难度系数】★★★★★

【解析】肝淤血引起门静脉及流入门静脉的腹腔静脉的淤血，即静脉压力增高，导致腹水的产生。而肝病时的门静脉压力升高，往往在肝硬化时出现，而肝硬化时的肝脏是缩小的，而不是肝肿大，故选B。

（4~5题共用解析）

4. 【答案】C　　5. 【答案】A　　　　【难度系数】★★★★

【解析】患者中年男性，查体发现颈静脉怒张，肝在右肋缘下4cm，轻度压痛，双下肢可凹性水肿，提示主要为右心衰。心尖冲动向左下移位见于左心衰；靴形心见于主动脉瓣狭窄或关闭不全、高血压等；主动脉瓣区可听到粗糙的收缩期杂音常见于主动脉瓣狭窄；主动脉瓣第二听诊区可听到叹气样舒张期杂音常见于主动脉瓣关闭不全。以上均不是右心衰表现。心尖部可听到舒张期杂音见于二尖瓣狭窄，二尖瓣狭窄导致肺淤血（可出现题干中提到的呼吸困难）；肺淤血缺氧使肺小动脉痉挛，导致肺动脉高压，引起右心室后负荷增加，导致右心衰，故第4题选C。

二尖瓣狭窄时可闻及心尖部第一心音增强，瓣膜尚柔软时心尖部第一心音呈拍击性即开瓣音；肺动脉高压可闻及肺动脉瓣区第二心音增强或分裂。不会出现心尖部第二心音增强，故第5题选A。

【破题思路】两个问题之间有连续性，从第一问选项推导出二尖瓣狭窄，再解决第二问。

> 题型　**B1 型题**

（1~2题共用解析）

1. 【答案】A　　2.【答案】D　　　　　　　　【难度系数】★★

【解析】慢性心衰患者应用利尿药最常见的并发症是低钾血症，故第1题选A。长期慢性心衰患者体循环淤血会导致肝淤血、肿大，晚期缺氧硬化，故第2题选D。

3. 【答案】C　　　　　　　　　　　　　　　　【难度系数】★★★★

【解析】Frank-Starling机制：长期严重贫血能增加心脏的前负荷（容量负荷），使回心血量增多，心室舒张末期容积增加，从而提高心排血量及提高心脏做功，即心肌能量需求增加。

4. 【答案】C　　　　　　　　　　　　　　　　【难度系数】★★★★

【解析】维生素B_1缺乏时的心血管系统损害又称为湿性脚气病，表现为心脏扩大，心室舒张末期容积增加，从而提高心排血量及提高心脏做功，即心肌能量需求增加。

5. 【答案】A　　　　　　　　　　　　　　　　【难度系数】★★★★

【解析】大面积心肌梗死时，大量心肌细胞缺血坏死，正常结构被破坏，心肌细胞减少，使心肌整体收缩能力下降，导致心力衰竭。

6. 【答案】B　　　　　　　　　　　　　　　　【难度系数】★★★★

【解析】心肌细胞肥大导致心肌肥厚，当心脏后负荷（压力负荷）增加时常以心肌肥厚为主要代偿机制。目前认为，代偿性心肌肥大是一种不平衡的生长形式。这种在器官、组织、细胞、分子等不同的水平上都有其特征性表现的不平衡生长，是肥大心肌转向功能不全的基础。

7. 【答案】D　　　　　　　　　　　　　　　　【难度系数】★★★★

【解析】心肌细胞内氧化磷酸化过程中所产生的ATP，在心肌兴奋-收缩耦联过程中受到肌球蛋白头部ATP酶的作用而水解，为心肌收缩提供能量。实验表明：心肌由肥大转向衰竭时，心肌耗氧量和ATP含量并不减少，而完成的机械功却显著减少，说明心肌利用ATP中的化学能做机械功的过程有障碍，即心肌的能量利用发生障碍。

二、急性心力衰竭

> 题型　**A1 型题**

1. 【答案】A　　　　　　　　　　　　　　　　【难度系数】★★★

【解析】C选项常见于腹水、肝硬化；D选项肝硬化早期和右心衰均可出现；E选项是慢性右心衰的体征；B选项不是急性左心衰的典型体征。故选A，开始肺部没有明显的啰音，继之双肺布满湿啰音和哮鸣音。

【破题思路】①急性左心衰 = 双肺满布湿性啰音 + 咳粉红色泡沫痰 + 心尖区舒张期奔马律。②严重二尖瓣狭窄 = 双肺满布湿性啰音 + 咳粉红色泡沫痰 + 心尖部舒张期隆隆样杂音。

2. 【答案】D　　　　　　　　　　　　　　　　【难度系数】★★

【解析】速效救心丸、丹参滴丸可用于慢性心肌缺血综合征治疗，故不选A、E；静脉滴注生理盐水、葡萄糖液主要用于补充血容量，调整水、电解质平衡紊乱，对于急性左心衰需严格控制液体入量，故不选B、C。

【破题思路】急性左心衰抢救：取坐位，腿下垂，吸氧打吗啡，强心利尿扩血管。

3. 【答案】C　　　　　　　　　　　　　　　　【难度系数】★★★

【解析】二尖瓣狭窄患者出现急性左心衰竭时，本质上是二尖瓣严重狭窄导致的急性肺水肿，此时左心室本身无病变，此时患者使用洋地黄类（如毛花苷C）可增加右心室收缩功能而加重肺水肿程度，因此禁用洋地黄类药物，故选C。面罩吸氧、无创通气为急性左心衰竭的一般治疗，故不选A、E。出现肺水肿时，可使用扩张静脉以减轻前负荷的药物，如硝酸酯类，故不选D。呋塞米除利尿作用外，还可扩张静脉，有利于缓解肺水肿，故不选B。

【破题思路】二尖瓣狭窄患者仅在房颤伴快速心室率时，静注毛花苷C（洋地黄类），以减慢心室率。

4. 【答案】A
【解析】急性左心衰治疗原则：利尿强心扩血管、吗啡坐位氨茶碱、双腿下垂（最快）高流氧。利尿药除能快速利尿外，还有静脉扩张作用，有利于缓解肺水肿，故选A。急性左心衰时不用钙离子拮抗剂、β肾上腺素能受体阻滞剂、血管紧张素转换酶抑制剂。

题型　A2 型题

1. 【答案】E
【解析】患者老年男性，突发心悸，气促，咳粉红色泡沫样痰，不能平卧，双肺满布干湿性啰音，心界扩大，考虑诊断为急性左心衰竭、急性肺水肿。心率100次/分，律绝对不齐，考虑诊断为心房颤动。高血压病史20年，BP 180/130 mmHg，综上所述，本题诊断为3级高血压、心房颤动伴急性左心衰竭、急性肺水肿。硝普钠同时扩张动、静脉，降低前、后负荷，降压迅速，适用于各种高血压急症。快速心室率的心房颤动伴心室扩大伴左心室收缩功能不全者，适用毛花苷C静脉给药。呋塞米除利尿作用外，还有静脉扩张作用，利于缓解肺水肿。所以该患者最恰当的治疗组合是硝普钠、毛花苷C、呋塞米，故选E。美托洛尔为β受体阻滞剂，严禁用于急性左心衰竭。地尔硫䓬为非二氢吡啶类钙通道阻滞剂，不用于心力衰竭的治疗。
【破题思路】急性左心衰治疗：强心、利尿、扩血管。

2. 【答案】B
【解析】该患者情绪激动后血压骤然升高，同时伴气急、大汗、不能平卧，查体口唇发绀、双肺湿啰音，考虑存在急性左心衰，抢救应取坐位，腿下垂，减少回心血量，减轻心脏前负荷，吸氧缓解缺氧问题，故不选C。皮下注射吗啡，可起到镇静与减轻心脏负荷的作用，故不选A。静脉注射呋塞米，可以利尿、扩张静脉，减轻心脏前负荷，故不选D。静脉注射硝普钠，扩张动静脉，减轻心脏的前、后负荷，故不选E。美托洛尔为β受体阻滞剂，可减慢心率，使心肌收缩力降低，可加重心衰程度，故选B。
【破题思路】急性左心衰，血压高首选硝普钠；急性左心衰，血压正常首选呋塞米。

3. 【答案】E
【解析】患者夜间阵发性呼吸困难提示左心功能不全，入院前一天出现气促，咳粉红色泡沫痰，心尖部可闻及舒张期隆隆样杂音，提示二尖瓣狭窄伴发急性左心衰竭。急性左心衰的治疗。①经酒精湿化吸氧：酒精是一种抗泡沫剂，可使肺泡内泡沫消失，增加气体交换面积。②皮下注射吗啡：镇静作用，较少躁动带来的额外的心脏负荷，同时也具有小血管舒张功能而减少心脏负荷。③静脉注射呋塞米：利尿作用可以减少心脏前负荷，同时还有静脉扩张作用，利于肺水肿的缓解。④血管扩张剂：静脉注射硝酸甘油、硝普钠、酚妥拉明，具有扩张血管作用，减轻心脏负荷。⑤洋地黄类药物：常选用毛花苷C，最适用于有心房颤动伴有快速心室率并已知有心室扩大伴左心收缩功能不全者。洋地黄类不适宜的情况：单纯性二尖瓣狭窄伴窦性心律而无右心衰的患者，以及急性心肌梗死（急性期24小时内）。故选E。⑥氨茶碱：解除支气管痉挛，并有一定的正性肌力作用及扩血管、利尿作用，可起辅助作用。
【破题思路】洋地黄类禁忌证：①急性心肌梗死24小时内禁用；②肥厚型梗阻性心肌病；③预激综合征；④低钾；⑤单纯二尖瓣狭窄。

题型　A3/A4 型题

1. 【答案】E
【解析】患者老年男性，陈旧性广泛前壁心肌梗死7年（心力衰竭常见病因：冠心病），活动后胸闷、心悸、气短2年（左心衰典型症状：劳力性呼吸困难），近1周出现夜间阵发性呼吸困难（左心衰典型症状），双肺底可闻及细湿啰音，双肺散在哮鸣音（左心衰体征），考虑诊断为急性左心衰竭，故选E。

2. 【答案】B
【解析】急性左心衰治疗原则：利尿强心扩血管、吗啡坐位氨茶碱、双腿下垂（最快）高流氧。毛花苷C、硝普钠、硝酸甘油、呋塞米都可使用。急性左心衰时禁用钙离子拮抗剂、β肾上腺素能受体阻滞剂（卡维地洛）、血管紧张素转换酶抑制剂。

3. 【答案】E
【解析】该患者当前端坐呼吸，被动体位，根据NYHA分级，该患者属于Ⅳ级，故选E。

4. 【答案】E
【解析】该患者因合并冠心病（空腹血糖4.2 mmol/L，血糖正常），血压应控制在至少130/80 mmHg。

【破题思路】高血压控制目标：①一般人群血压控制目标值至少＜140/90 mmHg。②合并糖尿病、慢性肾脏病、心力衰竭或病情稳定的冠心病者，血压控制目标值：＜130/80 mmHg。③老年（＞60岁）收缩期高血压的降压目标水平：收缩压＜150 mmHg，能耐受者可降至140 mmHg以下。

第二节　心律失常

一、窦性心律

题型　A1型题

1.【答案】E　　　　　　　　　　　　　　【难度系数】★★★★

【解析】窦性心律时心律不一定是绝对匀齐的，窦房结受交感和迷走神经支配，自主神经的活动会影响窦性节律，如人突然激动时交感神经兴奋，心率会突然加快，而睡眠时迷走神经兴奋，心率会变得很慢，所以一天中心律是变化的，不是绝对匀齐的，在一份心电图上的不齐称为窦性心律不齐，故选E。A、B、C、D均为正常窦性心律的特点。

【破题思路】看到正常窦性心律，应想到4句话：①冲动起源于窦房结；②频率为60~100次/分；③心电图显示窦性心律的P波在Ⅰ、Ⅱ、aVF导联直立，aVR导联倒置；④PR间期0.12~0.20秒。

2.【答案】C　　　　　　　　　　　　　　【难度系数】★

【解析】心电图显示窦性心律的P波在Ⅰ、Ⅱ、aVF导联直立，aVR导联倒置，故选C。其余选项P波均直立，故不选A、B、D、E。

【破题思路】aVR导联所有的波都向下，倒置。

题型　A2型题

1.【答案】B　　　　　　　　　　　　　　【难度系数】★★

【解析】窦性心动过缓常见于健康的青年人、运动员及睡眠状态。判断其是生理性还是病理性，在于患者运动中心率加快，为生理性，而病理性则不会有多大波动，故选B。C选项为深吸气后屏气，再用力做呼气动作，此方法一般用于终止室上性心动过速的发生。

2.【答案】E　　　　　　　　　　　　　　【难度系数】★★

【解析】窦性心动过缓通常无需治疗，如因心率过慢，出现心排血量不足症状，可应用阿托品或异丙肾上腺素等药物，但长期应用效果不确定，易出现严重并发症，应考虑心脏起搏治疗。该患者为青年女性，临床表现及诊断均为急性胃炎，心电图示窦性心动过缓，无心排血量不足症状，故选E。

【破题思路】心律失常治疗原则：①没有症状的就不需要治疗；偶然发作的也不需要治疗。②血压正常的时候就需要用药；血压偏低的时候，给予电击治疗。③严重缓慢的情况（心率＜40次/分）可以使用起搏器。④一般缓慢的情况下可用阿托品、异丙肾上腺素。

3.【答案】B　　　　　　　　　　　　　　【难度系数】★★★★

【解析】无症状的心动过缓，可以暂不处理，定期随诊。

4.【答案】A　　　　　　　　　　　　　　【难度系数】★★★

【解析】本例心电图示窦性心律，且心率110次/分，在100~150次/分范围内，可诊断为窦性心动过速。其治疗主要是病因和去除诱因，必要时给予β受体阻滞剂如美托洛尔（首选）、普萘洛尔或非二氢吡啶类钙通道阻滞剂，故选A。普罗帕酮、胺碘酮适用于室上性、室性心动过速；维拉帕米适用于折返性室上性心动过速和预激综合征；地高辛为洋地黄类强心药物。

【破题思路】β受体阻滞剂用于：①控制需要治疗的窦性心动过速；②症状性期前收缩；③心房扑动/心房颤动；④多形性及反复发作单形性室性心动过速；⑤预防上述心律失常再发；⑥降低冠心病、心力衰竭病人猝死及总死亡率。

二、病态窦房结综合征（助理不考）

题型　A1型题

1.【答案】E　　　　　　　　　　　　　　【难度系数】★

【解析】A、B、C、D均是病态窦房结综合征的心电图特点。心室夺获与室性融合波是室性心动过速心电图特征性表现，不是病态窦房结综合征的心电图表现，故选E。

【破题思路】看到心室夺获和（或）室性融合波，首选室性心动过速。

2.【答案】E　　　　　　　　　　　　　　【难度系数】★★

【解析】心动过缓-心动过速综合征，单独应用抗心律失常药物治疗时可能加重心动过缓，应首先给予起搏治疗，故选E。A、B、C、D均为药物，一般在应用起搏治疗后，病人仍有心动过速发作，才再应用抗心律失常药物，故不选。

【破题思路】心动过缓-心动过速综合征应首先给予起搏治疗，再考虑药物。

| 题型 | A2型题 |

【答案】B　　　　　　　　　　　　　　【难度系数】★★★

【解析】病态窦房结综合征主要的心电图表现包括：①非药物引起的持续而显著的窦性心动过缓；②窦性停搏或窦性停止与窦房传导阻滞；③窦房传导阻滞与房室传导阻滞并存；心动过缓-心动过速综合征。故选B。C为窦性心动过缓，故不选；一度房室传导阻滞、房性期前收缩、短暂房性心动过速均不具有特异性，可作为病态窦房结综合征诊断的补充依据。

三、阵发性室上性心动过速

| 题型 | A1型题 |

1.【答案】C　　　　　　　　　　　　　　【难度系数】★★★

【解析】阵发性室上性心动过速多见于器质性心脏病的患者。其中以冠心病（心肌梗死、心绞痛、无痛性心肌缺血）最为常见。冠心病、慢性肺部疾病、洋地黄中毒、大量饮酒以及各种代谢障碍均可成为致病原因。其余选项均不是最常见病因。

【破题思路】房颤最常见病因——二尖瓣狭窄；阵发性室上性心动过速最常见病因——冠心病。

2.【答案】A　　　　　　　　　　　　　　【难度系数】★★

【解析】阵发性室上性心动过速的发病机制主要为折返机制，主要的根治方法为射频消融，故选A。房颤控制心室率首选β受体阻滞剂，次选非二氢吡啶类钙离子拮抗剂如维拉帕米，故不选B、E。心律失常伴有血流动力学异常，如低血压、休克等，首选直流电复律，故不选C。二度房室传导阻滞、三度房室传导阻滞、病态窦房结综合征选用起搏器治疗如经食管超速起搏，故不选D。

【破题思路】阵发性室上性心动过速治疗：

血流动力学正常	首选：刺激迷走神经
	无效：首选腺苷
	再无效：维拉帕米
伴心功能不全	首选毛花苷C，次选普罗帕酮、β受体阻滞剂
血流动力学异常	电复律
预防复发	射频消融根治术

3.【答案】A　　　　　　　　　　　　　　【难度系数】★★

【解析】阵发性室上性心动过速急性发作的治疗的方法之一是刺激迷走神经：①包括诱发恶心（用压舌板刺激悬雍垂，刺激悬雍垂后，心率突然降至75次/分）；②Valsalva法（深吸气后屏气，再用力做呼气动作）或Muller法（深呼气后屏气，再用力做吸气动作）；③颈动脉窦按摩；④压迫眼球等。故选A。刺激迷走神经主要影响窦房结和房室结的功能，导致相对不应期延长，窦性心律减慢，房室结传导功能下降，可使阵发性心动过速终止。窦性心动过速刺激迷走神经可以终止，但该特点不如阵发性室上性心动过速常见，不选B。刺激迷走神经对心房肌的影响较小，对房扑和房颤无效，不选C、E。阵发性室性心动过速由心室异位激动引起，刺激迷走神经无效，不选D。

【破题思路】看到刺激迷走神经能终止发作，选择阵发性室上性心动过速。

4.【答案】D　　　　　　　　　　　　　　【难度系数】★★★★

【解析】洋地黄类药物具有正性肌力及负性频率作用。①适应证：中、重度收缩性心力衰竭，对快速心室率的心房颤动患者特别有效。②禁忌证：预激综合征合并心房颤动；高度房室传导阻滞；病态窦房结综合征；肥厚型心肌病；单纯性重度二尖瓣狭窄伴窦性心律而无右心衰竭；急性心肌梗死，尤其是在最初24小时内发生的心肌梗死。注意：洋地黄加速旁路传导，可能使有旁路传导者心室率明显增快，甚至发展成室颤，D选项的预激综合征伴阵发性室上性心动过速和预激综合征合并心房颤动一样，都有旁路传导，且心率快，不宜使用洋地黄，故选 D。A、B、C、E 均可使用洋地黄。

【破题思路】维拉帕米 / 毛花苷 C 在预激综合征合并室上性心动过速时都是不能用的，因对旁路的传导具有加速作用，可能会诱发室速甚至室颤。应该用选择性阻断旁路比较好的药物如普罗帕酮（心律平）和胺碘酮，也可以采用非药物的方法，食管调搏效果很好。

5. 【答案】B　　　　　　　　　　【难度系数】★★

【解析】阵发性室上性心动过速药物治疗首选腺苷，如腺苷无效可选用维拉帕米或地尔硫䓬，如患者合并心力衰竭、低血压或为宽 QRS 波心动过速，则不应选择钙通道阻滞剂，宜选用腺苷静注。对伴有心功能不全的患者首选洋地黄类药物。故选 B。异丙肾上腺素、肾上腺素均可使心率加快，常用于缓慢性心律失常，不选 A 和 C。硝苯地平是钙通道阻滞剂，为抗高血压、防治心绞痛药物，由于该药扩张血管作用较强较迅速，反射性地引起心率加快，所以不宜用于快速型心律失常，不选 D。利多卡因用于纠正室性心动过速，不选 E。

【破题思路】阵发性室上性心动过速用药记忆口诀：鲜（腺苷）糯（普罗帕酮）米（维拉帕米），首选腺苷。

6. 【答案】D　　　　　　　　　　【难度系数】★★

【解析】阵发性室上性心动过速临床表现：突发突止，突发心悸；第一心音强弱恒定，心室律绝对规则（与房颤正好相反）。心电图：心率 150~250 次 / 分，一般 180 次 / 分左右，QRS 正常，逆行 P 波，由房性期前收缩诱发。A、B、C、E 均符合阵发室上性心动过速特点，但本题问的是不属于，故不选 D。

【破题思路】看到第一心音强弱不等，心律绝对不齐，脉搏短绌，首选"心房颤动"。

7. 【答案】B　　　　　　　　　　【难度系数】★★

【解析】由旁路引起的折返性室上性心动过速，最有效的方法是射频消融术，可以根治本病，是首选治疗方法。故选 B。A、C、D、E 不是首选的根治方法。

【破题思路】看到阵发性室上性心动过速，再看到折返，根治首选"射频消融"。

题型　A2 型题

1. 【答案】D　　　　　　　　　　【难度系数】★★★

【解析】患者心动过速，而且突发突止，心电图显示心率过快，达到了 180 次 / 分，但是节律规整，可以排除房颤，QRS 波群正常可以排除心室的病变，有逆行 P 波，考虑室上性心动过速。窦性心动过速是 P-P 间期缩短 < 0.6 秒；室速时，三个或三个以上室性早搏连续出现，QRS 宽大畸形；P 波消失，f 波出现。QRS 波均正常，故选 D。

【破题思路】房性的心律失常变化的是 P 波，室性的心律失常变化的是 QRS 波。

2. 【答案】D　　　　　　　　　　【难度系数】★★★

【解析】从题目中看，心室率为 190 次 / 分；突发突止；刺激迷走神经可缓解；P 波逆行，QRS 波形态正常。QRS 波正常可确定为房性的疾病，加上前三项可确定为室上性心动过速，故选 D。窦性心动过速，P 波和 QRS 波均正常，只是 P-P 间期缩短。心房扑动、心房颤动，P 波都消失。阵发性室性心动过速，QRS 波宽大畸形连续出现。

【破题思路】阵发性室上性心动过速 = 按摩颈动脉窦可消失 + 突发突止 + P 波逆行 + QRS 波形态正常。

3. 【答案】C　　　　　　　　　　【难度系数】★★★★★

【解析】逆行 P 波，患者为阵发性室上性心动过速，同时有预激综合征病史。对于有预激综合征病史的室上性心动过速（QRS 波宽大畸形）患者应避免刺激迷走神经、使用毛花苷 C 及维拉帕米药物，因它们可以延长房室结不应期并缩短旁路不应期，当室上性心动过速发展至房扑、房颤时，易诱发致命性室性心律失常，如室速、室颤等，故不选 A 和 B。D 和 E 均为刺激迷走神经的方法，该患者不能用，故不选。

【破题思路】由预激综合征诱发的室上性心动过速只能用腺苷和"两酮"（胺碘酮和普罗帕酮）。

4. 【答案】A　　　　　　　　　　【难度系数】★★

【解析】由题干分析可知患者阵发性心悸 2 年，每次突然发生，可自行终止，持续 10 分钟至 3 小时不等，心率 180 次 / 分，律齐，杂音听不清。考虑出现心律失常，心电图检查是诊断心律失常最重要的一项无创性检查技术，故选 A。B 选项超声心动图检查常用于风湿性心脏病等的检查；C 选项心向量图检查可用来阐明心电图产生的原理和解释心电图波形；D 选项心脏 X 线检查用于心包积液（烧瓶心）或心脏外形（梨形心、靴形心）的检查；E 选项 T_3、T_4、TSH 检查，用于甲状腺功能亢进等甲状腺疾病的检查。

【破题思路】心律失常首选检查：心电图/ECG。

5.【答案】E　　　　　　　　　　　　【难度系数】★★★★

【解析】本题患者有心功能不全、低血压、阵发性室上性心动过速。若患者心功能与血压正常，可先尝试刺激迷走神经的方法，如颈动脉窦按摩、Valsalva动作、诱导恶心、将面部浸没于冰水内等，故不选D。药物治疗首选腺苷，其副作用有胸部压迫感、呼吸困难（目前患者已有气急，不选用腺苷）、面部潮红、窦性心动过缓、房室传导阻滞等。如腺苷无效可选用维拉帕米或地尔硫䓬，如患者合并心力衰竭、低血压或为宽QRS波心动过速，则不应选择钙通道阻滞剂（如维拉帕米），宜选用腺苷静注，故不选A。对伴有心功能不全的患者首选洋地黄类药物，故选E。同步电复律常用于室性心律失常，故不选C。

【破题思路】室上性心动过速+心功能不全，首选洋地黄。

题型　A3/A4型题

1.【答案】E　　　　　　　　　　　　【难度系数】★★

【解析】青年男性患者，阵发性心悸3年，突发突止，心率180次/分，律齐，符合阵发性室上性心动过速，故选E。室性期前收缩节律不齐，QRS波形宽大畸形，故不选A；非持续性室速发作时间短于30秒，连续出现3个或以上室性期前收缩，故不选B；窦性心动过速通常逐渐开始和结束，频率多在100~150次/分，故不选C；房颤心律绝对不齐，P波消失，代之以f波，频率350~600次/分，故不选D。

【破题思路】突发突止，节律规整阵发性心悸+按摩颈动脉窦可缓解=阵发性室上性心动过速。

2.【答案】C　　　　　　　　　　　　【难度系数】★★★

【解析】治疗阵发性室上性心动过速首选腺苷，故选C。β受体阻滞剂、毛花苷C、地高辛可选用，但不是首选，故不选A、B、D；利多卡因是治疗室性心动过速的首选用药，故不选E。

【破题思路】快速心律失常：

①室性期前收缩+室性心动过速：首选利多卡因。

②室上性心动过速：非二氢吡啶类钙通道阻滞剂和β受体阻滞剂。

③房颤：首选洋地黄。

④阵发性室上性心动过速：首选刺激迷走神经或腺苷。

⑤频发——室性或室上性心动过速：首选胺碘酮或普罗帕酮。

⑥长QT间期所致尖端扭转型室性心动过速：首选硫酸镁或氯化钾。

题型　B1型题

1.【答案】D　　　　　　　　　　　　【难度系数】★★

【解析】终止阵发性室上性心动过速急性期发作：①刺激迷走神经：颈动脉窦按摩、Valsalva动作、压舌板诱导恶心、将面部浸于冰水内等。②药物：腺苷、维拉帕米、普罗帕酮、洋地黄。③电转复：血流动力学障碍（晕厥、休克、血压下降、心力衰竭）。④根治：射频消融。治疗时，如患者心功能与血压正常，可先尝试刺激迷走神经的方法。初次尝试失败，在应用药物后再次施行仍可望成功，故选D。A、B、C、E均应在刺激迷走神经失败后使用，故不选。

【破题思路】室上性心动过速可先刺激迷走神经终止，无效再用药物。

2.【答案】C　　　　　　　　　　　　【难度系数】★★

【解析】收缩性心衰伴快速房颤时首选洋地黄，故选C。A、B为治疗阵发性室上性心动过速药物；C为纠正心衰药物；D为终止阵发性室上性心动过速首选方法；E为根治阵发性室上性心动过速、房颤、预激综合征的方法。

四、房性期前收缩

题型　A2型题

1.【答案】A　　　　　　　　　　　　【难度系数】★★

【解析】青年女性，体检发现心律不齐，平时无自觉不适，体力活动不受限，心电图提示为房性期前收缩，肌钙蛋白阴性，通常无需治疗，故选A。症状明显或出现室上性心动过速时需治疗，药物包括β受体阻滞剂、非二氢吡啶类钙通道阻滞剂、普罗帕酮和胺碘酮等，故不选C、D；B、E不治疗房性期前收缩，故不选。

2.【答案】D 　　　　　　　　　　　　　　【难度系数】★★

【解析】患者青年男性，间断心悸1天。提前出现的P波，形态与窦性P波略有不同，P-R间期0.13秒（P-R间期＞0.12秒），考虑诊断为房性期前收缩。患者无明显临床症状，此时最恰当的处理是寻找和去除病因，故选D，无需药物治疗。

| 题型 | B1型题 |

（1～2题共用解析）

1.【答案】D　　2.【答案】B　　　　　　　【难度系数】★★

【解析】房室交界区性期前收缩和室性期前收缩代偿间歇完全（即期前收缩前后窦性P波之间的时限等于2个窦性P-P间期），故第1题选D。房性期前收缩代偿间歇不完全（即期前收缩前后窦性P波之间的时限常短于2个窦性P-P间期），故第2题选B。

【破题思路】影响到心房的期前收缩代偿间歇不完全，其余为完全。

五、房颤

| 题型 | A1型题 |

1.【答案】C 　　　　　　　　　　　　　　【难度系数】★★

【解析】引起房颤最主要的心脏因素是风湿性心脏病二尖瓣狭窄；心外疾病是甲亢。

2.【答案】A 　　　　　　　　　　　　　　【难度系数】★★

【解析】房颤常发生于器质性心脏病病人，多发生于高血压性心脏病、冠心病、风湿性心脏病二尖瓣狭窄等，故选A。

【破题思路】房颤常与二尖瓣狭窄相伴出现。

3.【答案】C 　　　　　　　　　　　　　　【难度系数】★★★★

【解析】房颤分类：首次确诊（首次发作或首次发现）为首诊房颤；时间≤1周（一般≤48h），能自行终止，为阵发性房颤；时间＞1周，非自限性，为持续性房颤；时间≥1年，有望转复，为长期持续性房颤；时间＞1年，不能终止或终止后复发，为永久性房颤。

4.【答案】B 　　　　　　　　　　　　　　【难度系数】★

【解析】心房颤动患者服用华法林，凝血酶原时间的国际标准化率（INR）应控制在2.0~3.0，故选B。

5.【答案】D 　　　　　　　　　　　　　　【难度系数】★★

【解析】房颤合并快速心室率（大于150次/分），可出现充血性心力衰竭以及由此引起的急性肺水肿，首要处理是减慢心室率，首选药物是洋地黄类如毛花苷C，目的是减慢房颤时的心室率，并不是说它能纠正房颤，故选D。奎尼丁和普鲁卡因胺不是首选，且奎尼丁可诱发致命性室性心律失常，目前已少用，故不选C、E。

【破题思路】伴有快速房颤/房扑的收缩性心衰是应用洋地黄的最佳指征。

6.【答案】D 　　　　　　　　　　　　　　【难度系数】★★

【解析】房颤当心室率快时可发生脉搏短绌，原因是许多心室搏动过弱以致未能开启主动脉瓣，或因动脉血压波动太小，未能传导至外周动脉，从而导致患者脉率小于心率，为短绌脉，故选D。各种原因所致的心律失常均可能导致脉搏脱漏，故不选E。

【破题思路】交替脉——左心衰；短绌脉——心房颤动；奇脉（吸停脉）——心包积液、缩窄性心包炎、重症哮喘；水冲脉——主动脉瓣关闭不全、动脉导管未闭、甲亢。

| 题型 | A2型题 |

1.【答案】C 　　　　　　　　　　　　　　【难度系数】★★★

【解析】房颤的三大特点为：心房律不齐，S_1强弱不等，心率大于脉率。

2.【答案】B 　　　　　　　　　　　　　　【难度系数】★★★

【解析】房颤患者栓塞发生率较高，该患者左心耳内有血栓形成，抗凝治疗是治疗的重要内容，华法林是房颤抗凝治疗的有效药物，故选B。患者心悸2年，房颤为永久性，无复律指征，故不选A、D、E；阿司匹林与抗凝药物联用增加出血风险，不是最适宜治疗，故不选C。

【破题思路】房颤已 2 年，抗凝首选 华法林。

3. 【答案】C　　　　　　　　　　　　【难度系数】★★★★

【解析】依据题意患者诊断考虑 左心衰急性发作，且体检提示 心律绝对不齐，S_1 强弱不等，心率＞脉率，脉搏短绌，首先考虑 房颤，由于该患者发病时间在 24 小时内，故选用胺碘酮或普罗帕酮转复心律。患者既往有 陈旧性前壁心肌梗死，心脏有器质性病变，因此首选药物为 胺碘酮，故选 C。普罗帕酮适用于不伴有心脏器质性病变者；利多卡因适用于室性心律失常；维拉帕米、地尔硫䓬适用于房颤控制心室率的次选治疗。

【破题思路】房颤治疗：

项目		具体措施
抗凝治疗	≤24 小时	复律前无需抗凝治疗
	＞24 小时	复律前 3 周及复律后 3~4 周，使用抗凝剂（前 3 后 4）
	首选	华法林，凝血酶原时间国际标准化比值（INR）维持在 2.0~3.0
转复窦律	药物转复	胺碘酮（合并器质性心脏病）、普罗帕酮（无器质性心脏病）
	电转复	药物无效；血流动力学障碍（如急性心衰或休克）
	导管消融治疗	
控制心室率	首选	β 受体阻滞剂
	次选	钙通道阻滞剂（非二氢吡啶类）
	合并心衰	洋地黄

4. 【答案】C　　　　　　　　　　　　【难度系数】★★★★

【解析】房颤患者减慢快速心室率的药物，包括静脉注射洋地黄制剂、β 受体阻滞剂或钙通道阻滞剂，使安静时心率保持在 60~80 次/分，轻微运动后不超过 100 次/分，必要时洋地黄可以与 β 受体阻滞剂或钙通道阻滞剂合用。如患者出现急性心力衰竭或血压下降明显，需要紧急行电复律，下列这些药物可转复房颤律为窦性心律：Ⅰ A（奎尼丁、普鲁卡因胺）、Ⅰ C（普罗帕酮）或Ⅲ类（胺碘酮）。而本题患者是在风湿性心脏病二尖瓣狭窄的基础上出现了急性心力衰竭（双肺较多湿啰音），且 BP 90/75mmHg，明显降低，故需要 紧急行电复律，故选 C 不选 D。利多卡因用于室性心动过速，该患者为房颤，故不选 A。有器质性心脏病者不用普罗帕酮，不选 E。

5. 【答案】A　　　　　　　　　　　　【难度系数】★★★★

【解析】依据患者心电图特点：P 波消失，代之以 f 波，节律绝对不规则，可诊断为房颤。由于病史仅 4 小时，故应诊断为 急性房颤。急性房颤伴有快速心室率的治疗，可静脉注射 β 受体阻滞剂（美托洛尔）、钙通道阻滞剂等，故选 A。C 选项沙丁胺醇为 β 受体激动剂，不宜使用；B 选项阿托品可加快心率，不宜使用；D 选项利多卡因主要用于室性心律失常如室性心动过速、室颤，对房颤无效；E 选项新斯的明为拟胆碱药，主要用于重症肌无力患者的治疗。

【破题思路】房颤控制心室率＜110 次/分——3 种药：首选 β 受体阻滞剂、次选维拉帕米，收缩性心衰伴快速房颤时 首选洋地黄。

题型　A3/A4 型题

1. 【答案】C　　　　　　　　　　　　【难度系数】★★★★

【解析】预激综合征患者发作心房扑动与颤动时伴有 晕厥或低血压，应立即电复律。治疗药物宜选择延长房室旁路不应期的药物，如 普鲁卡因胺或普罗帕酮。应当注意，静脉注射利多卡因与维拉帕米会加速预激综合征合并心房颤动患者的心室率。假如心房颤动的心室率已很快，静脉注射维拉帕米甚至会 诱发心室颤动。

2. 【答案】C　　　　　　　　　　　　【难度系数】★★★

【解析】依据题意及心电图表现，可直接诊断为 室颤，终止室颤最有效的方法是 非同步直流电复律。

【破题思路】①急性心肌梗死伴三度房室传导阻滞、某些室性心动过速的转复、心肺复苏的抢救，植入临时起搏器。②病态窦房结综合征或房室传导阻滞、心脏术后发生不可逆的三度房室传导阻滞，植入永久性起搏器。

3.【答案】A　　　　　　　　　　　　【难度系数】★★

【解析】根据题干中患者心电图：心律绝对不齐，心音强弱不等，可直接诊断为房颤，故选A。房性期前收缩常无临床表现。室性期前收缩常无症状，或仅有心悸表现，S₁不会强弱不等。窦性心律不齐可见于正常人，一般无症状。二度Ⅰ型房室传导阻滞的S₁强度逐渐减弱并有心搏脱落。

【破题思路】看到第一心音强弱不等，再看到心律绝对不齐、脉搏短绌，首选"心房颤动"。

4.【答案】D　　　　　　　　　　　　【难度系数】★★

【解析】患者出现咳嗽、咳痰、喘憋、端坐位等临床表现，属于典型左心衰竭特征；颈静脉怒张、奔马律为右心衰竭的特征；心尖部舒张期隆隆样杂音为二尖瓣狭窄的典型表现；故本题诊断：风湿性心脏病二尖瓣狭窄＋房颤＋全心衰竭。故选D。题干所述的临床表现与肾功能不全、肝硬化不符，故不选A、E。结核性心包炎常有低热、盗汗等结核中毒症状和心包摩擦音，故不选B。肺部感染常有高热、咳嗽、咳痰，双肺湿性啰音，故不选C。

【破题思路】颈静脉怒张、奔马律为右心衰竭的特征。

5.【答案】A　　　　　　　　　　　　【难度系数】★★★

【解析】本题心律失常为房颤，其治疗原则为预防复发，发作时控制心室率，故选A。B选项抗凝治疗是房颤患者转复窦性心律前后（"前3后4"，即复律前3周，复律后4周）的治疗方法。其他三项为慢性心衰的治疗方法，不选C、D、E。

6.【答案】E　　　　　　　　　　　　【难度系数】★★★★

【解析】房颤患者减慢快速心室率的药物，包括静脉注射洋地黄制剂、β受体阻滞剂或钙通道阻滞剂，使安静时心率保持在60~80次/分，轻微运动后不超过100次/分，必要时洋地黄可以与β受体阻滞剂或钙通道阻滞剂合用，因此A、B、C均可用。ⅠA（奎尼丁、普鲁卡因胺）、ⅠC（普罗帕酮）或Ⅲ类（胺碘酮）均可转复房颤律为窦性心律，但是ⅠC（普罗帕酮）可致室性心律失常，严重器质性心脏病患者不宜使用，该患者不能选择，故选E。D选项硫氮䓬酮为治疗冠心病及各种心绞痛的一种钙通道阻滞剂。

7.【答案】A　　　　　　　　　　　　【难度系数】★★

【解析】本例房颤患者合并有风湿性心脏瓣膜病，发生血管栓塞的危险性极高，因此应长期行抗凝治疗，首选药物为华法林，故选A。只有对华法林禁忌者，才选用阿司匹林，不选B。肝素为强抗凝剂，只在紧急复律治疗时才选用，不选C。尿激酶为溶栓药，不能当作抗凝药使用，不选D。复方丹参片为中成药，疗效未获公认，不选E。

> **题型**　**B1型题**

1.【答案】D　　　　　　　　　　　　【难度系数】★★

【解析】依据题意：患者房颤同时伴有快速心室率（心率160次/分），治疗首选洋地黄类药物，故毛花苷C（西地兰）为正确答案，故选D。

2.【答案】E　　　　　　　　　　　　【难度系数】★★

【解析】阿托品主要用于阻滞部位在房室结的轻（Ⅰ度）、中度房室传导阻滞（二度Ⅰ型），故阿托品是正确答案，故选E。安装临时心脏起搏器用于完全性房室传导阻滞，心率仅40次/分时；肾上腺素用于心源性休克时；电复律用于心律失常伴有血压低时，该患者血压正常，不选C；洋地黄可使心率减慢，不选D。

【破题思路】一般缓慢——阿托品、异丙肾上腺素，严重缓慢——起搏器。

3.【答案】D　　　　　　　　　　　　【难度系数】★★★

【解析】甲亢性心脏病主要表现为房颤，治疗首选β受体阻滞剂普萘洛尔（心得安），故选D。电复律用于心律失常伴有血流动力学障碍时；毛花苷C用于快速房颤伴收缩性心力衰竭时；普罗帕酮用于室上性、室性心动过速；奎尼丁可诱发致命性心律失常，目前已少用。

4.【答案】B　　　　　　　　　　　　【难度系数】★★

【解析】房颤合并二尖瓣狭窄时，可选用洋地黄类，故选B。

【破题思路】看到7个字：心衰＋房颤＋心率快，首选洋地黄。洋地黄为正性肌力药物。

5.【答案】A　　　　　　　　　　　　【难度系数】★★★★

【解析】预激综合征伴房颤（房扑），终止心动过速首选电复律，或静脉注射普罗帕酮等，故选A。治疗药物宜选择延长房室旁路不应期的药物，如普罗帕酮或胺碘酮。应当注意，预激综合征合并心房颤动病人，应用洋地黄、利多卡因与维拉帕米等因抑制房室结浦肯野纤维传导而加速心室率，甚至会诱发心室颤动，应禁用，故不选B。

【破题思路】当房颤或房扑伴预激综合征、快速心室率导致血流动力学不稳定时，建议电复律；当药物治疗不能迅速控制房颤或房扑的快速心室率，而导致心肌缺血、低血压或心力衰竭时，应当电复律。

六、室性期前收缩

题型　A1 型题

1. 【答案】E　　　　　　　　　　　　【难度系数】★★★

   【解析】室性期前收缩心电图特点为：期前出现的QRS-T波前无P波或无相关P波；期前出现的QRS波宽大畸形，时限通常＞0.12秒，T波方向多与QRS主波方向相反；往往为完全性代偿间歇；联律为一种有规律的频发性期前收缩。故选E，其余均符合其特点。

   【破题思路】心室看QRS波，心房看P波，传导阻滞看PR间期，心肌缺血或梗死看ST段。

2. 【答案】C　　　　　　　　　　　　【难度系数】★★★

   【解析】室性期前收缩是由希氏束分叉以下部位过早发生的心搏。由于心室提前激动，室性期前收缩在听诊时常表现为心律不齐，室性期前收缩后出现较长的停歇，第二心音强度减弱，仅听到第一心音，故选C。室性心动过速是起源于希氏束分支以下的特殊传导系统或者心室肌的连续3个或以上的异位心搏，听诊心律轻度不规则，故不选A。室上性心动过速心尖区第一心音强度恒定，心律绝对规则，故不选B。三度房室传导阻滞心房和心室活动各自独立、互不相关，心律一般规整，故不选D。窦性心动过速是指成人窦性心律超过100次/分，心律整齐，故不选E。

   【破题思路】心律不齐听诊常考点：心律不齐——房颤、室性期前收缩；大炮音——三度房室传导阻滞。

3. 【答案】A　　　　　　　　　　　　【难度系数】★

   【解析】无器质性心脏病基础上发生的室性期前收缩，伴发有临床症状明显者，可给予β受体阻滞剂、美西律、普罗帕酮、莫雷西嗪等治疗；若未伴发临床明显症状，无需使用药物治疗，可去除病因和诱因，故选A。B、C、D、E均为抗心律失常药物，本题无需使用药物，故不选。胺碘酮和普罗帕酮用于各种室上性与室性快速型心律失常；维拉帕米用于各种折返性室上性心动过速；美西律用于急慢性室性快速型心律失常。

4. 【答案】A　　　　　　　　　　　　【难度系数】★★★

   【解析】严重心衰伴发频发室性期前收缩，多发生在原有器质性心脏病的患者，室性期前收缩是这类患者心源性猝死的独立危险因素，胺碘酮对这类患者有良好的治疗效果，故选A。索他洛尔为β受体阻滞剂，仅仅适用于慢性心衰的治疗，严重的急性心衰患者禁用，故不选B。多巴酚丁胺为升压药，对心律失常无效，故不选C。长期使用Ⅰ类抗心律失常药物（氟卡尼、普罗帕酮）并不能降低死亡率，应避免使用，故不选D、E。

   【破题思路】室性期前收缩治疗：无症状不治疗，有症状用药物。首选利多卡因，次选胺碘酮，如有陈旧性心肌梗死选用β受体阻滞剂。

5. 【答案】D　　　　　　　　　　　　【难度系数】★★★★

   【解析】在慢性器质性心脏病（陈旧性心肌梗死）基础上出现的频发室性期前收缩，首选β受体阻滞剂，可降低死亡率、再梗死率，此为心肌梗死的二级预防措施，故选D。禁用Ⅰ类抗心律失常药［慢心律（美西律）、普罗帕酮、奎尼丁等］，因可增加死亡率，故不选A、B、C。钙通道阻滞剂用于房室结内折返性心动过速，不选E。

   【破题思路】急性心肌梗死＋室性期前收缩→首选利多卡因；陈旧性心肌梗死＋室性期前收缩→首选β受体阻滞剂；急性心肌梗死＋严重心衰＋室性期前收缩→首选胺碘酮。

6. 【答案】C　　　　　　　　　　　　【难度系数】★★★★

   【解析】急性心肌梗死一旦发现室性期前收缩或室性心动过速，立即用利多卡因50~100 mg静脉注射，每5~10分钟重复1次，至期前收缩消失或总量已达300 mg，继以1~3 mg/min的速度静脉滴注维持（100 mg加入5%葡萄糖液100 mL，滴速1~3 mL/min）。故选C。

   【破题思路】利多卡因用于急性心肌梗死或复发性室性快速型心律失常治疗，以及心室颤动复苏后防止复发。β受体阻滞剂适应证口诀：律快绞痛洛尔，二级预防心梗。

题型　A2 型题

1. 【答案】C　　　　　　　　　　　　【难度系数】★★

   【解析】青年女性，平素无不适，心脏结构功能正常，体检发现室性期前收缩，不必药物治疗。故选C。

| 题型 | B1 型题 |

1. 【答案】A　　　　　　　　　　　　【难度系数】★★

   【解析】利多卡因用于血流动力学稳定的室性心动过速及心室颤动/无脉室性心动过速，故选A。钙拮抗剂可用于阵发性室上性心动过速；β受体阻滞剂可用于心房颤动与扑动时减慢心室率；胺碘酮、普罗帕酮用于室上性心动过速、室性期前收缩。

   【破题思路】室性心律失常用利多卡因，谐音"士力架"。

2. 【答案】D　　　　　　　　　　　　【难度系数】★★★★

   【解析】Ⅲ类药阻滞钾通道与延长复极，胺碘酮、决奈达隆、索他洛尔、多非利特等属此类，故选D。其余选项均不是Ⅲ类药物，故不选。其中A选项利多卡因为ⅠB类药物；B选项钙拮抗剂为Ⅳ类药物；C选项β受体阻滞剂为Ⅱ类药物；E选项普罗帕酮为ⅠC类药物。

七、室性心动过速

| 题型 | A1 型题 |

1. 【答案】B　　　　　　　　　　　　【难度系数】★★

   【解析】心室夺获与室性融合波的存在对确立室性心动过速诊断提供重要依据，故选B。T波和主波方向相反可见于室性心动过速，但没有特异性，故不选A。QRS波群宽大畸形可见于室性期前收缩和室性心动过速，故不选C。QRS波群呈束支传导阻滞图形多见于二度房室传导阻滞，故不选D。PR间期延长多见于房室传导阻滞，故不选E。

   【破题思路】心室夺获或室性融合波 = 室性心动过速。

2. 【答案】C　　　　　　　　　　　　【难度系数】★★

   【解析】室性心动过速多为QRS波群宽大畸形，频率100~250次/分，节律规则或轻度不齐，故不选A、B；ST段和T波常融为一体不易分辨，故不选E。P波重叠在QRS波群和ST-T波之中，如能分辨P波，则多于QRS波群无关而呈现室房分离。此时P波偶可传导至心室而引起正常的QRS波群，称为心室夺获。而心室夺获和室性融合波是室速的主要依据，故选C。

3. 【答案】D　　　　　　　　　　　　【难度系数】★★★

   【解析】静脉注射硫酸镁可终止和预防尖端扭转型室速的短时间内发作，故选D。奎尼丁（ⅠA类药物）、普罗帕酮（ⅠC类药物）、胺碘酮（Ⅲ类药物）均可使QT间期延长，故不宜使用，故不选C、E。利多卡因（ⅠB类药物）对本病无效，故不选B。肾上腺素常用于心搏骤停患者的急诊抢救，不属于抗心律失常药物，故不选A。

4. 【答案】B　　　　　　　　　　　　【难度系数】★★

   【解析】室上性心动过速伴室内差异性传导的心电图与室性心动过速极为相似，容易混淆。但室性心动过速常有房室分离，而室上性心动过速没有，故两者最主要的鉴别依据是房室分离，故选B。QRS波群的形态也可作为室性心动过速和室上性心动过速的鉴别点，但不是主要鉴别依据，故不选A。室性心动过速QRS波群宽大畸形，时限>0.14秒，而大多数室上性心动过速的QRS波群时限常<0.14秒。室性心动过速的心室率一般为100~250次/分，室上性心动过速的心率一般为150~250次/分，二者有重叠，故依据心室率的快慢无法鉴别二者，故不选C。室上性心动过速按摩颈动脉窦，可使室上性心动过速突然转复为窦性心律；而室性心动过速按摩颈动脉窦则不影响心室率，但可使心房率减慢，从而显示房室分离，故不选D。普罗帕酮为广谱抗心律失常药，对室性和室上性心律失常均有作用，该药也不能作为两者的鉴别依据，故不选E。

   【破题思路】看到房室分离、心室夺获与室性融合波——首选"室性心动过速"。

5. 【答案】C　　　　　　　　　　　　【难度系数】★★

   【解析】无血流动力学障碍的室性心动过速药物治疗首选利多卡因，故选C。房颤伴心衰，首选毛花苷C（洋地黄）。阵发性室上性心动过速首选腺苷。胺碘酮、普罗帕酮为广谱抗心律失常药，用于预激综合征和房颤复律等。

| 题型 | A2 型题 |

1. 【答案】C　　　　　　　　　　　　【难度系数】★★★

   【解析】室性心动过速 = 心室夺获 + 室性融合波，故选C。

   【破题思路】关于心律失常的小总结：

①房颤 =P 波消失代之以 f 波 + 第一心音强弱不等 + 心律绝对不齐 + 短绌脉。
②室上性心动过速 = 突发突止 + 逆行 P 波，治疗首选刺激迷走神经。
③室性期前收缩 = 提前出现的宽大畸形 QRS 波 + 完全代偿间歇。
④室性心动过速 =3 个连续的室性期前收缩 + 心室夺获 + 室性融合波。
⑤一度房室传导阻滞 =PR 间期 > 0.20 秒（恒定）。
⑥二度Ⅰ型房室传导阻滞 =PR 间期逐渐延长，直到 QRS 波脱落。
⑦二度Ⅱ型房室传导阻滞 =PR 间期恒定 +QRS 波成比例脱落。
⑧三度房室传导阻滞 = 心律整齐 + 心率约 40 次 / 分 + 大炮音 +A-S 综合征。

2.【答案】E　　　　　　　　　　　　　【难度系数】★★★

【解析】室性心动过速治疗有两种情况：①无血流动力学障碍，应首选利多卡因、普鲁卡因胺静脉注射；②有血流动力学障碍（低血压、休克、心绞痛、心力衰竭），则治疗首选直流电复律。患者目前血压 75/40 mmHg，有休克征象，应选用同步直流电复律，故选 E。A、B、C、D 均可用于室性心动过速，但不用于伴有血压低时，故不选。

题型　A3/A4 型题

1.【答案】B　　　　　　　　　　　　　【难度系数】★★

【解析】依据患者心电图特点：宽大畸形 QRS 波群，ST-T 与 QRS 波群主波方向相反，可诊断为室性心动过速，故选 B。室性心动过速本质上是室性期前收缩连续出现 3 个以上，否则称为频发室性期前收缩，而频发室性期前收缩常心律整齐，与本例"心律稍不规则"不符，即不是频发室性期前收缩，且题干有偶见，说明不是频发，故不选 A。阵发性室上性心动过速心电图：常突发突止，QRS 波群形态和时限多正常，节律绝对整齐，故不选 C。房颤 P 波消失，f 波出现，故不选 D。房性期前收缩常表现为提早出现的 P 波，其后紧跟 QRS 波群，且 QRS 波群形态及时限均正常，故不选 E。

【破题思路】QRS 波宽大畸形，为室性心律失常。

2.【答案】C　　　　　　　　　　　　　【难度系数】★★★★

【解析】本例为室性心动过速（阵发性），不合并血流动力学异常，应行药物治疗，首选对抗室性心律失常的药物，如利多卡因、普鲁卡因胺、普罗帕酮，无效者可选用胺碘酮，故选 C。美托洛尔为 β 受体阻滞剂，毛花苷 C 为洋地黄制剂，华法林为抗凝制剂，均不适室速的治疗，故不选 A、B、D、E。

3.【答案】A　　　　　　　　　　　　　【难度系数】★★★★

【解析】患者急性心肌梗死（AMI）伴发室性期前收缩，可静注利多卡因，若反复发作可使用胺碘酮，故选 A。室性期前收缩患者使用肾上腺素，易发生室颤，禁用，故不选 B。普罗帕酮属于ⅠC 类抗心律失常药物，但药物本身易导致心律失常，故有器质性心脏病者不宜使用，故不选 C。阿托品可导致心率加快，甚至诱发室性期前收缩进而发展为室性心动过速，故不宜使用，故不选 D。AMI 24 小时内（本例心肌梗死 7 小时），严禁使用洋地黄类药，故不选 E。

4.【答案】B　　　　　　　　　　　　　【难度系数】★★★

【解析】患者 AMI 合并室性期前收缩，临床出现呼吸困难，双下肺湿啰音，心率增快，应首先考虑急性左心衰竭，故选 B。支气管哮喘急性发作期常闻及满肺哮鸣音，故不选 E。患者病程数小时，不能诊断为急性肺部感染。急性肺栓塞常表现为"呼吸困难、胸痛、咯血"三联征，故不选 C。气胸常表现为突发胸痛，呼吸困难，患侧呼吸音减弱或消失，而不是闻及湿性啰音，并且通常有明显诱因，故不选 D。

【破题思路】急性心肌梗死易引起急性左心衰，表现为急性肺水肿：气急喘憋，严重呼吸困难，两肺布满干湿啰音，咳粉红泡沫痰，P_2 亢进，奔马律、交替脉。

5.【答案】A　　　　　　　　　　　　　【难度系数】★★

【解析】AMI 合并室性心动过速，伴血流动力学障碍（血压 < 90/60 mmHg），治疗首选同步直流电复律，故选 A。若为室颤，则采用非同步直流电复律，患者未发生室颤，故不选 B。D、E 应用于室性心动过速，但不能应用低血压休克的室性心动过速。

八、室颤

题型　A1 型题

1.【答案】E　　　　　　　　　　　　　【难度系数】★

【解析】终止心室颤动最有效的方法是非同步直流电复律，故选 E。

【破题思路】室颤——非同步直流电复律；其他都是同步直流电复律。

2.【答案】C 【难度系数】★

【解析】终止室颤最有效的方法是电除颤。采用非同步直流电复律，单相波360 J，双相波120 J或150 J，故选C。

3.【答案】A 【难度系数】★

【解析】心室颤动发生后，大部分病人将在4~6分钟内发生不可逆性脑损害，故选A。

九、房室传导阻滞

题型 A1型题

1.【答案】B 【难度系数】★★

【解析】一度房室传导阻滞时，每个心房冲动（P波）都能传导到心室产生QRS波群，但PR间期＞0.20秒（PR间期正常值为0.12~0.20秒），故选B。PR间期逐渐延长见于二度Ⅰ型房室传导阻滞，故不选D。

【破题思路】PR间期：一度延长，二度Ⅰ型逐渐延长，二度Ⅱ型固定延长，三度各跳各的。

2.【答案】C 【难度系数】★★

【解析】二度Ⅰ型房室传导阻滞心电图特点：PR间期进行性延长，直至一个P波受阻不能下传至心室，即相邻RR间期进行性缩短，直至一个P波不能下传心室，故选C。PR间期＞0.20秒，P波无受阻，为一度房室传导阻滞的心电图表现；故不选D。PR间期固定，P波间断受阻不能下传到心室，为二度Ⅱ型房室传导阻滞的心电图表现，故不选E。A、B本身是错误的说法。

3.【答案】D 【难度系数】★★

【解析】正常情况下，心房收缩之后心室收缩。若心房和心室几乎同时收缩时，第一心音增强，称为大炮音，临床最常见于完全性（三度）房室传导阻滞或者下壁心肌梗死的患者，故选D。二尖瓣狭窄常闻及开瓣音（提示瓣膜弹性尚可）。PR间期缩短，心率增快，心室充盈减少，可闻及第一心音增强。运动或发热、甲亢由于心肌收缩力加强和心动过速，可闻及第一心音增强。故不选A、B、C、E。

题型 A2型题

1.【答案】E 【难度系数】★★★★

【解析】一度、二度Ⅰ型房室传导阻滞可不用治疗，二度Ⅱ型和三度房室传导阻滞需要应用药物阿托品或异丙肾上腺素治疗，必要时可使用临时起搏器。而该患者已经出现反复心悸、头晕和黑矇现象，所以最适宜的治疗是使用永久起搏器，故选E。

2.【答案】D 【难度系数】★★★

【解析】患者为急性心肌梗死、三度房室传导阻滞，伴血流动力学障碍，宜用人工心脏起搏器做临时起搏治疗，待传导阻滞消失后撤除，故选D不选E。异丙肾上腺素对心绞痛、心肌梗死患者禁用，故不选A；肾上腺素常用于过敏性休克，各种原因引起的心搏骤停时的抢救，一般使收缩压升高而舒张压不升，故不选B；多巴酚丁胺主要用于器质性心脏病所致心源性休克，但对三度房室传导阻滞无效，故不选C。

【破题思路】①急性心肌梗死伴三度房室传导阻滞、某些室性心动过速的转复、心肺复苏的抢救，植入临时起搏器。②病态窦房结综合征或房室传导阻滞、心脏术后发生不可逆的三度房室传导阻滞，植入永久起搏器。

3.【答案】C 【难度系数】★★

【解析】患者为中老年男性，突发持续性胸痛3小时，黑矇1次，高血压病史5年，BP 85/50 mmHg，心率35次/分，心电图示Ⅱ、Ⅲ、aVF导联ST段抬高0.3 mV，提示急性下壁心肌梗死、三度房室传导阻滞，在植入临时起搏器以前，应使用阿托品静脉注射提高该患者心率，改善血流动力学障碍，故选C。肾上腺素静脉注射、多巴酚丁胺静脉滴注、去甲肾上腺素静脉滴注主要用于休克患者升高血压，故不选A、B、D；异丙肾上腺素静脉滴注可能导致严重室性心律失常，急性心肌梗死患者应慎用，故不选E。

【破题思路】急性心肌梗死导致心率缓慢，首选阿托品；心搏骤停心肺复苏后心率缓慢，首选肾上腺素。

4.【答案】B 【难度系数】★★★★

【解析】从此题中心电图示PR间期逐渐延长直至QRS波群脱落，可判断该病人为二度Ⅰ型房室传导阻滞。二度Ⅰ型房室传导阻滞特点：①P波规律出现；②PR间期逐渐延长，直到P波下传受阻，脱漏1个QRS波群。心动过缓是由服用美托洛尔引起的。美托洛尔的副作用有：①加剧哮喘与COPD；②间歇性跛行、雷诺现象、精神抑郁；③糖尿病病人可能引起低血糖、乏力；④心脏方面：低血压、心动过缓、充血性心力衰竭、心绞痛病人突然撤药引起症状加重、心律失常、急性心肌梗死。故选B。二度Ⅱ型与三度房室传导阻滞如心室率显著缓慢，伴有明显症状或血流动力学障碍，甚至Adams-Stokes综合征发作者，应给予起搏治疗，故不选A。C、D、E选项均是调整用量，应停用美托洛尔。

5. 【答案】C 【难度系数】★★★★

【解析】题干示持续胸痛4小时，考虑诊断为心肌梗死。Ⅱ、Ⅲ、aVF导联ST段抬高，提示下壁心肌梗死，下壁心肌梗死最容易合并传导阻滞，心率非常慢，为36次/分，所以是三度房室传导阻滞，故选C。A选项右束支传导阻滞较为常见，可发生于风湿性心脏病、先天性心脏病房间隔缺损、高血压、冠心病和肺源性心脏病等。B选项左束支传导阻滞常发生于充血性心力衰竭、急性心肌梗死、急性感染、奎尼丁与普鲁卡因胺中毒、高血压性心脏病、风湿性心脏病、冠心病与梅毒性心脏病。

| 题型 | B1型题 |

（1~2题共用解析）

1. 【答案】C 2. 【答案】A 【难度系数】★★

【解析】一度房室传导阻滞听诊时，因PR间期延长，第一心音强度减弱，故第1题选C。二度Ⅰ型房室传导阻滞第一心音强度逐渐减弱并有心搏脱漏。二度Ⅱ型房室传导阻滞亦有间歇性心搏脱漏，但第一心音强度恒定，故第2题选A。三度房室传导阻滞因房室分离，第一心音强度经常变化，间或听到响亮亢进的第一心音（大炮音）。

第三节 心搏骤停

| 题型 | A1型题 |

1. 【答案】D 【难度系数】★★

【解析】心搏骤停时最常见的心律失常是心室颤动，故选D。终止室颤最有效的方法是电除颤。采用非同步直流电复律，单相波360J，双相波200J。

2. 【答案】A 【难度系数】★★

【解析】心搏骤停病人首先应心肺复苏。

3. 【答案】D 【难度系数】★★★

【解析】心搏骤停的条件：神志丧失；颈动脉、股动脉搏动消失（金标准），心音消失（银标准）；叹息样呼吸；瞳孔散大，对光反射减弱至消失。故选D。

4. 【答案】C 【难度系数】★

【解析】心搏骤停刚发生时脑中尚存少量含氧的血液，可短暂刺激呼吸中枢，出现呼吸断续，呈叹息样或短促痉挛性呼吸，故选C。随后呼吸停止，皮肤苍白或发绀，瞳孔散大，大小便失禁。

5. 【答案】C 【难度系数】★

【解析】确立心搏骤停的诊断后，应立即进行心肺复苏，主要措施包括人工胸外按压、开通气道和人工呼吸，其中人工胸外按压最重要，心肺复苏程序为C（胸外按压）、A（开通气道）、B（人工呼吸），故选C。在此基础上，进行高级心肺复苏，主要包括气管插管、电除颤、建立静脉通路并应用必要的药物。

6. 【答案】B 【难度系数】★★★

【解析】确认环境安全后首先判断意识——"轻拍重唤"，故选B。若有意识障碍需赶紧拨打120呼救，再判断呼吸、心搏。若有呼吸、心搏骤停，需要先进行胸外按压30次，再开放气道后行人工呼吸2次。

【破题思路】

（1）发现有人晕倒时，应立即采取的措施：确认所处环境安全。

（2）确认环境安全，应立即采取的措施：判断意识。

（3）确认意识障碍，应立即采取的措施：呼救和拨打120。

（4）心肺复苏前，必须判断呼吸、心搏是否消失。

（5）确认心搏、呼吸骤停，应立即采取的措施：胸外按压。

（6）人工呼吸前，必须开放气道。

| 题型 | A2型题 |

1. 【答案】A 【难度系数】★★★

【解析】患者突发心搏骤停，经心肺复苏后血压70/40 mmHg，心率34次/分，考虑诊断严重心动过缓。此时应静脉推注阿托品。阿托品为M受体阻断剂，通过阻断窦房结M受体而解除了迷走神经对心脏的抑制作用，使心率加快，临床上主要用于治疗缓慢型心律失常等，故选 A。普罗帕酮为广谱抗心律失常药，能减慢传导，延长动作电位时程及有效不应期，临床用于治疗室上性心动过速、室性心律失常，故不选 B。利多卡因阻滞钠通道，主要用于室性心律失常的治疗，故不选 C。胺碘酮可抑制多种心脏离子通道，明显延长心肌细胞动作电位时程和有效不应期，主要用于心房扑动、心房颤动、室上性心动过速和室性心动过速，故不选 D。多巴酚丁胺为 β 肾上腺素受体激动药，用于慢性心衰加重时，故不选 E。

【破题思路】对心搏骤停患者实施高级心肺复苏时，心搏骤停首选肾上腺素，严重心动过缓首选阿托品。

2. 【答案】C　　　　　　　　　　　　【难度系数】★★

【解析】依据病人意识丧失、心电图，可确诊为室颤引起的心搏骤停，治疗首选非同步直流电复律。

【破题思路】室颤首选非同步直流电复律，其他都是同步直流电复律。

3. 【答案】D　　　　　　　　　　　　【难度系数】★★

【解析】对心搏骤停者进行心肺复苏时，应在 5 组心肺复苏后（即 2 分钟后），做心搏检查以判断复苏效果，方法为触颈动脉或股动脉有无搏动。肱动脉血压、桡动脉搏动、末梢循环状况等不能作为复苏是否有效的指标，因为这些都只能反映外周血管情况。呼喊病人看其是否清醒，为判断意识障碍（昏睡、昏迷等）的方法，不用于心搏骤停的判断。故选择 D。

【破题思路】心搏骤停复苏成功的金标准为大动脉（颈动脉和股动脉）搏动恢复。

4. 【答案】D　　　　　　　　　　　　【难度系数】★★

【解析】突发意识丧失，伴有大动脉（颈动脉和股动脉）搏动消失，特别是心音消失，是心搏骤停的主要诊断标准，故选 D。脑栓塞时病人会出现三偏征；急性左心衰时病人会出现粉红色泡沫样痰；病人出现癫痫时首先出现意识丧失，随后抽搐，时间短暂；急性右心衰时会有右心衰体征。

【破题思路】心搏骤停诊断的金标准为大动脉（颈动脉和股动脉）搏动消失，心搏骤停即为心脏性猝死。脑梗死只有发生脑疝时才会在数分钟内猝死。急性左心衰竭、右心衰竭均不会数分钟内立即死亡。癫痫大发作可有意识丧失，但不会出现呼吸、心搏骤停。

| 题型 | A3/A4 型题 |

（1~3 题共用解析）

1. 【答案】A　　2. 【答案】B　　3. 【答案】A　　　　【难度系数】★

【解析】患者有心肌梗死、糖尿病病史，但糖尿病通常不会导致心搏骤停，因此，心肌梗死为导致心搏骤停最可能的原因，而冠心病为心肌梗死的基本病因，因此冠心病及其并发症也是心搏骤停的最常见病因（约占 85%）。故第 1 题选 A。心搏骤停进行心肺复苏时，药物首选肾上腺素，因为肾上腺素能同时兴奋心肌 α 与 β 受体，有助于自主心律的恢复。普鲁卡因胺、普罗帕酮、胺碘酮为心肺复苏时常用的抗心律失常药。碳酸氢钠为心肺复苏时纠正严重代谢性酸中毒的常用药物。故第 2 题选 B。目前静脉给药是心肺复苏首选的给药途径。如果静脉穿刺不成功，某些复苏药物可经气管给予。肌内注射、皮下注射起效较慢，不宜采用。心内注射是 30 年前的老方法，现已淘汰。故第 3 题选 A。

第四节　原发性高血压

| 题型 | A1 型题 |

1. 【答案】A　　　　　　　　　　　　【难度系数】★★★★

【解析】A 选项为 β 受体阻滞剂，对心肌收缩力、窦房结及房室结功能均有抑制作用，可增加气道阻力，所以哮喘病人应用时会诱发哮喘，故选 A。

【破题思路】降压药物禁忌：

分类	代表药	禁忌证/慎用
利尿药	氢氯噻嗪	高血糖、高血脂、高尿酸、低血钾
	螺内酯	高钾血症、肾功能不全；勿与 ACEI/ARB 合用
β 受体阻滞剂	美托洛尔	哮喘、急性心衰、心率慢、二度及以上房室传导阻滞；糖尿病
钙通道阻滞剂	硝苯地平	心动过速
ACEI/ARB	卡托普利/氯沙坦	血肌酐 > 265 μmoL/L、血钾 > 5.5 mmol/L、低血压、双侧肾动脉狭窄、妊娠妇女

2. 【答案】C　　　　　　　　　　　　　　　　　　【难度系数】★★

【解析】高血压合并2型糖尿病患者，为延缓糖尿病肾病进展应首选ACEI或ARB，缬沙坦属于ARB类，故选C。普萘洛尔为β受体拮抗剂，虽然糖尿病不是使用β受体拮抗剂的禁忌证，但它增加胰岛素抵抗，还可能掩盖和延长低血糖反应，故不选A；吲达帕胺和氢氯噻嗪为利尿药，利尿药主要不良反应为低血钾症和影响血脂、血糖、血尿酸代谢，故不选B、E；硝苯地平为钙通道阻滞剂，对血脂和血糖无明显影响，但对延缓糖尿病、肾病进展不如ACEI或ARB，故不选D。

【破题思路】高血压合并不同疾病时的首选药物：

高血压合并疾病	首选药物
心力衰竭	ACEI、ARB、β受体阻滞剂若同时合并水肿，首选利尿药
冠心病	β受体阻滞剂、CCB；次选ACEI、ARB
糖尿病	ACEI、ARB
肾脏疾病	ACEI、ARB、CCB
老年高血压	CCB、ACEI、ARB、利尿药
脑血管病	ARB、CCB（长效）、ACEI、利尿药

3. 【答案】C　　　　　　　　　　　　　　　　　　【难度系数】★★★

【解析】呋塞米（速尿）为袢利尿药，作用于髓袢升支粗段，为强效利尿药，排钠排钾，减轻心脏容量负荷，副作用少，在心衰合并肾衰竭时首选，故选C。阿米洛利、氨苯蝶啶和螺内酯均为保钾利尿药，肾衰竭时钾排泄障碍，易导致高钾血症，故不选A、B、D。氢氯噻嗪属于噻嗪类利尿药（中效），可使尿酸升高，合并肾衰竭时尿酸排泄障碍，导致痛风，故不选E。

【破题思路】利尿药的分类及特点：

分类	代表药物	适应证	不良反应	禁忌证
噻嗪类利尿药	氢氯噻嗪	①轻、中度高血压；②老年人收缩期高血压	高尿酸 高血糖 高血脂 低血钾	痛风 糖尿病 高脂血症 低钾血症
袢利尿药	呋塞米	伴有急性心衰、肺水肿、肾衰竭等	高尿酸 低血钾 耳毒性	痛风 低钾血症 禁忌与氨基糖苷类、万古霉素联用
保钾利尿药	螺内酯 氨苯蝶啶 阿米洛利	醛固酮增多症	高钾 性激素改变	高钾血症 禁忌与ACEI/ARB联用

4. 【答案】B　　　　　　　　　　　　　　　　　　【难度系数】★

【解析】恶性高血压病也称急进型高血压病，较少见，多见于青壮年。可由缓进型高血压恶化而来，或起病即为急进型高血压。临床上起病急，进展快，血压升高明显，常超过230/130 mmHg。恶性高血压特征性病变表现为肾小动脉壁纤维素样坏死，故选B。

5. 【答案】B　　　　　　　　　　　　　　　　　　【难度系数】★★

【解析】心脑血管疾病引起的死亡占总死亡人数的40%以上，其中高血压是首位危险因素，故选B。

6. 【答案】D　　　　　　　　　　　　　　　　　　【难度系数】★★

【解析】高血压分期依据靶器官损害以及功能代偿情况，故选D。

【破题思路】高血压分期依据靶器官损害以及功能代偿情况；分级依据血压高低；分层依据分级和危险因素。

7. 【答案】A　　　　　　　　　　　　　　　　　　【难度系数】★★

【解析】高血压诊断主要根据诊室测量的血压值，采用经核准的汞柱式或电子血压计，测量安静休息坐位时上臂肱动脉部位血压，一般需非同日测量3次血压值收缩压均≥140 mmHg和（或）舒张压均≥90 mmHg

可诊断高血压。病人既往有高血压史，正在使用降压药物，血压虽然正常，也诊断为高血压。也可参考家庭自测血压收缩压≥135 mmHg 和（或）舒张压≥85 mmHg 和24小时动态血压收缩压平均值≥130 mmHg 和（或）舒张压≥80 mmHg，白天收缩压平均值≥135 mmHg 和（或）舒张压平均值≥85 mmHg，夜间收缩压平均值≥120 mmHg 和（或）舒张压平均值≥70 mmHg 进一步评估血压，故选 A。

8.【答案】E　　　　　　　　　　　　【难度系数】★★

【解析】高血压分级依据血压高低，故选 E。

类别	收缩压 /mmHg		舒张压 /mmHg
正常血压	< 120	和	< 80
正常高值血压	120~139	和（或）	80~89
高血压	≥ 140	和（或）	≥ 90
1级（轻度）	140~159	和（或）	90~99
2级（中度）	160~179	和（或）	100~109
3级（重度）	≥ 180	和（或）	≥ 110
单纯收缩期高血压	≥ 140	和	< 90

9.【答案】E　　　　　　　　　　　　【难度系数】★★

【解析】β受体阻滞剂可通过抑制中枢和周围 RAAS，抑制心肌收缩力和减慢心率、降低心肌氧耗量而发挥降压作用。降压起效较强而且迅速，不同β受体阻滞剂降压作用持续时间不同。β受体阻滞剂适用于不同程度高血压患者，尤其是心率较快的中、青年患者或合并心绞痛和慢性心力衰竭者，对老年高血压疗效相对较差，故选 E。C 选项可用利尿药；D 选项可用钙通道阻滞剂；B 选项可用 ARB。

【破题思路】β受体阻滞剂特点：

作用机制	抑制交感神经激活对心力衰竭代偿的不利作用，主要通过减慢心率使舒张期相对延长而改善舒张功能，同时降低血压，减轻心肌肥厚，改善心肌顺应性
适应证	尤其适合心率较快的中、青年患者或合并慢性心力衰竭、心肌梗死、心绞痛、肥厚梗阻性心肌病的高血压（减少心肌收缩，改善预后）
不良反应	心脏功能较弱（心动过缓、房室传导阻滞、心肌收缩力下降）、支气管收缩、增加胰岛素抵抗
禁忌证	严重心动过缓、二度及三度房室传导阻滞、严重急性左心衰、支气管哮喘、变异型心绞痛、糖尿病（慎用）
代表药物	比索洛尔、美托洛尔、卡维地洛

10.【答案】C　　　　　　　　　　　　【难度系数】★★★

【解析】ACEI 禁忌证：高钾血症（> 5.5 mmol/L）、妊娠、双侧肾动脉狭窄、低血压、血肌酐 > 265μmol/L（3mg/dL）。

【破题思路】ACEI（ARB）禁忌证：一高（高钾血症）、一低（低血压）、一窄（双侧肾动脉狭窄）、一衰（血肌酐 > 265μmol/L）、一妊娠（妊娠妇女）。

11.【答案】B　　　　　　　　　　　　【难度系数】★★

【解析】ACEI 禁忌证：高钾血症（> 5.5 mmol/L）、妊娠、双侧肾动脉狭窄、低血压、血肌酐 > 265 μmol/L（3 mg/dL）。合并双侧肾动脉狭窄的高血压患者禁用 ACEI 类药物，故选 B。

题型	A2 型题

1.【答案】E　　　　　　　　　　　　【难度系数】★★★★

【解析】依据题意，诊断为高血压可能性大，最高 150/95 mmHg，不是持续升高，早期行治疗性生活方式干预，适用于所有高血压患者。①减轻体重：将 BMI 尽可能控制 < 24 kg/m²（故不选 C）；体重降低对改善胰岛素抵抗、糖尿病、血脂异常和左心室肥厚均有益。②减少钠摄入：膳食中约 80% 钠盐来自烹调用盐和各种腌制品，所以应减少烹调用盐，每人每日食盐量以≤6g 为宜（故不选 B）。③补充钾盐：每日吃新鲜蔬菜和水果。④减少脂肪摄入：减少食用油摄入，少吃或不吃肥肉和动物内脏（故不选 A）。⑤戒烟限酒。⑥增加运动（故不选 D）；中等强度以下运动有利于减轻体重和改善胰岛素抵抗，提高心血管调节适应能力，稳定血压水平。⑦减轻精神压力，保持心态平衡；⑧必要时补充叶

酸制剂。故本题选 E。

2. 【答案】A　　　　　　　　　　　　　　　　　【难度系数】★★★★

【解析】降压药物主要有五类，即利尿药、β受体拮抗剂、钙通道阻滞剂（CCB）、血管紧张素转换酶抑制剂（ACEI）和血管紧张素Ⅱ受体拮抗剂（ARB）。其适应证和禁忌证如下：

分类	代表药物	适应证	禁忌证或慎用
利尿药	氢氯噻嗪、螺内酯	心衰、收缩期高血压、老年高血压	痛风、高血脂、妊娠
β受体拮抗剂	美托洛尔	劳力性心绞痛、心肌梗死后、快速型心律失常	哮喘、COPD、二度或三度房室传导阻滞、周围血管病、高甘油三酯血症
ACEI/ARB	卡托普利/氯沙坦	心衰、左室肥厚、心肌梗死、糖尿病	双侧肾动脉狭窄、高血钾、妊娠、血肌酐超过 265 μmol/L、低血压
CCB	硝苯地平	心绞痛、老年收缩期高血压、收缩期高血压	心衰、房室传导阻滞

患者目前 Scr 465 μmol/L，血钾 5.8 mmol/L，结合上表，属于 ACEI/ARB 的禁忌证，故选 A。

3. 【答案】C　　　　　　　　　　　　　　　　　【难度系数】★★★★

【解析】患者高血压合并糖尿病，首选 ACEI/ARB，故选 C。使用时需注意禁忌证：高钾血症（＞5.5 mmol/L）、妊娠、双侧肾动脉狭窄、低血压、血肌酐＞265 μmol/L（3 mg/dL）。该患者血肌酐 160 μmol/L，血 K^+ 4.2 mmol/L，尿蛋白（+），可以使用。利尿药影响血糖代谢不宜选用。钙通道阻滞剂对血糖无明显影响，但也无益处，故不作首选。β受体拮抗剂增强胰岛素抵抗，还可能掩盖和延长低血糖反应，慎用于糖尿病患者，另外该患者心率 65 次/分，β受体拮抗剂可降低心率，不适用。

4. 【答案】E　　　　　　　　　　　　　　　　　【难度系数】★★★★

【解析】患者老年女性，高血压。目前一线降压药物包括利尿药、β受体拮抗剂、ACEI、ARB、钙通道阻滞剂。每种药物都有适应证与禁忌证，需合理搭配使用。患者有痛风史，不宜使用噻嗪类利尿剂，如氢氯噻嗪。心率 52 次/分，不宜使用β受体拮抗剂，如美托洛尔。患者没有 ACEI/ARB 和钙通道阻滞剂的禁忌证，结合选项选择缬沙坦与氨氯地平，故选 E。

5. 【答案】D　　　　　　　　　　　　　　　　　【难度系数】★★

【解析】老年女性患者，高血压多年，未规范治疗，尿蛋白（++），提示已合并高血压肾损害，检查血肌酐正常，血钾偏低，首选药物应为 ACEI/ARB，降压同时减少尿蛋白，保护肾脏，故选 D。钙通道阻滞剂降压起效迅速，适用于各种高血压患者，对肾损害比 ACEI 小，故不选 A；α受体拮抗剂主要用于扩张血管，降低外周阻力，减轻心脏后负荷，并降低肺毛细血管压，减轻肺水肿，但易引起低血压，多用于高血压急症处理，故不选 B；噻嗪类利尿药通过降低血容量降低血压，作用缓慢持久，尤其适用于合并心衰等情况，但容易引起低血钾，该患者已有低血钾，故不选 C；β受体拮抗剂可抑制心肌收缩力和减慢心率，适用于心率较快的中、青年患者或合并心绞痛和慢性心力衰竭者，对老年高血压疗效相对较差，故不选 E。

6. 【答案】A　　　　　　　　　　　　　　　　　【难度系数】★★★

【解析】中老年男性，既往有支气管哮喘、痛风病史，心率 55 次/分，BP 160/80 mmHg，最可能的诊断是单纯收缩期高血压合并心动过缓，应首选二氢吡啶类钙通道阻滞剂，对老年患者有较好的降压疗效，对血脂、血糖无明显影响，长期治疗还具有抗动脉粥样硬化作用，故选 A。β受体拮抗剂，如卡维地洛和美托洛尔，适用于不同程度的高血压，尤其适用于心率较快的中青年患者或者合并心绞痛、慢性心衰者，但其抑制心肌收缩，减慢心率，且能收缩支气管，该患者心率慢，有支气管哮喘病史，不能使用，故不选 B、D；非二氢吡啶类钙通道阻滞剂，如维拉帕米和地尔硫䓬，能抑制心肌收缩和传导功能，不宜在心力衰竭、窦房结功能低下或心脏传导阻滞患者中应用，故不选 C；噻嗪类利尿药降压起效较平稳、缓慢，持续时间相对较长，作用持久。适用于轻、中度高血压，主要不良反应是低血钾症和高尿酸血症，故不选 E。

7. 【答案】D　　　　　　　　　　　　　　　　　【难度系数】★★★

【解析】

（1）高血压分级详见前文。

（2）高血压患者心血管危险分层标准：

危险因素和病史	血压水平		
	1级	2级	3级
无其他危险因素	低危	中危	高危
1~2 个危险因素	中危	中危	很高危
3 个以上危险因素或靶器官损害	高危	高危	很高危
临床并发症或合并糖尿病	很高危	很高危	很高危

（3）影响高血压患者心血管预后的重要因素：

心血管危险因素	靶器官损害	并发症
①高血压（1~3 级） ②年龄：男性＞55 岁，女性＞65 岁 ③吸烟 ④总胆固醇 ≥ 5.7 mmol/L（220 mg/dL）或 LDL-C＞3.3 mmol/L（130 mg/dL）或 HDL-C＜1.0 mmol/L（40 mg/dL） ⑤糖耐量受损（餐后 2 小时血糖 7.8~11.0 mmol/L）和（或）空腹血糖受损（血糖 6.1~6.9 mmol/L） ⑥早发心血管疾病家族史（一级亲属发病年龄男＜55 岁，女＜65 岁） ⑦腹型肥胖（腰围男性 ≥ 90 cm，女性 ≥ 85 cm）或肥胖（BMI ≥ 28 kg/m²） ⑧血同型半胱氨酸升高（≥ 10 μmol/L）	①左心室肥厚 ② eGFR 降低 [eGFR＜60mL/(min·1.73m²)] 和（或）血肌酐水平轻度升高（男性 115~133 μmol/L；女性 107~124 μmol/L） ③超声或 X 线证实有动脉粥样硬化斑块（颈、髂、股或主动脉） ④踝臂血压指数＜0.9 ⑤尿微量蛋白 30~300 mg/24 h 或白蛋白/肌酐 ≥ 30 mg/g（3.5mg/mmol）	①脑血管疾病：缺血性脑卒中、脑出血、短暂性脑缺血发作（TIA） ②心脏疾病：心肌梗死、心绞痛、冠状动脉血运重建、充血性心力衰竭 ③肾脏疾病：糖尿病肾病、肾功能受损 ④周围血管疾病 ⑤视网膜病变：出血或渗出，视盘水肿 ⑥糖尿病

根据上述表格所述，本例患者血压 170/110 mmHg，为高血压 3 级，无论几级高血压，只要伴有糖尿病均为很高危。故选 D。

【破题思路】高血压危险分层：①凡是 3 级高血压，只要有危险因素（吸烟、男性＞55 岁、女性＞65 岁、糖尿病、高脂血症、家族有心血管病史）就属于很高危。②不论是高血压几级，只要发生脑出血、脑缺血、心肌梗死、心衰、心绞痛、视盘水肿、糖尿病肾病就属于很高危。③无危险因素，高血压 1、2、3 级分别对应低危、中危、高危。

8.【答案】B 【难度系数】★★★★

【解析】有高血压病史，突发眼底出血，血压明显升高，为防止发生脑出血，需紧急将血压降至 160/100mmHg 以下，首选静脉滴注硝普钠。硝普钠对动脉和静脉平滑肌均有直接扩张作用，血管扩张使周围血管阻力减低，有明显的降血压作用，故选 B。A 选项为 β 受体阻滞剂，降压起效较强而且迅速，适用于中、青年合并心衰患者，不适应于老年人，故不选 A。E 选项为钙通道阻滞剂，与其他药物联用效果好，故不选 E。C 选项卡托普利起效慢，不适合高血压急症。

【破题思路】高血压急症降压药物的选择和应用：

药物	作用机制	适应证	副作用
硝普钠	同时扩张动、静脉，降低前后负荷	各种高血压急症	恶心、呕吐、肌肉颤动、硫氰酸中毒
硝酸甘油	扩张静脉和选择性扩张冠状动脉和大动脉	高血压急症伴急性心力衰竭或急性冠脉综合征	心动过速、面部潮红、头痛和呕吐
尼卡地平	降压同时改善脑血流量	高血压急症合并急性脑血管病或高血压危象	心动过速、面部潮红
地尔硫䓬	降压同时改善冠脉血流量；控制快速性室上性心律失常	高血压危象、急性冠脉综合征	头痛、面部潮红
拉贝洛尔	α 受体阻滞剂 +β 受体阻滞剂	高血压急症合并妊娠或肾功能不全	头晕、传导阻滞、直立性低血压

9. 【答案】D　　　　　　　　　　　　　　【难度系数】★★★

【解析】患者老年男性，BP 180/100 mmHg 高血压，血 Cr 320 μmol/L，超过 265 μmol/L 禁用血管紧张素转换酶抑制剂和血管紧张素Ⅱ受体阻滞剂，故不选 A、C。有痛风病史，噻嗪类利尿药可升高血糖、血脂和血尿酸，故禁用，故不选 B。β 受体阻滞剂可拮抗交感神经，使心率降低，患者心率缓慢（50 次/分），故禁用，故不选 E。综上所述，该患者最适宜的降压药物是钙通道阻滞剂中的二氢吡啶类药物，如硝苯地平等，它不仅适用于老年人收缩期高血压，而且可使交感活性反射性增强，使患者心率加快，且对血尿酸和肾功能无明显影响，故选 D。

【破题思路】非二氢吡啶类药物可抑制心肌收缩和传导，并减慢患者心率，不适合心室率缓慢的高血压患者。本题选项中并无二氢吡啶类钙通道阻滞剂，因此最佳答案选择钙通道阻滞剂。

| 题型 | A3/A4 型题 |

1. 【答案】E　　　　　　　　　　　　　　【难度系数】★★★

【解析】老年高血压控制在 150/90 mmHg 以下；高血压急症时控制血压不能降太快，第一个 24 小时在 160/100 mmHg 左右；合并糖尿病、肾病、心衰等时控制血压在 130/80 mmHg 以下；其余控制在 140/90 mmHg 以下。本题肌酐增高，有肾功能改变，故选 E。

2. 【答案】B　　　　　　　　　　　　　　【难度系数】★★★

【解析】由于该患者肌酐增高，有肾功能改变，所以不宜选用利尿药降压。

3. 【答案】A　　　　　　　　　　　　　　【难度系数】★★★

【解析】①高血压的分级标准：1 级为收缩压 140~159 mmHg 和（或）舒张压 90~99 mmHg，2 级为收缩压 160~179 mmHg 和（或）舒张压 100~109 mmHg，3 级为收缩压 ≥ 180 mmHg 和（或）舒张压 ≥ 110 mmHg。本例最高血压 200/110 mmHg，应诊断为 3 级高血压。②按高血压患者心血管危险分层标准，3 级高血压合并心肌梗死病史应诊断为很高危。故选 A。

4. 【答案】D　　　　　　　　　　　　　　【难度系数】★★★

【解析】控制性降压：高血压急症时短时间内血压急骤下降，有可能使重要器官的血流量明显减少，应采取逐步控制性降压。一般情况下，初始阶段（数分钟到 1 小时内）血压控制的目标为平均动脉压的降低幅度不超过治疗前水平的 25%；在随后的 2~6 小时内将血压降至较安全水平，一般为 160/100 mmHg 左右；如果可耐受，临床情况稳定，在随后 24~48 小时逐步降至正常水平。如果降压后发现有重要器官缺血表现，血压降低幅度应更小。在随后的 1~2 周内，再将血压逐步降到正常水平。本题患者服用降压药后出现头晕，考虑出现脑供血不足，故选 D。服用降压药后出现新症状头晕，故不选 A；脑出血会表现为剧烈头痛和肢体功能障碍，故不选 B；肾功能不全会表现为少尿或无尿，故不选 C；冠状动脉痉挛会表现为胸骨后压迫性疼痛，故不选 E。

【破题思路】高血压降压过快出现下列症状时的原因：头晕——脑供血不足；剧烈头痛和肢体功能障碍——脑出血；少尿或无尿——肾功能不全；胸骨后压迫性疼痛——冠状动脉痉挛。

5. 【答案】B　　　　　　　　　　　　　　【难度系数】★★★

【解析】视盘水肿多见于急进型（恶性）高血压患者，代表高血压进入严重阶段，故选 B。高血压急症时一般不伴有视盘水肿，故不选 A；高血压脑病时只表现为头部的症状，但没有阳性体征，与眼底检查结果不符，故不选 C；高血压眼病的临床表现为：出血、渗出物、黄斑部星状图谱，而没有视盘水肿，故不选 D；高血压危象时一般表现为血压突然升高伴心悸，其本质上是嗜铬细胞瘤，发病机制是交感神经兴奋及血中儿茶酚胺类物质增多，故不选 E。

【破题思路】

（1）恶性高血压（急进型高血压）：急骤发展，舒张压持续 ≥ 130 mmHg，肾脏损害突出，持续蛋白尿、血尿与管型尿；并有头痛、视物模糊、眼底出血、渗出和视盘水肿。

（2）高血压急症：指原发或继发高血压患者，在某些诱因的作用下，血压突然和明显升高（一般超过 180/120 mmHg），伴有进行性心、脑、肾等靶器官功能不全的表现。

（3）高血压亚急症：指血压明显升高但不伴严重临床症状和进行性靶器官损害。区别高血压急症和亚急症不是血压升高的程度，而是有无新近发生的急性进行性靶器官损害。

（4）高血压危重症：

①高血压危象：血压突然升高伴心悸。其发病机制是交感神经兴奋及血中儿茶酚胺类物质增多——血压升高、心率加快。

②高血压脑病：脑水肿、严重头痛、呕吐、抽搐、昏迷。其发病机制是脑血管自身调节障碍，导致脑灌注过多形成脑水肿。

6. 【答案】D　　　　　　　　　　　　　【难度系数】★★★

【解析】临床上针对恶性高血压，需要积极降压治疗，故选 D。

7. 【答案】A　　　　　　　　　　　　　【难度系数】★★★

【解析】A 选项利血平为交感神经抑制剂，曾多年用于临床并有一定的降压疗效，但因副作用较多，目前不主张单独使用，但可用于复方制剂或联合治疗，故选 A，其他均适合于该患者的治疗。

题型　B1 型题

（1~2 题共用解析）

1. 【答案】C　　2. 【答案】D　　　　　【难度系数】★★★★

【解析】美托洛尔用于治疗各型高血压（可与利尿药和血管紧张素转换酶抑制剂合用）及心绞痛。但其可引起支气管收缩，高血压伴支气管哮喘患者应禁用，故第 1 题选 C。卡托普利用于治疗各种类型的高血压，尤对其他降压药治疗无效的顽固性高血压，与利尿药合用可增强疗效，对血浆肾素活性高者疗效较好。但是其副作用可引高血钾，故第 2 题选 D。A 选项酚妥拉明，用于血管痉挛性疾病，如肢端动脉痉挛症（即雷诺病）、手足发绀症等、感染中毒性休克以及嗜铬细胞瘤的诊断试验等，用于室性期前收缩亦有效。E 选项为保钾利尿药。

（3~4 题共用解析）

3. 【答案】E　　4. 【答案】B　　　　　【难度系数】★★

【解析】美托洛尔主要不良反应是心动过缓、增加气道阻力、增加胰岛素抵抗；卡托普利主要不良反应为刺激性干咳和血管性水肿；哌唑嗪主要不良反应为直立性低血压；硝苯地平主要不良反应为反射性交感神经活性增强，如心率增快、下肢水肿等；噻嗪利尿药主要不良反应是低钾血症和影响血糖、血脂、血尿酸代谢。故第 3 题选 E，第 4 题选 B。

【破题思路】各类降压药物的常见适应证、禁忌证和不良反应：

类别		代表药物	适应证	禁忌证	不良反应
利尿药	噻嗪类	氢氯噻嗪	高血压（轻中度）、老年人高血压	痛风、糖尿病、高脂血症、低钾血症	高尿酸、高血糖、高血脂、低血钾
	袢利尿药	呋塞米	急性心衰、肺水肿、肾衰	痛风、低钾血症	高尿酸、低血钾、耳毒性
	抗醛固酮药	螺内酯	醛固酮增多症	肾功能不全、高钾血症	高血钾、性激素改变
β受体阻滞剂		美托洛尔	心率快的中青年患者或合并冠心病者	急性心衰、哮喘、病态窦房结综合征、房室传导阻滞	心率慢、支气管收缩等
钙拮抗剂	二氢吡啶类	硝苯地平	老年收缩期高血压	心动过速	水肿、头痛、潮红
	非二氢吡啶类	维拉帕米、地尔硫䓬		心衰、传导阻滞	房室传导阻滞、心功能抑制
ACEI 类		卡托普利	逆转重构；伴心衰、心肌梗死、糖耐量异常、DM 肾病	妊娠、高血钾、双侧肾动脉狭窄、血肌酐 > 265μmol/L	刺激性干咳、血管性水肿
ARB 类		氯沙坦等	同 ACEI 类	同 ACEI 类	血管性水肿

5. 【答案】A　　　　　　　　　　　　　【难度系数】★★

【解析】老年收缩期高血压患者降压治疗首选长效二氢吡啶类钙通道阻滞剂、利尿药等，故选 A。

6. 【答案】E　　　　　　　　　　　　　【难度系数】★★

【解析】合并糖尿病、尿蛋白阳性的高血压患者降压治疗首选 ACEI 或 ARB 类，故选 E。

7. 【答案】C　　　　　　　　　　　　　【难度系数】★★

【解析】β受体阻滞剂可阻断心肌β受体，使心率减慢，因此禁用于高血压合并心动过缓的患者，故选 C。

第五节 继发性高血压（助理不考）

题型 A1 型题

1.【答案】B 　　　　　　　　【难度系数】★★★

【解析】肾血管性高血压的发生是由于肾血管狭窄，导致肾脏缺血，激活 RAAS，早期解除狭窄，可使血压恢复正常；长期或高血压基础上的肾动脉狭窄，解除狭窄后血压一般也不能完全恢复正常，持久严重的肾动脉狭窄会导致患侧甚至整体肾功能的损害。答案 B 选项错误，故选 B。其他选项叙述均对。

【破题思路】继发性高压血压特点：

病种	临床特点
肾实质高血压	先有肾病后有高血压，肾实质损害较重
高血压肾损害	先有高血压后有肾损害，肾实质损害较轻
肾血管性高血压	本质：单侧或双侧肾动脉狭窄 特征：上腹部可闻及连续性高调血管杂音 确诊：肾动脉造影
原发性醛固酮增多症	高血压合并低血钾
嗜铬细胞瘤	阵发性高血压，血尿儿茶酚胺及代谢产物含量增加
主动脉缩窄	上肢血压增高，下肢血压不高或降低（双上、下肢血压不等）
皮质醇增多症	即库欣综合征（向心性肥胖、紫纹、多毛）

2.【答案】B 　　　　　　　　【难度系数】★★★

【解析】皮质醇增多症主要是促肾上腺皮质激素（ACTH）分泌过多导致肾上腺皮质增生或者肾上腺皮质腺瘤，引起糖皮质激素过多所致，80% 病人有高血压，同时有向心性肥胖、满月脸、水牛背、皮肤紫纹、毛发增多、血糖增高等表现。嗜铬细胞瘤典型的发作表现为阵发性血压升高伴心动过速、头痛、出汗、面色苍白。肾实质性高血压往往在发现血压升高时已有蛋白尿、血尿和贫血、肾小球滤过功能减退、肌酐清除率下降。肾动脉狭窄不伴有低钾，只有严重时才会导致肾功能的损害。原发性醛固酮增多症由肾上腺皮质增生或肿瘤分泌过多醛固酮所致，临床上以长期高血压伴低血钾为特征，故选 B。

题型 A2 型题

1.【答案】C 　　　　　　　　【难度系数】★★★

【解析】满月脸，水牛背，向心性肥胖，下腹两侧、大腿外侧出现紫纹，为皮质醇增多症（即库欣综合征）典型表现，该患者脸变圆、向心性肥胖 2 年，皮肤紫纹，诊断为库欣综合征，选 C。肾上腺皮质功能减退症表现为皮肤色素沉着加深但无肥胖和皮肤紫纹，故不选 B。特发性醛固酮增多症、糖尿病无脸变圆、向心性肥胖、皮肤紫纹，故不选 A、D。单纯性肥胖有脸变圆，甚至皮肤紫纹，但无向心性肥胖，故不选 E。

2.【答案】A 　　　　　　　　【难度系数】★★★★

【解析】阵发性高血压伴心动过速，高血压发作时伴随的头痛、心悸、多汗三联征为嗜铬细胞瘤典型表现。尿儿茶酚胺及其代谢产物测定：患者持续性高血压时尿甲氧基肾上腺素（MN）和甲氧基去甲肾上腺素（NMN）及最终代谢产物香草扁桃酸（VMA）皆升高，可直接诊断，故选 A。皮质醇增多症（库欣综合征），17-酮类固醇与 17-羟皮质类固醇增多，故不选 B、C。原发性醛固酮增多症，血中醛固酮增多，故不选 D。肾上腺皮质功能亢进症，游离皮质醇增多，故不选 E。

3.【答案】D 　　　　　　　　【难度系数】★★★

【解析】该患者血压高，而血钾低，肾上腺发现明确占位，考虑原发性醛固酮增多症（醛固酮瘤）可能性大，该病控制血压及升高血钾，首选醛固酮拮抗剂——螺内酯，故选 D。

4.【答案】E 　　　　　　　　【难度系数】★★★

【解析】正常情况下上肢血压低于下肢血压；主动脉缩窄时，上肢血压高于下肢血压。故选 E。

题型 A3/A4 型题

1.【答案】C 　　　　　　　　【难度系数】★★★

【解析】本例特点为高血压（180/110 mmHg）+ 低血钾（2.8 mmol/L），故应诊断为原发性醛固酮增多症，CT 示右肾上腺 1.0 cm 椭圆形低密度占位，考虑占位性病变。若肾上腺肿瘤，多为转移瘤，一般有原发肿瘤，此题目无原发肿瘤，故选 C 不选 D。垂体微腺瘤在颅内蝶鞍部，不在肾上腺，故不选 A。库欣综合征有满月脸、水牛背、皮肤紫纹等特殊面容，故不选 B。嗜铬细胞瘤分泌儿茶酚胺（多巴胺、去甲肾上腺素、肾上腺素），表现为阵发性加剧的高血压，但不伴有低钾血症，故不选 E。

2.【答案】C　　　　　　　　　　　　　　　【难度系数】★★★★

【解析】治疗特效药物是螺内酯、长效钙通道阻滞剂。继发性高血压的治疗：

病种	治疗
肾实质高血压	严格限制钠盐摄入，包括 ACEI 或 ARB 的 3 种以上降压药联合应用
高血压肾损害	积极控制高血压
肾血管性高血压	经皮肾动脉成形术、手术治疗、药物治疗
原发性醛固酮增多症	肾上腺肿瘤，首选手术治疗；螺内酯（特效药）、CCB
嗜铬细胞瘤	首选 α 受体拮抗剂（酚妥拉明）联合 β 受体拮抗剂；病因治疗最重要，手术切除肿瘤
主动脉缩窄	介入扩张支架植入、血管手术
皮质醇增多症	可手术、放疗、药物治疗等；降压选用利尿药 + 其他降压药

（3~4 题共用解析）

3.【答案】B　4.【答案】E　　　　　　　　【难度系数】★★★

【解析】患者中年男性，突发剧烈疼痛，呈撕裂状，累及胸骨后及上腹部，伴大汗，持续 1 小时不缓解（主动脉夹层典型表现）。既往高血压病史 5 年（主动脉夹层的重要发病因素）。结合体征与心电图，考虑诊断为主动脉夹层，故第 4 题选 E。最有助于明确诊断的检查是 CT 大动脉血管造影，故第 3 题选 B。超声心动图可识别真、假腔或查获主动脉的内膜裂口下垂物，但对局限于升主动脉远端和主动脉弓部的病变因受主气道内空气的影响，超声探测可能漏诊。心肌损伤标志物常用于冠心病、病毒性心肌炎等的辅助诊断。胸部 X 线片、动态心电图对主动脉夹层无特异性诊断价值。张力性气胸表现为突感一侧胸痛，针刺样或刀割样，持续时间短，继之胸闷及呼吸困难。不稳定型心绞痛胸痛性质与稳定型心绞痛相似，为压迫、发闷或紧缩性。急性心肌梗死胸痛性质与心绞痛相同，但程度更重，患者常有烦躁不安、出汗、恐惧、胸闷或有濒死感。肺动脉栓塞典型表现为呼吸困难、胸痛、咯血、$P_2 > A_2$。

【破题思路】主动脉夹层 = 急性起病 + 撕裂样疼痛 + 缺血症状 + 双上肢血压不等。

题型	B1 型题

（1~2 题共用解析）

1.【答案】E　2.【答案】B　　　　　　　　【难度系数】★★

【解析】库欣综合征是指肾上腺皮质分泌糖皮质激素过多所致的临床综合征，典型表现为高血压、向心性肥胖、满月脸、多血质、皮肤紫纹等，故第 1 题选 E。主动脉缩窄的典型临床表现是上肢血压高于下肢，故第 2 题选 B。肾动脉狭窄的典型表现为高血压、上腹部连续高调的血管杂音。嗜铬细胞瘤常表现为阵发性血压增高、血清儿茶酸胺增高。原发性醛固酮增多症常表现为高血压和低钾血症。

第六节　冠状动脉粥样硬化性心脏病

一、心绞痛

题型	A1 型题

1.【答案】E　　　　　　　　　　　　　　【难度系数】★

【解析】饮酒不是冠心病发病的危险因素。

2.【答案】A　　　　　　　　　　　　　　【难度系数】★

【解析】对于血管痉挛性心绞痛（变异型心绞痛）的病人，钙通道阻滞剂可作为首选药物，故选 A。β 受体拮抗剂可用于典型心绞痛等患者，改善预后，但变异型心绞痛不能用，故不选 B；多巴胺用于休克时，适用于心肌收缩力减弱、尿量减少而血容量不足的心功能不全者，故不选 C；肾上腺素常用于过敏性休克，各种原因引起的心搏骤停时的抢救，一般使收缩压升高而舒张压不升，故不选 D；麻黄碱主要用于治疗和预防支气管哮喘，故不选 E。

【破题思路】变异型心绞痛——冠脉痉挛——首选 CCB。

3.【答案】C　　　　　　　　　　　　【难度系数】★★

【解析】他汀类药物有抗炎症和稳定斑块的作用，能降低冠状动脉疾病的死亡和心肌梗死发生率，故选 C。其他四种均无此作用。

4.【答案】C　　　　　　　　　　　　【难度系数】★★

【解析】典型劳力性心绞痛的特点包括：多有体力劳动、情绪激动作为诱因，疼痛多发生在劳力或激动时；部位主要为胸骨体后，可放射在左上肢；性质常为压迫、发闷或紧缩性；持续时间一般数分钟到十余分钟；休息或含服硝酸甘油可缓解。故不选 B、D、E，选 C。疼痛与劳累或情绪有关，与呼吸无关，故不选 A。

【破题思路】时间：

（1）心绞痛＝持续几分钟＋胸骨后疼痛＋劳累时发生。

（2）心脏神经官能症＝持续几秒钟＋疼痛部位不定＋任何时候皆可发生。

5.【答案】D　　　　　　　　　　　　【难度系数】★★

【解析】冠心病的危险因素有：年龄及性别（40岁以上、男性）、高血脂（最重要，总胆固醇过高或低密度脂蛋白胆固醇过高、甘油三酯过高、高密度脂蛋白胆固醇过低）、高血压、吸烟、糖尿病、肥胖、家族史、性格（A型性格），故选 D，A、B、C、E 均错。

【破题思路】饮酒属于高血压的危险因素但不属于冠心病的危险因素。高血压的危险因素：①遗传因素。②环境因素：a.饮食，如高盐饮食、高蛋白饮食、饮酒量、饱和脂肪酸过多；b.精神应激，如城市脑力劳动者、精神紧张度高的职业、长期处在噪声环境中；c.吸烟。③其他因素，如体重增加、服用避孕药、睡眠呼吸暂停低通气综合征。

6.【答案】B　　　　　　　　　　　　【难度系数】★★★

【解析】不稳定型心绞痛，首先推荐扩张冠状动脉血管的药物，比如硝酸异山梨酯、单硝酸异山梨酯、还有硝酸甘油等，故不选 A。针对不稳定型心绞痛，需要加用抗血小板药物，比如阿司匹林、氯吡格雷、替格瑞洛等，故不选 C。结合患者的血脂特点，也需要加用他汀类的药物来稳定斑块，防止斑块的破裂，进而出现血栓。所以，针对不稳定型心绞痛，还需要加用阿托伐他汀或者是瑞舒伐他汀，以及辛伐他汀之类的药物，故不选 E。需要加用β受体阻滞剂，减慢心室率，降低心肌耗氧，减少心绞痛的发作。另外，还需要抗凝药物如肝素、低分子量肝素、磺达肝癸钠等，故不选 D。只有ST段抬高型急性心肌梗死，才首选溶栓治疗，因此溶栓不恰当，故选 B。

7.【答案】B　　　　　　　　　　　　【难度系数】★★

【解析】不稳定型心绞痛在2小时内进行介入评估适应证：①血流动力学不稳定或心源性休克；②药物治疗无效的反复发作或持续性胸痛；③致命性心律失常或心搏骤停；④心肌梗死合并机械并发症；⑤急性心力衰竭以及反复的ST-T波动态改变尤其是伴随间歇性ST段抬高等。故选 B。发作时间较前延长，是恶化型心绞痛的特点，故不选 A。大多数患者胸痛发作时有一过性ST段（抬高和压低）和T波（低平或倒置）改变，故不选 C、E。静息型心绞痛在休息时发作，持续时间较长，非急诊PCI指征，故不选 D。

8.【答案】E　　　　　　　　　　　　【难度系数】★★★★

【解析】稳定型心绞痛病人预防心肌梗死及改善预后常用抗血小板药物（阿司匹林）、降 LDL-C 药物、ACEI/ARB 及β受体拮抗剂，故选 E。速效救心丸、单硝酸异山梨酯、硝酸甘油仅能缓解胸痛，不能改善预后。硝苯地平用于稳定型心绞痛合并高血压，尤其是变异型心绞痛的病人。

【破题思路】稳定型心绞痛药物治疗：

分类	药物	药理作用及禁忌证
改善缺血，减轻症状	硝酸酯类	可使用作用时间较长的硝酸甘油皮肤贴片、二硝酸异山梨酯和单硝酸异山梨酯。注意反射性心率加快和低血压等不良反应
	β受体阻滞剂	剂量必须个体化，从小剂量开始，逐渐增量，以能缓解症状，至静息心率55~65次/分。常用药物有美托洛尔和比索洛尔。禁忌：病态窦房结综合征、心动过缓、房室传导阻滞、低血压、支气管哮喘及心功能不良的患者
	CCB	宜用于合并高血压病的患者

续表

分类	药物	药理作用及禁忌证
预防心肌梗死，改善预后	阿司匹林	通过抑制环氧化酶和血栓烷 A_2 合成，抗血小板聚集。所有患者均应服用阿司匹林；若不能耐受，可改用氯吡格雷
	氯吡格雷	通过选择性不可逆地抑制血小板二磷酸腺苷（ADP）受体而阻断 ADP 依赖激活的血小板糖蛋白Ⅱb/Ⅲa复合物，有效地减少ADP介导的血小板激活和聚集。常用于支架植入后、阿司匹林有禁忌证者
	β受体阻滞剂	可降低心肌氧耗，减少心绞痛发作。长期使用，可显著减少心血管事件
	他汀类	有效降低 TC 和 LDL-C（1.8 μmol/L 以下），延缓粥样斑块进展。常用药物为辛伐他汀、阿托伐他汀
	ACEI 或 ARB	可使冠心病患者的心血管死亡、非致死性心肌梗死等终点事件的相对危险性显著降低。不能耐受 ACEI 者，可使用 ARB

题型 **A2 型题**

1. 【答案】A　　　　　　　　　　　　　　　【难度系数】★★★

   【解析】患者老年男性，晨起锻炼时感胸痛，持续 10 余分钟，休息后可缓解（提示稳定型心绞痛），糖化血红蛋白为 8.3%（正常值 4%～6%）提示高血糖（冠心病危险因素），心电图示 $V_1\sim V_6$ 导联 ST 段压低（稳定型心绞痛典型表现），故选 A。

2. 【答案】D　　　　　　　　　　　　　　　【难度系数】★★★

   【解析】该患者 LDL-C 4.0 mmol/L（≥4.1 mmol/L 为升高），三酰甘油（甘油三酯）2.3 mmol/L（≥2.3 mmol/L 为升高），以甘油三酯升高为主。1 年前诊断为冠心病（冠心病史），应选用贝特类药物，因其不仅有降脂作用，还能延缓斑块进展和稳定斑块，为冠心病患者预防心肌梗死、改善预后的药物。

   【破题思路】降脂药物的应用：

项目	他汀类	贝特类	烟酸类	树脂类
代表药物	洛伐他汀、辛伐他汀、普伐他汀	苯扎贝特、吉非贝齐、非诺贝特	烟酸、阿昔莫司	考来烯胺（消胆胺）、考来替哌
药物作用	主要降低血胆固醇，也降低血甘油三酯	主要降低血甘油三酯，也降低血胆固醇	降低血甘油三酯和总胆固醇	降低血总胆固醇

3. 【答案】E　　　　　　　　　　　　　　　【难度系数】★★★★

   【解析】长期口服他汀类药物是改善典型心绞痛患者预后最好的办法，故选 E。

4. 【答案】A　　　　　　　　　　　　　　　【难度系数】★★★

   【解析】不稳定型心绞痛特征是心绞痛症状进行性增加，新发作的休息或夜间性心绞痛或出现心绞痛持续时间延长。不稳定型心绞痛的常见症状：心悸、胸痛、收缩期杂音、强迫停立位、呼吸困难等。故选 A。急性非特异性心包炎可有较剧烈而持久的心前区疼痛，心包炎的疼痛与发热同时出现，呼吸和咳嗽时加重，早期即有心包摩擦音，故不选 B。急性心肌梗死表现为濒死样疼痛，疼痛时间超过 30 分钟，故不选 C。肺栓塞时伴有咳嗽、咯血，故不选 D。病毒性心肌炎发作前有感染史，故不选 E。

5. 【答案】E　　　　　　　　　　　　　　　【难度系数】★★

   【解析】脂质代谢异常是动脉粥样硬化最重要的危险因素，只要无禁忌证，应当长期服用他汀类。

6. 【答案】C　　　　　　　　　　　　　　　【难度系数】★★★★

   【解析】普萘洛尔能抑制心脏 $β_1$ 受体，减慢心率、减弱心肌收缩力、心排血量减少、降低血压，从而降低心肌耗氧量以减少心绞痛发作，阻断 $β_2$ 受体时可使冠状动脉收缩或痉挛，从而加重心绞痛。硝酸甘油小剂量时，主要通过扩张冠状动脉，增加冠状动脉血流量以及增加静脉血流而降低心脏前负荷，使心室容量下降；大剂量时，可反射性地引起交感神经兴奋、心率增加、心肌收缩力增强。因此普萘洛尔抗心绞痛时常与硝酸甘油合用，发挥协同作用，并可互相抵消其不良反应，故选 C。

7. 【答案】B　　　　　　　　　　　　　　　【难度系数】★★★

   【解析】患者凌晨 2 点左右突发胸痛，发作时心电图呈Ⅱ、Ⅲ、aVF 导联 ST 段抬高，约 20 分钟后恢复正常，变异型心绞痛特征为静息心绞痛，心电图表现为一过性 ST 段抬高，故选 B。该患者胸痛症状发作于凌晨，与劳力无关，故不选 A、D；未提供相关病史，无法判断病情是否稳定，故不选 E；持续 20 分钟后心电图自行恢复正常，故不选急性心肌梗死。

【破题思路】心绞痛除变异型以外，ST 段均压低（≥ 0.1 mV）。

8.【答案】B　　　　　　　　　　　【难度系数】★★

【解析】老年男性患者，典型心绞痛发作表现，可初步诊断为稳定型劳力性心绞痛，改善预后的治疗包括抗血小板药物、降低 LDL-C 的药物、ACEI/ARB、β 受体拮抗剂，故选 B。速效救心丸、硝酸甘油、硝苯地平都属于改善缺血、减轻症状的药物，故不选 A、C、D；普罗帕酮属于抗心律失常药，不能改善心绞痛预后，故不选 E。

9.【答案】B　　　　　　　　　　　【难度系数】★★★★

【解析】患者近半年来每于饱餐后快步行走时出现剑突下闷痛，停止活动后数分钟自行缓解，超过 3 个月病程且诱因和疼痛特点都不变，应诊断为稳定型心绞痛，故选 B，急性心肌梗死时心前区闷疼不会自行缓解，故不选 A。慢性胃炎表现为上腹部隐痛与运动无关，故不选 C。糖尿病胃轻瘫是糖尿病胃肠自主神经病变常见的症状，典型症状为腹胀、早饱、厌食、嗳气、恶心、呕吐、体重减轻，症状通常在餐后较为严重。体检可见胃区胀满，可闻及振水音，故不选 D。消化性溃疡上腹痛表现为节律性、周期性，与饮食有关，但与运动无关，故不选 E。

10.【答案】D　　　　　　　　　　【难度系数】★★★★★

【解析】依据患者病程 1 年，胸痛特点无改变，冠脉造影结果，可诊断为稳定型心绞痛。所有明确诊断冠心病的患者，无论其血脂水平如何，均应给与他汀类药物，且使 LDL-C 降到 1.81 mmol/L（70 mg/dL）以下，延缓粥样斑块进展，预防心肌梗死，改善预后。

| 题型 | A3/A4 型题 |

1.【答案】B　　　　　　　　　　　【难度系数】★★

【解析】自发性心绞痛是指胸痛发作与心肌需氧量的增加无关，休息也可发作心绞痛。某些自发性心绞痛患者发作时出现暂时性 ST 段抬高或压低，称为变异型心绞痛。患者发作和劳累关系不大，且 ST 段压低，故选 B。劳力性心绞痛常发生于劳力负荷增加时。心肌梗死发作含服硝酸甘油不缓解，且发作时心电图有特征性和动态性变化。心包炎表现为 ST 段弓背向下抬高，且含服硝酸甘油不缓解。卧位型心绞痛常在卧位时病情发作，改变体位症状可明显缓解。

【破题思路】变异型心绞痛特征为静息心绞痛，表现为一过性 ST 段动态改变，是不稳定型心绞痛的一种特殊类型，其发病机制为冠状动脉痉挛。

2.【答案】D　　　　　　　　　　　【难度系数】★★

【解析】D 选项已建立充分的侧支循环的冠状动脉分支发生闭塞，因侧支循环已建立，是不易发生梗死的，故选 D。A、B、C、E 均可发生心肌梗死。

| 题型 | B1 型题 |

（1~2 题共用解析）

1.【答案】C　　**2.**【答案】A　　　【难度系数】★★

【解析】心绞痛的分类及特点：

分类		特点
稳定型心绞痛	劳力性心绞痛	最近 1~3 个月内发作症状、诱因和缓解方式基本不变
不稳定型心绞痛	初发劳力性心绞痛	最近 1~2 个月内新出现的劳力性心绞痛
	恶化劳力性心绞痛	最近 1~3 个月内同等程度劳累所诱发的胸痛次数、严重程度及持续时间突然加重
	自发性心绞痛	发作没有任何心率加快、心肌收缩力增强的诱因
	梗死后心绞痛	心肌梗死后，未完全坏死心肌又缺血
	变异型心绞痛	发作时伴有一过性 ST 段抬高，症状缓解后 ST 段迅速回落到等电位且心肌损伤标志物不增高 其发病机制：冠状动脉痉挛

二、心肌梗死

题型 | **A1 型题**

1.【答案】E　　　　　　　　　　　　【难度系数】★★★

【解析】右心室梗死治疗与左心室不同，右心室梗死引起的右心衰伴低血压，主要的治疗措施是补充血容量，故选 E。急性左心室梗死出现急性肺水肿时选用利尿药，故不选 A，急性左心室梗死时可选用硝酸酯类制剂扩张冠脉，故不选 C，但 24 小时内禁用洋地黄类强心治疗，故不选 D，早期出现室性心律失常时选用利多卡因控制心室率，故不选 B。

2.【答案】E　　　　　　　　　　　　【难度系数】★★

【解析】急性心肌梗死可有肌酸激酶同工酶 CK-MB 的增高，当血中 CK 增高，更有助于提示心肌梗死，故选 E。左束支传导阻滞常发生于充血性心力衰竭、急性心肌梗死后、急性感染、奎尼丁与普鲁卡因胺中毒、高血压性心脏病、风湿性心脏病、冠心病与梅毒性心脏病，故不选 A。急性心肌梗死疼痛部位和性质与心绞痛相同，多表现为压迫、发闷或紧缩性，也可为烧灼感，但不像针刺或刀扎样锐性痛，故不选 B。肺部局限性湿啰音可见于肺炎、肺结核或支气管扩张等，两侧肺底湿啰音多见于心力衰竭所致的肺淤血和支气管肺炎等，故不选 C。稳定型心绞痛疼痛一般持续数分钟，多为 3~5 分钟，故不选 D。

【破题思路】①血清肌红蛋白（SMb）是急性心肌梗死后出现最早、最敏感的指标，但由于特异性低，不能帮助明确诊断。②肌钙蛋白（cTnT/I）是诊断心肌梗死最重要的指标，因其特异性高。③肌酸激酶同工酶（CK-MB）对急性心肌梗死的诊断不如 cTnT、cTnI 敏感，但对早期（4 小时）诊断有较重要价值。

3.【答案】E　　　　　　　　　　　　【难度系数】★★

【解析】各部位导联显示心肌梗死的部位如下表所示，故选 E。B、C、D 为前壁心肌梗死，A 为高侧壁和前侧壁心肌梗死。

【破题思路】

心肌梗死部位	导联改变	可能受累的冠脉
前间壁	V_1、V_2、V_3	左前降支近端、间隔支
局限前壁	V_3、V_4、V_5	左前降支及其分支
前侧壁	V_5、V_6、V_7、aVL、Ⅰ	左前降支中部或左回旋支
高侧壁	Ⅰ、aVL	左回旋支
广泛前壁	V_1~V_5	左前降支近端
下壁	Ⅱ、Ⅲ、aVF	右冠脉、回旋支或前降支远端不常见
后壁	V_7、V_8	后降支

4.【答案】E　　　　　　　　　　　　【难度系数】★★★

【解析】心肌梗死的并发症可分为机械性、缺血性、栓塞性和炎症性并发症。E 选项心脏乳头肌功能失调或断裂发生率高达 50% 左右。A、C 选项为栓塞，发生率达 1%~3%，一般发生在起病后的 1~2 周。B 选项为心肌梗死后综合征，发生率约 10%，属于炎症性并发症。D 选项发生率为 5%~20%。故选 E。

【破题思路】心肌梗死并发症：

并发症	发生率	发生时间	临床特点
乳头肌功能失调或断裂	50%	—	二尖瓣乳头肌缺血、坏死，导致二尖瓣脱垂或关闭不全。心尖部出现收缩中晚期杂音，第一心音可不减弱，可导致心衰。功能失调——喀喇音；乳头肌断裂——鸟鸣或乐鸣
心脏破裂	少见	1 周内	多为心室游离壁破裂（破裂后心电监护示无脉电活动），偶为室间隔破裂（胸骨左缘 3~4 肋间出现响亮收缩期杂音，伴震颤）。可急性死亡，也可为亚急性而存活数月
栓塞	1%~6%	1~2 周	多为左室壁血栓脱落栓塞脑、肾、脾等动脉
心室壁瘤	5%~20%	—	多见于左心室。可见左侧心界扩大，收缩期杂音，心音减弱，ST 段抬高，心肌梗死后 ST 段持续数周（4 周）抬高仍未回到基线
心肌梗死后综合征	1%~5%	数周至数月	心肌梗死后出现，表现为心包炎、胸膜炎或肺炎，有发热、胸痛等症状；可能是机体对坏死物质的过敏反应

5.【答案】D　　　　　　　　　　　　　　　　【难度系数】★★★★

【解析】肌酸激酶同工酶（CK-MB）起病 4 小时内升高，16~24 小时达高峰，3~4 天恢复正常。肌钙蛋白 I 起病 3~4 小时后升高，11~24 小时达高峰，7~10 天后正常。肌酸激酶（CK）、天冬氨酸氨基转移酶（AST）、乳酸脱氢酶（LDH），其特异性及敏感性均远不如上述心肌坏死标志物，已不再用于诊断急性心肌梗死。在所给 5 项指标中，急性心肌梗死后最早升高的是肌酸激酶同工酶（CK-MB），故选 D。

【破题思路】血清心肌坏死标志物：

血清心肌酶学	缩写	开始升高 /h	达高峰时间 /h	恢复正常时间 /d
肌红蛋白	SMb	< 2	< 12	< 1~2
肌钙蛋白 I	cTnI	> 3~4	11~24	7~10
肌钙蛋白 T	cTnT	> 3~4	24~48	10~14
肌酸激酶同工酶	CK-MB	< 4	16~24	3~4

出现最早——肌红蛋白；最特异——肌钙蛋白（来得晚，走得晚）；判断溶栓效果——CK-MB。

6.【答案】E　　　　　　　　　　　　　　　　【难度系数】★★★★

【解析】肌红蛋白（升得早、降得快）心肌梗死后 2 小时内升高，12 小时达高峰，24~48 小时内恢复正常。肌酸肌酶同工酶 4 小时内升高，16~24 小时达高峰，3~4 天恢复正常。肌钙蛋白 I 3~4 小时后升高，11~24 小时达高峰，7~10 天恢复；肌钙蛋白 T 3~4 小时后升高，24~48 小时达高峰，10~14 天恢复，故选 E。B 选项肌酸肌酶、D 选项天冬氨酸氨基转移酶，其特异性及敏感性均远不如上述心肌坏死标志物，已不再用于诊断急性心肌梗死。

7.【答案】A　　　　　　　　　　　　　　　　【难度系数】★★

【解析】急性心肌梗死如并发心源性休克，为降低死亡率，可先行主动脉内气囊反搏术进行辅助循环，然后行选择性冠状动脉造影，随即施行介入治疗或主动脉-冠状动脉旁路移植手术，故选 A。主动脉内气囊反搏术不是临床常规治疗方法，仅在 B、C、D、E 出现休克时使用，故不选。

【破题思路】主动脉内气囊反搏术：可提高舒张期主动脉内血压，改善冠脉血供，减轻收缩期左室后负荷，增加心输出量，改善肾、脑血供，有利于危重和休克患者的恢复。

8.【答案】E　　　　　　　　　　　　　　　　【难度系数】★★★

【解析】患者溶栓再通的标准：开始给药 2 小时后胸痛减轻、ST 段下降 ≥ 50%、出现再灌注心律失常、CK-MB 的峰值前移（14 小时内）。结合选项，不能用于判断的指标是窦性心动过速，故选 E。

9.【答案】C　　　　　　　　　　　　　　　　【难度系数】★★★★

【解析】急性心肌梗死溶栓禁忌证包括：主动脉夹层、血压 > 180/110 mmHg、6 个月内发生脑血管事件、2 周内不能压迫部位的大血管穿刺等，故选 C。其他选项时间或数值不符。

题型　A2 型题

1.【答案】D　　　　　　　　　　　　　　　　【难度系数】★★★★

【解析】本题考查心肌梗死并发症。室间隔穿孔常在 1 周内出现，常可在胸骨左缘第 3~4 肋间出现响亮的收缩期杂音，故选 D。

【破题思路】①急性心肌梗死 + 心尖区收缩期杂音 = 二尖瓣乳头肌功能失调或断裂。②急性心肌梗死 + 喀喇音 = 二尖瓣脱垂。③急性心肌梗死 + 左侧心界扩大，搏动减弱，ST 段持续抬高 = 室壁瘤。④急性心肌梗死 + 胸骨左缘第 3~4 肋间出现响亮的收缩期杂音 = 室间隔穿孔。⑤急性心肌梗死后数周 + 发热、胸痛、心包炎（摩擦音或心包积液）、胸膜炎（摩擦音）= 心肌梗死后综合征。

2.【答案】E　　　　　　　　　　　　　　　　【难度系数】★★

【解析】该患者为老年女性，持续性胸痛 5 小时，心率 50 次 / 分，心电图示 Ⅱ、Ⅲ、aVF 导联 ST 段抬高 0.3 mV，考虑为急性下壁心肌梗死。对于各种类型的急性冠状动脉综合征（ACS）均需要服用包括阿司匹林和氯吡格雷在内的口服抗血小板治疗药物，故选 E。急性下壁心肌梗死，BP 85/55 mmHg，硝酸甘油不适合使用，故不选 A；ACEI 有助于改善心肌梗死的预后，但该患者血压偏低，暂时不适合加用，故不选 B；对于急性心肌梗死不推荐使用钙通道阻滞剂，故不选 C；患者心动过缓，故不选 D。

3.【答案】D　　　　　　　　　　　　　　　　【难度系数】★★

【解析】2 天前突发持续性胸痛 5 小时，今日血肌钙蛋白升高，提示为急性心肌梗死，心电图示 Ⅱ、Ⅲ、aVF 导联可见 Q 波，定位为下壁，故选 D。

【破题思路】持续性胸痛＋肌钙蛋白升高＝急性心肌梗死。

4. 【答案】B 【难度系数】★★★★★

【解析】患者为老年女性，胸痛伴血压降低，呼吸困难，结合心电图 ST 段压低和心肌酶升高，可以诊断为非 ST 段抬高型急性心肌梗死。依据欧洲心脏病学会（ESC）危险分层标准，患者血压下降，血流动力学不稳定，属于极高危。

（1）ESC 针对 NSTE-ACS 施行介入干预急迫性提出的危险分层标准：

分度	内容
低危	不符合下面任何一项
中危	糖尿病；肾功能不全［GRE ＜ 60mL/（min·1.73 m²）］；左心收缩功能降低（LVEF ＜ 40%）；心肌梗死后早期心绞痛；既往 PCI；既往 CABG 史；GRACE 评分 109~140 分
高危	肌钙蛋白动态变化符合心肌梗死的诊断标准；ST-T 动态变化；GRACE 评分＞ 140 分
极高危	血流动力学不稳定或心源性休克；药物治疗无效的反复或持续性胸痛；危及生命的心律失常或心搏骤停；合并心肌梗死的机械损伤并发症；急性心衰；反复出现 ST-T 动态变化，尤其是间断出现 ST 段抬高

（2）再依据危险分层早期行介入干预，以改善预后。具体如下表：

危险度分层	处置措施
极高危	力争 2 小时内行介入评估
高危组	24 小时内行介入评估
中、低危	入院 72 小时内行介入评估
病情稳定的低危	可选择在出院前行无创检查，若结果为阳性，行介入评估

故选 B。

【破题思路】对于急性冠脉综合征（不稳定型心绞痛和非 ST 段抬高型急性心肌梗死），介入干预的措施，解题思路：先定"ESC 危险分层"，再据此定"处置措施"。

5. 【答案】A 【难度系数】★★★

【解析】患者胸痛 2.5 小时，肌红蛋白在心肌梗死后 2 小时内升高，升高最早，故选 A。

6. 【答案】C 【难度系数】★★★★

【解析】依据临床特点、心电图结果，可以诊断为 ST 段抬高型急性心肌梗死，此时患者出现呼吸困难，咳少量泡沫样痰，端坐位，口唇轻度发绀，说明合并左心衰，引起肺淤血、肺水肿，故还会出现双肺湿啰音，故选 C。下肢水肿、肝肿大、颈静脉怒张属于右心衰的表现，故不选 A、B、D。三四征常见于大气道阻塞，急性心肌梗死时不会出现，故不选 E。

【破题思路】本题的本质是考核左心衰和右心衰。

① 左心衰 = 肺淤血、肺水肿（呼吸困难 + 双肺湿啰音 + 咳白色泡沫痰或粉红色泡沫样痰）+ 心排血量降低。

② 右心衰 = 体循环淤血（颈静脉怒张 + 肝颈静脉回流征阳性 + 双下肢水肿）。

7. 【答案】C 【难度系数】★★★

【解析】根据患者临床表现、心电图和肌钙蛋白，考虑为非 ST 段抬高型急性心肌梗死，治疗措施应包括：抗心肌缺血药物（硝酸酯类药物、β 受体拮抗剂、钙通道阻滞剂）、抗血小板治疗、抗凝治疗、调脂治疗（他汀类）及冠状动脉血运重建术，故不选 A、B、D、E。溶栓治疗主要是溶解纤维蛋白，不是溶解血小板。急性 ST 段抬高型心肌梗死多为红色血栓，由纤维蛋白组成，溶栓治疗效果较好；急性非 ST 段抬高型心肌梗死多为白色血栓，溶栓治疗可能反而加重病情，故溶栓治疗不适宜，本题选 C。

8. 【答案】D 【难度系数】★★★★

【解析】患者为急性心肌梗死，心功能采用 Killip 分级，少量湿啰音为 Ⅱ 级。

【破题思路】心力衰竭时 NYHA 分级与急性心肌梗死时 Killip 分级：

分级	NYHA 分级	Killip 分级
Ⅰ级	一般活动不受限，不引起相关症状	无肺部啰音和第三心音
Ⅱ级	一般体力活动轻度受限；引起相关症状	肺部啰音，范围 < 1/2 肺野
Ⅲ级	一般体力活动明显受限；轻微体力活动引起症状	肺部啰音，范围 > 1/2 肺野（肺水肿）
Ⅳ级	休息状态就有相关症状	休克

① NYHA 分级记忆口诀：一无二轻三明显；四级不动也困难（不能平卧）。
② Killip 分级记忆口诀：一无二啰半；三肿四休克。

9.【答案】A　　　　　　　　　　　【难度系数】★★★

【解析】患者 5 天前诊断为急性前壁心肌梗死（急性心肌梗死引起心脏破裂多在起病 1 周内出现，造成心包积血引起心脏压塞而猝死），今日再感胸痛，随即意识丧失，心电监护和生命体征监测示无脉电活动（心脏破裂猝死表现），根据患者病史及检查，意识丧失的最可能原因是急性心肌梗死引起心脏破裂，故选 A 不选 D。心源性休克有烦躁不安、面色苍白等休克表现，通常不会引起猝死。乳头肌断裂多见于下壁心肌梗死，心衰明显，可迅速发生肺水肿在数日内死亡。室间隔穿孔在胸骨左缘 3~4 肋间可闻及响亮的收缩期杂音，可引起心衰和休克而在数日内死亡。

10.【答案】C　　　　　　　　　　【难度系数】★★★★

【解析】根据该患者心前区疼痛症状、高危因素（高脂血症和吸烟史）及心电图 ST 段抬高的典型表现，诊断为急性心肌梗死，及时有效的再灌注治疗是急性心肌梗死救治的关键。

11.【答案】A　　　　　　　　　　【难度系数】★★

【解析】心肌梗死时心肌酶谱升高：最快的是肌红蛋白（2 小时内升高）；最特异的是肌钙蛋白；能较准确反映梗死范围，有助于判断溶栓治疗是否成功的是 CK-MB。故选 A。

【破题思路】出现最早——肌红蛋白；最特异——肌钙蛋白（来得晚，走得晚）；判断溶栓效果——CK-MB。

题型	A3/A4 型题

1.【答案】B　　　　　　　　　　【难度系数】★★

【解析】中老年男性，持续性胸痛 8 小时，心电图示 Ⅰ、aVF、V_1~V_6 导联 ST 段抬高 0.1~0.4 mV，可见病理性 Q 波，最可能的诊断为急性心肌梗死，故选 B。心绞痛一般胸痛时间为数分钟，很少超过半小时，无病理性 Q 波，故不选 A。急性心肌炎多在发病前 1~3 周有病毒感染前驱症状，随后可有心悸、胸痛、呼吸困难、水肿，多数以心律失常为首见症状，故不选 C。肥厚型心肌病常见于青年，有劳力性呼吸困难和乏力，伴流出道梗阻者可于胸骨左缘第 3~4 肋间闻及较粗糙的喷射性杂音，常有家族史，故不选 D。急性心包炎特征性表现为胸骨后、心前区疼痛，心包摩擦音具有诊断价值，故不选 E。

2.【答案】E　　　　　　　　　　【难度系数】★★

【解析】洋地黄制剂可能引起室性心律失常，宜慎用，故选 E。静脉注射硝酸甘油能够扩张小静脉，降低回心血量，缓解症状，故不选 A。口服阿司匹林进行抗血小板治疗，除非有禁忌证，所有心肌梗死患者均应尽早使用，故不选 B。皮下注射吗啡可以起到镇静的作用，减少心脏耗氧量，还能舒张小血管，减轻心脏负荷，故不选 C。静脉注射呋塞米除利尿作用外，还有静脉扩张作用，有利于缓解肺水肿，故不选 E。

【破题思路】急性心肌梗死 24 小时内禁用洋地黄。

3.【答案】D　　　　　　　　　　【难度系数】★★

【解析】中老年女性，持续性胸骨后疼痛 2 小时，休息不减轻，既往有高血压、血脂异常病史，心电图 V_1~V_6 导联 ST 段抬高 0.4 mV，背向导联出现相反的改变，考虑最可能的诊断为急性广泛前壁心肌梗死，故选 D。急性心包积液患者多有呼吸困难、端坐呼吸，叩诊浊音界向两侧扩大，积液量较大时会出现心脏压塞 Beck 三联征（即低血压、心音低弱、颈静脉怒张），故不选 A。变异型心绞痛为一过性 ST 段抬高，故不选 B。急性心肌炎多在发病前 1~3 周有病毒感染前驱症状，随后可有心悸、胸痛、呼吸困难、水肿，多数以心律失常为首见症状，故不选 C。急性肺血栓栓塞症典型表现为胸痛、咯血、呼吸困难、不对称性下肢水肿、肺动脉高压，故不选 E。

【破题思路】持续性胸骨后疼痛 +ST 段抬高 = 急性心肌梗死。

4.【答案】A　　　　　　　　　　【难度系数】★★

【解析】急性心肌梗死最关键的治疗是心肌再灌注（PCI 和溶栓），故选 A。镇痛属于对症治疗，常用吗啡，故不选 B；糖皮质激素无明显效果，故不选 C；华法林抗凝为基础治疗，但不是最关键的，故不选 D；对于急性心肌梗死不推荐使用钙通道阻滞剂，故不选 E。

5. 【答案】A　　　　　　　　　　　　【难度系数】★★
   【解析】急性心肌梗死后出现频发室性期前收缩，首选胺碘酮，故选 A。
   【破题思路】急性心肌梗死 + 无血流动力学障碍的室速——可选利多卡因、β 受体阻滞剂或胺碘酮。

6. 【答案】B　　　　　　　　　　　　【难度系数】★★
   【解析】患者心悸进行性加重、端坐位、血压 90/60 mmHg、双肺湿性啰音，为急性左心衰引起的肺淤血所致，故选 B。肺部感染时会有发热表现，故不选 A；肺栓塞时会有咳嗽并有咯血，故不选 C；气胸时会有鼓音，故不选 D；哮喘时会出现呼气性呼吸困难，故不选 E。
   【破题思路】急性心肌梗死 + 喘憋 + 端坐位 + 双肺湿啰音 = 急性左心衰。

7. 【答案】B　　　　　　　　　　　　【难度系数】★★
   【解析】题中血压 70/40 mmHg，意识模糊说明病人可能低血压性休克，心电监护显示室性心动过速，所以此时选择同步直流电复律，故选 B。C 选项应用于室颤；A、D 应用于室性心动过速，但不能应用低血压休克的室性心动过速。
   【破题思路】心律失常治疗原则：无症状或偶发症状，不治疗。有症状，血压正常时药物治疗。血流动力学不稳定，电复律。

题型　B1 型题

（1~2 题共用解析）

1. 【答案】C　　2. 【答案】A　　　　【难度系数】★★
   【解析】记忆题，心肌梗死时心电图定位诊断：V_1~V_3——前间壁，V_3~V_5——前壁，Ⅰ、aVL——高侧壁，Ⅱ、Ⅲ、aVF——下壁（常引起二度房室传导阻滞）。

（3~4 题共用解析）

3. 【答案】A　　4. 【答案】B　　　　【难度系数】★★★★
   【解析】本题考查心功能分级，分 Killip 分级和 NYHA 分级。
   ① 急性心肌梗死患者选用 Killip 分级。Ⅰ级：无肺部啰音；Ⅱ级有左心衰竭，肺部啰音 < 50% 肺野；Ⅲ级有急性肺水肿，肺部啰音 > 50% 肺野；Ⅳ级有心源性休克表现。第 3 题中该患者"持续胸痛 6 小时，心电图示Ⅰ、aVL、V_1~V_6 导联 ST 段抬高 0.2~0.6 mV"考虑为急性心肌梗死，同时双肺底可闻及少量湿啰音，考虑为 Killip 分级Ⅱ级，故选 A。
   ② 心衰及陈旧性心肌梗死选用 NYHA 分级。Ⅰ级：活动量不受限制；Ⅱ级有轻度活动受限；Ⅲ级明显活动受限；Ⅳ级休息时也会表现出心衰症状。第 4 题中该患者为陈旧性心肌梗死，"稍活动即感气喘"考虑为 NYHA 分级Ⅲ级，故选 B。
   【破题思路】心功能分级三部：
   ① 心功能分级包括 Killip 分级和 NYHA 分级。
   ② 适用范围：Killip 分级适用于急性心肌梗死；NYHA 分级适用于非急性心肌梗死，如单纯性左心衰、收缩期心衰。
   ③ 找关键词：Killip 分级的关键词为"湿啰音"；NYHA 分级的关键词为"一般活动"。

（5~6 题共用解析）

5. 【答案】E　　6. 【答案】D　　　　【难度系数】★★★
   【解析】乳头肌功能失调为急性心肌梗死最常见的并发症，当二尖瓣乳头肌因缺血、坏死引起收缩功能障碍时，可造成二尖瓣脱垂并关闭不全，此时可于心尖部闻及收缩中晚期喀喇音和吹风样收缩期杂音，故第 5 题选 E。左心室血栓脱落多发生起病后 1~2 周，常引起脑、肾、脾或四肢动脉栓塞，无杂音，故不选 A。心室壁膨胀瘤可见左侧心界扩大，搏动减弱，可有收缩期杂音，但不会在梗死后 1 天出现，故不选 B。室间隔穿孔常在 1 周内出现，常可在胸骨左缘第 3~4 肋间出现响亮的收缩期杂音，而不是心尖部，故不选 C。心肌梗死后综合征多于心肌梗死后数周至数月内出现，有发热、胸痛等症状，超声心动图示心包腔内液性暗区（提示心包炎引起心包积液），故第 6 题选 D。
   【破题思路】①急性心肌梗死 + 心尖区收缩期杂音 = 二尖瓣乳头肌功能失调或断裂。②急性心肌梗死 + 喀喇音 = 二尖瓣脱垂。③急性心肌梗死 + 左侧心界扩大，搏动减弱，ST 段持续抬高 = 室壁瘤。④急性心肌梗死+胸骨左缘第3~4肋间出现响亮的收缩期杂音=室间隔穿孔。⑤急性心肌梗死后数周+发热、胸痛、心包炎（摩擦音或心包积液）、胸膜炎（摩擦音）=心肌梗死后综合征。

7.【答案】D　　　　　　　　　　　　　【难度系数】★★
【解析】急性心肌梗死所导致室性期前收缩或室性心动过速的治疗：无症状不治疗，有症状用药物。首选利多卡因，次选胺碘酮，如有陈旧性心肌梗死选用β受体阻滞剂。

8.【答案】D　　　　　　　　　　　　　【难度系数】★★
【解析】急性心肌梗死所致室性期前收缩或快速心律失常时的治疗：无症状不治疗，有症状用药物。首选利多卡因，次选胺碘酮，如有陈旧性心肌梗死选用β受体阻滞剂。

9.【答案】E　　　　　　　　　　　　　【难度系数】★★★★
【解析】预激综合征病人发作心房扑动与颤动时伴有晕厥或低血压，应立即电复律或转复窦律。治疗药物宜选择延长房室旁路不应期的药物，如普罗帕酮或胺碘酮，故选E。应当注意，预激综合征合并心房颤动病人，应用洋地黄、利多卡因与维拉帕米等因抑制房室结浦肯野纤维传导而加速心室率，甚至会诱发心室颤动，应禁用，故不选B、D。

第七节　心脏瓣膜病

一、二尖瓣狭窄

题型　A1型题

1.【答案】E　　　　　　　　　　　　　【难度系数】★
【解析】房颤为二尖瓣狭窄患者最常见的心律失常，也是相对早期的并发症，故选E。
【破题思路】最常见心律失常：房颤——二尖瓣狭窄；三度房室传导阻滞——下壁心肌梗死。

2.【答案】E　　　　　　　　　　　　　【难度系数】★★★
【解析】本题选E，心尖部舒张期隆隆样杂音为二尖瓣狭窄的典型体征。肺动脉瓣区的吹风样舒张早期杂音，是二尖瓣狭窄导致肺动脉瓣相对关闭不全，故不选A。肺动脉高压时出现肺动脉瓣区第二心音亢进或伴分裂，故不选D。重度二尖瓣狭窄患者常常伴有特殊的"二尖瓣面容"，双颧呈绀红色，但不是二尖瓣狭窄的特征性体征，故不选B。二尖瓣狭窄严重者左房右室扩张明显，X线心影呈"梨形心"，故不选C。
【破题思路】①胸骨右缘第2肋间舒张期叹气样杂音——主动脉瓣关闭不全。②胸骨左缘第2肋间舒张期隆隆样杂音——肺动脉瓣关闭不全。③胸骨左缘第3肋间舒张期叹气样杂音——主动脉瓣关闭不全。④心尖部收缩期吹风样杂音——二尖瓣关闭不全。⑤心尖部舒张期隆隆样杂音——二尖瓣狭窄。

3.【答案】A　　　　　　　　　　　　　【难度系数】★★★
【解析】心血管疾病中最易引起咯血的是二尖瓣狭窄，二尖瓣狭窄时左心房压力升高，导致肺静脉和肺毛细血管压力升高，支气管静脉破裂引起咯血，故选A。肺动脉瓣狭窄使右心室的排血受阻，右心室压力增高、代偿性肥厚，最终导致右心衰竭，故不选B。三尖瓣狭窄使右心房血液流入右心室受阻，右心房压力增高而出现代偿性肥厚，故不选D。B、D两者都可引起肺循环血量减少，一般不会出现咯血。急性心包炎伴大量心包积液时引起肺淤血、呼吸困难，故不选C。主动脉瓣狭窄晚期也可导致肺静脉压、肺毛细血管楔压和肺动脉压增加，患者出现咯血，但临床并不多见，故不选E。
【破题思路】①循环系统咯血：二尖瓣狭窄。②呼吸系统咯血：支气管扩张症、肺结核。

4.【答案】A　　　　　　　　　　　　　【难度系数】★★
【解析】①正常情况下血液流经的部位依次是：由右心房→三尖瓣→右心室→肺动脉→肺→肺静脉→左心房→二尖瓣→左心室→主动脉瓣→主动脉。因此，当二尖瓣狭窄时，血液从左心房流入左室受阻，血液淤积在左心房内，出现左房高压，久之，导致左心房代偿性肥大和扩张。②升高的左心房压力被动向后传递，导致肺静脉压力增高→肺动脉压增高→右心室压力增高→右心房压力增高。因此相应引起右心室肥大，右心房肥大。可见二尖瓣狭窄时，各心腔的代偿性肥大的先后顺序为：左心房肥大→右心室肥大→右心房肥大。第一个代偿性肥大和扩张的心腔是左心房，故答案选择A。

5.【答案】B　　　　　　　　　　　　　【难度系数】★★
【解析】超声心动图确诊二尖瓣狭窄最敏感、最可靠。M型超声心动图示二尖瓣前叶呈"城墙样"改变（EF斜率降低，A峰消失），后叶与前叶同向运动，瓣叶回声增强。通过二维超声可以观察瓣叶的活动度、瓣叶的厚度、瓣叶是否有钙化以及是否合并其他瓣膜的病变等，从而有利于干预方式的选择。典型者为舒张期前叶呈圆拱状，后叶活动度减少，交界处粘连融合，瓣叶增厚和瓣口面积缩小。故选B。
【破题思路】M型超声心动图：①二尖瓣狭窄——"城墙样"。②二尖瓣关闭不全——"吊床样"波形。③主动脉瓣关闭不全——"摇椅征"。

题型　A2型题

1. 【答案】B　　　　　　　　　　　　　【难度系数】★★★
【解析】患者青年女性，活动后心悸、气短1个月（呼吸困难），既往有游走性关节肿痛病史（风湿热病史），双颊呈紫红色（二尖瓣面容），叩诊心包饱满（二尖瓣狭窄使左房扩大，心腰消失），最可能的诊断是二尖瓣狭窄，故选B。
【破题思路】二尖瓣狭窄 = 风湿热病史 + 二尖瓣面容 + 心尖部舒张期隆隆样杂音。

2. 【答案】E　　　　　　　　　　　　　【难度系数】★★
【解析】此患者心悸、气短5年，X线示梨形心（因二尖瓣狭窄致左房显著增大，心界如梨形），B超示左心房、右心室扩大，肺动脉压力增高，考虑为风湿性心脏病二尖瓣狭窄可能性大。先天性心脏病引起类似表现者应为右室肥厚、右房增大，故不选A。系统性红斑狼疮心脏损害可有心肌损害，引起气促、心前区不适，但无上述表现，故不选B。扩张型心肌病可表现为全心扩大，但以左心室为主，故不选C。退行性心脏瓣膜病多见于老年人，以主动脉瓣膜病变最常见，故不选D。
【破题思路】①肺型P波：肺源性心脏病——右房大，P波高尖。②二尖瓣型P波：二尖瓣狭窄——左房大，P波宽大。
记忆技巧：心电图左宽右高。

3. 【答案】B　　　　　　　　　　　　　【难度系数】★★★★
【解析】此患者超声心动图确诊二尖瓣重度狭窄及中度关闭不全，无法避免手术，故不选D；C项仅适用于单纯的二尖瓣狭窄患者，故不选C；症状有劳累后心悸、气短6年，加重伴咳粉红色泡沫痰，提示为慢性心功能不全急性加重，应药物治疗改善心功能后择期手术，故不选E。二尖瓣瓣膜修补术仅适用于瓣膜损害较轻，瓣膜无钙化，瓣环有扩大，但瓣下腱索无严重增厚者的二尖瓣关闭不全，故选B不选A。
【破题思路】二尖瓣狭窄伴有开瓣音——分离术；二尖瓣穿孔——修补术；二尖瓣狭窄伴关闭不全——置换术。

4. 【答案】D　　　　　　　　　　　　　【难度系数】★★
【解析】二尖瓣狭窄患者由于左心房压力增高，导致肺静脉压升高、肺淤血，早期即可出现呼吸困难、咳嗽、咯血等。随着肺循环压力增高，出现肺动脉高压，导致右心室负荷加重，最终导致右心衰，此时出现右心衰竭的表现：腹胀、肝脾肿大、双下肢水肿、颈静脉怒张等。由于右心衰竭，回心血量减少，右心室排血量减少，肺淤血反而减轻，呼吸困难和咯血症状可明显减轻。故选D。二尖瓣狭窄常由风湿热等炎症、黏液样变性所致，未经治疗，其狭窄程度不可能突然减轻，故不选A。二尖瓣狭窄合并肾小球肾炎，可能发生肾功能衰竭导致水钠潴留，出现腹水、腹胀、双下肢水肿，与右心衰竭表现较像，但不会出现呼吸困难和咯血减轻，故不选B。二尖瓣狭窄合并主动脉瓣狭窄时，左心室压力负荷增加，升高的左心室压逆传至左心房，使左心房压力增高，导致呼吸困难和咯血加重，故不选C。二尖瓣钙化、变小可导致二尖瓣关闭不全进而在收缩期出现反流，故不选E。
【破题思路】二尖瓣狭窄的临床表现有呼吸困难、咳嗽、咯血。并发下肢水肿考虑右心衰。

5. 【答案】D　　　　　　　　　　　　　【难度系数】★★
【解析】根据患者有反复关节痛发作病史（风湿热发作）、两颊呈紫色（二尖瓣面容）、心尖部闻及舒张期杂音（二尖瓣狭窄的特征性体征），故可诊断为风湿性二尖瓣狭窄，确诊当然首选超声心动图，故选D。确诊和量化诊断二尖瓣狭窄的可靠方法是超声心动图。感染性心内膜炎确诊的首选方法是血培养+药敏试验。血常规检查无特异性，胸片仅仅反映心脏的外形，心电图主要用于诊断心律失常，都不能确诊二尖瓣狭窄。
【破题思路】超声心动图——确诊风湿性心脏病最敏感、最可靠的方法。

题型　A3/A4型题

1. 【答案】E　　　　　　　　　　　　　【难度系数】★★★★
【解析】本题考查二尖瓣狭窄的诊断。二尖瓣狭窄的特征性杂音为心尖区舒张中晚期低调的隆隆样杂音。本题患者心尖部可闻及舒张期隆隆样杂音，因此诊断为二尖瓣狭窄，故E项正确。

2. 【答案】E　　　　　　　　　　　　　【难度系数】★★★

【解析】二尖瓣狭窄患者最常见的心律失常是房颤，故选 E。

【破题思路】二尖瓣狭窄并发症：最常见心律失常——房颤；重度二尖瓣狭窄——急性肺水肿；最严重并发症——脑栓塞；晚期并发症——右心衰；较少见并发症——感染性心内膜炎。

3. 【答案】E　　　　　　　　　　　　　【难度系数】★★★

【解析】患者现突发心悸，伴胸闷、喘憋，查体：BP 70/40 mmHg（提示有休克），心律绝对不齐（房颤典型体征），对于二尖瓣狭窄伴房颤且出现血流动力学紊乱（休克）的患者，首选的治疗措施是同步直流电复律，故选 E。植入临时起搏器多用于窦房结病变或重度传导阻滞导致心室率偏慢而引起明显临床症状的患者，如病态窦房结综合征和完全性房室传导阻滞等。毛花苷 C 可降低房颤的心室率，但一般用于无血流动力学紊乱的患者。胺碘酮在房颤患者的治疗中一般用于转复和维持窦性心律。非同步直流电复律临床上用于室颤，即刻于任何时间放电，故不选 A、B、C、D。

【破题思路】二尖瓣狭窄伴房颤，血流动力学稳定时静脉注射洋地黄如毛花苷 C 注射液；血流动力学不稳定时，如出现休克、心绞痛、晕厥、肺水肿等，立即同步直流电复律。

4. 【答案】C　　　　　　　　　　　　　【难度系数】★★

【解析】风湿性心脏病发生房颤的病人易并发附壁血栓，而纠正房颤的过程中，血栓极易脱落，因此，应该首先确定有无附壁血栓，故选 C。其余选项与房颤无关。

【破题思路】二尖瓣狭窄确诊——超声心动图；最严重并发症——附壁血栓脱落导致脑栓塞。

5. 【答案】B　　　　　　　　　　　　　【难度系数】★★

【解析】若左房内有异常回声提示附壁血栓可能，复律前 3 周和复律后 4 周需口服抗凝药（华法林）预防栓塞。

6. 【答案】C　　　　　　　　　　　　　【难度系数】★★

【解析】维持窦性心律的药物最常用的是胺碘酮，应用 1~2 周后方可减量。

7. 【答案】B　　　　　　　　　　　　　【难度系数】★★

【解析】心尖部第一心音减弱，可闻及 3/6 级收缩期杂音，向左腋下传导（二尖瓣关闭不全）并可闻及舒张期杂音（二尖瓣狭窄）。胸骨左缘 2~4 肋间 2/6 级收缩期杂音，提示二尖瓣狭窄合并主动脉瓣狭窄；P2 亢进，提示肺动脉高压。因此患者目前考虑诊断为二尖瓣狭窄兼关闭不全、主动脉瓣狭窄、肺动脉高压，故选 B。

8. 【答案】B　　　　　　　　　　　　　【难度系数】★★

【解析】患者有使用洋地黄病史，出现心律失常，室性期前收缩，同时出现恶心、呕吐，故首先应该考虑洋地黄药物中毒反应。

【破题思路】洋地黄中毒：

原因	心肌缺血缺氧急性期、低血钾、低血镁、肾功能不全、药物（奎尼丁、维拉帕米、胺碘酮）	
特点	胃肠症状	厌食（最早）、恶心、呕吐
	心律失常	室性期前收缩二、三联律最多见
	心电图	快速性房性心律失常伴传导阻滞最有特征性
	神经系统症状	视物模糊、黄视、绿视、定向力障碍、意识障碍等
处理	停用洋地黄	
	血钾低者行静脉补钾	
	快速型心律失常者，血钾不低，首选利多卡因	
	房室传导阻滞、缓慢心律失常者可用阿托品，一般不需安置临时心脏起搏器	
	严禁使用电复律，因易导致心室颤动	

9. 【答案】B　　　　　　　　　　　　　【难度系数】★★

【解析】洋地黄中毒最先出现的症状是胃肠道反应（食欲不振）；洋地黄中毒最常见的症状是室性心律失常（室性期前收缩）；洋地黄中毒最危重的症状是室颤；洋地黄中毒最具特征性的症状是快速性房性心律失常伴房室传导阻滞；洋地黄中毒特有的症状是黄视、绿视，说明中毒较重，要立即停药；心电图出现鱼钩样改变不是洋地黄中毒表现，而是说明使用过洋地黄。

二、二尖瓣关闭不全

题型　A1 型题

【答案】C　　　　　　　　　　　　【难度系数】★

【解析】二尖瓣关闭不全的典型表现是心尖部全收缩期吹风样杂音，故选 C。二尖瓣关闭不全早期引起的是左心室和左心房的增大，而不是右心房、右心室增大，故不选 A、E；S_1 增强常见于二尖瓣狭窄，故不选 B；P_2 降低常见于肺动脉瓣狭窄，故不选 D。

题型　A2 型题

【答案】E　　　　　　　　　　　　【难度系数】★★★★★

【解析】患者老年女性，心尖部新出现收缩期吹风样杂音（二尖瓣关闭不全典型杂音），突感呼吸困难（急性二尖瓣关闭不全典型表现），考虑诊断急性二尖瓣关闭不全，故选 E，可能由冠脉介入手术时损伤二尖瓣导致。左室流出道狭窄常于胸骨左缘 3~4 肋间闻及粗糙的收缩期杂音。风湿性心脏瓣膜病有风湿热病史，病程长。主动脉瓣脱垂引起主动脉瓣关闭不全，可于胸骨左缘第 3 肋间闻及舒张期叹气样杂音。急性心包炎常于胸骨左缘 3~4 肋间闻及抓刮音。故不选 A、B、C、D。

三、主动脉瓣狭窄

题型　A1 型题

1.【答案】B　　　　　　　　　　　【难度系数】★★★★★

【解析】心脏瓣膜病的杂音总结：

名称	听诊部位	时期	传导方向	声音性质	杂音特点
二尖瓣狭窄	心尖部	舒张期	不传导	隆隆样	递增型
二尖瓣关闭不全	心尖部	收缩期	向左腋下传导	粗糙吹风样	一贯型
主动脉瓣狭窄	胸骨右缘第 2 肋间 胸骨左缘第 3~4 肋间	收缩期	向颈部传导	喷射性	递增-递减型
主动脉瓣关闭不全	胸骨右缘第 2 肋间 胸骨左缘第 3~4 肋间	舒张期	向胸骨左缘及心尖传导	叹气样	递减型

2.【答案】A　　　　　　　　　　　【难度系数】★

【解析】主动脉瓣狭窄导致左心室收缩压增高，引起左心室肥厚、左心室射血时间延长，使心肌耗氧量增加；主动脉瓣狭窄时，常因主动脉根部舒张压降低、左心室舒张末压增高压迫心内膜下血管，使冠脉灌注减少及脑供血不足。上述机制导致心肌缺血缺氧和心绞痛的发作，进一步损害左心室功能，并可导致头晕、晕厥等脑缺血症状，故主动脉瓣狭窄三联征为呼吸困难、心绞痛、晕厥，心绞痛是最早出现也是最常见的症状，故选 A。

3.【答案】C　　　　　　　　　　　【难度系数】★★

【解析】主动脉瓣狭窄患者晕厥多与劳累、剧烈运动有关，故选 C。休息时晕厥多由于心律失常导致心排出量骤减。服用苯二氮䓬类药物（为镇静催眠药）、静坐休息、睡眠、70 次/分的窦性心律均不易使患者晕厥。

4.【答案】B　　　　　　　　　　　【难度系数】★★★★

【解析】主动脉瓣瓣口面积 $1.0cm^2$，平均压力阶差 $\geq 40mmHg$，射流速度 $> 4m/s$，提示重度主动脉瓣狭窄。

【破题思路】主动脉瓣狭窄程度评估：

狭窄程度	瓣口面积 /cm²	平均压力阶差 /mmHg	射流速度 /（m/s）
轻度	> 1.5	< 25	< 3.0
中度	1.0~1.5	25~40	3.0~4.0
重度	< 1.0	> 40	> 4.0

题型	A2 型题

1.【答案】D 　　　　　　　　　　【难度系数】★★★★

【解析】男，71岁。活动时胸痛2年，停止活动后症状可迅速缓解，考虑诊断心绞痛，与选项涉及杂音相关的病因为：肥厚型梗阻性心肌病、主动脉瓣狭窄或关闭不全。有心绞痛，同时有左心室肥厚，超声室间隔与左心室后壁厚度之比为1，不超过1.3，排除肥厚型梗阻性心肌病。只能考虑主动脉瓣狭窄。主动脉瓣狭窄的三联征，一是呼吸困难，二是心绞痛，三是晕厥。该患者同时伴有左心室肥厚。因此最有诊断价值的体征是在主动脉瓣第一听诊区收缩期杂音。故选D。

【破题思路】本题需要逆推理，由选项反着推答案。

2.【答案】C 　　　　　　　　　　【难度系数】★★

【解析】患者劳累后心悸、胸痛（稳定型心绞痛），主动脉瓣区闻及收缩期粗糙的喷射性杂音，左心室轻度扩大，升主动脉根部狭窄后扩张，可诊断为主动脉瓣狭窄，故选C，不选A、B、E选项。主动脉瓣关闭不全的杂音是主动脉瓣第二听诊区舒张期杂音，不选D。

3.【答案】C 　　　　　　　　　　【难度系数】★★

【解析】呼吸困难、心绞痛、晕厥三联征是主动脉瓣狭窄的典型症状，主动脉瓣区闻及收缩期喷射样杂音是主动脉瓣狭窄的典型体征。依据病史本题可诊断为主动脉瓣狭窄，故选C。

4.【答案】B 　　　　　　　　　　【难度系数】★★

【解析】主动脉瓣置换术为治疗成人主动脉瓣狭窄的主要方法，手术指征为重度狭窄伴心绞痛、晕厥或有心力衰竭症状的病人。无症状病人，若伴有进行性心脏增大和（或）左心室功能进行性减退，活动时血压下降，也应考虑手术。手术死亡率或5%，远期预后优于二尖瓣疾病和主动脉瓣关闭不全的换瓣病人，故选B。

5.【答案】C 　　　　　　　　　　【难度系数】★★★

【解析】本题考查主动脉瓣狭窄的实验检查及用药，同时也考查药物的药理作用。患者确诊为主动脉瓣狭窄，由于左心室射血分数（LVEF）>50%，排除心力衰竭。对于无手术适应证（心衰、心绞痛或晕厥）的主动脉瓣狭窄患者，可行内科治疗。可每2年复查1次超声心动图，同时避免剧烈体力活动。本例患者近期咳嗽、咳痰，为肺部感染征象，可拍胸片，了解肺部感染情况，同时使用抗生素、化痰药物，对症治疗。主动脉瓣狭窄患者，不宜用小血管扩张剂（血管紧张素转换酶抑制剂）。故选C，不选A、B、D、E。

【破题思路】ACEI是小血管扩张剂，主动脉瓣狭窄患者禁用，以免血压过低。

四、主动脉瓣关闭不全

题型	A1 型题

1.【答案】A 　　　　　　　　　　【难度系数】★★★★

【解析】胸骨左缘第3肋间舒张期杂音，是主动脉瓣关闭不全的特征性体征。Graham-Steell杂音见于二尖瓣狭窄。心尖抬举样搏动见于左心室肥厚。心界呈靴形见于高血压性心脏病、主动脉瓣狭窄、主动脉瓣关闭不全。脉压增加也见于主动脉瓣关闭不全，但不是最典型体征，故选A。

2.【答案】B 　　　　　　　　　　【难度系数】★★

【解析】动脉收缩压增高，舒张压降低，脉压增大，可出现周围血管征，造成这种情况的只有主动脉瓣关闭不全，故选B。

【破题思路】①主动脉瓣狭窄——主动脉瓣狭窄三联征"胸痛、呼吸困难、晕厥"。②主动脉瓣关闭不全——周围血管征（脉压增大引起）。

题型	A2 型题

1.【答案】E 　　　　　　　　　　【难度系数】★★★

【解析】从题干中"毛细血管搏动征阳性，可触及水冲脉"可以确定为主动脉瓣关闭不全，而主动脉瓣关闭不全的杂音为主动脉瓣区舒张期杂音，坐位前倾位呼气末明显。反流明显者，常在心尖区闻及柔和低调的隆隆样舒张期杂音（Austin-Flint杂音），故选E。A_2亢进见于高血压；心尖部闻及收缩期吹风样杂音、心尖部S_1亢进、心尖部闻及开瓣音均见于二尖瓣狭窄。

【破题思路】心脏瓣膜病听诊区：二尖瓣病变都在心尖；主动脉瓣病变如果血液未流出在左，已流出在右。狭窄杂音强（隆隆、喷射），关闭不全杂音柔（叹气、吹风）。

2.【答案】E　　　　　　　　　　　　【难度系数】★★★

【解析】老年男性患者，在胸骨左缘第3肋间可闻及舒张期叹气样杂音，双侧桡动脉脉搏骤起骤落（周围血管征），可诊断为主动脉瓣关闭不全，确诊需超声心动图检查。

【破题思路】周围血管征 + 吸停脉 = 主动脉瓣关闭不全。

3.【答案】C　　　　　　　　　　　　【难度系数】★★★

【解析】根据患者病史、临床表现，诊断为先天畸形导致的主动脉瓣关闭不全，X线检查应为"主动脉型"心脏，即靴形心，故选C。梨形心指因二尖瓣狭窄致左房显著增大，心界如梨形，故不选A。普大形心指扩张型心肌病等使心浊音界向两侧增大，且左界向左下增大，故不选B。烧瓶心指心包积液时，心界向两侧扩大，并随体位而改变，坐位时心界呈三角形烧瓶样，故不选D。二尖瓣关闭不全早期左房、左室代偿性肥大，晚期时可致右心肥大，呈球形心，故不选E。

【破题思路】主动脉瓣关闭不全——靴形心；二尖瓣狭窄——梨形心；全心衰竭——普大形心；心包积液——烧瓶心；二尖瓣关闭不全——球形心。

题型	A3/A4 型题

1.【答案】E　　　　　　　　　　　　【难度系数】★★

【解析】依据题意：患者心脏向左下扩大（左心室增大），主动脉瓣听诊区闻及舒张期泼水样杂音（典型主动脉瓣关闭不全体征），心尖部出现舒张期滚筒样杂音（二尖瓣相对狭窄），故选E。心尖部收缩期吹风样杂音见于二尖瓣关闭不全。心尖部舒张期隆隆样杂音见于二尖瓣狭窄。胸骨右缘第2肋间粗糙的收缩期杂音见于主动脉瓣狭窄。胸骨左缘3~4肋间收缩期粗糙的喷射性杂音见于肥厚型梗阻性心肌病。

2.【答案】C　　　　　　　　　　　　【难度系数】★★

【解析】目前诊断主动脉瓣关闭不全最重要的无创检查方法是超声心动图和彩色多普勒血流显像，故选C。影像学检查胸片可以了解心脏的外形。心电图主要用于心律失常和心肌缺血或梗死的诊断。心脏核素检查主要用于了解心肌梗死时心肌缺血的范围。冠状动脉造影可明确冠脉狭窄程度，用于冠心病的诊断。

3.【答案】D　　　　　　　　　　　　【难度系数】★★

【解析】主动脉瓣关闭不全患者出现心衰表现如心悸、乏力、活动后气急、左心室扩大等时，应行手术治疗。术前可试用 ACEI（卡托普利），有助于防治心功能恶化，故选D。必要时可加用利尿药（氢氯噻嗪）和洋地黄（地高辛）。主动脉瓣关闭不全合并心绞痛者首选硝酸甘油。患者目前无心律失常，因此不需要抗心律失常药普萘洛尔。

【破题思路】主动脉瓣关闭不全用药：①主动脉瓣关闭不全 + 心衰（心悸、乏力、活动后气急、左心室扩大），首选行手术治疗。术前可试用 ACEI（卡托普利），有助于防治心功能恶化。必要时可加用利尿药（氢氯噻嗪）和洋地黄（地高辛）。②主动脉瓣关闭不全 + 心绞痛者，首选硝酸甘油。

第八节　感染性心内膜炎

题型	A1 型题

1.【答案】B　　　　　　　　　　　　【难度系数】★★

【解析】感染性心内膜炎为心脏内膜表面的微生物感染，伴赘生物形成。瓣膜为最常见的受累部位，故选B。

2.【答案】A　　　　　　　　　　　　【难度系数】★★

【解析】感染性心内膜炎诊断标准：血培养阳性 + 超声心动图异常（赘生物等），确定诊断的是实验室检查是血培养（金标准）。

题型	A2 型题

1.【答案】D　　　　　　　　　　　　【难度系数】★★★★

【解析】患者发热、乏力、气短1个月，有先天性心脏病史，胸骨左缘第3肋间可闻及响亮粗糙的收缩期杂音，尿常规示镜下血尿，首先考虑为感染性心内膜炎，故选 D。急性肾小球肾炎多有前驱感染史，以急性肾炎综合征为临床表现，故不选 A。急性心包炎有心界扩大，心音遥远及心包摩擦音，故不选 B。风湿热患者常有运动后心悸、气短、心前区不适，有特异性心脏杂音，故不选 C。急性心肌炎多在发病前 1~3 周有病毒感染前驱症状，随后可有心悸、胸痛、呼吸困难、水肿，多数以心律失常为首见症状，故不选 E。

【破题思路】先天性心脏病 + 发热 < 39 ℃ + 血培养阳性 = 感染性心内膜炎。

2.【答案】B　　　　　　　　　　　　【难度系数】★★★★

【解析】拔牙史 + 室间隔缺损史 + 血培养草绿色链球球菌 = 亚急性感染性心内膜炎。经食管超声心动图能检出 < 5mm 的赘生物，敏感性高，最有助于明确亚急性感染性心内膜炎的诊断，故选 B。血类风湿因子常用于类风湿关节炎的诊断，故不选 A。血清补体常用于急性肾炎的诊断，故不选 C。血涂片是血液细胞学检查的基本方法，对各种血液病的诊断有很大价值，故不选 D。眼底检查常用于高血压、糖尿病、妊娠期高血压疾病的诊断，故不选 E。

【破题思路】感染性心内膜炎诊断标准：血培养阳性 + 超声心动图异常（赘生物等）。

| 题型 | A3/A4 型题 |

1.【答案】A　　　　　　　　　　　　【难度系数】★★★★

【解析】患者既往有心脏杂音、心界向左下扩大，提示患者有器质性心脏病；1 周前有呼吸道感染病史，体温 < 39 ℃，体检示主动脉瓣第一听诊区可闻及收缩期杂音，主动脉瓣第二听诊区可闻及舒张期吹风样递减型杂音，提示主动脉瓣狭窄合并关闭不全，考虑亚急性感染性心内膜炎可能性大，B、C、D、E 均为亚急性感染性心内膜炎表现。奇脉见于右心衰和大量心包积液，故选 A。

【破题思路】

呼吸道感染病史 + 发热 + 心脏出现新的杂音（尤其是主动脉瓣关闭不全）= 感染性心内膜炎。

2.【答案】A　　　　　　　　　　　　【难度系数】★★★

【解析】感染性心内膜炎确诊的检查为血培养，故选 A。

【破题思路】

（1）确诊感染性心内膜炎：血培养。

（2）测定感染性心内膜炎的赘生物有无和大小：经食管超声心动图。

3.【答案】B　　　　　　　　　　　　【难度系数】★★★

【解析】根据患者的临床表现，考虑为感染性心内膜炎，对于感染性心内膜炎，早起使用抗生素治疗是最重要的治疗措施，故选 B。

| 题型 | B1 型题 |

（1~2 题共用解析）

1.【答案】A　　2.【答案】D　　　　【难度系数】★★★

【解析】Janeway 损害为手掌和足底处直径 1~4 mm 无痛性出血红斑，主要见于急性感染性心内膜炎。其他主要见于亚急性感染性心内膜炎，故第 1 题选 A。亚急性感染性心内膜炎患者在视网膜可出现中心呈白色的卵圆形出血斑，称为 Roth 斑，故第 2 题选 D。瘀点可出现于任何部位，以锁骨以上皮肤、口腔黏膜和睑结膜常见，故不选 B；持续菌血症刺激免疫系统引起脾大，故不选 C；Osler 结节，为指和趾垫出现的豌豆大的红或紫色痛性结节，故不选 E。

【破题思路】Janeway 损害——急性感染性心内膜炎，记忆技巧：J——急。

第九节　心肌疾病

一、扩张型心肌病

| 题型 | A2 型题 |

1.【答案】B　　　　　　　　　　　　【难度系数】★★

【解析】青年男性，临床表现符合全心衰竭，首先应考虑的为扩张型心肌病，故选 B。心包炎多于感染症状出现10~12天后有胸痛等症状，胸骨左缘第3、4肋间最明显可闻及心包摩擦音，呈抓刮样粗糙的杂音，故不选A。肥厚型心肌病常见劳力性呼吸困难和乏力，伴流出道梗阻者可于胸骨左缘第3~4肋间闻及较粗糙的喷射性杂音，常有家族史，故不选C。风湿性心脏瓣膜病常有风湿病史，查体可见特征性心脏杂音，故不选D。缺血性心肌病常见于老年，以心绞痛为主要表现，故不选E。

【破题思路】青年心衰首先考虑扩张型心肌病。

2.【答案】E 　　　　　　　　　　　　【难度系数】★★★★

【解析】患者青年男性（扩张型心肌病好发人群），活动后气短2年，加重伴双下肢水肿2个月（心衰症状）。查体：颈静脉怒张，双肺底可闻及少量湿性啰音，心界扩大，心率100次/分，律齐，可闻及S_3，心尖部可闻及2/6级收缩期吹风样杂音（扩张型心肌病常见体征）。超声心动图示全心扩大，室壁运动呈弥漫性减弱（扩张型心肌病典型影像学表现）。综上所述，最可能的诊断是扩张型心肌病，故选E。缩窄性心包炎典型的超声表现为心包增厚，室壁活动减弱，室间隔活动异常。肝硬化患者多有肝病史等，以门静脉高压和肝功能障碍为主要表现。心包积液主要表现为低血压、心音低弱、颈静脉怒张、Ewart征等。慢性肾炎以蛋白尿、血尿、高血压、水肿为基本临床表现，并伴有不同程度的肾功能减退。

【破题思路】扩张型心肌病＝心界扩大＋室壁运动减弱。

二、肥厚型心肌病

题型　A1型题

【答案】A 　　　　　　　　　　　　【难度系数】★★

【解析】流出道梗阻的患者可于胸骨左缘3~4肋间闻及较粗糙的喷射性收缩期杂音。而要减轻杂音就要减轻流出道梗阻，可用β受体阻滞剂。β受体阻滞剂是肥厚型梗阻性心肌病的一线治疗用药，可改善心室松弛。β受体阻滞剂常用的是洛尔类药物，故选A。而B、D选项是治疗心衰的常用药物。E选项硝酸酯类药物可以减轻心脏前负荷。C选项属于升压药。

【破题思路】肥厚型梗阻性心肌病患者，含服硝酸甘油、服用洋地黄、做Valsalva动作或站立均使杂音增强。服用β受体阻滞剂、服用钙通道阻滞剂、取蹲位、抬腿均使杂音减轻。

题型　A2型题

1.【答案】A 　　　　　　　　　　　【难度系数】★★★

【解析】依据患者临床特点和超声心动图示舒张期室间隔与后壁厚度之比＞1.7，二尖瓣前叶在收缩期前移（SAM现象阳性），可直接诊断肥厚型梗阻性心肌病，故选A。限制型心肌病一般没有心肌肥厚，故不选E。癔症的患者发病时无意识障碍，故不选C。直立性低血压和血管迷走性晕厥都有低血压，本题中没有提及血压低，故不选B、D。

【破题思路】超声心动图示舒张期室间隔与后壁厚度之比＞1.3+SAM现象阳性＝肥厚型梗阻性心肌病。

2.【答案】A 　　　　　　　　　　　【难度系数】★★★

【解析】青年男性，无明显诱因出现左室肥厚，查体胸骨左缘第3~4肋间可闻及收缩期杂音，考虑为肥厚型心肌病伴流出道梗阻，治疗主要有β受体阻滞剂和非二氢吡啶类钙通道阻滞剂，故不选B、C、D、E。洋地黄类药物，增强心肌收缩力，可能加重流出道梗阻，故不宜使用，故选A。

3.【答案】C 　　　　　　　　　　　【难度系数】★★

【解析】中青年男性，活动后心悸、胸痛、喘息，其兄24岁时猝死，查体胸骨左缘第4肋间可闻及3/6级收缩期喷射样杂音，考虑符合肥厚型心肌病，故选C。风湿性心脏瓣膜病患者有风湿病史，特征性心脏杂音，故不选A。房间隔缺损为最常见的成人先天性疾病，女性多发，X线可见右房、右室增大，肺动脉段突出及肺血管影增加，故不选B。限制型心肌病以右心衰症状为特征，查体可见颈静脉怒张，心脏听诊常可闻及奔马律，故不选D。冠心病多见于老年人，往往有心绞痛病史，故不选E。

【破题思路】①青年女性＋风湿热＋胸骨左缘第4肋间可闻及3/6级收缩期喷射样杂音＝主动脉瓣狭窄。②青年＋家族史＋胸骨左缘第4肋间可闻及3/6级收缩期喷射样杂音＝肥厚型梗阻性心肌病。

题型　A3/A4型题

1.【答案】D 　　　　　　　　　　　【难度系数】★★★★

【解析】患者青年男性，活动时气短、心前区疼痛，血压稍高（BP 146/80 mmHg），胸骨左缘第3~4肋间可闻及3/6级收缩期喷射性杂音（提示流出道梗阻），超声心动图示舒张期室间隔与左室后壁厚度之比≥1.5（肥厚型心肌病超声心动图诊断标准为该比≥1.3）。综上所述，最可能的诊断是肥厚型心肌病，故选D。高血压性心脏损害为长期高血压导致的心脏并发症，无心脏杂音，故不选A。风湿性心脏病患者多有风湿热病史，并伴有相应瓣膜的改变，故不选B。病毒性心肌炎者发病前多有病毒感染前驱症状，如发热、全身倦怠感和肌肉酸痛等，故不选C。扩张型心肌病主要表现为充血性心力衰竭，超声心动图示左室扩大，室壁运动普遍减弱，故不选E。

【破题思路】①肥厚型梗阻性心肌病 = 青年（部分题有猝死家族史）+ 心室间隔非对称肥厚（超声舒张期室间隔厚度 > 15 mm 或与后壁的厚度之比≥1.3）+ 胸骨左缘3~4肋间闻及杂音。②扩张型心肌病 = 超声心界扩大 + 室壁运动减弱 + 附壁血栓形成。③病毒性心肌炎 = 感染史 + 心肌酶谱异常。

2.【答案】C　　　　　　　　　　　　　　【难度系数】★★★

【解析】该患者最适宜的治疗药物为美托洛尔，故选C。美托洛尔为β受体阻滞剂，可改善心肌松弛，增加心室舒张期充盈时间，减少室性及室上性心动过速，为肥厚型梗阻性心肌病的首选用药。虽然患者胸前区疼痛，但硝酸甘油为硝酸酯类药物，扩张小静脉，减轻心脏前负荷，可加重心室流出道梗阻，因此不能用于肥厚型梗阻性心肌病患者的治疗。地高辛为洋地黄制剂，可增强心肌收缩力，加重梗阻，故禁用。氢氯噻嗪主要用于肥厚型梗阻性心肌病后期出现心力衰竭的治疗。氨茶碱多用于支气管哮喘的治疗，也可用于急性心力衰竭的治疗，故不选A、B、D、E。

【破题思路】肥厚型梗阻性心肌病首选β受体阻滞剂，禁用洋地黄，胸痛不用硝酸甘油。

三、病毒性心肌炎

题型	A2型题

1.【答案】E　　　　　　　　　　　　　　【难度系数】★★★

【解析】患者20岁，青壮年不易出现冠心病（心肌梗死），故不选A。扩张型心肌病、急性心包炎都可能出现心界向两侧扩大，而患者心脏轻度向左扩大，故不选B、C。肺炎时肺部湿啰音双侧一般不对称，且一般不出现奔马律，故不选D。年轻人感冒后出现心悸、心肌酶改变升高、肺淤血，考虑病毒性心肌炎，故选E。

【破题思路】①年轻人 + 血cTnI（+） = 病毒性心肌炎。②中老年人 + 血cTnI（+） = 急性心肌梗死。

2.【答案】A　　　　　　　　　　　　　　【难度系数】★★

【解析】青年女性，1~3周前有病毒前驱感染症状，心悸为主诉，心电图示室性期前收缩，肌钙蛋白升高，考虑为病毒性心肌炎，故选A。感染性心内膜炎一般有发热、心脏杂音、周围体征等，诊断需查血培养和超声心动图，故不选B；该患者为青年，无心绞痛等病史，心电图未提示急性心肌梗死表现，故不选C；急性心包炎一般有典型胸痛，可闻及心包摩擦音，心电图示ST段弓背向下抬高，故不选D；风湿性心脏病一般有风湿热为病因，相应心脏瓣膜听诊区有特殊的杂音，故不选E。

【破题思路】①年轻人 + 病毒前驱感染症状 + 心肌标志物阳性 = 病毒性心肌炎。②中老年人 + 高血压、糖尿病等危险因素 + 心肌标志物阳性 = 急性心肌梗死。

3.【答案】A　　　　　　　　　　　　　　【难度系数】★★★

【解析】本题题眼为血肌钙蛋白增高，提示心肌损害，有2种疾病，一种是病毒性心肌炎，一种是心肌梗死；题中患者为青年人且有感染病史，所以提示病毒性心肌炎，故选A。感染性心内膜炎容易选错，典型特点：皮肤瘀点、Osler结节、Janeway斑、Roth斑等。

【破题思路】①病毒性心肌炎 = 青年人 + 病毒感染史 + 心肌酶谱增高 + 心律失常。②感染性心内膜炎 = 发热 + 心脏杂音 + 周围体征。血培养阳性和影像学阳性证据可确诊。

第十节　急性心包炎

题型	A1型题

1.【答案】C　　　　　　　　　　　　　　【难度系数】★★★

【解析】当心包积液量大时可于左肩胛骨下出现叩浊音，听诊闻及支气管呼吸音，称心包积液征（Ewart征），不是心脏压塞，故不选A。胸骨左缘第3/4肋间闻及刮擦样音，若屏气后消失，则为胸膜摩擦音，若屏气后不消失，则为心包摩擦音，故不选B。心脏压塞时表现为心音遥远、脉压小、颈静脉怒张，低血压，还见于右心衰、缩窄性心包炎，故选 C。胸闷、气短多由肺淤血或支气管受压引起，见于慢性左心衰、二尖瓣狭窄、大量心包积液，故不选 D。心浊音界向两侧扩大见于二尖瓣关闭不全引起的全心衰、扩张型心肌病、大量心包积液，故不选 E。

2.【答案】E　　　　　　　　　　　　【难度系数】★★★★★
【解析】心包积液的液体积聚较慢时，则引起亚急性或慢性心脏压塞，产生体循环静脉淤血征象，出现颈静脉怒张、Kussmaul 征象，即吸气时颈静脉充盈更明显，故选 E。全心衰、右心衰或心包积液时，有体循环静脉淤血、颈静脉怒张，吸气时胸膜腔内负压增大，回心血量减少，射血分数降低，收缩压降低 10mmHg 或更多，呼吸时恢复，称为奇脉，故不选 A。左心衰表现为肺淤血和射血减少，不会出现颈静脉怒张，故不选 B。肥厚型梗阻性心肌病临床表现同主动脉瓣狭窄，肺淤血和收缩压降低，也不会表现为颈静脉怒张，故不选 C。上腔静脉血栓形成时，头面部静脉回流受阻，头面部肿胀，与呼吸无关，故不选 D。

3.【答案】E　　　　　　　　　　　　【难度系数】★★
【解析】心包穿刺术的指征和注意事项：①诊断性穿刺用于判定积液的性质和病原；②有心脏压塞时，穿刺抽液以减轻症状；③化脓性心包炎时，穿刺排脓、注药。主动脉夹层是绝对禁忌证。相对禁忌证包括：①未纠正的凝血功能障碍；②抗凝治疗中；③血小板减少症；④少量、后壁、局限性渗液。
【破题思路】主动脉夹层是心包穿刺术绝对禁忌证。

题型	A2 型题

1.【答案】E　　　　　　　　　　　　【难度系数】★★★
【解析】该患者符合心脏压塞三联征（低血压、心音低弱、颈静脉怒张），心包穿刺引流是解除心脏压塞最简单、有效的手段，故选 E。美托洛尔在急症时均不作为最关键治疗，故不选 A；硝酸甘油常用于心绞痛急救处理，该患者表现不符合心绞痛表现，故不选 B；静脉注射呋塞米常见于急性左心衰，该患者无粉红色泡沫样痰，双肺呼吸音清，表现不符，故不选 C；多巴胺用于休克时，适用于心肌收缩力减弱、尿量减少而血容量不足的心功能不全者，故不选 D。
【破题思路】心脏压塞三联征为低血压、心音低弱、颈静脉怒张，解除压塞选穿刺。

2.【答案】D　　　　　　　　　　　　【难度系数】★★★
【解析】青年男性，发热伴心前区锐痛 3 天，休息后未减轻，胸骨左缘第 3 肋间可闻及粗糙的双相性搔刮样声音，考虑为急性心包炎，故选 D。肺癌多见于中老年，慢性病程，常有咳嗽、咳痰、痰中带血或咯血、胸痛等症状，故不选 A；气胸往往起病前部分患者有持重物、屏气、剧烈体力活动等诱因，无发热，量大时有气管向健侧移位，叩诊鼓音，听诊呼吸音减弱或消失，故不选 B；主动脉夹层患者往往为撕裂样或刀割样剧痛，多合并高血压，两上肢或上下肢血压相差较大，故不选 C；急性心肌梗死多见于中老年，有心绞痛等病史，故不选 E。
【破题思路】急性纤维素性心包炎 = 心前区锐痛 + 双相性搔刮样声音 + 屏气后消失。

3.【答案】C　　　　　　　　　　　　【难度系数】★★★
【解析】老年女性，行冠脉介入治疗过程中突发心悸、气短，BP 80/70 mmHg，颈静脉怒张，心音低钝，奇脉，最可能出现心脏压塞（Beck 三联征：低血压、心音低弱、颈静脉怒张），解除心脏压塞最简单有效的手段是心包穿刺抽液，故选 C。皮下注射低分子量肝素用于预防和治疗静脉血栓，对缓解心脏压塞无效，故不选 A；毛花苷 C 能加强心肌收缩，减慢心率与传导，一般用于心力衰竭、快速性房颤和阵发性室上性心动过速，故不选 B；呼吸机辅助呼吸只能作为辅助，不是主要措施，故不选 D；去甲肾上腺素属于升压药，心脏压塞时，单纯使用去甲肾上腺素虽然能升高血压但会减慢心率，不利于血液泵出，故不选 E。
【破题思路】Beck 三联征（低血压、心音低弱、颈静脉怒张）= 心脏压塞，最简单有效的手段是心包穿刺抽液。

第十一节　休克

一、休克概述

（尚未出题）

二、低血容量性休克

题型 A2 型题

1.【答案】C　　　　　　　　　　　　　　【难度系数】★★★★

【解析】中心静脉压（CVP 5~12 cmH₂O）与补液的关系：

CVP	血压	原因	处理
低	低	血容量严重不足	充分补液
低	正常	血容量不足	适当补液
正常	低	心功能不全或血容量不足	补液试验
高	正常	容量血管过度收缩	扩血管
高	低	心功能不全或血容量相对过多	强心、纠酸、扩血管

补液试验：等渗盐水 250 mL，于 5~10 分钟内静脉输入。如血压升高而 CVP 不变，提示血容量不足；如血压不变而 CVP 升高，则提示心功能不全。故选 C。

2.【答案】E　　　　　　　　　　　　　　【难度系数】★★★

【解析】患者 19 岁，被人踢伤腹部（腹部损伤，当引起实质脏器破裂，肝、脾出血时可造成失血性休克），尿少 2 小时（休克表现）。查体：BP 68/50 mmHg（收缩压＜70 mmHg 提示重度休克），意识模糊，面色苍白，四肢厥冷，脉搏细速（重度休克表现），全腹压痛，有肌紧张，反跳痛（+），提示腹膜刺激征（+），移动性浊音（+），考虑腹腔脏器出血。综上所述，考虑诊断为肝脏破裂导致的低血容量性休克，故选 E。感染性休克常继发于感染。过敏性休克是由外界某些抗原性物质接触或进入机体引起强烈的致命性全身反应所致。神经源性休克因神经系统功能障碍或损伤导致周围血管的收缩舒张功能障碍，如脊髓损伤引起的休克。心源性休克是心脏的泵血功能衰竭导致。

三、过敏性休克

（尚未出题）

四、感染性休克

题型 A2 型题

【答案】D　　　　　　　　　　　　　　【难度系数】★★★

【解析】患者转移性右下腹痛伴发热 2 天，考虑急性阑尾炎，入院 2 小时后，全腹肌紧张，板状腹，此为急性腹膜炎表现，脉搏加快、血压下降考虑发生休克，说明阑尾穿孔导致休克，属于感染性休克，因此 D 对。神经源性休克多见于严重创伤、剧烈疼痛刺激以及高位脊髓麻醉或损伤，因此 A 错。心源性休克多见于急性心肌梗死等急性冠脉综合征，故不选 B。失血性休克多见于肝脾破裂、胃底食管静脉曲张破裂等，故不选 C。过敏性休克多见于应用青霉素、接触过敏原等情况，故不选 E。

【破题思路】①神经源性休克：严重创伤 + 收缩压＜90 mmHg。②心源性休克：严重心脏病 + 收缩压＜90 mmHg。③失血性休克：大量出血 + 收缩压＜90 mmHg。④感染性休克：重度感染 + 收缩压＜90 mmHg。⑤过敏性休克：过敏（青霉素、花粉过敏）+ 收缩压＜90 mmHg。

第十二节　周围血管疾病

一、动脉硬化性闭塞症（助理不考）

题型 A2 型题

【答案】A　　　　　　　　　　　　　　【难度系数】★★★

【解析】患者为老年男性，间断左下肢疼痛 3 年，加重 1 个月，且有高血压、高血脂病史，查体左足及左下肢皮温明显降低，左腘动脉、足背动脉搏动消失，考虑最可能动脉硬化性闭塞症，故选 A。深静脉血栓形成表现为一侧肢体突然发生肿胀，伴胀痛、浅静脉扩张、局部压痛，故不选 B。血栓性浅静脉炎患者病变静脉区呈红肿条索状，有明显疼痛和压痛，局部皮温升高，故不选 C。急性动脉栓塞起病急骤，表现为疼痛、感觉异常、麻痹、无脉、苍白，故不选 D。血栓闭塞性脉管炎多发生于年轻人，有吸烟史，累及全身中小动脉，常有雷诺现象等，故不选 E。

【破题思路】①老年 +"三高"（高血压、高血脂、高血糖）+ 间歇性跛行 = 动脉硬化性闭塞症。②青年 + 吸烟 + 间歇性跛行 = 血栓闭塞性脉管炎。

二、血栓闭塞性脉管炎（助理不考）

题型　A2 型题

1.【答案】C　　　　　　　　　　　【难度系数】★★★★

【解析】患者目前诊断清楚，临床表现为双下肢疼痛剧烈且持续，以夜间更著，也就是静息痛，因此属于Ⅲ期，故选 C。血栓闭塞性脉管炎的临床分期如下：

分期		临床表现	缺血原因
Ⅰ期		①无明显临床症状；②患肢怕冷、皮温稍低、易疲乏或轻度麻木；③踝/肱指数（ABI）正常	局限性动脉狭窄
Ⅱ期	Ⅱa	轻度间歇性跛行，较多发生小腿肌痛	动脉严重狭窄，肢体靠侧支代偿而存活
	Ⅱb	中、重度间歇性跛行，ABI 0.7~0.9	
Ⅲ期		静息痛，ABI 0.4~0.7	动脉广泛严重狭窄，侧支代偿不足，组织濒临坏死
Ⅳ期		①溃疡坏死，皮温低，色泽暗紫；②ABI < 0.4	组织坏死

【破题思路】①Ⅰ期 = 无症状 +ABI 正常。②Ⅱ期 = 间歇性跛行 +ABI 为 0.7~0.9。③Ⅲ期 = 静息痛 +ABI 为 0.4~0.7。④Ⅳ期 = 坏疽 +ABI < 0.4。

2.【答案】E　　　　　　　　　　　【难度系数】★★★

【解析】青年男性，左下肢疼痛 6 个月，加重 1 个月，间断发生左下肢不同部位红线状病灶，吸烟 10 年，查体左足苍白，左足背动脉搏动消失，符合血栓闭塞性脉管炎，故选 E。急性动脉栓塞起病急，表现为疼痛、感觉异常、麻痹、无脉、苍白，故不选 A。血栓性浅静脉炎患者病变静脉区呈红肿条索状，有明显疼痛和压痛，局部皮温升高，故不选 B。动脉硬化性闭塞症常见于老年人，有高血糖、高血压、高血脂，下肢动脉不好，故不选 C。深静脉血栓形成表现为下肢肿胀、剧痛，局部压痛，故不选 D。

3.【答案】B　　　　　　　　　　　【难度系数】★★

【解析】青壮年男性，左下肢疼痛发凉半年。有左下肢血栓性浅静脉炎病史、吸烟史。无高血压、糖尿病病史。右下肢正常，左足苍白，皮温明显降低，左足背动脉搏动消失，Buerger 试验阳性（血栓闭塞性脉管炎特征性表现）。最可能的诊断是血栓闭塞性脉管炎，故选 B。急性动脉栓塞起病急骤，症状明显，进展迅速。原发性下肢静脉曲张主要表现为下肢浅静脉扩张、迂曲，下肢沉重、乏力感。动脉硬化性闭塞症常见于老年人，多有"三高"史。深静脉血栓形成患肢皮温及体温均升高，伴肿胀和压痛。

【破题思路】血栓闭塞性脉管炎即 Buerger 病。

三、下肢静脉曲张

题型　A2 型题

1.【答案】C　　　　　　　　　　　【难度系数】★

【解析】下肢静脉由于静脉壁薄弱，静脉瓣膜缺陷等先天因素，长期站立、重体力劳动、妊娠、慢性咳嗽、习惯性便秘等后天因素，使瓣膜承受过度压力，不能紧密关闭，最终形成下肢静脉曲张，故选 C。滑囊炎一般由损伤引起，部分是直接暴力损伤，有些是关节屈、伸、外展、外旋等动作过度，经反复、长期、持续的摩擦和压迫，使滑囊劳损导致炎症而引起，故不选 A。肩周炎大多发生在 40 岁以上的中老年人，引起肩周炎的原因为：软组织退行病变，对各种外力的承受能力减弱；长期过度活动，姿势不良等所产生的慢性致伤力，故不选 B。慢性肝炎多见于感染肝炎病毒（乙型肝炎病毒、丙型肝炎病毒），长期饮酒，服用肝毒性药物等，故不选 D。慢性胃炎多因幽门螺杆菌感染，长期饮烈性酒、浓茶、浓咖啡等刺激性物质，有些药物如保泰松、吲哚美辛、辛可芬及水杨酸盐、洋地黄等可引起慢性胃黏膜损害等，故不选 E。

2.【答案】D　　　　　　　　　　　　　　【难度系数】★★★

【解析】左下肢沉重感并浅静脉扩张，长时间站立加重，休息后减轻。大隐静脉瓣膜功能试验（+），这个试验就是用于确诊有无静脉曲张，阳性提示原发性下肢静脉曲张，故选 D。动脉硬化性闭塞症多见于 45 岁以上人群，表现为足背动脉搏动减弱，无静脉曲张等，故不选 A。原发性深静脉瓣膜功能不全临床表现与原发性下肢静脉曲张类似，但大隐静脉瓣膜功能试验（−），故不选 B。慢性动静脉瘘病人的患肢肿胀、麻木、疼痛、乏力，在搏动性肿块局部有嗡嗡声，大隐静脉瓣膜功能试验（−），故不选 C。下肢血栓性浅静脉炎的特征是：受病变累及的都是中小浅静脉，管腔内虽有血栓形成和堵塞，但不会引起静脉血液障碍，结节消退快，留下局部棕色色素沉着，结节无化脓、坏死，受累肢体也无水肿形成，大隐静脉瓣膜功能试验（−），故不选 E。

【破题思路】① Pratt 试验──→了解交通静脉瓣膜功能；Perthes 试验──→检查深静脉是否通畅；Trendelenburg 试验──→检查大隐静脉瓣膜功能。②下肢静脉造影：是诊断下肢静脉曲张最可靠的方法。

四、下肢深静脉血栓形成

| 题型 | A2 型题 |

【答案】E　　　　　　　　　　　　　　【难度系数】★★

【解析】左小腿肿胀、踝关节背屈试验阳性，加之有妊娠、手术、术后卧床等易导致深静脉血栓形成的因素，选 E，排除其他选项。

第十三节　主动脉夹层

| 题型 | A3/A4 型题 |

1.【答案】E　　　　　　　　　　　　　　【难度系数】★★★

【解析】血压明显升高 + 突发胸部撕裂样疼痛，首先考虑主动脉夹层，故选 E。双肺呼吸音清，排除 A。疼痛性质和累及部位，排除 B 和 C。无导致深静脉血栓形成的相关病史和 P_2 亢进，排除 D。

2.【答案】A　　　　　　　　　　　　　　【难度系数】★★★

【解析】诊断主动脉夹层首选主动脉 CT 血管成像，主动脉造影是诊断的金标准，但仅用于介入治疗时，非术前的常规检查，故选 A 不选 B。超声心动图用于诊断瓣膜病等心脏疾病，心电图用于诊断心律失常，胸部 X 线检查用于诊断肺部感染性疾病、胸腔积液和气胸等，可排除 C、D、E。

第十四章　呼吸系统

第一节　慢性阻塞性肺疾病

题型　A1 型题

1. 【答案】E　　　　　　　　　　　【难度系数】★★★★
   【解析】阻塞性和限制性通气功能障碍均可致肺泡通气量不足，导致 PaO_2 降低和 $PaCO_2$ 升高，故选 E 不选 A、D。阻塞性通气功能障碍造成的肺泡膨胀，可使肺泡周围毛细血管受压，肺泡间血流量减少，致生理无效腔增大，可排除 B。弥散功能障碍以低氧血症为主，可排除 C。
   【破题思路】①如题干中所给信息为 PaO_2 降低、$PaCO_2$ 正常或降低，选弥散功能障碍；②如题干中所给信息为慢性支气管炎、阻塞性肺气肿、COPD、支气管哮喘的表现，选阻塞性通气功能障碍；③如题干中所给信息为大量胸腔积液、气胸、严重胸廓畸形的表现，选限制性通气功能障碍；④如题干中所给为 ARDS、急性肺水肿、重症肺炎的表现，选弥散功能障碍。

2. 【答案】B　　　　　　　　　　　【难度系数】★★★
   【解析】正常人在喉部，胸骨上窝，背部第 6、7 颈椎和第 1、2 胸椎附近可听到支气管呼吸音，病理情况主要见于肺组织实变，如大叶性肺炎（肺炎链球菌肺炎）的实变期，系肺内含气量减少致传导增强所引起。COPD 患者小气道狭窄和肺泡弹性回缩力降低，致肺过度充气、肺容量增加，可出现桶状胸、两肺语颤减弱、叩诊呈过清音、心浊音界缩小、肺下界下移、呼吸音减弱、心音遥远，但因肺体积增大致心脏到体表距离增加和传导减弱，不会出现支气管呼吸音。故选 B，可排除 A、C、D、E。

3. 【答案】D　　　　　　　　　　　【难度系数】★★★
   【解析】慢性阻塞性肺疾病的肺泡通气不良和肺泡壁血液灌流减少，可致肺通气/血流比例失调，引起Ⅰ型呼吸衰竭，故选 D。肺内分流是肺通气/血流比例失调的特例，故不选 A。肺弥散功能障碍主要见于肺水肿、肺不张、肺纤维化，可排除 B。肺通气量下降和阻塞性通气功能障碍可引起Ⅱ型呼吸衰竭，可排除 C、E。

4. 【答案】A　　　　　　　　　　　【难度系数】★★
   【解析】慢性阻塞性肺疾病包括两种主要病变，即小气道病变和阻塞性肺气肿，前者使小气道阻力明显升高，后者使小气道较易塌陷，同时使肺泡弹性回缩力明显减低，共同造成通气障碍不能完全恢复，故选 A。支气管舒张试验用以测定气道的可逆性改变，阳性表示为可逆性改变，故不选 B。功能残气量显著增加表明存在肺气肿，故不选 C。支气管激发试验阳性，表示存在气道高反应性，表示气流受限为非持续性，是支气管哮喘确诊检查之一，故不选 D。限制性通气功能障碍，多出现于气胸、胸腔积液、严重胸廓畸形等致肺活动受限疾病，故不选 E。
   【破题思路】①年轻人+发作性咳嗽或胸闷+双肺呼吸音清+肺通气功能正常，选 D→支气管激发试验→测定气道的反应性；②年轻人+发作性咳嗽或胸闷+双肺闻及哮鸣音+肺通气功能下降，选 B→支气管舒张试验→测定气道的可逆性；③吸入沙丁胺醇后 FEV_1 较用药前增加≥12%，且其绝对值增加≥200 mL→支气管舒张试验阳性；④支气管哮喘→支气管舒张试验阳性；COPD→支气管舒张试验阴性。

5. 【答案】A　　　　　　　　　　　【难度系数】★★★
   【解析】COPD 的标志性症状是呼吸困难（气短），与气道狭窄致持续气流受限引起的缺氧有关。支气管舒张剂（$β_2$ 肾上腺素受体激动剂、抗胆碱药、茶碱类药）可使狭窄的气道扩张，减轻气道阻塞的程度，改善通气，缓解气短症状，其中的抗胆碱药可减少腺体分泌，故选 A 不选 E。COPD 急性加重期宜在应用支气管舒张剂基础上口服或静脉用糖皮质激素，故不选 B。祛痰药可促使排痰，但不能舒张支气管，可排除 D。虽 COPD 的发病机制与氧化应激增加有关，但抗氧化剂非主要治疗用药，故不选 C。
   【破题思路】①改善 COPD 症状→支气管舒张药；②改善 COPD 预后→长期家庭氧疗；③治疗 COPD 最重要措施→戒烟；④COPD 急性加重期的治疗首选→抗生素控制感染。

6. 【答案】B　　　　　　　　　　　【难度系数】★
   【解析】Ⅱ型呼吸衰竭是指低氧血症合并高碳酸血症，系阻塞性通气障碍或限制性通气障碍使肺泡通气不足所致，最常见于 COPD，故选 B。糖尿病酮症酸中毒系酸性代谢产物增多引起的代谢性酸中毒，而非高碳酸血症，可排除 A。哮喘急性发作时因轻重不同，可为Ⅱ型呼吸衰竭，也可为Ⅰ型呼吸衰竭，故不选 C。重症肺炎和肺血栓栓塞症是Ⅰ型呼吸衰竭的常见病因，可排除 D、E。

【破题思路】① COPD、气管异物、大量胸腔积液或气胸→Ⅱ型呼吸衰竭；② ARDS、重症肺炎、肺血栓栓塞症→Ⅰ型呼吸衰竭。

7.【答案】E 　　　　　　　　　　　　【难度系数】★★★★

【解析】肺气肿患者小气道瘢痕形成致管腔狭窄，肺泡通气量降低，肺内残气量增加，肺泡腔扩大，肺泡弹性纤维断裂，弹性回缩力减弱，故选 E。弥漫性泛细支气管炎、慢性支气管炎、支气管扩张、慢性纤维空洞性肺结核等疾病，如未发展至肺气肿，不会影响肺的弹性回缩力，故可排除 A、B、C、D。

【破题思路】①看关键词→肺脏弹性回缩力→肺部病变；②增大的肺泡 = 吹大的气球→弹性回缩力下降。

8.【答案】D 　　　　　　　　　　　　【难度系数】★★

【解析】COPD 患者的氧化应激增加。超氧阴离子、过氧化氢、一氧化氮等氧化物，可参与多种因子的转录，包括 IL8、TNF-α、NO 诱导合成酶、环氧化酶诱导酶等，故选 D。

9.【答案】C 　　　　　　　　　　　　【难度系数】★

【解析】5 个备选答案均为 COPD 的病理生理变化，但 COPD 特征性的病理生理变化是持续气流受限导致肺通气功能障碍，故选 C，可排除 A、B、D、E。

10.【答案】C 　　　　　　　　　　　【难度系数】★★

【解析】气道、肺实质和肺血管的慢性炎症是 COPD 的特征性改变，中性粒细胞、巨噬细胞、T 淋巴细胞均参与了发病过程，但最主要的是中性粒细胞的活化和聚集，故选 C 不选 D、E。肥大细胞、嗜酸性粒细胞与支气管哮喘的炎症机制有关，故不选 A、B。

11.【答案】D 　　　　　　　　　　　【难度系数】★★★

【解析】FEV_1（第一秒用力呼气容积）/FVC（用力肺活量）＜ 70% 可确定持续气流受限，对于判断通气功能意义最大，而用力呼气量/用力肺活量，也能较好地判断肺通气功能，故选 D。其余选项也能判断肺通气功能，但相对价值较低。

12.【答案】A 　　　　　　　　　　　【难度系数】★★★★

【解析】COPD 的主要病理生理特征是持续气流受限导致的通气功能障碍，肺功能测定表现为 FEV_1 下降、FEV_1/FVC ＜ 70%、RV 和 TLC 增高，故选 A 不选 C、D。支气管舒张试验阳性提示气流受限完全可逆，见于支气管哮喘，可排除 B。DLCO 下降提示气体交换障碍，见于肺间质疾病，可排除 E。

13.【答案】D 　　　　　　　　　　　【难度系数】★★

【解析】诊断 COPD 的必备条件是肺功能检查提示持续气流受限，表现为吸入支气管舒张剂后 FEV_1/FVC ＜ 70%，故选 D。胸部 X 线可诊断慢性支气管炎（两肺纹理增多、增粗、紊乱）和肺气肿（两肺透亮度增加），但不能判断肺功能，可排除 C。吸烟为病因；慢性咳嗽、咳痰和肺气肿体征也可见于慢性支气管炎和肺气肿，故不选 A、B、E。

【破题思路】怀疑 COPD，确诊必选肺功能。

14.【答案】E 　　　　　　　　　　　【难度系数】★

【解析】感染是 COPD 发生发展的重要原因，也是急性加重最常见的诱因，故选 E。

15.【答案】A 　　　　　　　　　　　【难度系数】★

【解析】所有选项均为 COPD 的发病因素，但吸烟最重要，故选 A 不选 B、C、D、E。

【破题思路】吸烟是 COPD 最重要的发病因素，呼吸道感染是 COPD 急性加重最常见的诱发因素。

题型	A2 型题

1.【答案】D 　　　　　　　　　　　　【难度系数】★★★

【解析】老年 + 慢性咳嗽、咳痰、气短 + 双肺呼吸音减弱 +X 线胸片双下肺纹理增粗 + 动脉氧分压降低，首先考虑 COPD，故选 D。患者无左、右心衰竭的两肺底湿啰音、双下肢水肿、肝颈静脉回流征阳性等体征，故不选 A。支气管哮喘为发作性伴有哮鸣音的呼吸困难，发作时 X 线胸片双肺透亮度增加，缓解期正常，可排除 B。无幼年反复发作的呼吸道感染史，无脓痰、咯血和肺部固定的粗湿啰音，X 线胸片未见柱状和囊状扩张影像，故不选 C。间质性肺炎多为刺激性干咳，双肺底可闻及爆裂音，X 线见弥漫性浸润性阴影，故不选 E。

【破题思路】看到中老年，反复咳嗽、咳痰 5 年以上，结合气短、X 线双肺纹理增粗紊乱或双肺透亮度增加等，可考虑 COPD。

2.【答案】C 　　　　　　　　　　　　【难度系数】★★★

【解析】老年 + 吸烟史 + 慢性咳嗽、咳痰 +X 线胸片双肺透亮度增加，首先考虑 COPD。诊断 COPD

的必备条件是肺功能检查提示持续气流受限，故选 C。胸部高分辨率 CT 用于诊断支气管扩张；动脉血气分析用于诊断呼吸衰竭和酸碱失衡；放射性核素肺通气/血流灌注扫描用于诊断肺血栓栓塞症；支气管镜用于诊断中央型肺癌。故不选 A、B、D、E。

3. 【答案】D 【难度系数】★★★

【解析】吸烟史 + 反复咳嗽 +X 线胸片双肺纹理增多、肺功能残气量增高、FEV_1/FVC 0.55，诊断为 COPD，故选 D。特发性肺纤维化病因不明，主要症状为进行性加重的呼吸困难，肺功能表现为 FEV_1/FVC 增加，可排除 A。肺结核有低热、乏力、盗汗、消瘦等结核中毒症状；支气管哮喘多见于青少年，表现为发作性伴双肺哮鸣音的呼气性呼吸困难，发作时 X 线胸片两肺透亮度增加，缓解期正常；支气管扩张表现为慢性咳嗽、大量脓痰、反复咯血，X 线胸片可见双轨征或卷发样阴影。故不选 B、C、E。

4. 【答案】C 【难度系数】★★★★★

【解析】COPD 病史 + 呼吸道感染后呼吸困难加重 + 球结膜水肿、面色暗红，提示感染致患者病情进入急性加重期，呼吸道阻塞加重，CO_2 潴留增加。轻度 CO_2 潴留扩张肾血管，使肾血流量增加，尿量增多；但严重 CO_2 潴留则致肾血管痉挛，使肾血流量减少，肾小球滤过率下降，尿量减少，钠水潴留，可出现下肢水肿。故选 C。患者无手术、长期卧床等导致下肢深静脉血栓形成的病因和下肢肿胀、突发胸痛及呼吸困难等表现，排除 A。无 P_2 亢进、剑突下收缩期搏动、颈静脉怒张等肺源性心脏病和右心衰竭的表现，不选 B。短时间应用糖皮质激素，无满月脸、水牛背、高血压、高血糖等激素不良反应的表现，题干中无药物过敏的相关信息，可排除 D、E。

【破题思路】①创伤、手术、长期卧床 + 突发一侧肢体肿胀、疼痛、患足不能着地踏平 = 下肢深静脉血栓形成→多普勒超声检查、下肢静脉造影。②骨折、手术、长期卧床 + 活动时突发胸痛、呼吸困难、咯血、晕厥 +P_2 亢进 = 肺血栓栓塞症→CT 肺动脉造影。

5. 【答案】B 【难度系数】★★★

【解析】中老年 + 慢性咳嗽、咳痰、喘憋 + 桶状胸、肺部叩诊过清音 +FEV_1 52%，FEV_1/FVC 51%，诊断为 COPD。COPD 患者特征性的病理生理变化是持续气流受限导致肺通气功能障碍，肺泡腔扩大，肺组织弹性减退，故选 B，不选 D。肺泡扩大挤压肺泡周围的毛细血管，使肺泡间血流减少，生理无效腔增大，故不选 E。肺泡通气不良可致功能性分流增加；肺泡和毛细血管大量丧失致弥散面积减少。故不选 A、C。

6. 【答案】D 【难度系数】★★

【解析】老年 + 慢性咳嗽、咳痰 + 肺功能 FEV_1 57%，FEV_1/FVC=67%，最可能的诊断为 COPD，故选 D。支气管哮喘发作时双肺可闻及哮鸣音，支气管舒张试验阳性；特发性肺纤维化为慢性、进行性、纤维化性间质性肺炎，主要表现为进行性加重的呼吸困难，X 线胸片示网状或网状结节影。可排除 A、B。肺结核有低热、盗汗等结核中毒症状，X 线胸片在不同类型的肺结核中有相应改变；支气管扩张常有幼年呼吸道感染病史，X 线胸片表现为"双轨征""蜂窝状"阴影。故不选 C、E。

【破题思路】①听诊双肺呼吸音粗糙 +X 线胸片双肺纹理增多、增粗、紊乱 = 慢性支气管炎。②慢性支气管炎表现 + 桶状胸、双肺叩诊呈过清音、呼吸音减弱、肺下界下移、心脏浊音界缩小、心音遥远 +X 线胸片双肺透亮度增加 = 阻塞性肺气肿。③慢性支气管炎表现 + 阻塞性肺气肿表现 + 吸入支气管舒张剂后 FEV_1/FVC < 70%=COPD。

7. 【答案】E 【难度系数】★★★

【解析】老年 + 慢性咳嗽、咳痰 + 气短，考虑诊断慢性阻塞性肺疾病。肺功能检查确定持续气流受限是慢阻肺诊断的必备条件，故选 E。UCG、胸部 CT 和血 D-二聚体测定非诊断 COPD 的检查项目，故不选 A、B 和 D。动脉血气分析主要用于诊断呼吸衰竭、ARDS 和酸碱失衡，可排除 C。

8. 【答案】C 【难度系数】★★★

【解析】第三代头孢菌素包括头孢噻肟、头孢唑肟、头孢曲松、头孢地嗪、头孢他啶等，能有效控制严重的铜绿假单胞菌感染，故选 C。莫西沙星属于喹诺酮类抗生素，主要用于敏感菌所致的慢性支气管炎急性发作、社区获得性肺炎等，故不选 A。阿米卡星属于氨基糖苷类抗生素，主要用于肺炎克雷伯菌肺炎，也可用于铜绿假单胞菌感染，但非首选，故不选 B。阿奇霉素属于大环内酯类抗生素，主要用于支原体、衣原体、军团菌感染所致非典型肺炎，故不选 D。阿莫西林属于青霉素类抗生素，主要用于大叶性肺炎等，故不选 E。

9. 【答案】B 【难度系数】★★★★

【解析】中年男性 + 吸烟史 +X 线胸片双肺纹理增粗、紊乱 + 支气管舒张试验阴性，提示气流受限不完全可逆，故选 B。支气管扩张多有幼年百日咳等病史，之后呼吸道感染反复发作，表现为咳嗽、咳脓痰、咯血，固定粗湿啰音，故不选 A。慢性支气管炎和阻塞性肺气肿一旦出现气流受限不完全可逆，即诊断为COPD，故不选C、E。支气管哮喘发作时，X线胸片双肺透亮度增加，缓解期正常，可排除D。

【破题思路】肺功能标准要看清，支气管舒张剂用后才判定。

10.【答案】A　　　　　　　　　　　【难度系数】★★

【解析】老年+慢性咳嗽、咳痰、气短，考虑诊断为COPD。诊断COPD必备条件是肺功能检查显示持续气流受限，故选A。影像学检查可诊断慢性支气管炎和肺气肿，但不能诊断COPD，故不选B、C、D。心电图用于心律失常、冠心病等心脏疾病的诊断，故不选E。

【破题思路】诊断COPD，首选肺功能检查。

11.【答案】C　　　　　　　　　　　【难度系数】★★

【解析】老年+吸烟史+慢性咳嗽、咳痰+桶状胸+加重伴发热+肺部湿啰音，考虑诊断为COPD急性加重期，故选C。支气管肺癌表现为刺激性咳嗽、痰中带血、消瘦，无桶状胸，且患者病程长达15年，可排除A。肺血栓栓塞症多有长期卧床、骨折、肿瘤静脉化疗等相关病史，活动后突发胸痛、咯血、呼吸困难，无发热，无桶状胸，故不选B。支气管扩张有多年反复咳嗽、咳痰、咯血、病变部位固定的粗湿啰音，无桶状胸，故不选D。支气管哮喘表现为反复发作伴哮鸣音的呼吸困难，除非继发感染，否则无发热，亦无桶状胸，可排除E。

【破题思路】①中老年+吸烟史+反复咳嗽、咳痰5年以上+桶状胸、双肺过清音、肺下界下移、心音遥远=COPD。②诊断COPD首选肺功能检查，必备条件是吸入支气管舒张剂后$FEV_1/FVC < 70\%$。

12.【答案】A　　　　　　　　　　　【难度系数】★★★

【解析】慢性咳嗽、咳痰、气短+双肺透亮度增加，首先考虑诊断慢性支气管炎所致阻塞性肺气肿或COPD。肺气肿或COPD患者肺部含气量增加，叩诊呈过清音，双肺呼吸音减弱，故选A不选B。叩诊实音见于胸腔积液，故排除C。语颤增强见于肺实变，为肺含气量减少，不选D。三四征见于气管异物、喉水肿所致吸气性呼吸困难，故不选E。

【破题思路】①中老年+慢性咳嗽、咳痰+双肺呼吸音粗糙+X线双肺纹理增多、紊乱=慢性支气管炎。②慢性支气管炎表现+气短+桶状胸、双肺过清音+X线双肺透亮度增加=阻塞性肺气肿。③慢性支气管炎表现+阻塞性肺气肿表现+肺功能持续气流受限=COPD。

13.【答案】A　　　　　　　　　　　【难度系数】★★

【解析】老年+吸烟+慢性咳嗽、咳痰、气短+X线胸片双肺纹理粗乱+$PaCO_2$ 55 mmHg，考虑诊断为COPD合并高碳酸血症。因CO_2抑制呼吸，此时，呼吸主要靠低氧血症对外周化学感受器的刺激来维持，一旦吸入高浓度氧，会抑制呼吸，使病情恶化，所以应采取低流量吸氧，故选A，排除其他选项。

【破题思路】COPD高碳酸，吸氧持续低流量。

14.【答案】D　　　　　　　　　　　【难度系数】★★★

【解析】患者为老年女性，慢性咳嗽、咳痰30年，气促10年，急性加重，查体有桶状胸，呼气相延长，血气分析提示Ⅱ型呼吸衰竭，故考虑诊断为COPD并发Ⅱ型呼吸衰竭。COPD特征为持续气流受限，同时存在通气功能障碍（阻塞性肺通气功能障碍）和换气功能障碍（通气/血液比例失调、无效腔增加、弥散功能障碍等），故A、B、C、E均包括在其发病机制内；限制性通气功能障碍常见于气胸、胸腔积液、严重胸廓畸形等致肺活动受限疾病，不属于COPD患者的发病机制，故选D。

15.【答案】E　　　　　　　　　　　【难度系数】★★★

【解析】中老年男性患者，反复咳嗽、咳痰12年，呼吸困难进行性加重半年，桶状胸，胸部X线片示双肺野透亮度增高，膈肌低平，考虑诊断为慢性阻塞性肺疾病。肺功能检查中VC（肺活量）、FEV_1（第一秒用力呼气容积）、FVC（用力肺活量）、FEV_1/FVC（1秒率）等都降低，但是残气量（RV）、肺总量（TLC）、功能残气量（FRC）等增加，故应选E。

【破题思路】COPD患者容量性数值增加，流速指标降低。

题型	A3/A4型题

1.【答案】B　　　　　　　　　　　【难度系数】★★★

【解析】老年+慢性咳嗽、咳痰+加重1周伴发热+肺部干湿性啰音，首先考虑诊断为COPD急性加重期；P_2亢进提示患者已出现肺动脉高压，故选B。老年患者，病程5年，无两肺哮鸣音，无结核中毒症状等，可排除A、C、D、E。

【破题思路】①青少年+接触史（宠物等）+突发呼吸困难伴双肺哮鸣音=支气管哮喘。②青壮年+自幼反复呼吸道感染史+慢性咳嗽、大量脓痰、反复咯血+肺部固定而持久的局限性湿啰音=支气管扩张。③老年+吸烟史+刺激性咳嗽、痰中带血+局限性喘鸣或单侧哮鸣音=肺癌。④中青年+咳嗽、

166

咳痰、低热、乏力、盗汗、消瘦 = 肺结核。⑤老年 + 慢性咳嗽、咳痰 + 桶状胸、双肺过清音、呼吸音减弱、心音遥远 =COPD。

2. 【答案】D 【难度系数】★★

【解析】肺功能检查确定持续气流受限是诊断COPD的必备条件，表现为吸入支气管舒张剂后FEV_1/FVC＜70%，故选D。痰找抗酸杆菌用于诊断肺结核；超声心动图用于诊断风湿性心脏瓣膜病、心包炎等疾病；支气管镜用于诊断中央型肺癌；胸部高分辨率CT用于诊断支气管扩张。故不选A、B、C、E。

【破题思路】①X线胸片或胸部CT示肺门部肿块→支气管镜；②先天性心脏病、风湿性心脏瓣膜病、心肌病、心包炎、感染性心内膜炎→超声心动图。

3. 【答案】E 【难度系数】★★★

【解析】双肺呼吸音较前减轻提示患者气道阻塞加重、肺泡通气量进一步降低；呼吸困难加重、意识障碍 + 嗜睡、球结膜水肿、口唇发绀，提示患者已发生呼吸衰竭和因缺氧和二氧化碳潴留所致的肺性脑病。故选E。无突发胸痛和胸部叩诊鼓音，可排除A。呼吸衰竭常见电解质紊乱为高血钾和低血氯，资料中无相应信息，故不选B。急性脑血管病多有高血压病史，体力活动或情绪激动时发病，有剧烈头痛、喷射性呕吐等全脑症状和肢体瘫痪等局灶定位症状，故不选C。右心衰竭有下肢水肿、颈静脉怒张、肝颈静脉回流征阳性，可排除D。

【破题思路】①慢性肺部疾病史（COPD）+ 意识改变 = 肺性脑病。②慢性肝脏疾病史（肝硬化）+ 意识改变 = 肝性脑病。③慢性肾脏疾病史（慢性肾衰竭）+ 意识改变 = 尿毒症脑病。

4. 【答案】A 【难度系数】★★★

【解析】老年 + 咳嗽、逐渐加重的呼吸困难 + 受凉史、咳脓痰 + 发绀、颈静脉怒张、肺部湿啰音、下肢水肿，考虑诊断为COPD并发慢性肺源性心脏病（失代偿期）。故选A。支气管哮喘多见于青少年，主要表现为发作性伴双肺哮鸣音的呼气性呼吸困难，重症可有胸腹矛盾运动、奇脉等，无颈静脉怒张、下肢水肿，故可排除B。支气管扩张有自幼年起反复呼吸道感染史，主要表现为慢性咳嗽、大量脓痰、反复咯血，病变部位可闻及局限、固定、持久的粗湿啰音，无下肢水肿，故不选C。肺结核有低热、乏力、盗汗、消瘦等结核中毒症状，无颈静脉怒张和下肢水肿；肺癌表现为刺激性咳嗽、痰中带血、体重减轻等，无颈静脉怒张、下肢水肿。故不选D、E。

【破题思路】① COPD+P_2亢进 + 剑突下收缩期搏动或三尖瓣区收缩期杂音、颈静脉怒张 + 心电图$RV_1+SV_5 \geq 1.05$ mV = 慢性肺源性心脏病代偿期。②慢性肺源性心脏病代偿期表现 + 呼吸衰竭和右心衰竭表现 = 慢性肺源性心脏病失代偿期。

5. 【答案】A 【难度系数】★★★

【解析】该患者诊断为COPD并发慢性肺源性心脏病失代偿期。失代偿期表现为呼吸衰竭和右心衰竭。患者已有右心衰竭，且有球结膜水肿、口唇发绀，需行动脉血气分析检查以明确有无呼吸衰竭及其严重程度。故选A。其余选项均不能诊断呼吸衰竭，故可排除B、C、D、E。

【破题思路】诊断呼吸衰竭和酸碱失衡，首选动脉血气分析。

6. 【答案】B 【难度系数】★★★★

【解析】COPD、肺源性心脏病为阻塞性通气功能障碍，病理生理改变为缺O_2伴CO_2潴留。CO_2对呼吸中枢有抑制作用，此时呼吸主要靠低氧血症对外周化学感受器的刺激来维持。故COPD、慢性肺源性心脏病应予低流量、低浓度吸氧。一旦吸入高浓度氧，解除了低氧对呼吸中枢的刺激，可造成呼吸抑制，使肺通气功能进一步下降，缺O_2和CO_2潴留进一步加重，病情恶化。故选B不选A。患者目前无机械通气指征，可排除C、D、E。

【破题思路】① ARDS →Ⅰ型呼吸衰竭→$PaO_2 < 60$ mmHg，$PaCO_2$正常或降低→较高浓度吸氧；②阻塞性肺气肿、COPD、慢性肺源性心脏病→Ⅱ型呼吸衰竭→$PaO_2 < 60$ mmHg，$PaCO_2 > 50$ mmHg→低浓度吸氧。

7. 【答案】C 【难度系数】★★★

【解析】老年 + 慢性咳嗽、咳痰、喘憋、嗜睡 + 意识模糊、双下肢水肿，考虑诊断为COPD引起的慢性肺源性心脏病失代偿期（呼吸衰竭、右心衰竭）。患者有嗜睡、意识模糊、球结膜水肿，故选C。心源性休克多见于急性大面积心肌梗死；感染中毒性脑病为急性起病，多先发热，后出现意识障碍，病史不符合。可排除A、D。脑出血多见于中老年人，有高血压病史，体力活动或情绪激动时发病，表现为剧烈头痛、喷射性呕吐等全脑症状和肢体瘫痪等局灶定位症状，故不选E。呼吸衰竭常见电解质紊乱为高血钾和低血氯，资料中无相应信息，可排除B。

8. 【答案】E　　　　　　　　　　　　　　　【难度系数】★★

【解析】慢性呼吸衰竭患者进行机械通气的指征是：① $PaCO_2$ ＞ 70 mmHg；② PaO_2 ＜ 40 mmHg；③呼吸频率 ≥ 35 次 / 分；④并发肺性脑病。故选 E。慢性肺源性心脏病应用利尿药的原则是小剂量、短疗程、作用缓和，故 B 不正确。适量应用糖皮质激素可减轻气道炎症，抗生素控制感染可减轻气道阻塞，但均非首选，可排除 A、D。呼吸兴奋剂用于无机械通气条件时，故不选 C。

第二节　肺动脉高压与慢性肺源性心脏病（助理不考）

一、肺动脉高压

题型　A1 型题

1. 【答案】B　　　　　　　　　　　　　　　【难度系数】★★

【解析】A、B、C、E 四个选项均可引起继发性肺动脉高压，但最常见的是 COPD，故选 B 不选 A、C、E。特发性肺动脉高压属原发性，可排除 D。

2. 【答案】C　　　　　　　　　　　　　　　【难度系数】★★★

【解析】由低氧所致肺动脉高压的疾病包括：COPD、间质性肺疾病、睡眠呼吸障碍等，其中最常见病因是 COPD，故选 C。肺血栓栓塞症引起肺动脉高压的机制是肺血管阻力增加，故不选 A。结缔组织病中的系统性红斑狼疮和类风湿关节炎导致肺动脉高压的机制是血管炎，可排除 B。特发性肺动脉高压病因未明，故不选 D。心源性肺水肿所致肺动脉高压的机制是肺循环阻力增加，不选 E。

3. 【答案】D　　　　　　　　　　　　　　　【难度系数】★★★

【解析】肺动脉高压的病因包括动脉性肺动脉高压（特发性肺动脉高压、遗传性肺动脉高压等），还包括肺部疾病和 / 或低氧（慢性阻塞性肺疾病、睡眠呼吸暂停等）所致肺动脉高压、左心疾病（心脏瓣膜病等）所致肺动脉高压、其他肺动脉阻塞性疾病（慢性血栓栓塞性肺动脉高压等）。故选 D，不选 A、B、C、E。

题型　A2 型题

【答案】C　　　　　　　　　　　　　　　【难度系数】★★★★

【解析】肺动脉高压是部分类风湿关节炎患者的关节外表现，与类风湿关节炎的基本病理变化之一血管炎（表现为血管内皮细胞增生、管腔狭窄或阻塞）有关。患者 P_2 亢进和分裂提示肺动脉高压，故选 C。无骨折、手术、长期卧床史和胸痛，可排除 A。无发热、咳嗽和肺部啰音，不选 B。贫血性心脏病和感染性心内膜炎可出现心脏杂音，但病史不符，排除 D、E。

二、慢性肺源性心脏病

题型　A1 型题

【答案】B　　　　　　　　　　　　　　　【难度系数】★★★

【解析】靴形心又称主动脉型心，常见于主动脉瓣关闭不全、主动脉瓣狭窄、高血压性所致左心室肥大；而肺源性心脏病的病理改变是右心室肥大，故选 B。其他选项均为肺源性心脏病的 X 线表现，故不选 A、C、D、E。

【破题思路】①靴形心→主动脉瓣关闭不全、高血压；梨形心→二尖瓣狭窄、慢性肺源性心脏病；②二尖瓣型 P 波→二尖瓣狭窄；肺型 P 波→慢性肺源性心脏病。

题型　A2 型题

1. 【答案】A　　　　　　　　　　　　　　　【难度系数】★★

【解析】慢性肺源性心脏病伴严重心衰者可用利尿药缓解症状，但呋塞米可致血钾降低，引起低钾、低氯性碱中毒，用药后应注意复查电解质，故选 A。D-二聚体用于排除肺血栓栓塞症，故不选 B。动脉血气分析主要用于诊断呼吸衰竭，可排除 C。超声心动图用于先天性心脏病、心肌病的诊断，故不选 D。心电图主要诊断心律失常、心肌梗死、心绞痛等，故不选 E。

【破题思路】利尿药易低钾，电解质要复查。

2. 【答案】D　　　　　　　　　　　　　　　【难度系数】★★★

【解析】老年 + 慢性咳嗽、咳痰 + $R_{V1}+S_{V5}=1.5$ mV+ 双下肢水肿，考虑诊断为慢性肺源性心脏病失代偿期（右心衰竭），故选 D。心包积液叩诊心脏浊音界向两侧扩大，积液量较大致心脏压塞时，可出现 Beck 三联征（低血压、心音低弱、颈静脉怒张），心电图 ST 段弓背向下抬高，故不选 A。扩张型心肌病无慢性支气管炎病史，表现为心脏增大、心力衰竭、心律失常，可排除 B。风湿性心脏瓣膜病多有风湿热病史，心脏瓣膜听诊区有特殊的杂音，故不选 C。急性心肌梗死表现为胸骨后闷压样或压榨样疼痛，心电图表现为 ST 段弓背向上抬高和病理性 Q 波，故不选 E。

【破题思路】①慢性支气管-肺疾病病史（慢性支气管炎、肺气肿、COPD）+P_2 亢进 + 剑突下收缩期搏动或三尖瓣区收缩期杂音 + 心电图 $R_{V_1}+S_{V_5} \geq 1.0$ mV= 慢性肺源性心脏病代偿期。②慢性肺源性心脏病代偿期表现 + 呼吸衰竭、右心衰竭表现 = 慢性肺源性心脏病失代偿期。

3.【答案】E 　　　　　　　　　　　　　　【难度系数】★★

【解析】老年男性，反复咳嗽、咳痰 20 年，考虑诊断为慢性支气管炎或 COPD。三尖瓣区可闻及 3/6 级收缩期杂音，心电图示 $R_{V_1}+S_{V_5}=1.18$ mV，右束支传导阻滞，考虑合并肺源性心脏病，故选 E。风湿性心脏瓣膜病多有风湿病史，相应心脏瓣膜听诊区有特殊的杂音，故不选 A。原发性心肌病多见于青少年，无慢性肺疾病、心衰表现，心脏彩超有助于确诊，故不选 B。高血压性心脏病一般有高血压病史多年，表现为左心肥厚、扩大，故不选 C。冠心病患者一般有心绞痛等病史，心电图提示冠脉供血不足，左心肥厚等，故不选 D。

【破题思路】慢性呼吸系统病史（呼吸衰竭表现）+ 右心衰竭体征 = 肺源性心脏病。

题型　A3/A4 型题

1.【答案】D 　　　　　　　　　　　　　　【难度系数】★★★

【解析】老年 + 慢性咳嗽、咳痰、喘憋、嗜睡 + 球结膜水肿、双下肢水肿，考虑患者为慢性肺源性心脏病失代偿期，意识障碍系气道阻塞（双肺哮鸣音）致 CO_2 潴留抑制呼吸中枢引起的肺性脑病，故选 D 不选 B。患者无发热等感染表现，也无头痛、呕吐等症状，故不选 A。无电解质资料不能判断，可排除 C。无高血压病史和脑出血的局灶定位症状和高颅压表现，不选 E。

2.【答案】B 　　　　　　　　　　　　　　【难度系数】★★★

【解析】意识障碍、$PaCO_2$ 102 mmHg，为机械通气指征，故选 B。应用呼吸兴奋剂和抗生素均为治疗措施，但非首选，可排除 C、D。慢性肺源性心脏病患者用利尿药的原则是选用作用缓和的药物，小剂量、短疗程应用，以免引起低钾、低氯性碱中毒和导致痰液黏稠不易排出；患者无应用糖皮质激素的指征，故不选 A、E。

【破题思路】①支气管哮喘机械通气指征：$PaCO_2 \geq 45$ mmHg；②慢性呼吸衰竭机械通气指征：$PaCO_2 > 70$ mmHg。

3.【答案】D 　　　　　　　　　　　　　　【难度系数】★★★

【解析】老年 + 吸烟史 + 咳嗽、咳痰、喘息 + 桶状胸、双肺呼吸音低、肝大、肝颈静脉回流征阳性、双下肢水肿，诊断为慢性肺源性心脏病失代偿期、右心衰竭；烦躁 + 球结膜充血、水肿，提示已有 CO_2 潴留。若患者出现意识障碍，首先考虑为缺 O_2 和 CO_2 潴留引起的神经精神障碍，即肺性脑病，故选 D。患者无发热和颅内高压的症状，不考虑感染中毒性脑病，可排除 A。无高血压等病史和脑血管病的偏瘫、失语等表现，故不选 B。无肝硬化病史，无黄疸、扑翼样震颤等表现，排除 C。虽有低钠、低氯，但与临床表现不符，故不选 E。

4.【答案】A 　　　　　　　　　　　　　　【难度系数】★★

【解析】感染是慢性肺源性心脏病发生失代偿的最常见诱因，抗感染是失代偿期首选的治疗措施。右下肺闻及湿啰音，提示患者近 3 天症状加重的原因为肺部感染，故选 A。支链氨基酸用于治疗肝性脑病，故不选 B。无创通气、必要时小剂量短疗程应用作用缓和的利尿药、纠正电解质紊乱均为治疗措施，但非首选，故可排除 C、D、E。

第三节　支气管哮喘

题型　A1 型题

1.【答案】D 　　　　　　　　　　　　　　【难度系数】★★

【解析】呼气性呼吸困难常见于下呼吸道痉挛或狭窄，如慢性阻塞性肺疾病、支气管哮喘等，故选 D。喉、气管、大气管等上呼吸道的狭窄和阻塞引起的呼吸困难为吸气性，故不选 A 和 B。大量胸腔积液、气胸所致为混合性呼吸困难，心力衰竭所致为心源性呼吸困难，可排除 C 和 E。

【破题思路】①气管异物、喉痉挛或喉水肿→吸气性呼吸困难；②肺气肿或COPD、支气管哮喘→呼气性呼吸困难；③重症肺炎、肺结核、间质性肺炎、大量胸腔积液和气胸→混合性呼吸困难。

记忆技巧：上吸下呼液气混。

2.【答案】C　　　　　　　　　　　【难度系数】★

【解析】支气管哮喘典型临床表现是反复发作（接触过敏原）伴有哮鸣音的呼气性呼吸困难，故选C，不选D。夜间阵发性呼吸困难是左心衰竭的典型表现，故不选A。吸气性呼吸困难见于上呼吸道痉挛或狭窄，如气管异物，故排除B。劳力性呼吸困难无诊断特异性，故不选E。

3.【答案】E　　　　　　　　　　　【难度系数】★★★

【解析】白三烯调节剂孟鲁司特、扎鲁司特属于抗炎药物，主要用于哮喘的预防，是目前除吸入型糖皮质激素外，唯一可单独应用的哮喘控制性药物，尤其适用于伴有过敏性鼻炎的哮喘患者，故选E。抗胆碱能药、茶碱类、β_2受体激动剂均为支气管舒张药，用于哮喘急性发作。糖皮质激素是目前控制（预防）哮喘最有效的药物，也可用于哮喘的治疗。故不选A、B、C、D。

【破题思路】①糖皮质激素可抑制气道的慢性炎症，降低气道高反应性，既可用于哮喘的预防，也可用于哮喘的治疗，重症患者应及早静脉用药；②伴过敏性鼻炎的哮喘患者首选白三烯调节剂孟鲁司特或扎鲁司特；③夜间哮喘和痰多的患者，首选抗胆碱药异丙托溴铵；④既可用于支气管哮喘，也可用于心源性哮喘的药物是茶碱类和沙丁胺醇。

4.【答案】C　　　　　　　　　　　【难度系数】★★★

【解析】哮喘发作时首选短效β_2受体激动剂（沙丁胺醇），首选吸入疗法，故选C，排除D。糖皮质激素非哮喘急性发作时的首选药物，故不选A、B。口服茶碱类药物可用于轻至中度哮喘急性发作，但非首选，可排除E。

【破题思路】①轻度哮喘发作→吸入短效β_2受体激动剂无效＋吸入糖皮质激素；②吸入激素无效或需要短期加强治疗→口服糖皮质激素；③重度或严重哮喘发作→及早静脉用激素；④控制夜间哮喘症状→口服缓释茶碱。

5.【答案】E　　　　　　　　　　　【难度系数】★★★

【解析】哮喘发作时均有缺氧。轻度哮喘因过度通气，$PaCO_2$降低，表现为呼吸性碱中毒；病情加重时，因气道阻塞加重，可致CO_2潴留，$PaCO_2$升高，表现为呼吸性酸中毒。哮喘越严重，呼气峰流速下降越明显，$PaCO_2$也越高，E选项的提示意义更大，故选E，不选D。三凹征见于中、重度哮喘而非危重患者，危重哮喘患者肺部哮鸣音减弱或消失，故不选A、B。X线胸片不是判断哮喘严重程度的指标（哮喘发作早期即可见两肺透亮度增加），可排除C。

【破题思路】①如题干中问题为"支气管哮喘发作时的典型体征"，选B——双肺满布哮鸣音；②如题干中问题为"支气管哮喘发作时X线胸片表现"，选C——肺充气过度；③如题干中问题为"有助于支气管哮喘的诊断和病情评估的指标"，选D——呼气峰流速显著下降。

6.【答案】D　　　　　　　　　　　【难度系数】★★

【解析】支气管哮喘的本质是气道的慢性炎症，特征是慢性炎症导致的气道高反应性。所以，控制气道炎症是预防哮喘发作最重要的治疗。糖皮质激素可抑制炎症细胞在气道的聚集并抑制炎症因子的生成和介质释放，是目前控制支气管哮喘气道慢性炎症最有效的药物，故选D。白三烯调节剂通过阻断半胱氨酸白三烯的作用而抑制气道炎症，但非最有效，可排除A。M受体拮抗剂和β_2受体激动剂为支气管舒张药，无抗炎作用，故不选B、E。H_1受体拮抗剂为抗组胺药，可抑制组胺引起的局部毛细血管扩张和通透性增加，也可对抗组胺引起的支气管平滑肌痉挛，但无抗炎作用，排除C。

【破题思路】①糖皮质激素抑制气道炎症，降低气道的高反应性，既可用于哮喘的预防，也可用于哮喘的治疗。重症或危重哮喘患者应及时静脉用药。②白三烯调节剂是目前除吸入型糖皮质激素（ICS）外，唯一可单独应用的控制哮喘发作的抗炎药物。看到哮喘患者过敏性鼻炎发作的信息，需增加的抗炎药首选白三烯调节剂。③痰多和夜间哮喘发作的患者，首选M受体拮抗剂。④哮喘发作时首选β_2受体激动剂沙丁胺醇，首选吸入疗法。⑤荨麻疹、单纯过敏性鼻炎患者选用H_1受体拮抗剂。

7.【答案】B　　　　　　　　　　　【难度系数】★★★

【解析】气道平滑肌痉挛、腺体分泌亢进及黏液清除障碍、气道黏膜水肿、气道壁炎性细胞浸润，均为支气管哮喘患者气流受限的原因，而肺泡弹性回缩力下降及肺泡壁破坏是COPD患者气流受限的原因。故选B，排除A、C、D、E。

8.【答案】E　　　　　　　　　　　【难度系数】★★

【解析】支气管哮喘的本质是气道的慢性炎症，特征是气道高反应性。慢性炎症致气道杯状细胞增殖及黏液分泌增加、气道平滑肌收缩（气道高反应性）及支气管痉挛；长期反复发作可致气道重构导致支管狭窄。也即，气道慢性炎症是哮喘病理变化的起始动因。故选E，排除A、B、C、D。

9.【答案】C　　　　　　　　　　　　【难度系数】★★★

【解析】长效 $β_2$ 受体激动剂不能单独用于哮喘的治疗，故选C。糖皮质激素是目前控制哮喘最有效的药物；吸入型糖皮质激素＋长效 $β_2$ 受体激动剂是目前最常用的哮喘控制性药物；其他各项均属于不同情况下支气管哮喘的药物治疗方案。A、B、D、E均正确。

【破题思路】①支气管哮喘急性发作→首选短效 $β_2$ 受体激动剂沙丁胺醇；②重症哮喘→及早静脉用激素；③ $PaCO_2 ≥ 45mmHg$ →机械通气（有意识障碍者→有创机械通气）。

10.【答案】B　　　　　　　　　　　　【难度系数】★★

【解析】支气管哮喘发作早期，因过度通气致 CO_2 排出增多，引起呼吸性碱中毒，故选B。呼吸性酸中毒及呼吸性酸中毒并代谢性酸中毒见于病情加重或恶化时；支气管哮喘不引起代谢性碱中毒。故不选A、C、D、E。

11.【答案】A　　　　　　　　　　　　【难度系数】★

【解析】吗啡可抑制呼吸、促进组胺释放致支气管收缩，禁用于支气管哮喘及肺源性心脏病，故选A。其他选项均为哮喘发作时可用药物，故不选B、C、D、E。

12.【答案】D　　　　　　　　　　　　【难度系数】★★

【解析】气道慢性炎症是导致气道高反应的重要机制之一，而激素是控制气道炎症最有效的药物，故选D。H_1 受体拮抗剂虽可对抗组胺所致支气管平滑肌收缩，但对支气管哮喘疗效差，故不选A。吸入支气管舒张剂用于哮喘急性发作时的治疗，无抗炎作用，仅能降低气道高反应（支气管痉挛）而不能控制炎症引起的支气管痉挛，故不选B。特异性免疫治疗主要用于经吸入激素和 $β_2$ 受体激动剂后症状仍未控制而血清IgE水平增高者，故不选C。白三烯调节剂通过调节白三烯的生物活性而发挥抗炎作用，从而降低气道的高反应性，但非最有效，故不选E。

【破题思路】①缓解哮喘→$β_2$ 受体激动剂；②控制气道炎症、降低气道高反应性→糖皮质激素。

13.【答案】A　　　　　　　　　　　　【难度系数】★★

【解析】典型支气管哮喘表现为发作性伴哮鸣音的呼吸困难，但非典型的咳嗽变异性和胸闷变异性哮喘可无喘息，而仅表现为反复发作的咳嗽和胸闷，故选A。支气管异物表现为突发剧烈呛咳，可同时出现短暂憋气和面色青紫，且不会反复发作，故不选B。支气管肺炎有发热、咳嗽、咳痰，故不选C。支气管结核有咳嗽、咳痰、咯血，伴低热、盗汗，故不选D。支气管肺癌表现为刺激性咳嗽、痰中带血、发热、体重下降等，故不选E。

【破题思路】①以咳嗽为唯一症状的非典型哮喘→咳嗽变异性哮喘；②以胸闷为唯一症状的非典型哮喘→胸闷变异性哮喘；③诊断非典型哮喘的检查→支气管激发试验和支气管舒张试验；④有症状（咳嗽、胸闷）、有体征（肺部哮鸣音）→支气管舒张试验；无症状、无体征→支气管激发试验。

14.【答案】D　　　　　　　　　　　　【难度系数】★★

【解析】白三烯调节剂孟鲁司特为抗炎药，尤其适用于伴过敏性鼻炎的哮喘患者，故选D。沙丁胺醇为轻、中度哮喘急性发作时首选药物，噻托溴铵用于COPD合并哮喘或COPD的长期治疗，缓释茶碱用于夜间哮喘。可排除A、B、C。色甘酸钠为肥大细胞膜稳定剂，主要用于运动和花粉过敏所致哮喘的预防，不选E。

15.【答案】D　　　　　　　　　　　　【难度系数】★★★

【解析】治疗哮喘气道炎症的药物包括：①糖皮质激素；②白三烯调节剂；③色甘酸钠。故选D。茶碱、M受体拮抗剂、$β_2$ 受体激动剂均为支气管舒张剂，可解除气道痉挛，但无抗炎作用，故不选B、C、E。H_1 受体拮抗剂为抗组胺药，用于治疗荨麻疹、过敏性鼻炎，可排除A。

【破题思路】①支气管哮喘发作→首选短效 $β_2$ 受体激动剂中的沙丁胺醇，首选吸入疗法；②控制（预防）哮喘最有效的药物→糖皮质激素；③伴过敏性鼻炎的哮喘→首选白三烯调节剂。

题型	A2型题

1.【答案】C　　　　　　　　　　　　【难度系数】★★

【解析】患者哮喘再发并加重1天且氨茶碱、特布他林无效＋双肺满布哮鸣音、心率120次/分，考虑为中、重度哮喘。重度或严重哮喘发作时，应及早静脉给予激素，故选C。二丙酸倍氯米松为外用药，故不选A。患者无细菌感染表现，不用抗生素，故排除B。支气管哮喘补碱的指征是pH＜7.20且合并代谢性酸中毒，机械通气的指征是 $PaCO_2 ≥ 45 mmHg$，呼吸肌疲劳或有意识改变，不选D、E。

2. 【答案】A　　　　　　　　　　　　　【难度系数】★★

【解析】气喘于秋季发作+两肺广泛哮鸣音+无发热、咳嗽、咳痰，首先考虑诊断为支气管哮喘，排除慢性喘息性支气管炎、支气管结核和急性支气管炎，故选A，不选C、D、E。急性左心衰竭常见于急性心肌梗死、病毒性心肌炎、输液过多过快等，特征性表现是咳粉红色泡沫样痰，两肺满布湿啰音，可排除B。

【破题思路】①儿童、年轻人+接触史（季节、动物皮毛、家庭装修）+发作性伴双肺哮鸣音的呼气性呼吸困难=支气管哮喘；②发作时以咳嗽为唯一症状=咳嗽变异性哮喘；③诊断支气管哮喘首选→肺功能检查（支气管激发试验、支气管舒张试验、呼吸流量峰值）；④发作性咳嗽+双肺无哮鸣音或肺通气功能正常→支气管激发试验；⑤咳嗽+双肺有哮鸣音或肺通气功能下降→支气管舒张试验；⑥评估支气管哮喘患者病情首选→呼气流量峰值（PEF）。

3. 【答案】B　　　　　　　　　　　　　【难度系数】★★★

【解析】支气管哮喘机械通气的指征是重度至危重度哮喘患者经吸氧、持续雾化吸入 β_2 受体激动剂、联合雾化吸入短效抗胆碱药及激素混悬液、静脉应用茶碱类药物、静脉应用激素、纠正酸碱失衡等治疗无效并有以下情况者：①呼吸肌疲劳；② $PaCO_2 \geq 45$ mmHg；③意识改变（需进行有创机械通气）。患者pH和 $PaCO_2$ 正常，且未用药治疗，不是无创通气的适应证，故选B。哮喘发作时应注意补液和预防感染，故A、C、D、E均正确。

【破题思路】①重度或严重哮喘发作时应及早静脉给予激素。故涉及支气管哮喘考题的题干中，如有奇脉、不能讲话或只能单字表达、哮鸣音减弱或消失、胸腹矛盾运动等信息，提示为重度哮喘→静脉点滴糖皮质激素；②重度或危重度支气管哮喘内科治疗无效+ $PaCO_2 \geq 45$ mmHg+意识清楚→无创通气；③重度或危重度支气管哮喘内科治疗无效+ $PaCO_2 \geq 45$ mmHg+意识障碍→有创机械通气。

4. 【答案】A　　　　　　　　　　　　　【难度系数】★★★

【解析】反复干咳，间断发作，抗生素治疗无效，可自行缓解，考虑咳嗽变异性哮喘。患者无呼吸困难，肺部无哮鸣音，首选支气管激发试验明确诊断，故选A。血IgE检测对哮喘的诊断价值不大，可排除B。胸部CT和心电图非诊断哮喘的检查项目；动脉血气分析用于诊断哮喘患者有无合并酸碱失衡和呼吸衰竭，而非诊断支气管哮喘。故不选C、D、E。

【破题思路】支气管激发试验和支气管舒张试验用于诊断非典型哮喘。①支气管激发试验用于测定气道的反应性，适用于非哮喘发作期；支气管舒张试验用于测定气道的可逆性，适用于哮喘发作期。②非典型哮喘发作+肺部无哮鸣音+肺通气功能正常→支气管激发试验。③非典型哮喘发作+肺部有哮鸣音+肺通气功能下降→支气管舒张试验。

5. 【答案】C　　　　　　　　　　　　　【难度系数】★★

【解析】年轻男性+胸闷、气促3年+支气管激发试验阳性+应用沙丁胺醇后症状缓解，诊断为支气管哮喘。沙丁胺醇为 β_2 受体激动剂，可通过激动气道的 β_2 受体舒张支气管，且用药后数分钟起效，是支气管哮喘发作时缓解症状的首选药物，故选C。抑制嗜酸性粒细胞聚集、对抗过敏介质的作用、抑制肥大细胞释放过敏介质，是抗炎药糖皮质激素、白三烯调节剂（孟鲁司特）和肥大细胞膜稳定剂（色甘酸钠）治疗哮喘的作用机制，可排除A、B、D。可降低迷走神经兴奋性并减少支气管黏液分泌的药物是异丙托溴铵，故不选E。

6. 【答案】D　　　　　　　　　　　　　【难度系数】★★★★

【解析】吸入激素无效或需要短期加强治疗的支气管哮喘患者，应予口服激素，故选D。患者无感染表现，排除A。吸入糖皮质激素和长效 β_2 受体激动剂为控制用药，不适用于急性发作期，故不选B。已连续吸入短效 β_2 受体激动剂效果欠佳，排除C。口服茶碱用于轻至中度哮喘发作时，不适用于该患者，不选E。

【破题思路】哮喘发作先沙丁，沙丁无效加激素，吸入无效换口服，重症激素静脉入。

7. 【答案】B　　　　　　　　　　　　　【难度系数】★★★

【解析】反复咳嗽、喘息+搬入新居后再发加重+口服"茶碱类"有所缓解+双肺呼吸音低、呼气相延长+支气管舒张试验阳性，首先考虑的诊断是支气管哮喘，故选B。COPD表现为咳嗽、咳痰、逐渐加重的呼吸困难，支气管舒张试验阴性，故不选A。慢性充血性心力衰竭有双肺湿啰音、颈静脉怒张、肝颈静脉回流征阳性等表现，故不选C。过敏性肺炎、嗜酸细胞性支气管炎均为非哮喘性病变，通气功能正常，故不选D、E。

【破题思路】发作性喘息+呼气相延长+支气管舒张试验阳性=支气管哮喘。

8. 【答案】B　　　　　　　　　　　　　【难度系数】★★★

【解析】受凉后干咳、胸闷+接触冷空气后明显+抗感染无效+皮肤过敏史，考虑为非典型支气管哮喘（咳嗽变异性哮喘和胸闷变异性哮喘），确诊首选肺功能，故选 B。血 IgE、皮肤过敏原试验、胸部 CT 和痰涂片嗜酸性粒细胞计数均为支气管哮喘的检查项目，但不能对气道功能进行评价，故非首选，可排除 A、C、D、E。

【破题思路】诊断 COPD、支气管哮喘→首选肺功能。

9.【答案】A　　　　　　　　　　　　【难度系数】★★★

【解析】支气管哮喘发作伴急性Ⅱ型呼吸衰竭，系支气管痉挛致气道狭窄，肺通气功能障碍引起的肺泡通气量减少，无效腔通气量增加，故选 A 不选 B。支气管哮喘病变在气道而非呼吸中枢，可排除 C。胸廓扩张受限见于严重胸廓畸形等，弥散功能障碍见于肺实变、肺不张等，故不选 D、E。

【破题思路】Ⅱ型呼吸衰竭为 2 项异常（低氧和高碳酸），但最主要机制只有 1 个（通气不足）。

10.【答案】D　　　　　　　　　　　　【难度系数】★★

【解析】青年 + 发作性胸闷 + 凌晨重 + 自行缓解，考虑为非典型哮喘中的胸闷变异性哮喘，故选 D。慢性支气管炎多见于老年男性，有吸烟史，咳嗽、咳痰，双肺呼吸音粗，可闻及干湿性啰音，故不选 A。过敏性肺炎主要表现为进行性加重的呼吸困难，伴咳嗽、咳痰，肺底可闻及吸气末 Velcro 啰音，故不选 B。左心衰竭有粉红色泡沫样痰，双肺底可闻及细湿啰音，故不选 C。胃食管反流病典型表现为反流、烧心和胸痛，以餐后或夜间为重，故不选 E。

【破题思路】①年轻人 + 发作性胸闷 + 自行缓解 = 胸闷变异性哮喘（非典型哮喘）。②年轻人 + 发作性咳嗽 + 自行缓解 = 咳嗽变异性哮喘（非典型哮喘）。③诊断非典型哮喘首选支气管激发试验或支气管舒张试验→无症状和体征选支气管激发试验；有症状和体征选支气管舒张试验。

11.【答案】E　　　　　　　　　　　　【难度系数】★★

【解析】青年 + 发作性喘息 + 双肺广泛哮鸣音、心率 120 次/分，考虑为支气管哮喘急性发作（重度），故选 E。原发性自发性气胸多见于年轻男性，表现为活动时突发一侧胸痛、胸闷和呼吸困难，叩诊患侧呈鼓音，故不选 A。肺血栓栓塞症典型表现为胸痛、咯血、呼吸困难、肺动脉高压，常有长期卧床等诱因，故不选 B。急性左心衰竭常有高血压、冠心病病史，咳粉红色泡沫样痰，发作时双肺可闻及细湿啰音，故不选 C。慢性支气管炎急性发作多见于老年男性，常有多年吸烟病史，双肺散在干湿性啰音，故不选 D。

【破题思路】发作性喘息 + 发作时双肺广泛哮鸣音 = 支气管哮喘。

12.【答案】E　　　　　　　　　　　　【难度系数】★★

【解析】青年 + 发作性干咳、胸闷 + 夜间明显、可自行缓解，考虑诊断为咳嗽变异性哮喘和胸闷变异性哮喘；双肺呼吸清晰 + X 线胸片和肺通气功能正常，提示患者为非发作期。发作期行支气管舒张试验，非发作期行支气管激发试验，故选 E。支气管镜用于诊断中央型肺癌；胸部高分辨率 CT 用于诊断支气管扩张；胸部 MRI、胸部增强 CT 用于诊断肺癌等。故不选 A、B、C、D。

【破题思路】无症无音选激发，有症有音选舒张。

| 题型 | A3/A4 型题 |

1.【答案】A　　　　　　　　　　　　【难度系数】★★★★

【解析】青年 + 自幼发病 + 发作性喘息可自行或用抗炎平喘药缓解，考虑诊断为支气管哮喘，故选 A。睡眠呼吸暂停综合征是指睡眠过程中，口、鼻呼气流停止 10 秒以上，表现为打鼾、呼吸暂停、憋醒等，故不选 B。COPD 多见于老年，有吸烟史，主要表现为慢性咳嗽、咳痰和进行性加重的呼吸困难、桶状胸等，故不选 C。特发性肺动脉高压多见于育龄妇女，主要症状为进行性加重的呼吸困难而非发作性，故不选 D。先天性心脏病有特征性心脏杂音，故不选 E。

【破题思路】儿童或青少年 + 发作性喘息 + 双肺哮鸣音 + 自行缓解 = 支气管哮喘。

2.【答案】B　　　　　　　　　　　　【难度系数】★★

【解析】诊断支气管哮喘首选肺功能检查，包括肺通气功能测定、支气管舒张试验、支气管激发试验和呼气流量峰值（PEF）及其变异率测定，故选 B。超声心动图用于诊断先天性心脏病、心脏瓣膜病等心脏病变，故不选 A。动脉血气分析用于诊断呼吸衰竭、酸碱失衡和 ARDS，可排除 C。哮喘发作时 X 线胸片显示两肺透亮度增加，但对诊断非最有价值，可排除 D。睡眠呼吸监测用于诊断睡眠呼吸暂停低通气综合征，可排除 E。

3.【答案】C　　　　　　　　　　　　【难度系数】★★

【解析】哮喘发作时首选 β_2 受体激动剂，首选吸入疗法，故选 C。轻、中度哮喘急性发作时，可在应用短效 β_2 受体激动剂的基础上，吸入糖皮质激素，故不选 A。M 受体拮抗剂舒张支气管的作用弱于 β_2

受体激动剂，非首选，故排除 B。舌下含服硝酸甘油用于心绞痛发作时；吸氧为对症处理措施，不能解除支气管痉挛。故不选 D、E。

【破题思路】①哮喘发作首选沙丁胺醇，首选吸入疗法；②重症或严重哮喘发作及时静脉用激素。

4.【答案】B　　　　　　　　　　　　　　【难度系数】★★★

【解析】哮喘发作 1 周 + 意识恍惚 + 胸腹矛盾运动 + 双肺呼吸音低 + 低调哮鸣音，诊断为危重哮喘。重度和危重哮喘表现为呼吸性酸中毒，故选 B。

【破题思路】如题干中信息为焦虑、双肺闻及响亮弥漫的哮鸣音，为中度哮喘，选 A——PaO_2 降低、$PaCO_2$ 降低、pH 升高（呼吸性碱中毒）。

5.【答案】B　　　　　　　　　　　　　　【难度系数】★★

【解析】哮喘患者机械通气治疗的指征为：①呼吸肌疲劳；②$PaCO_2 \geq 45$ mmHg；③意识改变（需进行有创机械通气）。故选 B，不选 A、C、D。患者意识恍惚，应予有创机械通气，故不选 E。

【破题思路】①哮喘发作 +$PaCO_2 \geq 45$ mmHg+ 意识清醒→无创机械通气；②哮喘发作 +$PaCO_2 \geq 45$ mmHg+ 意识障碍→有创机械通气。

第四节　支气管扩张

题型　A1 型题

1.【答案】E　　　　　　　　　　　　　　【难度系数】★★

【解析】胸部高分辨率 CT（HRCT）可以清楚显示支气管扩张的各种征象，明确病变的部位、范围和性质，已经取代支气管碘油造影而成为确诊支气管扩张的金标准，故选 E，不选 A。支气管镜主要用于因阻塞引起的段支气管以上的局限性支气管扩张，可排除 C。放射性核素肺通气/灌注显像用于诊断肺血栓栓塞症，MRI 不是诊断支气管扩张的检查项目，故不选 B、D。

【破题思路】诊断支气管扩张和支气管肺癌→首选 CT。

2.【答案】D　　　　　　　　　　　　　　【难度系数】★★

【解析】反复多次住院的支气管扩张患者，是铜绿假单胞菌感染的高危人群，故选 D。

3.【答案】E　　　　　　　　　　　　　　【难度系数】★★

【解析】支气管扩张手术治疗禁忌证包括：①一般情况差；②心、肺、肝、肾功能不全；③合并肺气肿、哮喘或肺源性心脏病，不能耐受手术；④双肺弥漫性病变。故选 E。其他均不属于禁忌证，排除 A、B、C、D。

【破题思路】手术禁忌证一为不能耐受，二为不能彻底切除。

4.【答案】A　　　　　　　　　　　　　　【难度系数】★★★

【解析】支气管动脉造影是直接观察支气管病变的检查方法，能确定病变的部位、范围和病变的性质，为临床选择有效的治疗方法提供依据，最有价值，作为首选，故选 A。胸部 CT 因其无创、易重复、易接受的特点，已成为支气管扩张首选检查，但不能明确出血部位，故不选 B。肺动脉造影是肺血栓栓塞症诊断的金标准，故不选 C。支气管扩张一般为肺段以下的小支气管扩张，一般不需要支气管镜检查，故不选 D。胸片诊断支气管扩张缺乏特异性，更不能明确其出血部位，故不选 E。

【破题思路】凡血管病变，诊断金标准即为血管造影。①诊断支气管扩张→胸部高分辨率 CT；②明确支气管扩张患者咯血部位→支气管动脉造影。

5.【答案】B　　　　　　　　　　　　　　【难度系数】★★

【解析】支气管扩张经内科治疗不能缓解而反复咯血时，病变局限者手术切除病变肺叶，否则行支气管动脉栓塞术。题干中所给资料为双侧病变，属非局限性，故选 B。

题型　A2 型题

1.【答案】D　　　　　　　　　　　　　　【难度系数】★★★

【解析】青年人 + 咳嗽、咳脓痰及痰中带血 4 年 + 同一部位反复发生肺炎，首先考虑支气管扩张，明确诊断首选高分辨率 CT（HRCT），故选 D。痰找抗酸杆菌用于诊断肺结核，支气管镜和痰找癌细胞用于诊断肺癌，可排除 A、B、C。痰培养 + 药敏试验用于明确感染的病原体和指导用药，而非诊断疾病，故不选 E。

【破题思路】①明确是否为支气管扩张（疾病诊断）→首选 HRCT；②明确支气管扩张咯血患者的出

血部位→首选支气管动脉造影；③明确支气管扩张继发感染的病原体（病原学诊断）及选择抗生素→痰细菌培养+药敏试验。

2.【答案】D　　　　　　　　　　　　【难度系数】★★★
【解析】支气管扩张经内科治疗不能缓解仍反复大咯血者，若病变局限可考虑外科手术切除病变肺叶，否则采用支气管动脉栓塞术治疗。该患者右肺中叶和左肺上叶均有囊状支气管扩张，为双肺病变，故选D，不选A。注射疫苗用于防止呼吸道感染，故不选C、E。目前支气管扩张的治疗方法包括内科治疗、外科治疗和支气管动脉栓塞术治疗，故不选B。

3.【答案】E　　　　　　　　　　　　【难度系数】★★★★
【解析】支气管扩张反复咯血、内科治疗无效、病变局限于一段或一叶者，可行肺段或肺叶切除术。患者为大咯血，单侧单叶病变，药物治疗无效，为手术的适应证，故选E。肺动脉栓塞术适用于双侧病变范围广泛不宜手术、出血部位明确者，故不选A。静脉应用垂体后叶素和酚妥拉明适用于中等量咯血，患者为大咯血且已用垂体后叶素无效者，故不选B、D。支气管镜下止血适用于段支气管以上病变，题干中无出血具体部位的信息，不选C。
【破题思路】①支气管扩张反复大咯血药物治疗无效+病变局限于一段或一叶→手术切除病变肺叶；②支气管扩张反复大咯血药物治疗无效+双肺病变（病变范围广泛）→支气管动脉栓塞术。

4.【答案】D　　　　　　　　　　　　【难度系数】★★★
【解析】35岁+反复咳嗽、咳大量脓痰10余年+X线胸片示薄壁囊腔及液平，首先考虑诊断为支气管扩张，故选D。肺囊肿X线胸片表现为多个边缘纤细的圆形或椭圆形阴影，如无继发感染，多无症状，故不选A。急性肺脓肿病程迁延3个月以上为慢性肺脓肿，X线胸片表现为厚壁空洞，可排除B。肺包虫病主要表现为少量咯血，X线胸片示双肺大小不等的结节病灶，故不选C。纤维空洞性肺结核X线胸片可见肺门上提、肺纹理呈垂柳样，可排除E。
【破题思路】①慢性咳嗽、大量脓痰、反复咯血+X线胸片"双轨征"及"蜂窝状"影=支气管扩张。②高热、咳嗽、起病1~2周后咳大量脓臭痰+X线胸片示大片浓密炎性阴影及透亮区和液平面、薄壁囊性空洞=急性肺脓肿。③急性肺脓肿病程＞3个月+不规则发热、慢性咳嗽、咳脓痰+X线胸片示厚壁空洞、内壁不规则=慢性肺脓肿。

5.【答案】D　　　　　　　　　　　　【难度系数】★★
【解析】CT检查确诊支气管扩张，单侧单叶，为局限性病变。病史10年，近3年反复发作，且为大量咯血，为手术适应证（手术切除病变肺叶），故选D。
【破题思路】支扩反复大咯血，病变局限手术切。

6.【答案】C　　　　　　　　　　　　【难度系数】★★
【解析】自幼咳嗽、咳痰+咯血+左下肺湿啰音+X线胸片示下肺纹理粗乱，考虑诊断为支气管扩张，确诊首选高分辨率CT（HRCT），故选C。肺功能主要用于诊断COPD、支气管哮喘，故不选A。支气管镜主要用于诊断中央型肺癌，可排除B。支气管动脉造影用于明确咯血患者的出血部位而非诊断支气管扩张，故不选D。支气管碘油造影为创伤性检查，已经被HRCT取代，故不选E。
【破题思路】确诊支气管扩张，首选HRCT。

7.【答案】D　　　　　　　　　　　　【难度系数】★★★
【解析】34岁+咯血+既往史+无咳嗽、咳痰，考虑干性支气管扩张。诊断支气管扩张，首选检查为高分辨率CT，故选D。咯血常见病因为支气管和肺部疾病，故不选A。支气管镜用于持续性痰中带血考虑肺癌（中央型）时，故不选B。支气管动脉造影用于明确出血部位而非诊断支气管扩张，故不选C。肺动脉造影（金标准）用于诊断肺血栓栓塞症，故不选E。
【破题思路】①诊断支气管扩张→胸部高分辨率CT；②明确支气管扩张咯血患者出血部位→支气管动脉造影。

8.【答案】E　　　　　　　　　　　　【难度系数】★★
【解析】43岁+反复咳嗽、咳痰10年+右下肺湿啰音及哮鸣音、杵状指+X线胸片示右下肺纹理增粗、紊乱，符合支气管扩张的临床特点，故选E。支气管结核常有结核毒性症状，表现为低热、盗汗、乏力等，X线胸片和痰结核菌检查可作出诊断，故不选A。COPD有咳嗽、咳痰、气短或呼吸困难，多无杵状指，X线表现为双肺纹理粗乱、双肺透亮度增加，故不选B。支气管肺癌多为刺激性干咳，痰中带血，X线可见特征性改变，故不选C。支气管哮喘典型表现为发作性伴哮鸣音的呼气性呼吸困难，发作时X线可见双肺透亮度增加，缓解期多无明显异常，故不选D。
【破题思路】①慢性咳嗽、咳痰+双肺呼吸音粗糙+X线胸片示双肺纹理增粗、紊乱=慢性支气管炎。

②慢性咳嗽、咳痰、咯血＋单侧下肺固定性湿啰音、杵状指＋X线胸片示单侧下肺纹理增粗、紊乱＝支气管扩张。

9.【答案】B　　　　　　　　　　　【难度系数】★★★

【解析】中年＋反复咳嗽30年伴间断咯血＋左下肺湿性啰音＋X线胸片示左下肺纹理增粗、紊乱＋抗感染治疗有效，考虑诊断为支气管扩张。胸部高分辨率CT是确诊支气管扩张的首选检查，故选B。支气管扩张一般为肺段以下的小支气管扩张，一般不需要支气管镜检查，故不选A。痰找癌细胞适用于肺癌诊断，故不选C。肺通气/灌注扫描是肺血栓栓塞症的检查项目，故不选D。支气管动脉造影用于明确咯血患者的出血部位而非疾病的诊断，故不选E。

10.【答案】C　　　　　　　　　　【难度系数】★★★★

【解析】有慢性肺部疾病的老年人，为金黄色葡萄球菌、肺炎克雷伯菌和铜绿假单胞菌的高危人群。但患者系支气管扩张，近年来因感染反复住院，频繁使用广谱抗生素，为铜绿假单胞菌感染的高危因素，故选C，不选D和E。肺炎链球菌肺炎和肺炎支原体肺炎无咳脓性痰，排除A和B。

题型	**B1型题**

1.【答案】E　　　　　　　　　　　【难度系数】★★★

【解析】45岁＋咳嗽、咳脓痰病史10余年＋杵状指＋X线胸片示双下肺多个囊状透亮区，首先考虑支气管扩张，故选E。

2.【答案】C　　　　　　　　　　　【难度系数】★★

【解析】肺门上提和肺纹理呈垂柳样，是慢性纤维空洞性肺结核的特征性X线表现，故选C。慢性肺脓肿是指急性肺脓肿病程＞3个月，表现为慢性咳嗽、咳脓血痰、不规则发热、消瘦、杵状指，X线胸片呈厚壁空洞；COPD有慢性咳嗽、咳痰和进行性加重的呼吸困难，X线胸片表现为双肺纹理增粗、紊乱和双肺透亮度增加；肺曲霉病依感染曲霉类型不同，可表现为咳嗽、胸痛、咳棕色痰栓、咯血等，X线胸片表现为楔形、结节阴影；支气管扩张X线胸片表现为双轨征等。故可排除A、B、D、E。

第五节　肺炎

一、概述

题型	**A1型题**

1.【答案】D　　　　　　　　　　　【难度系数】★★

【解析】社区获得性肺炎最常见的病原体是肺炎链球菌，但最常见的革兰氏阴性杆菌是流感嗜血杆菌，故选D。厌氧菌为吸入性肺脓肿的病原体，故不选A。大肠埃希菌、肺炎克雷伯菌是医院内肺炎的常见病原体，故不选B、E。军团菌可引起非典型肺炎，但不是社区获得性肺炎常见的病原体，故不选C。

【破题思路】记忆技巧：院外踢球（革兰氏阳性球菌）得流感（革兰氏阴性杆菌）。

2.【答案】C　　　　　　　　　　　【难度系数】★

【解析】医院获得性肺炎主要通过误吸胃肠道的定植菌（胃食管反流）和（或）通过人工气道吸入环境中的致病菌引起，其他选项均为社区获得性肺炎的感染途径，故选C。

【破题思路】社区获得性肺炎的感染途径：①空气吸入；②血行播散；③邻近感染器官蔓延；④上呼吸道定植菌的微量吸入。

题型	**A2型题**

1.【答案】E　　　　　　　　　　　【难度系数】★★★

【解析】咳嗽、咳痰半年＋右上肺散在湿啰音，提示肺部炎症。肺炎的诊断程序为：①确定肺炎诊断；②评估严重程度；③确定病原体。X线检查是诊断肺炎的重要依据，也是评价病情严重程度的重要指标，结合病史和症状对推测病因也有重要参考意义，故选E。无发热、盗汗和消瘦，不考虑结核，可排除A。动脉血气分析用于诊断呼吸衰竭、ARDS和酸碱失衡，故不选B。肺功能检查用于诊断COPD和支气管哮喘，可排除D。问题不是病原学诊断，故不选C。

2.【答案】E　　　　　　　　　　　【难度系数】★★★★

【解析】鹦鹉热衣原体为衣原体中的一种，由鹦鹉携带，可致间质性肺炎。青年男性＋接触史＋X线胸片，提示间质性肺炎，故选E。支原体和病毒均可引起间质性肺炎，但与患者的职业无关，故不选A、B、

D。肺炎链球菌所致为大叶性肺炎，可排除 C。

【破题思路】①儿童、青少年 + 发作性干咳（突出症状）+X 线胸片肺部呈节段分布的多种形态浸润影，以肺下野多见 = 肺炎支原体肺炎。②冬春季 + 发热、头痛、全身酸痛、咳嗽、少量白色黏痰 +X 线胸片示磨玻璃影 = 病毒性肺炎。③青壮年 + 淋雨、受凉、劳累 + 高热、咳嗽、咳铁锈色痰 + 患部语颤增强、叩诊浊音、闻及支气管呼吸音 +X 线胸片呈段叶分布的大片实变影及支气管充气征和"假空洞" = 肺炎链球菌肺炎。

3.【答案】A　　　　　　　　　　　　【难度系数】★★★★

【解析】糖尿病（基础疾病）+ 发热、咳黄脓痰 +X 线示右下肺大片实变影，考虑诊断为金黄色葡萄球菌肺炎。呼吸 > 30 次 / 分、收缩压 < 90 mmHg、烦躁、四肢湿冷，提示为重症肺炎，故选 A。肺真菌病表现为咳白色泡沫黏痰或白痰；急性肺血栓栓塞症表现为有创伤、手术史及活动时突发胸痛、呼吸困难、咯血；肺结核表现为有低热、盗汗、乏力、消瘦等结核中毒症状，X 线病变多在肺尖或锁骨上下；急性肺脓肿表现为高热、咳嗽、咳大量脓臭痰。故不选 B、C、D、E。

题型　A3/A4 型题

1.【答案】B　　　　　　　　　　　　【难度系数】★★★★★

【解析】中年男性 + 高热、全身酸痛、咳少量脓痰 + 相对缓脉 +X 线胸片示双下肺斑片状阴影，无空洞，考虑军团菌肺炎。目前推荐新大环内酯类和喹诺酮类治疗军团病，故选 B。头孢曲松用于金黄色葡萄球菌肺炎；万古霉素用于耐甲氧西林金黄色葡萄球菌（MRSA）感染；碳青霉烯类用于革兰氏阳性和革兰氏阴性需氧菌所致严重感染，且其他常用药物疗效不佳者。故不选 A、D、E。奥司他韦用于治疗由甲型和乙型流感病毒引起的肺炎，可排除 C。

【破题思路】①如为肺炎链球菌肺炎（铁锈色或褐色痰），首选青霉素。②如为铜绿假单胞菌肺炎（翠绿色或黄绿色痰），首选头孢他啶、头孢吡肟。③如为肺炎克雷伯菌肺炎（砖红胶冻样痰），首选头孢菌素 + 氨基糖苷类。④如为支原体、衣原体或军团菌肺炎，首选大环内酯类；无大环内酯类，则选喹诺酮类。

2.【答案】E　　　　　　　　　　　　【难度系数】★★★★★

【解析】由上题可知，该患者诊断为军团菌肺炎，故选 E。

题型　B1 型题

1.【答案】A　　　　　　　　　　　　【难度系数】★★★

【解析】青年 + 突发高热、胸痛 +X 线胸片示肺叶实变影，考虑诊断为肺炎链球菌所致大叶性肺炎，故选 A。

2.【答案】B　　　　　　　　　　　　【难度系数】★★★

【解析】老年 + 高热、呼吸衰竭（病情发展快）+X 线胸片示双肺弥漫毛玻璃影，考虑诊断为病毒所致重症肺炎（小儿和老年人易发生重症），故选 B。肺炎链球菌肺炎特征为咳铁锈色痰；肺炎克雷伯菌肺炎特征为咳砖红色胶冻样痰；肺炎支原体肺炎以持续干咳为特征；金黄色葡萄球菌肺炎可有黄色脓痰或咳脓血痰。四种病原体所致肺炎，X 线胸片均不会呈毛玻璃影。故不选 A、C、D、E。

【破题思路】①中老年 + 基础疾病（糖尿病、慢性心肺疾病）+ 咳砖红色胶冻样痰 +X 线胸片示叶间隙（叶间裂）下坠 = 肺炎克雷伯菌肺炎。②青壮年 + 淋雨、劳累 + 咳铁锈色或褐色痰 + 肺实变体征（语颤增强、叩诊浊音、闻及支气管呼吸音）+X 线示段叶实变影 = 肺炎链球菌肺炎（大叶性肺炎）。③老年人 + 基础疾病（糖尿病、慢性心肺疾病）+ 咳脓痰或脓血痰 +X 线示肺叶或肺段实变影有单个或多发的液气囊腔 = 金黄色葡萄球菌肺炎。④中老年 + 基础疾病（糖尿病、慢性心肺疾病）+ 咳黄绿色脓痰 +X 线胸片示弥漫性支气管炎、早期肺脓肿 = 铜绿假单胞菌肺炎。

3.【答案】D　　　　　　　　　　　　【难度系数】★

【解析】结核分枝杆菌属分枝杆菌属，引起结核病，以肺结核最为常见，占各器官结核病总数的 80%~90%，故选 D。

4.【答案】A　　　　　　　　　　　　【难度系数】★★

【解析】真菌包括念珠菌、曲霉菌、隐球菌、肺孢子菌等，故选 A。大叶性肺炎多由肺炎链球菌引起；肺结核的致病菌为结核分枝杆菌；小叶性肺炎的致病菌多为肺炎链球菌、葡萄球菌、支原体等；病毒不属于真菌。故排除 B、C、D、E。

二、肺炎链球菌肺炎

题型 A1 型题

1. 【答案】A 【难度系数】★★

【解析】肺炎链球菌的致病因素是荚膜，其不产生毒素，不引起组织坏死，无空洞形成，故选A。肺炎克雷伯菌、金黄色葡萄球菌为化脓菌，严重病毒和支原体感染也可致肺组织坏死，均可形成空洞，故排除B、C、D、E。

2. 【答案】B 【难度系数】★★★

【解析】肺炎链球菌肺炎患者如对青霉素过敏，或感染耐青霉素菌株者，用呼吸氟喹诺酮类（左氧氟沙星等）、头孢噻肟或头孢曲松，故选B。阿奇霉素用于支原体等所致非典型肺炎，可排除A。阿米卡星联合第三代头孢用于治疗肺炎克雷伯菌肺炎，故不选C。阿莫西林的疗效与青霉素G相当，不适用于耐青霉素肺炎链球菌感染，可排除D。头孢呋辛为治疗金黄色葡萄球菌肺炎的首选药物，故不选E。

题型 A2 型题

1. 【答案】E 【难度系数】★★★

【解析】年轻人+受凉史+寒战、高热、咳嗽、咳痰+右肺语颤增强（肺实变）+X线胸片示右下肺大片模糊阴影，首先考虑肺炎链球菌肺炎，治疗首选青霉素，故排除A、C。如患者对青霉素过敏，或感染的是耐青霉素菌株，可用呼吸喹诺酮类（左氧氟沙星等）、头孢噻肟或头孢曲松，故不选B、D。如为多重耐药（MDR）菌株感染，则用万古霉素或替考拉宁。阿米卡星为氨基糖苷类，用于金黄色葡萄球菌或克雷伯菌肺炎，不是治疗肺炎链球菌肺炎的首选药物，故选E。

2. 【答案】B 【难度系数】★★

【解析】年轻人+高热、咳嗽、胸痛+肺实变体征（叩诊呈浊音、闻及支气管呼吸音），诊断为肺炎链球菌肺炎，故选B。结核分枝杆菌感染引起肺结核，有低热、盗汗、消瘦等结核中毒症状，多无肺实变体征，排除A。金黄色葡萄球菌肺炎和铜绿假单胞菌肺炎多见于老年人或有糖尿病等基础疾病者，咳黄色脓痰、脓血痰或翠绿色、黄绿色痰，故不选C、E。肺炎支原体引起间质性肺炎，突出症状为持久的发作性干咳，可排除D。

【破题思路】①触诊语颤增强、叩诊浊音、听诊闻及支气管呼吸音=肺实变→大叶性肺炎（肺炎链球菌肺炎）；②铁锈色痰→肺炎链球菌肺炎；③黄脓痰或脓血痰→金黄色葡萄球菌肺炎；④黄绿色痰或翠绿色痰→铜绿假单胞菌肺炎；⑤砖红色胶冻样痰→肺炎克雷伯菌肺炎；⑥脓臭痰→厌氧菌感染；⑦痰白黏稠呈拉丝状→真菌感染；⑧粉红色泡沫样痰→急性肺水肿（急性左心衰竭、重度二尖瓣狭窄）。

题型 B1 型题

（1~2题共用解析）

1. 【答案】B 2. 【答案】A 【难度系数】★★

【解析】肺炎链球菌肺炎一般起病急，咳嗽、咳痰、发热、胸痛等，典型痰液为铁锈色或褐色，X线胸片示肺大片实变；肺炎支原体肺炎为间质性肺炎，以干咳为突出表现，可有肌痛，少有咳痰；金黄色葡萄球菌肺炎多见于老年人，表现为高热、咳嗽、咳脓血痰，X线胸片示肺实变影伴多发小气囊腔；铜绿假单胞菌肺炎痰为翠绿色或脓性；克雷伯菌肺炎表现为咳砖红色胶冻样痰，X线可见叶间隙（裂）呈弧形下坠。故第1题选B，第2题选A。

（3~4题共用解析）

3. 【答案】B 4. 【答案】D 【难度系数】★★

【解析】肺炎支原体肺炎为间质性肺炎，以干咳为突出表现，少有咳痰；肺炎链球菌肺炎实变期可出现病变部位语颤增强、叩诊浊音、可闻及支气管呼吸音；慢性支气管炎急性发作期表现为咳嗽、咳痰或伴喘息，听诊双肺呼吸音粗糙；支气管哮喘发作时双肺有广泛哮鸣音，呼气音延长，缓解后哮鸣音消失；支气管扩张多表现为有幼年呼吸道病史，慢性咳嗽、大量脓痰、反复咯血。故第3题选B，第4题选D。

三、金黄色葡萄球菌肺炎

题型　A1 型题

1.【答案】C　　　　　　　　　　　　【难度系数】★★

【解析】金黄色葡萄球菌凝固酶阳性,是化脓性感染的主要原因;血源性金黄色葡萄球菌肺炎可迅速发展为肺脓肿,故选 C。真菌、肺炎支原体、肺炎链球菌不引起组织化脓,故可排除 A、D、E。干酪性肺炎属继发性肺结核,不选 B。

2.【答案】C　　　　　　　　　　　　【难度系数】★★★

【解析】金黄色葡萄球菌肺炎病原菌致病力强,患者抵抗力差,早期有空洞形成、脓胸、液气囊腔形成,故应选 C。病毒性肺炎多为间质性肺炎,很少引起胸腔积液,无化脓性病变,故不选 A、B。支原体肺炎为间质性肺炎,部分患者有少量胸腔积液,无脓胸,故不选 D。衣原体肺炎多数病变较轻,为肺泡渗出或伴间质病变,故不选 E。

题型　A2 型题

1.【答案】E　　　　　　　　　　　　【难度系数】★★★

【解析】脓痰 +X 线胸片示双下肺炎,其内多个透亮区 + 痰涂片革兰氏染色阳性球菌成簇分布,首先考虑金黄色葡萄球菌肺炎,故选 E。厌氧菌感染多有脑出血、麻醉等致意识不清造成的误吸病史,咳大量脓臭痰;咳痰性状和 X 线胸片不符合肺炎链球菌肺炎。故不选 A、D。卡他莫拉菌和军团菌为革兰氏阴性杆菌,可排除 B、C。

2.【答案】A　　　　　　　　　　　　【难度系数】★★★★

【解析】基础疾病(COPD)+X 线胸片示大片状影,其内见多个透亮区 + 痰涂片革兰氏染色阳性球菌成簇分布,提示为金黄色葡萄球菌肺炎,故选 A。卡他莫拉菌为革兰氏染色阴性;溶血性链球菌常引起扁桃体和咽部感染,且呈链状分布。故 B、C 不正确。厌氧菌感染多有脑出血、麻醉等致意识不清造成的误吸病史;肺炎链球菌不引起组织化脓和坏死,X 线胸片不符合。故不选 D、E。

3.【答案】A　　　　　　　　　　　　【难度系数】★★★

【解析】胃溃疡术后(感染高危因素)+脓血痰 + 痰涂片见大量脓细胞、成堆排列的 G^+ 球菌,最可能感染的细菌是金黄色葡萄球菌,故选 A。链球菌亦为 G^+ 球菌,但呈链状排列,可排除 B、C。脑膜炎球菌为 G^- 球菌,故不选 D。肺炎链球菌多成双排列,不产生毒素,不引起组织坏死,咳痰呈铁锈色,可排除 E。

【破题思路】①老年人 + 高危因素 + 咳黄色脓痰或脓血痰→金黄色葡萄球菌肺炎;②年轻人 + 淋雨、受凉 + 咳铁锈色痰→肺炎链球菌肺炎。

4.【答案】E　　　　　　　　　　　　【难度系数】★★★

【解析】老年 + 高热、脓血痰 +X 线胸片示双下肺斑片状影伴多发小气囊腔,首先考虑金黄色葡萄球菌肺炎,故选 E。肺炎克雷伯菌肺炎特征为砖红色胶冻样痰,X 线胸片叶间隙弧形下坠,可排除 A。肺炎链球菌肺炎表现为咳铁锈色痰,X 线胸片无液气囊腔形成,故不选 B。军团菌肺炎有高热、肌痛、相对缓脉,X 线胸片无空洞,故不选 C。肺炎支原体肺炎起病缓慢,多见于少年儿童,呈间质性肺炎改变,故排除 D。

【破题思路】①高热 + 咳嗽、咳痰 +X 线胸片相应改变 = 肺炎;②依据痰的性状和胸片特点对不同肺炎进行鉴别。

四、肺炎克雷伯菌肺炎

题型　A1 型题

【答案】B　　　　　　　　　　　　【难度系数】★★

【解析】肺炎克雷伯菌肺炎痰液黏稠,由血液和黏液混合而成砖红色胶冻样,为该肺炎的特征,故选 B。

题型　A2 型题

1.【答案】C　　　　　　　　　　　　【难度系数】★★

【解析】老年人 + 高热、咳胶冻样痰 +X 线胸片示叶间裂下坠、实变影及不规则透亮区,诊断为肺炎克雷伯菌肺炎,故选 C。肺曲霉病依感染曲霉类型不同,可表现为咳嗽、胸痛、咳棕色痰栓、咯血等,X

线胸片表现为楔形、结节阴影，可排除A。干酪性肺炎属于继发性肺结核，X线胸片呈磨玻璃状阴影；肺炎链球菌肺炎年轻人多见，咳铁锈色痰，X线胸片呈大片炎症浸润阴影或实变影，可见支气管充气征及"假空洞"；铜绿假单胞菌肺炎咳痰呈翠绿色或黄绿色。可排除B、D、E。

2.【答案】C 【难度系数】★★
【解析】老年+脑梗死（高危因素）+红色胶冻样黏痰+右上肺浊音、支气管呼吸音+X线胸片右上肺大片状阴影伴空洞，符合肺炎克雷伯菌肺炎，故选C。真菌性肺炎痰白黏稠呈拉丝状，故不选A。肺炎链球菌肺炎痰呈铁锈色，X线胸片无空洞，故不选B。干酪性肺炎为结核病，X线胸片为均匀磨玻璃状阴影，可有虫蚀样空洞，故不选D。厌氧菌性肺炎表现为脓臭痰，毒血症症状明显，可排除E。

3.【答案】B 【难度系数】★★★
【解析】老年+基础疾病+胶冻状血痰+X线胸片示右上肺大片状模糊影，最可能的诊断是肺炎克雷伯菌肺炎，故选B。真菌性肺炎痰白黏稠呈拉丝状，故不选A。干酪性肺炎胸片显示密度均匀磨玻璃状阴影，有虫蚀样空洞，可排除C。葡萄球菌肺炎表现为咳脓痰或脓血痰，故不选D。肺炎链球菌肺炎表现为咳铁锈色痰，有肺实变体征，可排除E。

五、肺炎支原体肺炎

题型　A2型题

1.【答案】D 【难度系数】★★★
【解析】少年+发热、咳嗽、头痛+双肺呼吸音清+X线胸片示右下肺浅淡渗出影（X线胸片表现重、体征轻），考虑为支原体肺炎。支原体无细胞壁，对β-内酰胺类抗生素不敏感，首选药物是大环内酯类，故选D。其他选项所列抗生素为β-内酰胺类、喹诺酮类和氨基糖苷类，用于肺炎链球菌肺炎、金黄色葡萄球菌肺炎、肺炎克雷伯菌肺炎和铜绿假单胞菌肺炎的治疗，故可排除A、B、C、E。
【破题思路】少年+刺激性咳嗽（无痰）+头痛、咽痛、肌痛→肺炎支原体肺炎。
记忆：支原衣原和军团，引起非典型肺炎；病原均无细胞壁，酰胺无效选大环。

2.【答案】E 【难度系数】★★★★
【解析】肺炎支原体是社区获得性肺炎的重要病原体，引起间质性肺炎。其他选项为医院获得性肺炎的病原体。该患者为医院获得性肺炎，且有手术麻醉史，最不可能为肺炎支原体肺炎。故选E，排除A、B、C、D。

3.【答案】B 【难度系数】★★★
【解析】接触史+刺激性干咳、中等度发热+X线胸片示右下肺薄片状阴影，考虑肺炎支原体肺炎，首选大环内酯类抗生素治疗，故选B。肺炎支原体无细胞壁，青霉素或头孢菌素类抗生素治疗无效，可排除A、C。奥司他韦为抗病毒药，故不选D。阿米卡星属于氨基糖苷类抗生素，不用于肺炎支原体肺炎的治疗，不选E。

4.【答案】E 【难度系数】★★★
【解析】刺激性干咳+X线示两肺下野不规则片状浸润影+血清支原体IgM抗体1:64阳性，诊断为支原体肺炎。肺炎支原体没有细胞壁，青霉素、头孢菌素等β-内酰胺类抗生素治疗无效，首选大环内酯类抗生素（红霉素、罗红霉素、阿奇霉素），故选E，不选A、B、D。氨基糖苷类联合头孢菌素主要用于肺炎克雷伯菌肺炎的治疗，不选C。

题型　B1型题

1.【答案】E 【难度系数】★★
【解析】青少年+干咳无痰+X线胸片示间质性肺炎+有小流行，诊断为支原体肺炎，首选大环内酯类抗生素治疗，故选E。

2.【答案】D 【难度系数】★★
【解析】发热+咳脓臭痰+X线胸片示右下肺空洞影伴液平，考虑为厌氧菌感染所致急性肺脓肿，首选青霉素治疗。如为脆弱拟杆菌，对青霉素不敏感，但对林可霉素、克林霉素、甲硝唑敏感，可采用克林霉素＞第三代头孢菌素＞β-内酰胺/β-内酰胺酶抑制剂＞氟喹诺酮类，故选D。

六、病毒性肺炎

| 题型 | A2 型题 |

【答案】C　　　　　　　　　　【难度系数】★★★

【解析】高热、呼吸困难＋呼吸 32 次/分＋X 线胸片示双肺弥漫性毛玻璃影＋SpO_2 88%，首先考虑病毒所致间质性肺炎，故选 C。继发性肺结核中的干酪性肺炎 X 线胸片也为毛玻璃影，但起病为慢性过程，有低热、盗汗、消瘦等结核中毒症状，不选 D。

【破题思路】①AIDS 或用免疫抑制剂者＋发热、干咳、进行性加重的呼吸困难＋X 线胸片示网状和小结节状影＝肺孢子菌肺炎。②儿童和青少年＋接触史＋阵发性干咳＋X 线胸片示多种形态的浸润影＝肺炎支原体肺炎。③结核中毒症状＋X 线胸片示大叶性密度均匀的毛玻璃状阴影＝干酪性肺炎。④老年人＋乏力、肌痛、头痛（肺外症状明显）、高热、咳嗽＋相对缓脉＋β-内酰胺类抗生素无效＝军团菌肺炎。

七、军团菌肺炎

| 题型 | A2 型题 |

【答案】E　　　　　　　　　　【难度系数】★★★

【解析】呼吸系统症状＋相对缓脉、胸腔积液等肺外表现，结合 X 线胸片表现，首先考虑军团菌肺炎，故选 E。肺炎链球菌肺炎 X 线胸片呈大片实变影；金黄色葡萄球菌肺炎 X 线胸片呈肺段或肺叶实变，其中有单个或多发的液气囊腔；病毒性肺炎 X 线胸片呈磨玻璃影；革兰阴性杆菌如肺炎克雷伯菌肺炎 X 线胸片呈多发蜂窝状脓肿和叶间裂下坠，可排除 A、B、C、D。

八、肺真菌病

| 题型 | A3/A4 型题 |

1.【答案】A　　　　　　　　　【难度系数】★★★★

【解析】肺念珠菌病包括支气管炎型和肺炎型，咳白色泡沫状痰有酵臭味或糨糊状、胶冻状痰，故选 A。侵袭性肺曲霉病主要症状为干咳和胸痛，慢性肺曲霉病表现为反复或长期乏力、体重下降等慢性消耗性症状，肺隐球菌病咳嗽、咳少量白痰，肺孢子菌肺炎 X 线胸片早期表现为弥漫性肺泡和间质浸润性阴影，可排除 B、C、D、E。

2.【答案】A　　　　　　　　　【难度系数】★★

【解析】治疗肺念珠菌病可用氟康唑、伊曲康唑或伏立康唑，故选 A。B、C、D 选项用于治疗细菌感染，E 选项治疗肺结核，均可排除。

第六节　肺脓肿（助理不考）

| 题型 | A1 型题 |

1.【答案】D　　　　　　　　　【难度系数】★★

【解析】脆弱拟杆菌对青霉素不敏感，而对林可霉素、克林霉素和甲硝唑敏感，故选 D。万古霉素用于耐甲氧西林金黄色葡萄球菌感染，故不选 A。庆大霉素主要治疗革兰氏阴性菌感染，故不选 B。青霉素用于敏感厌氧菌感染所致肺脓肿，可排除 C。红霉素主要用于支原体、衣原体、军团菌所致感染，故不选 E。

2.【答案】E　　　　　　　　　【难度系数】★★

【解析】吸入性肺脓肿最常见的病因为厌氧菌，特征性症状是咳大量脓臭痰，故选 E，排除 A、B、C、D。

【破题思路】①铁锈色痰→肺炎链球菌肺炎；②砖红色胶冻样痰→肺炎克雷伯菌肺炎；③黄色脓痰或脓血痰→金黄色葡萄球菌肺炎；④黄绿色或翠绿色痰→铜绿假单胞菌肺炎；⑤恶臭痰→厌氧菌感染；⑥粉红色泡沫样痰→急性肺水肿（急性左心衰竭、重度二尖瓣狭窄）。

3.【答案】B　　　　　　　　　【难度系数】★★

【解析】金黄色葡萄球菌肺脓肿可继发于金黄色葡萄球菌肺炎，或由金黄色葡萄球菌引起的疖、痈、中耳炎、骨髓炎等所致脓毒症，菌栓经血行播散至肺所致，故选B。鼻窦炎、牙周脓肿等可致吸入性肺脓肿，病原菌多为包括厌氧菌的混合感染，故不选A和C。肺部邻近器官的化脓性病变，如膈下脓肿、肾周围脓肿、脊柱脓肿或食管穿孔等波及肺也可引起肺脓肿，但相对较为少见，故不选D、E。

【破题思路】①麻醉、醉酒、昏迷＋咳大量脓臭痰＝吸入性肺脓肿（厌氧菌）。②皮肤疖肿或感染灶、骨髓炎＋咳大量脓痰或脓血痰＝血源性肺脓肿（金黄色葡萄球菌）。

4.【答案】B　　　　　　　　　　　　【难度系数】★

【解析】吸入性肺脓肿的病原体多为厌氧菌，故选B。金黄色葡萄球菌、表皮葡萄球菌是血源性肺脓肿的常见致病菌，故不选C、D。铜绿假单胞菌可引起继发性肺脓肿，故不选A。肺炎链球菌不引起组织坏死和化脓，排除E。

> 题型　A2型题

1.【答案】D　　　　　　　　　　　　【难度系数】★★

【解析】肺脓肿手术适应证：①病程超过3个月，经内科治疗脓腔不缩小，或腔过大（5 cm以上）估计不易闭合者；②大咯血经内科治疗无效或危及生命者；③伴支气管胸膜瘘或脓胸经抽吸、引流和冲洗疗效不佳者；④支气管阻塞限制了气道引流，如肺癌。该患者病程超过5个月且治疗4个月余效果不佳，系手术适应证，故选D，而排除A、B、C、E。

2.【答案】D　　　　　　　　　　　　【难度系数】★★

【解析】青年＋寒战、高热、咳嗽＋皮肤化脓感染史＋X线胸片示双肺多发性团块状密度增高影伴空洞，考虑诊断为血源性肺脓肿，故选D。肺血管炎主要表现为持续咳嗽、咳痰、咯血，故不选A。肺结核起病缓慢，有低热、盗汗等结核中毒症状，故不选B。肺囊肿继发感染时，囊肿内可见气液平面，周围炎症反应轻，无明显中毒症状，故不选C。真菌性肺炎有慢性病及用广谱抗生素、糖皮质激素、免疫抑制剂病史，咳白色泡沫痰，故不选E。

3.【答案】A　　　　　　　　　　　　【难度系数】★★★★

【解析】昏迷、洗胃病史＋发热、咳脓痰＋X线胸片示大片致密阴影内有液气平面，考虑诊断为急性肺脓肿，故选A。肺结核多表现为低热；军团菌肺炎多见于老年人或免疫功能低下者，主要表现为高热、肌痛、咳嗽和少量黏痰，少见脓痰；金黄色葡萄球菌肺炎多见于有糖尿病、营养不良、原有慢性支气管-肺疾病的老年人，病史不符；肺炎克雷伯菌肺炎表现为咳砖红色胶冻样痰，X线特征性改变是叶间隙下坠。故可排除B、C、D、E。

【破题思路】①青壮年＋咳嗽、咳痰＋低热、盗汗、消瘦、乏力＋X线胸片示锁骨下或肺尖小片状或斑点状阴影＝肺结核（浸润性）。②老年人＋糖尿病、慢性心肺疾病病史＋高热、咳脓痰＋X线示肺叶或肺段实变影有单个或多发的液气囊腔＝金黄色葡萄球菌肺炎。③老年人＋糖尿病、慢性心肺疾病病史＋高热、咳砖红色胶冻样痰＋X线胸片示多发性蜂窝状脓肿、叶间隙下坠＝肺炎克雷伯菌肺炎。

4.【答案】B　　　　　　　　　　　　【难度系数】★★★

【解析】醉酒＋咳脓臭痰＋X线胸片示右中肺团块状阴影，有空洞和气液平，首先考虑诊断为肺脓肿，故选B。大叶性肺炎表现为突发高热、咳铁锈色痰；肺结核起病缓慢，有低热、盗汗、消瘦等结核中毒症状；肺癌多见于中老年男性，有长期吸烟史，早期表现为刺激性咳嗽和痰中带血；真菌性肺炎无脓臭痰。可排除A、C、D、E。

5.【答案】C　　　　　　　　　　　　【难度系数】★★

【解析】面部疖挤压排脓史＋高热、寒战、咳嗽＋X线胸片示两肺多发圆形密度增高阴影，最可能的诊断是血源性肺脓肿，故选C。吸入性肺脓肿多有意识障碍所致误吸病史，咳嗽、咳大量脓臭痰，故不选A。肺淋巴瘤多为淋巴瘤的肺浸润，以肺门受累多见，应有无痛性颈部淋巴结肿大病史，可排除B。肺血管炎主要表现为持续咳嗽、咳痰、咯血；肺真菌病表现为咳白色泡沫黏痰或白痰。故不选D、E。

【破题思路】皮肤感染灶（疖、痈）＋肺部感染表现＋X线示单侧或双侧肺多发团块状或圆形致密影及空洞形成＝血源性肺脓肿。病原菌多为金黄色葡萄球菌。

6.【答案】C　　　　　　　　　　　　【难度系数】★★★

【解析】糖尿病病史＋高热＋脓血痰＋X线胸片示双肺多发团块状阴影伴空洞＋背部疖肿，首先考虑血源性肺脓肿，故选C。大肠埃希菌肺炎表现为发热、咳嗽、咳腥臭痰，不属于大纲要求范围，可排除A。军团菌肺炎有高热、肌痛，多为少量黏痰，X线胸片常见斑片状影或肺段实变，故不选B。肺炎克雷伯菌肺炎痰为砖红色胶冻样，X线胸片表现为蜂窝状脓肿和叶间隙下坠，故不选D。肺结核起病缓慢，有低热、盗汗、乏力、消瘦等结核毒性症状，胸片有特异性表现，故不选E。

| 题型 | B1 型题 |

1. 【答案】E　　　　　　　　　　　【难度系数】★★

【解析】醉酒（可致误吸）+ 高热、大量脓臭痰 +X 线胸片示球形病灶、厚壁空洞伴液平，考虑诊断为吸入性肺脓肿。吸入性肺脓肿的病原菌多为厌氧菌，故选 E。

2. 【答案】B　　　　　　　　　　　【难度系数】★★★

【解析】青年男性 + 过度劳累 + 高热、咳嗽、少量脓痰 +X 线胸片示右肺大片实变影，考虑诊断为大叶性肺炎。大叶性肺炎病原体为肺炎链球菌，故选 B。

第七节　肺结核

| 题型 | A1 型题 |

1. 【答案】B　　　　　　　　　　　【难度系数】★★

【解析】吡嗪酰胺能抑制尿酸盐排泄，使血尿酸升高，诱发痛风，故选 B。

【破题思路】①单一抗结核药物中杀菌力最强、可致周围神经炎的抗结核药→异烟肼；②可致肝损害、流感综合征、胎儿畸形的抗结核药→利福平；③能杀灭细胞内酸性环境中的结核菌，可致高尿酸血症、肝损害的抗结核药→吡嗪酰胺；④能杀灭细胞外碱性环境中的结核菌，可致听神经、肾损害的抗结核药→链霉素；⑤可致球后视神经炎、不用于儿童的抗结核药→乙胺丁醇。

2. 【答案】C　　　　　　　　　　　【难度系数】★

【解析】浸润性肺结核多发生在肺尖和锁骨下，故选 C。

【破题思路】①支气管扩张→左肺（下叶）多见；②吸入性肺脓肿、气管异物→右肺多见。

3. 【答案】A　　　　　　　　　　　【难度系数】★

【解析】痰结核菌培养是诊断肺结核的"金标准"，故选 A。血清结核抗体、痰结核分枝杆菌 PCR 尚在研究阶段，故不选 B、C。X 线示肺部空洞性病变亦可见于肺脓肿和肺癌等，不能确定病因，故不选 D。PPD 试验广泛用于检出结核分枝杆菌的感染，但不能确定感染的部位，故不选 E。

【破题思路】培养法属于病原学检查，是诊断感染性疾病的"金标准"，对病原菌确定最有价值。

4. 【答案】E　　　　　　　　　　　【难度系数】★★★

【解析】判断肺结核有无活动性主要依据痰菌和 X 线胸片，痰菌阳性肯定属活动性，故选 E。血清结核抗体、PPD 试验可帮助诊断结核菌感染或结核病活动，但既不能确定感染的部位，也不能确定有无传染性。故不选 A、B。血沉没有特异性，可排除 C。X 线显示空洞，提示有播散病灶的可能，但也可能是不排菌的"净化空洞"，故不选 D。

【破题思路】结核传染及活动，痰检一下就确定。

5. 【答案】B　　　　　　　　　　　【难度系数】★★★

【解析】结核病的传染源主要是痰直接涂片阳性的肺结核患者。慢性纤维空洞性肺结核患者常耐药，结核分枝杆菌长期检查阳性，是最重要的传染源，故选 B。

【破题思路】①如题干中问题是 X 线胸片呈密度均匀的磨玻璃状阴影，可见虫蚀样空洞，选 A——干酪性肺炎；②如题干中问题是 X 线胸片呈双肺大小、密度、分布均匀的 2 mm 左右的小结节影，选 D——急性粟粒型肺结核；③如题干中问题是 X 线胸片呈哑铃形阴影，多见于儿童，选 E——原发综合征。

6. 【答案】A　　　　　　　　　　　【难度系数】★★

【解析】活动性肺结核患者痰直接涂片多呈阳性，可通过飞沫传播导致疫情扩散，是结核病的主要传染源，故选 A。HIV 感染者因免疫功能下降对结核菌易感，属于应保护的易感人群，排除 B。其他选项对结核疫情亦有影响但非最重要，可排除 C、D、E。

7. 【答案】D　　　　　　　　　　　【难度系数】★★

【解析】传染病治疗主要包括：控制传染源、切断传播途径，保护易感人群。结核病在人群中的传染源主要是结核病患者，飞沫传播是肺结核最主要的传播途径，治愈痰涂片阳性的活动性肺结核患者，控制传染源是控制我国结核病疫情的关键，故选 D。肺结核不是通过接触传播的，处理痰液和减少患者的密切接触不能控制传播途径，故不选 A、B。预防性化疗应用人群有限，不能作为控制传染的最主要措施，故不选 C。卡介苗对预防成人结核病的效果很差，对预防儿童的结核性脑膜炎和粟粒型肺结核效果较好，故不选 E。

【破题思路】传染病的防治原则是控制传染源（治愈涂阳肺结核患者、合理处理肺结核患者痰液）、切断传播途径（减少接触排菌者的密切程度）、保护易感人群（接种卡介苗、高危人群预防性化学治疗）。

8.【答案】D　　　　　　　　　　　　　【难度系数】★

【解析】痰结核分枝杆菌培养为痰结核分枝杆菌检查提供准确、可靠的结果，常作为结核病诊断的"金标准"，故选择 D。血清结核抗体、痰结核分枝杆菌 PCR 尚在研究阶段，故不选 A、C。PPD 试验广泛用于检出结核分枝杆菌的感染，但不能区分结核分枝杆菌的自然感染还是卡介苗接种的免疫反应，可排除 E。γ-干扰素释放试验诊断结核分枝杆菌感染的特异性明显高于 PPD 试验，但成本较高，多用于研究，不选 B。

【破题思路】看到与病原体感染有关的疾病，确诊最有价值的就选病原体培养。

9.【答案】D　　　　　　　　　　　　　【难度系数】★★

【解析】痰菌阳性提示为活动性肺结核，具有传染性，故选 D。血沉无特异性，可帮助判断是否处在活动期，但不能诊断疾病，故不选 A。X 线显示空洞，提示有播散病灶的可能，但也可能为不排菌的"净化空洞"，故不选 B。结核菌素试验阳性可提示有结核分枝杆菌感染，但不能确定感染部位和传染性，故不选 C。痰中带血可见于多种疾病，非肺结核所特有，故不选 E。

【破题思路】痰菌确定传染性，胸片早诊和分型。

10.【答案】D　　　　　　　　　　　　【难度系数】★★

【解析】咯血常见病因包括肺结核、支气管扩张、支气管肺癌等，我国咯血的首要原因为肺结核。引起咯血的肺结核多为浸润性肺结核、空洞性肺结核和干酪性肺炎，故选 D。COPD 以慢性咳嗽、咳痰和逐渐加重的气短为主要表现，无咯血，故不选 A。肺血栓栓塞症可有咯血但非最常见，且少有大咯血，可排除 B。肺炎链球菌肺炎表现为咳铁锈色样痰，少有大咯血，故不选 C。间质性肺疾病主要表现为进行性加重的呼吸困难，排除 E。

【破题思路】①引起咯血最常见的病因→肺结核；②引起咯血最常见的心血管疾病→二尖瓣狭窄。

题型	A2 型题

1.【答案】D　　　　　　　　　　　　　【难度系数】★★★

【解析】低热、咳嗽、乏力 + X 线胸片示右上肺浸润影 + 无既往史，考虑患者为初治活动性肺结核。初治活动性肺结核的治疗方案为：①强化期：异烟肼、利福平、吡嗪酰胺、乙胺丁醇，顿服 2 个月；②巩固期：异烟肼、利福平，顿服 4 个月。故选 D，不选 A、B、E。

【破题思路】①看到结核病的治疗→必选强化和巩固期均含异烟肼和利福平的方案；②初治活动性肺结核→四联用药（异烟肼、利福平、吡嗪酰胺、乙胺丁醇）→巩固期 2 个月 + 强化期 4 个月；③复治涂阳肺结核→初治方案（四联）+ 链霉素→巩固期 2 个月 + 强化期 6~10 个月。

2.【答案】E　　　　　　　　　　　　　【难度系数】★

【解析】抗结核治疗的一线药物有异烟肼、利福平、吡嗪酰胺、乙胺丁醇和链霉素。左氧氟沙星为喹诺酮类，属新一代抗结核药，但非一线用药，故选 E。其他选项均为一线用药，可排除 A、B、C、D。

3.【答案】D　　　　　　　　　　　　　【难度系数】★★★

【解析】青年女性 + 低热、咳嗽 + 右上肺叩诊浊音 + X 线胸片示右上肺斑片状阴影伴空洞，符合浸润性肺结核的表现，故选 D。肺炎克雷伯菌肺炎和金黄色葡萄球菌所致肺炎均多见于老年人和有糖尿病、慢性肺部疾病等基础疾病者，表现为高热，咳砖红色胶冻样痰或脓血痰，X 线亦有特征性改变，故不选 A、B。吸入性肺脓肿有麻醉、昏迷等导致误吸的病史，主要症状为高热、咳嗽、咳大量脓臭痰，可排除 C。肺囊肿继发感染者，X 线胸片囊肿内可见气液平面，周围炎症反应轻，常无明显毒性症状和咳嗽，故不选 E。

4.【答案】A　　　　　　　　　　　　　【难度系数】★★★

【解析】青年女性 + 咳嗽、咯血、低热、乏力、消瘦 +X 线胸片示右肺上叶虫蚀样空洞，首先考虑浸润性肺结核，故选 A。肺癌多见于老年吸烟者，有刺激性咳嗽或痰中带血，X 线胸片为边缘有分叶或毛刺的圆形或类圆形阴影，故不选 B。肺脓肿临床特点为高热、咳嗽和咳大量脓臭痰，故不选 C。病史、症状、X 线胸片表现不符合肺囊肿继发感染，故排除 D。支气管扩张多表现为有幼年呼吸道病史，慢性咳嗽、大量脓痰、反复咯血，X 线胸片可见轨道征和卷发样阴影，故不选 E。

5.【答案】A　　　　　　　　　　　　　【难度系数】★★★

【解析】低热、咳嗽、咳痰 +X 线胸片示右肺下叶背段斑片影及薄壁空洞，首先考虑诊断为肺结核，故选 A。无刺激性咳嗽和痰中带血，无高热和大量脓臭痰，无相关病史且病程短，无基础疾病和黄色脓痰，结合 X 线胸片表现，可排除 B、C、D、E。

【破题思路】①中老年＋长期吸烟＋刺激性咳嗽、痰中带血＋X线胸片示分叶状、毛刺状阴影或偏心厚壁空洞＝肺癌。②突发高热、咳嗽、咳大量脓臭痰＋X线胸片示大片浓密炎性阴影及圆形透亮区和液平面＝急性肺脓肿。③慢性咳嗽、大量脓痰、反复咯血＋X线胸片示"双轨征"及"蜂窝状"影＝支气管扩张。④老年＋慢性肺部疾病、糖尿病等病史＋突发高热、咳嗽、脓痰或脓血痰＋X线胸片示肺段或肺叶实变影及单个或多发液气囊腔＝金黄色葡萄球菌肺炎。

6.【答案】B　　　　　　　　　　　　【难度系数】★★

【解析】乙胺丁醇可致球后视神经炎，表现为弱视、红绿色盲和视野缩小等，故选B。类赫氏反应是结核患者在强化抗结核治疗中，病情暂时恶化的现象，故不选C。溶血尿毒综合征多见于小儿，表现为溶血性贫血、血小板减少和急性肾功能衰竭，故不选E。

7.【答案】B　　　　　　　　　　　　【难度系数】★★★

【解析】中年女性＋低热、乏力、痰中带血2周＋抗感染治疗无效＋X线胸片示左上肺斑片状阴影伴空洞＋血沉增快，首先考虑浸润性肺结核，故选B。肺癌X线胸片阴影常呈分叶状，有毛刺、切迹；肺脓肿特点为高热、咳嗽、咳大量脓臭痰；支气管扩张X线胸片特点为"双轨征"及"蜂窝状"阴影；肺炎表现为高热、咳嗽、咳痰（不同病原体有相应特征性痰），抗菌治疗后体温迅速下降。可排除A、C、D、E。

8.【答案】C　　　　　　　　　　　　【难度系数】★★★

【解析】青年女性＋低热、咳嗽＋抗感染治疗无效＋X线胸片示上肺纹理增粗、紊乱＋痰涂片抗酸染色可疑阳性，首先考虑肺结核。痰结核分枝杆菌培养灵敏度高于涂片法，是诊断肺结核的金标准，故选C。支气管镜、胸部CT和肺功能不是诊断肺结核的检查项目，可排除A、D、E。患者X线胸片发现异常且痰涂片抗酸染色可疑阳性，应进一步检查确定，故不选B。

【破题思路】①判断肺结核患者有无传染性和活动性→痰查结核菌（痰菌阳性→传染、活动）；②确诊肺结核的金标准→痰培养（时间2~8周）；③肺结核早期诊断、分型、活动性判断→胸部X线检查。

9.【答案】E　　　　　　　　　　　　【难度系数】★★★

【解析】右下胸叩诊实音、呼吸音消失＋低热、咳嗽及抗感染治疗欠佳，首先考虑结核性胸膜炎所致胸腔积液，故选E。气胸叩诊为鼓音，可排除A。如为中央型肺癌所致阻塞性肺炎，应有原发病的表现，题干中无相关信息，故不选B。浸润性肺结核多见于肺尖或锁骨下，不会出现胸部叩诊实音，不考虑C。肺炎支原体肺炎多见于少年儿童，干咳突出，无胸部叩诊实音，可排除D。

【破题思路】①双肺叩诊呈清音→正常肺；②双肺叩诊呈过清音→肺气肿或COPD；③患侧叩诊呈鼓音→气胸；④患部叩诊呈浊音→大叶性肺炎（肺炎链球菌肺炎）；⑤患侧叩诊呈实音或浊音→胸腔积液（水、血、脓）。

10.【答案】C　　　　　　　　　　　　【难度系数】★★★

【解析】发热＋咳嗽＋少量脓痰＋血沉快＋X线胸片示右上肺渗出性病变伴空洞，考虑诊断为浸润性肺结核，痰涂片发现抗酸杆菌可确诊，故选C。痰细菌培养＋药敏试验用于肺炎、肺脓肿等病原菌检查及指导抗生素选择，故不选A。纤维支气管镜常应用于支气管结核和淋巴结支气管瘘的诊断，故不选B。结核分枝杆菌检查采用抗酸染色非革兰氏染色，故不选D。PPD试验有助于判断结核分枝杆菌感染和结核病活动，但不能判断结核菌感染的部位，故不选E。

【破题思路】痰涂片抗酸染色或痰结核菌培养→诊断、判断传染性、判断活动性。

11.【答案】B　　　　　　　　　　　　【难度系数】★★★

【解析】青年女性＋低热、咳嗽＋X线胸片示右上肺斑片状影伴空洞形成，最可能的诊断是浸润性肺结核；少数青年女性肺结核患者可有类似风湿热样表现，称为结核性风湿症。故选B。肺脓肿临床特点为高热、咳嗽和咳大量脓臭痰，故不选A。肺囊肿继发感染者，X线胸片囊肿内可见气液平面，周围炎症反应轻，常无明显毒性症状和咳嗽，故不选C。细菌性肺炎常有寒战、高热、咳嗽、咳痰，痰呈铁锈色、脓性等，故不选D。支气管肺癌多见于中老年，X线可见高密度影，边缘常呈分叶状，有细毛刺，故不选E。

12.【答案】D　　　　　　　　　　　　【难度系数】★★★

【解析】依据临床特点和抗生素治疗无效，结合X线胸片特点，首先考虑诊断为急性粟粒型肺结核，故选D。需注意PPD试验（－）为干扰项。急性粟粒型肺结核患者免疫功能低下，PPD试验可为（－）。病史、症状、双侧颈部成串淋巴结、X线胸片等，可排除A、B、C、E选项。

【破题思路】发热、咳嗽、咳痰＋低热、乏力、消瘦＋抗生素治疗无效，结合X线胸片特点，考虑不同类型的肺结核。

13.【答案】A　　　　　　　　　　　　【难度系数】★★★

【解析】咳嗽、咳痰、痰中带血、乏力+X线示左上肺（肺结核多见于肺尖或锁骨下）斑片状阴影及透亮区，考虑诊断为浸润性肺结核，痰涂片抗酸染色检查阳性可确诊，故选A，排除B、C、D。含铁血黄素细胞见于左心衰竭，故不选E。

14.【答案】B 【难度系数】★★

【解析】青年男性+低热、咳嗽+抗生素治疗无效+X线胸片示右肺下叶背段斑片状影伴空洞，首先考虑诊断为肺结核，应首先进行的检查是痰涂片抗酸染色，故选B。痰涂片革兰氏染色、痰真菌培养不适用于结核，故不选A和D。支气管镜检查用于支气管结核，故不选C。CT不能作出病原学诊断，故不选E。

15.【答案】A 【难度系数】★★

【解析】肺结核患者使用四联抗结核治疗中，出现手足麻木，考虑为抗结核药物的副作用"周围神经炎"，处理的措施应首选口服维生素B_6，故选A。引起周围神经炎最可能的药物为异烟肼，与其他三种药物无关，故不选B、C、D。异烟肼是抗结核药物中杀菌力特别是早期杀菌力最强的，不应轻易停药，故不选E。

【破题思路】手足麻木提示周围神经炎，对症治疗即可。

第八节　肺癌

题型　A1型题

1.【答案】C 【难度系数】★★★

【解析】肺癌患者出现的与原发肿瘤、肿瘤局部扩展、肿瘤远处转移无关的胸外症状或体征，称为副癌综合征，包括库欣综合征、杵状指、低钠血症、高钙血症、游走性血栓性静脉炎等，故选C，不选D。是鳞癌还是腺癌、恶性程度的高低，需组织活检确定，可排除A、B、E。

【破题思路】①刺激性咳嗽、痰中带血或咯血→原发肺癌表现。②胸痛、声音嘶哑、吞咽困难、Horner综合征→肺癌局部扩展的表现。③头痛、骨痛、右锁骨上窝淋巴结肿大、肝区疼痛等→肺癌远处转移的表现。④低血钠、高血钙、库欣综合征、阵发性心动过速、肌无力、杵状指、游走性血栓性静脉炎→肺癌非转移性胸外表现。杵状指、高血钙→非小细胞肺癌；低血钠、低血钾、肌无力→小细胞肺癌。⑤提示肺癌预后较差的肺癌非转移性胸外表现→肺癌伴发血栓性疾病。

2.【答案】C 【难度系数】★

【解析】周围型肺癌是发生在段支气管以下的肺癌，以腺癌较多见，故选C。

【破题思路】中央鳞小周围腺。

3.【答案】C 【难度系数】★

【解析】中央型肺癌是发生在段及以上支气管的肺癌，以鳞状细胞癌多见，其次为小细胞癌，故选C。

【破题思路】①鳞癌与吸烟关系密切，老年男性多见，多为中央型，转移晚；②腺癌是肺癌最常见的类型，女性多见，多为周围型，局部浸润和血行转移较早；③小细胞癌是分化最低、恶性度最高的肺癌，多为中央型，增殖快速，早期即有广泛转移。

记忆技巧：中央鳞小周围腺。

4.【答案】E 【难度系数】★★★★

【解析】TNM分期为$T_2M_0N_0$的非小细胞肺癌，属于临床分期的Ⅰ期及Ⅱ期，首选治疗手段是根治性切除。周围型肺癌多为腺癌，属非小细胞肺癌，故选E。化学治疗是小细胞肺癌治疗的基本方案；对于不能手术的肺癌患者，常采用放射治疗联合化疗；介入治疗（支气管动脉灌注化疗）适用于失去手术指征，全身化疗无效的晚期患者；免疫治疗可增强机体的免疫力，特异性杀伤肿瘤细胞，延长少数晚期患者的生命，但非首选。排除A、B、C、D。

5.【答案】C 【难度系数】★★

【解析】小细胞肺癌是肺癌中分化最低、恶性度最高的一种，其特征是增殖快和早期广泛转移，故选C。腺癌富含血管，局部浸润和血行转移较早；鳞癌生长较慢，转移晚；大细胞癌为高度恶性，但转移较小细胞癌晚；类癌为低度恶性，生长缓慢，较少转移。可排除A、B、D、E。

【破题思路】①恶性程度最高、转移最早、首选化学治疗的肺癌是小细胞癌；②最常见、女性多见、局部浸润和血行转移较早的肺癌是腺癌；③与吸烟关系密切，男性多见，早期引起支气管狭窄而致肺不张或阻塞性肺炎，易发生坏死和形成空洞的肺癌是鳞癌。

6.【答案】A 【难度系数】★★

【解析】周围型肺癌X线胸片特点是肺野周围孤立性圆形或类圆形块影，可见分叶、短细毛刺、胸膜凹陷征。癌组织坏死经支气管引流后，可出现厚壁、偏心、内壁凹凸不平的空洞。如无继发感染，空洞内无液平。胸壁空洞内见液平面多见于肺脓肿，故选A。其他选项均为周围型肺癌的影像学特点，可排除。

7.【答案】E　　　　　　　　　　　　　【难度系数】★★★★

【解析】一侧眼睑下垂、瞳孔缩小为Horner综合征的表现，声音嘶哑是肿瘤直接或转移到纵隔淋巴结压迫喉返神经所致，胸壁静脉曲张是上腔静脉阻塞综合征的表现，吞咽困难是肿瘤侵犯或压迫食管所致，以上都是肿瘤局部扩展引起的症状和体征，故选E，不选A、B、C、D。

8.【答案】C　　　　　　　　　　　　　【难度系数】★★

【解析】低剂量CT可以有效发现早期肺癌，已经取代X线胸片成为较敏感的肺结节评估工具，故选C。痰细胞学检查是重要的诊断方法之一，特异性高，但敏感性差，不适用于筛查，不选A。PET-CT对发现早期肺癌和其他部位的转移灶，以及肿瘤分期和疗效评价均优于任何现有的其他影像学检查，但未用于人群筛查，故不选B。高分辨率CT用于有呼吸困难、咯血等症状，胸片和常规CT正常或可疑病变者，故不选D。迄今尚无诊断敏感性和特异性的肿瘤标志物，故不选E。

9.【答案】B　　　　　　　　　　　　　【难度系数】★★

【解析】纤维支气管镜可深入到亚段支气管，能直视病变、做黏膜刷检和活检、经支气管镜肺活检、经纤维支气管镜对纵隔肿块或淋巴结穿刺针吸活检、经纤维支气管镜支气管肺泡灌洗等，对肺癌、结节病、支气管扩张和肺孢子菌肺炎都有诊断意义。弥漫性肺泡出血是一组由多种病因引起的肺泡毛细血管出血导致的肺微循环血液进入肺泡的综合征，支气管镜检查意义不大，故选B，而不选A、C、D、E。

【破题思路】内镜检查适用于对病变组织取病理或取标本查病原体。

10.【答案】B　　　　　　　　　　　　【难度系数】★

【解析】肺癌远处转移的常见部位是脑、骨、肝、肾上腺，但最常见部位是脑，与血流方向有关，故选B。

11.【答案】A　　　　　　　　　　　　【难度系数】★★★

【解析】副癌综合征指肺癌非转移性的肺外表现，可出现在肺癌发现的前、后，与癌细胞含有神经内分泌颗粒有关。小细胞肺癌（多为中央型）是一种低分化的神经内分泌肿瘤，胞质内含有神经内分泌颗粒。所以，副癌综合征以小细胞肺癌多见，故选A。

12.【答案】D　　　　　　　　　　　　【难度系数】★★★

【解析】中央型肺癌多为鳞癌和小细胞癌，其中小细胞肺癌以增殖快和早期广泛转移为特征，故选D。鳞癌转移晚，排除B。大细胞癌转移较小细胞癌晚，故不选E。类癌是低度恶性肿瘤，较少发生转移，故不选A。腺癌多为周围型，富含血管，血行转移较早，排除C。

【破题思路】①恶性程度最高、转移最早、首选化学治疗的是→小细胞癌；②最常见、女性多见、局部浸润和血行转移较早的是→腺癌；③与吸烟关系密切、男性多见、早期引起支气管狭窄而致肺不张或阻塞性肺炎的是→鳞癌。

13.【答案】C　　　　　　　　　　　　【难度系数】★★

【解析】CT有更高的分辨率，可发现肺微小病变及普通X线胸片难以显示的病变，对于鉴别中央型肺癌和周围型肺癌有重要价值，故选C。迄今尚无诊断肺癌敏感性和特异性高的肿瘤标志物，故不选A。X线胸片是发现肺癌最常用的方法之一，但分辨率低，不易检出肺部微小结节和隐蔽部位的病灶，故不选B。胸部核磁共振在发现肺部<5 mm的小病灶方面不如CT敏感，故不选D。痰细胞学检查可做出病理学诊断，但不能定位，故不选E。

14.【答案】B　　　　　　　　　　　　【难度系数】★★

【解析】肿瘤直接或转移至纵隔淋巴结后压迫喉返神经(多见左侧)使声带麻痹，导致声音嘶哑，故选B。肿瘤直接侵犯纵隔，或转移的肿大淋巴结压迫上腔静脉，或腔静脉内癌栓阻塞，均可引起静脉回流受阻，导致上腔静脉阻塞综合征，故不选A。肺上沟瘤可压迫颈交感神经，引起Horner综合征，故不选C。肿瘤转移到肺门淋巴结致使肿大的淋巴结压迫隆突，或转移引起膈肌麻痹等，可出现气短或喘鸣，故不选D、E。

【破题思路】涉及声音嘶哑的，一律是喉返神经受影响。

15.【答案】C　　　　　　　　　　　　【难度系数】★★

【解析】小细胞肺癌多为中央型，分化最低，恶性度最高，增殖快速，早期广泛转移，典型表现为肺门肿块和肿大的纵隔淋巴结引起的咳嗽和呼吸困难，故选C。鳞癌生长较慢，转移晚；腺癌富含血管，血行转移较早，故不选A、D、E。大细胞癌亦为高度恶性，但转移较小细胞癌晚，不选B。

| 题型 | A2 型题 |

1. 【答案】D　　　　　　　　　　　　　　　【难度系数】★★★

   【解析】患者无症状，X 线胸片示右下肺类圆形结节影，首先考虑肺癌。胸部增强 CT 可了解肿块的大小、位置、形态、与邻近器官关系及淋巴结转移情况，是发现早期肺癌的最有效手段。对放射学征象怀疑肺癌的患者，应先行胸部 CT 检查，故选 D。痰细胞学和支气管镜检查用于中央型肺癌，可排除 A、C。目前尚无诊断肺癌敏感性和特异性高的肿瘤标志物，故不选 B。该患者高度怀疑肺癌，应立即明确诊断并及时采取有效的治疗措施，排除 E。

2. 【答案】C　　　　　　　　　　　　　　　【难度系数】★★★

   【解析】中年男性＋长期吸烟＋咳嗽、咳痰，首先考虑肺癌。有临床症状或放射学征象怀疑肺癌的患者，应先行胸部 CT 检查，故选 C。超声心动图用于先天性心脏病、风湿性心脏瓣膜病等心脏疾病的诊断，可排除 A。动脉血气分析用于诊断呼吸衰竭和酸碱失衡，肺功能检查用于诊断 COPD 和支气管哮喘，故不选 B、D。纤维支气管镜用于诊断中央型肺癌，排除 E。

   【破题思路】如 X 线胸片示肺门肿块，选 E——支气管镜。

3. 【答案】D　　　　　　　　　　　　　　　【难度系数】★★

   【解析】X 线片示右肺上叶高密度结节影且边界欠清楚，首先考虑肺癌。有临床症状或放射学征象怀疑肺癌的患者，应先行胸部 CT 检查，故选 D。PET-CT 对发现早期肺癌和其他部位的转移灶及肿瘤分期和疗效评价优于其他影像学检查，但非首选，故排除 A。迄今尚无诊断敏感性和特异性高的肿瘤标志物，故不选 B。支气管镜检查用于中央型肺癌，可排除 C。肺功能检查用于诊断 COPD 和支气管哮喘，故不选 E。

   【破题思路】周围型肺癌首选 CT，中央型肺癌首选支气管镜。①X 线胸片或 CT 提示肿块位于肺门部（中央型）→支气管镜＋活检；②X 线胸片或 CT 提示肿块位于肺近胸膜处（周围型）→经胸壁穿刺肺活检。

4. 【答案】A　　　　　　　　　　　　　　　【难度系数】★★

   【解析】老年男性＋痰中带血、无发热＋抗感染治疗无效＋右下肺呼吸音减弱，首先考虑右侧中央型肺癌致气道部分阻塞，故选 A。支气管扩张表现为慢性咳嗽、咳痰和反复咯血，下胸部和背部局限固定的湿啰音，故不选 B。支气管哮喘表现为发作性伴双肺哮鸣音的呼气性呼吸困难，可排除 C。肺结核常有低热、盗汗、乏力等结核中毒症状，不考虑 D。肺血栓栓塞症有手术、骨折、长期卧床等病史，表现为突发胸痛、咯血、呼吸困难，可排除 E。

   【破题思路】老年人＋刺激性咳嗽、痰中带血＋抗感染治疗无效＝肺癌。

5. 【答案】C　　　　　　　　　　　　　　　【难度系数】★★

   【解析】中年＋吸烟史＋干咳＋X 线胸片示右上肺近胸膜处类圆形结节，首先考虑周围型肺癌。有临床症状或放射学征象怀疑肺癌的患者，应先行胸部 CT 检查，故选 C。支气管镜多用于中央型肺癌，故不选 A。迄今尚无诊断敏感性和特异性高的肿瘤标志物，可排除 B。痰脱落细胞学检查特异性高，但敏感性低，故不选 D。胸部 MRI 非肺癌常用的检查手段，故不选 E。

   【破题思路】①肺癌、肺血栓栓塞症、支气管扩张都可首选 CT 协助诊断；②如果备选答案中有经胸壁穿刺肺活检，则为此题最佳选项。

6. 【答案】B　　　　　　　　　　　　　　　【难度系数】★★★

   【解析】老年＋胸痛＋X 线胸片示右上肺外围阴影，考虑周围型肺癌。怀疑肺癌的患者，必须获得组织学标本诊断（病理诊断），故选 B。肿瘤标志物无特异性，故不选 A。胸部 MRI 和 CT 可用于诊断肺癌，但不能确定病理类型，故不选 C、D。支气管动脉造影用于明确支气管扩张咯血患者的出血部位（血管病变），可排除 E。

7. 【答案】E　　　　　　　　　　　　　　　【难度系数】★★★

   【解析】老年男性＋咳嗽＋声音嘶哑（压迫喉返神经）＋X 线胸片示左肺门增大＋胸部 CT 示左肺上叶块状影，主动脉弓及弓旁淋巴结肿大、融合，最可能的诊断为肺癌，故选 E。阻塞性肺炎有相关病史，有发热、咳嗽、咳痰等症状及 X 线胸片实变影，故不选 A。肺脓肿主要表现为高热、咳嗽、咳大量脓臭痰，X 线胸片见大片炎性阴影中有空洞液平，故不选 B。肺结核有低热、盗汗、消瘦等结核中毒症状及 X 线胸片的相应表现，故不选 C。纵隔淋巴瘤颇似中央型肺癌，但常为双侧，支气管刺激症状不明显，故不选 D。

| 题型 | A3/A4 型题 |

1.【答案】D　　　　　　　　　　　　　【难度系数】★★★

【解析】胸部 CT 具有更高的分辨能力，可发现普通 X 线片难以显示的病灶，有助于确定肺癌的临床分期，故选 D。支气管镜用于诊断中央型肺癌，该患者 X 线胸片示结节位于右肺上叶周围，故不选 A。B 超不用于肺部检查，可排除 C。肺部疾病不是胸腔镜、纵隔镜检查的适应证，故不选 B、E。

【破题思路】①如本题备选答案中有"经胸壁穿刺肺活检"，则为首选；②如 X 线胸片示结节位于肺门或肺门阴影增大，则选 A——支气管镜。

2.【答案】A　　　　　　　　　　　　　【难度系数】★★★

【解析】老年＋长期吸烟＋刺激性咳嗽、痰中带血＋X 线胸片示结节影且边界不清、有毛刺，诊断为肺癌，故选 A。X 线胸片表现不符合肺真菌感染、肺结核和肺脓肿，可排除 B、C、E。肺错构瘤是肺良性肿瘤，生长缓慢、病程长、多无症状，X 线胸片呈接近圆形的块影，边界清楚，可有钙化点，多无分叶，故不选 D。

3.【答案】D　　　　　　　　　　　　　【难度系数】★★★★

【解析】小细胞肺癌（多为中央型）是一种低分化的神经内分泌肿瘤，胞质内含有神经内分泌颗粒，可致抗利尿激素分泌异常综合征，表现为低钠血症，故选 D。

4.【答案】E　　　　　　　　　　　　　【难度系数】★★

【解析】小细胞癌转移早且对化疗非常敏感，首选化疗，故选 E。

5.【答案】E　　　　　　　　　　　　　【难度系数】★★

【解析】老年男性＋吸烟＋咳嗽、痰中带血＋X 线胸片示肺门处肿块，最可能的诊断为中央型肺癌。明确病理诊断，首选支气管镜活检，故选 E。开胸活检用于经各项检查均未能确诊时，不作为首选，可排除 A。胸腔镜活检一般用于支气管镜等无法取得病理标本的胸膜下病变，故不选 B。纵隔镜活检主要用于明确有无纵隔淋巴结转移，故不选 C。经胸壁肺穿刺活检用于周围型肺癌的诊断，故不选 D。

【破题思路】周围型肺癌首选经胸壁肺穿刺活检，中央型肺癌首选支气管镜活检。

6.【答案】D　　　　　　　　　　　　　【难度系数】★★★

【解析】肺癌手术禁忌证：①脑、骨、肝等器官转移；②肺门淋巴结转移已达对侧；③纵隔淋巴结转移，无法清除者；④严重侵犯周围器官及组织，估计切除困难者；⑤胸外淋巴结转移，如锁骨上淋巴结；⑥心、肺、肝、肾功能不全，不能耐受者。故不选 A、B、C、E。不属于手术禁忌证的是同侧肺门淋巴结转移，故选 D。

第九节　肺血栓栓塞症（助理不考）

| 题型 | A1 型题 |

1.【答案】A　　　　　　　　　　　　　【难度系数】★★★

【解析】溶栓治疗主要适用于以低血压和休克为主要表现的高危肺血栓栓塞症（PTE）患者；排除其他影响因素，血压可反映心功能状态，故选 A 不选 E。心肌坏死标志物是反映心肌缺血损伤的指标，用于诊断心肌梗死、病毒性心肌炎，排除 B。反映肺栓塞严重程度的是右心室功能而非右心室大小，故不选 C。氧合指数是诊断 ARDS 及判断其病情严重程度的指标，不选 D。

2.【答案】B　　　　　　　　　　　　　【难度系数】★

【解析】引起 PTE 的栓子可来源于下腔静脉、上腔静脉或右心腔，但大部分来源于下肢深静脉，尤其是下肢近端深静脉，故选 B，排除 A、C、D、E。

3.【答案】A　　　　　　　　　　　　　【难度系数】★★

【解析】CT 肺动脉造影是 PTE 的一线确诊手段，故选 A。血 D-二聚体测定用于疑诊者，故可排除 B。肺通气灌注扫描是 PTE 的重要诊断方法，对于远端肺栓塞诊断价值更高，但非确诊首选，可排除 D。动脉血气分析用于诊断呼吸衰竭、酸碱失衡和 ARDS；超声心动图用于诊断风湿性心脏瓣膜病等。故不选 C、E。

【破题思路】①PTE 的检查分为三个层次：疑诊首选 D-二聚体测定；确诊首选 CT 肺动脉造影；诊断的金标准是肺动脉造影。②首选超声心动图检查的疾病：先天性心脏病、风湿性心脏瓣膜病、心肌病、心包炎、感染性心内膜炎（感染性心内膜炎需同时行血培养）。

4.【答案】C　　　　　　　　　　　　　【难度系数】★★★

【解析】急性大面积PTE时，栓子的机械堵塞加之低氧引起的肺动脉收缩，导致肺动脉压力突然升高，右心室后负荷增加，引起右室扩大，甚至急性右心衰竭，故选C。重症肺结核、支气管哮喘、COPD、过敏性肺炎均为慢性肺源性心脏病的病因，故不选A、B、D、E。

【破题思路】①急性肺血栓栓塞症→急性肺源性心脏病；②ARDS、支气管哮喘发作、溺水、气管异物、喉水肿→急性呼吸衰竭；③急性心肌梗死、输液过多过快→急性心力衰竭。

5. 【答案】C　　　　　　　　　　　　　【难度系数】★★★

【解析】溶栓治疗主要适用于高危肺血栓栓塞症患者（以休克和低血压为主要表现），故选C。深静脉血栓形成是PTE的病因，不是PTE溶栓治疗的适应证，故不选D。咯血不是溶栓的指征，故不选E。明显呼吸困难、胸痛、低氧血症也是PTE患者溶栓的适应证，但需为高危患者，故排除A、B。

【破题思路】肺栓溶栓适应证，高危休克低血压。

题型　A2型题

1. 【答案】E　　　　　　　　　　　　　【难度系数】★★★

【解析】创伤手术（骨盆骨折）+胸痛、呼吸困难+P_2亢进+D-二聚体＞500 μg/L，考虑诊断为PTE。CT肺动脉造影（CTPA）是确诊PTE最常用的检查手段，故选E。动脉血气分析用于诊断呼吸衰竭、ARDS，故不选C。超声心动图、心电图、胸部X线均可用于诊断PTE，但非首选，可排除A、B、D。

【破题思路】①疑诊PTE→首选D-二聚体测定；②明确PTE诊断→首选CT肺动脉造影（CTPA）；③诊断PTE的金标准（最有价值）→首选肺动脉造影（有创，非首选）。

2. 【答案】E　　　　　　　　　　　　　【难度系数】★★★

【解析】手术、卧床史+胸闷、气短、晕厥+低血压、P_2亢进，考虑诊断为PTE。明确诊断首选CT肺动脉造影，故选E。头颅CT用于脑血管疾病的诊断，可排除B。D-二聚体测定用于疑诊PTE时，故不选D。动脉血气分析用于诊断呼吸衰竭、酸碱失衡和ARDS；超声心动图用于诊断心包积液、心肌病等。可排除A、C。

【破题思路】①中老年+高血压、高脂血症、糖尿病病史+睡眠或情绪激动时一侧肢体瘫痪伴或不伴意识障碍=急性脑血管病→首选头颅CT；②长期咳嗽、咳痰、进行性加重的呼吸困难+上呼吸道感染后症状加重、意识障碍=呼吸衰竭→首选动脉血气分析。

3. 【答案】E　　　　　　　　　　　　　【难度系数】★★★★

【解析】进行性呼吸困难半年+P_2亢进、三尖瓣区可触及抬举样搏动、颈静脉怒张、双下肢水肿，首先考虑PTE（慢性血栓栓塞性肺动脉高压）。CTPA是PTE确诊的一线手段，故选E。超声心动图、心电图用于诊断慢性肺源性心脏病等疾病，故不选A、B。肺通气/血流灌注显像是PTE的重要诊断方法，但非首选，可排除C。肺功能检查用于诊断COPD和支气管哮喘，可排除D。

4. 【答案】A　　　　　　　　　　　　　【难度系数】★★★

【解析】既往健康+突发呼吸困难、意识丧失+血压低、呼吸急促、P_2亢进，首先考虑PTE。CT肺动脉造影是PTE的一线确诊手段，故选A。动脉血气分析用于呼吸衰竭的诊断和分型；心肌坏死标志物用于急性心肌梗死、病毒性心肌炎等疾病的诊断。故不选B、D。胸部X线和血D-二聚体为疑诊PTE的检查而非确诊检查，可排除C、E。

【破题思路】①引起PTE最常见的栓子来源→下肢深静脉血栓；②PTE最多见的症状→不明原因的呼吸困难；③PTE唯一或首发的症状→晕厥；④疑诊PTE→血D-二聚体测定；⑤确诊PTE→CT肺动脉造影；⑥诊断PTE的金标准→肺动脉造影。

5. 【答案】D　　　　　　　　　　　　　【难度系数】★★★★

【解析】突发胸痛、咯血+右下肢肿胀，考虑为右下肢深静脉血栓形成、血栓脱落所致急性肺血栓栓塞症。结合自然流产、血小板减少，考虑原发病可能为抗磷脂综合征。故选D。肺结核有低热、盗汗、乏力、体重减轻等结核中毒症状，故不选A。肺炎旁胸腔积液是肺炎的常见并发症，有发热、咳嗽、咳痰、胸痛等症状，X线胸片先有肺炎影像，故不选B。肺血管炎主要表现为血管壁的炎症性改变，可有持续咳嗽、咳痰、咯血，故不选C。支气管肺癌多见于老年男性，有长期吸烟史，表现为胸痛、刺激性咳嗽、痰中带血和体重减轻等，X线示癌肿呈分叶状，有毛刺，边缘不整，可见厚壁偏心空洞，可排除E。

【破题思路】①手术、骨折、长期卧床+突发胸痛、呼吸困难、咯血+P_2亢进+血浆D-二聚体增高、CT肺动脉造影示肺动脉内低密度充盈缺损=肺血栓栓塞症。②反复动脉、静脉血栓形成+自发流产+血小板减少=抗磷脂综合征。

6. 【答案】C　　　　　　　　　　　　　【难度系数】★★★

【解析】长期卧床+双下肢水肿+呼吸困难+$P_2>A_2$+超声心动图提示肺动脉高压，符合肺血栓栓塞症，故选 C。患者无两肺底湿啰音、颈静脉怒张，不选 A、D。COPD 多见于老年人，有慢性咳嗽、咳痰和进行加重的呼吸困难，故不选 B。冠心病有典型心绞痛发作病史和心电图表现，无肺动脉高压，可排除 E。

7.【答案】A　　　　　　　　　　　　　　【难度系数】★★

【解析】老年+胸痛、胸闷、气促+$P_2>A_2$+胸部 X 线片示左下肺透亮度增加（肺动脉阻塞征），考虑 PTE 可能性大，明确诊断首选 CTPA，故选 A。血 D-二聚体为 PTE 的排除性检查，故不选 D。超声心动图、心电图均为 PTE 可检查项目，但不具备直接诊断价值，故排除 C、E。胸部高分辨率 CT 用于诊断支气管扩张，不选 B。

8.【答案】A　　　　　　　　　　　　　　【难度系数】★★

【解析】无原因进行性呼吸困难 1 年余+$P_2>A_2$+X 线胸片示肺动脉段膨隆、CTPA 示双肺动脉分支充盈缺损（PTE 的直接征象），故选 A。特发性肺动脉高压无 CTPA 双肺动脉分支充盈缺损，可排除 D。大动脉和结节性多动脉炎均属原发性系统性血管炎，是以血管壁炎症为特征的炎性自身免疫性疾病。大动脉炎多见于 30 岁以下女性，早期典型表现为发热、盗汗和关节痛等；结节性多动脉炎 40~50 岁男性多见，可出现全身多系统损害，全身症状以肌肉痛最常见。故不选 B、C、E。

【破题思路】动脉充盈缺损明确提示血栓栓塞。

9.【答案】B　　　　　　　　　　　　　　【难度系数】★★★

【解析】抗凝治疗是 PTE 的基础治疗方法，可降低肺血栓栓塞症的复发率。溶栓治疗之后，应每 2~4 小时测定一次活化部分凝血活酶时间（APTT），当其水平降至正常值 2 倍时，即应开始规范的肝素抗凝治疗，故选 B。rt-PA 不能维持静脉滴注，故不选 D。抗血小板药物的抗凝作用不能满足肺栓塞的抗凝要求，故不选 C、E。华法林需要数天才能充分发挥作用，与肝素类药物至少需重叠应用 4~5 天，故不选 A。

10.【答案】B　　　　　　　　　　　　　【难度系数】★★★

【解析】长期卧床易导致下肢深静脉血栓形成，下床排便可致血栓脱落引起肺栓塞而出现喘憋突然加重；因肺动脉栓塞致肺动脉高压出现 P_2 亢进；肺动脉高压可致右室肥大，出现心界向左扩大和心电图右束支传导阻滞。故选 B。急性心包炎患者的胸痛多出现在发热等感染表现之后，查体可闻及心包摩擦音，心电图可出现 ST 段弓背向下抬高，故不选 A。患者胸痛特点和心电图变化不符合急性心肌梗死和心绞痛，排除 C、D。肺炎有寒战、高热和咳痰，胸片有相应表现，可排除 E。

【破题思路】①高龄、恶性肿瘤、手术、骨折、长期卧床、长途航空或乘车+突发胸痛、呼吸困难、咯血、晕厥+P_2 亢进=肺血栓栓塞症；②确诊肺血栓栓塞症首选检查→CT 肺动脉造影；③怀疑肺血栓栓塞症→血 D-二聚体测定（＜500 μg/L 可排除）。

11.【答案】C　　　　　　　　　　　　　【难度系数】★★★

【解析】结肠癌术后化疗+呼吸困难、胸痛+$P_2>A_2$+胸骨左缘第 5 肋间收缩期杂音，首先考虑肺血栓栓塞症，故选 C。患者无发热、咳嗽、咳痰、痰中带血，可排除肺炎和转移性肺癌，故不选 A、E。无相关病史、咳粉红色泡沫痰、双肺满布湿啰音和心尖部舒张期奔马律，可排除急性左心衰竭，故不选 B。病史、症状、体征等不符合心肌梗死，可排除 D。

【破题思路】①COPD 或年轻男性+活动时突发胸痛、呼吸困难+患侧叩诊鼓音、气管移向健侧=自发性气胸→X 线胸片；②高血压病史+活动时突发胸部撕裂样疼痛=主动脉夹层→CT 主动脉造影；③高血压、糖尿病病史+突发胸骨后闷压样或压榨样疼痛=急性心肌梗死→心电图和心肌坏死标志物；④骨折、手术、长期卧床+活动时突发胸痛、呼吸困难、咯血、晕厥+P_2 亢进=肺血栓栓塞症→CT 肺动脉造影。

12.【答案】C　　　　　　　　　　　　　【难度系数】★★★★

【解析】患者中年男性，突发呼吸困难 4 小时（肺血栓栓塞症的常见症状），既往糖尿病、高血压史 10 年（肺血栓栓塞症的危险因素），$P_2>A_2$（肺血栓栓塞症的常见体征），行 CTPA 示右下肺动脉内充盈缺损（肺血栓栓塞症的确诊依据），考虑诊断为肺血栓栓塞症。患者有颈静脉怒张，提示有右心功能不全，属于中危患者，此时首选溶栓治疗，尿激酶、链激酶或 rt-PA 静滴，故选 C，不选 B。若血压正常且右心功能正常，属于低危组，首选抗凝治疗，可皮下注射低分子量肝素，不选 D。在肝素/磺达肝癸钠开始应用后的第 1 天才加用口服抗凝剂华法林（A 错）（华法林起效慢）。手术取栓风险大，病死率高，仅适用于经积极的内科治疗或导管介入治疗无效的紧急情况，不选 E。

【破题思路】肺血栓栓塞症溶栓：一般定于 14 天内。主要并发症为出血（颅内出血）。

①适应证：右心功能不全、低血压、心源性休克、大面积肺栓塞。

②高危（大面积）PTE 病例（有明显呼吸困难、胸痛、低氧血症等）和中危 PTE 病例（血压正常+右

心功能不全），常用的溶栓药物有尿激酶（UK）、链激酶（SK）和重组组织型纤溶酶原激活剂（rt-PA）。③低危 PTE 病例（血压正常+右心功能正常）：只抗凝不溶栓。

13.【答案】A 　　　　　　　　　　　　　　【难度系数】★★★★
【解析】患者中年男性，突发胸痛、憋气（肺血栓栓塞症的常见症状），$P_2 > A_2$（常见体征），PaO_2 55 mmHg 提示Ⅰ型呼吸衰竭（常见于肺血栓栓塞症），考虑诊断为肺血栓栓塞症。CT肺动脉造影可确诊，故选 A。心肌坏死标志物用于心肌梗死的检查。血 D-二聚体特异性差，但其正常对 PTE 有重要的排除诊断价值。UCG（超声心动图）可提示 PTE，但不能确诊。ECG 呈非特异性异常，不具有诊断意义。

第十节　呼吸衰竭

一、急性呼吸衰竭

| 题型 | A1 型题 |

1.【答案】C 　　　　　　　　　　　　　　【难度系数】★
【解析】吸入氧浓度（%）=21+4×氧流量（L/min），故选 C。
【破题思路】COPD 合并Ⅱ型呼吸衰竭的患者应采用低流量低浓度吸氧：吸氧流量 1~2 L/min，吸入氧浓度 < 30%。

2.【答案】B 　　　　　　　　　　　　　　【难度系数】★
【解析】Ⅱ型呼吸衰竭特点是低氧血症伴高碳酸血症，系阻塞性通气功能障碍或限制性通气功能障碍致肺泡通气不足所引起。COPD 为持续气流受限所致肺通气功能障碍，故选 B。肺炎、肺血栓栓塞症、间质性肺疾病致换气障碍，主要引起Ⅰ型呼吸衰竭，故不选 A、D、E。结核性腹膜炎大量腹水时，可致膈肌上移，引起限制性通气功能障碍而致Ⅱ型呼吸衰竭，但非最常见，故不选 C。
【破题思路】Ⅱ型呼吸衰竭最常见病因为 COPD，COPD 发生Ⅱ型呼吸衰竭最常见诱因为呼吸道感染。

3.【答案】B 　　　　　　　　　　　　　　【难度系数】★
【解析】Ⅱ型呼吸衰竭是指低氧血症合并高碳酸血症，系阻塞性通气功能障碍或限制性通气功能障碍使肺泡通气不足所致，最常见于 COPD，故选 B。哮喘急性发作时因轻重不同，可为Ⅱ型呼吸衰竭，也可为Ⅰ型呼吸衰竭，故不选 C。重症肺炎和肺血栓栓塞症是Ⅰ型呼吸衰竭的常见病因，可排除 D、E。
【破题思路】①COPD、气管异物、大量胸腔积液或气胸→Ⅱ型呼吸衰竭；②ARDS、重症肺炎、肺血栓栓塞症→Ⅰ型呼吸衰竭。

4.【答案】C 　　　　　　　　　　　　　　【难度系数】★★
【解析】Ⅱ型呼吸衰竭是高碳酸血症性呼吸衰竭，常由肺泡通气不足所引起。肺泡通气不足包括限制性通气不足（严重胸廓畸形、呼吸肌无力、大量胸腔积液和气胸）和阻塞性通气不足（气管异物、COPD），故选 C。肺水肿、肺纤维化、硅肺、肺结核主要引起肺换气障碍，所致呼吸衰竭多为Ⅰ型，故不选 A、B、D、E。
【破题思路】Ⅱ型呼吸衰竭 = 通气不足。

| 题型 | A2 型题 |

1.【答案】E 　　　　　　　　　　　　　　【难度系数】★★★
【解析】pH 降低或 $PaCO_2$ 升高时，Hb 对 O_2 的亲和力降低，氧解离曲线右移，促进 HbO_2 解离，从而为组织供 O_2，故选 E 不选 B。酸中毒只是相对增加血红蛋白对氧的释放，但并不能增加组织摄取氧的能力，故不选 A。酸中毒对肺获氧量和组织耗氧量无直接影响，故可排除 C、D。

2.【答案】D 　　　　　　　　　　　　　　【难度系数】★★★
【解析】PaO_2 30 mmHg，$PaCO_2$ 60 mmHg，提示患者为Ⅱ型呼吸衰竭，应予低流量、低浓度（< 35%）吸氧，以维持缺氧对外周化学感受器的刺激，防止呼吸抑制。患者在 36% 面罩吸氧后，PaO_2 升至 70 mmHg，$PaCO_2$ 升至 80 mmHg，提示因失去了缺氧的刺激，致呼吸中枢发生抑制，肺通气功能进一步下降，CO_2 潴留加重。故选 D。
【破题思路】① PaO_2 < 60 mmHg+$PaCO_2$ 正常或降低→Ⅰ型呼吸衰竭→较高浓度吸氧；② PaO_2 < 60 mmHg+$PaCO_2$ > 50 mmHg →Ⅱ型呼吸衰竭→低浓度吸氧。

3. 【答案】B 　　　　　　　　　　　　　【难度系数】★★★

【解析】COPD 病史 + 双下肺湿啰音 + 意识障碍、球结膜水肿，考虑患者因急性感染致 COPD 加重发生了 Ⅱ 型呼吸衰竭，因 CO_2 潴留引起肺性脑病，故选 B。患者主要为意识障碍，无咳粉红色泡沫痰、心尖部奔马律等，可排除 A。感染中毒性脑病应为先发热，后出现脑病表现，故不选 C。无高血压、糖尿病等相关病史，无偏瘫、失语等定位症状和体征，可排除 D。未提供电解质情况，且临床表现不符合电解质紊乱，故不选 E。

【破题思路】COPD 病史 + 意识障碍 = 肺性脑病。

4. 【答案】B 　　　　　　　　　　　　　【难度系数】★★★

【解析】Ⅰ 型呼吸衰竭 PaO_2 < 60 mmHg，$PaCO_2$ 正常或降低；Ⅱ 型呼吸衰竭 PaO_2 < 60 mmHg，$PaCO_2$ > 50 mmHg，故选 B 不选 D。pH 正常，$PaCO_2$ 30mmHg，BE 正常，可排除 A、C、E。

【破题思路】①如 pH < 7.35，BE < −3 mmol/L 或 HCO_3^- < 22 mmol/L → 代谢性酸中毒；②如 pH < 7.35，$PaCO_2$ > 45 mmHg → 呼吸性酸中毒；③如 pH < 7.35，BE < −3 mmol/L，$PaCO_2$ > 45 mmHg → 代谢性酸中毒并呼吸性酸中毒。

5. 【答案】D 　　　　　　　　　　　　　【难度系数】★★★

【解析】老年 + 慢性咳嗽、咳痰、气促 + PaO_2 50 mmHg，$PaCO_2$ 45 mmHg，考虑诊断为 COPD 合并 Ⅱ 型呼吸衰竭。吸氧后 PaO_2 90 mmHg，$PaCO_2$ 75 mmHg + 意识障碍，考虑系失去低氧刺激致肺通气障碍加重，二氧化碳潴留引起的肺性脑病，故选 D。未提供电解质情况，故不选 A。脑血管病多有高血压等病史和肢体瘫痪、失语等局灶定位症状，可排除 B。氧中毒有长时间高浓度吸氧史，可排除 C。感染中毒性脑病先有发热等感染表现，病史不符，不选 E。

【破题思路】①慢性肺部疾病（COPD）+ 意识障碍 = 肺性脑病。②慢性肝脏疾病（肝硬化）+ 意识障碍 = 肝性脑病。③慢性肾脏疾病（慢性肾衰竭）+ 意识障碍 = 尿毒症脑病。

6. 【答案】B 　　　　　　　　　　　　　【难度系数】★★★

【解析】CODP、肺源性心脏病为阻塞性通气功能障碍，病理生理改变为缺 O_2 伴 CO_2 潴留。$PaCO_2$ 过高可抑制呼吸中枢的活动，此时呼吸主要通过低氧血症刺激颈动脉体和主动脉体的化学感受器维持。故 COPD、慢性肺源性心脏病应予低流量、低浓度吸氧。一旦吸入高浓度氧，解除了缺氧对呼吸中枢的刺激，可引起呼吸抑制，使肺通气功能进一步下降，加重缺 O_2 和 CO_2 潴留，致病情恶化。故选 B。其他选项均属于 Ⅱ 型呼吸衰竭的治疗措施，可排除。

题型　A3/A4 型题

1. 【答案】E 　　　　　　　　　　　　　【难度系数】★★★★

【解析】溺水 + 呼吸增快（R 34 次 / 分）+ 两肺广泛湿啰音 + PaO_2 降低、$PaCO_2$ 降低、pH 升高，首先考虑为 ARDS 所致 Ⅰ 型呼吸衰竭。ARDS 时，肺水肿和肺泡萎陷不张所致通气功能障碍、功能残气量和有效参与气体交换的肺泡数量减少，可引起严重的通气 / 血流比例失调，造成顽固性低氧血症。故选 E。肺泡通气量下降所致为 PaO_2 降低和 $PaCO_2$ 升高，故排除 A。弥散功能障碍和肺内血流显著增加亦为 ARDS 发生呼吸衰竭的原因，但非最主要，故不选 B、D。缺氧可通过刺激颈动脉体和主动脉体的化学感受器，反射性兴奋呼吸中枢，使呼吸活动增强，故不选 C。

【破题思路】①如题干中所给为 COPD、胸腔积液或气胸的相关信息，选 A——肺泡通气量下降；②如题干中所给为脑出血、脑炎的相关信息，选 C——呼吸中枢活动减弱；③COPD 为阻塞性通气功能障碍，胸腔积液、气胸、脑出血、脑炎为限制性通气功能障碍，均导致肺泡通气量下降，表现为 PaO_2 降低、$PaCO_2$ 升高。

2. 【答案】C 　　　　　　　　　　　　　【难度系数】★★

【解析】一旦诊断为 ARDS，应尽早进行呼气末正压通气（PEEP），故选 C。ARDS 为炎症反应引起的肺水肿及透明膜形成，主要病理变化在肺部而非呼吸中枢抑制，故不选 A。轻症患者可面罩给予高浓度氧而非纯氧，不选 B。快速利尿易造成血压下降、组织灌注减少，故不选 D。糖皮质激素在 ARDS 治疗中的价值尚不确定，故不选 E。

二、慢性呼吸衰竭

题型　A1 型题

【答案】B 　　　　　　　　　　　　　【难度系数】★★

【解析】酸中毒包括代谢性酸中毒和呼吸性酸中毒。由于 HCO_3^- 是代谢性指标，因此失代偿性代谢性酸中毒时，pH 和 HCO_3^- 明显降低；代偿性代谢性酸中毒时，pH 可维持在正常范围内；呼吸性酸中毒时，pH 明显下降而 HCO_3^- 可以正常。因此动脉血 pH 和 HCO_3^- 可准确判断酸中毒性质及严重程度，故选 B。

【破题思路】酸/碱中毒看 pH，呼酸呼碱看 $PaCO_2$，代酸代碱看剩余。

题型	A2 型题

1. 【答案】A　　　　　　　　　　　　【难度系数】★★★

【解析】中年＋咳嗽、咳痰＋气短，考虑诊断为 COPD。呼吸困难加重 1 天，面色暗红，口唇发绀，多汗（CO_2 致外周体表静脉充盈），应为急性加重，发生了呼吸衰竭。COPD 系阻塞性通气功能障碍，引起的呼吸衰竭多为 Ⅱ 型，Ⅱ 型呼吸衰竭血气分析特点为低氧血症＋高碳酸血症，故选 A。

2. 【答案】D　　　　　　　　　　　　【难度系数】★★★★

【解析】pH ＜ 7.35 为失代偿性酸中毒，$PaCO_2$ ＞ 45 mmHg 为呼吸性酸中毒，故选 D。代偿性酸碱失衡 pH 值在正常范围，可排除 A、B。失代偿性呼吸性碱中毒 pH ＞ 7.45，$PaCO_2$ ＜ 35 mmHg，故不选 C。BE 为代谢性指标，在正常范围内，故不选 E。

【破题思路】①判断有无酸碱失衡看 pH；②判断酸碱失衡的类型看 $PaCO_2$（呼吸性指标）、BE 和 HCO_3^-（代谢性指标），pH ＜ 7.35 ＋ $PaCO_2$ ＞ 45 mmHg → 呼吸性酸中毒；③ pH ＞ 7.45 ＋ $PaCO_2$ ＜ 35 mmHg → 呼吸性碱中毒；④ pH ＜ 7.35 ＋ BE ＜ －3mmol/L 或 HCO_3^- ＜ 22 mmol/L → 代谢性酸中毒；⑤ pH ＞ 7.45 ＋ BE ＞ ＋3 mmol/L 或 HCO_3^- ＞ 27 mmol/L → 代谢性碱中毒；⑥如有 $PaCO_2$、BE 或 HCO_3^- 异常，但 pH 在正常范围 → 代偿性酸碱失衡；⑦如同时有 pH、$PaCO_2$、BE 或 HCO_3^- 异常 → 混合性酸碱失衡。

题型	A3/A4 型题

1. 【答案】E　　　　　　　　　　　　【难度系数】★

【解析】$PaCO_2$ ＜ 35 mmHg，提示呼吸性碱中毒；HCO_3^- ＜ 22 mmol/L 提示代谢性酸中毒，故选 E。

【破题思路】判断有无酸碱失衡看 pH；判断酸碱失衡是呼吸性还是代谢性看 $PaCO_2$（呼吸性指标）、HCO_3^-（SB、AB）和 BE（代谢性指标）。

2. 【答案】A　　　　　　　　　　　　【难度系数】★★★

【解析】哮喘发作时首选短效 $β_2$ 受体激动剂沙丁胺醇，首选吸入疗法，故选 A。长效 $β_2$ 受体激动剂不能单独用于哮喘的治疗；联合吸入糖皮质激素和长效 $β_2$ 受体激动剂用于哮喘慢性持续期，是目前最常用的哮喘控制性药物，故不选 D、B。口服糖皮质激素和氨茶碱均可用于轻、中度哮喘的发作，但均非首选，故排除 C、E。

【破题思路】①哮喘发作 → 首选沙丁胺醇，首选吸入疗法；②重症或严重哮喘发作 → 及时静脉用激素。

3. 【答案】D　　　　　　　　　　　　【难度系数】★★★

【解析】支气管哮喘急性发作期分为轻、中、重和危重度，可通过肺部哮鸣音的变化判断哮喘患者的病情。轻度哮喘可闻及散在哮鸣音；中、重度哮喘可闻及响亮、弥漫的哮鸣音；危重哮喘哮鸣音减弱或消失。故选 D。肺功能、血氧饱和度、活动耐力均可作为哮喘患者病情监测的指标，但为定期、不同程度之间有重叠表现，故不选 A、B、C。采用微型峰流速仪测定呼气峰流速，适用于患者自我病情监测与评估。现患者为急性发作，故不选 E。

4. 【答案】D　　　　　　　　　　　　【难度系数】★★★

【解析】哮鸣音减弱提示气道狭窄加重；流量 5 L/min 鼻导管吸氧条件下，PaO_2 进一步下降，$PaCO_2$ 进一步升高，提示病情恶化。哮喘机械通气的指征之一为 $PaCO_2$ ≥ 45 mmHg，故选 D，不选 A、C。患者病情恶化系支气管痉挛加重而非呼吸中枢兴奋性下降引起，故不选 E。支气管哮喘发作补碱的指征是 pH ＜ 7.20，排除 B。

第十一节　急性呼吸窘迫综合征与多器官功能障碍综合征（助理不考）

题型	A1 型题

1. 【答案】E　　　　　　　　　　　　【难度系数】★★★

【解析】Swan-Ganz 导管可测定肺动脉楔压（PAWP）。PAWP 是反映左心房压较为可靠的指标。

ARDS 者左房压无变化，PAWP 不升高；左心衰可致左房淤血，左房压升高，PAWP 升高。故选 E。肺功能用于 COPD 和支气管哮喘的诊断，故不选 A。超声心动图用于心脏瓣膜病、心包炎等心脏疾病的诊断，故不选 B。动脉血气分析用于诊断呼吸衰竭等，可排除 C。胸部 X 线用于肺部、支气管等疾病的初步检查，故不选 D。

【破题思路】① COPD、支气管哮喘→肺功能；②呼吸衰竭、ARDS、酸碱失衡→动脉血气分析；③先天性心脏病、风湿性心脏瓣膜病、心肌病、心包炎、感染性心内膜炎（血培养）、心力衰竭→超声心动图。

2.【答案】A　　　　　　　　　　　　【难度系数】★★

【解析】ARDS 一旦确诊，应尽早进行呼气末正压通气（PEEP），使萎陷的肺泡复张，改善氧合，故选 A。ARDS 应予高浓度吸氧，故不选 B。持续高浓度吸氧和积极给予对症治疗均正确，但非最重要，故不选 C 和 D。目前证据不支持用大剂量糖皮质激素治疗 ARDS 患者，故不选 E。

【破题思路】看到 ARDS 的治疗，首选呼气末正压通气（PEEP）。

3.【答案】A　　　　　　　　　　　　【难度系数】★★★

【解析】MODS（多器官功能障碍综合征）是指机体在遭受严重感染、严重创伤、大面积烧伤等突然打击后，同时或先后出现 2 个或 2 个以上器官功能障碍，最易受累的脏器是肺，主要表现为 ARDS。故选 A，排除其他选项。

题型	A2 型题

1.【答案】D　　　　　　　　　　　　【难度系数】★★★

【解析】ARDS 的主要病理变化是肺泡表面活性物质减少导致的小气道陷闭和肺泡萎陷不张，首选 PEEP 治疗。萎陷肺泡的复张为压力依赖性，PEEP 水平不足可导致肺泡持续萎陷，致顽固性低氧血症。PEEP 的合适水平为 8~18 cmH_2O，患者所用为 5 cmH_2O，应逐渐增加，促使萎陷的肺泡和小气道开放，以改善通气和换气，改善氧合；在压力控制通气的基础上采用反比呼吸，延长了吸气时间，从而改善氧合。故选 D 不选 C。为防止肺泡过度膨胀，ARDS 的机械通气采用小潮气量（6~8 mL/kg），患者所用为 400 mL，已达合适范围，排除 A。呼吸频率已达正常高限，故不选 B。PEEP 调节的原则是维持 PaO_2 > 60 mmHg 而 FiO_2 < 60%。患者吸氧浓度已达 60%，可排除 E。

2.【答案】C　　　　　　　　　　　　【难度系数】★★★★

【解析】患者青少年男性，有溺水史（急性呼吸窘迫综合征危险因素），口唇发绀，双肺可闻及湿啰音，面罩吸氧氧饱和度监测显示为 85%（急性呼吸窘迫综合征的典型表现：顽固性低氧血症），考虑诊断为急性呼吸窘迫综合征（ARDS）。应立即采取的措施是呼气末正压通气，维持充分的氧合和通气，以支持脏器功能，故选 C。静脉注射地塞米松在 ARDS 中的治疗价值尚不确定，不选 A。静脉注射毛花苷 C 主要用于伴有心房颤动的收缩性心力衰竭，不选 B。皮下注射吗啡可以抑制呼吸中枢，患者口唇发绀，吸氧后氧饱和度升高不明显，已出现明显呼吸抑制的症状，因此禁用吗啡，不选 D。静脉注射呋塞米可降低血压，患者 BP 95/65 mmHg，血压不高，避免使用呋塞米等，以免出现休克，不选 E。

【破题思路】溺水史 + 烦躁不安 +R > 30 次 / 分 + 顽固性低氧血症 =ARDS。

第十二节　胸腔积液

一、胸腔积液概述

题型	A1 型题

1.【答案】B　　　　　　　　　　　　【难度系数】★★★★

【解析】肺炎旁胸腔积液是指因细菌性肺炎、肺脓肿或支气管扩张引起的胸腔积液，多为胸膜反应性渗出，属渗出液。单纯肺炎旁胸腔积液行胸腔引流的指征为：①中等及大量胸腔积液或肉眼观察积液呈脓性；②积液 pH 值< 7.2；③积液 LDH > 1000 U/L；④积液葡萄糖< 2.2 mmol/L。故选 B。血性胸水、胸水有核细胞以多核细胞为主提示积液为渗出液，用于胸水的定性；胸水细菌培养是确定病原体的检查。故不选 A、C、E。渗出液中蛋白含量高，胸水-血清白蛋白梯度降低，不选 D。

2.【答案】C　　　　　　　　　　　　【难度系数】★★

【解析】类风湿关节炎所致胸腔积液为渗出液。渗出液的发生机制包括胸膜通透性增加和壁层胸膜淋巴引流障碍。故选 C。缩窄性心包炎、肝硬化、肾病综合征所致胸腔积液均为漏出液，与胸膜毛细血管内静水压增高和胸膜毛细血管内胶体渗透压降低有关。可排除 A、B 和 E。单纯左心衰竭致肺循环淤血，不引起胸腔积液，不选 D。

【破题思路】①肾病综合征、肝硬化→胸膜毛细血管内胶体渗透压降低→漏出液；②右心衰竭、缩窄性心包炎→胸膜毛细血管内静水压增高→漏出液；③肺结核、肺炎、系统性红斑狼疮、类风湿关节炎、恶性肿瘤胸膜转移、胸膜间皮瘤、肺梗死→胸膜毛细血管通透性增加→渗出液。

3.【答案】B 　　　　　　　　　　【难度系数】★★

【解析】慢性脓胸的特征是胸膜脏层和壁层纤维性增厚，形成致密坚韧的脓腔厚壁，脓腔壁收缩使纵隔向患侧移位，故选 B。其他选项均为向健侧移位，不选 A、C、D、E。

【破题思路】①胸腔积液、气胸、急性脓胸→纵隔向健侧移位；②肺不张、胸膜粘连、慢性脓胸、慢性纤维空洞性肺结核→纵隔向患侧移位。

题型　A2 型题

1.【答案】B 　　　　　　　　　　【难度系数】★★★

【解析】大量胸腔积液或积气压迫肺，限制肺扩张，引起肺泡通气不足，导致 PaO_2 降低、$PaCO_2$ 升高，出现呼吸困难，故选 B。阻塞性通气功能障碍见于气道痉挛或狭窄；呼吸膜通透性降低见于肺泡膜厚度增加；阻塞性、限制性通气功能障碍和肺血管病变，均可致通气/血流比例失调；动-静脉分流属通气/血流比例失调的特例。故排除 A、C、D、E。

【破题思路】①气管异物、COPD、支气管哮喘发作时→阻塞性通气功能障碍；②脑出血、胸廓畸形、大量胸腔积液或气胸、肺纤维化→限制性通气功能障碍。

2.【答案】B 　　　　　　　　　　【难度系数】★★★

【解析】肺炎旁胸腔积液又称类肺炎性胸腔积液，是指因细菌性肺炎、肺脓肿和支气管扩张引起的胸腔积液。高热+咳黄脓痰+X 线胸片示大片致密影，符合肺炎诊断，故选 B。症状和 X 线胸片表现与其他选项不符，不选 A、C、D、E。

3.【答案】B 　　　　　　　　　　【难度系数】★★

【解析】肺炎抗感染治疗 3 天体温不降或降而复升，应考虑肺外感染。患者为青年男性，发热、咳嗽 3 天，胸部 X 片显示右下肺炎，抗生素治疗后好转，但体温再次升高，出现胸痛，右下肺呼吸音消失，提示发生了胸腔积液，故选 B。急性呼吸窘迫综合征最早出现的是呼吸增快，并呈进行性加重的呼吸困难、发绀，双肺水泡音，故不选 A。肺不张多有支气管阻塞病因，表现为胸闷、气急、呼吸困难，胸片可诊断，故不选 C。自发性气胸多有诱因，突感一侧胸痛、胸闷和呼吸困难，叩诊鼓音，无发热，故不选 D。PTE 多有长期卧床病史，典型表现为胸痛、咯血、呼吸困难，一侧下肢水肿或肺动脉高压，可排除 E。

【破题思路】肺炎+胸腔积液=肺炎合并肺炎旁胸腔积液（类肺炎性胸腔积液）。

4.【答案】B 　　　　　　　　　　【难度系数】★★★★

【解析】发热、咳嗽+右肺语颤减弱、呼吸音低，考虑呼吸道感染引起胸腔积液的可能性大。肺受积液的压迫扩张受限（限制性通气功能障碍），引起肺泡通气不足，导致肺总量减少，最大通气量降低，故选 B 不选 C、E。因无气道阻塞，呼出气流不受限制，一秒率可正常甚至可达 100%；肺总量减少加之一秒率正常，致残气量降低。排除 A、D。

【破题思路】① COPD、支气管哮喘为阻塞性通气功能障碍→肺总量、残气量增加，肺活量、一秒率、最大通气量降低；②大量胸腔积液和气胸为限制性通气功能障碍→肺总量、最大通气量、残气量、肺活量降低，一秒率可正常。

5.【答案】B 　　　　　　　　　　【难度系数】★★

【解析】胸膜反应表现为在抽液过程中出现头晕、心悸、胸闷、冷汗、脉细等，处理要点是立即停止抽液，置患者于平卧位，必要时皮下注射 0.1% 肾上腺素 0.5 mL。该患者表现符合胸膜反应，故选 B。患者无胸闷、胸痛，排除 A。复张后肺水肿见于抽液过多、过快，表现为剧咳、气促、咳大量泡沫状痰、双肺满布湿啰音，故不选 C。无低血糖和低血容量性休克的相关病史，且临床表现也不符合，可排除 D、E。

6.【答案】B 　　　　　　　　　　【难度系数】★★★★

【解析】高热+胸闷+左侧胸部语颤减弱、叩诊实音+X 线胸片示左侧外高内低影、白细胞明显增高，结合 2 周前曾有咳黄痰病史，考虑诊断为急性脓胸。急性脓胸的治疗原则是彻底排净脓液，促使肺组织尽快复张，故选 B。胸廓成形术和胸膜剥脱术用于慢性脓胸，可排除 A、D。脓胸应依据脓液细菌培养+药敏试验结果选用有效抗生素，故不选 C。雾化吸入促进排痰适用于肺部感染，故不选 E。

7.【答案】B 　　　　　　　　　　【难度系数】★★★

【解析】X线示右下肺大片状高密度增高影，上缘呈外高内低弧形，诊断为胸腔积液。胸腔穿刺抽液检查可确定胸腔积液的性质并作出病因诊断，故选B。对咯血或疑有气道阻塞者可行支气管镜检查，故不选A。胸部CT可发现少量积液等病变，有助于恶性病变的病因诊断，但非确诊首选，故不选C。血肿瘤标志物有助于诊断，但不能确诊，故不选D。超声心动图用于诊断有无胸腔积液及穿刺定位，但不能明确病因，故不选E。

【破题思路】见液穿刺，化验定性可确诊。①诊断胸腔积液的首要影像学方法→X线胸片；②确定有无胸腔积液及积液部位、积液量、胸腔穿刺定位→超声；③明确胸腔积液的性质（漏出液、渗出液）和病因（结核、肿瘤）→胸腔穿刺抽液检查。

8.【答案】B　　　　　　　　　　　【难度系数】★★

【解析】气管左移+右胸叩诊实音+右肺呼吸音消失，考虑诊断为右侧胸腔积液，故选B。冠心病表现为活动时胸闷、胸痛，心电图有异常改变，无气管偏移、胸部叩诊浊音等，故不选A。肺炎不会出现气管移位、叩诊实音，故不选C。心力衰竭双肺可闻及湿啰音，有颈静脉怒张，气管无偏移，故不选D。肺血栓栓塞症多有导致深静脉血栓形成的危险因素，不会出现气管移位，可排除E。

【破题思路】①气管向健侧移位+叩诊鼓音=气胸。②气管向健侧移位+叩诊实音=胸腔积液。

9.【答案】B　　　　　　　　　　　【难度系数】★★

【解析】青年+发热、咳嗽+X线胸片示右下肺炎、右侧少量胸腔积液+抗感染治疗无效，应胸腔穿刺抽液行病原学检查和药敏试验，故选B，不选A、D、E。患者为胸腔积液，有咳嗽但无痰，故不选C。

【破题思路】见液穿刺，化验定性可确诊。

10.【答案】C　　　　　　　　　　　【难度系数】★★

【解析】老年+胸痛、胸闷、气促+左下肺呼吸音消失，考虑为气胸或胸腔积液，首选检查应为X线胸片，故选C。超声心动图用于诊断心脏瓣膜病等，故不选A。血心肌坏死标志物用于诊断急性心肌梗死、心肌炎，可排除B。血D-二聚体用于排除肺血栓栓塞症，故不选D。胸部B超可用于诊断胸腔积液，但不能诊断气胸，故不选E。

【破题思路】胸腔积液和气胸，首选检查为X线。

11.【答案】E　　　　　　　　　　　【难度系数】★★★★

【解析】大量胸腔积液致限制性通气功能障碍。因肺扩张受限，肺总量减少、残气量减少，故不选B和C。因肺总量减少，则用力肺活量下降，一秒量也下降，故不选A和D。第一秒呼出气量（FEV_1）占用力肺活量（FVC）的百分比为一秒率（FEV_1/FVC）。限制性通气功能障碍者用力肺活量和一秒量均下降，但因无气道阻塞，且胸腔内压增高，呼气时肺快速回缩，使肺活量的大部分在极短时间迅速呼出，其结果是一秒量占用力肺活量的百分比可正常甚至增加而非下降，故选E。

12.【答案】D　　　　　　　　　　　【难度系数】★★★

【解析】肺炎治疗3天体温不降或降而复升，应考虑发生了肺外感染如脓胸、心包炎、关节炎等。患者2周前发热、咳嗽、咳黄痰、胸闷、胸痛，经抗感染治疗好转，考虑肺部感染；再次高热、咳嗽、无痰，最可能出现了肺外并发症；气管左移，右肺叩诊实音，呼吸音消失，白细胞明显升高，符合化脓性感染即脓胸的表现，故选D。肺脓肿表现为高热、咳嗽、咳大量脓臭痰，可排除A。肺炎链球菌肺炎表现为咳铁锈色样痰，语颤增强，气管无偏移，故不选B。阻塞性肺炎可由中央型肺癌引起，病史不符，故不选C。肺不张气管向患侧移位，故不选E。

【破题思路】①双肺叩诊呈过清音→肺气肿、COPD；②患侧叩诊呈鼓音→气胸；③患侧叩诊呈实音或浊音→胸腔积液（水、血、脓）。

13.【答案】D　　　　　　　　　　　【难度系数】★★★

【解析】右下肺叩诊实音+呼吸音明显减弱，诊断为胸腔积液，故选D。脏壁两层胸膜因被积液隔开而无法接触，摩擦音消失；右侧胸腔积液，气管应向左侧移位；积液部分呼吸音减弱或消失。故不选A、B、C、E。

14.【答案】E　　　　　　　　　　　【难度系数】★★★

【解析】咳嗽、呼吸困难+右侧肋间隙变宽、右下肺叩诊呈浊音、呼吸音及语音共振减弱，考虑为胸腔积液，故选E。肺不张、肺实变叩诊也可呈浊音，但不会出现肋间隙变宽，可排除A、B。气胸叩诊呈鼓音，肺气肿叩诊呈过清音，故排除C、D。

【破题思路】①肋间隙变宽+叩诊呈实音或浊音=胸腔积液。②肋间隙变宽+叩诊鼓音=气胸。

15.【答案】A　　　　　　　　　　　【难度系数】★★

【解析】中老年男性，咳嗽、胸闷、气促2周，气管左移，右胸叩诊实音，右肺呼吸音消失，最可能诊断为右侧胸腔积液，故选A。冠心病一般表现为活动时胸闷、胸痛，心电图有异常改变，无气管偏移、叩诊浊音等，故不选C。肺炎一般不会出现气管移位、叩诊实音，故不选B。心力衰竭表现胸闷、气促为左心衰，但双肺湿啰音，气管无偏移，故不选D。肺血栓栓塞症多有静脉血栓的危险因素，一般不会出现气管移位，故不选E。

16.【答案】A 【难度系数】★★★

【解析】X线胸片示大片致密影，上缘呈弧形，诊断为胸腔积液，进一步检查首选超声，故选A。痰找抗酸杆菌用于诊断肺结核；支气管镜用于诊断中央型肺癌或支气管内膜结核；胸部CT适用于诊断胸部X线片难以显示的少量胸腔积液；痰培养+药敏试验用于诊断肺部感染。故不选B、C、D、E。

题型 A3/A4 型题

1.【答案】A 【难度系数】★★★★

【解析】积液细胞数 $>500×10^6/L$，总蛋白 $>30\ g/L$，LDH $>200\ U/L$，提示为渗出液；ADA $>45\ U/L$，间皮细胞比例低于5%，符合结核性胸腔积液。结核患者可有类似风湿热样表现，常累及四肢大关节。故选A。类肺炎性胸腔积液是指肺炎、肺脓肿和支气管扩张引起的胸腔积液，X线胸片先有肺实质的浸润影，胸水白细胞以中性粒细胞为主，故可排除B。淋巴瘤首发症状为无痛性颈部或锁骨上淋巴结肿大，患者病情不符合，不选C。结缔组织病如类风湿关节炎所致胸腔积液亦为渗出液，但应有对称性双手、腕、足等多关节肿痛伴晨僵，病史不符，可排除D。恶性胸腔积液多为血性，ADA $<45\ U/L$，故不选E。

2.【答案】D 【难度系数】★★

【解析】胸腔积液包括渗出液和漏出液。炎症、肿瘤、风湿性疾病、肺梗死等疾病所致为渗出液，发生机制是胸膜毛细血管通透性增加，故选D。肝硬化、肾病综合征所致为漏出液，发生机制是胸膜毛细血管内胶体渗透压降低；癌症导致的淋巴管阻塞所致为淋巴回流障碍；胸膜毛细血管内静水压增高见于充血性心力衰竭、缩窄性心包炎。故不选A、B、C。胸膜腔内胶体渗透压增加非胸腔积液的产生机制，排除E。

3.【答案】E 【难度系数】★★

【解析】具备以下征象提示为进行性血胸：①持续脉搏加快，血压降低，或虽经补充血容量血压仍不稳定；②闭式胸腔引流量 $>200\ mL/h$，连续3小时；③血红蛋白、红细胞计数和血细胞比容进行性降低，引流胸腔积血的血红蛋白量和红细胞计数与周围血相接近，且迅速凝固。患者急行胸腔闭式引流即引流出血性液体600 mL，1小时内又引流出300 mL，诊断为进行性血胸，故选E。创伤为原因，排除B。患者受伤后即出现血胸表现，非迟发性，不选C。病变在胸腔而非心包，不选D。

【破题思路】①少量血胸→ $\leq 500\ mL$；②中量血胸→ $500～1000\ mL$；③大量血胸→ $>1000\ mL$。

4.【答案】B 【难度系数】★

【解析】进行性血胸应及时行开胸探查手术+止血，故选B。

题型 B1 型题

1.【答案】C

【解析】腺苷脱氨酶（ADA）在淋巴细胞内含量较高。结核性胸膜炎时，淋巴细胞明显增多，胸水中ADA多 $>45\ U/L$，可高达100 U/L；肿瘤所致胸膜炎，胸水中ADA $<45\ U/L$。故选C。结核性胸腔积液和恶性胸腔积液为渗出液，胸水pH、糖含量均可降低，LDH、胆固醇均可增高，只是在降低和增高程度上有所差异，鉴别意义不大，故不选A、B、D、E。

2.【答案】B 【难度系数】★★★

【解析】鉴别漏出液和渗出液的主要指标是胸水中蛋白质和LDH含量，故选B。

【破题思路】蛋白质和LDH鉴别漏出液还是渗出液；ADA鉴别结核性还是恶性。

3.【答案】A 【难度系数】★★★

【解析】胸水总蛋白 15 g/L（$<30\ g/L$），LDH 56 U/L（$<200\ U/L$），ADA 23 U/L（$<45\ U/L$），GLU 与血糖水平相当，提示为漏出液，故选A。其他所有选项均为渗出液，不选B、C、D、E。

4.【答案】E 【难度系数】★★★★

【解析】胸水有核细胞含量高（细胞数明显增多），且单核0.94，总蛋白 40 g/L（$>30\ g/L$），LDH 475 U/L（$>200\ U/L$），为渗出液。结合 GLU 2.4 mmol/L，ADA 12 U/L，考虑为恶性胸水，故选E。

【破题思路】①漏出液→心衰、肝硬化、肾病综合征。特点为积液多、蛋白低、细胞少、LDH 和 ADA 均不高；②渗出液→多种原因。特点为蛋白高、细胞多、LDH 高。其中恶性者为血性，LDH 升高明显，ADA 不高；结核性多为草黄色，淋巴细胞多，ADA 明显升高。

二、结核性胸膜炎

| 题型 | A2 型题 |

【答案】E　　　　　　　　　　　　　　【难度系数】★★★

【解析】结核性胸膜炎胸腔积液蛋白含量高，易引起胸膜粘连，原则上应尽快抽尽胸腔内积液，以减轻纤维蛋白沉着和减轻胸膜肥厚，故选 E。糖皮质激素疗效不肯定，用于全身毒性症状严重、胸腔积液量大者，可排除 A、C。抽胸腔积液后，通常无需向胸腔内注入抗结核药物，但可注入链激酶等防止胸膜粘连，故不选 B、D。

三、恶性胸腔积液（助理不考）

| 题型 | A2 型题 |

1.【答案】A　　　　　　　　　　　　　【难度系数】★★★★

【解析】胸水呈血性，CEA 明显增高，符合恶性胸腔积液。恶性胸腔积液常由肺癌、乳腺癌、淋巴瘤等直接侵犯或转移至胸膜所致，也可由原发于胸膜的恶性间皮瘤引起。小细胞癌、大细胞癌、腺癌和鳞癌均为肺癌的病理类型。患者无刺激性咳嗽、痰中带血、胸痛等肺癌的表现，也无乳房肿块、淋巴结肿大等乳腺癌和淋巴瘤的表现，不选 B、C、D、E 选项。胸膜间皮瘤是原发于胸膜间皮或间皮细胞的恶性肿瘤，45 岁以上中老年多见，最常见症状是呼吸困难，胸水呈血性，CEA 升高。综合题干所给资料分析，选 A。

2.【答案】D　　　　　　　　　　　　　【难度系数】★★★★

【解析】老年＋胸闷＋杵状指＋右侧胸腔积液、外观血性＋积液 LDH 342 U/L、间皮细胞 0.06，首先考虑癌性胸腔积液，故选 D。患者无发热、咳嗽，胸水呈血性，以淋巴细胞为主，故不选 A。心衰引起的胸腔积液为漏出液，患者为渗出液，可排除 B。患者无结缔组织疾病表现，可排除 C。结核性胸膜炎有低热、盗汗等结核中毒症状，故不选 E。

【破题思路】①老年人＋血性胸腔积液＝癌性。②青年人＋低热＋胸腔积液＝结核性。

3.【答案】A　　　　　　　　　　　　　【难度系数】★★★★

【解析】胸水蛋白 36 g/L（渗出液）、ADA 16 U/L、CEA 15 μg/L，为恶性胸腔积液，结合吸烟史、胸痛、肺门阴影增大，首先考虑诊断为肺癌胸膜转移，故选 A。结核性胸腔积液和类肺炎性胸腔积液 ADA 均增高，加之病史不符合，可排除 C、D。淋巴瘤最常见首发症状为无痛性颈部淋巴结肿大；结节病 X 线胸片表现为双侧肺门淋巴结肿大，多无症状而在健康体检中发现。故不选 B、E。

【破题思路】① ADA ＞ 45 U/L →结核性、类肺炎性、化脓性胸腔积液；② ADA ＜ 45 U/L、CEA ＞ 10~15 μg/L →恶性（肿瘤）胸腔积液。

四、血胸

| 题型 | A1 型题 |

【答案】D　　　　　　　　　　　　　　【难度系数】★★

【解析】具备以下征象提示进行性血胸：持续脉搏加快、血压降低，或虽经补充血容量血压仍不稳定；血红蛋白量、红细胞计数进行性降低；胸片阴影逐渐增大，提示积血量逐渐增加；闭式胸腔引流量每小时超过 200 mL，持续 3 小时。故不选 A、B、C、E。感染时白细胞计数明显增加，比例达 100∶1 可确定为感染性血胸，故应选 D。

| 题型 | A2 型题 |

【答案】E　　　　　　　　　　　　　　【难度系数】★★★

【解析】青年患者，1 小时前被刺伤左胸，血压降低，心率增快，伤口不断有血液流出，快速输入胶体溶液 1 000 mL 后血压仍不见回升，说明有胸腔内活动性出血，进行性血胸应及时开胸探查止血，故应选 E。

【破题思路】快速补液血压不升，提示进行性出血，应及时开胸探查止血。

五、脓胸

题型 A1 型题

【答案】C 【难度系数】★★★★

【解析】根据病因可将胸腔积液分为漏出液和渗出液。漏出液葡萄糖含量正常，渗出液葡萄糖含量降低。感染所致胸腔积液为渗出液，积液中含大量白细胞和细菌，可分解利用葡萄糖，致积液中葡萄糖浓度降低，甚至无糖。PTE 所致胸腔积液亦为渗出液，葡萄糖含量也降低，但降低程度低于脓胸。故选 C 不选 E。肝硬化、心力衰竭、肾病综合征所致胸腔积液均为漏出液，葡萄糖含量正常，可排除 A、B、D。

题型 A2 型题

【答案】A 【难度系数】★★★★

【解析】脓胸胸水的特点为：细胞数明显增多可达 10×10^9/L 以上、pH < 7.30、葡萄糖 < 1.10mmol/L、LDH 明显增高、ADA > 45 U/L。患者急性起病，有高热，外周血白细胞总数和中性粒细胞增高，结合胸水常规及生化检查结果，首先考虑诊断为急性脓胸。脓胸的治疗原则是控制感染 + 积极引流胸腔积液（反复胸穿抽脓或肋间切开闭式引流）；可用 2% 碳酸氢钠液或生理盐水反复冲洗胸腔，之后注入适量抗生素和链激酶或尿激酶，使脓液变稀便于引流。故选 A 不选 E。脓胸、结核、肿瘤所致胸腔积液均为渗出液，但结核性胸膜炎或肿瘤所致均呈慢性过程，胸水中以淋巴细胞为主。此外，恶性胸腔积液 pH > 7.35，ADA < 45 U/L；结核性胸腔积液 ADA 常明显升高，可达 100 U/L。患者胸水常规和生化检查已高度提示脓胸。脓胸不宜做胸膜活检；胸腔镜取活检用于胸水检查不能确诊者，对恶性胸腔积液作出病因诊断。故不选 B、C、D。

六、类肺炎性胸腔积液

题型 A3/A4 型题

1.【答案】D 【难度系数】★★★

【解析】社区获得性肺炎治疗 72 小时症状无改善，或体温降而复升，考虑出现了并发症如类肺炎性胸腔积液，故选 D。右肺叩诊实音 + 气管向左侧移位，排除 A、C、E。干性胸膜炎表现为胸痛和胸膜摩擦音，不选 B。

2.【答案】C 【难度系数】★★★★★

【解析】类肺炎性胸腔积液为稀薄脓性，呈浆液性。A、B 选项可确定有无胸腔积液，但不能定性和明确病因，感染、结核、肿瘤、结缔组织病均可引起渗出液。故选 C，排除其他选项。

第十三节　气胸

题型 A1 型题

1.【答案】B 【难度系数】★★

【解析】一侧气胸，纵隔被压向健侧（纵隔向健侧移位），故选 B，不选 A、C、D、E。

【破题思路】①气胸、胸腔积液、急性肺脓肿→气管、纵隔向健侧移位；②胸膜粘连、肺不张、慢性肺脓肿→气管、纵隔向患侧移位。

2.【答案】D 【难度系数】★★

【解析】开放性气胸指胸膜破裂口较大或因两层胸膜间有粘连或牵拉，使破口持续开放，胸部伤口与胸膜腔相通，吸气与呼气时空气自由进出胸膜腔，故选 D。

【破题思路】①闭合性气胸→胸膜破裂口闭合，空气不再进入胸膜腔；②开放性气胸→胸膜裂口开放（与外界相通），空气自由进出胸膜腔；③张力性气胸→胸膜裂口呈单向活瓣，空气只进不出。

题型 A2 型题

1.【答案】E 【难度系数】★★★

【解析】青年男性 + 突发胸痛 + 右侧胸廓饱满、叩诊鼓音、呼吸音消失，最可能的诊断为原发性自发性气胸，故选 E。肺不张无胸廓饱满，叩诊呈浊音或实音，故不选 A。胸腔积液叩诊为实音，故不选 B。

肺炎无胸廓饱满，实变期可出现触觉语颤增强，叩诊浊音，听诊闻及支气管呼吸音，而不会出现呼吸音消失，故不选 C。肺气肿无胸痛，叩诊双肺呈过清音，故不选 D。

2.【答案】A　　　　　　　　　　　　　　【难度系数】★★

【解析】原发性自发性气胸多见于瘦高体形的男性青壮年，常规 X 线胸片肺部无显著改变，但可有胸膜下肺大疱。该患者为青年男性，体形瘦高，突发胸痛和呼吸困难，右肺叩诊呈鼓音，故选 A。结核性胸膜炎有结核中毒症状，首先出现胸痛，胸腔有积液后胸痛缓解，出现呼吸困难，叩诊为实音或浊音，故不选 B、E。肺炎有高热、咳嗽、咳痰（痰液颜色和性状依感染病原体不同而异），故不选 C。肺结核缓慢起病，有结核中毒症状，故不选 D。

3.【答案】C　　　　　　　　　　　　　　【难度系数】★★★

【解析】胸部伤口 + 空气进出声 + X 线胸片见液气胸，诊断为开放性气胸并血胸。开放性气胸的急救要点为：立即封闭伤口，将开放性气胸变为闭合性，之后予吸氧、清创、缝合胸壁伤口并行闭式胸腔引流，故选 C 不选 A、E。开胸探查适用于疑有胸腔内脏器损伤或进行性出血的患者；气管插管，呼吸机支持适用于多根多处肋骨骨折出现呼吸功能不全的患者。可排除 B、D。

【破题思路】①闭式胸腔引流量 > 200 mL/h 并持续 3 小时→进行性血胸，选 B——开胸探查 + 止血；②多根多处肋骨骨折 + 呼吸时胸壁反常运动（连枷胸）+ 呼吸功能不全表现，选 D——气管插管，呼吸机支持。

4.【答案】D　　　　　　　　　　　　　　【难度系数】★★★

【解析】年轻男性 + 剧烈活动后突发胸痛伴喘憋 + 右肺叩诊呈鼓音，考虑为肺大疱破裂所致自发性气胸，故选 D。血胸叩诊为实音或浊音，故不选 B。无胸部暴力挤压、气管异物取出、误吞异物、剧烈呕吐等病史，可排除 A、C。纵隔气肿可有颈、胸部皮下气肿，如未同时合并气胸，无胸部叩诊鼓音，故不选 E。

5.【答案】B　　　　　　　　　　　　　　【难度系数】★★★

【解析】突发胸痛和呼吸困难 + 颈静脉怒张、左胸叩诊呈鼓音和呼吸音消失、心音遥远，考虑为张力性气胸。张力性气胸是可迅速致死的危急重症，应立即用粗针头胸腔穿刺排气减压，之后进行闭式胸腔引流；持续漏气而肺难以复张时，需行开胸或胸腔镜探查手术。故选 B 不选 A。心包穿刺、无创通气对治疗气胸无效，可排除 C、E。经鼻导管或面罩吸入 10 L/min 的氧（高浓度）可加快胸腔内气体的吸收，但仅适用于肺被压缩面积 < 20%、稳定型的闭合性气胸，故不选 D。

【破题思路】① COPD 患者或年轻人 + 用力活动时突发胸痛、呼吸困难（加重）+ 患侧叩诊鼓音，气管和纵隔移向健侧 = 闭合性气胸。②胸部外伤史 + 明显呼吸困难 + 伤侧胸壁可见伴有气体进出胸腔发出吸吮声或嘶嘶声的伤口、患侧叩诊鼓音、纵隔扑动 = 开放性气胸。③突发胸痛、严重或极度呼吸困难、意识障碍、大汗淋漓 + 患侧叩诊鼓音，气管和纵隔显著移向健侧，颈静脉怒张，皮下气肿 = 张力性气胸。

6.【答案】C　　　　　　　　　　　　　　【难度系数】★★

【解析】患者为闭合性单处肋骨骨折伴闭合性气胸，无呼吸困难，X 线胸片提示肺压缩 < 30%，气胸可先行观察，暂不需要处理。闭合性单处肋骨骨折的处理原则是固定 + 镇痛，故选 C。开胸探查适用于进行性血胸，不选 A。胸壁切开、肋骨内固定适用于闭合性多根多处肋骨骨折；胸腔闭式引流适用于肺压缩程度较重、交通性或张力性气胸患者。故不选 B、D。骨折和气胸非应用抗生素的适应证，排除 E。

【破题思路】①胸部外伤史 + 低血压 + 胸腔闭式引流出血液每小时超过 200 mL 并持续 3 小时 = 进行性血胸，治疗选 A——开胸探查 + 止血；②胸部外伤史 + 反常呼吸运动 + 纵隔扑动 = 多根多处肋骨骨折连枷胸，治疗选 B——胸壁切开 + 肋骨内固定；③胸部外伤史 + 极度呼吸困难 + 皮下气肿 + 胸部叩诊呈鼓音、纵隔移向健侧 = 张力性气胸，治疗选 D+A——胸腔闭式引流，无效开胸探查。

7.【答案】C　　　　　　　　　　　　　　【难度系数】★★

【解析】年轻男性 + 剧烈活动 + 突发胸痛 + 患侧叩诊鼓音，符合自发性气胸，故选 C。胸腔积液患侧叩诊呈实音；支气管哮喘无胸痛，发作时双肺叩诊呈过清音，听诊闻及哮鸣音。故不选 A、B。肺气肿有慢性咳嗽、咳痰和进行性加重的呼吸困难，胸廓呈桶状，双肺叩诊呈过清音，故不选 D。肺栓塞多有骨折、手术后长时间卧床等病史，P_2 亢进，病变部位叩诊呈浊音，可排除 E。

【破题思路】① COPD 或年轻男性 + 活动时突发胸痛、呼吸困难 + 患侧叩诊鼓音、气管移向健侧 = 自发性气胸→X 线胸片；②高血压病史 + 活动时突发胸部撕裂样疼痛 = 主动脉夹层→CT 主动脉造影；③高血压、糖尿病病史 + 突发胸骨后闷压样或压榨样疼痛 = 急性心肌梗死→心电图和心肌坏死标志物；④骨折、手术、长期卧床 + 活动时（或活动后）突发胸痛、呼吸困难、咯血、晕厥 +P_2 亢进 = 肺血栓栓塞症→CT肺动脉造影。

8.【答案】B　　　　　　　　　　　　【难度系数】★★★

【解析】年轻女性，无肺部疾病史，搬重物时突发胸痛伴胸闷，且疼痛受呼吸影响，考虑自发性气胸，故选B。肺栓塞多有手术后卧床或长期制动病史；主动脉夹层多发生于高血压患者；心肌梗死多见于中老年，表现为胸骨后闷压样或压榨样疼痛，伴濒死感和窒息感，疼痛不受呼吸影响。可排除A、C、E。肋间神经痛呈阵发性灼痛或刺痛，无胸闷，故不选D。

【破题思路】①年轻人、COPD患者＋用力活动时突发胸痛、呼吸困难＋患侧叩诊鼓音、气管向健侧移位＋X线胸片患侧见气胸线、透亮度增加＝自发性气胸。②手术、骨折、长期卧床＋活动时突发胸痛、呼吸困难、咯血＋P₂亢进＋血浆D-二聚体增高、CT肺动脉造影示肺动脉内低密度充盈缺损＝肺血栓栓塞症。③中老年＋高脂血症、高血压、糖尿病等病史＋突发胸骨后或心前区闷压样、压榨样疼痛＋心肌坏死标志物升高、心电图ST段弓背向上抬高和异常Q波＝急性心肌梗死。

9.【答案】C　　　　　　　　　　　　【难度系数】★★★

【解析】胸闷、憋气持续不缓解＋叩诊鼓音＋X线胸片示左肺萎陷、压缩约90%，考虑诊断为气胸。肺压缩程度重，为胸腔闭式引流的适应证，故选C。呼吸机辅助呼吸用于呼吸衰竭和ARDS等疾病的治疗；吸氧仅为对症处理，且因肺受压不能扩张使通气功能障碍，影响吸氧效果。故不选A、B。穿刺排气适用于小量（肺萎陷＜20%）气胸，故不选D。E为支气管哮喘的有效治疗措施，对气胸无效，故不选E。

【破题思路】①呼吸困难明显、肺压缩程度较重、交通性或张力性气胸、不稳定或反复发生的气胸→尽早胸腔闭式引流；②引流气体插管部位为锁骨中线外侧第2肋间或腋前线第4~5肋间。

10.【答案】C　　　　　　　　　　　　【难度系数】★★★

【解析】胸部外伤史＋口唇发绀、端坐呼吸、气管右偏、左胸壁触及皮下气肿，呼吸音消失，考虑诊断为张力性气胸。张力性气胸是可迅速致死的危急重症，应立即使用粗针头穿刺排气胸腔减压，之后行闭式胸腔引流；如持续漏气而肺难以复张时，考虑开胸探查。故选C不选A。患者非心包疾患，不选B。加压吸氧、气管插管不是治疗气胸的措施，故不选D、E。

题型	A3/A4型题

1.【答案】B　　　　　　　　　　　　【难度系数】★★★

【解析】COPD、肺源性心脏病＋活动时突发胸痛且与呼吸有关、呼吸困难，考虑发生了自发性气胸，故选B。急性心肌梗死胸痛与呼吸无关；急性肺栓塞多有骨折或长期制动病史；急性心力衰竭无胸痛。可排除A、D、E。急性胸膜炎早期表现为胸痛，胸腔有大量渗出液时可出现呼吸困难，但患者病情发展速度不符合，故不选C。

2.【答案】B　　　　　　　　　　　　【难度系数】★★

【解析】气胸典型的体征包括患侧胸廓饱满或膨隆、气管向健侧移位、叩诊呈鼓音、听诊呼吸音减弱或消失等，故选B。双下肺湿性啰音首先考虑急性左心衰竭，排除A。胸膜摩擦音见于心包炎、肺梗死，故不选C。三尖瓣区闻及粗糙的反流性杂音考虑三尖瓣关闭不全；心尖部第四心音奔马律多见于高血压性心脏病、肥厚型心肌病、主动脉瓣狭窄。故可排除D、E。

3.【答案】C　　　　　　　　　　　　【难度系数】★★

【解析】常规胸片是诊断气胸最准确、可靠的方法，故选C。动脉血气分析用于诊断呼吸衰竭和酸碱失衡；心肌坏死标志物用于诊断急性心肌梗死；D-二聚体用于疑诊肺血栓栓塞症者；超声心动图用于诊断风湿性心脏瓣膜病、先天性心脏病等。故不选A、B、D、E。

【破题思路】①气胸→首选胸部X线检查；②急性心肌梗死→首选心肌坏死标志物和心电图；③肺血栓栓塞症→首选CT肺动脉造影。

4.【答案】B　　　　　　　　　　　　【难度系数】★★

【解析】慢性阻塞性肺疾病＋活动后突发左侧胸痛伴呼吸困难＋左肺呼吸音明显减弱，考虑诊断为COPD发生了自发性气胸，故选B。急性心肌梗死胸痛位于胸骨后，无肺部呼吸音变化，故不选A。肺不张多有引起支气管阻塞的病因如肺癌等，故不选C。胸腔积液表现为呼吸困难，无胸痛，可排除D。肺血栓栓塞症多有长期卧床等诱因，典型表现为胸痛、咯血、呼吸困难、P₂亢进，故不选E。

【破题思路】①瘦高体形男青年＋活动后突发胸痛、呼吸困难＋叩诊鼓音＝原发性自发性气胸。②COPD患者＋活动后突发胸痛、呼吸困难加重＋叩诊鼓音＝继发性自发性气胸。

5.【答案】D　　　　　　　　　　　　【难度系数】★★

【解析】胸部 X 线检查是诊断气胸最准确、可靠的方法。气胸的典型 X 线表现为外凸弧形的细线条影，称为气胸线，故选 D。CT 肺动脉造影用于诊断肺血栓栓塞症，故不选 A。胸腔穿刺用于胸腔积液的检查和治疗，故不选 B。支气管镜用于诊断中央型肺癌，故不选 C。心电图用于诊断心律失常、心肌梗死，故不选 E。

【破题思路】胸腔有水有气→X 线。

6.【答案】B　　　　　　　　　　　　　【难度系数】★★★★

【解析】患者为多根多处肋骨骨折合并血气胸（闭合性）。X 线胸片示肺被压缩达 30%（肺组织物 70%），应予胸腔穿刺排气或行胸腔闭式引流，促使肺早期复张；X 线胸片示中等量胸腔积液（胸腔积血量达 500~1000mL），应及时行胸腔闭式引流，促使肺复张。故选 B。加压包扎固定胸廓适用于单纯闭合性单处肋骨骨折和胸侧壁多根多处肋骨骨折，患者合并血气胸且血压低，非适应证，可排除 A。静脉输血为对症、支持治疗，不能降低胸腔内压和促进肺复张，故不选 C。患者非进行性血胸，故不选 D。患者非张力性气胸，可排除 E。

【破题思路】如题干中信息为严重或极度呼吸困难、意识障碍、大汗淋漓 + 颈静脉怒张、皮下气肿、纵隔向健侧移位 +X 线胸片示肺完全萎陷，为张力性气胸，选 E——穿刺排气减压。

7.【答案】A　　　　　　　　　　　　　【难度系数】★★★

【解析】胸部 X 线检查示气胸已存在，排出 B、C、D、E，相邻 3 根肋骨骨折，还有可能合并存在的首先考虑连枷胸，故选 A。

【破题思路】①多根多处肋骨骨折 + 呼吸时胸壁反常运动（吸气时骨折处胸壁内陷、呼气时相对外凸）= 连枷胸；②如为 COPD 患者或年轻人 + 用力活动时突发胸痛、呼吸困难（加重）+ 患侧叩诊鼓音，气管和纵隔移向健侧，选 E——闭合性气胸；③如有胸部外伤史 + 明显呼吸困难 + 伤侧胸壁可见伴有气体进出胸腔发出吸吮声或嘶嘶声的伤口、患侧叩诊鼓音、纵隔扑动，选 D——开放性气胸；④如为严重或极度呼吸困难、意识障碍、大汗淋漓 + 颈静脉怒张、皮下气肿 +X 线胸片示肺完全萎陷，选 B——张力性气胸。

第十四节　肋骨骨折

| 题型 | A1 型题 |

【答案】A　　　　　　　　　　　　　【难度系数】★

【解析】第 4~7 肋骨较长而纤薄，易发生骨折，故选 A。第 1~3 肋骨粗短，且有锁骨、肩胛骨保护，不容易损伤；第 8~10 肋前端肋软骨形成肋弓，有弹性，不易损伤；第 11、12 肋骨前端游离，不易损伤。故排除 B、C、D、E。

| 题型 | A2 型题 |

【答案】C　　　　　　　　　　　　　【难度系数】★★★

【解析】左胸壁触及多根肋骨断端 + 反常呼吸运动，考虑为闭合性多根多处肋骨骨折连枷胸。左肺呼吸音明显减弱、血压 100/60 mmHg，提示患者伤侧肺受压（塌陷的胸壁、气胸或血胸）已出现循环障碍。故选 C。题干中未提供胸腔积液或气胸的具体信息，故不选择 A 和 B。胸壁加压包扎固定适用于单根单处肋骨骨折及胸背部、胸侧壁多根多处肋骨骨折但反常呼吸不严重的患者，故不选 D。分析患者病情，E 不是最佳选项，故不选 E。

第十五节　纵隔肿瘤（助理不考）

| 题型 | A2 型题 |

【答案】A　　　　　　　　　　　　　【难度系数】★★

【解析】胸部 CT 示右前上纵隔肿物 + 胸部不适但无咳嗽、发热，首先考虑纵隔肿瘤。肿物位于前上纵隔，边缘光滑，上极清晰，首先考虑胸腺瘤，故选 A。胸骨后甲状腺肿亦多位于前上纵隔，但肿块常为双侧且不规则，可随吞咽上下移动，故不选 B。支气管囊肿和食管囊肿多位于后纵隔；神经纤维瘤多位于后纵隔脊柱旁。故不选 C、D、E。

【破题思路】①前上纵隔肿物 + 伴重症肌无力→胸腺瘤；②前上纵隔肿物 + 肿物随吞咽上下移动→胸骨后甲状腺肿；③前纵隔肿物 + 咳出头发样细毛或豆腐渣样皮脂→畸胎瘤。

第十六节 间质性肺疾病

一、特发性肺纤维化

| 题型 | A2 型题 |

【答案】C   【难度系数】★★★★★

【解析】特发性肺纤维化病变部位在肺间质，最突出的症状是进行性加重的呼吸困难，伴干咳，查体双肺底可闻及吸气末细小的干性爆裂音（Velcro 啰音）。COPD 表现为慢性咳嗽、咳痰、气短，查体可见桶状胸等；支气管扩张表现为慢性咳嗽、大量脓痰、反复咯血；肺癌表现为近期出现刺激性咳嗽、痰中带血；肺结核表现为咳嗽、咳痰、有低热、盗汗等结核毒性症状。故选 C，排除 A、B、D、E。

二、非特异性间质性肺炎

| 题型 | A3/A4 型题 |

1.【答案】E   【难度系数】★★

【解析】进行性加重的呼吸困难，咳嗽无痰但有低热，选 E，排除 C。COPD、支气管扩张、肺癌均有咳痰，可排除选项 A、B、D。

2.【答案】A   【难度系数】★★

【解析】治疗非特异性间质性肺炎首选药物为糖皮质激素，糖皮质激素不能耐受或治疗效果不佳者，可用低剂量糖皮质激素联合免疫抑制剂硫唑嘌呤或环磷酰胺，故选 A 不选 B。肺移植、吡非尼酮用于治疗特发性肺纤维化，抗生素用于治疗肺部感染性疾病，排除 C、D、E。

第十七节 睡眠呼吸障碍

| 题型 | A2 型题 |

【答案】C   【难度系数】★★★

【解析】阻塞性睡眠呼吸暂停的常见表现是夜间睡眠中打鼾且鼾声不规律、反复出现呼吸暂停及觉醒、白天嗜睡和乏力。故选 C，不选 E，排除 A、B、D。

第十五章　消化系统

第一节　食管、胃、十二指肠疾病

一、胃食管反流病

题型　A1 型题

1.【答案】B　　　　　　　　　　　【难度系数】★

【解析】胃镜检查是诊断反流性食管炎最准确的方法，并能判断其严重程度，故选B。食管测压是反流性食管炎的辅助诊断方法，价值不大，故不选A。食管24小时酸监测主要用于内镜检查阴性者的诊断，故不选C。反酸、烧心为反流性食管炎的典型症状，只能考虑是反流性食管炎，单凭临床症状不能确诊本病，故不选D。^{13}C尿素呼气试验阳性提示幽门螺杆菌感染，而反流性食管炎与幽门螺杆菌感染无关，故不选E。

【破题思路】①反流性食管炎典型症状——反酸、烧心。②反流性食管炎确诊检查——胃镜。③酸反流最可靠的检查——24小时食管pH监测。

2.【答案】C　　　　　　　　　　　【难度系数】★

【解析】胃食管反流病的治疗措施包括：①使用促胃肠动力药：可增加食管下括约肌（LES）压力，改善食管蠕动功能，促进胃排空，从而减少胃内容物反流。②抗酸治疗：用于症状较轻、间歇发作的患者，可缓解症状。③调整生活方式，应避免进食使LES压降低的食物，如高脂肪饮食、巧克力、咖啡、浓茶等；应尽量减少引起腹内压增高的因素，如肥胖、便秘、紧束腰带等。故选C。

【破题思路】①降低LES压的食物——高脂肪饮食、巧克力、咖啡、浓茶等。②降低LES压的药物及胃排空延迟的药物——硝酸甘油、钙通道阻滞剂、抗胆碱能药物等。

3.【答案】C　　　　　　　　　　　【难度系数】★★

【解析】用质子泵抑制剂试验性治疗（如奥美拉唑），症状明显缓解可诊断为胃食管反流病，故选C。抑酸治疗是胃食管反流病治疗的主要措施，奥美拉唑为质子泵抑制剂，制酸作用强，疗效优于H_2受体拮抗剂（雷尼替丁），故不选E。多潘立酮是促胃动力药，疗效有限且不确定，故不选A。枸橼酸铋钾主要用于消化性溃疡的治疗，故不选B。铝碳酸镁为弱碱性抗酸剂，可中和胃酸，用于症状较轻、间歇发作的患者，可缓解症状，故不选D。

4.【答案】A　　　　　　　　　　　【难度系数】★★

【解析】胃食管反流病的发病机制是：①抗反流屏障结构和功能异常：食管下括约肌压力降低，一过性食管下括约肌松弛，食管下括约肌结构受损（如胃扩张、胃排空延迟等）；②食管黏膜屏障功能降低及食管对反流物的清除能力降低。胃食管反流病的发生与夜间胃酸分泌过多无关，夜间胃酸分泌过多为十二指肠溃疡发病机制，故选A。

5.【答案】B　　　　　　　　　　　【难度系数】★★

【解析】胃镜检查未发现典型胃食管反流病的征象，应行24小时食管pH监测，可以提供食管是否存在过度酸反流的客观证据，这是诊断本病的重要方法，故选B。胃镜下取活组织送病理检查主要用于胃癌的诊断，故不选D。食管X线钡剂造影对本病的诊断价值不大，故不选A。食管测压监测是用于了解食管动力状态，用于抗反流手术术前评估的，故不选C。PPI试验性治疗不如24小时食管pH监测，故不选E。

6.【答案】D　　　　　　　　　　　【难度系数】★

【解析】食管反流病直接损伤因素为胃酸、胃蛋白酶、非结合胆盐、胰酶等反流物，刺激性食物不属于直接损伤因素，故选D。

题型　A2 型题

1.【答案】D　　　　　　　　　　　【难度系数】★★

【解析】患者反酸、烧心4年，胃镜示食管下段见3条纵行黏膜破损，相互融合，可确诊为胃食管反流病，属于重症患者，应首选质子泵抑制剂（奥美拉唑）治疗，故选D。质子泵抑制的疗效优于H_2受体阻滞剂（西咪替丁），故不选B。硫糖铝、枸橼酸铋钾属于胃黏膜保护剂，主要用于慢性胃炎和消化性溃疡的治疗，故不选A、E。铝碳酸镁为碱性抗酸剂，可中和胃酸，短暂缓解症状，仅用于对症治疗，故不选C。

【破题思路】①胃肠动力药（多潘立酮、莫沙必利等），用于反流、腹胀。②抑酸药［质子泵抑制剂（如奥美拉唑）作用最强、H₂受体拮抗剂（西咪替丁等）］，用于上腹部疼痛伴反酸。③胃黏膜保护剂（硫糖铝、枸橼酸铋钾），用于慢性胃炎和消化性溃疡。④抗酸药（铝碳酸镁、氢氧化铝等），中和胃酸、缓解疼痛症状最快。

2. 【答案】B 　　　　　　　　　　　　【难度系数】★★

【解析】胸痛、反酸、嗳气是胃酸反流的典型表现。胃镜未见明显异常，排除E选项；D项为腹部不适时首选检查项目，适用于腹部脏器疾病的初步检查，本题不适宜；C项为查胃幽门螺杆菌首选检查方法，而本题并未提示有胃炎或胃溃疡表现，所以C项排除；本患者未见明显心肺异常，所以A项排除。根据反酸、嗳气的症状，本患者最可能疾病为胃食管反流病，虽胃镜未见明显异常，为了明确诊断，可进行24小时胃食管pH监测，有助于明确诊断，故选B。

【破题思路】胃食管反流病最典型的症状是反酸和烧心。胃食管反流病分为反流性食管炎和非糜烂性反流病。24小时胃食管pH监测可以明确食管是否存在过度酸、碱反流。

题型　A3/A4型题

（1~2题共用解析）

1. 【答案】E　　2. 【答案】C 　　　　　　【难度系数】★★

【解析】患者胸骨后烧灼感（烧心），是胃食管反流病最常见的典型症状，吞咽不畅为其非典型症状，用奥美拉唑治疗后疼痛缓解（抑酸治疗是本病治疗的主要措施，奥美拉唑为首选药物），该患者应诊断为胃食管反流病，故第1题选E。消化性溃疡常表现为慢性周期性节律性上腹疼痛，而本例病史仅2周，故不选。食管癌、心绞痛患者口服奥美拉唑（质子泵抑制剂）是不能缓解症状的，故不选。贲门失弛缓症常表现为间歇性吞咽困难，故不选。为明确胃食管反流病的诊断，应首选胃镜检查，故第2题选C，次选24小时食管pH监测。心电图、冠状动脉造影、超声心动图常用于心血管疾病的诊断。

【破题思路】①消化性溃疡——慢性周期性节律性上腹疼痛，疼痛与空腹进食有关，抗酸抑酸药有效。②食管癌——进行性吞咽困难、消瘦。③心绞痛——胸骨后压榨性疼痛，含服硝酸甘油可缓解。④贲门失弛缓症——间歇性吞咽困难。⑤胃食管反流病——典型症状为胸骨后烧灼感。

3. 【答案】B 　　　　　　　　　　　　【难度系数】★

【解析】食管癌造影见龛影或充盈缺损，故不选A；食管贲门失弛缓症食管造影示狭窄，故不选C；食管裂孔疝食管造影有异常，故不选D；硬皮病是一种以皮肤纤维化为主，并累及血管和内脏器官的自身免疫性疾病，故不选E。

【破题思路】反酸、烧心——胃食管反流病。

4. 【答案】C 　　　　　　　　　　　　【难度系数】★

【解析】胃镜检查是诊断胃食管反流病最准确的方法，并能判断严重程度及有无并发症，故选C。

5. 【答案】A 　　　　　　　　　　　　【难度系数】★

【解析】PPI（质子泵抑制剂）抑酸作用最强，为治疗胃食管反流病的首选药物，故选A。

题型　B1型题

（1~2题共用解析）

1. 【答案】B　　2. 【答案】E 　　　　　　【难度系数】★★

【解析】24小时食管pH监测是诊断胃食管反流病的重要方法，主要用于胃镜不能确诊的患者，故第1题选B。胃镜检查＋活检是诊断反流性食管炎最可靠的方法，可以根据胃镜下食管黏膜的损害程度进行分级，故第2题选E。食管压力测定可测定LES压、LES松弛压、食管体部压力及食管上括约肌压力等，胃食管反流病内科治疗效果不好时可作为辅助性诊断方法。胸部X线片对诊断胃食管反流病的价值不大，其目的主要是排除食管癌等其他食管疾病；食管酸滴注试验只能确定其症状是否与酸敏感有关。

二、食管癌

1. 【答案】E 　　　　　　　　　　　　【难度系数】★★

【解析】按病理形态，食管癌可分为四型：①髓质型：管壁明显增厚，并向腔内外扩展，为均匀的实体肿块，恶性程度最高；②蕈伞型：瘤体向腔内生长，呈蕈伞状突起；③溃疡型：溃疡深入肌层，阻塞程度较轻；④缩窄型：即硬化型，瘤体形成明显的环行狭窄，最易引起阻塞。食管癌分型无梗阻型，故选E。

【破题思路】记忆口诀:食管癌分四型,蕈伞突起溃疡凹,缩窄阻塞最容易,髓质恶性度最高。

2.【答案】B 【难度系数】★★

【解析】食管癌50%左右发生在胸中段,故选B。30%在下段,故不选C。10%~20%在上段,故不选A。很少发生于颈段及腹段,故不选D、E。

【破题思路】①食管癌多发部位——胸中段。②食管癌典型症状——进行性吞咽困难。③食管癌确诊首选检查——食管镜+活检。

3.【答案】C 【难度系数】★★

【解析】早期食管癌X线钡剂检查可见:①食管黏膜皱襞紊乱、粗糙或中断;②小的充盈缺损;③局限性管壁僵硬,蠕动中断;④小龛影。中晚期食管癌X线表现为不规则狭窄和充盈缺损、管壁僵硬、狭窄上方食管可扩张。A、B、D、E四项均是食管癌X线表现,故不选A、B、D、E。食管黏膜串珠样改变为门静脉高压症所致的食管静脉曲张,故选C。

【破题思路】①食管癌钡餐检查——食管黏膜紊乱或中断、管壁僵硬、充盈缺损或小龛影。②食管静脉曲张钡餐检查——食管黏膜呈串珠样改变、虫蚀样或蚯蚓样状充盈缺损。③贲门失弛缓症钡餐检查——食管下端呈漏斗或鸟嘴状改变。④食管平滑肌瘤钡餐检查——圆形、椭圆形或"半月状"充盈缺损,边缘光滑锐利呈瀑布征。⑤食管憩室钡餐检查——钡影外溢呈憩室状。

4.【答案】C 【难度系数】★★

【解析】食管吞钡双重对比造影征象食管癌表现的是:黏膜皱襞破坏,代之以杂乱不规则影像(故不选A),管腔局限性狭窄,病变食管僵硬(故不选D),不规则充盈缺损或龛影(故不选B、E)。半月状压迹不是食管癌表现,故选C。

5.【答案】A 【难度系数】★

【解析】食管脱落细胞学检查简便,受检查痛苦小,假阳性率低,经过实践证明在食管癌高发区进行大面积普查切实可行,总的阳性率可达90%以上,是食管癌早期诊断的首选方法。

【破题思路】诊断食管癌首选胃镜,普查选食管黏膜脱落细胞检查。

题型 | **A2型题**

1.【答案】E 【难度系数】★★

【解析】患者为老年男性,进食哽噎进行性加重,应考虑食管癌(进食哽噎为早期食管癌的典型症状)。为明确诊断,首选胃镜检查,故选E。影像学检查,不能确诊食管癌,故不选B、C。服用"救心丸"不能缓解胸痛,基本可以排除冠心病,故不选D。超声心动图主要用于心血管疾病的诊断,故不选A。

2.【答案】C 【难度系数】★★

【解析】老年男性患者,吞咽时哽噎感,应首先考虑食管癌或贲门失弛缓症。食管癌钡餐检查典型的表现是:食管黏膜紊乱或中断、充盈缺损、小龛影、管壁僵硬,故本例应诊断为食管癌,故选C。食管静脉曲张钡餐检查可发现食管黏膜呈虫蚀样或蚯蚓样状充盈缺损,故不选A。食管平滑肌瘤钡餐检查可出现圆形或椭圆形充盈缺损,边缘光滑锐利,故不选B。食管憩室钡餐检查可见钡影外溢呈憩室状,故不选D。贲门失弛缓症钡餐检查可见食管下端呈漏斗或鸟嘴状改变,故不选E。

3.【答案】B 【难度系数】★★

【解析】间歇性吞咽困难、钡餐检查示食管下端鸟嘴征,为贲门失弛缓症的特征性表现,故选B。食管癌的典型表现为进行性吞咽困难,而不是间歇性吞咽困难,故不选A。食管炎的典型症状是烧心、反酸,不会出现间歇性吞咽困难,钡餐检查多为阴性,故不选C。食管瘢痕性狭窄多表现为吞咽困难,无间歇性加重或减轻,钡餐检查提示环形、节段性狭窄,上段食管可能扩大,故不选D。食管平滑肌瘤可有进食梗阻感,X线钡餐造影可见"半月状"充盈缺损,故不选E。

4.【答案】D 【难度系数】★★

【解析】食管分段及其与门齿距离的关系:食管颈段下端距门齿约20 cm,胸上段下端距门齿约25 cm,胸下段下端距门齿约40 cm。该患者两处食管癌分别距门齿30~32 cm、38~40 cm,为胸中、下段食管癌,应首选手术治疗,故选D。放疗主要用于手术难度大的胸上段食管癌治疗,故不选C。食管癌对化疗不敏感,故不选A。静脉营养支持、胃造瘘肠内营养都是支持治疗措施,故不选B、E。

【破题思路】①手术——主要用于胸中、下段食管癌。②放疗——主要用于颈段、胸上段食管癌。③化疗——食管癌不敏感。

5.【答案】E 【难度系数】★

【解析】食管钡餐检查见食管中上段管腔狭窄,充盈缺损,管壁蠕动僵硬,提示患者为中上段食管癌中晚期。中上段食管癌中晚期，适宜治疗方法为放疗。

| 题型 | A3/A4 型题 |

1.【答案】B　　　　　　　　　　　　【难度系数】★★

【解析】患者进行性吞咽困难（是食管癌的典型临床表现），体重下降，最可能的诊断是食管癌，故选B。食管灼伤狭窄多表现为吞咽困难，无进行性加重，故不选A。食管平滑肌瘤可有进食梗阻感，为良性肿瘤，不会出现短期内体重降低，故不选C。贲门失弛缓症多表现为间歇性吞咽困难，而不是进行性吞咽困难，故不选D。食管憩室多无症状，若憩室内有食物潴留，可出现颈部压迫感，故不选E。

2.【答案】D　　　　　　　　　　　　【难度系数】★★

【解析】确诊食管癌首选食管镜+活组织检查，故选D。胸部CT、MRI、超声波均为影像学检查，不能确诊食管癌，故不选A、B、E。食管拉网脱落细胞学检查主要用于食管癌的普查，故不选C。

3.【答案】A　　　　　　　　　　　　【难度系数】★★

【解析】食管呈鸟嘴样改变为贲门失弛缓症的典型X线表现，故选A。B、C、D、E均为食管癌钡剂X线检查所见，不选。

4.【答案】C　　　　　　　　　　　　【难度系数】★★

【解析】老年患者出现吞咽困难，逐渐消瘦，应考虑食管癌，因为食管癌的典型症状为进行性吞咽困难，故选C。食管炎常表现为烧心、反酸、胸骨后疼痛，无吞咽困难，不会有慢性消耗、消瘦的表现，故不选A。食管憩室多无症状，若憩室内有食物潴留，可出现颈部压迫感，故不选B。食管平滑肌瘤可有进食梗阻感，但病情进展缓慢，故不选D。贲门失弛缓症常表现为间歇性吞咽困难，故不选E。

5.【答案】D　　　　　　　　　　　　【难度系数】★★

【解析】对确诊食管癌最有价值的检查是纤维食管镜+活组织检查，故选D。胸部X线、纵隔CT均为影像学检查，不能确诊食管癌，故不选A、E。食管吞钡检查对食管癌诊断的准确性不如食管镜高，故不选B。食管拉网脱落细胞学检查主要用于食管癌的普查，故不选C。

6.【答案】C　　　　　　　　　　　　【难度系数】★★

【解析】食管的解剖分段为：胸中段，自气管分叉平面至贲门口全长度的上1/2（相当于主动脉弓至肺下静脉平面）；颈段，自食管入口至胸骨柄上沿的胸廓入口处；胸上段，自胸廓上口至气管分叉平面；胸下段，自气管分叉平面至贲门口全长度的下1/2（肺下静脉以下部分）。故选C，不选A、B、D。胸中段与胸下段食管的交界处为肺下静脉平面。通常将食管腹段包括在胸下段内，故不选E。

| 题型 | B1 型题 |

（1~2题共用解析）

1.【答案】D　　2.【答案】B　　　　　【难度系数】★★

【解析】拉网检查是食管癌高发区普查首选的方法，故第1题选D。食管癌诊断的首选方法是胃镜，故第2题选B。食管钡剂造影主要用于病人不宜行胃镜检查的；胸部CT检查可显示食管与邻近纵隔器官的关系、肿瘤外侵程度及转移病灶，但难以发现早期食管癌；EUS检查有助于判断食管癌的壁内浸润深度、肿瘤对周围器官的侵犯情况以及异常肿大的淋巴结，对肿瘤分期、治疗方案选择及预后判断有重要意义。故不选A、C、E。

【破题思路】①诊断食管癌首选检查——胃镜+活检。②食管癌普查首选——拉网检查。③肿瘤外侵程度及转移病灶——胸部CT检查。④食管癌浸润深度、纵隔淋巴结转移、术前T及N分期——EUS（食管超声内镜）检查。

三、急性胃炎

| 题型 | A1 型题 |

1.【答案】C　　　　　　　　　　　　【难度系数】★★

【解析】非甾体抗炎药（NSAID）可通过抑制前列腺素合成的关键酶环氧合酶（COX）而阻断前列腺素的合成，削弱胃黏膜屏障作用，引起急性胃炎，故选C。前列腺素可增加胃黏膜黏液和碳酸氢盐的分泌，增加黏膜血流，在维持胃黏膜屏障和修复功能中起重要作用，是胃黏膜重要的保护性因素。

2.【答案】E　　　　　　　　　　　　【难度系数】★★

【解析】急性糜烂出血性胃炎（急性胃黏膜病变）常见病因包括：口服非甾体抗炎药、应激、酒精等，以口服非甾体抗炎药最常见，故选 E。非甾体抗炎药可通过抑制前列腺素合成的关键酶环氧合酶（COX）而阻断前列腺素的合成，削弱胃黏膜屏障作用，引起胃黏膜损害。

3.【答案】B　　　　　　　　　　　【难度系数】★

【解析】急性糜烂性胃炎常见病因：应激、药物、酒精、创伤和物理因素，最主要的是应激导致胃黏膜缺血和胃酸分泌，故选 B。

4.【答案】E　　　　　　　　　　　【难度系数】★

【解析】急性糜烂出血性胃炎确诊依靠胃镜发现糜烂及出血病灶，必时行病理组织学检查。由于胃黏膜修复很快，当临床提示本病时，应尽早行胃镜检查，故选 E。

5.【答案】C　　　　　　　　　　　【难度系数】★★

【解析】食管胃底静脉曲张破裂由肝硬化导致，排除 A；消化性溃疡与胃酸胃蛋白酶的消化有关，排除 B；A 型胃炎与免疫有关，排除 D；Cushing 溃疡又称库欣溃疡，是指在颅脑损伤、脑病变或颅内手术后发生的应激性溃疡，排除 E。故选 C。

【破题思路】Cushing 溃疡——脑外伤所致。Curling 溃疡——严重烧伤所致。

| 题型 | A2 型题 |

1.【答案】A　　　　　　　　　　　【难度系数】★★

【解析】患者口服吲哚美辛后出现上腹痛，呕吐咖啡样物，应诊断为急性胃炎并上消化道出血。因为吲哚美辛属于非甾体抗炎药，是导致急性胃炎的最常见的病因，可削弱胃黏膜屏障作用，引起胃黏膜损害。为明确诊断，首选胃镜检查，故选 A。

【破题思路】①空腔器官（食管、胃、肠）病变最有意义（确诊）的检查——内镜+活检。②实质性脏器（肝、胆、脾、胰）、腹腔、盆腔病变检查——首选超声，进一步检查选 CT。③腹部 X 线钡剂检查——用于内镜有禁忌证或不能检查内镜者。④胃液分析——用于胃炎分型、胃液酸度、胃泌素瘤的辅助检查。

2.【答案】E　　　　　　　　　　　【难度系数】★★

【解析】患者烧伤后出现上消化道出血，应首先考虑应激性溃疡（Curling 溃疡）所致，故选 E。慢性胃炎出血少见，故不选 A。胆道出血常表现为出血、腹痛、黄疸三联征，故不选 B。消化性溃疡出血常有慢性周期性上腹部疼痛病史，故不选 C。食管溃疡出血临床罕见，故不选 D。

3.【答案】D　　　　　　　　　　　【难度系数】★★

【解析】患者有高血压、糖尿病病史，突发右侧肢体无力，伴头痛、呕吐等颅高压症状，应考虑脑出血。严重颅脑病变可导致机体应激反应，发生 Cushing 溃疡。该患者黑便的原因可能为急性胃黏膜病变，故选 D。食管癌常表现为进行性吞咽困难，不会出现肢体无力等中枢神经系统症状，故不选 A。胃癌也不会出现肢体无力等中枢神经系统定位症状，故不选 B。胃溃疡常表现为周期性上腹痛，无肢体无力等表现，故不选 C。胃底静脉曲张破裂出血表现为大量呕血，易导致休克，有肝硬化门静脉高压症病史，故不选 E。

【破题思路】①呕血、便血——上消化道出血特征性表现。最常见的病因——消化性溃疡。②上消化道出血常见有四大病因——消化性溃疡、食管胃底静脉曲张破裂出血、急性糜烂出血性胃炎（急性胃黏膜病变）、胃癌。③上腹部疼痛（节律性）+呕血、便血——消化性溃疡并发出血。④乙型肝炎病史+腹壁静脉曲张+呕血、便血——肝硬化门静脉高压造成的食管胃底静脉曲张破裂出血。⑤服用非甾体抗炎药、烧伤（Curling 溃疡）、颅脑损伤病变（Cushing 溃疡）等应激状态+呕血、便血——急性糜烂出血性胃炎（急性胃黏膜病变）。⑥中老年患者，上腹部饱胀不适，食欲下降，消瘦、贫血，粪便隐血持续阳性——可疑胃癌，需胃镜+活检确诊。

4.【答案】C　　　　　　　　　　　【难度系数】★★

【解析】柏油便提示上消化道出血。患者烧伤后出现上消化道出血，应考虑 Curling 溃疡出血，治疗首选质子泵抑制剂，故选 C。H₂ 受体拮抗剂抑酸效果不如质子泵抑制剂，故不选 D。胃黏膜保护剂为辅助治疗药物，故不选 A。急性胃黏膜病变所致的出血，静脉应用止血药效果不佳，故不选 B。患者脉搏稍快，血压正常，说明出血量不大，无需输血，故不选 E。

【破题思路】①非食管胃底静脉曲张破裂出血的治疗——药物首选质子泵抑制剂。②食管胃底静脉曲张破裂出血的治疗——药物首选生长抑素或血管升压素。

5.【答案】B　　　　　　　　　　　【难度系数】★★

【解析】该患者有服用非甾体抗炎药史，上腹隐痛，上消化道出血，胃镜示胃黏膜糜烂及出血，应诊断为急性胃炎并出血，治疗首选质子泵抑制剂奥美拉唑，故选 B。

6.【答案】D　　　　　　　　　　　　　　　　【难度系数】★★

【解析】年轻女性，既往无胃病史，唯一发病因素为口服非甾体抗炎药吲哚美辛数片，突发呕吐咖啡样物，考虑急性上消化道出血可能，所以首选检查是急诊胃镜检查，故选D。

【破题思路】引起上消化道出血常见的疾病有消化性溃疡、食管胃底静脉曲张破裂出血、急性胃黏膜病变等。本患者无基础疾病，所以诊断最可能为急性胃黏膜病变。引起急性胃黏膜病变的常见病因为：应激、药物、酒精、创伤和物理因素。

题型　A3/A4型题

1.【答案】E　　　　　　　　　　　　　　　　【难度系数】★★

【解析】患者饮酒后呕吐咖啡样物，黑便，应诊断为急性胃炎出血（酒精是引起急性胃炎的常见病因）。因此，首选治疗药物是质子泵抑制剂奥美拉唑，故选E。多巴胺为升压药物，当前不需要，故不选A。硫糖铝为胃黏膜保护剂，常用于消化性溃疡的治疗，故不选B。氨甲苯酸对消化道出血的止血效果较差，故不选C。纳洛酮常用于酒精中毒的治疗，不选D。

2.【答案】A　　　　　　　　　　　　　　　　【难度系数】★★

【解析】为明确上消化道出血的病因，首选胃镜检查，故选A。B、C、D、E均属影像学检查，不能确诊急性胃炎，故不选。

题型　B1型题

（1~2题共用解析）

1.【答案】E　2.【答案】A　　　　　　　　　【难度系数】★★

【解析】慢性萎缩性胃炎（发生异型增生）是胃癌的癌前病变，故第1题选E。应用非甾体抗炎药可削弱胃黏膜屏障作用，导致急性糜烂出血性胃炎，故第2题选A。

（3~4题共用解析）

3.【答案】B　4.【答案】C　　　　　　　　　【难度系数】★★

【解析】胃溃疡的癌变率约为1%，是最易癌变的溃疡，故第3题选B。Curling溃疡及Cushing溃疡为应激性溃疡，不会癌变，故不选A、C。食管腐蚀性溃疡是外伤所致的溃疡，也不会癌变，不选D。十二指肠溃疡绝不癌变，故不选E。Curling溃疡是指严重烧伤所致的应激性溃疡，故第4题选C。

四、慢性胃炎

题型　A1型题

1.【答案】C　　　　　　　　　　　　　　　　【难度系数】★

【解析】慢性胃炎是由多种病因引起的胃黏膜慢性炎症，最主要的病因是幽门螺杆菌（Hp）感染，占80%~90%，故选C。

2.【答案】D　　　　　　　　　　　　　　　　【难度系数】★★

【解析】中性粒细胞大量浸润常提示活动性炎症，称为慢性活动性胃炎。因此判断慢性胃炎有无活动性的病理学依据是有无中性粒细胞浸润，故选D。慢性胃炎的病理学特点为炎症、萎缩和肠化生。炎症表现为以淋巴细胞和浆细胞为主的慢性炎症细胞浸润，故不选A、B。幽门螺杆菌引起的慢性胃炎常有淋巴滤泡形成，故不选C。肠化生不属于活动性炎症，故不选E。

【破题思路】慢性胃炎的病理学特点：①炎症——以淋巴细胞、浆细胞为主，出现中性粒细胞——炎症为活动性。②萎缩、化生、异型增生——异型增生称为癌前病变。

3.【答案】B　　　　　　　　　　　　　　　　【难度系数】★★

【解析】壁细胞主要分布于胃底和胃体，可分泌盐酸和内因子。内因子的作用是促进维生素B_{12}的吸收。胃体萎缩性胃炎（A型胃炎）由于壁细胞受损，内因子减少，影响维生素B_{12}吸收，可造成维生素B_{12}缺乏，引起巨幼细胞贫血，故选B。胃窦萎缩性胃炎、慢性非萎缩性胃炎（慢性浅表性胃炎）均不会出现贫血，故不选A、C、D、E。

【破题思路】①慢性萎缩性胃炎分为A型胃炎（胃体萎缩为主——自身免疫性胃炎）和多灶性胃炎。②A型胃炎——壁细胞抗体、内因子抗体阳性——胃酸低；维生素B_{12}缺乏——巨幼细胞贫血。③多灶性胃炎——胃酸可正常或减低。④慢性非萎缩性胃炎——又称为慢性浅表性胃炎——没有胃酸减低。

4. 【答案】C 　　　　　　　　　　　　【难度系数】★★

【解析】自身免疫性胃炎也称A型胃炎，体内可出现针对壁细胞的自身抗体（壁细胞抗体和抗内因子抗体），因此检测血清壁细胞抗体有助于自身免疫性胃炎的诊断，故选C。血清胃蛋白酶原、胃液胃蛋白酶测定对胃炎的诊断价值不大，故不选A、E。胃酸测定、血清胃泌素测定只能作为鉴别自身免疫性胃炎和多灶萎缩性胃炎的辅助检查，故不选B、D。

5. 【答案】E 　　　　　　　　　　　　【难度系数】★

【解析】胃镜检查及活检是诊断慢性萎缩性胃炎最可靠的诊断方法。胃镜诊断应包括病变部位、萎缩程度、肠化生及不典型增生的程度。肉眼直视观察萎缩性胃炎的黏膜多呈苍白或灰白，皱襞变细或平坦。黏膜可表现为红白相间，严重者有散在白色斑块。黏膜下血管显露为萎缩性胃炎的特征，可见到红色网状小动脉或毛细血管，严重的萎缩性胃炎，可见有上皮细胞增生形成细小颗粒或较大结节。亦有黏膜糜烂，出血现象。胃黏膜活检病理主要为腺体不同程度萎缩、消失，代之以幽门腺化生或肠腺化生，间质炎症浸润显著。故选E。

【破题思路】胃检查——胃镜。

6. 【答案】E 　　　　　　　　　　　　【难度系数】★

【解析】B型胃炎又称胃窦炎，病因为幽门螺杆菌感染，故选E。A、B、C、D均为A型胃炎特点，故不选A、B、C、D。

7. 【答案】D 　　　　　　　　　　　　【难度系数】★

【解析】^{13}C或^{14}C尿素呼气试验为非侵入方法，该检查不依赖内镜，患者依从性好，准确性较高，为Hp检测标准之一，为复查首选，故选D。

题型　A2型题

1. 【答案】D 　　　　　　　　　　　　【难度系数】★★

【解析】患者反复上腹痛20余年，胃镜检查示胃黏膜减少，黏膜不平，黏膜下血管透见，应考虑慢性萎缩性胃炎。慢性萎缩性胃炎可有胃体黏膜主细胞数量减少，不可能出现壁细胞数量增加，故选D不选C。胃镜见胃窦直径2 cm深溃疡，周边隆起，说明胃癌可能性较大。胃窦黏膜异型增生和胃窦黏膜肠上皮化生均为胃癌的癌前病变，慢性萎缩性胃炎可以出现，故不选A、B、E。

2. 【答案】B 　　　　　　　　　　　　【难度系数】★★

【解析】患者上腹部不适2个月。进食后饱胀，有时伴疼痛，食欲下降、乏力，症状逐渐加重，根据病史考虑慢性胃炎。为明确诊断，首选胃镜检查，故选B。

3. 【答案】E 　　　　　　　　　　　　【难度系数】★★

【解析】患者有慢性上腹疼痛史，胃镜示胃窦皱襞平坦，黏膜血管透见，为慢性萎缩性胃炎的典型镜下表现，故选E。慢性浅表性胃炎（现称非萎缩性胃炎）内镜表现为红斑、黏膜粗糙不平、出血点/斑、黏膜水肿渗出等。消化性溃疡表现为周期性上腹痛，镜下可见圆形或椭圆形溃疡病灶，边缘光整。患者慢性上腹疼痛已2年，不可能为急性胃炎。胃癌内镜下可见肿瘤表面凹凸不平，糜烂，有污秽苔。故不选A、B、C、D。

【破题思路】胃镜表现：①慢性萎缩性胃炎——黏膜红白相间，以白为主，皱襞平坦，可透见黏膜下血管。②慢性浅表性胃炎（现称非萎缩性胃炎）——黏膜红白相间，以红为主，可有出血点/斑，或水肿渗出等。③消化性溃疡——圆形或椭圆形溃疡病灶，边缘整齐、底部平坦、覆有黄白苔。④恶性溃疡（胃癌）——溃疡病灶形状不规则、边缘不整齐、底部凹凸不平，糜烂，有污秽苔，质硬易出血。

4. 【答案】E 　　　　　　　　　　　　【难度系数】★★

【解析】该患者胃镜示胃黏膜颜色灰暗，红白相间，皱襞低平稀少，应诊断为慢性萎缩性胃炎。慢性萎缩性胃炎分为A型和B型胃炎。A型胃炎壁细胞显著减少、内因子减少、胃酸分泌显著减少、pH明显升高。B型胃炎内因子正常，胃酸正常或稍减低，pH正常或稍增高。可见无论A型胃炎还是B型胃炎，胃液pH均可能增高，故选E。A型胃炎可导致壁细胞减少，B型胃炎可导致G细胞减少，而碳酸氢盐由胃黏膜非泌酸细胞分泌，故慢性胃炎患者胃液碳酸氢盐正常。胃蛋白酶由主细胞分泌后经胃酸激活而形成，与壁细胞、G细胞无关，故慢性胃炎患者胃蛋白酶可正常。故不选A、B、C、D。

【破题思路】①A型胃炎壁细胞、内因子减少——胃酸分泌显著减少——pH明显升高。②维生素B_{12}吸收障碍——巨幼细胞贫血（恶性贫血）。③A型胃炎——自身免疫性胃炎（胃体炎）——壁细胞抗体、内因子抗体阳性。

5. 【答案】C 【难度系数】★★

【解析】患者胃镜检查示胃黏膜苍白、粗糙、皱襞稀疏，提示为慢性萎缩性胃炎。慢性萎缩性胃炎的病理改变为主细胞和壁细胞数量减少，固有层内有淋巴细胞和浆细胞浸润，常出现肠上皮化生和异型增生，故选C。

6. 【答案】E 【难度系数】★★

【解析】慢性胃炎可发生不典型增生，重度不典型增生是胃癌的癌前病变。因此慢性萎缩性胃炎伴轻至中度不典型增生者，应密切观察，定期胃镜活检复查，有助于发现早期胃癌。该患者为中度不典型增生，应密切观察，故选E。补充微量元素锌、硒，有助于胃黏膜的肠化生和不典型增生的逆转。口服胃蛋白酶合剂有助于消化功能的改善。米索前列醇是胃黏膜保护剂。补液、加强支持疗法不是必需的治疗。故不选A、B、C、D。

【破题思路】胃癌癌前病变——慢性萎缩性胃炎中重度不典型增生。

7. 【答案】C 【难度系数】★★

【解析】慢性萎缩性胃炎的治疗首先是根除幽门螺杆菌。根除幽门螺杆菌的指征包括：伴有胃黏膜糜烂、萎缩及肠化生、异型增生者；有消化不良症状者；有胃癌家族史者。本例胃镜提示慢性萎缩性胃炎合并中至重度肠上皮化生，Hp阳性，因此首先应进行根除幽门螺杆菌治疗，故选C。应用质子泵抑制剂、促胃肠动力剂、抗酸剂等均属于对症治疗，为次要治疗措施。慢性胃炎一般不用止痛剂。故不选A、B、D、E。

8. 【答案】A 【难度系数】★★

【解析】胃黏膜异型增生是胃癌的癌前病变，对于轻度异型增生者应严密随访，定期胃镜复查。对于重度异型增生则应行预防性手术，目前多采用内镜下胃黏膜切除术，故选A。胃大部切除术创伤较大不宜使用，故不选D。质子泵抑制剂、胃黏膜保护剂、H_2受体拮抗剂药物治疗对癌前病变无效，故不选B、C、E。

【破题思路】①慢性萎缩性胃炎中重度不典型增生——胃癌的癌前病变。②胃癌的癌前病变治疗——病灶局部切除术（多用内镜下胃黏膜切除术）。③轻度不典型增生——严密随访，定期胃镜复查。

题型 A3/A4型题

1. 【答案】C 【难度系数】★★

【解析】该患者胃镜检查示胃体皱襞稀疏，黏膜血管透见，为慢性萎缩性胃炎的典型表现，结合病史可诊断为慢性萎缩性胃炎，故选C。Menetrier病也称巨大肥厚性胃炎，是胃黏膜的过度增生而使胃壁广泛增厚，常表现为胃体、胃底黏膜皱襞粗大、肥厚、扭曲呈脑回状，故不选A。慢性浅表性胃炎为非萎缩性胃炎，内镜下见黏膜呈红黄相间，或黏膜皱襞肿胀，无胃黏膜萎缩表现，故不选B。慢性淋巴细胞性胃炎极少见，故不选D。胃癌内镜下可见肿瘤表面凹凸不平，糜烂，有污秽苔，故不选E。

2. 【答案】D 【难度系数】★★

【解析】从胃镜表现来看，病变主要累及胃体，可诊断为A型胃炎，属于自身免疫性胃炎，壁细胞抗体和内因子抗体阳性，因此做壁细胞抗体检查有助于明确诊断，故选D。

3. 【答案】E 【难度系数】★★

【解析】患者Hb 88 g/L，MCV 115 fl（＞100 fl），为大细胞性贫血。A型胃炎多累及胃体的壁细胞，使内因子分泌减少，维生素B_{12}吸收障碍，导致恶性贫血，故选E。维生素C缺乏导致坏血病，故不选A。慢性消化道出血、铁吸收障碍导致缺铁性贫血，故不选B、C。蛋白质吸收障碍导致营养不良，不选D。

【破题思路】A型胃炎——恶性贫血（维生素B_{12}减少或胃酸少所致的铁吸收障碍）。消化道慢性出血——缺铁性贫血（铁元素丢失）。

题型 B1型题

（1~3题共用解析）

1. 【答案】B 2. 【答案】B 3. 【答案】C 【难度系数】★

【解析】胃壁细胞抗体阳性时，多见于恶性贫血萎缩性胃炎、胃癌等，恶性贫血为A型萎缩性胃炎所致，由于胃病理损害，壁细胞损伤，引起内因子分泌缺乏，造成恶性贫血。故第1题选B。自身免疫性胃炎又称A型胃炎，患者血液中存在自身抗体如壁细胞抗体和内因子抗体，致壁细胞数减少，壁细胞分泌的内因子丧失可引起维生素B_{12}吸收不良，导致恶性贫血。故第2题选B。与幽门螺杆菌感染关系密切的胃炎是B型胃炎，故第3题选C。慢性浅表性胃炎的致病因素迄今尚未完全明了，经研究发现几乎任何能影响机体的因素都会引起慢性浅表性胃炎。引起急性单纯性胃炎的因素很多，有化学或物理的刺激，也有细菌或其毒素的影响。化学刺激主要来自烈酒、浓茶、咖啡、香料及药物（如水杨酸盐制剂、吲哚美辛、保泰松、糖皮质激素等），其中急性腐蚀性胃炎多是由吞服强酸、强碱及其他腐蚀剂所致。物理刺激如过热、过冷、过于粗糙的食物及X线照射，均会损伤胃黏膜，引起炎症性改变。

五、功能性消化不良

| 题型 | A1型题 |

【答案】D　　　　　　　　　　　　　【难度系数】★★

【解析】功能性胃肠病是一组慢性反复发作的胃肠道症状，而无器质性改变的胃肠道功能性疾病，有功能性消化不良和肠易激综合征，最常见的是功能性消化不良，故选D。

【破题思路】①功能性消化不良——餐后饱胀、早饱。②肠易激综合征——排便习惯改变、腹痛、腹泻、大便无脓血、疼痛便后缓解。

| 题型 | A2型题 |

【答案】C　　　　　　　　　　　　　【难度系数】★★

【解析】患者早饱、体重下降1年，胃镜检查正常，可排除器质性疾病，应考虑功能性消化不良。胃底容受性舒张功能障碍和胃排空延迟都是功能性消化不良的病因，但胃底对食物的容受性舒张功能下降常见于有早饱症状的患者，故选C不选D。A、B、E不是功能性消化不良的病因。

【破题思路】早饱主要机制——胃底容受性舒张功能受损。

六、消化性溃疡

| 题型 | A1型题 |

1.【答案】A　　　　　　　　　　　　【难度系数】★★

【解析】消化性溃疡发病的主要机制是胃酸、胃蛋白酶的侵袭作用与黏膜的防御能力间失去平衡，胃酸、胃蛋白酶对黏膜的自我消化作用最重要，故选A。十二指肠-胃反流，反流液中的胆汁、胰液对胃黏膜有一定的损伤作用。精神、心理因素在应激性溃疡的发病中占有重要地位。食物的理化刺激（如高盐饮食）在发病中也起一定作用。但此四项均不如胃酸、胃蛋白酶，故不选B、C、D、E。

【破题思路】消化性溃疡最重要的攻击因子——胃酸、胃蛋白酶。

2.【答案】B　　　　　　　　　　　　【难度系数】★★

【解析】胃溃疡好发于胃角和胃窦小弯，而不是胃体大弯侧，故选B。胃溃疡多伴有慢性萎缩性胃炎。若胃窦部长期受到十二指肠反流液的损害，易发生慢性胃炎，而炎症可削弱胃黏膜的抗酸能力，导致胃溃疡的发生，故不选A。胃溃疡的癌变率约为1%，故不选C。常规抑酸治疗消化性溃疡的年复发率为50%~70%，根除幽门螺杆菌后消化性溃疡的复发率可降至5%以下，故不选D。口服非甾体抗炎药可削弱胃黏膜的防御和修复功能而导致消化性溃疡，故不选E。

【破题思路】①胃溃疡好发于胃角附近及胃窦小弯侧。②十二指肠溃疡多发生在球部前壁或后壁。

3.【答案】C　　　　　　　　　　　　【难度系数】★★

【解析】十二指肠分为球部、降部、水平部和升部四部分。十二指肠溃疡好发于十二指肠球部。发生在球部远段十二指肠的溃疡称为球后溃疡，其特点为：以午夜痛和背部放射痛多见，对药物治疗反应较差，较易并发出血，故选C。

4.【答案】C　　　　　　　　　　　　【难度系数】★★

【解析】易合并幽门梗阻是复合溃疡和幽门管溃疡的特点，故选C。老年人胃溃疡多位于胃体上部，不易合并幽门梗阻，不选D。老年人溃疡临床表现多不典型，常无症状或症状不明显，疼痛多无规律，较易出现体重减轻和贫血，溃疡常较大，易误认为胃癌，故不选A、B、E。

5.【答案】E　　　　　　　　　　　　【难度系数】★★

【解析】十二指肠后壁溃疡常穿透至毗邻的胰十二指肠动脉而致大出血，故选E。虽然十二指肠后壁溃疡也可发生慢性穿孔，但发生率仅5%，远低于出血，故不选A。幽门梗阻虽是消化性溃疡的并发症，但并不是十二指肠后壁溃疡的最常见并发症，故不选B。胆囊炎和胰腺炎不属于消化性溃疡的并发症，故不选C、D。

6.【答案】E　　　　　　　　　　　　　【难度系数】★★

【解析】胃溃疡幽门梗阻时由于胃排空障碍，引起胃潴留，最突出的表现是反复大量呕吐，呕吐物为隔夜宿食，有腐败酸臭味，不含胆汁，故选E。因幽门梗阻，十二指肠内的胆汁不能通过幽门反流入胃内，故呕吐物不含胆汁，故不选D。持续呃逆为膈肌受刺激的表现，故不选A。消瘦无特异性，故不选B。腹部移动性浊音阳性是腹水的重要体征，幽门梗阻可有振水音阳性，不会出现移动性浊音阳性，故不选C。

【破题思路】①呕吐隔夜宿食、不含胆汁——幽门梗阻。②振水音阳性——幽门梗阻。③腹部移动性浊音阳性——腹水（大于1000 mL）。④液波震颤——腹水（大于3000 mL）。

7.【答案】B　　　　　　　　　　　　　【难度系数】★★

【解析】消化性溃疡最主要的病因是幽门螺杆菌感染，根除幽门螺杆菌不但可促进溃疡愈合，而且可预防溃疡复发，从而彻底治愈溃疡，故选B。用常规抑酸剂治疗愈合的溃疡年复发率为50%~70%，而根除幽门螺杆菌可使溃疡复发率降至5%以下。单用抗生素治疗、高选择性迷走神经切除术、抗酸剂治疗、胃黏膜保护剂治疗均不能降低复发率，故不选A、C、D、E。

【破题思路】根除幽门螺杆菌治疗，可降低消化性溃疡复发率。

8.【答案】C　　　　　　　　　　　　　【难度系数】★★

【解析】根除幽门螺杆菌治疗的复查应在疗程结束至少4周后进行，首选非侵入性的^{13}C、^{14}C尿素呼气试验，故选C。

9.【答案】D　　　　　　　　　　　　　【难度系数】★★

【解析】治疗消化性溃疡疼痛效果最好的药物是碱性抗酸药，如氢氧化铝凝胶、碳酸氢钠片等。抗酸药可以中和胃酸，缓解疼痛，治疗消化性溃疡疗效最好，故选D。抑酸效果最好的药物是质子泵抑制剂，故不选B。胃黏膜保护剂、H_2受体阻滞剂都是治疗消化性溃疡的常用药物，故不选A、C。促胃肠动力药常用于对症治疗，故不选E。

【破题思路】①抑酸效果最好的药物——质子泵抑制剂（PPI）。②治疗消化性溃疡疼痛效果最好的药物——碱性抗酸药。

10.【答案】D　　　　　　　　　　　　【难度系数】★★★

【解析】选择性迷走神经切断术是在迷走神经左干分出肝支、胆囊支，右干分出腹腔支以后再将迷走神经予以切断。由于支配胃窦部的迷走神经鸦爪支被切断，术后胃蠕动功能减退，易发生胃潴留，需附加幽门成形术，故选D。术后溃疡复发率高主要与迷走神经切除不彻底有关，附加幽门成形术不能降低复发率，故不选A。机体的消化功能主要与各种消化液有关，吸收功能主要与小肠有关，而与幽门成形术无关，故不选B。腹泻是迷走神经切断术的常见并发症，附加幽门成形术不会减少腹泻的发生，故不选C。胃酸的分泌主要受神经-体液因素的调节，附加幽门成形术不会降低胃酸分泌，故不选E。

【破题思路】支配胃窦部和远端肠道活动的神经——迷走神经鸦爪支。

11.【答案】A　　　　　　　　　　　　【难度系数】★★

【解析】胃溃疡的手术指征有：①包括抗幽门螺杆菌措施在内的严格内科治疗无效的顽固性溃疡，如溃疡不愈合或短期内复发者；②发生溃疡出血、穿孔、瘢痕性幽门梗阻；③溃疡巨大（直径＞2.5 cm）或高位溃疡；④胃十二指肠复合性溃疡；⑤溃疡不能除外恶变或已经恶变者。故选A。B、C、D、E四项不是外科手术适应证，故不选。

12.【答案】C　　　　　　　　　　　　【难度系数】★★

【解析】胃大部切除术后24小时以内的胃出血，多为术中止血不确切，故选C。术后4~6天发生出血，常为吻合口黏膜坏死脱落所致；术后10~20天发生出血，多为吻合口缝线处感染、黏膜下脓肿腐蚀血管所致。

13.【答案】D　　　　　　　　　　　　【难度系数】★★

【解析】倾倒综合征为术后远期并发症，分早期倾倒综合征和晚期倾倒综合征。早期倾倒综合征多于进食后半小时内发生，与餐后高渗性胃内容物快速进入肠道，导致肠道内分泌细胞大量分泌肠源性血管活性物质有关。故选D。晚期倾倒综合征多于进食后2~4小时发生，是胃排空过快，含糖食物快速进入小肠，刺激胰岛素大量分泌，引起反应性低血糖所致。

【破题思路】①早期倾倒综合征——进食后0.5小时内发生（与肠源性血管活性物质有关）。②晚期倾倒综合征——进食后2~4小时发生（反应性低血糖所致）。

14.【答案】E　　　　　　　　　　　　【难度系数】★★

【解析】倾倒综合征包括早期倾倒综合征和晚期倾倒综合征。早期倾倒综合征主要表现为一过性血容量不足，并有恶心、呕吐、腹泻等症状，可见早期倾倒综合征可发生呕吐，因此本题并不严格。晚期倾倒综合征常表现为低血糖综合征。在5个备选答案项中，倾倒综合征的恶心、呕吐并不严重，故选E。胃排空延迟、输入段梗阻、吻合口梗阻及输出段梗阻都有呕吐，故不选A、B、C、D。

15. 【答案】B　　　　　　　　　　　　　【难度系数】★

【解析】残胃癌是指胃十二指肠溃疡病人行胃大部切术后5年以上，残胃发生的原发癌，故选B。

【破题思路】胃大部切除术后发生残胃癌的时间——最短5年，多数在10年以上。

16. 【答案】D　　　　　　　　　　　　　【难度系数】★★

【解析】不是所有消化性溃疡穿孔的病人都需要行急症手术治疗。对于一般情况好，症状、体征较轻的空腹小穿孔，可行保守治疗，故选D。十二指肠溃疡急性穿孔大多数病人有溃疡病史，但约10%的病人无明显溃疡病史，不选A。十二指肠溃疡穿孔男性病人较多，胃溃疡穿孔则多见于老年女性，不选B。急性穿孔的十二指肠溃疡多位于前壁，不选C。在站立位X线检查时，可见膈下游离气体，这是确诊急性穿孔的依据，不选E。

【破题思路】①急性胃肠穿孔确诊——首选立位腹部X线平片——膈下游离气体。②急性穿孔好发部位——十二指肠前壁、胃前壁。

17. 【答案】B　　　　　　　　　　　　　【难度系数】★★★

【解析】消化性溃疡的急性穿孔是急腹症的手术适应证，但早期空腹状态下的胃溃疡小穿孔可行保守治疗，因此消化道穿孔不是剖腹手术的绝对适应证，故选B。急性重症胰腺炎血清淀粉酶可能不高但需手术治疗；结肠癌引起的慢性肠梗阻即使没有狭窄也需手术治疗；粘连性肠梗阻若发生肠管绞窄坏死需手术治疗；先有发热的急性腹痛一般为内科腹痛，均应考虑手术，这是不对的。故A、C、D、E选项是错的。

18. 【答案】A　　　　　　　　　　　　　【难度系数】★★

【解析】消化性溃疡的急性穿孔多位于十二指肠前壁或胃前壁，慢性穿孔多位于十二指肠球部后壁或胃后壁。由于临床上急性穿孔比慢性穿孔多见，因此本题的最佳答案为A。

【破题思路】①急性穿孔——多位于十二指肠前壁或胃前壁。②慢性穿孔——多位于十二指肠球部后壁或胃后壁。

19. 【答案】E　　　　　　　　　　　　　【难度系数】★★

【解析】胃肠穿孔时，胃肠道的气体进入腹腔（腹腔游离气体是消化道穿孔的直接证据），气体积聚在右膈下可致肝浊音界缩小或消失，为消化性溃疡穿孔最有诊断价值的临床表现，故选E。突发上腹痛、上腹压痛反跳痛阳性、腹式呼吸消失，均为消化性溃疡急性穿孔的表现，但对确诊本病无特异性，故不选A、B、C、D。

【破题思路】消化性溃疡急性穿孔：①典型症状——突发上腹部刀割样剧烈腹痛。②对诊断有价值体征——肝浊音界消失。③确诊的检查——立位X线膈下游离气体。④明显体征——腹膜刺激征（全腹压痛、反跳痛、肌紧张）。

20. 【答案】A　　　　　　　　　　　　　【难度系数】★★

【解析】抗胆碱能药能降低迷走神经兴奋性，从而减少胃酸分泌，但也能延缓胃排空引起胃潴留，因此幽门梗阻的患者禁用抗胆碱能药，故选A。枸橼酸铋钾是胃黏膜保护剂，H₂受体拮抗剂及质子泵抑制剂为抑酸药，抗菌药物可与质子泵抑制剂联用根除Hp。B、C、D、E均可用，故不选B、C、D、E。

21. 【答案】B　　　　　　　　　　　　　【难度系数】★

【解析】幽门梗阻大量呕吐导致低钾低氯，胃酸丢失多导致碱中毒，故选B。

22. 【答案】E　　　　　　　　　　　　　【难度系数】★★

【解析】胃管内流出咖啡色胃液，是出血，排除A、B；术后正常出血一般出现在术后3天以内，可以从胃管引流出少量暗红色液体，实质是手术过程中残留的血液渗出，是正常现象，排除C；术中止血不确切，题目体现不出来，排除D。故选E。

【破题思路】消化性溃疡术后早期并发症有：出血、胃瘫、胃壁缺血坏死、吻合口破裂或瘘、十二指肠残端破裂、术后肠梗阻。术后远期并发症有：倾倒综合征、碱性反流性胃炎、溃疡复发、营养学并发症、残胃癌。

题型	A2型题

1. 【答案】B　　　　　　　　　　　　　【难度系数】★★

【解析】患者长期反复餐后上腹痛，伴反酸，应考虑胃溃疡。胃溃疡好发于胃角和胃窦小弯，胃大弯和胃底较少见，故选B。十二指肠溃疡常表现为饥饿痛而不是餐后痛，故不选A。胃体、贲门、胃底不是好发部位，故不选C、D、E。

215

【破题思路】溃疡好发部位：①胃溃疡（GU）——胃角和胃窦小弯。②十二指肠溃疡（DU）——球部。

2.【答案】A　　　　　　　　　　　　【难度系数】★★

【解析】患者反复发作上腹痛，夜间加重，疼痛有季节性，十二指肠溃疡的可能性大。对于消化性溃疡的确诊首选胃镜，次选X线钡餐检查，发现龛影即可诊断消化性溃疡。在5个选项中无胃镜检查，故选A。CT和B超检查对空腔脏器疾病的诊断价值不大。胃液细胞学检查主要用于胃癌的诊断。胃液分析主要用于慢性胃炎分型、胃泌素瘤的辅助诊断。故不选B、C、D、E。

【破题思路】①内镜+活检——用于食管、胃、肠病变的确诊。②B超、CT——用于肝、胆、脾、胰、腹腔、盆腔病变检查。③腹部X线钡剂造影检查——用于内镜有禁忌证或不能检查内镜者。④胃液细胞学检查——用于胃癌的诊断。⑤胃液分析——用于慢性胃炎分型、胃泌素瘤的辅助诊断。

3.【答案】C　　　　　　　　　　　　【难度系数】★★

【解析】中年患者长期周期性上腹痛，疼痛发生在餐后约1小时，1~2小时后缓解。X线钡餐示溃疡直径＜2.5 cm，龛影位于胃腔轮廓之外，大弯侧有痉挛性切迹，应诊断为胃溃疡，故选C。胃癌常表现为无规律性上腹部疼痛，溃疡直径＞2.5 cm，龛影位于胃腔轮廓之内。胃憩室多无症状，钡餐检查：憩室多呈囊状，边缘光滑，突出于胃外，有一窄长的颈与胃相连，可见黏膜皱襞自胃部经过颈部进入憩室内，病灶对侧不会出现痉挛性切迹。慢性胃炎可表现为中上腹不适、饱胀、钝痛、烧灼痛等，钡餐检查常无阳性发现。出血是胃平滑肌瘤最常见的症状，其他症状有上腹部疼痛，饱胀不适等，瘤体大时可扪及腹部肿块，钡餐检查示胃局部黏膜隆起，呈凸向胃腔内的类圆形充盈缺损。

【破题思路】消化道X线钡餐造影可用于良性恶性溃疡鉴别（龛影）：①良性——直径＜2.5 cm，龛影位于胃腔轮廓之外。②恶性——溃疡直径＞2.5 cm，龛影位于胃腔轮廓之内。

4.【答案】D　　　　　　　　　　　　【难度系数】★★

【解析】患者为青年男性，反复上腹饥饿性疼痛，应诊断为十二指肠溃疡，故选D。胆囊炎常表现为脂肪餐后右上腹绞痛，右上腹压痛，Murphy征阳性。胃癌为上腹隐痛，无周期性和节律性。胃溃疡常表现为饱餐痛、胃排空后疼痛缓解。胰腺炎常表现为饱餐后左上腹剧痛伴频繁呕吐，无反复发作。

【破题思路】①急性胆囊炎——脂肪餐后右上腹绞痛，向右肩部放射，Murphy征阳性。②胃癌——上腹部饱胀不适、疼痛无规律性、消瘦、贫血，粪便隐血持续阳性——可疑胃癌，确诊需胃镜+活检。③胃溃疡——饱餐后痛、胃排空后疼痛缓解。④十二指肠溃疡——反复上腹饥饿性疼痛、进餐后缓解。⑤急性胰腺炎——暴饮暴食后上腹偏左剧痛，向左腰背部呈带状放射，伴频繁呕吐。

5.【答案】B　　　　　　　　　　　　【难度系数】★★

【解析】①胃癌最常见的转移途径是淋巴转移，最常见的远处转移部位是左锁骨上淋巴结。患者长期上腹部胀痛，消瘦，贫血，左锁骨上淋巴结肿大，应诊断为晚期胃癌。患者突发腹痛2小时，有明显腹膜刺激征，腹部透视见膈下游离气体，应考虑为晚期胃癌穿孔。由于患者已有远处转移（左锁骨上淋巴结转移），不能行彻底的胃癌根治术。②胃癌的姑息性手术包括两类，一类是不切除原发病灶的各种短路手术，另一类是切除原发病灶的姑息性切除。姑息性胃大部切除，不仅能消除肿瘤、穿孔等危及生命的并发症，而且在切除后配合药物治疗，有的仍可获较长的生存期，最佳答案为B。

【破题思路】①左锁骨上淋巴结转移——胃癌、食管癌。②右锁骨上淋巴结转移——肺癌。

6.【答案】D　　　　　　　　　　　　【难度系数】★★

【解析】患者反复上腹痛6年，为饥饿痛，X线钡餐检查示十二指肠球部变形，应考虑为十二指肠球部溃疡。近日疼痛加重，且持续向腰背部放射，低热，外周血白细胞计数增高，提示溃疡向后壁慢性穿孔（穿透性溃疡）。该患者应诊断为十二指肠球部溃疡后壁穿孔，故选D。慢性胃炎的上腹痛无节律性和周期性，且不会向腰背部放射，钡餐检查不会出现十二指肠球部变形，故不选A。胃溃疡常表现为上腹饱餐痛，钡餐检查显示龛影在胃部，故不选B。胃癌的上腹痛无节律性和周期性，病程短，故不选C。胃黏膜脱垂常表现为进食和右侧卧位中上腹痛，无明显周期性和节律性，不选E。

【破题思路】①胃溃疡——餐后痛，下一餐前疼痛缓解，确诊首选胃镜。②胃癌——上腹疼痛无规律性，贫血，消瘦，粪便隐血持续阳性，胃镜+活检确诊。③十二指肠溃疡——空腹痛、夜间痛，进食疼痛缓解，确诊首选胃镜。④十二指肠穿透性溃疡（后壁穿孔）——疼痛加重、节律消失、持续向腰背部放射。⑤胃黏膜脱垂——进食和右侧卧位中上腹痛，无明显周期性和节律性。

7.【答案】E　　　　　　　　　　　　【难度系数】★★

【解析】患者饥饿性上腹痛，进食后可缓解，胃镜检查为十二指肠溃疡。快速尿素酶试验阳性，说明有幽门螺杆菌感染，应行根除幽门螺杆菌治疗，可采用三联疗法，其方案为质子泵抑制剂或胶体铋剂任选1种+2种抗菌药物（克拉霉素、阿莫西林、替硝唑），疗程10~14天，故选E。

8. 【答案】D　　　　　　　　　　　　　【难度系数】★★

【解析】患者上腹痛2周，钡餐检查见胃角切迹龛影位于胃腔轮廓之外，应诊断为胃溃疡。患者 ^{13}C 尿素呼气试验阴性，说明无幽门螺杆菌感染。患者长期服用非甾体药物阿司匹林，此为引起胃溃疡的病因。治疗应停用阿司匹林，同时服用质子泵抑制剂奥美拉唑，故选D。

【破题思路】①消化性溃疡——X线钡餐龛影——（直接征象）X线钡餐龛影位于胃腔轮廓之外——确诊。②胃癌——X线钡餐龛影位于胃腔轮廓之内——胃镜+活检确诊。

9. 【答案】A　　　　　　　　　　　　　【难度系数】★★

【解析】患者有十二指肠溃疡病史，呕血2小时，应诊断为上消化道大出血。胃镜止血未成功，24小时输血量达到1600 mL仍未改善症状，说明出血仍在继续且速度较快，为手术治疗的适应证，故选A。

【破题思路】上消化道大出血手术指征：①经积极保守治疗无效者；②出血速度快，短期内休克者；③高龄病人伴有动脉硬化者；④经保守治疗出血已停止但短期内可能再出血者。

10. 【答案】B　　　　　　　　　　　　　【难度系数】★★

【解析】中年男性，长期上腹痛，为餐后痛，持续约2小时后可自行缓解，钡餐检查提示胃窦小弯侧壁外龛影，应诊断为胃溃疡，手术治疗首选毕Ⅰ式胃大部切除术，故选B。全胃切除术常用于胃癌的治疗。毕Ⅱ式胃大部切除术常用于十二指肠溃疡的治疗。选择性迷走神经切除术、高选择性迷走神经切断术为十二指肠溃疡次选手术。

【破题思路】①胃溃疡——首选毕Ⅰ式胃大部切除术。②十二指肠溃疡——常用毕Ⅱ式胃大部切除术。③胃癌——全胃切除术。④选择性迷走神经切除术——切断了鸦爪支。⑤高选择性迷走神经切断术——保留了鸦爪支。⑥迷走神经鸦爪支——控制胃窦运动及幽门排空的神经。

11. 【答案】E　　　　　　　　　　　　　【难度系数】★★

【解析】胃大部切除术后数日，当从流质改为半流质饮食时出现呕吐，应考虑胃排空障碍。胃排空障碍属于动力性胃通过障碍，无器质性病变，多数病人经保守治疗可以好转，严禁立即再次手术，故选E。保守治疗包括：禁食、胃肠减压、补液支持、促胃动力剂（肌注新斯的明）、口服流尼松等，故不选A、B、C、D。

12. 【答案】C　　　　　　　　　　　　　【难度系数】★★

【解析】胃大部切除术后第6天，肛门已排气，说明肠功能已恢复。腹部可见胃型，但无蠕动波，X线平片示残胃内大量胃液潴留，说明胃蠕动障碍，故应诊断为残胃蠕动功能障碍，故选C。空肠梗阻出现阵发性腹痛，呕吐食物含胆汁，有肠鸣音高亢，胃蠕动应正常，故不选A、B。吻合口水肿可有呕吐，但呕吐物不含胆汁，故不选D。吻合口不全梗阻虽然可有胆汁性呕吐，但胃蠕动正常，不会出现胃蠕动波消失，不选E。

【破题思路】术后呕吐原因及表现：①胃瘫（胃排空障碍）——术后2~3天开始，多发生在由禁食改为流食或半流食时，表现为恶心、呕吐，呕吐物有胆汁，X线平片可见残胃内胃液潴留。②吻合口梗阻——见于毕Ⅰ式术后，呕吐物含食物不含胆汁。③输入段梗阻：急性完全性梗阻——上腹部剧痛，伴呕吐，呕吐物不含胆汁，可扪及肿块；慢性不全性梗阻——呕吐物含大量胆汁，几乎不含食物。④输出段梗阻——上腹部饱胀不适，呕吐，呕吐物含胆汁。

13. 【答案】C　　　　　　　　　　　　　【难度系数】★★

【解析】毕Ⅱ式胃大部切除是指切除远端胃后，缝闭十二指肠残端，残胃与近段空肠作端侧吻合。以胃肠吻合口为标志，吻合口近端的空肠称为输入段，吻合口远端的空肠称为输出段。输入段梗阻分为急性和慢性两型。急性输入段梗阻表现为上腹部剧烈疼痛，呕吐，呕吐量少且多不含胆汁，上腹部有时可触及包块；慢性不完全性输入段梗阻表现为餐后半小时左右上腹胀或绞痛，大量呕吐，呕吐物为胆汁，几乎不含食物，呕吐后症状缓解。该病人进食后30分钟上腹突然胀痛，呕吐大量不含食物的胆汁，应诊断为慢性不完全性输入段梗阻，故选C。吻合口梗阻表现为呕吐物含食物不含胆汁，见于毕Ⅰ式术后。输出段梗阻表现为上腹饱胀、呕吐食物和胆汁。早期倾倒综合征主要表现为一过性血容量不足，恶心、呕吐（但呕吐不严重），腹部绞痛及腹泻。晚期倾倒综合征常表现为低血糖综合征。

【破题思路】术后呕吐原因、特点、治疗：①胃瘫——术后2~3天开始，多发生在由禁食改为流食或半流食时，呕吐物有胆汁——保守治疗胃减压，促胃动力药。②吻合口梗阻（毕Ⅰ式）——呕吐物含食物，不含胆汁——保守治疗无效时手术治疗。③输出段梗阻（毕Ⅱ式）——呕吐物含食物及胆汁——保守治疗无效时手术治疗。④急性完全性输入段梗阻（毕Ⅱ式）——呕吐物量少，不含胆汁——立即手术治疗。⑤慢性不全性输入段梗阻（毕Ⅱ式）——呕吐物含大量胆汁，几乎不含食物——保守治疗无效时手术治疗。

14.【答案】E　　　　　　　　　【难度系数】★★

【解析】①毕Ⅱ式胃大部切除术后，若碱性肠液反流至残胃，破坏胃黏膜屏障，可导致胃黏膜充血、水肿、糜烂，称为碱性反流性胃炎。临床表现为"三联征"，即上腹或胸骨后烧灼痛、呕吐胆汁样液体和体重减轻。抑酸剂治疗无效，多发生于术后数月至数年，故本例应诊断为碱性反流性胃炎。②治疗上可采取少食多餐、餐后勿平卧、口服胃黏膜保护剂及胆汁酸结合药物（考来烯胺）。重症者可采取手术治疗，一般采用 Roux-en-Y 胃肠吻合，以减少胆汁反流入胃的机会。本例经内科治疗无效，应手术治疗，故选 E。

15.【答案】E　　　　　　　　　【难度系数】★★

【解析】该患者胃溃疡术后 22 年，近 2 个月出现黑便，剑突下触及一质硬肿块，应考虑残胃癌，故选 E。胃良性病变行胃大部切除术后 5 年以上发生的癌称为残胃癌。溃疡复发不会出现剑突下包块，故不选 A。术后输入段不全性梗阻多表现为呕吐，故不选 B、C。术后倾倒综合征不会出现黑便、剑突下肿块，故不选 D。

【破题思路】残胃癌——胃大部切除术后最短 5 年，多数在 10 年以上发生。

16.【答案】A　　　　　　　　　【难度系数】★

【解析】消化性溃疡穿孔禁忌行胃镜检查，故选 A。立位腹部 X 线平片常用于确诊消化性溃疡穿孔。穿孔非手术治疗的措施包括：持续胃肠减压、输液维持水电解质平衡、抗感染治疗及抑制胃酸治疗，故不选 B、C、D、E。

【破题思路】确诊消化性溃疡穿孔——立位腹部 X 线平片出现膈下游离气体。

17.【答案】D　　　　　　　　　【难度系数】★★★

【解析】患者穿孔 2 小时，胃内容物虽扩散至全腹，但穿孔时间短，腹腔内的感染不会很重，故做彻底性溃疡手术，胃溃疡首选胃大部切除术，故选 D。胃溃疡穿孔的保守治疗仅适合于患者一般情况好，症状较轻的空腹小穿孔者，该患者为饱餐后穿孔，会有大量胃内容物进入腹腔，且已扩散至全腹，需手术治疗，故不选 A。胃穿孔修补术适于穿孔时间超过 8 小时，腹腔内感染严重的患者，故不选 B。全胃切除术主要用于胃癌的治疗，故不选 C。十二指肠溃疡首选穿孔修补＋高选择性迷走神经切断术或选择性迷走神经切断＋胃窦切除术，故不选 E。

【破题思路】①胃肠穿孔治疗方法——保守治疗、手术（穿孔缝合术，胃大部切除术）。②保守治疗适应证——患者一般情况好，症状较轻的空腹小穿孔者。③穿孔修补术适应证——穿孔时间超过 8 小时，腹腔内感染严重者。④胃大部切除术适应证——胃穿孔时间短于 8 小时，腹腔污染较轻者。

18.【答案】C　　　　　　　　　【难度系数】★★

【解析】胃大部切除术适合胃穿孔时间短于 8 小时，且腹腔污染较轻者，该患者胃穿孔超过 24 小时，保守治疗症状加重说明腹腔污染严重，故只能行胃穿孔修补术，不能做彻底性溃疡手术即胃大部切除术，否则会造成吻合口瘘，故选 C。为减少瘢痕形成，本次手术可从原切口进入，故不选 A。患者胃穿孔时间较长，中毒症状较重，应选用全身麻醉，以防术中血压降低危及生命，故不选 B。由于腹腔污染较重渗液较多，术后应常规放置腹腔引流管充分引流，故不选 D。可用甲硝唑及生理盐水冲洗腹腔至清洁，故不选 E。

19.【答案】B　　　　　　　　　【难度系数】★★

【解析】患者突发持续性上腹疼痛，腹痛扩展到全腹，腹膜刺激征阳性，肝浊音界消失（为胃肠穿孔的特征性体征），因此该患者应诊断为消化性溃疡穿孔。消化性溃疡穿孔的术前处理包括：半卧位、禁食、持续胃肠减压、维持水电解质平衡、静脉应用抑酸剂、全身应用抗生素等。其中以胃肠减压最为重要，可减少胃内容物继续外漏，有利于穿孔的闭合和腹膜炎的消退，故选 B。

【破题思路】消化性溃疡穿孔保守治疗的最重要措施——胃肠减压。

20.【答案】C　　　　　　　　　【难度系数】★★

【解析】年轻患者，周期性空腹及夜间上腹痛，抑酸剂可缓解，应考虑十二指肠溃疡。饱餐后突发上腹剧痛，全腹压痛、反跳痛，应考虑十二指肠溃疡急性穿孔。肝浊音界缩小或消失是胃肠穿孔最具诊断价值的体征，故选 C。肋脊点压痛常见于肾盂肾炎、肾脓肿，故不选 A。肠鸣音亢进常见于机械性肠梗阻，故不选 B。振水音阳性常见于胃潴留，不选 D。Murphy 征阳性常见于急性胆囊炎，故不选 E。

【破题思路】①墨菲（Murphy）征阳性——急性胆囊炎。②肠鸣音亢进——机械性肠梗阻。③肝浊音界消失——胃肠穿孔。④振水音阳性——幽门梗阻。⑤移动性浊音阳性——腹水（1000 mL 以上）。⑥液波震颤——腹水（3000 mL 以上）。⑦压痛、反跳痛、肌紧张（腹膜刺激征）——腹膜炎。⑧肋脊点叩击痛阳性——急性肾盂肾炎。

21.【答案】C　　　　　　　　　　　　　　【难度系数】★★

【解析】患者突发上腹剧痛，迅速蔓延至全腹，腹膜刺激征阳性，肠鸣音消失，应考虑为消化性溃疡急性穿孔，对确诊最有价值的检查是腹部立位X线平片检查，若发现膈下游离气体即可确诊，故选C。

【破题思路】①直肠癌的检查——首选直肠指诊。②实质性脏器(肝、胆、脾、胰)、腹腔、盆腔病变检查——首选超声。③急性胃肠穿孔——首选立位腹部X线平片（膈下游离气体）。④腹部闭合性损伤——首选诊断性腹腔穿刺。

22.【答案】A　　　　　　　　　　　　　　【难度系数】★★

【解析】十二指肠球部溃疡行毕Ⅱ式术后，突然右上腹部剧痛并出现腹膜刺激征，首先考虑十二指肠残端破裂，故选A。胃肠吻合口瘘起病不会那么突然，不符合题意，故不选B。急性胰腺炎多有胆道病史或暴饮暴食后突然上腹偏左疼痛向腰背部放射，与毕Ⅱ式手术无关，故不选C。胆囊穿孔常有胆囊炎并化脓穿孔，不能解释与毕Ⅱ式手术有关，故不选D。应激性溃疡穿孔多有应激因素如严重烧伤、急性脑血管病、外伤等，与题意不符，故不选E。

题型　A3/A4型题

（1~3题共用解析）

1.【答案】B　2.【答案】A　3.【答案】C　　　　【难度系数】★★

【解析】①患者为青年男性，反复上腹痛4年，为饥饿痛，进食可缓解，为十二指肠溃疡的典型表现，最可能的诊断是十二指肠溃疡，故第1题选B。胃癌多见于中老年人，上腹痛无节律性，病程很少超过4年。大多数慢性浅表性胃炎和萎缩性胃炎患者无任何症状，少数表现为上腹痛、不适、饱胀感等，但无节律性。胃溃疡常表现为餐后痛。②十二指肠溃疡患者突发上腹部剧烈疼痛，最可能并发了急性穿孔，故第2题选A。③对于消化性溃疡急性穿孔的患者，为明确诊断，应首选立位腹部X线平片，故第3题选C。卧位时，进入游离腹腔的气体扩散至全腹，不能在膈下显示游离气体，故卧位腹部X线平片的诊断价值不大。溃疡穿孔不能行胃镜检查，严禁行上消化道钡剂造影。腹部超声检查对空腔脏器疾病的诊断价值有限。

【破题思路】①诊断性腹腔穿刺——用于腹部闭合性损伤。②立位腹部X线平片——用于急性胃肠穿孔。③内镜+活检——用于食管、胃、肠病变。④腹部B超、CT——用于肝、胆、脾、胰、腹腔、盆腔病变。⑤腹部X线钡剂造影检查——用于内镜有禁忌证或不能检查内镜者。

（4~6题共用解析）

4.【答案】C　5.【答案】E　6.【答案】B　　　　【难度系数】★★

【解析】①胃大部切除术后24小时以内的胃出血，多为术中止血不确切；术后4~6天发生出血，常为吻合口黏膜坏死脱落所致，故第4题选C；术后10~20天发生出血，与吻合口缝线处感染、黏膜下脓肿腐蚀血管有关。②胃大部切除术后数日，从流质改为半流质饮食时出现呕吐，应考虑胃排空障碍。根据钡餐检查结果，该患者的排空障碍发生在输出段空肠口。胃排空障碍，属于动力性胃通过障碍，无器质性病变，多数病人经保守治疗可以好转，严禁立即再次手术，故第5题选E。保守治疗包括禁食、胃肠减压、支持治疗（输血）、促进胃动力（肌内注射新斯的明）、胃管内注入高渗溶液、口服泼尼松等，故不选A、B、C、D。③胃大部切除后，胃容量减少，容易出现饱胀感，使得能量摄入不足，引起体重减轻、营养不良。胃大部切除后，壁细胞减少，内因子分泌减少，维生素B_{12}吸收障碍，易导致巨幼细胞贫血，而不是溶血性贫血，故第6题选B。

【破题思路】①胃大部切除术后早期并发症：出血、胃瘫（胃排空障碍）、吻合口破裂或瘘、十二指肠残端破裂、术后肠梗阻（输入段梗阻、输出段梗阻、吻合口梗阻）。②胃大部切除术后远期并发症：倾倒综合征、碱性反流性胃炎、溃疡复发、营养性并发症（上腹部饱胀、贫血、消瘦、微量元素缺乏等）、残胃癌等。③胃大部切除术后出血：24小时以内的多为术中止血不确切；4~6天出血常为吻合口黏膜坏死脱落所致；10~20天发生出血与吻合口缝线处感染、黏膜下脓肿腐蚀血管有关。

（7~9题共用解析）

7.【答案】B　8.【答案】E　9.【答案】B　　　　【难度系数】★★

【解析】①患者既往有胃病史，突然上腹痛加剧，很快波及全腹，查体腹膜刺激征阳性，且肝浊音界消失，肠鸣音减弱，因此胃十二指肠溃疡穿孔的可能性最大，故第7题选B。阑尾炎穿孔多表现为右下腹痛，后扩展至全腹，但扩展速度不会很快，肝浊音界消失少见，故不选A。绞窄性肠梗阻常表现为腹痛由阵发性转变为持续性，有恶心、呕吐，肛门停止排气排便，由于无穿孔，故不可能出现肝浊音界消失，故不选C。急性胆囊炎穿孔、急性出血性胰腺炎均不会出现肝浊音界消失，故

219

不选 D、E。②消化性溃疡穿孔在立位腹部平片检查时，若发现膈下半月形游离气体，即可确诊，为首选检查方法，故第 8 题选 E。③消化性溃疡穿孔的治疗，首先应处理原发灶，去除病因，终止胃肠内容物继续漏入腹腔（故第 9 题选 B）；其次应彻底清理腹腔，充分引流，防止腹腔脓肿形成；最后若条件允许，可行消化性溃疡彻底性根治手术。

【破题思路】①急性阑尾炎合并穿孔——右下腹疼痛和压痛波及全腹，以右下腹为显著，腹膜刺激征阳性，肠鸣音减弱或消失。②胃十二指肠溃疡急性穿孔——突发上腹剧痛蔓延全腹 + 腹膜刺激征阳性 + 肝浊音界消失、膈下游离气体。③急性胰腺炎——暴饮暴食后上腹剧痛 + 血尿淀粉酶升高。④绞窄性肠梗阻——急骤持续性剧烈腹痛，呕吐物、粪便为血性，早期出现休克，抗休克、非手术治疗无明显改善。

（10~12 题共用解析）

10.【答案】C 11.【答案】D 12.【答案】B 【难度系数】★★★

【解析】①患者为十二指肠球部溃疡反复发作致瘢痕性幽门梗阻，应首选毕Ⅱ式胃大部切除术，故第 10 题选 C。毕Ⅰ式胃大部切除术常用于胃溃疡，故不选 B。高选择性迷走神经切断术、迷走神经"鸦爪支"切断术为十二指肠溃疡次选手术，故不选 D、E。单纯幽门成形术不适合十二指肠球部溃疡，故不选 A。②术后 10~20 天发生出血多为吻合口缝线处感染、黏膜下脓肿腐蚀血管所致，故第 11 题选 D。24 小时以内的胃出血多为术中止血不确切，4~6 天的出血多为吻合口黏膜坏死脱落所致，术后出血为并发症不是术后恢复期正常表现。故不选 A、B、C、E。③倾倒综合征分早期和晚期。早期倾倒综合征多于进食后 0.5 小时内发生（与肠源性血管活性物质有关），表现为心悸、出冷汗、乏力、面色苍白等短暂血容量不足表现，故第 12 题选 B。晚期倾倒综合征多于进食后 2~4 小时发生（反应性低血糖所致），多出现头晕、出冷汗、乏力、脉搏细数、反应性低血糖的表现，故不选 C。急性完全性输入段梗阻表现为上腹部剧痛，伴呕吐，呕吐物不含胆汁，故不选 A。碱性肠液反流至残胃致胃黏膜屏障破坏导致碱性反流性胃炎，主要表现为上腹部及胸骨后烧灼痛、呕吐胆汁样液体、体重减轻三联征，故不选 D。术后胃排空障碍为术后胃瘫引起，表现为恶心、呕吐，呕吐物为绿色，不选 E。

题型	B1 型题

（1~2 题共用解析）

1.【答案】C 2.【答案】E 【难度系数】★★

【解析】①胃溃疡的疼痛多发生在餐后 1 小时，1~2 小时后逐渐缓解，具有进食—疼痛—缓解的规律，故第 1 题选 C。②肠易激综合征常表现为下腹和左下腹痛，多于排便或排气后缓解，具有疼痛—排便—缓解的规律，故第 2 题选 E。胃癌的腹痛特点是无明显节律性。疼痛—进食—缓解为十二指肠溃疡的腹痛特点。

（3~4 题共用解析）

3.【答案】D 4.【答案】E 【难度系数】★★

【解析】①胃溃疡确诊首选胃镜检查，故第 3 题选 D，次选 X 线钡餐检查。②克罗恩病确诊首选结肠镜检查，次选钡剂灌肠检查，故第 4 题选 E；若为小肠病变，则首选消化道 X 线钡剂造影，X 线检查可观察全胃肠道，显示肠壁及肠壁外病变，为目前诊断小肠克罗恩病最为常用的方法。腹部 B 超、CT 检查对于空腔脏器病变的诊断价值不大。粪便潜血试验检查无特异性。

【破题思路】①克罗恩病确诊——首选结肠镜检查，次选钡剂灌肠检查。②克罗恩病结肠镜表现——病变呈节段性，黏膜呈纵行溃疡及鹅卵石样改变。组织学特点：非干酪样肉芽肿，裂隙溃疡可深达黏膜下层、肌层，甚至浆膜层。③溃疡性结肠炎结肠镜表现——病变呈连续性非节段性，多发性浅溃疡，炎症息肉等。

（5~6 题共用解析）

5.【答案】D 6.【答案】A 【难度系数】★★

【解析】①胃溃疡是胃癌的癌前病变之一，若腹痛节律性消失，粪便隐血试验持续阳性，应警惕溃疡恶变。良性胃溃疡粪便隐血试验多为阴性，但恶性溃疡由于肿瘤组织缺血试验坏死，粪便隐血试验可持续阳性，故第 5 题选 D。②消化性溃疡大出血者，当失血量＞1000 mL（或超过循环血容量20%）时，可出现面色苍白、尿少、血压下降等休克症状，故第 6 题选 A。

【破题思路】消化道出血程度：①大于 5 mL——大便隐血试验持续阳性。②大于 50 mL——黑便。③胃内积血量 250 mL——呕血。④一次出血小于 400 mL——不引起全身症状。⑤大于 400 mL——头晕、心悸、乏力。⑥＞1000 mL——面色苍白、尿少、血压下降等休克症状。

（7~8题共用解析）

7.【答案】A　8.【答案】B　【难度系数】★★

【解析】①幽门梗阻分暂时梗阻（幽门痉挛、炎性水肿引起）和持续性梗阻（瘢痕性阻梗），前者需保守治疗，后者只能手术解除梗阻，是外科手术的绝对适应证，故第7题选A。②大多数胃十二指肠溃疡大出血均可经非手术治疗止血后好转，仅约10%的病人需手术治疗，故第8题选B。少数胃十二指肠溃疡急性穿孔的病人，若症状、体征较轻，且为空腹的小穿孔，可行非手术治疗，但大多数均需行手术治疗。虽然大多数十二指肠溃疡并球部变形、穿透性十二指肠溃疡的病人药物治疗效果不好，但也不是所有病人均需手术，因此不是手术治疗的绝对适应证。

【破题思路】消化性溃疡手术治疗指征：①内科治疗无效的顽固性溃疡；②急性饱餐后穿孔；③瘢痕性幽门梗阻；④巨大胃溃疡疑有恶变；⑤并发消化道大出血经药物胃镜及血管介入治疗无效者。

（9~10题共用解析）

9.【答案】B　10.【答案】A　【难度系数】★★

【解析】①慢性不全性输入段梗阻，表现为大量呕吐，呕吐物为胆汁，几乎不含食物，故第9题选B。②急性输入段梗阻表现为上腹部剧烈疼痛，呕吐量少且多不含胆汁，故第10题选A。吻合口梗阻表现为呕吐物含食物，不含胆汁，见于毕Ⅱ式术后。输出段梗阻表现为上腹饱胀、呕吐食物和胆汁。

【破题思路】胃大部切除的术后梗阻部位呕吐物性质及治疗方案：

①吻合口梗阻（毕Ⅰ式）——呕吐物含食物，不含胆汁——保守治疗无效时手术治疗。

②输出段梗阻（毕Ⅱ式）——呕吐物含食物及胆汁——保守治疗无效时手术治疗。

③急性完全性输入段梗阻（毕Ⅱ式）——呕吐物量少，不含胆汁——立即手术治疗。

④慢性不全性输入段梗阻（毕Ⅱ式）——呕吐物含大量胆汁，几乎不含食物——保守治疗无效时手术治疗。

（11~12题共用解析）

11.【答案】A　12.【答案】D　【难度系数】★★

【解析】①早期倾倒综合征多发生在进食半小时以内，表现为心悸、心动过速、出汗、无力、面色苍白等一过性血容量不足症状，并有恶心、呕吐、腹泻等症状，多与餐后高渗性食物快速进入肠道，引起肠道内分泌细胞大量分泌肠源性血管活性物质有关，故第11题选A。②碱性反流性胃炎主要表现为上腹部及胸骨后烧灼痛、呕吐胆汁样液体、体重减轻三联征，故第12题选D。输出段梗阻主要表现为呕吐物含食物及胆汁。低血糖综合征即晚期倾倒综合征，主要表现为进食2~4小时后出现头晕、面色苍白、出冷汗、脉细弱、晕厥等。慢性不完全性输入段梗阻常表现为呕吐物含大量胆汁，不含食物。

【破题思路】①早期倾倒综合征——进食后0.5小时内发生（与肠源性血管活性物质有关）——心悸、出冷汗、乏力、面色苍白等短暂血容量不足表现。②晚期倾倒综合征——进食后2~4小时发生（反应性低血糖所致）、头晕、出冷汗、乏力、脉搏细数、反应性低血糖的表现。③碱性反流性胃炎三联征——上腹部及胸骨后烧灼痛、呕吐胆汁样液体、体重减轻。

（13~14题共用解析）

13.【答案】C　14.【答案】B　【难度系数】★★

【解析】①消化性溃疡急性穿孔的典型体征是弥漫性腹膜炎和气腹症。弥漫性腹膜炎包括压痛、反跳痛、腹肌紧张可呈板状，故第13题选C。②弥漫性腹膜炎包括原发性腹膜炎和继发性腹膜炎。继发性腹膜炎指的是腹腔先有病灶之后可导致腹膜弥漫性炎症，病灶处压痛甚是明显，故第14题选B。腹式呼吸基本消失只能提示腹腔病变对呼吸有影响，不是穿孔的典型体征，也不是腹膜炎的原因，故不选A。腹胀、肠鸣音消失提示麻痹性肠梗阻，故不选E。右下腹柔软无压痛提示正常，故不选D。

七、胃癌

题型　A1型题

1.【答案】D　【难度系数】★

【解析】胃癌好发于胃窦部（占50%），故选D。其次为贲门区（20%），胃体较少，广泛分布者更少。

2.【答案】D　　　　　　　　　　　　　　　　【难度系数】★★

【解析】根据癌细胞浸润深度不同，将胃癌分为早期胃癌和进展期胃癌。早期胃癌是指病灶局限深度不超过黏膜下层者，不论有无局部淋巴结转移；进展期胃癌是指癌组织浸润深度超过黏膜下层。故选D。根据肿瘤生长部位不同，将胃癌分为贲门癌、胃体癌、胃窦癌等。根据肿瘤直径大小不同，将胃癌分为微小胃癌、小胃癌等。肿瘤浸润范围、是否有淋巴结转移是胃癌临床分期的依据，故不选A、B、C、E。

【破题思路】①早期胃癌——病灶局限深度不超过黏膜下层，不论有无局部淋巴结转移。②微小胃癌——癌灶直径小于5 mm。③小胃癌——癌灶直径小于10 mm。

3.【答案】E　　　　　　　　　　　　　　　　【难度系数】★★

【解析】嗳气是消化不良的常见症状，不是消化道肿瘤的报警症状，故选E。消化道肿瘤为严重的器质性病变，其报警症状包括消瘦、呕血、黑便、吞咽困难、贫血、黄疸、腹部包块等。黑便、贫血、消瘦是胃癌的常见报警症状，吞咽困难是食管癌的常见报警症状，故不选A、B、C、D。

4.【答案】A　　　　　　　　　　　　　　　　【难度系数】★★

【解析】胃癌有子宫直肠窝种植转移，属于晚期胃癌，不能行胃癌根治手术，只能行姑息性手术，故选A。肝十二指肠韧带内淋巴结为胃12组淋巴结，属于第3站淋巴结，可行根治术，故不选B。胃癌伴脾门淋巴结转移、有胰尾浸润等，可施行扩大胃癌根治术，即包括胰体、胰尾及脾在内的根治性胃大部切除术或全胃切除术，故不选C、D。胃癌浸润横结肠时，可施行联合脏器切除术，故不选E。

5.【答案】C　　　　　　　　　　　　　　　　【难度系数】★★

【解析】早期胃癌是指病变仅限于黏膜或黏膜下层，不论病灶大小或有无淋巴结转移，故选C。

6.【答案】C　　　　　　　　　　　　　　　　【难度系数】★★

【解析】螺旋增强CT是手术前判断肿瘤临床分期的首选方法，故选C。纤维胃镜+活检是确诊胃癌的检查方法，不选A。X线钡餐是诊断胃癌的常用方法，缺点是不能取活检进行组织学检查，不选B。腹部B超用于检查腹腔是否有转移，不选D。正电子发射成像技术是判断淋巴结和远处转移病灶情况的，不选E。

7.【答案】E　　　　　　　　　　　　　　　　【难度系数】★

【解析】女性病人胃癌腹膜种植转移可以转移到卵巢，故选E。

【破题思路】胃癌转移方式：直接蔓延、淋巴转移（左锁骨上）、血行转移（肝）、种植转移。

8.【答案】B　　　　　　　　　　　　　　　　【难度系数】★

【解析】胃癌转移方式：直接蔓延、淋巴转移（最主要转移途径，常转移至左锁骨上）、血行转移（肝）、种植转移。故选B。

9.【答案】E　　　　　　　　　　　　　　　　【难度系数】★

【解析】A、B、C、D均为胃癌原发症状表现，直肠指诊触及盆腔肿块为胃癌种植转移表现，故选E。

题型　A2型题

1.【答案】B　　　　　　　　　　　　　　　　【难度系数】★★

【解析】老年男性，上腹隐痛，食欲减退，消瘦，黑便，钡餐见胃窦部黏膜紊乱，充盈缺损＞2.5 cm，胃壁僵硬，应考虑胃癌。淋巴转移是胃癌最主要的转移途径，故选B。

【破题思路】①胃癌的主要转移途径——淋巴转移。②胃癌血行转移——肝转移为多。③胃癌腹膜种植转移——直肠前凹。④转移癌——女性卵巢转移肿瘤（库肯勃瘤），腹膜广泛播散——大量癌性腹水。

2.【答案】A　　　　　　　　　　　　　　　　【难度系数】★★

【解析】当胃癌组织浸润至浆膜外后，肿瘤细胞脱落并种植在腹膜和脏器浆膜上，形成转移结节，称为种植转移，故选A。胃癌转移至直肠前凹，为典型的种植转移，肛门指诊可以发现。跳跃式转移为淋巴转移的方式。胃癌经血行常转移至肝、肺等器官。直接蔓延是指胃癌向周围的直接浸润。

3.【答案】D　　　　　　　　　　　　　　　　【难度系数】★★

【解析】慢性萎缩性胃炎伴肠化生、不典型增生是胃癌的基础病变。老年患者，长期有胃癌的癌前病变，现上腹痛，有上消化道出血，短期内明显消瘦，应首先考虑胃癌，故选D。

4.【答案】A　　　　　　　　　　　　　　　　　　【难度系数】★★

【解析】患者胃癌病变累及黏膜下层及浅肌层，应诊断为进展期胃癌，首选手术治疗，故选 A。放疗和化疗都是胃癌的辅助治疗，故不选 B、C。胃镜下胃黏膜切除主要用于慢性胃炎伴重度不典型增生的治疗，故不选 D。胃溃疡幽门螺杆菌阳性的给予抗幽门螺杆菌治疗，不选 E。

5.【答案】D　　　　　　　　　　　　　　　　　　【难度系数】★★

【解析】印戒细胞为特殊的黏液腺癌细胞，该患者超声胃镜示病变侵及浅肌层，应诊断为中期胃癌，应首选手术治疗，故选 D。根除幽门螺杆菌治疗、应用质子泵抑制剂、应用胃黏膜保护剂是消化性溃疡的治疗，不选 A、B、E。经胃镜病变黏膜切除术用于早期胃癌，故不选 C。

【破题思路】①早期胃癌——经胃镜病变黏膜切除术。②进展期胃癌——外科手术。

6.【答案】D　　　　　　　　　　　　　　　　　　【难度系数】★★

【解析】试题考点为胃癌经血道转移部位。根据消化道静脉血回流入肝的渠道，胃癌首先转移到肝，故选 D。其他部位还有肺、胰、骨骼等部位。

7.【答案】A　　　　　　　　　　　　　　　　　　【难度系数】★★

【解析】患者为 56 岁男性，慢性上腹痛 15 年，腹痛症状无特异性，曾胃镜诊断为萎缩性胃炎。近 2 个月来短期内出现明显消瘦及贫血貌（口唇苍白），上腹压痛，提示最可能诊断为胃癌。明确诊断最可靠的检查是胃镜+活组织检查，故选 A。

【破题思路】诊断胃癌金标准：胃镜+活检。

题型　A3/A4 型题

（1~2 题共用解析）

1.【答案】D　2.【答案】A　　　　　　　　　　　【难度系数】★

【解析】①老年患者，上腹部不适，消瘦，便隐血试验阳性，应考虑胃癌，故第 1 题选 D。②为明确胃癌的诊断，首选纤维胃镜加活组织检查，故第 2 题选 A。

【破题思路】胃癌——老年患者，上腹部不适，消瘦，便隐血试验阳性，胃镜+活组织检查可确诊。

（3~5 题共用解析）

3.【答案】A　4.【答案】C　5.【答案】D　　　　【难度系数】★★

【解析】①中老年患者，有长期胃病病史，近来呕吐宿食，应考虑幽门梗阻。幽门梗阻可由胃窦癌或溃疡病的瘢痕引起。幽门梗阻不会出现腰背部疼痛，而肿瘤侵及胰腺时可出现腰背部疼痛，故应诊断为胃窦癌，而不是溃疡病所致的瘢痕性幽门梗阻，故第 3 题选 A。②诊断胃窦癌最有价值的检查是纤维胃镜+活组织检查，故第 4 题选 C。胃液脱落细胞学检查阳性率很低。③胃窦癌伴幽门梗阻，长期反复呕吐，大量胃酸丢失，可导致低氯低钾性碱中毒，故第 5 题选 D。

【破题思路】①频繁大量剧烈呕吐、长时间胃肠减压——低钾低氯性碱中毒。②严重腹泻、肠瘘、胰瘘、胆管引流——代谢性酸中毒。

题型　B1 型题

（1~2 题共用解析）

1.【答案】E　2.【答案】C

【解析】①功能性消化不良常表现为上腹胀痛、上腹灼热感、餐后饱胀、早饱感、嗳气、食欲不振等，由于为功能性疾病，不影响睡眠，故第 1 题选 E。②胃癌常表现为上腹痛、纳差、厌食、体重减轻、贫血，故第 2 题选 C。反复反酸、烧心伴胸痛是胃食管反流病的特点，故不选 B。突发上腹刀割样疼痛为消化性溃疡穿孔的特点，故不选 D。呼吸困难不是胃癌的表现，故不选 A。

【破题思路】①功能性消化不良——餐后饱胀、早饱；无器质性病变。②肠易激综合征——排便习惯改变、腹痛、腹泻、大便无脓血、疼痛便后缓解，无器质性病变。③胃食管反流病——反复反酸、烧心。④消化性溃疡穿孔——突发上腹刀割样疼痛、全腹压痛、反跳痛、肌紧张，肝浊音界消失。⑤胃癌——上腹痛。

第二节 肝脏疾病

一、肝硬化

题型 A1 型题

1. 【答案】C 　　　　　　　　　　　【难度系数】★★

【解析】脾肿大、门腔侧支循环形成、腹水是肝硬化门静脉高压三联征。晚期脾功能亢进，脾脏对血细胞的破坏作用增强，可引起全血细胞减少，故选 C。病毒感染可引起白细胞减少；消化道出血、肝功能减退、营养不良可引起贫血，均无全血细胞减少。故不选 A、B、D、E。

2. 【答案】C 　　　　　　　　　　　【难度系数】★

【解析】门静脉高压多属肝内型，常导致食管胃底静脉曲张出血、腹腔积液、脾大、脾功能亢进、肝肾综合征、肝肺综合征等，是继病因之后推动肝功能减退的重要病理生理环节，是肝硬化的主要死因之一。而肝掌是肝功能减退的表现，故选 C。

【破题思路】①肝硬化常见原因——肝炎病毒感染。②肝硬化确诊表现——假小叶、食管胃底静脉曲张。③肝硬化常见并发症——上消化道出血。④肝硬化严重并发症——肝性脑病。⑤肝硬化死亡原因——肝性脑病。

3. 【答案】A 　　　　　　　　　　　【难度系数】★★

【解析】腹腔积液形成的机制涉及：①门静脉高压，腹腔内脏血管床静水压增高，是腹腔积液形成的决定性因素；②低清蛋白血症，清蛋白低于 30 g/L 时，血浆胶体渗透压降低，毛细血管内液体漏入腹腔或组织间隙；③有效循环血容量不足，肾小球滤过率降低，排钠和排尿量减少；④肝脏对醛固酮和抗利尿激素灭能作用减弱，导致继发性醛固酮增多和抗利尿激素增多，淋巴回流受阻。故排除 B、C、D、E，选 A。

4. 【答案】A 　　　　　　　　　　　【难度系数】★

【解析】蜘蛛痣是肝硬化肝功能减退导致血中雌激素水平升高引起的表现，蜘蛛痣一般出现在上腔静脉分布的区域，如头颈部、面部、上肢、胸前，不会出现在下肢和腹部，故选 A。

5. 【答案】E 　　　　　　　　　　　【难度系数】★

【解析】广泛增生的胶原纤维可向肝小叶内伸展，分割肝小叶；也可与肝小叶内的胶原纤维连接形成纤维间隔包绕原有的或再生的肝细胞团，形成假小叶。这些病变随着肝细胞不断坏死与再生而反复进行，最终形成弥漫全肝的假小叶，并导致肝内血液循环改建和肝功能障碍而形成肝硬化。反映肝纤维化的血清学指标是Ⅳ型胶原，故选 E。

6. 【答案】A 　　　　　　　　　　　【难度系数】★★

【解析】自发性细菌性腹膜炎是腹内脏器感染引发的急性细菌性腹膜炎。由于腹腔积液是细菌的良好培养基，肝硬化病人出现腹腔积液后容易导致该病，致病菌多为革兰氏阴性杆菌。对肝硬化并发的感染，一旦疑诊，应立即经验性抗感染治疗。首选第三代头孢类抗生素，如头孢哌酮+舒巴坦。第三代头孢主要针对 G^- 杆菌，兼顾 G^+ 球菌，故选 A。一旦培养出致病菌，则应根据药敏试验选择窄谱抗生素。

7. 【答案】D 　　　　　　　　　　　【难度系数】★★★

【解析】肝的血液供应 25%～30% 来自肝动脉，70%～75% 来自门静脉，故选 D。

8. 【答案】B 　　　　　　　　　　　【难度系数】★★

【解析】腹水是肝硬化最突出的临床表现，B、C、D、E 均是腹水的形成机制。其中，门静脉压力增高使腹腔内脏血管床静水压增高，组织液回吸收减少漏入腹腔，是形成腹水的决定性因素，故选 B。

9. 【答案】C 　　　　　　　　　　　【难度系数】★

【解析】肝硬化失代偿期的临床表现包括肝功能减退和门静脉高压两方面。低蛋白血症和黄疸都是肝功能减退的表现。脾大和食管胃底静脉曲张是门静脉高压的表现。腹水是肝功能减退和门静脉高压的共同结果，即最突出临床表现，故选 C。

10. 【答案】A 　　　　　　　　　　　【难度系数】★★

【解析】门静脉高压症的常见原因是肝硬化，食管胃底曲张静脉破裂大出血后，血液在肠道滞留期间，血浆蛋白、血红蛋白被肠道细菌分解释放出氨，氨经肠黏膜吸收入血，从而升高血氨易于诱发肝性脑病，故选 A。

11. 【答案】D　　　　　　　　　　　　　　【难度系数】★

【解析】肝性脑病、原发性肝癌、肝肾综合征、上消化道出血、自发性腹膜炎均是肝硬化的并发症，最常见的是上消化道出血，故选 D。

题型　A2 型题

1. 【答案】C　　　　　　　　　　　　　　【难度系数】★★★

【解析】患者肝硬化 10 年，近 3 个月腹围增大，尿少，无腹痛、发热，移动性浊音阳性，肌酐高，AFP 正常，最有可能的并发症是肝肾综合征，故选 C。肝癌常表现为肝区疼痛，AFP 明显升高，血性腹水；自发性腹膜炎、继发性腹膜炎常表现为腹痛、发热、腹部压痛、反跳痛；门静脉血栓常表现为腹痛、腹胀、脾大、顽固性腹水、肠坏死消化道出血等。故不选 A、B、D、E。

【破题思路】①移动性浊音阳性（有腹水），血肌酐、尿素氮明显增高，稀释性低钠血症——肝肾综合征。②AFP 明显升高——原发性肝癌。

2. 【答案】E

【解析】病人乙型肝炎病史 10 余年，然后出现肝掌和蜘蛛痣，应诊断为肝硬化，肝硬化特征性的病理改变是假小叶的形成，故选 E。

3. 【答案】B　　　　　　　　　　　　　　【难度系数】★★

【解析】中年男性，乙型肝炎肝硬化（乙型肝炎表面抗原阳性、蜘蛛痣、巩膜黄染）患者，3 天前尿量减少，腹部移动性浊音（+），血肌酐、尿素氮升高，诊断为肝肾综合征，故选 B。肝肺综合征表现为呼吸困难、发绀、杵状指，故不选 C。肝癌表现为肝脏短期内进行性增大，右上腹部持续性胀痛，血性腹水，故不选 D。自发性腹膜炎表现为发热、腹痛、腹膜刺激征，故不选 A。肝性脑病是肝硬化最严重的并发症，也是引起肝硬化死亡的主要原因，表现为意识改变，故不选 E。

【破题思路】①肝硬化最常见的原因——乙型肝炎病毒感染+酒精中毒。②肝硬化最常见的并发症——上消化道出血。③肝硬化最严重的并发症——肝性脑病。④肝硬化死亡的主要原因——肝性脑病。⑤确诊——假小叶、食管胃底静脉曲张。

4. 【答案】A　　　　　　　　　　　　　　【难度系数】★★

【解析】中年男性，慢性乙型肝炎，超声显示肝脏回声不均，脾大、门静脉增宽、腹水，诊断为肝硬化失代偿期，确诊肝穿刺活检有假小叶形成，故选 A。

【破题思路】①肝炎病史+腹水+脾大+食管胃底静脉曲张+假小叶=肝硬化。②确诊肝硬化——肝穿刺活检，假小叶形成。

5. 【答案】D　　　　　　　　　　　　　　【难度系数】★★★

【解析】下列 5 项检查中出现 3 项以上异常，结合临床上有休克及微血管栓塞症状和出血倾向，便可诊断 DIC：①血小板计数低于 $80×10^9/L$；②凝血酶原时间延长 3 秒以上；③血浆纤维蛋白原低于 1.5 g/L 或进行性降低；④P（血浆鱼精蛋白副凝）试验阳性；⑤血涂片中破碎红细胞超过 2%。其中最有价值的实验室检查指标是血浆纤维蛋白原下降，故选 D。

6. 【答案】B　　　　　　　　　　　　　　【难度系数】★★

【解析】中年男性，呕血、黑便提示上消化道出血，脾大提示肝硬化失代偿期。嗜睡、行为改变提示肝性脑病早期表现，故选 B。胃癌可有呕血、黑便，但没有脾大，肝功能也正常，故不选 A。急性胃黏膜病变可有呕血、黑便，但不会出现嗜睡、行为改变，故不选 C。消化性溃疡最常见的并发症就是呕血加黑便，但也没有脾大以及意识改变，故不选 D。食管贲门撕裂综合征多见于剧烈呕吐后引起上消化道出血，也不伴意识改变，故不选 E。

7. 【答案】D　　　　　　　　　　　　　　【难度系数】★★

【解析】患者肝炎肝硬化 15 年，低热、腹胀、腹痛明显，腹腔积液生化及镜检提示为渗出性，诊断为自发性腹膜炎，故选 D。

【破题思路】①肝硬化+低热+腹痛、腹膜刺激征——自发性腹膜炎。②肝硬化+肝脏迅速增大+血性腹水——肝癌。③腹膜刺激征+腹壁柔韧感——结核性腹膜炎。

8. 【答案】E　　　　　　　　　　　　　　【难度系数】★★★

【解析】患者乙型肝炎病史多年，腹痛，腹水征阳性，腹水检查白细胞总数增高，以中性粒细胞为主，此为渗出液、有感染，应考虑病毒性肝炎后肝硬化并发自发性腹膜炎，感染性腹水不能浓缩回输，故选 E。患者有自发性腹膜炎应选择肝脏毒性小、针对革兰氏阴性杆菌兼顾革兰氏阳性球菌等的广谱抗生素，故不选 C。其他都是肝硬化腹水的常规治疗，故不选 A、B、D。

9.【答案】B　　　　　　　　　　　　【难度系数】★★★

【解析】患者乙型肝炎病史15年，反复腹胀、尿少，查体双下肢水肿、腹围增加，应诊断为乙型肝炎肝硬化合并腹水。患者可移动性浊音阳性、液波试验阳性、腹式呼吸减弱、全部膨隆，但不会出现尺压试验阳性，故选B。

尺压试验阳性见于卵巢囊肿。

【破题思路】①移动性浊音阳性——腹水（1000mL以上）。②尺压试验阳性——卵巢囊肿。③液波震颤试验阳性——腹水（3000～4000mL以上）。

10.【答案】E　　　　　　　　　　　　【难度系数】★★★

【解析】患者肝硬化病史3年，腹部明显膨隆，尿量减少，说明有腹水，近一周发热、全腹痛，应考虑肝硬化并发自发性腹膜炎，目前对病情判断最有意义的体征应是全腹压痛、反跳痛，故选E。全腹压痛及反跳痛是腹膜炎的典型体征。其他四项肝硬化本身均可出现，故不选A、B、C、D。

【破题思路】①肝硬化最突出的症状——腹水。②肝硬化门静脉高压特征性体征——腹壁静脉曲张。③全腹压痛、反跳痛、肌紧张——腹膜炎。

11.【答案】B　　　　　　　　　　　　【难度系数】★★★

【解析】患者肝炎后肝硬化出现低热、腹胀、腹痛1周，腹水迅速增加，全腹膨隆，移动性浊音阳性，诊断为自发性腹膜炎，故选B。肝硬化发生肝肾综合征会出现肾功能衰竭，故不选A。原发性肝癌表现为肝脏短期内增大，血性腹水，题干不支持，故不选C。结核性腹膜炎有结核中毒症状，腹痛，腹壁柔韧感，题干不支持，故不选E。

【破题思路】①肝硬化+发热、腹痛、腹膜刺激征——自发性腹膜炎。②肝硬化+血性腹水、肝大、质硬+AFP升高——原发性肝癌。③肝硬化+血肌酐、尿素氮升高——肝肾综合征。④肝硬化+呼吸困难——肝肺综合征。

12.【答案】A　　　　　　　　　　　　【难度系数】★★★

【解析】患者HBsAg阳性20年，脾大，移动性浊音阳性，可诊断为肝硬化门静脉高压。现呕血说明患者出现食管胃底静脉曲张破裂出血。术前需要检查肝肾功能、出、凝血功能测定、血清电解质测定，故不选B、C、D、E，腹水常规检查没有必要，故选A。

13.【答案】C　　　　　　　　　　　　【难度系数】★★

【解析】患者有慢性乙型肝炎病史，出现出血现象，应考虑肝硬化。患者左肋下触及的包块应该是肿大的脾脏，肝硬化的脾大质地一般较硬，脾脏切迹为其形态特征，有助于与其他肿块鉴别，故选C。

题型	A3/A4型题

1.【答案】D

【解析】病人多年乙型肝炎病史，然后出现门静脉高压的表现，提示出现肝硬化。腹部压痛，移动性浊音阳性是自发性腹膜炎的表现。由于腹腔积液是细菌的良好培养基，肝硬化病人出现腹腔积液后容易导致自发性腹膜炎，致病菌多为革兰氏阴性杆菌，故选D。急性细菌性痢疾主要表现为黏液脓血便，故不选A；急性肾功能衰竭不出现腹部压痛、反跳痛等，故不选B；结核性腹膜炎多有低热、乏力、盗汗等全身结核中毒的表现，故不选C；肝癌一般无全腹压痛，故不选E。

2.【答案】D　　　　　　　　　　　　【难度系数】★★★

【解析】因为病人出现腹腔积液，腹腔穿刺抽液检查最有助于明确诊断，故选D。自发性腹膜炎的积液多为渗出液而不是漏出液。

3.【答案】B　　　　　　　　　　　　【难度系数】★★

【解析】肝硬化失代偿期有两大表现：肝功能减退和门静脉高压。门静脉高压最有临床意义的临床表现是食管胃底静脉曲张，是肝硬化的特征性改变。上消化道X线钡剂造影示蚯蚓状及串珠状影即提示患者食管胃底静脉曲张，故选B。其他表现不具特异性。

4.【答案】C　　　　　　　　　　　　【难度系数】★★

【解析】肝硬化病人上消化道出血后，可导致肠道产氨增多而促发肝性脑病。上消化道出血是肝性脑病最常见的诱因。故选C。

题型 **B1 型题**

（1~2 题共用解析）

1.【答案】D 2.【答案】E 【难度系数】★★

【解析】①血清Ⅳ型胶原及其产物的增加是肝纤维化早期的表现，故第 1 题选 D。② 90% 以上的血清总蛋白和全部的清蛋白由肝脏合成，因此血清总蛋白和清蛋白含量是反映肝脏合成功能的重要指标，故第 2 题选 E。

【破题思路】①肝合成指标——白蛋白测定。②肝纤维化指标——透明质酸（HA）、Ⅲ型前胶原肽（PC Ⅲ）、Ⅳ型胶原（Ⅳ C）、层粘连蛋白（LN）。③肝损害指标——丙氨酸氨基转移酶。

（3~4 题共用解析）

3.【答案】D 4.【答案】C 【难度系数】★★

【解析】①肝硬化病人肝功能减退可有以下表现：一是胆汁分泌减少，病人消化吸收不良，出现消化道症状和黄疸；二是凝血因子合成减少，病人出现出血倾向和贫血；三是雌激素灭活减少，病人表现为肝掌、蜘蛛痣；四是肝脏合成白蛋白减少，病人表现为低蛋白血症；五是解毒功能减低，病人可表现为血氨升高，严重的病人可发生肝性脑病。综上所述，第 3 题选 D。②甲胎蛋白（AFP）是诊断原发肝癌的特异指标。在排除妊娠和生殖腺胚胎瘤基础上，AFP 大于 400 ng/mL 持续 4 周以上，或者大于 200 ng/mL 持续 8 周以上即可诊断原发肝癌。原发于呼吸道、胃肠道、泌尿生殖道、乳腺等处的癌肿常常转移至肝脏，尤其是结肠癌最为常见，对于转移性（继发性）肝癌，血清 AFP 一般为阴性，故第 4 题选 C。

二、门静脉高压症

题型 **A1 型题**

1.【答案】D 【难度系数】★★

【解析】门静脉高压症病人常见的静脉交通支循环包括：食管胃底静脉、腹壁静脉、痔静脉、腹膜后吻合支、脾肾静脉吻合支，故选 D。

【破题思路】门静脉高压时扩张的四个交通支：①胃底、食管下段交通支：最主要，可发生上消化道大出血；②直肠下段、肛管交通支：痔；③前腹壁交通支：腹壁静脉怒张；④腹膜后交通支：Retzius 静脉丛扩张。

2.【答案】D

【解析】肝硬化失代偿期表现包括肝功能减退和门静脉高压。肝功能障碍的表现包括出血、水肿、黄疸、蜘蛛痣和肝掌。而引起肝硬化患者蜘蛛痣和肝掌的机制是因为肝脏灭活雌激素功能减弱，导致患者血液中雌激素水平提高，从而男性乳房发育。其他都是肝硬化肝功能减退的表现，故不选 A、B、C、E。门静脉高压的表现包括腹水、脾大和侧支循环的建立。而腹水是肝硬化失代偿期最突出的表现，故选 D。

3.【答案】D 【难度系数】★★

【解析】非选择性门体分流术术后最容易发生肝性脑病，故选 D。术后门静脉血未经肝脏解毒完全进入下腔静脉，另外肝脏仅靠肝动脉供血，术后肝血较术前减少了 75%，所以该术术后最容易发生肝性脑病。

题型 **A2 型题**

1.【答案】B 【难度系数】★★

【解析】病人既往有肝炎病史，继发肝硬化后，可以出血门静脉高压的表现，查体可以发现脐周静脉曲张呈海蛇头样，故选 B。

2.【答案】C 【难度系数】★★

【解析】患者乙型肝炎病史多年，呕血，黑便，腹部膨隆，脾大，移动性浊音（+），考虑为肝硬化门静脉高压造成的食管胃底静脉曲张破裂出血，故选 C。门静脉高压是食管胃底静脉曲张破裂出血的最主要原因。其他 A、B、D 三项是上消化道出血的常见病因，也可见呕血、黑便，胆石症也可出现上消化道出血，但根据本病史、查体、辅助检查均不符合，故不选 A、B、D、E。

【破题思路】①呕血、便血——上消化道出血特征性表现。②上消化道出血常见有四大病因：消化性溃疡、食管胃底静脉曲张破裂出血、急性糜烂出血性胃炎（急性胃黏膜病变）、胃癌。③上腹部疼痛，为节律性疼痛，出现呕血、便血——消化性溃疡并发出血。④乙型肝炎病史、腹水、脾大、腹壁静脉曲张，出现呕血、便血——肝硬化门静脉高压造成的食管胃底静脉曲张破裂出血。⑤服用非甾体抗炎药、烧伤、颅脑损伤或病变等应激状态出现呕血、便血——急性糜烂出血性胃炎（急性胃黏膜病变）。⑥中老年患者，上腹部饱胀不适，食欲下降，消瘦、贫血，粪便隐血持续阳性——可疑胃癌，确诊需胃镜+活检。

3.【答案】E　　　　　　　　　　　　【难度系数】★★

【解析】慢性乙型肝炎患者食用坚果后呕血，诊断为肝炎后肝硬化食管胃底静脉曲张破裂，因本病出血量大，再出血率高，死亡率高，应快速止血。生长抑素（奥曲肽）不伴全身血流动力学改变，止血效果好，称为目前治疗食管胃底静脉曲张出血最常用的药物，故选E。血管升压素（垂体后叶素）可导致腹痛、血压升高、心绞痛、心律失常，甚至心肌梗死等，对冠心病、高血压患者忌用或慎用，该患者冠心病8年，故不选C。硝酸甘油、普萘洛尔属于心脑血管药物，无止血效果，故不选B、D。西咪替丁是H_2受体阻滞剂，抑制胃酸分泌，没有止血作用，故不选A。

三、肝性脑病

题型　A1型题

1.【答案】E　　　　　　　　　　　　【难度系数】★★

【解析】L-鸟氨酸-L-天冬氨酸可以促进鸟氨酸循环合成尿素，从而降低血氨，故选E。

【破题思路】①新霉素属于口服抗生素，可以抑制肠道产尿素酶的细菌，减少氨的形成。②支链氨基酸可竞争性抑制芳香族氨基酸进入大脑，减少假性神经递质的形成。③乳果糖是一种合成的双糖，口服后在小肠不被分解，到达结肠后分解为乳酸、乙酸而降低肠道pH，使肠道细菌产氨减少。④氟马西尼可拮抗内源性苯二氮䓬所致的神经抑制，对部分3~4期病人有促醒作用。

2.【答案】B　　　　　　　　　　　　【难度系数】★★

【解析】肝性脑病分为代偿期和失代偿期两个阶段。代偿期属于早期（也叫0期、潜伏期），这一期的主要特征是无行为异常、无性格改变、无神经系统病理征，脑电图正常，血氨正常，只是在心理测试或者智力测试（比如数字连接试验等）的时候有轻微的异常，故选B。

题型　A2型题

1.【答案】A　　　　　　　　　　　　【难度系数】★★

【解析】中年男性，长期大量饮酒，面色晦暗，进食高蛋白饮食后出现意识障碍，体检示扑翼样震颤（是肝性脑病的特异表现），诊断为酒精性肝硬化并发肝性脑病，故选A。酒精戒断综合征表现为寒战、焦虑、烦躁、血压升高、心率加快等表现，精神上出现意识障碍（谵妄），故不选B。低血糖发作指的是长时间未进食后患者出现饥饿感、心慌、出冷汗、抽搐，严重时可以有昏迷，但没有扑翼样震颤，故不选D。

2.【答案】C　　　　　　　　　　　　【难度系数】★★

【解析】中年女性，肝弥漫性病变，脾大、腹水，提示患者肝硬化，腹痛、腹泻、低热4周，提示感染，1天来表情淡漠、嗜睡，提示肝性脑病出现，扑翼样震颤是肝性脑病的特异表现，故选C。肌张力增高见于锥体外系损伤，故不选A。腱反射亢进是锥体束受损的表现，故不选E。腹壁反射消失见于锥体束损害，故不选D。Babinski征阳性属于病理性反射，见于锥体束或锥体外系受损，故不选B。

3.【答案】B　　　　　　　　　　　　【难度系数】★★

【解析】肝性脑病应慎用镇静药及损伤肝功能的药物。镇静、催眠、镇痛药及麻醉剂可诱发肝性脑病，在肝硬化特别是有严重肝功能减退时应尽量避免使用，故选B。当病人出现烦躁、抽搐时禁用阿片类、巴比妥类、苯二氮䓬类镇静剂，可试用异丙嗪、氯苯那敏（扑尔敏）等抗组胺药。

4.【答案】E　　　　　　　　　　　　【难度系数】★★

【解析】患者肝炎后肝硬化10年，3年前行门静脉分流术（肝硬化脑病的常见诱因），2天前出现睡眠倒错、计算能力下降，诊断为肝性脑病（肝昏迷）。蛋白质经肠道细菌分解可产生氨，正常情况下肠道产生的氨可在肝中合成尿素排出体外。肝功能减退的患者，尿素合成减少，血氨会升高，可导致肝性脑病。为了减少血氨的来源，肝性脑病的患者应限制蛋白质的摄入，故选E。而其他食物不会引起血氨增加，可以食用，故不选A、B、C、D。

5.【答案】D　　　　　　　　　　　　　【难度系数】★

【解析】患者有肝炎肝硬化病史5年，出现烦躁、昼睡夜醒，应诊断为肝性脑病。血氨增高是导致肝性脑病的原因，故肝性脑病诊断最有意义的实验室检查是血氨测定，故选D。A、B、C、E选项对肝性脑病的诊断无意义。

6.【答案】C　　　　　　　　　　　　　【难度系数】★★★

【解析】患者有乙型肝炎病史20年，腹胀、黄疸、移动性浊音（+），嗜睡、言语混乱，应诊断为肝硬化并发肝性脑病。肝性脑病的诱因有：应用镇静剂、摄入大量蛋白质饮食、应用大剂量利尿药、便秘、感染以及代谢性碱中毒等。维生素C是酸性物质，不会诱发肝性脑病，故选C。

7.【答案】C　　　　　　　　　　　　　【难度系数】★★★

【解析】病人老年男性，乙型肝炎病毒基因阳性+肝功能减退+脾大、腹水、肝脏未触及，首先考虑为乙型肝炎后肝硬化。水飞蓟宾是一种抗氧化剂，对肝脏具有保护作用，对肝脏损害具有治疗作用；甘草酸二铵具有抗炎保护肝细胞膜、改善肝脏功能作用，适用于伴有谷丙转氨酶（ALT）升高的急、慢性病毒性肝炎；多烯磷脂酰胆碱适用于各种类型的急性和慢性肝病；恩替卡韦为鸟嘌呤核苷类似物，对乙型肝炎病毒（HBV）多聚酶具有抑制作用。综上所述，答案A、B、D、E都可适用于肝炎、肝硬化病人。地西泮是苯二氮䓬类药物，可加重或诱发肝性脑病患者的意识障碍，故不宜使用，答案选C。

8.【答案】A　　　　　　　　　　　　　【难度系数】★★

【解析】患者有长期大量饮酒史+腹胀、纳差（消化道症状）+牙龈出血，应考虑为酒精性肝硬化。进肉食（蛋白质）后出现行为异常、胡言乱语（意识障碍）。综合以上表现，应诊断为酒精性肝硬化并发肝性脑病，故选A。

题型	A3/A4型题

1.【答案】D

【解析】单纯脑血管意外或脑缺血发作，没有呕血或排柏油样便，故不选A、B；颈椎病可以压迫椎间隙，出现四肢相应病变，意识不清者少见，故不选C；患者乙型肝炎病史20年，继发肝硬化——门静脉高压——上消化道出血——肝性脑病，选D；单纯休克不会出现排柏油样便，故不选E。

2.【答案】A

【解析】对于上消化道出血，特别是急性出血，胃镜不仅有诊断价值，还可以止血，具有治疗价值，故选A。

3.【答案】A　　　　　　　　　　　　　【难度系数】★★

【解析】肝硬化门静脉高压所致的食管胃底静脉曲张破裂出血，止血首选纤维内镜下注射硬化剂或套扎止血，次选三腔二囊管压迫止血，三选手术。必要时可急诊行经颈静脉肝内门体分流术（TIPS）。对肝功能好的病人，应积极采取手术止血，不但可以防止再出血，而且是预防发生肝性脑病的有效措施。本题答案中无内镜止血，故选A。

四、脂肪性肝病

题型	A2型题

1.【答案】E　　　　　　　　　　　　　【难度系数】★★

【解析】题干中病人身高170 cm，体重90 kg，属于肥胖超重，腹部B超示肝脏回声增强，诊断为非酒精性脂肪性肝病，治疗应以调整生活方式并减轻体重为主，故选E；非酒精性脂肪性肝病实验室检查肝功能大多正常，或以单纯ALT升高为主，治疗多不需要降脂药物或其他保肝药物，故不选A、C；病人超重，应多运动，故不选B。

2.【答案】C　　　　　　　　　　　　　【难度系数】★★

【解析】患者中年男性，有长期吸烟和大量饮酒史，ALT 68 U/L，AST 200 U/L，γ-GT 214 U/L，腹部B超示肝脏轻度增大，回声增强，后部衰减，应诊断为酒精性脂肪肝。酒精性脂肪肝病最主要的治疗措施就是戒酒，故选C。

五、肝脓肿

题型 **A1 型题**

1.【答案】E 　　　　　　　　　　【难度系数】★★

【解析】细菌性肝脓肿多继发于体内其他感染，最常见于胆道感染。良性或恶性病变导致胆道梗阻并发生化脓性胆管炎时，细菌沿着胆管上行，是引起细菌性肝脓肿的主要原因，故选 E。钝性或穿透性肝损伤和邻近器官脓肿扩大至肝脏引起肝脓肿较为少见，故不选 A、B、C、D。

2.【答案】D 　　　　　　　　　　【难度系数】

【解析】细菌性肝脓肿常较小，为多发性，故不选 A。阿米巴性肝脓肿较大，多为单发，多见于肝右叶，故不选 C。细菌性肝脓肿起病急，常伴寒战、高热。阿米巴性肝脓肿起病缓慢，病程较长，可有高热，故不选 B。细菌性肝脓肿多为黄白色脓液。阿米巴性肝脓肿多为棕褐色脓液，无臭味，故选 D。阿米巴肝脓肿病人粪便中可找到阿米巴滋养体，而不是原虫，故不选 E。

题型 **A2 型题**

1.【答案】B 　　　　　　　　　　【难度系数】★★

【解析】患者寒战、高热，提示感染；黄疸、右季肋区疼痛，提示肝胆疾病；Murphy 征阴性排除胆囊疾病；肝脏 B 超显示肝右叶可见 6 cm×5 cm 低回声区，边界欠清晰，中心有液性暗区提示肝脓肿，故选 B。肺炎表现为寒战、高热、咳嗽、咳痰、胸痛，与本题不符，故不选 A。患者高热，排除结核，故不选 C、D。B 超显示液性暗区，排除肝癌，故不选 E。

【破题思路】肝脓肿首选——B 超（肝脏液性暗区）。

2.【答案】A

【解析】细菌性肝脓肿典型症状是寒战、高热、肝区疼痛和肝大。体温常可高达 39~40℃，可伴右肩牵涉痛，题干内病人血常规 WBC 18.5×10^9/L，N 0.91，腹部 B 超示肝右叶内 8 cm×6 cm 液性暗区，这些都提示细菌性肝囊肿的表现，故选 A。胆囊结石一般有右上腹绞痛，B 超检查可见结石阴影，故不选 B；肝癌一般有慢性肝炎或肝硬化的病史，AFP 检查可阳性，CT 检查可见癌性肿块，故不选 C；X 线示右膈肌升高，运动受限，是由肝脓肿引起的，并不是单纯的右膈下脓肿，故不选 D；单纯的肝囊肿没有感染的表现，不出现寒战、高热，故不选 E。

3.【答案】C 　　　　　　　　　　【难度系数】★★★

【解析】患者寒战、高热、右上腹痛，CT 显示肝内有两个脓肿，诊断为细菌性肝脓肿。患者体温高达 39.8℃，说明全身中毒症状严重，应行经皮穿刺置管引流术，故选 C。脓腔内注入抗生素一般在经皮穿刺引流术后进行，故不选 D。抗生素治疗适用于脓肿尚未形成，多发性小脓肿，故不选 A。肝脓肿很少行右半肝切除术，故不选 B。

【破题思路】①多发性小脓肿——抗生素。②单个较大脓肿——经皮穿刺置管引流。③损伤范围大——半肝切除术。

4.【答案】D 　　　　　　　　　　【难度系数】★★

【解析】患者寒战、高热、右上腹疼痛，肝肿大、压痛、叩击痛（+），应考虑细菌性肝脓肿，诊断肝脓肿首选的检查是腹部 B 超，故选 D。肝功能和肝炎病毒标志物检测用于病毒性肝炎的诊断；胸部 X 线片用于肺部疾病的诊断；血甲胎蛋白测定用于原发性肝癌的诊断，故不选 A、B、C、E。

5.【答案】C 　　　　　　　　　　【难度系数】★★

【解析】该病人突然寒战、高热、肝大、肝区疼痛，X 线示右膈肌抬高，B 超示肝右叶占位性病变，首先考虑为细菌性肝脓肿，故选 C。阿米巴肝脓肿者起病较缓慢，故不选 A。肝癌破裂者破裂前有肝癌表现（进行性肝大、肝区疼痛、黄疸），破裂后有失血和腹膜炎表现，故不选 B。急性胆管炎主要表现为 Charcot 三联征（发热、腹痛、黄疸），无肝大和肝脏占位，故不选 D。急性肝炎多伴有黄疸、肝区疼痛和肝大（肝脏为弥漫性肿大而不是占位性病变），故不选 E。

题型 **A3/A4 型题**

1.【答案】D 　　　　　　　　　　【难度系数】★★

【解析】患者寒战、高热，肝区疼痛，肝脏肿大，局部皮肤凹陷性水肿伴压痛，外周血白细胞总数升高和中性粒细胞比例升高，诊断为细菌性肝脓肿，故选 D。肝囊肿、肝癌合并感染的机会很少见，故不选 A、B。胆石症和急性胆囊炎合并感染都不会出现肝脏增大，故不选 C、E。

【破题思路】①肝脓肿首选检查——B超。②脓肿小、常多发、脓液黄白色、细菌培养阳性＝细菌性肝脓肿。③脓肿大、常单发、棕褐色脓液、阿米巴滋养体＝阿米巴肝脓肿。

2.【答案】D　　　　　　　　　　　　　【难度系数】★★

【解析】细菌性肝脓肿大多是由胆道逆行感染导致的，常见致病菌是大肠埃希菌，故选D。其次是金黄色葡萄球菌、厌氧菌等。草绿色链球菌引起的是亚急性感染性心内膜炎，故不选E。表皮葡萄球菌为条件致病菌，故不选A。破伤风梭菌引起的是破伤风，故不选C。白假丝酵母菌引起的是二重感染，故不选B。

3.【答案】B　　　　　　　　　　　　　【难度系数】★★

【解析】细菌性肝脓肿首选的检查是腹部B超，阳性率可达到90%以上，故选B。诊断性肝穿刺不是首选，临床上一般在B超下先诊断，然后再做肝穿刺，故不选D。腹部CT价格昂贵，不首选，故不选E。腹部X线不能确诊肝脓肿，故不选A。静脉胆道造影也不能确诊肝脓肿，故不选C。

六、肝癌

题型　A1型题

1.【答案】D　　　　　　　　　　　　　【难度系数】★

【解析】B超是目前肝癌筛查的首选方法，能检出肝内直径＞1 cm的占位性病变，故选D。肝脏MRI无放射性，可以短期重复检查，故不选C。肝脏CT对于1 cm左右肝癌检出率高，故不选B。

【破题思路】筛查和普查首选——B超；确诊——肝穿刺活检。

2.【答案】A　　　　　　　　　　　　　【难度系数】★★

【解析】肝硬化患者并发肝癌表现为短期内肝脏进行性增大，质地坚硬，表面凹凸不平，常有大小不等的结节，边缘钝而不整齐，常有不同程度的压痛，故选A。

【破题思路】①肝脏短期内迅速增大、血性腹水——肝癌。②发热、腹痛、腹膜刺激征阳性——自发性腹膜炎。

3.【答案】D　　　　　　　　　　　　　【难度系数】★

【解析】肝区疼痛是肝癌最常见的症状，多呈右上腹持续性胀痛或钝痛，与癌肿生长、肝包膜受牵拉有关。如病变侵犯膈，疼痛可牵涉右肩或右背部。当肝表面的癌结节破裂，可突然引起剧烈腹痛，从肝区开始迅速延至全腹，产生急腹症的表现，如出血量大时可导致休克，故选D。食欲减退、恶心、呕吐是肝功能受损的表现，故不选B、C。短期内肝脏肿大，患者体重下降是肝癌中晚期的表现，故不选A、E。

【破题思路】肝癌早期最常见症状——肝区疼痛；肝癌肿瘤标志物——AFP。

4.【答案】A　　　　　　　　　　　　　【难度系数】★★

【解析】MRI对肝癌的诊断价值与CT相仿，对良、恶性肝内占位病变，特别是与血管瘤的鉴别优于CT，且可进行肝静脉、门静脉、下腔静脉和胆道重建成像，可显示这些管腔内有无癌栓，故选A。

5.【答案】C　　　　　　　　　　　　　【难度系数】★★

【解析】原发肝癌的典型表现有三：进行性肝大、肝区疼痛、黄疸；晚期尚有消瘦、贫血、转移和压迫症状。便秘与原发肝癌无关，故选C。

题型　A2型题

1.【答案】D　　　　　　　　　　　　　【难度系数】★★

【解析】肝癌的大体分型有三型：块状型、结节型、弥漫性。块状型最多见，直径5~10 cm，＞10 cm称为巨块型，故不选A。结节型是指大小数目不等的癌结节，直径＜5 cm，单个结节直径＜3 cm或相邻两个结节之和＜3 cm称为小肝癌，患者肝内有三个结节，诊断为结节型肝癌，故选D。弥漫性肝癌最少见，癌结节弥漫分布于整个肝脏，故不选E。

【破题思路】①肝癌最常见的首发症状——肝区疼痛。②肝癌最常见的体征——肝脏肿大。③原发性肝癌特异性标志物——AFP。④肝癌筛查首选——B超。⑤确诊肝癌最可靠——肝穿刺活检。

2.【答案】E　　　　　　　　　　　　　【难度系数】★★

【解析】老年女性，肝区隐痛5个月，腹胀、纳差，巩膜黄染，蜘蛛痣，肝大剑突下5 cm，移动性浊音（+），考虑原发性肝癌，故选E。肝脓肿表现为发热，肝脏增大，B超显示肝脏液性暗区，故不选A。该患者没有转移癌的表现，故不选B。淋巴瘤表现为全身多处淋巴结无痛性肿大，故不选C。肝结核有结核中毒症状，故不选 D。

【破题思路】①肝癌最主要原因——病毒性肝炎。②肝癌最多见的类型——块状型。③肝癌最易发生转移、最早转移途径——肝内血性转移。④肝癌最常见的转移途径——肝门淋巴结转移。⑤肝癌最常见的肝外血行转移——肺。

3.【答案】D 　　　　　　　　　【难度系数】★★

【解析】患者肝功能异常 15 年，间断双下肢水肿 7 年，诊断为肝硬化。低热、消瘦、肝区隐痛 3 个月，提示发展为原发性肝癌，确诊最有意义的实验室检查是甲胎蛋白，故选 D。转氨酶、总胆红素是判断肝功能障碍的常用指标，对肝癌没有确诊价值，故不选 A、C、E；癌胚抗原对原发性肝癌诊断不特异，故 B 错。

【破题思路】肝癌确诊——肝穿刺活检；首选实验室检查——甲胎蛋白测定；筛查——B 超；确定治疗策略——腹部增强 CT；肝癌与肝血管瘤鉴别——MRI。

4.【答案】D 　　　　　　　　　【难度系数】★★

【解析】患者乙型肝炎病史 18 年，右季肋部疼痛 2 个月，逐渐加重伴体重明显的下降，考虑原发性肝癌的可能，对明确诊断最有意义的实验室检查是甲胎蛋白，故选 D。碱性磷酸酶的检测常用于诊断胆道的阻塞，其他几项都是肝功能的检查，无特异性，对原发性肝癌没有诊断价值。

5.【答案】E 　　　　　　　　　【难度系数】★★

【解析】甲胎蛋白（AFP）是诊断肝细胞癌特异性的标志物，广泛用于肝癌的普查、诊断、判断治疗效果及预测复发。在排除妊娠和生殖腺胚胎瘤的基础上，AFP > 400 ng/mL 为诊断肝癌的条件之一。题干中，病人既往慢性乙型肝炎 10 年余。近几个月 AFP 持续升高，结合 B 超检查结果，肝右叶明显偏大，故诊断为肝细胞癌，故选 E。

6.【答案】C 　　　　　　　　　【难度系数】★★

【解析】中年男性，肝区钝痛，消瘦，肝大质硬有结节，AFP 升高，B 超示占位，诊断为肝癌。根治性肝切除是治疗肝癌首选和最有效的方法，故选 C。肝动脉化疗栓塞用于治疗不可切除的肝癌或作为肝癌切除术后的辅助治疗，故不选 D。肿瘤射频消融适用于不宜手术的原发性肝癌，或术后复发、转移性肝癌等，故不选 E。

7.【答案】B 　　　　　　　　　【难度系数】★★

【解析】中年男性，慢性肝炎 10 年，肝区疼痛 3 个月，肝大质硬有结节，诊断为原发性肝癌，US 或 CT 引导下细针穿刺行组织学检查是确诊肝癌的可靠方法，故选 B。腹部 CT 和 MRI 对肝癌诊断有一定价值，但不能做到确诊，故不选 A、E。超声检查可作为肝脏占位性病变的首选检查，但不能确诊，故不选 D。

8.【答案】B 　　　　　　　　　【难度系数】★★★

【解析】老年患者慢性肝炎病史 20 余年，查体肝大质地硬，应考虑为原发性肝癌，最有意义的实验室检查应该是甲胎蛋白，故选 B。腹水铁蛋白常用于恶性腹水的诊断，故不选 A。血 CA125 常用于卵巢上皮癌的诊断，故不选 C。血清癌胚抗原测定主要用于结肠癌复发的监测，故不选 D。腹水腺苷脱氨酶常用于结核性腹水的诊断，故不选 E。

【破题思路】①慢性肝炎或肝硬化病史，肝脏肿大，甲胎蛋白（AFP）明显升高——诊断原发性肝癌。②腹水中腺苷脱氨酶增高——见于结核性腹膜炎。③胸水中腺苷脱氨酶增高——见于结核性胸膜炎。

9.【答案】E 　　　　　　　　　【难度系数】★★★

【解析】患者有直肠癌病史，直肠癌易经门静脉入肝形成肝转移癌，B 超提示肝内多个结节，肝右叶实性占位病变，血清甲胎蛋白不高，故诊断为肝转移癌，而不是原发性肝癌，故选 E。原发性肝癌 B 超常为单个肿块，甲胎蛋白显著升高。患者 B 超提示肝右叶实性占位病变，故可排除 A、B、C，因为 A、B、C 三个选项的病变 B 超应为肝内液性暗区，而不是实性占位。

【破题思路】①右上腹持续性疼痛，肝脏进行性肿大，AFP 明显升高——原发性肝癌。②原发癌病史，特别是消化系统癌（结肠直肠癌多见），影像学提示肝内多个实性占位，AFP 一般不高——肝转移癌。

10.【答案】D 　　　　　　　　　【难度系数】★★

【解析】甲胎蛋白（AFP）是诊断肝细胞癌的特异性标志物，阳性率约 70%，故选 D。

【破题思路】消化系统肿瘤标志物：①结肠癌——CEA；②胰腺癌——CA199；③肝癌——AFP；④ AFP > 400 μg/L，没有时间限制；AFP > 200 μg/L，持续 8 周以上。

11.【答案】C 　　　　　　　　　【难度系数】★★

【解析】患者肝大质硬有结节，肝脏 B 超示占位性病变，AFP > 400 μg/L，诊断为肝细胞性肝癌，首选手术治疗，B超显示肿瘤局限于肝右叶，并且向外生长，门静脉内无癌栓形成，应做根治性肝切除术，故选C。肝癌对放疗不敏感，故不选A。姑息性肝切除术适用于不能做根治性切除的患者，故不选B。肝动脉化疗栓塞、局部射频治疗均适用于不能切除的肝癌，即晚期肝癌患者，故不选D、E。

【破题思路】①首选——手术。②手术无法切除的——次选介入（肝动脉栓塞、肝动脉灌注化疗）。③术中无法切除肿瘤者——姑息性治疗（肝动脉结扎、无水酒精注射）。④肝癌一般不化疗（因局部血药浓度低，且副作用大、疗效差）。

12.【答案】A　　　　　　　　　　　　【难度系数】★★

【解析】本患者有慢性乙型肝炎病史，甲胎蛋白升高，B超示肝内占位性病变，应考虑原发性肝癌，对诊断及确定治疗策略最有意义的检查是腹部增强CT，故选A。MRCP主要用于诊断胆管疾病，故不选B；放射性核素扫描阳性率低，目前少用，故不选C；腹部CT平扫的敏感性没有增强CT高，故不选D；腹部X线平片主要用于胃肠穿孔和肠梗阻的诊断，对肝癌的诊断无价值，故不选E。

【破题思路】肝癌确诊——肝穿刺活检；首选实验室检查——甲胎蛋白测定；筛查——B超；确定治疗策略——腹部增强CT；肝癌与肝血管瘤鉴别——MRI。

题型	B1型题

（1~2题共用解析）

1.【答案】B　　2.【答案】D　　　　　【难度系数】★★

【解析】PSA是前列腺癌的标志物；AFP是诊断原发性肝癌的特异性标志物；CA125是卵巢癌的标志物；胰腺癌病人CA199升高；CEA是结肠癌的靶标志物。故第1题选B，第2题选D。

第三节　胆道疾病

一、解剖

题型	A1型题

1.【答案】B　　　　　　　　　　　　【难度系数】★

【解析】肝脏下缘、胆囊管和肝总管组成Calot三角，故选B。

2.【答案】E　　　　　　　　　　　　【难度系数】★★

【解析】左、右肝管汇合形成肝总管，胆囊管与肝总管汇合形成胆总管。胆总管分为4段，即十二指肠上段、十二指肠后段、胰腺段和十二指肠壁内段。胆总管与主胰管汇合后开口于十二指肠降部（即Vater壶腹）。胆总管长约7~9 cm，直径0.4~0.8 cm，故选E。

二、胆囊结石

题型	A1型题

1.【答案】C　　　　　　　　　　　　【难度系数】★★

【解析】胆总管直径＞1cm时应同时进行胆总管探查，故选C。

【破题思路】胆总管探查术的指征：①术前病史、临床表现或影像检查提示胆总管有梗阻，包括梗阻性黄疸，胆总管结石，反复发作胆绞痛、胆管炎、胰腺炎。②术中证实胆总管有病变，如术中胆道造影证实或扪及胆总管内有结石、蛔虫、肿块。③胆总管扩张直径超过1 cm，胆囊壁明显增厚。④胆囊结石小，有可能通过胆囊管进入胆总管。

2.【答案】C　　　　　　　　　　　　【难度系数】★★

【解析】胆囊结石患者需及时行胆囊切除术的指征包括：①结石数量多及结石直径≥2~3 cm；②胆囊壁钙化或瓷性胆囊（C对）；③伴有胆囊息肉≥1 cm；④胆囊壁增厚（＞0.3 cm）即伴有慢性胆囊炎；⑤儿童胆囊结石。瓷性胆囊已失去胆囊的浓缩和收缩功能，应尽早切除，故选C。口服胆囊造影胆囊显影，提示胆囊仍有功能，可不切除。

3.【答案】D　　　　　　　　　　　　【难度系数】★★

【解析】胆囊切除术是胆囊结石的最佳选择，故选D。药物溶石治疗的有效率仅10%~12%，故临床上少用，故不选A。体外震波碎石主要用于肾结石的治疗，由于胆囊结石的成分不同于肾结石，疗效不佳，故不选 B。经皮胆囊取石术，虽然取出了结石，但胆囊没有切除，胆囊仍可成为结石复发的根源，故在短期内可再发结石，故不选 C。胆囊切除后，只在有指征时才行胆总管探查引流术，故不选 E。

【破题思路】胆囊结石最佳选择——胆囊切除术。

| 题型 | A2 型题 |

1. 【答案】A　　　　　　　　　　　　【难度系数】★★

   【解析】胆囊结石手术指征为：①结石数量多及结石直径≥2~3 cm；②胆囊壁钙化或瓷性胆囊（与胆囊癌的发生有关）；③伴有胆囊息肉≥1cm者；④胆囊壁增厚（＞3 mm）。根据题干患者应行胆囊切除术，腹腔镜胆囊切除术手术痛苦小，恢复快，故选 A。

2. 【答案】C　　　　　　　　　　　　【难度系数】★★

   【解析】腹部超声是胆囊结石首选的检查方法，胆石呈强回声，后方可见声影，并随体位移动，故选 C。

   【破题思路】①B 超——诊断胆道疾病首选，对胆囊结石的诊断准确率接近100%；可以鉴别黄疸的原因。②核素扫描——静脉注射造影剂，被肝细胞清除并分泌，与胆汁一起经胆道排泄至肠腔，从而使胆道系统显像。优点是在肝功能损害、血清胆红素中度升高时仍可使用。③磁共振胆胰管造影（MRCP）、CT——能显示肝内外胆管扩张、结石分布、有无肿瘤、胆管梗阻等。④内镜逆行胆胰管造影（ERCP）——可直接观察十二指肠乳头部并取活检；为有创检查，有诱发急性胰腺炎、胆管炎的可能，已被 MRCP 取代。

3. 【答案】E　　　　　　　　　　　　【难度系数】★★

   【解析】胆囊切除术后 5 天，出现黄染、右上腹轻度压痛，无反跳痛，无发热，应首先考虑胆总管损伤，故选 E。腹腔镜胆囊切除术很少造成胃损伤、结肠肝曲损伤、十二指肠损伤，而且不会出现黄疸；胆囊管残端瘘可出现发热和腹膜刺激征。故排除 A、B、C、D。

4. 【答案】D　　　　　　　　　　　　【难度系数】★★

   【解析】患者超声提示胆囊内强回声光团，直径 0.5 mm，诊断为胆囊结石。对于直径＜2~3 cm、无症状的胆囊结石，无需治疗，只需观察随诊，故选 D。体外震波碎石主要用于肾结石的治疗；利胆排石药物对胆囊结石效果不佳；对有手术指征的胆石症首选腹腔镜胆囊切除术，病情复杂者可实施胆囊切开取石，故不选 A、B、C、E。

5. 【答案】B　　　　　　　　　　　　【难度系数】★★

   【解析】本题意在考查胆总管探查术指征。患者间歇性右上腹痛伴皮肤巩膜黄染半年，再次发作 2 天，B 超显示胆囊内多发泥沙样结石，胆总管略扩张，前者为胆囊切除的指征，后者为胆总管探查指征，故该病人最恰当的手术方式是胆囊切除＋胆总管探查术。

三、急性胆囊炎

| 题型 | A1 型题 |

1. 【答案】E　　　　　　　　　　　　【难度系数】★

   【解析】墨菲（Murphy）征阳性是急性胆囊炎的典型体征，故选 E。上腹部压痛和反跳痛是腹膜炎的体征，故不选 A。Grey-Turner 征阳性是急性坏死性胰腺炎的体征，故不选 B。C 选项是急性阑尾炎的典型体征，故不选 C。肝浊音界缩小是消化道穿孔的典型体征，故不选 D。

   【破题思路】①墨菲征阳性——急性胆囊炎。②McBurney 点有压痛和反跳痛——急性阑尾炎。③Grey-Turner 征阳性——重症急性胰腺炎。

2. 【答案】E　　　　　　　　　　　　【难度系数】★

   【解析】急性结石性胆囊炎致病菌主要是革兰氏阴性杆菌，最常见的是大肠埃希菌，其他有克雷伯菌、铜绿假单胞菌等，常合并厌氧菌感染。故选 E。致病菌多从胆道逆行进入胆囊或经血液循环、经淋巴途径进入胆囊，在胆汁流出不畅时造成感染。

3. 【答案】B　　　　　　　　　　　　【难度系数】★★

   【解析】胆囊切除术适应证：①结石量数多及结石直径≥2~3 cm；②胆囊壁钙化或瓷性胆囊；③伴有胆囊息肉≥1 cm；④胆囊壁增厚（＞0.3 cm）即伴有慢性胆囊炎；⑤儿童胆囊结石（无症状，原则上不手术）。故选 B。

   【破题思路】①如问健康查体发现的小于1cm的无症状胆囊结石治疗——首选"观察随诊"。②如问胆囊结石/胆囊炎首选治疗——首选"经腹腔镜胆囊切除术"。

| 题型 | A2 型题 |

1. 【答案】E　　　　　　　　　　　　　　　【难度系数】★

   【解析】患者聚餐后出现右上腹痛，向右肩部放射，查体右上腹肌紧张、压痛（+），Murphy征（+），诊断为急性胆囊炎，故选E。急性胰腺炎是饱餐后或酗酒后中上腹部疼痛，向左腰背部放射，故不选D。十二指肠溃疡是空腹痛，反复慢性发作，与本例不符，故不选C。右肾结石是右侧腹部疼痛，右侧肾区叩击痛，故不选B。急性胃炎的疼痛部位在上腹部，故不选A。

2. 【答案】D　　　　　　　　　　　　　　　【难度系数】★★

   【解析】墨菲征阳性是急性胆囊炎的特有体征。饮酒后右上腹部疼痛，向右肩部放射，右上腹部肌紧张、压痛（+），墨菲征（+），诊断为急性胆囊炎，故选D。急性胰腺炎是饮酒后中上腹部疼痛，向左腰背部放射，血清淀粉酶升高，故不选B。十二指肠溃疡是空腹后上腹部疼痛加重，故不选E。右肾结石疼痛部位为右侧腹部，故不选C。

   【破题思路】①墨菲征（+）——急性胆囊炎。②麦氏点压痛——急性阑尾炎。③右上腹痛，向右肩部放射——急性胆囊炎。④转移性右下腹痛——急性阑尾炎。

3. 【答案】A　　　　　　　　　　　　　　　【难度系数】★★

   【解析】进食油腻食物后反复右上腹痛，诊断为慢性胆囊炎。超声显示胆囊结石，囊壁增厚、粗糙，治疗手术切除（A对）。体外碎石用于肾结石的治疗；利胆排石药物对胆囊结石效果不佳；胆肠吻合术适用于胆管下段有炎症狭窄梗阻及泥沙样结石不易取尽及胆管癌的治疗；胆囊造瘘术用于梗阻严重的胆囊炎或胆石症的危重病人。故不选B、C、D、E。

4. 【答案】D　　　　　　　　　　　　　　　【难度系数】★

   【解析】高脂饮食后右上腹疼痛，向右肩部放射，典型急性胆囊炎的表现，故选D。肝脓肿也会引起右上腹疼痛，但没有放射痛，另外肝脓肿B超显示肝区液性暗区，故不选A。胃溃疡穿孔引起的是上腹部刀割样疼痛，迅速蔓延至全腹部，本案不支持，故不选B。急性肺栓塞表现为胸痛、呼吸困难，不难鉴别，故不选C。急性胰腺炎与高脂饮食有关，且表现为上腹部疼痛，向一侧腰背部放射，确诊有赖于血淀粉酶，故不选E。

5. 【答案】C　　　　　　　　　　　　　　　【难度系数】★

   【解析】患者饮酒后右上腹疼痛，向右肩部放射，墨菲征阳性应诊断为急性胆囊炎，故选C。十二指肠球部溃疡为空腹痛及夜间痛，餐后缓解，疼痛部位为中上腹部偏右；急性胃炎为上腹部疼痛伴恶心、呕吐；急性胰腺炎为上腹部剧烈疼痛，向左腰背部放射；右肾结石为右肾区疼痛。以上四项墨菲征均为阴性，故不选A、B、D、E。

   【破题思路】①转移性右下腹痛——急性阑尾炎。②突发腹部剧烈疼痛呈刀割样，腹痛迅速波及全腹——急性胃肠穿孔。③进食油腻食物后上腹绞痛或持续性疼痛伴阵发性加剧，疼痛向右肩放射伴畏寒、发热、墨菲征阳性——急性胆囊炎。④暴饮暴食后上腹痛剧烈，向左腰背部放射——急性胰腺炎。⑤餐前痛、夜间痛，进食后疼痛缓解——十二指肠溃疡。⑥餐后痛，下一餐进食前疼痛缓解——胃溃疡。⑦腰部疼痛剧烈为绞痛，阵发性发作，沿输尿管行径放射至同侧腹股沟及同侧会阴部，血尿——上尿路结石（输尿管结石、肾结石）。

6. 【答案】D　　　　　　　　　　　　　　　【难度系数】★★★

   【解析】患者急性胆囊炎保守治疗无效并恶化，发热、血象高（感染重），右上腹肌紧张，局部压痛、反跳痛，应立即行胆囊造瘘术，故选D。手术适应证：发病在48~72小时内，经非手术治疗无效或病情恶化者，有胆囊穿孔，弥漫性腹膜炎并发急性化脓性胆管炎，急性坏死性胰腺炎等。手术方法——胆囊切除术、胆囊造瘘术等。患者保守治疗无效并恶化，发热、血象高（感染重）单用静脉点滴抗菌药物是不能控制病情的，故不选A。腹腔引流术用于术后，故不选B。鼻胆管引流术用于缓解胆道梗阻，故不选C。胆总管切开引流术用于胆石症并发胆管炎，故不选E。

7. 【答案】B　　　　　　　　　　　　　　　【难度系数】★★

   【解析】对于胆囊炎和胆囊结石，首选B超检查；超声检查可见胆囊增大、胆囊壁增厚（＞4 mm），明显水肿时见"双边征"，胆囊结石显示强回声，其后有声影；对急性胆囊炎的诊断准确率为85%~95%。故选B。

8. 【答案】B　　　　　　　　　　　　　　　【难度系数】★★

   【解析】患者进食油腻食物后中上腹部疼痛，右上腹部触及包块，考虑急性胆囊炎，首选腹部B超，故选B。逆行胰胆管造影是有创性检查，不作为首选，故不选A。胃镜、钡餐造影对急性胆囊炎诊断意义不大，故不选C、E。

四、肝外胆管结石

题型 A1 型题

1.【答案】B　　　　　　　　　　　　【难度系数】★

【解析】胆总管结石梗阻后引起急性梗阻性胆管炎，临床典型表现是寒战高热、腹痛、黄疸三联征并存，称为 Charcot 三联征，故本题选择 B。Whipple 病又称为惠普尔病，即肠源性脂肪代谢障碍，是一种罕见的慢性感染性疾病。受累部位常见的有消化系统、关节，病程发展还可累及心脏、肺、大脑以及眼等，故不选 A。Grey-Turner 征是指少数重症急性胰腺炎患者因胰酶、坏死组织及出血沿腹膜间隙与肌层渗入腹壁下，致两侧胁腹部皮肤呈暗灰蓝色，故不选 C。Cullen 征也是重症急性胰腺炎的患者脐周皮肤出现青紫色，故不选 E。Murphy 征阳性是急性胆囊炎的主要体征，故不选 D。

【破题思路】① Charcot 三联征——急性梗阻性胆管炎。② Whipple 征——惠普尔病。③ Grey-Turner 征——重症急性胰腺炎。④ Murphy 征——急性胆囊炎。⑤ Cullen 征——重症急性胰腺炎。

2.【答案】E　　　　　　　　　　　　【难度系数】★★

【解析】超声可作为首选的检查方法，能发现结石并明确大小和部位，如合并梗阻可见肝内、外胆管扩张，但胆总管远端结石可因肥胖或肠气干扰而观察不清。内镜超声（EUS）检查可不受影响，对胆总管远端结石的诊断有重要价值。

【破题思路】①肝外胆管结石首选检查——B 超。②肝外胆管结石最有价值的检查——内镜超声（EUS）。③ PTC 及 ERCP 为有创性检查，能清楚地显示结石及部位，但可诱发胆管炎及急性胰腺炎和导致出血、胆瘘等并发症。

3.【答案】A　　　　　　　　　　　　【难度系数】★★

【解析】Charcot 三联征指腹痛＋寒战高热＋黄疸，提示病变在肝外胆管，可见于肝外胆管结石、肝外胆管炎，故选 A。

【破题思路】① Charcot（夏科）三联征——寒战高热、腹痛、黄疸——诊断肝外胆管结石／肝外胆管炎（轻型）。② Reynolds（雷诺）五联征——寒战高热、腹痛、黄疸、休克、意识障碍——诊断急性梗阻性化脓性胆管炎。

题型 A2 型题

1.【答案】C　　　　　　　　　　　　【难度系数】★★★

【解析】腹腔镜胆囊切除术中需要解剖胆囊三角，结扎胆囊动脉、胆囊颈管，极易损伤胆总管，导致术后梗阻性黄疸。因此腹腔镜胆囊切除术后出现黄疸，首先考虑胆总管损伤，故选 C。腹腔镜胆囊切除很少造成胃损伤、结肠损伤、十二指肠损伤，且这些损伤不会导致黄疸，故不选 A、D、E。胆囊管残端瘘可出现黄疸，但一般较轻，不会出现梗阻性黄疸的表现如题干中写的陶土色大便，故不选 B。

2.【答案】B　　　　　　　　　　　　【难度系数】★★★

【解析】患者中年男性饮酒及进食油腻食物后出现右上腹疼痛、黄疸，右上腹压痛及反跳痛，考虑胆石症合并胆管炎，首选腹部 B 超，故选 B。血、尿淀粉酶的检查常用于急性胰腺炎，故不选 D、E。胃镜用于食管、胃十二指肠疾病的检查，故不选 A。腹部 X 线平片一般用于诊断消化性溃疡的穿孔，故不选 C。

【破题思路】①食管、胃、十二指肠疾病的检查——首选胃镜。②实质性脏器（肝、胆、脾、胰）、腹腔、盆腔病变检查——首选超声，进一步检查选 CT。③诊断急性胃肠穿孔——首选立位腹部 X 线平片。④急性胰腺炎——首选血、尿淀粉酶。

3.【答案】A　　　　　　　　　　　　【难度系数】★

【解析】患者上腹部剧痛，黄疸、发热，为夏科三联征，应考虑急性胆管炎，为明确诊断首选的检查是腹部 B 超，故选 A。磁共振胰胆管成像、腹部 CT 价格昂贵不作为首选，故不选 B、C。腹部 X 平片对诊断急性胆管炎价值不大，故不选 D。经内镜逆行胆管造影，现在主要用于治疗，故不选 E。

4.【答案】D　　　　　　　　　　　　【难度系数】★★

【解析】中年男性，餐后突发右上腹部绞痛伴恶心 2 天，既往有类似发作史，体检右上腹深压痛，诊断为胆总管结石，故选 D。胆道蛔虫病表现为钻顶样痛，并非绞痛，故不选 B。急性胆囊炎表现为饱餐后右上腹疼痛，向右肩部放射，伴有肌紧张，故不选 C。胆总管囊肿属于良性肿瘤，患者常无明显表现，偶然 B 超体检发现，故不选 E。急性胰腺炎饱餐或酗酒后上腹部疼痛，故不选 A。

【破题思路】①右上腹痛，放射至右肩——急性胆囊炎。②右上腹钻顶样痛——胆道蛔虫病。③上腹部疼痛，放射至腰背部——急性胰腺炎。

题型　A3/A4 型题

1. 【答案】C　　　　　　　　　　　【难度系数】★★★

   【解析】患者腹痛、寒战、黄疸为夏科三联征，同时肝大、肝区疼痛，应诊断为急性胆管炎并细菌性肝脓肿，为明确诊断首选腹部 B 超检查，故选 C。肝穿刺常用于诊断肝癌，故不选 A。B、D、E 项对本病诊断价值不大。

2. 【答案】C　　　　　　　　　　　【难度系数】★★★

   【解析】胆道感染是细菌性肝脓肿的最常见病因，病原菌以大肠埃希菌最多见，故选 B。

3. 【答案】A　　　　　　　　　　　【难度系数】★★

   【解析】患者急性细菌性肝脓肿并胆道梗阻，给予手术治疗，故选 A。应用保肝药物、抗真菌、抗结核不属于本病的治疗，故不选 C、D、E。抗生素不能解除胆道梗阻，可在手术的基础上使用，故不选 B。

题型　B1 型题

1. 【答案】B　　　　　　　　　　　【难度系数】★

   【解析】患者上腹部绞痛、寒战、高热、黄疸，应诊断为急性胆管炎，该病最主要的原因是胆总管结石，故选 B。

2. 【答案】D　　　　　　　　　　　【难度系数】★★★★

   【解析】患者黄疸，无腹痛、发热，查体见胆囊肿大无压痛，最有可能的诊断是壶腹部肿瘤，故选 D。壶腹部肿瘤阻塞胆总管导致无痛性胆囊肿大、黄疸。

五、急性梗阻性化脓性胆管炎

题型　A1 型题

1. 【答案】E　　　　　　　　　　　【难度系数】★★

   【解析】急性梗阻性化脓性胆管炎除有急性胆管炎的 Charcot 三联征（寒战高热、腹痛、黄疸）外，还有休克、神经中枢系统受抑制表现，称为 Reynolds 五联征。没有贫血，故选 E。

2. 【答案】D　　　　　　　　　　　【难度系数】★

   【解析】在我国，导致急性梗阻性化脓性胆管炎最常见的病因是肝内外胆管结石，其次为胆道寄生虫和胆管狭窄，故选 D。

3. 【答案】C　　　　　　　　　　　【难度系数】★★★

   【解析】梗阻性化脓性胆管炎的实验室检查：血清总胆红素及结合胆红素增高，血清转氨酶和碱性磷酸酶升高，尿中胆红素升高，尿胆原降低或消失，粪中尿胆原减少。故选 C，不选 A、B、D。当合并胆管炎时，白细胞总数及中性粒细胞升高，故不选 E。

4. 【答案】D　　　　　　　　　　　【难度系数】★★

   【解析】急性梗阻性化脓性胆管炎最主要的治疗方法是立即解除胆道梗阻并引流，只有胆道压力降低，才有可能中止胆汁或细菌向血液的反流，阻断病情恶化，故选 D；其他都属于辅助措施，故不选 A、B、C、E。

   【破题思路】胆道减压主要为抢救病人生命，方法力求简单有效，包括：①胆总管切开减压、T 管引流，是最常用的方法。②经内镜鼻胆管引流术（ENBD），此手术创伤小，但对高位胆管梗阻引起的胆管炎引流效果不肯定。③经皮经肝胆管引流（PTCD），操作简单，能及时减压，但引流管容易脱落和被结石堵塞，且需注意凝血功能。

5. 【答案】E　　　　　　　　　　　【难度系数】★

   【解析】急性梗阻性化脓性胆管炎典型表现是 Reynolds 五联征，即腹痛、寒战高热、黄疸、休克和意识障碍，无呕吐，故选 E。

   【破题思路】胆总管结石分为肝外胆管结石和肝内胆管结石，肝外胆管结石占 80%，典型表现是 Charcot 三联征，在 Charcot 征基础上出现休克、神志障碍称为 Reynolds 五联征。

题型	A2 型题

1.【答案】C　　　　　　　　　　　【难度系数】★

【解析】本病发病急骤，病情进展迅速。有寒战高热、黄疸、休克症状，B超示胆总管扩张，考虑急性梗阻性化脓性胆管炎的可能大，治疗方法：紧急胆管减压引流、总管切开引流术，只有使胆道压力降低，才有可能中止胆汁或细菌向血液的反流，阻断病情的恶化，故选C。

2.【答案】A　　　　　　　　　　　【难度系数】★

【解析】中年女性进食油腻食物后出现腹痛、发热、黄疸、休克，B超提示肝内外胆管扩张，应诊断为急性梗阻性化脓性胆管炎。急性梗阻性化脓性胆管炎的治疗原则是立即解除胆道梗阻并引流，故选A。急性梗阻性化脓性胆管炎单纯抗休克治疗无效；抗生素、保护肝功能、解痉镇痛为一般治疗措施。故不选B、C、D、E。

题型	A3/A4 型题

1.【答案】B　　　　　　　　　　　【难度系数】★

【解析】上腹绞痛，寒战高热，巩膜黄染（黄疸），血压 80/50 mmHg（休克），神志不清、躁动（中枢神经系统抑制现象），为典型的 Reynolds 五联征，应诊断为急性梗阻性化脓性胆管炎（AOSC）。在我国，导致急性梗阻性化脓性胆管炎最可能的病因是胆管结石，故选B。

2.【答案】D　　　　　　　　　　　【难度系数】★

【解析】梗阻性化脓性胆管炎引起的休克属于感染性休克，不是失血引起的，无需输注红细胞，故选D。可选用晶体液、胶体液扩充血容量。持续吸氧有助于缓解患者体内低氧状态，故不选A。联合使用足量抗生素有助于抗感染，故不选B。纠正水、电解质紊乱有助于保持内环境稳定，故不选C。禁食、胃肠减压可减少胃酸分泌，使胆囊收缩素减少，可减轻病情，故不选E。

3.【答案】A　　　　　　　　　　　【难度系数】★★

【解析】梗阻性化脓性胆管炎的治疗原则是立即解除胆道梗阻，其中最有效的手术方式是胆总管切开减压术，故选A。

六、胆管癌

题型	A1 型题

1.【答案】D　　　　　　　　　　　【难度系数】★★

【解析】胆管癌的主要症状是黄疸，随着癌肿的增大，胆道梗阻加重，故黄疸进行性加重。胆管癌若未合并胆道感染，不会出现腹痛症状。因此胆管癌的典型表现为无痛性进行性加重性黄疸，故选D。胆总管结石合并胆管炎主要表现为有痛性波动性黄疸，故不选B。腹痛、黄疸和寒战、高热，为Charcot 三联征，常见于急性胆管炎，故不选C。厌食、恶心、呕吐为消化道症状，无特异性，故不选A。体重明显减轻常见于晚期肿瘤，也无特异性，故不选E。

【破题思路】①腹痛、黄疸和寒战、高热——Charcot 三联征——急性胆管炎。②无痛性进行性加重性黄疸——胆管癌。

2.【答案】B　　　　　　　　　　　【难度系数】★★

【解析】胆管癌组织学类型 95% 以上为腺癌，其中主要是高分化腺癌，故选B。

题型	A2 型题

1.【答案】D　　　　　　　　　　　【难度系数】★★

【解析】老年患者，无痛性黄疸，Courvoisier 征阳性（黄疸伴无痛性胆囊肿大）应诊断为胆总管下段癌、胰头癌或壶腹部癌，故选D。胆囊结石常表现为脂肪餐后阵发性右上腹疼痛，胆囊肿大，有触痛，但黄疸少见；肝门部胆管癌黄疸明显，无胆囊肿大；肝癌可有黄疸，右上腹痛，肝脏肿大、质硬，但无胆囊肿大；胆总管结石常表现为阵发性腹痛，波动性黄疸，右上腹压痛，反跳痛。故不选A、B、C、E。

【破题思路】①无痛性黄疸进行性加重、无胆囊肿大——胆管上段癌。②无痛性黄疸进行性加重 + 胆囊肿大——胆管下段癌、胰头癌、壶腹周围癌。

2.【答案】D　　　　　　　　　　　【难度系数】★★★★

【解析】老年患者，无痛性胆囊肿大、黄疸 1 个月，厌油腻食物，体重减轻 5 kg，最可能的诊断应为胆管癌,故选 D。胆囊结石可有胆囊触痛肿大,一般无黄疸,故不选 A。胃癌一般无黄疸及胆囊肿大,故不选 B。胆总管结石常表现为波动性黄疸,腹膜刺激征阳性,故不选 C。肝癌胆囊不会肿大,故不选 E。

【破题思路】①黄疸、无痛性胆囊肿大——可见于肝外胆管癌、胰头癌、壶腹癌。②右上腹阵发性绞痛或持续性疼痛阵发性加剧、向右肩背部放射——是胆结石典型的表现。③右上腹绞痛阵发性发作,合并胆管炎有寒战高热、黄疸,局部有腹膜刺激征——胆管结石并发胆管炎。

3.【答案】E　　　　　　　　　　　【难度系数】★★

【解析】根据题干,应该诊断为胆囊系统的恶性肿瘤,首选手术治疗,为明确是否可行根治性手术,首选 CT。CT 对实性肿块的分辨率更高,观察肿瘤组织与周围组织有无粘连,效果优于 B 超。B 超主要用于区分实性或液性组织,只能观察消化道的局部病变,不能观察肿瘤的局部浸润情况。故选 E,不选 B。PET-CT 主要用于观察有无全身远处转移情况,价格较贵,一般不作为首选检查方法,故不选 C。

4.【答案】E　　　　　　　　　　　【难度系数】★★

【解析】患者表现为无痛性进行性加重的黄疸,胆囊肿大,怀疑胆道系统的恶性肿瘤;对于肝胆系统的疾病,首选的影像学检查都是 B 超,故选 E。

5.【答案】A　　　　　　　　　　　【难度系数】★★

【解析】中年男性患者,梗阻性黄疸进行性加深,无胆囊肿大,腹部 CT 示肝总管上段占位病变,应诊断为胆总管上段癌,最适宜的术式是肝门胆管、胆囊、部分肝外胆管及部分肝门区的肝组织切除,故选 A。胆总管上段癌不宜实施全胰腺切除术、胰头十二指肠切除术、左三叶肝切除,ERCP 取石术用于胆总管下段结石治疗。故不选 B、C、D、E。

七、胆囊癌（助理不考）

题型　A1 型题

1.【答案】B　　　　　　　　　　　【难度系数】★★

【解析】胆囊癌多发生在胆囊体部和底部,故不选 A。70% 的患者存在胆结石,胆囊结石至发生胆囊癌长达 10~15 年,故选 B。腺癌最常见,约占 82%,其次为未分化癌,占 7%,鳞状细胞癌占 3%,混合性癌占 1%,故不选 C。女性为男性的 3~4 倍,故不选 D。胆囊癌是胆道最常见的恶性肿瘤,显然预后不佳,故不选 E。

2.【答案】A　　　　　　　　　　　【难度系数】★

【解析】胆囊癌以腺癌最常见,约占 82%,其次为未分化癌,占 7%,鳞状细胞癌占 3%,混合性癌占 1%,故选 A,不选 C。胆囊癌 90% 发病年龄超过 50 岁,女性为男性的 3~4 倍,故不选 B。胆囊癌多发生在胆囊体部和底部,故不选 D。胆囊癌早期无特异性症状,胆囊管受阻时可触及肿大的胆囊,常伴有腹胀、体重减轻或消瘦、食欲差、贫血、肝大,甚至出现黄疸、腹水、全身衰竭,故不选 E。

3.【答案】A　　　　　　　　　　　【难度系数】★★★

【解析】有症状的胆囊结石及无症状的胆囊结石合并下列情况时,应考虑手术治疗：①结石数量多及结石直径≥2~3cm；②胆囊壁钙化或瓷性胆囊（与胆囊癌的发生有关）；③伴有胆囊息肉≥1cm 者；④胆囊壁增厚（>3mm）,即伴有慢性胆囊炎。手术方式首选腹腔镜胆囊切除术,故不选 B、C、D、E,选 A。

第四节　胰腺疾病

一、急性胰腺炎

题型　A1 型题

1.【答案】B　　　　　　　　　　　【难度系数】★

【解析】胆道疾病是国人急性胰腺炎最常见的病因,故选 B。由于胰管与胆总管汇合成共同通道开口于十二指肠壶腹部,一旦结石蛔虫嵌顿在壶腹部,胆管内炎症或胆石移行时损伤 Oddi 括约肌等,将使胰管流出道不畅,胰管内高压引起胰腺炎。

2.【答案】A　　　　　　　　　　　【难度系数】★★★

【解析】血清钙＜2 mmol/L,说明胰腺坏死,病情重预后差,故选 A。胰腺脂肪坏死可产生大量的脂肪酸,脂肪酸与钙结合使血清钙降低。

3. 【答案】D　　　　　　　　　　　　【难度系数】★★

【解析】急性胰腺炎的发病是在各种病因和诱因作用下，各种胰酶提前激活，对胰腺组织自身消化的化学性炎症。胰蛋白酶被激活是整个胰酶系统被激活的起始步骤，起关键作用，故选 D。磷脂酶导致胰腺组织坏死和溶血，故不选 A。

4. 【答案】C　　　　　　　　　　　　【难度系数】★

【解析】急性胰腺炎的表现为上腹部剧烈疼痛，可向左腰背部放射，故选 C。心绞痛及心肌梗死时疼痛可放射至左肩部、左上臂内侧、下颌部，故不选 A、D、E。腰骶部痛多见于椎间盘突出及腰骶部软组织劳损，故不选 B。

【破题思路】①上腹部剧烈疼痛，向左腰背部放射——急性胰腺炎。②右上腹部疼痛，向右肩部放射、墨菲征阳性——急性胆囊炎。③胸骨后压榨性疼痛，向左肩左上肢内侧放射——心绞痛或心肌梗死。

5. 【答案】D　　　　　　　　　　　　【难度系数】★★

【解析】急性胰腺炎患者 95% 有腹痛，多与饱餐和酗酒有关，呈持续性刀割样疼痛，位于中上腹部，向左腰背部放射，蜷曲体位和前倾体位可缓解，故选 D。脐周疼痛，停止排气排便，是低位肠梗阻的表现，故不选 A。上腹部剧烈疼痛，向左上臂内侧放射，是心绞痛的典型表现，故不选 B。上腹部烧灼痛，进食后缓解，是十二指肠溃疡的表现，故不选 C。阵发性上腹部钻顶样疼痛，辗转体位，是胆道蛔虫病的典型表现，故不选 E。

【破题思路】①不排气不排便——肠梗阻。②疼痛向左上臂内侧放射——心绞痛。③烧灼痛，餐后减轻（饥饿痛）——十二指肠溃疡。④上腹痛向腰背部放射——急性胰腺炎。⑤钻顶痛——胆道蛔虫病。

6. 【答案】D　　　　　　　　　　　　【难度系数】★★

【解析】血清淀粉酶在发病 2～12 小时开始升高，24 小时达高峰，48 小时开始下降，持续 3～5 天，故选 D。

7. 【答案】E　　　　　　　　　　　　【难度系数】★

【解析】急性胰腺炎最早出现、最常见的症状是上腹部疼痛，疼痛多位于左上腹，向腰背部放射，故选 E。腹泻是消化系统疾病的常见表现，无特异性；急性胰腺炎病人可伴有呕吐，呕吐后腹痛不缓解是其特点；部分病人合并胆管结石可出现黄疸，停止排气排便是肠梗阻的表现，故不选 A、B、C、D。

题型	A2 型题

1. 【答案】B　　　　　　　　　　　　【难度系数】★★

【解析】70 岁男性，进食后上腹部疼痛 1 年，脂肪泻，B 超显示胰腺有钙化灶，诊断为慢性胰腺炎。慢性胰腺炎胰脂肪酶分泌减少，所以消化脂肪的能力减低，治疗应给予胰酶，故选 B。解痉止痛药只是对症治疗，不能起到消化脂肪的作用，故不选 A。消炎利胆药具有抗感染作用，没有补充胰酶的能力，故不选 C。质子泵抑制剂抑制胃酸分泌，故不选 E。

2. 【答案】B　　　　　　　　　　　　【难度系数】★★

【解析】聚餐后上腹痛，考虑急性胰腺炎，故选 B。墨菲征阴性排除急性胆囊炎，故不选 C。肠鸣音正常排除肠梗阻，故不选 E。急性胃炎与理化因素刺激有关，与聚餐无关，故不选 A。

【破题思路】①周期性节律性上腹部疼痛——消化性溃疡。②腹痛、腹胀、呕吐、无排气排便——肠梗阻。③饮酒后上腹部疼痛，向腰背部放射——急性胰腺炎。④高脂饮食后右上腹部疼痛，向右肩部放射——急性胆囊炎。

3. 【答案】C　　　　　　　　　　　　【难度系数】★★

【解析】血钾的正常值为 3.5～5.5 mmol/L，血清钾浓度高于 5.5 mmol/L 称为高钾血症。高钾血症治疗，最有效的措施有血液透析和腹膜透析两种，前者对钾的清除速度明显快于后者，故选 C。停止补钾是基础措施，效率不如透析，故不选 E。A、B、D 对清除血钾帮助不大，故不选 A、B、D。

4. 【答案】A　　　　　　　　　　　　【难度系数】★★

【解析】青年男性，饮酒后出现上腹痛，呕吐后疼痛不减轻，血淀粉酶增高，应诊断为急性胰腺炎，故选 A。急性肠梗阻除腹痛、呕吐外，患者主要表现为排气排便停止；急性胆囊炎的疼痛为右上腹阵发性绞痛，疼痛向右肩背部放射；急性肝炎为右上腹疼痛伴厌油、乏力；急性胃炎呕吐能够缓解腹痛，故不选 B、C、D、E。

5. 【答案】B　　　　　　　　　　　　【难度系数】★★

【解析】患者突发上腹剧痛 6 天，加重伴发热 2 天。查体示中上腹压痛及反跳痛，上腹部可及包块，B 超提示胰腺周围液性包块，血尿淀粉酶明显升高，血白细胞明显升高，故应诊断为急性胰腺炎伴胰腺周围脓肿，常见的致病菌为大肠埃希菌、铜绿假单胞菌、克雷伯菌、变形杆菌等，故选 B。

6.【答案】C 　　　　　　　　　　　　　　【难度系数】★★★

【解析】患者暴饮暴食后出现持续性的上腹部疼痛 6 小时，向左腰背部放射，伴有呕吐，应考虑为急性胰腺炎，最有意义的实验室检查是血淀粉酶。血清淀粉酶在发病数小时开始升高，24 小时达高峰，4~5 天后逐渐降至正常。故选 C。尿淀粉酶是在 24 小时才开始升高，1~2 周后恢复正常，故不选 A。血胆红素增高有多种原因，故不选 B。尿常规、血白细胞计数检查对胰腺炎的诊断无意义，故不选 D、E。

7.【答案】C 　　　　　　　　　　　　　　【难度系数】★★

【解析】病人饮酒后出现上腹痛，B 超示胰腺饱满，血淀粉酶升高，诊断为急性胰腺炎，首先应该禁饮食、胃肠减压，避免进食后刺激胰腺分泌，加重损伤，故选 C。氟尿嘧啶是化疗药物，用于胃肠道肿瘤的化疗治疗，故不选 A；应用抗生素是一般治疗措施，故不选 B；根据术中具体情况，才可以决定是否进行胆管引流操作，故不选 D；如果病情加重，持续无缓解，才考虑剖腹探查，故不选 E。

【破题思路】急性胰腺炎的非手术治疗方法：①禁饮食、胃肠减压：基础治疗，最主要。②补充液体：维持水电解质平衡和酸碱平衡。③防治休克。④解痉止痛：阿托品、山莨菪碱；禁用吗啡。⑤营养支持：肠外营养。⑥抑制胰液分泌：生长抑素、质子泵抑制剂、H_2 受体阻滞剂。⑦抗生素：头孢类＋甲硝唑。

8.【答案】B 　　　　　　　　　　　　　　【难度系数】★★

【解析】病人在饮酒后出现上腹痛，伴背部放射痛，考虑急性胰腺炎的可能性大。对于急性胰腺炎 CT 扫描是最具诊断价值的影像学检查。腹部 CT 不仅能诊断急性胰腺炎，而且能鉴别是否合并胰腺组织坏死，选 B。其余选项对急性胰腺炎的诊断价值都不大。

9.【答案】A 　　　　　　　　　　　　　　【难度系数】★★

【解析】中青年男性，大量饮酒和进食较多油腻食物后突发中上腹部持续疼痛，应考虑为急性胰腺炎，因发病才 2 小时，此时血淀粉酶可能尚未升高，故选 A。

【破题思路】①最有诊断价值检查——血清淀粉酶。②最具诊断价值的影像学检查——增强 CT。③判断病情严重程度——血钙、血糖水平。

10.【答案】E 　　　　　　　　　　　　　【难度系数】★★

【解析】急性胰腺炎的局部并发症包括胰腺脓肿和胰腺假性囊肿。胰腺脓肿多于起病后 2~3 周发生，胰腺假性囊肿常于起病后 3~4 周形成。本例急性胰腺炎后 2 周发病，有高热、白细胞增高等感染中毒症状，应诊断为胰腺脓肿，故选 E。而胰腺假性囊肿无发热、疼痛及白细胞增高，故不选 D。急性胰腺炎患者痊愈的时间一般是半个月至 1 个月，本例发病仅 2 周，不存在病情迁延不愈的可能。败血症主要表现为全身中毒症状，可有皮疹、尿少等症状。合并急性胆囊炎常表现为右上腹阵发性疼痛，Murphy 征阳性。这些均与题干不符。

11.【答案】C 　　　　　　　　　　　　　【难度系数】★★

【解析】患者在大量饮酒后突发上腹部胀痛，伴恶心、呕吐，上腹压痛、反跳痛（+），应考虑为急性胰腺炎，故选 C。尿淀粉酶在发病后 12~24 小时开始升高，患者因发病 2 小时，故血尿淀粉酶指标可无异常。立位腹部 X 线平片均未见异常，可排除急性肠梗阻和上消化道穿孔。胆囊结石和急性胆囊炎为右上腹疼痛，疼痛向右肩背部放射，墨菲征（+），故排除 A、B、D、E。

12.【答案】B 　　　　　　　　　　　　　【难度系数】★★

【解析】本病例诊断不困难，凭血淀粉酶 860 U/L，即可直接选择急性胰腺炎。关键是要理解好最后的问题——对患者的诊断及指导治疗最有意义的辅助检查是什么？增强 CT 既可明确胰腺炎的诊断，又能判断胰腺坏死的程度，故选 B。

【破题思路】关于急性胰腺炎辅助检查的题目：①如问筛查——首选 B 超。②如问特异性检查——首选血清淀粉酶（淀粉酶高低与胰腺炎病情程度不平行，淀粉酶开始升高——病后 2~12 小时，达到高峰的时间为病后 24 小时，持续时间为 3~5 天）。③判断胰腺坏死程度最好的检查是增强 CT。④诊断出血坏死性胰腺炎的"金标准"——腹水穿刺液淀粉酶检测。⑤胰腺炎病人血糖＞10 mmol/L 或血钙＜2.0 mmol/L 提示病情危重。

题型　A3/A4 型题

1.【答案】C

【解析】高脂饮食后上腹痛，吐后痛不减，排除胃肠道疾病，考虑急性胰腺炎。确诊选择血清淀粉酶，故选 C。立位腹部 X 线平片对空腔脏器穿孔有确诊价值，故不选 D。

2.【答案】D

【解析】急性胃炎呕吐后疼痛会缓解，故不选A。急性胆囊炎疼痛部位在右上腹部，并向右肩部放射，故不选B。肠梗阻疼痛吐后会缓解，故不选C。急性心肌梗死疼痛部位在胸骨下段，有濒死感，与高脂饮食无关，故不选E。

3.【答案】C 【难度系数】★★

【解析】疑诊或确定胰腺感染时，应选择针对革兰氏阴性菌和厌氧菌且能透过血胰屏障的抗生素，如碳青霉烯类、第三代头孢菌素+抗厌氧菌类、喹诺酮（环丙沙星）+抗厌氧菌类（甲硝唑），疗程7~14天，故选C。

4.【答案】A

【解析】病人饮酒后突然发作，腹痛，向背部放射。上腹部肌紧张、压痛、反跳痛阳性，提示出现腹膜刺激征，最可能的诊断是急性胰腺炎，故选A；十二指肠溃疡穿孔无背部放射痛，故不选B；急性胆囊炎和急性胆管炎可出现右肩部放射痛，而无腹膜刺激征的表现，故不选C、E；急性胃肠炎无背部放射痛，故不选D。

5.【答案】B 【难度系数】★★

【解析】胰酶测定：血清淀粉酶、尿淀粉酶测定是最常用的诊断方法。血清淀粉酶在发病数小时开始升高，24小时达高峰，故选B；血清脂肪酶24~72小时开始升高，故不选A；尿淀粉酶在24小时才开始升高，48小时到高峰，故不选C；肝功能诊断价值不大，故不选D；立位腹部X线平片主要用于消化性溃疡穿孔的诊断，对胰腺炎诊断价值不大，故不选E。

6.【答案】D

【解析】高脂饮食、饮酒后上腹部腹痛，诊断为急性胰腺炎，确诊首选血清淀粉酶，故选D。血清脂肪酶在发病后24~48小时开始升高，患者发病8小时，不宜使用，故不选C。血常规检查没有特异性，故不选B。立位腹部X线平片常用于诊断消化性溃疡穿孔，故不选E。心电图用于诊断心律失常和心肌缺血性疾病，故不选A。

【破题思路】急性胰腺炎——血清淀粉酶；腹部B超——急性胆囊炎。

7.【答案】B

【解析】高脂饮食、饮酒后上腹部疼痛，且吐后痛不解，体检上腹部偏左压痛、反跳痛阳性，符合急性胰腺炎表现，故选B。急性胃炎、急性心肌梗死均不会出现腹膜刺激征，故不选A、D。急性胆囊炎表现为右上腹部疼痛，故不选E。肠梗阻表现为痛、胀、吐、闭，故不选C。

8.【答案】A 【难度系数】★★★

【解析】急性胰腺炎的治疗，应首选针对大肠埃希菌、厌氧菌，且能透过血胰屏障的抗生素，如喹诺酮类（环丙沙星）、头孢类，联合抗厌氧菌的甲硝唑，故选A。如果上述药物无效才使用亚胺培南，故不选E。青霉素、阿奇霉素、克林霉素对肠道菌不敏感，故不选B、C、D。

9.【答案】C

【解析】根据该患者饮酒（诱因）后上腹部持续剧痛，向背部放射，前屈位稍缓解，呕吐后腹痛不减轻（临床特点），B超提示胆囊结石（病因）、胰腺肿大等特点，首先考虑诊断为急性胰腺炎，故选C。

10.【答案】B

【解析】血淀粉酶是诊断急性胰腺炎的特异性检查，发病后2~12小时开始升高，24小时达高峰，持续3~5天，该病人已发病12小时，故首选血淀粉酶测定，故选B。

11.【答案】E

【解析】急性重症胰腺炎常见的局部并发症有两个：①胰腺脓肿，多发生在病后3周以内，上腹部肿块+发热；②假性囊肿，多发生在病后3周以上，上腹部肿块+不发热。本患者的上腹部肿块发生在病后6周伴有发热，应考虑为胰腺假性囊肿感染，故选E。

12.【答案】D 【难度系数】★★

【解析】胰腺假性囊肿多在6周左右吸收，该患者伴有感染且囊肿巨大，自行吸收的可能性较小，因此应穿刺引流，故选D。

题型 | **B1型题**

1.【答案】B 【难度系数】★★★

【解析】急性胰腺炎是各种原因造成胰酶被激活引起的一种化学性的炎症，各种病因导致胰腺滤泡内的胰蛋白酶原激活为蛋白酶，后者序列激活多种消化酶，其中起主要作用的活化酶包括脂肪酶、磷脂酶A_2、弹性蛋白酶等。弹力蛋白酶可溶解血管弹性纤维，引起血管的破坏而导致出血，故选B。

2.【答案】C 【难度系数】★★★
【解析】磷脂酶A$_2$在少量胆酸参与下，可分解细胞膜的磷脂，产生溶血磷脂酰胆碱和溶血脑磷脂，其细胞毒作用可引起胰腺组织坏死和溶血，故选C。脂肪酶使脂肪组织坏死和溶血，脂肪酶主要与胰腺及其周围脂肪的坏死、液化有关。

（3~4题共用解析）
3.【答案】B　4.【答案】B 【难度系数】★★
【解析】①急性胰腺炎时，血清淀粉酶于起病后2~12小时开始升高，24小时达高峰，48小时开始下降，持续3~5天，故第3题选B。②血清脂肪酶于起病后24~72小时开始升高，持续7~10天，故第4题选B。

二、胰腺癌与壶腹周围癌

题型　A1型题

1.【答案】D 【难度系数】★
【解析】胰头癌占胰腺癌的70%~80%，最常见的表现是腹痛、黄疸和消瘦，上腹痛是常见的首发症状，故选D。黄疸是胰头癌最主要的临床表现（占90%），常进行性加重，故不选B。
【破题思路】胰头癌常见首发症状——上腹痛；最主要表现——黄疸；首选检查——CT。

2.【答案】A 【难度系数】★★
【解析】胰头癌最常见的表现是上腹部疼痛、黄疸、消瘦，故选A。其他症状可有消化不良，若肿瘤对邻近器官有压迫影响胃排空会导致腹胀、呕吐等，但不是最常见的临床表现，故不选C、D。胰腺是腹膜后器官，位置较深，一般不会出现上腹包块，故不选B、E。

题型　A2型题

1.【答案】D 【难度系数】★★
【解析】患者上腹部隐痛，黄疸进行性加重，血清CA199增高，诊断为胰腺癌。CA199是诊断胰腺癌最常用的肿瘤学标志物。为明确胰腺癌的诊断、术前评估胰腺癌手术方案，首选胰腺增强CT，故选D。上消化道钡剂造影对胰腺癌的诊断价值不高，故不选C。腹部MRI对胰腺癌诊断价值并不优于增强CT，故不选B。腹部B超由于有肠气干扰对胰腺癌诊断价值小，故不选A。ERCP是有创性检查，不作为首选，故不选E。
【破题思路】首选、最有价值的检查、最早出现异常指标——血淀粉酶；反映严重程度的指标——血钙、血糖；最有价值的影像学检查——增强CT。

2.【答案】B 【难度系数】★★
【解析】中老年患者，黄疸进行性加重2个月，体重减轻5 kg，无痛性胆囊肿大，初步诊断为胰头癌，故选B。慢性胰腺炎表现有疼痛、血清淀粉酶升高，故排除A。胆总管结石典型表现是Charcot三联征：寒战高热、腹痛、黄疸，故不选C。胆囊癌和肝门部胆管癌除了黄疸、胆囊肿大外伴有淀粉酶升高，该病不支持，故不选D和E。
【破题思路】血淀粉酶升高——急性胰腺炎；无痛性胆囊肿大——胰头癌；胆绞痛——胆管结石。

3.【答案】B 【难度系数】★★
【解析】老年男性，进行性加重上腹隐痛并向背部放射，蜷曲位略有减轻，皮肤巩膜黄染，诊断为胰腺癌，故选B。胃癌疼痛部位在中上腹部，无放射，故不选A；肝癌和胆囊癌是右上腹部疼痛，故不选C、E；胆结石伴胆道梗阻表现为右上腹部绞痛，故不选D。

4.【答案】E 【难度系数】★★
【解析】中年男性，黄疸2个月，大便颜色变浅可以考虑胆道梗阻，胆囊无压痛，排除胆囊炎，胆结石，故不选A、B、C。右上腹触及无痛性包块考虑肿瘤，无腹痛及发热排除炎症，故不选D。综上所述，选E。

5.【答案】C 【难度系数】★★★
【解析】老年患者，无痛性黄疸，无发热，查体右上腹可触及肿大的胆囊，无压痛，最可能的诊断应为胰头癌，故选C。胆管结石常表现为波动性黄疸，腹膜刺激征阳性，故不选D。肝癌不会有肿大的胆囊，故不选B。慢性胰腺炎常表现为腰背部疼痛及消化不良，一般无肿大的胆囊，故不选E。胆囊结石可有胆囊触痛、肿大但多无黄疸，故不选A。

6.【答案】B 【难度系数】★★
【解析】壶腹周围癌主要包括壶腹癌、胆总管下端癌和十二指肠癌。临床表现主要是无痛性进行性加重的黄疸，故选 B。急性肝炎表现为肝脏的炎症，肝脏体积增大，很少表现为胆囊肿大，故不选 A；胆总管结石表现为右上腹绞痛、寒战、高热等全身表现，B 超检查可以发现胆总管结石，故不选 C；慢性胰腺炎腹痛明显，可出现血淀粉酶增高，故不选 D；胆囊结石表现为右上腹痛，B 超检查可发现胆囊内结石阴影，故不选 E。

7.【答案】A　　　　　　　　　　　　　【难度系数】★★

【解析】中老年男性，无痛性黄疸进行性加深，胆囊肿大，手术探查时发现胰头肿块，可诊断为胰头癌，肿块且尚能推动，说明尚无周围组织浸润。采取术式是胰头十二指肠切除术（Whipple 手术），故选 A。胰腺空肠吻合术用于胰头严重挫裂或断裂；胰头部分切除术易发生胰瘘，临床已很少使用；全胰切除术用于全胰癌和慢性胰腺炎病变范围广的顽固性疼痛病人；胆囊空肠吻合术是胰腺癌和和壶腹周围癌的姑息性手术。故不选 B、C、D、E。

8.【答案】C　　　　　　　　　　　　　【难度系数】★★

【解析】胰腺癌最多生长在胰头部，主要有腹痛、黄疸（梗阻性黄疸）和消瘦三大症状和库瓦济埃征。该病人为老年男性，黄疸、消瘦，上腹部触及包块且无发热、无压痛，可排除急性肝炎和胆道疾病，应首先考虑为胰腺癌，故选 C。

【破题思路】①如问胰腺癌最早的症状——首选上腹疼痛。②如问胰腺癌最主要症状（典型表现/突出表现）——首选黄疸。③如问胰腺癌黄疸的特点——首选梗阻性黄疸（大便陶土色、小便浓茶色）。④如题目描述：黄疸+胆囊肿大、无触压痛（库瓦济埃征阳性）——考助理医师资格的考生直接选择胰腺癌；考执业医师资格的考生先选胰腺癌，假如没有胰腺癌就选胆总管下段癌、壶腹周围癌。

9.【答案】A　　　　　　　　　　　　　【难度系数】★★

【解析】患者女性，2 周前无明显诱因出现中上腹隐痛，皮肤巩膜黄染，小便呈浓茶样（提示梗阻性黄疸），1 周前腹痛缓解，皮肤黄染减退，说明该患者的黄疸具有波动性，因此首先考虑壶腹癌。胰头癌患者也有中上腹隐痛+黄疸，但壶腹癌的黄疸特点是波动性，胰头癌的黄疸特点是进行性加重，故选 A。

| 题型 | A3/A4 型题 |

1.【答案】A　　　　　　　　　　　　　【难度系数】★★

【解析】患者老年女性，腹痛、黄疸、消瘦，右肋下触及肿大胆囊、无触痛（库瓦济埃征阳性），应首先考虑胰头癌，故选 A。

2.【答案】B

【解析】胰头癌的主要治疗方式是手术切除，术前应检查是否有转移，最重要的辅助检查是腹部 CT，故选 B。

3.【答案】C

【解析】胰头癌的主要手术方式是胰十二指肠切除术，故选 C。

【破题思路】①胰腺癌最早的表现——上腹部隐痛。②胰腺癌的典型表现——黄疸。③胰腺癌的典型体征——库瓦济埃征——黄疸（梗阻性）、胆囊肿大、无压痛。

三、慢性胰腺炎（助理不考）

| 题型 | A1 型题 |

1.【答案】B　　　　　　　　　　　　　【难度系数】★★

【解析】慢性胰腺炎病因较多，胆道疾病的长期存在为主要危险因素，近年酒精逐渐上升为主要因素。然而根据慢性胰腺炎的病理及影像学特征，只有不到 10% 的酗酒者最终发展为慢性胰腺炎，故选 B，不选 A、C、D、E。

2.【答案】E　　　　　　　　　　　　　【难度系数】★

【解析】慢性胰腺炎典型病例可出现五联征：腹痛、胰腺钙化、胰腺假性囊肿、脂肪泻及糖尿病。其中腹痛是最突出的症状，90% 以上的患者有程度不等的腹痛，故选 E，不选 A、B、C、D。

3.【答案】A　　　　　　　　　　　　　【难度系数】★★★

【解析】我国慢性胰腺炎多见于中年男性，男：女为 2.6：1，与西方国家基本相似，故选 A。西方国家 70%~80% 的慢性胰腺炎与长期嗜酒有关，故不选 B。胆源性慢性胰腺炎病变主要位于胰体尾部，故不选 C。高血钙和高血脂均可导致慢性胰腺炎，故不选 D。慢性胰腺炎病因较多，胆道疾病的长期存在为主要危险因素，故不选 E。

第五节 肠道疾病

一、克罗恩病

题型　A1型题

1.【答案】D　　　　　　　　　　　　【难度系数】★★

【解析】克罗恩病因手术后复发率高，故手术主要针对并发症，包括肠梗阻、腹腔脓肿、急性穿孔、不能控制的大量出血及癌变，故选D。持续性粪便隐血属于长期小量便血，故不选A。严重腹泻、营养不良、体重减轻都不是并发症，故不选B、C。结肠息肉属于良性合并症，不属于并发症，故不选E。

2.【答案】D　　　　　　　　　　　　【难度系数】★★

【解析】克罗恩病是一种病因不明的胃肠道慢性炎性肉芽肿性疾病，其组织学特征为由类上皮细胞和多核巨细胞构成的非干酪性肉芽肿，具有病理诊断意义，答案为D。肠腺隐窝脓肿、炎性息肉为溃疡性结肠炎的结肠镜特点，故不选A、B。肠瘘形成为克罗恩病的特异性并发症，故不选C。肠系膜淋巴结肿大无特异性，故不选E。

【破题思路】①结核病理改变——干酪性上皮样肉芽肿、环形溃疡。②克罗恩病病理改变——非干酪性上皮样肉芽肿、黏膜呈纵行溃疡及鹅卵石样外观、瘘管形成。③溃疡性结肠炎病理改变——固有膜全层弥漫性炎症、溃疡及隐窝炎、隐窝脓肿。④肠阿米巴病病理改变——阿米巴滋养体。

3.【答案】C　　　　　　　　　　　　【难度系数】★★

【解析】克罗恩病最常见并发症为肠梗阻（C对），占25%，多为不全肠梗阻；其次为腹腔内脓肿，偶可并发急性穿孔或大量出血。直肠或结肠黏膜受累者可发生癌变。

【破题思路】①肠结核最常见的并发症——肠梗阻。②溃疡性结肠炎最常见的并发症——中毒性巨结肠。③克罗恩病最常见的并发症——肠梗阻，最特异并发症——瘘管形成。

题型　A2型题

1.【答案】C　　　　　　　　　　　　【难度系数】★★

【解析】青年男性，慢性腹痛，镜检示回肠末端有纵行溃疡，周围黏膜铺路石样改变，诊断为克罗恩病。克罗恩病特征性的表现为非连续性病变、纵行溃疡和卵石样外观，非干酪样肉芽肿，故选C。隐窝脓肿是溃疡性结肠炎的表现，故不选A。干酪样肉芽肿是肠结核的表现，故不选D。

2.【答案】A　　　　　　　　　　　　【难度系数】★★

【解析】克罗恩病的肠管病变呈节段性分布，胃肠钡剂造影可见肠黏膜皱襞紊乱、纵行溃疡、鹅卵石、肠腔狭窄、瘘管形成、假性息肉，故选A。PPD试验阴性，排除结核，故不选C。溃疡性结肠炎钡剂灌肠显示黏膜粗乱、颗粒样改变、多发性浅溃疡、铅管征，故不选D。

【破题思路】纵行溃疡、黏膜呈鹅卵石样、非干酪性肉芽肿——克罗恩病。黏膜粗乱、颗粒样改变、多发性浅溃疡、隐窝脓肿、铅管征——溃疡性结肠炎。

题型　A3/A4型题

1.【答案】E　　　　　　　　　　　　【难度系数】★★

【解析】该患者有腹痛、腹泻，大便无黏液脓血，首先可排除溃疡性结肠炎。患者回肠末端和回盲瓣多发溃疡，间断分布，并伴有肛瘘（肛瘘是克罗恩病的特征），应首先考虑诊断为克罗恩病，故选E。

【破题思路】①脓血便——溃疡性结肠炎、直肠癌。②不伴脓血便——肠结核、克罗恩病、肠易激综合征。③黏液脓血便——溃疡性结肠炎活动期的重要表现。④克罗恩病的病变部位——回肠末端——纵行溃疡、鹅卵石征、间断分布——非干酪样病变。⑤溃疡性结肠炎的病变部位——直肠、乙状结肠——多发浅溃疡、颗粒状、弥漫性连续分布。⑥肠结核的病变部位——回盲部——干酪样病变。

2.【答案】C　　　　　　　　　　　　【难度系数】★★

【解析】克罗恩病的主要病理改变为非干酪性肉芽肿，故选C。

3.【答案】D　　　　　　　　　　　　【难度系数】★★

【解析】克罗恩病依据腹泻情况分三度。①轻、中度首选氨基水杨酸制剂（柳氮磺吡啶、美沙拉嗪、5-氨基水杨酸）；②重度以及对氨基水杨酸制剂无效的轻中度患者，首选糖皮质激素；③激素无效或对激素依赖的患者，可给予免疫抑制剂（硫唑嘌呤、巯嘌呤、甲氨蝶呤等）；④近年研究发现，某些生物制剂

（单克隆抗体）如：英夫利昔单抗、阿达木单抗、维多珠单抗、尤特克单抗等用于克罗恩病尤其是传统治疗无效的克罗恩病，常能收到较好效果。综上所述，该患者最适宜的治疗是英夫利昔单抗，故选D。

二、溃疡性结肠炎

题型　A1型题

1.【答案】C　　　　　　　　　　　　【难度系数】★

【解析】黏液脓血便是溃疡性结肠炎最典型最重要的表现，故选C。白陶土样便见于胆汁淤积性黄疸，故不选A。含泡沫粪样便多为偏食淀粉或糖类过多的食物，使食物在肠腔增加发酵而引起，故不选B。脂肪泻多为慢性胰腺炎引起，故不选D。大量水样便多见于急性肠炎，故不选E。

【破题思路】①黏液脓血便——溃疡性结肠炎。②白陶土样便——胆汁淤积性黄疸。③米泔水样便——霍乱。④脂肪泻——慢性胰腺炎。

2.【答案】B　　　　　　　　　　　　【难度系数】★

【解析】腹泻和黏液脓血便是溃疡性结肠炎活动期最重要的临床表现。大便次数及便血的程度与病情轻重有关，轻者排便2~3次/日，便血轻或无；重者≥6次/日，脓血显见，甚至大量便血。A、C、D、E都是溃疡性结肠炎的表现，但不是最主要的。

3.【答案】A　　　　　　　　　　　　【难度系数】★★

【解析】可诱发中毒性巨结肠的因素包括：低钾、钡剂灌肠、使用抗胆碱能药物或阿片类制剂。其中，最常见的原因是低钾血症，故选A。

4.【答案】E　　　　　　　　　　　　【难度系数】★

【解析】腹泻和黏液脓血便是溃疡性结肠炎活动期最重要的临床表现，故选E。

题型　A2型题

1.【答案】D　　　　　　　　　　　　【难度系数】★★

【解析】患者黏液脓血便10年，抗生素治疗效果不佳。肠镜显示乙状结肠和直肠黏膜广泛糜烂，病检见隐窝脓肿，诊断为溃疡性结肠炎。溃疡性结肠炎首选药物为氨基水杨酸制剂，包括5-氨基水杨酸（5-ASA）制剂和柳氮磺吡啶（SASP），故选D。蒙脱石散属于胃肠黏膜保护剂，故不选A。地衣芽孢杆菌制剂属于调整肠道菌群剂，能拮抗致病菌，故不选B。黄连素对痢疾杆菌作用最强，常用来治疗细菌性胃肠炎、痢疾等疾病，故不选C。左氧氟沙星属于喹诺酮类抗菌药，用于敏感菌引起的轻中度感染，对溃疡性结肠炎作用不大，故不选E。

【破题思路】①轻中度溃疡性结肠炎首选5-氨基水杨酸，重度首选糖皮质激素，激素无效首选免疫抑制剂。②病变局限于直肠者给予栓剂治疗；病变位于直肠+乙状结肠者，行保留灌肠；病变广布结肠者，选用5-氨基水杨酸制剂。

2.【答案】C　　　　　　　　　　　　【难度系数】★★

【解析】中年女性慢性腹泻5年，大便黏液带脓血，疼痛部位为左下腹，提示慢性结肠病，用一般抗生素无效，考虑溃疡性结肠炎，故选C。克罗恩病腹痛多位于右下腹或脐周，间歇性发作，体检腹部压痛部位多在右下腹，故不选A。细菌性痢疾表现为腹痛、腹泻、黏液脓血便、里急后重，但是用抗生素有效，故不选B。结肠癌表现为排便习惯与粪便性状改变，多表现为血便或粪便隐血阳性，有时表现为顽固性便秘，大便形状变细，也可表现为腹泻，或腹泻与便秘交替，粪质无明显黏液脓血，故不选E。

3.【答案】B　　　　　　　　　　　　【难度系数】★★★

【解析】患者溃疡性结肠炎多年。腹痛、腹泻加重伴高热、腹胀、大量便血，全腹压痛，反跳痛，腹部听诊3分钟未闻及肠鸣音，考虑中毒性巨结肠，其X线腹部平片可见结肠扩大，结肠袋形消失，故首选的检查是B。

4.【答案】A　　　　　　　　　　　　【难度系数】★★

【解析】病人出现黏液脓血便，喹诺酮类抗生素和甲硝唑治疗无效，应诊断为溃疡性结肠炎，每日脓血便2~3次，应属于轻度，对于轻度溃疡性结肠炎的治疗，首选5-氨基水杨酸，例如美沙拉嗪，故选A；泼尼松属于激素，用于重型溃疡性结肠炎的治疗，故不选C；如激素无效，再考虑硫唑嘌呤等免疫抑制剂治疗，故不选B；蒙脱石散是止泻药，只用于辅助治疗，故不选E；异烟肼是抗结核药，不用于溃疡性结肠炎的治疗，故不选D。

5.【答案】A　　　　　　　　　　　　【难度系数】★★

【解析】结肠镜检查不仅可以观察病变部位，而且可以取活组织进行检查，因此是首选的检查方法，故选A。其余选项都无法行病理检查，无法明确病变性质，故不选B、C、D、E。

6.【答案】B　　　　　　　　　　　　　【难度系数】★★

【解析】青中年女性，腹泻、脓血便5年，广谱抗生素治疗无效，乙状结肠、直肠黏膜广泛弥漫充血、水肿、散在糜烂，病原体培养（－），诊断为溃疡性结肠炎，故选B。阿米巴肠炎和细菌性痢疾都表现为腹痛、腹泻，但细菌培养（＋），阿米巴滋养体可以确诊阿米巴肠炎，故不选A、E。肠结核有结核中毒症状，结肠镜检查见回盲部黏膜充血、水肿、炎性息肉、肠腔狭窄，故不选C。

【破题思路】①确诊溃疡性结肠炎首选——结肠镜；次选——X线钡餐灌肠。②左下腹痛＋黏液脓血便＋黏膜弥漫性充血、水肿、颗粒状、脆性增加＋隐窝脓肿＝溃疡性结肠炎。

7.【答案】E　　　　　　　　　　　　　【难度系数】★★

【解析】青年男性，腹痛、腹泻、便血10个月，诊断为溃疡性结肠炎，腹痛加重伴发热，肌注阿托品（抗胆碱药）后腹胀明显，发生中毒性巨结肠，故选E。肠套叠好发于婴幼儿，表现为突然右下腹痛、血水样大便，故不选A。肠穿孔有弥漫性腹膜炎的表现，故不选B。肠梗阻表现为腹痛、腹胀、呕吐、停止排气排便，故不选C。

8.【答案】B　　　　　　　　　　　　　【难度系数】★★

【解析】青年男性，反复脓血便伴里急后重，X线检查示黏膜粗乱和（或）颗粒样改变，造影可见多发龛影，抗生素治疗无效。综上所述，本题符合溃疡性结肠炎的表现，故选B。克罗恩病表现为腹痛、腹泻、一般无脓血便、体重减轻，黏膜有鹅卵石样改变，故不选A。肠结核表现为腹痛、腹泻，但常伴有结核中毒表现，故不选C。细菌性痢疾表现为腹痛、腹泻、黏液脓血便、里急后重，抗生素治疗有效，故不选D。

9.【答案】A　　　　　　　　　　　　　【难度系数】★★

【解析】病人表现为脓血便，粪便镜检及培养未发现病原体，普通抗生素治疗无效，应诊断为溃疡性结肠炎；该患者大便10次／日，为重度溃疡性结肠炎，首选糖皮质激素，故选A。

10.【答案】D　　　　　　　　　　　　【难度系数】★★

【解析】青年患者，腹痛、腹泻、黏液脓血便，结肠镜检查示直肠、乙状结肠黏膜弥漫性充血、水肿、多发糜烂及溃疡，粗颗粒样改变，诊断为溃疡性结肠炎，故选D。克罗恩病腹痛、腹泻，无黏液脓血便，肠黏膜粗乱、纵行溃疡、鹅卵石样改变，故不选B。结肠癌表现为排便习惯与粪便性状改变，腹泻与便秘交替出现，故不选A。慢性结肠炎起病缓慢，易反复发作，但黏膜没有典型的颗粒改变，故不选C。肠结核有结核中毒症状（低热、盗汗），右下腹痛，无黏液脓血便，活检可出现肉芽肿、干酪样坏死等，故不选E。

【破题思路】粗颗粒样改变——溃疡性结肠炎；鹅卵石样改变——克罗恩病。

11.【答案】B　　　　　　　　　　　　【难度系数】★★

【解析】患者慢性腹泻，大便黏液带脓血，一般抗生素治疗无效，镜检示直肠、乙状结肠多发糜烂、浅溃疡，诊断为溃疡性结肠炎，首选药物为柳氮磺吡啶，故选B。轻中度溃疡性结肠炎首选5-氨基水杨酸或柳氮磺吡啶；重度首选糖皮质激素，故不选D、E。激素无效者选用免疫抑制剂，故不选C。

【破题思路】①脓血便——溃疡性结肠炎、直肠癌。②不伴脓血便——肠结核、克罗恩病、肠易激综合征。③黏液脓血便——溃疡性结肠炎活动期的重要表现。

12.【答案】E　　　　　　　　　　　　【难度系数】★★

【解析】患者腹痛、腹泻，粪镜检见大量红细胞及白细胞，抗生素治疗无效，应诊断为溃疡性结肠炎，故选E。阿米巴肠病甲硝唑治疗有效；慢性细菌性痢疾喹诺酮治疗有效；肠易激综合征粪便镜检正常；结肠癌多见于中老年人，有大便习惯和粪便性状改变。故不选A、B、C、D。

13.【答案】D　　　　　　　　　　　　【难度系数】★★

【解析】病人中青年女性，黏液脓血便（排除肠易激综合征、排除阿米巴痢疾）、里急后重（排除肠伤寒）、抗生素治疗无效（排除慢性细菌性痢疾），应首先考虑溃疡性结肠炎，故选D。

【破题思路】①溃疡性结肠炎的临床特征——首选"腹泻"，如无腹泻，则选"黏液脓血便"。②溃疡性结肠炎大便次数＜6次／日为轻、中度，首选氨基水杨酸制剂。大便次数≥6次／日为重度，首选糖皮质激素。

题型　A3/A4型题

1.【答案】D

【解析】青年男性，慢性腹泻，黏液脓血便，抗生素治疗无效，应诊断为溃疡性结肠炎，故选D。

结肠癌多见于中老年人，有大便习惯和粪便性状改变及消瘦，故不选 B；阿米巴肠病表现为果酱样大便，甲硝唑治疗有效，故不选 A；真菌性肠炎见于长期使用广谱抗生素和糖皮质激素的患者，故不选 E。

2.【答案】E 　　　　　　　　　　　　【难度系数】★★

【解析】溃疡性结肠炎确诊首选结肠镜，故选 E。

3.【答案】A 　　　　　　　　　　　　【难度系数】★★

【解析】患者大便 4～5 次 / 日，为中度溃疡性结肠炎（＜4 次 / 日为轻度，4～5 次 / 日为中度，≥6 次 / 日为重度），轻中度溃疡性结肠炎首选 5-氨基水杨酸（又称美沙拉嗪），故选 A。重度首选糖皮质激素，激素无效选用免疫抑制剂。

4.【答案】D 　　　　　　　　　　　　【难度系数】★★

【解析】结肠镜检查不仅可以观察病变部位，而且可以取活组织进行检查，因此是首选的检查方法，选 D。

5.【答案】B 　　　　　　　　　　　　【难度系数】★★

【解析】肠道菌群失调不会出现黏液脓血便，故不选 A；溃疡性结肠炎典型表现为黏液脓血便，选 B；肠易激综合征大便绝不含脓血，故不选 C；细菌性痢疾抗生素治疗有效，故不选 D；结肠癌病史很少达 5 年，故不选 E。

题型	**B1 型题**

（1～2 题共用解析）

1.【答案】E　2.【答案】D　　　　　　【难度系数】★★★

【解析】纵行溃疡见于克罗恩病，故第 1 题选 E。多发性浅溃疡见于溃疡性结肠炎，故第 2 题选 D。

【破题思路】①多发性浅溃疡——溃疡性结肠炎。②纵行溃疡——克罗恩病。③环形溃疡与肠长轴垂直——肠结核。④环形溃疡与肠长轴平行——伤寒。⑤烧瓶样溃疡——阿米巴肠炎。⑥不规则深大溃疡——癌性溃疡（需内镜＋活检证实）。

（3～4 题共用解析）

3.【答案】D　4.【答案】C　　　　　　【难度系数】★★

【解析】肠结核的好发部位是回盲部，因肠内容物在回盲部停留较久，回盲部淋巴组织丰富，结核菌易侵犯淋巴组织，故第 3 题选 D。溃疡性结肠炎病变多自直肠开始，逆行向近端发展，故第 4 题选 C。

【破题思路】肠道疾病病变部位：肠结核——回盲部；克罗恩病——末端回肠；溃疡性结肠炎——直肠和乙状结肠。

三、肠易激综合征

题型	**A1 型题**

1.【答案】E 　　　　　　　　　　　　【难度系数】★

【解析】肠易激综合征是一种功能性肠病，研究表明患者焦虑抑郁积分显著高于正常者，说明患者常伴有精神心理障碍，故选 E。本病多表现为腹痛或腹部不适，精神饮食因素可使症状加重，故不选 A。患者症状反复发作，病程可长达数年至数十年，但全身健康状况不受影响，症状不会进行性加重，也不会造成体重明显下降，故不选 B、D。本病中青年女性多见，故不选 C。

2.【答案】B 　　　　　　　　　　　　【难度系数】★

【解析】肠易激综合征是一种以腹痛或腹部不适伴排便习惯改变为特征而无器质性病变的常见功能性肠病，病人无便血、无里急后重，故选 B。

题型	**A2 型题**

1.【答案】E 　　　　　　　　　　　　【难度系数】★★

【解析】青年女性，腹痛、腹泻 10 年，且便后疼痛缓解，无发热（排除感染），无消瘦（排除肿瘤），大便镜检缺乏特异性，考虑肠易激综合征，故选 E。克罗恩病以腹痛、腹泻、体重下降为主要表现，但可见黏液脓血便，故不选 A。肠结核除腹痛、腹泻外常伴有低热、盗汗等结核中毒症状，故不选 B。溃疡性结肠炎多表现为脓血便，故不选 C。慢性细菌性痢疾表现为腹痛、腹泻、里急后重、黏液脓血便，故不选D。

2.【答案】B 【难度系数】★★

【解析】患者间断腹痛、腹泻2年，大便不成形为黏液便无脓血，排便后腹痛可缓解，体重无明显变化，肠镜检查无异常，应诊断为肠易激综合征，故选B。肠易激综合征属于功能性肠病，需要与功能性消化不良鉴别，功能性消化不良主要以餐后饱胀、早饱为主要表现；患者平素少量饮酒没有肝硬化的症状和体征，故不考虑酒精性肝硬化；慢性胰腺炎腹泻的特点是脂肪泻；肠道病毒感染粪便检查有异常。故A、C、D、E均不对。

【破题思路】①餐后饱胀、早饱，辅助检查无异常——功能性消化不良。②排便习惯改变、腹痛、腹泻、大便无脓血、疼痛便后缓解，各种检查未见异常——肠易激综合征。

3.【答案】A 【难度系数】★★

【解析】患者的腹痛与工作紧张有关，无便血，故选A。克罗恩病为反复发作右下腹痛，体重下降，伴有发热等全身表现，故不选B；肠结核多伴有低热、乏力、盗汗、消瘦等全身结核中毒症状，故不选C；结肠癌都有大便带血或腹部肿块，全身消瘦等表现，故不选D；溃疡性结肠癌大便典型特征是大便带血，故不选E。

【破题思路】①脓血便——溃疡性结肠炎、直肠癌。②不伴脓血便——肠结核、克罗恩病、肠易激综合征。

| 题型 | A3/A4型题 |

（1~2题共用解析）

1.【答案】C 2.【答案】E 【难度系数】★★

【解析】中年女性，受凉紧张后腹痛、腹泻加重，大便带黏液，无脓血，便后痛解，无发热，抗生素无效，说明不是感染引起的腹泻，体重无变化，排除克罗恩病，诊断为肠易激综合征，确诊有赖于结肠镜。故第1题选C，第2题选E。

3.【答案】A 【难度系数】★★

【解析】患者腹泻10年，为糊状便，便前腹痛、便后缓解，精神紧张可致症状加重，腹部无体征，体重无明显改变，提示是功能性疾病，最可能的诊断是肠易激综合征（A对）。克罗恩病有腹痛、腹泻、腹部包块，营养不良、体重下降等全身症状；慢性细菌性痢疾表现为黏液脓血便伴里急后重；肠结核有低热、盗汗、体重下降等结核中毒症状；结肠癌常表现为排便习惯和大便性状改变，有腹部包块，体重下降。故不选B、C、D、E。

4.【答案】A 【难度系数】★★

【解析】为明确诊断，应首选结肠镜，肠易激综合征常为阴性（A对）。消化道X线钡剂造影及腹部CT对肠道疾病的诊断价值不如结肠镜；腹部血管造影主要用于诊断消化道出血；小肠镜用于诊断小肠病变。故不选B、C、D、E。

5.【答案】A 【难度系数】★★

【解析】肠易激综合征是功能性疾病，治疗主要措施是对症处理和心理行为干预，微生态制剂有一定效果（A对），不宜使用抗结核、抗生素、糖皮质激素及手术治疗。

四、肠梗阻

| 题型 | A1型题 |

1.【答案】A 【难度系数】★

【解析】肠梗阻的临床表现如下。

①腹痛：机械性肠梗阻发生时，梗阻部位以上强烈肠蠕动，即发生腹痛。

②呕吐：高位梗阻的呕吐出现较早，呕吐较频繁，吐出物主要为胃及十二指肠内容物。低位小肠梗阻的呕吐出现较晚，初为胃内容物，后期的呕吐物为积蓄在肠内并经发酵、腐败呈粪样的肠内容物。

③腹胀：发生在腹痛之后，其程度与梗阻部位有关。高位肠梗阻腹胀不明显，但有时可见胃型。低位肠梗阻及麻痹性肠梗阻腹胀显著，遍及全腹。

④排气排便停止：完全性肠梗阻发生后，肠内容物不能通过梗阻部位，梗阻以下的肠管处于空虚状态，

临床表现为停止排气排便。

【破题思路】痛、胀、吐、闭——肠梗阻。

2.【答案】D 【难度系数】★★

【解析】低位肠梗阻多位于小肠（回肠）和结肠，故不选A；呕吐出现较晚，为粪样肠内容物，故不选B、C；腹胀显著，遍及全腹，故不选E；腹部X线检查见回肠扩张，可见多个阶梯状气液平面，故选D。

3.【答案】C 【难度系数】★★★

【解析】肠梗阻发生后，胃肠道分泌的液体不能被吸收进入全身循环而积蓄在肠腔内，另外肠壁还有液体向肠腔内渗出，导致体液在第三间隙丢失，故选C。呼吸衰竭、感染、中毒、休克都是肠梗阻的最终结局，故不选A、B、D、E。

4.【答案】A 【难度系数】★★

【解析】是单纯性还是绞窄性梗阻这点极为重要，绞窄性肠梗阻需手术治疗，故选A。

【破题思路】有下列表现者，应考虑绞窄性肠梗阻的可能，必须尽早进行手术治疗：①腹痛发作急骤，初始即为持续性剧烈疼痛。②病情发展迅速，早期出现休克。③有腹膜炎的表现。④腹胀不对称。⑤呕吐出现早而频繁，腹腔穿刺抽出血性液体。⑥腹部X线检查见孤立扩大的肠袢。⑦经积极的非手术治疗症状体征无明显改善。

5.【答案】A 【难度系数】★★

【解析】水、电解质紊乱和酸碱失衡是肠梗阻最突出的生理紊乱，要应及早给予纠正，故肠梗阻非手术治疗中，矫正生理紊乱的主要措施是纠正水、电解质紊乱和酸碱失衡，故选A。禁食、胃肠减压是治疗肠梗阻的主要措施之一，目的是减少胃肠道积留的气体、液体，减轻肠腔膨胀，有利于肠壁血液循环的恢复，减少肠壁水肿，故不选B、C。肠梗阻后，肠壁血循环障碍，肠黏膜屏障功能受损，肠道细菌移位，或肠腔内细菌直接穿透肠壁至腹腔产生感染，同时，膈肌抬高影响肺部气体交换和分泌物排出，易发生肺部感染，应防治感染，故不选E。腹胀可影响肺的功能，病人宜吸氧，故不选D。

6.【答案】A 【难度系数】★★

【解析】乙状结肠扭转的特点是：见于有便秘史的老年人，左腹部明显膨胀可见肠型（故不选B）；腹部压痛及腹肌紧张不明显（故不选D）；X线钡剂造影见扭转部位钡剂受阻，钡影尖端呈"鸟嘴"形（故不选C）；腹部X线可见马蹄状巨大充气肠袢（故不选E）。呕吐早且频繁是高位肠梗阻的特点，乙状结肠扭转为低位肠梗阻，故不符合乙状结肠扭转临床特点，故选A。

7.【答案】A 【难度系数】★★

【解析】原发性肠套叠多发生于婴幼儿，继发性肠套叠则多见于成人，故选A。

8.【答案】B 【难度系数】★★

【解析】肠梗阻的典型表现是"痛、呕、胀、闭"，高位肠梗阻以呕吐胃内容物为主，低位肠梗阻以腹胀为主，呕吐较晚；肠梗阻的首选检查是立位X线——可见多个"阶梯状气液平面"，故选B。

题型 A2型题

1.【答案】C 【难度系数】★★

【解析】患者腹痛、停止排气排便、X线见液气平面，考虑肠梗阻；腹腔穿刺抽出血性液体，考虑有绞窄性肠梗阻，建议手术探查出血部位，尽早手术治疗，故选C。肛管排气、快速扩容属于对症治疗，故不选A和B。梗阻禁忌做消化道造影，故不选D。该患者腹部穿刺有血性液体，必须急查出血原因，严密观察病情不合理，故不选E。

【破题思路】①诊断性腹腔穿刺抽出血性液体——腹部实质性脏器破裂。②立位腹部X线平片——用于诊断腹腔空腔脏器穿孔。

2.【答案】C 【难度系数】★★

【解析】腹痛伴停止排气排便1天，诊断为急性肠梗阻，腹部膨隆不对称，左下腹膨隆，压痛明显，直肠指诊空虚，考虑乙状结肠扭转，故选C。结肠癌和直肠癌直肠指诊指套有黏液脓血，故不选A、E。麻痹性肠梗阻肠鸣音消失，本案不支持，故不选D。

3.【答案】A 【难度系数】★★

【解析】本病例"腹痛、呕吐、腹胀、停止排气排便"符合肠梗阻表现，结合肠鸣音消失、血钾3.1 mmol/L，诊断为低血钾所致麻痹性肠梗阻，答案选 A。痉挛性肠梗阻和机械性肠梗阻都有阵发性腹痛、肠鸣音亢进，故不选 B、D。血运性肠梗阻多由肠系膜血管栓塞或血栓形成，使肠管血运障碍，失去蠕动能力，可迅速继发肠坏死，故不选 C。

4.【答案】C　　　　　　　　　　　　　　　　　【难度系数】★★★

【解析】乙状结肠扭转患者行钡剂灌肠检查时，钡剂迅速充盈其梗阻远端。当钡柱头端逐渐接近阻塞处时，直肠扩张，近狭窄处管腔变尖，形似鸟嘴。鸟嘴征是乙状结肠扭转在钡剂灌肠造影上的特征性征象，故选 C。

【破题思路】①X 线钡剂造影鸟嘴征——诊断乙状结肠扭转。②腹部 X 线阶梯状气液平——诊断肠梗阻。③X 线钡剂造影充盈缺损或龛影——可疑结肠癌，确诊需结肠镜＋活检。

5.【答案】E　　　　　　　　　　　　　　　　　【难度系数】★★

【解析】病人7天无排便，有呕吐，腹痛，肠鸣音亢进，符合粘连性肠梗阻的表现，故选 E。急性胃炎不会出现无排便7天表现，故不选 A。急性腹膜炎可出现麻痹性肠梗阻，而不是肠鸣音亢进，故不选 B。急性阑尾炎一般表现为右下腹痛，很少出现肠鸣音亢进和无排便，故不选 C。急性胰腺炎疼痛可向腰背部放射，一般止痛剂无效；不出现肠鸣音亢进，故不选 D。

6.【答案】A　　　　　　　　　　　　　　　　　【难度系数】★★

【解析】该病人腹部可见肠型，右下腹有局限性压痛，肠鸣音亢进，多次腹部 X 线平片可见固定肠袢，均符合粘连性肠梗阻的临床特征。粘连性肠梗阻多为单纯性肠梗阻，手术治疗后可能会形成新的粘连，故首选非手术疗法，包括禁食、胃肠减压、输液纠正全身水、电解质平衡紊乱等，故选 A。

7.【答案】C　　　　　　　　　　　　　　　　　【难度系数】★★

【解析】患者腹痛、腹胀、停止排气排便，诊断为急性肠梗阻，患者腹膜刺激征阳性，移动性浊音阳性，考虑绞窄性肠梗阻，故选 C。单纯性机械性肠梗阻、不全性粘连性肠梗阻不会出现腹膜刺激征，故不选 A、B。麻痹性肠梗阻不会有阵发性腹痛，因麻痹性肠梗阻无肠蠕动，故不选 D。完全性高位肠梗阻常表现为剧烈呕吐，腹胀不明显，故不选 E。

【破题思路】①高位肠梗阻——腹胀不明显，呕吐发生早，呕吐频繁，呕吐物为胃及十二指肠内容物。②低位肠梗阻——腹胀明显，呕吐发生晚，呕吐物为粪样物。③腹部 X 线平片：空肠梗阻——鱼肋征，回肠梗阻——阶梯状液平面，结肠梗阻——结肠袋形。

8.【答案】D　　　　　　　　　　　　　　　　　【难度系数】★★

【解析】老年女性，急性腹痛伴腹胀，钡剂造影见直肠上段钡剂受阻，并有"鸟嘴"样改变，诊断为乙状结肠扭转，故选 D。

题型　A3/A4 型题

1.【答案】D　　　　　　　　　　　　　　　　　【难度系数】★★

【解析】近3天肛门无排气排便，呕吐物有粪臭味，诊断为完全性低位肠梗阻，故选 D。高位肠梗阻呕吐为胃及十二指肠内容物，故不选 B、C。血运性肠梗阻呕吐物常为血性，故不选 E。

【破题思路】呕吐物有粪臭味——低位肠梗阻；呕吐隔夜宿食——幽门梗阻。

2.【答案】B　　　　　　　　　　　　　　　　　【难度系数】★★

【解析】引起老年人低位肠梗阻最常见的病因是结肠癌，而引起急性肠梗阻最常见的病因是粪块堵塞。该患者72岁，发病1年，加重3个月，最近3天急性发作，考虑肿瘤可能性大，故选 B。

3.【答案】D　　　　　　　　　　　　　　　　　【难度系数】★★

【解析】肠梗阻禁忌做全消化道钡餐造影，易造成钡剂堵塞肠管，加重病情，故选 D。

题型　B1 型题

1.【答案】A　　　　　　　　　　　　　　　　　【难度系数】★

【解析】肠套叠好发于两岁以下的小儿，是引起小儿肠梗阻最常见的病因，故选 A。粘连性肠梗阻成年人多见，小肠扭转青年人多见，故不选 B、C；乙状结肠扭转、结肠癌致肠梗阻老年人多见，故不选 D、E。

2.【答案】B　　　　　　　　　　　　　　　　　【难度系数】★★

【解析】成人机械性肠梗阻，以粘连性肠梗阻最常见，占 40%～60%，故选 B。乙状结肠扭转、结肠癌导致的肠梗阻好发于老年人，小肠扭转好发于青年人，故不选 C、D、E。

（3~4题共用解析）

3.【答案】B　4.【答案】E　　　　　【难度系数】★★

【解析】不同疾病的X线钡餐表现：①克罗恩病为鹅卵石征；②乙状结肠扭转为鸟嘴征（乙是二的意思，记忆为两只鸟）；③结肠癌（肿块型）为充盈缺损；④肠套叠为杯口征；⑤溃疡性结肠炎为铅管征。故第3题选B，第4题选E。

5.【答案】D

【解析】绞窄性肠梗阻由于血运障碍，肠管易缺血性坏死，应立即手术切除坏死的肠管，故选D。

6.【答案】A　　　　　【难度系数】★★

【解析】外伤性腹膜后血肿多系高处坠落、挤压、车祸等所致腹膜后位脏器（胰、肾、十二指肠）损伤。突出表现是内出血征象、腰背痛和肠麻痹，故选A。

（7~8题共用解析）

7.【答案】D　8.【答案】B　　　　　【难度系数】★★

【解析】绞窄性肠梗阻有肠壁缺血坏死，其特点是持续腹痛、血便、肠鸣音消失、有腹膜刺激征，故第7题选D。低位肠梗阻呕吐粪样内容物，腹部高度膨胀，故第8题选B。高位肠梗阻呕吐早，腹胀不明显；麻痹性肠梗阻呈全腹明显腹胀，肠鸣音减弱或消失。

（9~10题共用解析）

9.【答案】E　10.【答案】D　　　　　【难度系数】★★★

【解析】根据梗阻程度可分为完全性肠梗阻和不完全性肠梗阻。根据病情发展快慢又分为急性肠梗阻和慢性肠梗阻。慢性不完全性是单纯性肠梗阻，急性完全性肠梗阻多表现为绞窄性。慢性不完全性肠梗阻，肠管代偿性肥厚，往往引起低渗性脱水；急性完全性肠梗阻，肠管迅速膨胀，肠壁变薄，往往引起等渗性脱水。故第9题选E，第10题选D。

五、结肠癌

题型　A1型题

1.【答案】B　　　　　【难度系数】★★

【解析】大肠癌是最常见的消化系统的恶性肿瘤，在近几年具有较高的发病率，主要是因为人们饮食状况发生改变，饮食恶习逐渐增多造成的。大肠癌的好发部位依次为直肠、乙状结肠、盲肠、升结肠、降结肠。故选B。

2.【答案】E　　　　　【难度系数】★

【解析】左、右侧大肠癌临床表现有一定差异。一般右侧大肠癌以全身症状、贫血和腹部包块为主要表现，故选E。左侧大肠癌以便血、腹泻、便秘和肠梗阻等症状为主，故不选A、B、C。腹痛是左右结肠癌共有的表现，故不选D。

3.【答案】A　　　　　【难度系数】★

【解析】结肠癌早期表现是排便习惯和粪便性状改变，晚期见黏液脓血便（黑便）。升结肠位于右侧腹部，升结肠癌一般不累及直肠所以无里急后重、下坠等直肠刺激征；癌肿本身也不会引起胆道狭窄；便秘没有特异性；肠梗阻是降结肠癌的特征。故选A。

【破题思路】①左侧（降）结肠癌的常见病理类型——浸润型，晚期主要表现——肠梗阻。②右侧（升）结肠癌的常见病理类型——增生型（肿块型），晚期主要表现——全身症状、贫血、消瘦。

题型　A2型题

1.【答案】B　　　　　【难度系数】★★

【解析】患者大便习惯改变伴体重减轻，偶伴黏液脓血便。出现黏液脓血便的常见疾病有细菌性痢疾、溃疡性结肠炎、结/直肠癌，该患者腹泻、脓血便、消瘦、左下腹包块，可排除结肠息肉、排除乙状结肠扭转、排除溃疡性结肠炎、排除肠套叠，故诊断为乙状结肠癌，选B。

2.【答案】D　　　　　【难度系数】★★

【解析】老年男性，便血，体重减轻，考虑肠道肿瘤。所以确诊要做结肠镜，故选D。血清癌胚抗原（CEA）

对结肠癌的特异性诊断意义不大，故不选 E。腹部 B 超、腹部 CT、腹部 X 线对结肠癌诊断意义很小，故不选 A、B、C。

【破题思路】肠道肿瘤确诊——结肠镜。

3.【答案】E　　　　　　　　　　　　　　【难度系数】★★

【解析】排便习惯改变，消瘦 2 个月，考虑结肠直肠恶性肿瘤，确诊需要做结肠镜，故选 E。腹部 X 片、腹部 B 超、腹腔镜不能确诊，故不选 A、C、D。血 CEA 对结肠癌的诊断意义不大，故不选 B。

4.【答案】A　　　　　　　　　　　　　　【难度系数】★★

【解析】老年男性，左下腹痛半年，鲜血便，有肛门下坠感，体重减轻，粪便隐血（+），诊断为肠道肿瘤，排除 B、C、D、E，故选 A。肠易激综合征与饮食和情绪紧张有关，故不选 B。肠结核往往伴有结核中毒症状，故不选 C。痔有鲜血便伴疼痛，但没有体重减轻，故不选 D。

5.【答案】A　　　　　　　　　　　　　　【难度系数】★★

【解析】行结肠镜检查，镜下发现病灶取病理活检是诊断的金标准，可以分清是良性肿块还是恶性肿块导致的出血，故选 A。B、C、E 选项都是侧面反映病变，不能进行病理检查，诊断精确性不如结肠镜检查，故不选 B、C、E。血管造影主要用于检查有无血管畸形、狭窄、堵塞等病变，无法进行病理检查，故不选 D。

6.【答案】D　　　　　　　　　　　　　　【难度系数】★★

【解析】中老年男性，右下腹痛 4 个月，低热、贫血，钡剂造影示回盲部充盈缺损，升结肠狭窄，血 CEA 升高，诊断为升结肠癌，手术治疗术式最合理的是右半结肠切除术，故选 D。

7.【答案】D　　　　　　　　　　　　　　【难度系数】★★

【解析】5 个选项都是癌变，然后分析它们的不同。十二指肠癌，早期可以表现为消化不良，大便次数一般不增多；胆囊癌，可触及右上腹肿大的胆囊，可有黄疸表现，粪便隐血一般很少阳性；阑尾类癌发病率很低，肿块体积很少超过 5 cm；胰头癌表现为无痛性进行性加重的黄疸，有时可触及肿大的胆囊。故选 D。

8.【答案】E　　　　　　　　　　　　　　【难度系数】★★

【解析】老年男性，腹痛、腹胀、乏力半年，右下腹触到一活动性包块，粪便隐血试验（+），CEA 升高，诊断为升结肠肿瘤，故选 E。其他都不符合题干，故不选 A、B、C、D。

【破题思路】①隆起型+转移晚+有包块、贫血+无潜血、无梗阻＝右侧结肠癌。②溃疡性+转移早+无包块、贫血+有潜血、有梗阻＝左侧结肠癌。

9.【答案】A　　　　　　　　　　　　　　【难度系数】★★★

【解析】结直肠癌 TNM 分期：

TNM 分期		分期标准
T 代表原发肿瘤	T_x	原发肿瘤无法评价
	T_0	无原发肿瘤证据
	Tis	原位癌
	T_1	肿瘤侵及黏膜下层
	T_2	侵及固有肌层
	T_3	穿透固有肌层至浆膜下或侵犯无腹膜覆盖的结直肠旁组织
	T_{4a}	穿透腹膜脏层
	T_{4b}	侵犯或粘连于其他器官或结构
N 区域淋巴结	N_x	代表区域淋巴结无法评价
	N_0	无区域淋巴结转移
	N_1	1～3 个区域淋巴结转移
	N_2	4 个及 4 个以上区域淋巴结转移
M 远处转移	M_x	无法估计远处转移
	M_0	无远处转移
	M_1	凡有远处转移

对照结肠癌 TNM 分期标准，该病人病灶侵犯肠壁浆膜层，符合 T_3 期，故选 A。

| 题型 | A3/A4 型题 |

1. 【答案】C　　　　　　　　　　　　　【难度系数】★★
   【解析】患者老年女性，排便次数增多，腹泻、便秘间断交替出现，偶有血便，上腹正中触及包块，应首先考虑诊断为结肠癌，故选 C。
2. 【答案】B　　　　　　　　　　　　　【难度系数】★★
   【解析】该患者在上腹部正中触及包块，考虑病变部位在横结肠，故选 B。
3. 【答案】C　　　　　　　　　　　　　【难度系数】★★
   【解析】结肠癌最好的治疗是结肠癌根治术。横结肠癌最适合的手术方式是横结肠切除（包括切除肝曲或脾曲的整个横结肠、大网膜及其相应系膜及胃淋巴结，行升结肠和降结肠端端吻合），故选 C。

六、肠结核

| 题型 | A1 型题 |

1. 【答案】D　　　　　　　　　　　　　【难度系数】★★
   【解析】肠结核的并发症以肠梗阻最常见（D 对），多见于增生型肠结核，多因肠壁环形狭窄、腹膜粘连、肠系膜萎缩、肠袢扭曲变形引起。其他并发症还包括肠内瘘管、腹腔脓肿、肠出血、肠穿孔等。癌变是炎症性肠病的并发症，而不是肠结核的并发症。
   【破题思路】①肠结核最常见的并发症——肠梗阻。②溃疡性结肠炎最常见的并发症——中毒性巨结肠。③克罗恩病最常见的并发症——肠梗阻；最特异——瘘管形成。
2. 【答案】E　　　　　　　　　　　　　【难度系数】★★
   【解析】结核结节、干酪性肉芽肿都是结核病具有诊断意义的病理改变，故选 E。很多疾病（如结肠癌、克罗恩病）均可有肠腔狭窄，无特异性，故不选 A。单凭"回盲部炎症"，更不能确诊肠结核，故不选 B。粪便中找到结核分枝杆菌，只能说明肠道内有结核分枝杆菌，并不能确诊肠结核，如开放性菌阳肺结核患者，若将含菌痰液吞下，也可在粪便中找到结核分枝杆菌，故不选 C。结核菌素试验强阳性，只能说明该被检者曾受结核菌感染，并不能确诊肠结核，故不选 D。

| 题型 | A2 型题 |

1. 【答案】B　　　　　　　　　　　　　【难度系数】★★
   【解析】青中年女性，慢性病，腹胀、便秘，右腹部触及包块，质地中等（排除肿瘤），伴低热，胸片显示钙化点，提示结核，故选择肠结核，故选 B。右侧卵巢肿物不伴有结核表现，故不选 A。结肠癌发病年龄为中老年，表现为排便习惯和大便性状改变，消瘦，故不选 C。克罗恩病主要是腹泻，无便秘，故不选 D。阑尾周围脓肿有阑尾炎表现，该病不符，故不选 E。
2. 【答案】D　　　　　　　　　　　　　【难度系数】★★
   【解析】肠结核：结肠镜表现为溃疡呈带状，长径与肠轴垂直，选 D。阑尾周围脓肿：右下腹包块，结肠镜检查无溃疡表现，故不选 A；克罗恩病：结肠检查表现为连续性病变、纵行溃疡和鹅卵石样外观，故不选 B；右卵巢囊肿：结肠镜检查无溃疡表现，故不选 C；结肠癌：粪常规（+），多有大便带血的表现，故不选 E。
   【破题思路】①克罗恩病：纵行溃疡、黏膜呈鹅卵石样、病变间黏膜正常、非干酪样肉芽肿。②溃疡性结肠炎：浅表溃疡、黏膜弥漫性充血水肿、颗粒状、脆性增加。③肠结核：环形溃疡、干酪样肉芽肿。
3. 【答案】E　　　　　　　　　　　　　【难度系数】★★
   【解析】首先考虑病人肠结核的可能性大。肠镜的优点是可以取活检检查，明确肿块性质，所以诊断价值最大，选 E。B 超引导下腹部包块穿刺有刺破肠管的可能，故不选 B；A、C、D 无法明确肿块性质，故不选。
4. 【答案】D　　　　　　　　　　　　　【难度系数】★★
   【解析】青年男性，发热、腹痛、腹泻、大便无脓血，B 超示右下腹部肠壁增厚，诊断为肠结核。确诊首选结肠镜，故选 D。腹部 CT 和腹部 X 线平片不能确诊，故不选 C、E。
   【破题思路】肠结核确诊——结肠镜。

七、结直肠息肉

题型 **A1 型题**

1. 【答案】B 　　　　　　　　　　【难度系数】★★
   【解析】结肠癌的高危因素有遗传、结肠腺瘤性息肉病、慢性炎症性病变、少纤维高脂肪饮食等，家族性肠息肉病的癌变率较高，故选 B。

2. 【答案】E 　　　　　　　　　　【难度系数】★★
   【解析】经肛直肠指诊可触到质软、有或无蒂、活动、外表光滑的球形肿物，最可能的诊断是直肠息肉，故选 E。坐骨直肠窝脓肿：肛诊时有深压痛和波动感。直肠癌：肛诊时可扪及高低不平的硬结、溃疡、菜花状肿物，肠腔可狭窄，指套上带脓血或黏液。肛瘘：沿瘘外口向肛门方向延伸，双指合诊常可扪及条索状物或瘘内口处小结节。内痔：多较柔软不易扪及。故不选 A、B、C、D。

题型 **A2 型题**

1. 【答案】A 　　　　　　　　　　【难度系数】★
   【解析】根据患者的病史及体格检查，直肠指诊可以触及柔软光滑的包块，考虑为大肠的病变，为了进一步诊断最有意义的检查就是结肠镜加活检，以明确包块的性质，故选 A。
   【破题思路】①凡是空腔器官（食管、胃、肠）病变最有意义（确诊）的检查——内镜+活检。②实质性脏器（肝、胆、脾、胰）、腹腔、盆腔病变检查——首选超声，进一步检查选 CT。③腹部 X 线钡剂检查——用于内镜有禁忌证或不能检查内镜者。

2. 【答案】B 　　　　　　　　　　【难度系数】★★
   【解析】该患者，30 岁男性，排便次数增多，大便带血，直肠指诊触及一个带蒂的柔软光滑包块，无腹痛、无消瘦，应首先考虑为直肠息肉，故选 B。

题型 **B1 型题**

1. 【答案】B 　　　　　　　　　　【难度系数】★★
   【解析】10 岁以下的儿童息肉以错构瘤性息肉、幼年性息肉多见，故选 B。肠息肉可发生在肠道的任何部位，从病理上可分为：腺瘤性息肉、炎性息肉、错构瘤性息肉、化生性息肉及黏膜肥大赘生物。绒毛状腺瘤性息肉为大肠息肉的一种，癌变率较高。管状腺瘤性息肉是下消化道常见的息肉。

2. 【答案】A 　　　　　　　　　　【难度系数】★★
   【解析】炎性息肉多为原发疾病的临床表现，如溃疡性结肠炎、克罗恩病均可出现炎性息肉，故选 A。

第六节　阑尾炎

题型 **A1 型题**

1. 【答案】E 　　　　　　　　　　【难度系数】★★
   【解析】反跳痛、腹肌紧张、肠鸣音减弱或消失等是壁腹膜受炎症刺激出现的防卫性反应，提示阑尾炎加重，出现化脓、坏疽或穿孔等病理改变。腹膜炎范围扩大，说明局部腹腔内有渗出或阑尾穿孔。综上所述，故选 E。
   【破题思路】急性阑尾炎典型表现——转移性右下腹痛；典型体征——右下腹固定压痛/麦氏点压痛。

2. 【答案】A 　　　　　　　　　　【难度系数】★★
   【解析】闭孔内肌试验阳性提示阑尾靠近闭孔内肌。盆位是指阑尾跨过腰大肌前面入盆腔，尖端可触及闭孔内肌或盆腔脏器，炎症可刺激闭孔内肌，故选 A。
   【破题思路】①闭孔内肌试验阳性——盆位阑尾。②腰大肌试验阳性——盲肠后位阑尾或腹膜后位阑尾。

3. 【答案】E 　　　　　　　　　　【难度系数】★
   【解析】转移性右下腹痛是急性阑尾炎典型的特征性表现，故选 E。急性肠穿孔为突发腹部剧烈疼痛呈刀割样，腹痛迅速波及全腹，不选 A。急性胆囊炎为右上腹绞痛或持续性疼痛伴阵发性加剧，疼痛向右肩放射，伴畏寒、发热，不选 B。急性胰腺炎腹痛剧烈，部位在上腹部偏左，并向左腰背部放射，不选 D。急性胃炎主要表现为上腹部疼痛伴恶心、呕吐、食欲不振，不选 C。

【破题思路】①转移性右下腹痛——急性阑尾炎。②突发腹部剧烈疼痛呈刀割样,腹痛迅速波及全腹——急性胃肠穿孔。③进食油腻食物后右上腹绞痛或持续性疼痛伴阵发性加剧,疼痛向右肩放射,伴畏寒、发热,墨菲征阳性——急性胆囊炎。④暴饮暴食后上腹痛剧烈,向左腰背部放射——急性胰腺炎。

4.【答案】D 【难度系数】★★

【解析】急性单纯性阑尾炎最常见的重要体征为右下腹压痛,故A对,不选。其典型腹痛开始于上腹部,逐渐移向脐周,故B对,不选。单纯性阑尾炎病变只局限于黏膜和黏膜下层,临床症状和体征均较轻,全身感染症状一般较轻,可有低热,白细胞轻度升高,故C、E对,不选。早期阑尾炎为内脏牵涉痛,可无局部腹肌紧张,故选D。

5.【答案】C 【难度系数】★★

【解析】阑尾管腔阻塞诱发急性阑尾炎最常见原因是淋巴滤泡增生,约占60%,故选C。粪石阻塞管腔,约占35%。异物、炎症狭窄、食物残渣、蛔虫、肿瘤等是较少见的病因。

6.【答案】C 【难度系数】★

【解析】急性阑尾炎的术后并发症有切口感染、腹腔内出血、粘连性肠梗阻、阑尾残株炎、粪瘘等。其中,最常见的是切口感染,最严重的是腹腔内出血,故选C。

题型 A2型题

1.【答案】D 【难度系数】★★

【解析】患者青少年男性,转移性右下腹痛,诊断为急性阑尾炎。后疼痛范围扩大,全腹疼痛,腹膜刺激征阳性,肠鸣音消失,提示病情加重,发展为弥漫性腹膜炎。其原因是阑尾动脉系回结肠动脉的分支,是一种无侧支的终末动脉,当血运障碍时,易导致阑尾坏死,故选D。

2.【答案】C 【难度系数】★

【解析】患者出现典型的转移性右下腹痛的表现,诊断为急性阑尾炎。"3天后,突然疼痛减轻,但是右下腹压痛更加明显"说明发生了阑尾穿孔,穿孔性阑尾炎因阑尾腔压力骤减,腹痛可暂时减轻。阑尾炎首选B超检查,可以发现肿大的阑尾,故选C。

3.【答案】C 【难度系数】★★

【解析】老年女性,上腹胀痛伴恶心、呕吐2天,右下腹痛阵发性加剧,腹胀半天(转移性右下腹痛)提示阑尾炎;全腹压痛,肠鸣音消失,提示弥漫性腹膜炎;右下腹穿刺抽出黄色混浊液体,提示阑尾穿孔。当阑尾化脓坏疽穿孔并腹腔广泛感染时,并发弥漫性腹膜炎,故选C。胰腺炎没有转移性右下腹痛的特点,故不选A。绞窄性肠梗阻表现为剧烈持续性腹痛,无转移痛,故不选B。患者没有消化性溃疡和伤寒的表现,故不选D、E。

4.【答案】E 【难度系数】★

【解析】患者转移性右下腹疼痛,麦氏点压痛明显,应考虑急性阑尾炎,查体全腹肌紧张,有压痛、反跳痛,腹腔穿刺抽出脓性液体,说明阑尾坏疽穿孔。阑尾炎大多数为混合性感染,致病菌以肠道的革兰氏阴性杆菌及厌氧菌为主,其中大肠埃希菌最多见,故选E。

5.【答案】A 【难度系数】★★

【解析】阑尾切除术后5小时,出现腹痛及失血性休克表现(脉搏增快、血压下降、面色苍白、皮肤湿冷),应考虑并发术后出血,故选A。肠瘘多发生于术后数日,出现腹痛、腹膜刺激征。粘连性肠梗阻表现为腹痛、呕吐、排气排便停止。盆腔脓肿发生在术后数日,有发热和直肠或膀胱刺激症状。切口裂开常有剧烈咳嗽、腹压骤然增高等诱因。

【破题思路】①急性阑尾炎术前并发症:最常见——阑尾周围脓肿,最严重——门静脉炎。②急性阑尾炎术后并发症:最常见——切口感染,最严重——腹腔内出血。

6.【答案】D 【难度系数】★★

【解析】患者出现转移性右下腹痛,右下腹压痛、反跳痛,血象升高,应诊断为急性化脓性阑尾炎,故选D。急性胆囊炎的腹痛位于右上腹。患者尿沉渣镜检正常,可排除右侧输尿管结石。急性肠系膜淋巴结炎多见于7岁以下的小儿,腹痛范围较广泛,压痛点不固定。十二指肠溃疡急性穿孔,有溃疡病史,无转移性右下腹疼痛。

题型 A3/A4型题

1.【答案】D 【难度系数】★★

【解析】只有阑尾炎会出现典型的转移性右下腹痛的临床表现，其他选项的疾病都不会出现，故选D。

2.【答案】C　　　　　　　　　　　　【难度系数】★★

【解析】超声可发现肿大的阑尾或脓肿，B超常为首选检查，故选C。诊断性腹腔穿刺主要用于腹腔内出血的诊断，不选A；胃镜主要用于胃部出血等的诊断，对阑尾炎诊断价值不大，不选B；CT价格较贵，在B超诊断不清时，可以考虑，不选D；上消化道X线钡剂造影对阑尾炎诊断价值不大，很少采用，不选E。

3.【答案】D　　　　　　　　　　　　【难度系数】★★

【解析】患者出现BP 80/60 mmHg，面色苍白，皮肤湿冷，提示有失血性休克的表现，所以腹腔内出血的可能最大，选D。消化道穿孔会有腹膜刺激征的表现，出现板状腹，而不是轻度肌紧张，不选A。肠系膜血栓栓塞和肠坏死不属于阑尾炎的术后并发症，不选B、C。急性肠梗阻也是阑尾切除术后的较常见并发症，与局部炎症重、手术损伤、切口异物、术后卧床等多种原因有关，但是不会出现失血性休克的表现，不选E。

【破题思路】阑尾炎手术并发症：①腹腔内出血，最严重；②切口感染，最常见；③粘连性肠梗阻；④阑尾残株炎；⑤粪瘘。

4.【答案】C　　　　　　　　　　　　【难度系数】★★

【解析】阑尾的常见部位有六个：回肠前位、盆位、盲肠后位、盲肠下位、盲肠外侧位、回肠后位。腰大肌试验阳性，提示阑尾位于腰大肌前方，盲肠后位或腹膜后位，故选C。闭孔内肌试验阳性提示阑尾的位置是盆位。

5.【答案】D　　　　　　　　　　　　【难度系数】★★

【解析】妊娠期随着子宫的增大，阑尾位置上移，故手术切口需偏高。围手术期应加用黄体酮，以免早产。临产期急性阑尾炎如并发穿孔或感染症状严重时，可行剖宫产同时切除阑尾。尽量不用腹腔引流，以减少对子宫的刺激，故选D。术后使用广谱抗生素的说法正确。

6.【答案】A　　　　　　　　　　　　【难度系数】★★

【解析】阑尾炎术后，患者出现膀胱直肠刺激征（排便、排尿频繁，里急后重感），伴发热，直肠前壁触及波动性包块，提示发生盆腔脓肿。包块有波动感，说明脓肿成熟，应切开引流，故选A。B、C、D、E项用于脓肿较小或未形成时。

题型	B1型题

（1~2题共用解析）

1.【答案】C　　2.【答案】D　　　　　【难度系数】★★

【解析】阑尾脓肿是阑尾炎未经及时治疗的后果，在阑尾周围形成阑尾周围脓肿最常见，故第1题选C。急性阑尾炎时阑尾静脉中的感染性血栓，可沿肠系膜上静脉至门静脉，导致化脓性门静脉炎症。临床表现为寒战、高热、肝大、剑突下压痛、轻度黄疸等，故第2题选D。

第七节　直肠肛管疾病

一、解剖

题型	A1型题

1.【答案】B　　　　　　　　　　　　【难度系数】★★

【解析】直肠长度为12~15 cm，故选B。

2.【答案】D　　　　　　　　　　　　【难度系数】★★★

【解析】齿状线是直肠与肛管的交界线。胚胎时期，齿状线是内外胚层的交界处，故齿状线上、下的血管，神经及淋巴来源都不同，是重要的解剖学标志，齿状线以上是黏膜，以下是皮肤，故A正确。临床上以齿状线为分界，齿状线以上发生的痔是内痔，以下的痔是外痔，故B正确。齿状线以上由来自肠系膜下动脉的终末支——直肠上、下动脉和骶正中动脉供血，以下由肛管动脉供应，故C正确。齿状线以上淋巴引流入肠系膜下动脉旁淋巴结，以下淋巴主要入腹股沟淋巴结和髂内淋巴结，故D错误，选D。齿状线以上受自主神经支配（交感和副交感神经支配），以下属阴部内神经支配，故E正确。

二、肛裂

题型　A1 型题

1.【答案】A　　　　　　　　　　　　　【难度系数】★★
【解析】肛裂不宜行直肠指诊，故选 A。原因是做此检查一是疼痛剧烈患者不能耐受，二是会加重肛裂引起出血。若做检查需在局麻下进行。肛窦炎、内痔、肛周脓肿、肛瘘均可行直肠指诊，故不选 B、C、D、E。

2.【答案】E　　　　　　　　　　　　　【难度系数】★
【解析】肛裂的临床典型表现是疼痛、便秘和出血，有典型的周期性：排便时疼痛—间歇期—排便后数小时疼痛，故选 E。
【破题思路】①痔：一般无疼痛，血栓性外痔、感染或嵌顿痔可有剧痛。②肛裂：便时、便后剧痛，具有疼痛—缓解—疼痛的周期性。

3.【答案】C　　　　　　　　　　　　　【难度系数】★
【解析】肛裂"三联征"为齿状线上肛乳头肥大、肛裂和前哨痔，故选 C。

题型　A2 型题

【答案】C　　　　　　　　　　　　　【难度系数】★★
【解析】肛裂、前哨痔、肛乳头肥大常同时存在，故称为肛裂"三联征"，是肛裂的典型临床表现之一，患者表现符合肛裂的特点，故选 C。

题型　B1 型题

1.【答案】C　　　　　　　　　　　　　【难度系数】★★
【解析】肛裂病人有典型的临床表现，即疼痛、便秘和出血。痛多剧烈，有典型的周期性：排便时由于肛裂病灶内神经末梢受刺激，立刻感到肛管烧灼样或刀割样疼痛，称为排便时疼痛；便后数分钟可缓解，称为间歇期；随后因肛门括约肌收缩痉挛，再次剧痛，此期可持续半小时到数小时，临床称为括约肌挛缩痛。直至括约肌疲劳、松弛后疼痛缓解，但再次排便时又发生疼痛。因害怕疼痛不愿排便，久而久之引起便秘，粪便更为干硬，便秘又加重肛裂，形成恶性循环。排便时常在粪便表面或便纸上见到少量血迹，或滴鲜血，大量出血少见。故选 C。
【破题思路】①间歇性疼痛、周期性疼痛——肛裂。②肛乳头肥大+肛裂+前哨痔＝肛裂三联征。

2.【答案】A　　　　　　　　　　　　　【难度系数】★★
【解析】外痔表现为肛门不适、潮湿不洁，伴有瘙痒，有血栓形成时可有肛门剧痛，称之为血栓性外痔。血栓性外痔表现为肛周暗紫色卵圆形肿物，表面皮肤水肿、质硬，急性期触痛压痛明显，故选 A。肛周脓肿表现为肛周持续性跳动性疼痛，局部红肿，有硬结和压痛，脓肿形成有波动感。肛瘘外口持续或间断流脓血，肛周皮肤有单个或多个外口，挤压时有脓液或脓血性分泌物排出。
【破题思路】①肛周触及波动感——肛周脓肿。②挤压有脓液——肛瘘。③肛门暗紫色卵圆形肿物——血栓性外痔。

三、直肠肛管周围脓肿

题型　A1 型题

【答案】B　　　　　　　　　　　　　【难度系数】★
【解析】直肠肛管周围脓肿最常见的发病部位是肛门周围皮下（肛周脓肿），故选 B。直肠肛管周围脓肿多由肛腺感染引起，感染蔓延至直肠肛管周围间隙的疏松脂肪结缔组织后可形成不同类型的直肠肛管周围脓肿，除向下达肛周皮下形成肛周脓肿外（最常见），还可向上达直肠周围形成高位肌间脓肿或骨盆直肠间隙脓肿（不选 A）；向外穿过外括约肌形成坐骨肛管间隙脓肿（不选 D）；向后可形成肛管后间隙脓肿或直肠后间隙脓肿。肛管括约肌间隙和直肠壁内均不是最常见的发病部位，所以不选 C、E。

题型　A2 型题

1.【答案】D　　　　　　　　　　　　　【难度系数】★★
【解析】根据患者的临床表现，可诊断为肛周脓肿；脓肿切开引流是治疗直肠肛管周围脓肿的主要方法，一旦诊断明确，即应切开引流，故选 D。

【破题思路】直肠肛管周围脓肿的治疗：①非手术治疗：抗生素治疗、温水坐浴、局部理疗、口服缓泻剂。②手术治疗：脓肿切开引流，是最主要的方法。

2.【答案】A　　　　　　　　　　　　　【难度系数】★★

【解析】患者肛周肿胀伴发热，肛周皮肤红、肿、压痛明显，诊断为肛门周围脓肿，故选A。直肠后间隙脓肿、骨盆直肠间隙脓肿、肛门括约肌间脓肿、直肠黏膜下脓肿，位置较深，局部症状不明显，主要表现为会阴、直肠部坠胀感，排便时疼痛加重，故不选B、C、D、E。

【破题思路】①肛门周围脓肿——最常见，位置表浅，局部症状明显，全身症状轻。②坐骨肛管间隙脓肿——局部和全身症状都较重。③骨盆直肠间隙脓肿——局部症状较轻，全身症状较重。

3.【答案】B　　　　　　　　　　　　　【难度系数】★★

【解析】肛周脓肿常表现为局部红肿、硬结、压痛，脓肿形成时有波动感，需切开引流。根据题干，可诊断为肛周脓肿，故选B。

4.【答案】E　　　　　　　　　　　　　【难度系数】★★

【解析】该患者肛周皮肤红、肿、热、痛，排便时疼痛加重，局部症状较重，全身症状较轻，首先考虑肛周皮下脓肿，故选E。

【破题思路】①如问肛周脓肿的最常见病因——首选肛窦炎、肛腺炎。②如问肛周脓肿最常见并发症——首选肛瘘。③如问肛周脓肿致病菌——首选大肠埃希菌和（或）厌氧菌。④如问肛周脓肿治疗，早期（无波动感）——首选抗G⁻杆菌和厌氧菌抗生素；晚期（有波动感）——首选切开引流。

四、肛瘘

题型　A1型题

1.【答案】A　　　　　　　　　　　　　【难度系数】★★

【解析】大部分肛瘘由直肠肛管周围脓肿引起，故选A；无论内痔、外痔还是混合痔，都是直肠黏膜的正常静脉曲张引起的病变，不会发生深部组织的瘘管形成，故不选B、D、E；肛裂为齿状线下肛管皮肤层裂伤后形成的小溃疡，同样不会发生深部组织的瘘管形成，故不选C。

2.【答案】A　　　　　　　　　　　　　【难度系数】★★

【解析】直肠指检触及条索状物，挤压条索状物时肛旁端有脓性分泌物流出，符合肛瘘的特点，故选A。内痔的特点是无痛性间歇性便后鲜血；外痔主要特点是肛门不适、潮湿不洁、瘙痒；直肠癌主要特点为排便习惯和粪便性状的改变；直肠息肉主要表现为肠道刺激症状、腹泻、便血。故B、C、D、E均可排除。

3.【答案】C　　　　　　　　　　　　　【难度系数】★★

【解析】肛瘘常由肛门周围皮下脓肿破溃所致，由内口、外口和瘘管三部分组成。肛瘘不能自愈，必须手术治疗，术前需明确瘘管与肛门括约肌的关系，以免术中伤及肛门括约肌，导致大便失禁，故选C。

题型　A2型题

1.【答案】A　　　　　　　　　　　　　【难度系数】★★

【解析】肛缘处潮湿瘙痒，有黏液流出，截石位检查有一小孔，挤压有脓液流出，诊断为肛瘘，故选A。肛裂表现为典型三联征：周期性疼痛、便秘、出血，故不选B。内痔表现为出血和脱出，故不选D。外痔合并血栓形成表现为剧痛，故不选C。

【破题思路】①肛周暗紫色长圆形肿物、质硬、压痛——内痔脱出。②肛门部潮湿、瘙痒，肛门旁有小孔伴有脓血性分泌物——肛瘘。③肛裂+齿状线肛乳头肥大+前哨痔——肛裂三联征。④便时剧痛→缓解几分钟→便后剧痛（疼痛—缓解—疼痛）——肛裂。⑤出血、脱出——内痔。⑥剧痛——血栓性外痔。

2.【答案】D　　　　　　　　　　　　　【难度系数】★★

【解析】患者肛门肿胀伴畏寒、发热4周，之后脓肿破溃流出脓液，诊断为肛瘘。肛瘘手术的关键是尽量减少肛门括约肌损伤，防止肛门失禁，避免瘘管复发，所以准确找到肛瘘外口、瘘管、肛瘘内口是关键，故选D。瘘管切开仅适用于低位肛瘘的治疗，故不选A。抗感染、坐浴、扩肛均为肛瘘的一般治疗，故不选B、C、E。

题型　B1型题

1.【答案】B　　　　　　　　　　　　　【难度系数】★★

【解析】肿物不规则、质地硬，提示肿瘤，故选B。直肠息肉指诊触到规则、柔软、活动度好的肿物，故不选 E。

2. 【答案】C　　　　　　　　　　　　　【难度系数】★★

【解析】肛瘘做肛门指诊时在内口处可扪到硬结样内口或条索样瘘管，故选 C。痔指诊触到暗红色柔软的血管团，故不选 D。

五、痔

题型 A1 型题

1. 【答案】C　　　　　　　　　　　　　【难度系数】★★

【解析】血栓性外痔常表现为肛周暗紫色长条圆形肿物，表面皮肤水肿、质硬、压痛明显，故选 C。应与直肠脱垂鉴别，直肠脱垂表现为圆形红色表面光滑的肿物无压痛。

2. 【答案】C　　　　　　　　　　　　　【难度系数】★★

【解析】内痔好发于截石位 3、7、11 点，故选 C。

3. 【答案】B　　　　　　　　　　　　　【难度系数】★★

【解析】内痔的主要临床表现为出血和脱出，在内痔早期痔核脱出少见或较轻，故主要表现为出血。无痛性、间歇性便后出鲜血是早期内痔的常见表现，故选择 B。痔块脱出为Ⅱ～Ⅳ度内痔的主要表现，而不是早期症状，故不选 A。疼痛伴血便为肛裂的常见临床表现，故不选 C。肛门瘘管外口常有黏液脓性分泌物为肛瘘的临床表现，故 D 错。肛门瘙痒感见于肛门瘙痒症、外痔、肛瘘等，故不选 E。

【破题思路】内痔的分度：①Ⅰ度：无痔核脱出。②Ⅱ度：排便时有痔脱出，便后可自行还纳。③Ⅲ度：排便或用力痔脱出肛外，用手可辅助还纳。④Ⅳ度：痔脱出不能还纳或还纳后又脱出。

题型 A2 型题

1. 【答案】D　　　　　　　　　　　　　【难度系数】★★★

【解析】内痔的主要临床表现为出血和脱出。在内痔早期（如Ⅰ度内痔）无痔核脱出，仅表现便后滴鲜血，量少，与大便不混合。随着病情进展，可有痔核脱出，可自行回纳（Ⅱ度），或不会自行回纳（Ⅲ、Ⅳ度）。结合病史及临床表现，本例应诊断为Ⅱ度内痔，故选 D。直肠癌可有直肠刺激征，但不会有肿块脱出且自行回缩，故不选 A。混合痔表现为内痔和外痔症状同时存在，内痔发展到Ⅲ度以上多形成混合痔，故脱出的肿块不会自行回纳，故不选 B。外痔可见痔核脱出、肛门不适等，但痔核不会回缩，故不选 C。直肠脱垂主要表现为肿物自肛门脱出，无出血，故不选 E。

2. 【答案】C　　　　　　　　　　　　　【难度系数】★★

【解析】血栓性外痔表现为肛周暗紫色长条圆形肿物，表面皮肤水肿、质硬、急性期触痛及压痛明显，故选 C。肛裂不会出现突出的肿物，故不选 A。直肠息肉为带蒂息肉脱出肛门外，易误诊为痔脱出。但息肉为圆形、实质性、有蒂、可活动，这种情况多见于儿童，故不选 D。内痔表现为无痛性出血，故不选 E。

【破题思路】①内痔：齿状线上方直肠上静脉丛曲张团块形成最常见。②外痔：齿状线下方直肠下静脉丛曲张团块形成。③混合痔：由直肠上下静脉丛相互吻合形成。④环状痔：晚期混合痔突出于肛门外，在肛周呈梅花状。

3. 【答案】E　　　　　　　　　　　　　【难度系数】★★

【解析】肛门持续剧痛，肛门口肿物呈暗紫色、质硬，触痛明显，应诊断为血栓性外痔（E 对）。内痔和直肠息肉无肛门疼痛；肛裂排便有肛门疼痛、出血，肛门可见裂口；肛周脓肿有肛门持续疼痛，局部硬结，脓肿形成有波动感。故不选 A、B、C、D。

题型 B1 型题

1. 【答案】D　　　　　　　　　　　　　【难度系数】★★

【解析】直肠脱垂表现为用力排便时直肠黏膜自肛门脱出，初发时较小，排便时脱出，便后即可自行还纳；当体积较大时，便后需要用手推回肛门内，故选 D。内痔表现为出血和脱出，故不选 B。外痔常有痔核，故不选 A。混合痔是指内、外痔同时存在，故不选 C。

2. 【答案】E　　　　　　　　　　　　　【难度系数】★★

【解析】环形痔是指混合痔呈环状脱出肛门外，黏膜呈梅花瓣状，括约肌不松弛，故选 E。直肠脱垂呈环形，但黏膜表面平滑，肛管括约肌松弛，故不选 D。

六、直肠癌

题型 **A1型题**

1.【答案】A　　　　　　　　　　　　【难度系数】★★★

【解析】淋巴转移是主要的扩散途径。上段直肠癌向上沿直肠上动脉、肠系膜下动脉及腹主动脉周围淋巴结转移，故选A。下段直肠癌（以腹膜返折为界）向上方和侧方转移为主。齿状线周围的癌肿可向上、侧、下方转移。向下方转移可表现为腹股沟淋巴结肿大，故不选B、D、E。

2.【答案】A　　　　　　　　　　　　【难度系数】★★

【解析】直肠癌能否保留肛门，取决于手术方式，决定手术方式的重要因素为肿瘤下缘距齿状线的距离，故选A。

3.【答案】E　　　　　　　　　　　　【难度系数】★★

【解析】肿瘤标志物癌胚抗原（CEA）缺乏对早期结肠癌、直肠癌的诊断价值。大量研究表明结肠癌、直肠癌病人的血清CEA水平与肿瘤分期呈正相关，Ⅰ、Ⅱ、Ⅲ、Ⅳ期的血清CEA阳性率分别约为25%、45%、75%和85%，因此CEA主要用于评估肿瘤负荷和监测术后复发。CA199的临床意义与CEA相似，故选E。

【破题思路】AFP——肝癌，CEA——结肠癌，CA199——胰腺癌。

4.【答案】E　　　　　　　　　　　　【难度系数】★★

【解析】本题意在考查直肠癌的辅助检查。题目中钡剂灌肠和结肠镜不能判断直肠癌的浸润深度和有无肠外转移，故排除A、B、C。B超精确度差，且不是最好的，排除D。CT（最好是增强CT）既可确定病变部位、判断病变性质，也可了解局部侵犯及转移状况，故选E。

【破题思路】①直肠癌首选检查——直肠指诊。②直肠癌最可靠的确诊检查——结肠镜+活检。③判断直肠癌浸润深度和有无腹腔/盆腔转移——首选CT（最好是增强CT）。④直肠癌/结肠癌普查——首选大便潜血试验。⑤判断直肠癌手术效果和监测是否复发——首选癌胚抗原（CEA）。

5.【答案】E　　　　　　　　　　　　【难度系数】★★

【解析】排便习惯与粪便性状改变常为直肠癌最早出现的症状，多表现为血便或粪便隐血阳性，故选E。

6.【答案】D　　　　　　　　　　　　【难度系数】★★

【解析】本题意在考查直肠癌的辅助检查。题目中钡剂灌肠和直肠镜不能判断直肠癌的浸润深度和有无肠外转移，故排除A、E；B超虽能定位但精确度差，且不是最好的，排除B；肿瘤标志物（CEA）用于判断手术效果和预测术后是否复发，对判断局部侵犯及转移状况无效，排除C；CT（最好是增强CT）既可确定病变部位、判断病变性质，也可了解局部侵犯及转移状况，精确度优于B超，故选D。

题型 **A2型题**

1.【答案】D　　　　　　　　　　　　【难度系数】★★

【解析】患者老年男性，便血一周，指诊示菜花状肿物，提示直肠癌。确诊依据首选内镜。直肠镜对直肠癌具有确诊价值。通过直肠镜能直接观察全直肠肠壁、肠腔改变，并确定肿瘤的部位、大小，初步判断浸润范围，取活检可获确诊，故选D。

【破题思路】直肠癌确诊——内镜；菜花状——癌。

2.【答案】E　　　　　　　　　　　　【难度系数】★★

【解析】患者里急后重伴排便不尽感5个月，便血1个月，直肠指诊触及包块，无压痛，为明确包块性质，最有意义的检查是结肠镜+活检，故选E。其余检查不能作为确诊依据，故不选。

【破题思路】首选——直肠指检；确诊——结肠镜检+活组织检查；普查——大便潜血检查；预后及复发——血清CEA。

3.【答案】E　　　　　　　　　　　　【难度系数】★★

【解析】患者老年男性，反复脓血便，可排除克罗恩病、排除乙状结肠扭转，结肠镜检：距肛门10 cm环形狭窄，呈菜花样，可排除肠息肉、排除溃疡性结肠炎，故选E。

4.【答案】D　　　　　　　　　　　　【难度系数】★★

【解析】患者为中年男性，排便习惯改变，里急后重，黏液血便进行性加重，考虑直肠癌，直肠指诊简单易行，可发现约70%的直肠癌，是诊断直肠癌最重要的方法，故选D。腹部B超主要用于了解直肠癌的肝转移，故不选 B。直肠镜是确诊直肠癌的检查方法，故不选 A。大便隐血是直肠癌普查的检查方法，故不选 C。下消化道 X 线钡剂造影对直肠癌的诊断意义不大，故不选 E。

题型　A3/A4 型题

1. 【答案】B　　　　　　　　　　　　【难度系数】★★

【解析】老年男性患者，大便变细，排便次数增加，伴里急后重，应考虑直肠癌，首选的检查就是直肠指检（B 对）。粪隐血常用于消化道肿瘤的筛查；腹部超声用于腹部实质脏器病变的检查；直肠癌确诊的检查是结肠镜＋活检；腹部 CT 用于评价直肠癌肝、淋巴结的转移。

2. 【答案】C　　　　　　　　　　　　【难度系数】★★

【解析】直肠癌的手术方式最主要取决于病灶下缘距齿状线的距离，故选 C。肿瘤下缘距齿状线＞5 cm，采取经腹腔直肠癌切除术（Dixon 手术），该术最常用，为保留肛门的术式；肿瘤下缘距齿状线＜5 cm（腹膜返折以下），采取腹会阴联合直肠癌根治术（Miles 手术）。全身情况差，不能耐受 Miles 手术或 Dixon 手术者采取经腹直肠癌切除、近端造口、远端封闭手术（Hartmann 手术）。

3. 【答案】B　　　　　　　　　　　　【难度系数】★★

【解析】直肠癌肿侵入静脉后沿门静脉转移至肝；直肠癌手术时有 10%~15% 的病例已发生肝转移，也可由髂静脉转移至肺、骨和脑，但较少。脾为免疫器官，一般不发生肿瘤转移。综上所述，选 B。

【破题思路】侵入体循环静脉的肿瘤细胞首选转移到肺；侵入门静脉的肿瘤细胞首选转移到肝。

第八节　消化道大出血

题型　A1 型题

1. 【答案】E　　　　　　　　　　　　【难度系数】★

【解析】上消化道出血的原因包括：消化性溃疡、门静脉高压症食管胃底静脉曲张破裂、急性糜烂出血性胃炎、胃癌。最常见原因是消化性溃疡，故选 E。食管贲门黏膜撕裂综合征出血量比较少，发病率低，故不选 A。

【破题思路】①上消化道出血最常见原因——消化性溃疡；其次——肝硬化门静脉高压症食管胃底静脉曲张破裂。②消化性溃疡出血首选药物——质子泵抑制剂；门静脉高压症食管胃底静脉破裂出血首选药物——生长抑素。

2. 【答案】A　　　　　　　　　　　　【难度系数】★★★

【解析】上消化道出血常表现为呕血与黑便，其临床表现主要取决于出血量和出血速度，而出血部位的高低则是次要因素。如果出血很急、量很多，则既有呕血，也有便血；若出血较慢，量较少，常出现黑便，呕血少见，故选 A，故不选 B。上消化道出血的表现与病变性质关系不大，故不选 C。凝血机制是否正常与消化道出血有关，而与呕血或便血关系不大，故不选 D。胃肠蠕动快慢与便血颜色有关，若肠蠕动过快，多为鲜红色血便；若胃肠蠕动慢，血液在胃肠道内停滞时间较长，经胃肠液作用后，多为柏油样便，故不选 E。

3. 【答案】A　　　　　　　　　　　　【难度系数】★★★

【解析】柏油样便多为血液在胃肠道内长时间停滞，经胃肠液作用形成，常见于上消化道出血。屈氏（Trietz）韧带以上的消化道出血称为上消化道出血，5 个答案项中，仅胃是上消化道，故为 A。

【破题思路】不是说柏油样便一定见于上消化道出血，也可见于下消化道出血如空肠出血，主要是血液中的血红蛋白中的 Fe^{2+} 与肠道中的硫化物发生反应，形成硫化亚铁，停留肠道的时间越长可能性越大，而题目中最可能的是胃，因为位置越高可能性越大。

4. 【答案】C　　　　　　　　　　　　【难度系数】★★★

【解析】贫血、发热、呕血与黑粪、氮质血症、失血性周围循环衰竭均为上消化道出血的临床表现，但呕血与黑粪是其特征性表现，故选 C。上消化道大量出血后，均有黑粪。出血部位在幽门以上者常伴有呕血；若出血量较少，速度较慢，也可无呕血。

【破题思路】临床当中实用一些含铁的食物和药物也可以出现黑便，有时题目中也会出现，注意区分。

5. 【答案】C　　　　　　　　　　　　【难度系数】★★★

【解析】肝硬化食管静脉曲张大出血后，由于大量血液蛋白质的消化产物在肠道被吸收，血中尿素氮可升高，称为肠源性氮质血症。大量出血后，门静脉系统内血量减少，脾脏可暂时缩小，不易扪及。大量出血后易诱发肝性脑病，出现意识障碍。大量出血后，血容量减少，可导致少尿。故不选A、B、D、E。大量出血可导致肝脏缺血缺氧，肝功能损害，腹水可能不会在短时间内增多，但一定不会减少，故选C。

6. 【答案】B　　　　　　　　　　　　　　【难度系数】★★★

【解析】无论上消化道还是下消化道出血，均可导致粪便潜血阳性、血红蛋白降低，有效血容量下降，使肾血流量减少，可造成肾前性少尿，血肌酐升高。消化道出血可导致肠道pH值增高，氨的生成和吸收增加，使血氨升高。故A、C、D、E项指标均不能用于消化道出血部位的鉴别。肠源性氮质血症是由大量血液蛋白质的消化产物在肠道吸收所致，故上消化道出血时，血尿素氮升高。若为下消化道出血，血液未经肠道消化吸收，血尿素氮不升高。因此血尿素氮升高可作为上、下消化道出血的鉴别指标之一，故选B。

7. 【答案】E　　　　　　　　　　　　　　【难度系数】★★

【解析】研究表明，成人每日消化道出血＞5~10 mL，粪便隐血试验阳性，故选E。

【破题思路】①成人每日消化道出血＞5~10 mL，粪便隐血试验阳性。②每日出血量50~100 mL可出现黑粪。③200~300 mL可出现呕血。④600 mL可出现神志不清。⑤＞1000 mL可出现休克。

8. 【答案】A　　　　　　　　　　　　　　【难度系数】★★

【解析】肠鸣音正常是4~5次/分，肠鸣音＞10次/分，称为肠鸣音活跃，见于急性胃肠炎、消化道出血等。肠鸣音是肠蠕动产生的，当上消化道出血时，血液积聚在肠道，刺激肠管引起肠蠕动增强，可导致肠鸣音活跃，故选A。肠系膜上动脉栓塞可致肠管缺血坏死，肠蠕动减弱或消失，故肠鸣音减弱甚至消失，故不选B。麻痹性肠梗阻使肠管无蠕动，故肠鸣音消失，故不选C。急性胰腺炎、上消化道穿孔可引起急性腹膜炎，故肠鸣音消失，故不选D、E。

【破题思路】请注意：刺激肠道内可出现肠鸣音亢进；刺激肠道外（炎症、肿瘤、缺血等）可出现肠鸣音减弱或消失。

题型　A2型题

1. 【答案】E　　　　　　　　　　　　　　【难度系数】★★

【解析】慢性肝炎患者，进食苹果后出现呕血+黑便，诊断为上消化道大出血，引起的原因是肝硬化食管胃底静脉曲张破裂，故选E。消化性溃疡有周期性节律性上腹痛，本案不支持，故不选D。糜烂性胃炎常有应激性诱因，本案不支持，故不选A。食管贲门黏膜撕裂综合征有明显诱因如剧烈呕吐后出现呕血，没有慢性肝炎病史，故不选B。胃癌有体重减轻，故不选C。

【破题思路】①呕血+黑便＝上消化道出血。②上消化道出血最常见原因——消化性溃疡。③有溃疡病史、酗酒、服用阿司匹林——胃及十二指肠溃疡。④有肝炎或血吸虫病史——食管胃底静脉曲张破裂出血。⑤休克、严重烧伤、脑血管意外史——应激性溃疡。⑥剧烈呕吐后出血——食管贲门黏膜撕裂综合征。

2. 【答案】D　　　　　　　　　　　　　　【难度系数】★★

【解析】既往乙型肝炎病史，进食后大呕血，考虑乙型肝炎后肝硬化并发食管静脉曲张破裂出血，确诊首选胃镜，故选D。

【破题思路】上消化道出血确诊——胃镜；上消化道出血最常见原因——消化性溃疡。

3. 【答案】C　　　　　　　　　　　　　　【难度系数】★★

【解析】青年男性平常体健，无基础病。饮酒后剧烈呕吐，后呕血，考虑贲门黏膜撕裂，故选C。胃癌多见于中老年人，有慢性萎缩性胃炎或者胃溃疡病史，伴有不明原因便血和体重短期内减轻，确诊需要胃镜，不符合本题，故不选A。消化性溃疡有典型的周期性节律性上腹部疼痛，故不选B。急性胃黏膜病变多见于应激状态，如大面积烧伤后或脑血管意外后引起呕血，故不选D。

4. 【答案】D　　　　　　　　　　　　　　【难度系数】★★

【解析】该病例诊断为肝炎后发生肝硬化，并发门静脉高压症，伴有食管下段和胃底黏膜下层的静脉曲张。黏膜因曲张静脉而变薄，易被粗糙食物所损伤；或由于胃液反流入食管，腐蚀已变薄的黏膜；同时门静脉系统内的压力较高，易导致曲张静脉破裂，发生难以自止的大出血。故选D。

5. 【答案】D　　　　　　　　　　　　　　【难度系数】★★

【解析】患者剧烈呕吐后发生上消化道出血，符合食管贲门黏膜撕裂综合征特点，故选D。胃癌出血见于老年人，表现为无规律的上腹痛，黑便量少，或持续性大便潜血试验阳性，故不选C。消化性溃疡表现为反复发作的周期性节律性上腹痛，以后可有呕血和黑便，故不选E。急性胃黏膜病变表现为应激状态下上消化道出血，故不选A。胃血管异常表现为胃动脉瘤，极其罕见，故不选B。

【破题思路】①周期性节律性上腹痛＋上消化道出血＝消化性溃疡。②肝硬化患者＋上消化道出血＝食管胃底静脉曲张破裂。③剧烈呕吐＋上消化道出血＝食管贲门黏膜撕裂综合征。④体重下降＋大便潜血持续阳性＝胃癌。⑤引起上消化道出血最常见原因——消化性溃疡；其次——食管胃底静脉曲张破裂。

6.【答案】E　　　　　　　　　　　　　　　【难度系数】★★

【解析】患者肝炎后肝硬化，食用坚果后大呕血，判断为食管胃底静脉曲张破裂，应采取止血治疗。尽早给予收缩内脏血管药物如生长抑素、奥曲肽、特利加压素或垂体加压素，减少门静脉血流量，降低门静脉压，从而止血。血管升压素副作用大，有腹痛、高血压、心绞痛、心血管疾病者禁用。患者既往冠心病所以禁用血管升压素（会加重心肌缺血），故不选D。普萘洛尔是减慢心率的，无止血作用，故不选C。西咪替丁是抑制胃酸分泌的，也无止血作用，故不选A。硝酸甘油是扩张冠状动脉的，故不选B。综上所述，故选E。

7.【答案】B　　　　　　　　　　　　　　　【难度系数】★★

【解析】病人出现上消化道出血的表现，时间在4小时内，适宜用胃镜进行止血，可以在胃镜下观察出血灶，针对性地采取激光、电凝或结扎止血等不同的方式止血，故选B；C、D、E只是辅助治疗，无法根治出血；急症手术并发症多，不作为首选措施。

8.【答案】A　　　　　　　　　　　　　　　【难度系数】★★

【解析】患者有慢性乙型肝炎病史，很可能发展为肝硬化门静脉高压症，患者食硬质食物后出现呕血、黑便、休克，首先考虑的出血原因是食管胃底静脉曲张破裂，故选A。胃、十二指肠溃疡有慢性节律性上腹疼痛病史；食管肿瘤表现为进行性吞咽困难；急性胃黏膜病变有用药或应激史。上述疾病出血量较少，很少出现休克，故排除B、C、D、E。

【破题思路】上消化道出血病因判断：①慢性、周期性、节律性上腹痛——消化性溃疡。②病毒性肝炎、血吸虫病或酗酒病史、门静脉高压表现——食管胃底静脉曲张破裂。③服用非甾体抗炎药或应激——急性糜烂出血性胃炎。④中年以上，上腹痛、消瘦、厌食——胃癌。⑤剧烈呕吐——食管贲门黏膜撕裂综合征。

9.【答案】B　　　　　　　　　　　　　　　【难度系数】★★

【解析】患者有慢性乙型肝炎病史，突发呕血，诊断为肝硬化并发上消化道出血。患者有脉搏增快，血压下降等血容量不足的表现，应首先输注晶体液扩容，故选B。如果输入大量晶体液不能维持血压，可输入胶体液、红细胞悬液或全血；应用止血药为一般性治疗措施。故不选A、C、D、E。

10.【答案】C　　　　　　　　　　　　　　【难度系数】★★

【解析】频繁剧烈的呕吐致腹内压骤然增加情况下，可致胃底贲门、食管远端的黏膜和黏膜下层撕裂，并发大量出血，称为食管贲门黏膜撕裂综合征（Mallory-Weiss综合征），故选C。

题型	A3/A4型题

1.【答案】C　　　　　　　　　　　　　　　【难度系数】★★

【解析】患者呕血5小时，P 120次/分，BP 95/60 mmHg，说明出血量大于800mL，患者黄疸，腹壁静脉曲张，脾大，移动性浊音阳性，应考虑肝硬化门静脉高压症，其呕血的原因是门静脉高压导致的食管下段胃底静脉曲张破裂出血，故选C。

2.【答案】D　　　　　　　　　　　　　　　【难度系数】★

【解析】为确诊呕血的原因最有价值的检查是纤维胃镜，故选D。上消化道出血急性期不宜做钡剂造影检查，A、B、E项检查对上消化道出血的诊断价值不大。

3.【答案】A　　　　　　　　　　　　　　　【难度系数】★★

【解析】患者目前BP 95/60 mmHg，说明处于休克代偿期，首先应输注平衡盐溶液，故选A。若血红蛋白＜70 g/L应同时输血，扩充血容量；人血白蛋白用于低蛋白血症；复方氨基酸溶液用于补充营养；补液原则为先盐后糖。故不选B、C、D、E。

4.【答案】D　　　　　　　　　　　　　　　【难度系数】★★★

【解析】该病人有乙型肝炎病史30年，有脾大、肝掌，提示发展为肝硬化门静脉高压。患者进食粗糙食物后突发呕鲜血，应考虑呕血的原因是食管胃底曲张静脉破裂，故选D。消化性溃疡有慢性、周期性节律性上腹疼痛病史；胆道出血出现胆绞痛、梗阻性黄疸、消化道出血三联征；急性糜烂性胃炎有应用非甾体抗炎药或应激史。以上疾病均无脾肿大和肝掌，故排除A、B、C、E。

5.【答案】A　　　　　　　　　　　　　【难度系数】★★★

【解析】门静脉高压食管胃底静脉曲张破裂出血的首选术式是胃底贲门周围血管离断术，要彻底结扎切断胃底贲门周围血管，故选A。

第九节　腹膜炎

一、急性化脓性腹膜炎

题型　A1型题

1.【答案】E　　　　　　　　　　　　　【难度系数】★★

【解析】急性腹膜炎未出现休克应采取半卧位体位，有利于积液引流，故选E。休克患者需采取中凹卧位（头、躯干抬高20°~30°，下肢抬高15°~20°），故不选B。

2.【答案】C　　　　　　　　　　　　　【难度系数】★★

【解析】急性弥漫性腹膜炎手术治疗，在关腹前一般不在腹腔内应用抗生素以免发生严重粘连，故选C。其他A、B、D、E四项都是正确的，如手术切口应根据病变脏器的部位而定，进入腹腔后应寻找原发病灶，开腹后应立即用吸引器吸净腹腔内的渗液、脓液、食物残渣、粪便异物等，可用生理盐水冲洗腹腔直至清洁，术后常规进行腹腔引流以减轻腹腔感染和防止术后发生腹腔脓肿。

3.【答案】B　　　　　　　　　　　　　【难度系数】★★★

【解析】消化性溃疡的急性穿孔是急腹症的手术适应证，但早期空腹状态下的胃溃疡小穿孔可行保守治疗，因此消化道穿孔不是剖腹手术的绝对适应证，故选B。急性重症胰腺炎血清淀粉酶可能不高但需手术治疗；结肠癌引起的慢性肠梗阻即使没有狭窄也需手术治疗；粘连性肠梗阻若发生肠管绞窄坏死需手术治疗；先有发热的急性腹痛一般为内科腹痛，均应考虑手术是不对的。所以A、C、D、E选项是错的。

4.【答案】C　　　　　　　　　　　　　【难度系数】★★

【解析】腹痛是继发性腹膜炎最突出的临床表现，尤以原发部位最明显，故选C。

【破题思路】①腹膜炎的标志性体征：腹部压痛、反跳痛、肌紧张。②腹膜炎病情恶化的标志：腹胀加重。③判断腹膜炎病情变化的一项重要标志：腹胀。

5.【答案】C　　　　　　　　　　　　　【难度系数】★★

【解析】患者在保守治疗期间出现休克症状，表示病情加重、危及生命，应及时剖腹探查，故选C。

【破题思路】腹膜炎的手术适应证总结：①经保守治疗6~8小时后（一般不超过12小时），腹膜炎症状及体征不缓解反而加重者。②腹腔内原发病严重，如胃肠道穿孔或胆囊坏疽、绞窄性肠梗阻、腹腔内脏器损伤破裂、胃肠道手术后短期内吻合口瘘所致的腹膜炎。③腹腔内炎症较重，出现严重的肠麻痹或中毒症状，尤其是有休克表现者。④腹膜炎病因不明确，且无局限趋势者。

题型　A2型题

1.【答案】A　　　　　　　　　　　　　【难度系数】★★

【解析】继发性腹膜炎一旦出现休克、腹腔积液增多、腹痛进行性加重，提示疾病加重，需要进行手术，故不选B、C、D。继发性腹膜炎病因诊断不明确的，需要进行手术探查，故不选E。呼吸性碱中毒不需要手术治疗，故选A。

【破题思路】①继发性腹膜炎最多见的致病菌——大肠埃希菌。②原发性腹膜炎最多见的致病菌——溶血性链球菌、肺炎链球菌。③继发性腹膜炎最常见的病因——空腔脏器穿孔及外伤。④原发性腹膜炎最常见的病因——血行感染。

2.【答案】E　　　　　　　　　　　　　【难度系数】★★

【解析】该病人腹部外伤后脐周疼痛2小时，腹膜刺激征阳性，应高度怀疑腹部空腔脏器破裂，胃肠内容物流入腹腔，具体是哪个空腔脏器破裂一时难以确定，故给予剖腹探查。急性腹膜炎的手术治疗主要包括：处理原发病灶、清洁腹腔（用生理盐水反复冲洗）和放置腹腔引流三项。关腹前不在腹腔留置抗生素，以免引起粘连；术后继续禁食、胃肠减压。该病人腹部损伤2小时，根本不存在腹腔粘连，故选E。

二、腹腔脓肿

题型　A2 型题

1.【答案】E　　　　　　　　　　　　【难度系数】★★

【解析】阑尾炎术后并发盆腔脓肿，表现为里急后重；对于盆腔脓肿，诊断首选直肠指诊，简便快捷，可以触摸到波动感，故选 E。

2.【答案】B　　　　　　　　　　　　【难度系数】★★

【解析】阑尾穿孔或结直肠手术后，出现体温升高，典型的直肠或膀胱刺激症状，如里急后重、大便频而量少、尿频、排尿困难等，应想到盆腔脓肿的可能，故选 B。急性肾盂肾炎表现为发热、肾区叩击痛，伴或不伴膀胱刺激征，故不选 A。肛周脓肿表现为肛周持续性跳动性疼痛，局部红肿，有硬结和压痛，脓肿形成有波动感，故不选 C。阑尾残株炎是指阑尾残端保留过长超过 1 cm，或者肠石残留，术后残株可炎症复发，故不选 D。急性膀胱炎表现为尿频、尿急、尿痛，不伴全身症状，故不选 E。

3.【答案】C　　　　　　　　　　　　【难度系数】★★

【解析】该病人急性阑尾炎术后第 6 天，高热、腹泻、里急后重，首先考虑并发盆腔脓肿。腹泻伴里急后重表示病变累及直肠，首选检查为直肠指诊（简便、有效、经济），故选 C。粪常规一般无异常，胸部及腹部 X 线片不作为诊断盆腔脓肿的检查，腹部 B 超可作为进一步检查。

题型　A3/A4 型题

1.【答案】E　　　　　　　　　　　　【难度系数】★★

【解析】患者阑尾切除术后，出现发热、腹胀、肛门下坠感、里急后重，诊断为盆腔脓肿，首选检查为直肠指诊，故选 E。确诊本病做 B 超，故不选 D。粪培养、X 线、血常规对诊断意义不大，故不选 A、B、C。

【破题思路】①阑尾炎最有意义的症状——转移性右下腹疼痛。②最有意义的体征——右下腹固定性压痛。③腰大肌试验（+）——阑尾位于腰大肌前方。④闭孔试验（+）——阑尾靠近闭孔内肌。⑤阑尾炎术后最常见的并发症——切口感染。⑥阑尾炎术后最严重的并发症——门静脉炎→肝脓肿。

2.【答案】C　　　　　　　　　　　　【难度系数】★★

【解析】盆腔脓肿首选切开引流，故选 C。

三、结核性腹膜炎

题型　A1 型题

1.【答案】B　　　　　　　　　　　　【难度系数】★★

【解析】结核性腹膜炎的腹腔积液腺苷脱氨酶（ADA）活性常增高，但需排除恶性肿瘤，如测定 ADA 同工酶升高则对本病诊断有一定特异性，故选 B。

【破题思路】结核性腹水的特点：①颜色多草黄色，静置后可自然凝固，比重＞1.018。②蛋白定性试验（+），定量＞30 g/L。③WBC＞$500×10^6$/L，以淋巴细胞或单核细胞为主。④腺苷脱氨酶（ADA）活性常增高。⑤普通细菌培养阴性，结核分枝杆菌培养的阳性率很低。

2.【答案】D　　　　　　　　　　　　【难度系数】★★

【解析】结核性腹膜炎腹痛特点：①早期不明显，以后可出现持续性隐痛或钝痛，也可始终没有腹痛；②部位多位于脐周、下腹，有时可蔓延至全腹；③并发不完全梗阻时，有阵发性绞痛，偶可表现为急腹症。故选 D。

【破题思路】①结核性腹膜炎属于慢性弥漫性特异性腹膜感染。②结核性腹膜炎好发人群——中青年，女性多于男性。

3.【答案】E　　　　　　　　　　　　【难度系数】★★

【解析】结核性腹膜炎的全身结核毒血症状常见，主要是发热与盗汗，热型以低热和中等热最多，约 1/3 患者有弛张热，少数可呈稽留热。毒血症状明显者主要见于渗出型、干酪型或见于伴有粟粒型肺结核、干酪样肺炎等严重结核病的患者，不见于粘连型患者，故选 E。

【破题思路】①结核性腹膜炎主要症状——发热、盗汗。②结核性腹膜炎热型——弛张热，少数可有稽留热。③结核性腹膜炎分型——渗出型、干酪型、粘连型。

4.【答案】D　　　　　　　　　　　　【难度系数】★★

【解析】结核性腹膜炎腹痛特点：多位于脐周、下腹或者全腹，性质为持续性或者阵发性隐痛，偶尔可有急腹症表现，腹壁柔韧感（最特异，最典型）表现，腹水为少量或者中量，腹水呈草黄色、淡血性、乳糜性。腹部包块多见于粘连型、干酪型，常位于脐周。振水音是病人仰卧听到胃内气体和液体相撞击发出的声音，见于胃潴留。正常人餐后或者饮大量液体后可有上腹部振水音，若在清晨空腹或者餐后6~8小时以上仍出现振水音，提示幽门梗阻或者胃扩张和胃液分泌过多等，故选D。

【破题思路】振水音——幽门梗阻、胃潴留。移动性浊音阳性——腹腔积液。

5.【答案】D 【难度系数】★

【解析】结核性腹膜炎的并发症以肠梗阻常见，多见于粘连型，故选D。肠瘘一般多见于干酪型，往往同时有腹腔脓肿形成。肠穿孔、休克等少见。

【破题思路】结核性腹膜炎最常见并发症——肠梗阻。

6.【答案】E 【难度系数】★★

【解析】由于结核分枝杆菌生长繁殖缓慢，腹水检查阳性率很低，故选E。结核性腹膜炎多由肠系膜淋巴结结核、输卵管结核、肠结核等直接蔓延而来，因此患者多有结核病史。患者结核中毒症状常见，以长期低至中度发热多见。结核性腹膜炎常表现为腹痛、腹胀及腹水，腹壁柔韧感是结核性腹膜炎的常见典型体征。

7.【答案】E 【难度系数】★★

【解析】结核性腹膜炎是由结核分枝杆菌引起的腹膜特异性感染，因此腹腔镜下腹膜活组织检查有确诊价值，只要镜下见到结核结节、干酪样坏死灶即可诊断为本病，故选E。结核菌素试验阳性只能说明患者曾受结核分枝杆菌感染，并不能说明一定发病。结核性腹膜炎的病变部位主要在腹膜，而结肠镜检查的主要是肠内病变，因此肠镜检查并不能确诊结核性腹膜炎，但是对肠结核可以确诊。血沉是反映结核病是否处于活动期的指标，并不能确诊结核性腹膜炎。腹水常规检查主要用于鉴别腹水性质，也不能确诊本病。

【破题思路】确诊结核性腹膜炎——腹腔镜＋活检。

题型	A2 型题

1.【答案】D 【难度系数】★★

【解析】中青年女性，低热1个月，脐周胀痛1个月，伴腹水，腹水细胞数升高（＞$500×10^6$/L），以淋巴细胞为主，综合考虑结核性腹膜炎，故选D。原发性腹膜炎又称自发性腹膜炎，多见于儿童，起病急，表现为腹痛（中下腹疼痛）、发热、呕吐，体温高达39℃，不符合本案，故不选A。肝硬化引起的是自发性腹膜炎，腹水白细胞＞$500×10^6$/L，或多形白细胞＞$250×10^6$/L，故不选B。腹腔恶性肿瘤腹水以血性腹水为主，故不选E。

2.【答案】C 【难度系数】★★

【解析】腹壁柔韧感是解题的关键，只有结核性腹膜炎有这种表现，患者白细胞$600×10^6$/L，多个核细胞0.20，单个核细胞0.80，故选C。

3.【答案】A 【难度系数】★★

【解析】中青年男性，低热、腹胀2个月，腹壁柔韧感，诊断为结核性腹膜炎，血沉增快（正常值0~15 mm/h），腹腔积液支持渗出液（比重升高，超过1.018；蛋白定量＞30 g/L；白细胞计数＞$500×10^6$/L，以淋巴细胞和单核细胞为主）都符合结核性腹膜炎的表现，故选A。肝硬化并发的原发性腹膜炎也称为自发性腹膜炎，属于漏出液，故不选C。Budd-Chiari综合征又称为布加综合征，表现为门静脉高压或下腔静脉高压为主要特征的症状，腹水也属于漏出液，故不选B。腹膜转移癌在腹腔积液中找到癌细胞可以确诊，腹腔细菌学检查阴性，故不选E。

【破题思路】蝶形红斑、盘状红斑——系统性红斑狼疮；腹壁柔韧感——结核性腹膜炎。

4.【答案】A 【难度系数】★★

【解析】患者青年男性，午后低热、消瘦，是结核中毒症状；移动性浊音（＋）、腹水比重＞1.018，蛋白质含量＞30 g/L，提示腹水为渗出液，该渗出液呈暗黄色且以单个核细胞（单核＋淋巴）为主，综上所述，考虑为结核性腹膜炎。结核病人最适当的治疗措施是抗结核化疗，故选A。

【破题思路】①青少年病人长期潮热、盗汗、消瘦、乏力，首先考虑结核，然后再根据其他特征表现，诊断是哪个部位的结核。②只要诊断为结核病（不论什么部位），首选治疗都是抗结核治疗。③如问结核性腹膜炎的腹水性质——首选草黄色渗出液。④题干中出现揉面感（柔韧感）特征描述，——首选结核性腹膜炎。

| 题型 | A3/A4 型题 |

1. 【答案】D　　　　　　　　　　　　　　【难度系数】★★

   【解析】腹胀、腹痛、低热3个月提示肠道结核病，突发绞痛、无排气无排便提示肠梗阻，故选D。消化性溃疡有周期性节律性上腹痛，并发幽门梗阻表现为呕吐隔夜宿食，不伴低热，故不选A。慢性阑尾炎急性发作表现为右下腹疼痛，故不选B。结肠癌合并穿孔表现为侧腹部隐痛伴弥漫性腹膜炎，故不选C。缺血性肠病表现为左下腹痉挛性疼痛，伴有明显便意，故不选E。

2. 【答案】B　　　　　　　　　　　　　　【难度系数】★★

   【解析】肠梗阻首选的检查是立位腹部X线片，故选B。结肠镜检查是确诊肠道炎症、肿瘤的方法，故不选A。腹部B超、CT、MRI对肠道肿瘤有诊断价值，故不选C、D、E。

3. 【答案】E　　　　　　　　　　　　　　【难度系数】★★

   【解析】年轻女性，午后低热、腹痛、腹胀、全腹压痛，移动性浊音（+），肺部有钙化灶，故应考虑结核性腹膜炎，故选E。A、B、C、D均无结核中毒症状。肝硬化腹水有肝掌、蜘蛛痣和门静脉高压的表现；心源性腹水有颈静脉怒张；腹膜间皮瘤和腹膜转移癌有腹部包块。

4. 【答案】D　　　　　　　　　　　　　　【难度系数】★★

   【解析】为明确诊断，应进行腹腔穿刺及腹水化验检查，腹水多呈草黄色渗出液，以淋巴细胞为主，ADA明显增高，有特异性，故选D。PPD试验是结核病的辅助检查；血白蛋白主要用于了解肝脏的合成功能；血常规+血沉检查无特异性；腹部CT不能确诊结核性腹膜炎。故不选A、B、C、E。

5. 【答案】E　　　　　　　　　　　　　　【难度系数】★★

   【解析】腹部揉面感是结核性腹膜炎的特异性表现。患者腹胀、发热、夜间盗汗、腹部揉面感，诊断为结核性腹膜炎。12小时前腹部绞痛，未排气排便，可见肠型及肠蠕动波，肠鸣音亢进，考虑肠梗阻。综上所述，选E。

6. 【答案】C　　　　　　　　　　　　　　【难度系数】★★

   【解析】结核性腹膜炎合并肠梗阻首选的检查是立位腹部X线平片，故选C。该检查既可明确肠梗阻的诊断，又能发现散在钙化影而有助于结核性腹膜炎的诊断。血沉、B超、腹部CT均无特异性，故不选A、D、E。结肠镜对结核性腹膜炎合并肠梗阻的诊断意义不大，故不选B。

第十节　腹外疝

一、腹股沟区解剖

| 题型 | A1 型题 |

1. 【答案】D　　　　　　　　　　　　　　【难度系数】★

   【解析】在腹股沟中点上方2 cm、腹壁下动脉外侧处，男性精索和女性子宫圆韧带穿过腹横筋膜而造成一个卵圆形裂隙，即为腹股沟管深环（内环或腹环），故选D。

   【破题思路】腹股沟管：①内口——深环；外口——浅环。②股管：上口——股环；下口——卵圆窝。

2. 【答案】E　　　　　　　　　　　　　　【难度系数】★★★

   【解析】腹股沟管有四壁：前壁为皮肤、皮下和腹外斜肌腱膜，外1/3为腹内斜肌；后壁为腹膜和腹横筋膜，内1/3为腹股沟镰；上壁为腹内斜肌、腹横肌的弓状下缘；下缘为腹股沟韧带和腔隙韧带。故选E。

3. 【答案】D　　　　　　　　　　　　　　【难度系数】★★★

   【解析】股管是一个狭长的漏斗形间隙，长1~1.5 cm，其结构包括四缘，前缘为腹股沟韧带，后缘为耻骨梳韧带，内缘为腔隙韧带，外缘为股静脉。股管上口为股环，股管下口为卵圆窝，下肢大隐静脉在此处穿过筛状板进入股静脉，故选D。股三角内的结构从内向外排列为股静脉、股动脉、股神经，都是经股三角穿过的，子宫圆韧带或精索是经腹股沟管穿过的。

   【破题思路】①穿过腹股沟管组织——女性子宫圆韧带，男性精索。②穿过股管下口组织——大隐静脉。③穿过股三角组织——股静脉、股动脉、股神经。

4. 【答案】B　　　　　　　　　　　　　　【难度系数】★★

   【解析】直疝三角，又称Hesselbach三角，外侧边是腹壁下动脉，内侧边是腹直肌外侧边缘，底边为腹股沟韧带。此处腹壁缺乏完整的腹肌覆盖，且腹横筋膜又比周围部分薄，因此易发生疝。腹股沟直疝在此由后向前突出，又称直疝三角。故选 B。

5.【答案】B　　　　　　　　　　　　　　【难度系数】★★

【解析】成年人腹股沟管的长度为 4~5 cm，故选 B。

二、腹股沟疝

| 题型 | A1 型题 |

1.【答案】A　　　　　　　　　　　　　　【难度系数】★★

【解析】腹股沟直疝，按压深环疝仍复出，故选 A。

2.【答案】C　　　　　　　　　　　　　　【难度系数】★★

【解析】腹股沟直疝的疝内容物由直疝三角由后向前突出，疝囊颈位于腹壁下动脉内侧；腹股沟斜疝的疝内容物由腹股沟管突出，疝囊颈位于腹壁下动脉外侧。故选 C。

【破题思路】

鉴别点	斜疝	直疝
发病年龄	青年	老年人
突出途径	经腹股沟管突出，进入阴囊	由直疝三角突出，不进入阴囊
疝块外形	椭圆或梨形	半球形，基底较宽
回纳疝块后压住深环	疝块不再突出	疝块仍可突出
精索与疝囊的关系	精索在疝囊后方	精索在疝囊前外方
疝囊颈与腹壁下动脉关系	疝囊颈在腹壁下动脉的外侧	疝囊颈在腹壁下动脉的内侧
嵌顿机会	较多	较少

3.【答案】B　　　　　　　　　　　　　　【难度系数】★★★

【解析】绞窄疝是指嵌顿的肠管有血运障碍的腹外疝，表现为肠系膜动脉搏动消失，肠管壁缺血坏死，故选 B。易复性疝是指疝内容物很容易回纳入腹腔的疝；嵌顿性疝是指疝囊颈较小而腹腔内压突然增高时疝内容物经疝囊颈进入疝囊后疝囊颈弹性收缩，将内容物卡住，内容物不能回纳腹腔；滑动性疝是指疝内容物成为疝囊壁的一部分；难复性疝是指单内容物不能回纳或不能完全回纳腹腔，并不引起严重症状。

【破题思路】①疝内容物容易还纳入腹腔——易复性疝。②疝内容物不能完全回纳入腹腔——难复性疝。③疝内容物强行进入疝囊不能还纳——嵌顿性疝。④肠系膜动脉搏动消失，疝内容物缺血坏死、肠鸣音消失、持续腹痛、腹膜刺激征等——绞窄性疝。

4.【答案】E　　　　　　　　　　　　　　【难度系数】★★

【解析】胚胎早期，睾丸位于腹膜后第 2~3 腰椎旁，以后逐渐下降，同时在未来的腹股沟管深环处带动腹膜、腹横筋膜以及各肌经腹股沟管逐渐下移，并推动皮肤而形成阴囊。随之下移的腹膜形成一鞘突，睾丸则紧贴在其后壁。鞘突下段在婴儿出生后不久成为睾丸固有鞘膜，其余部分即自行萎缩闭锁而遗留一纤维索带。如鞘突不闭锁或闭锁不完全，就成为先天性斜疝的疝囊，故选 E。右侧睾丸下降比左侧略晚，鞘突闭锁也较迟，故右侧腹股沟疝较多。

5.【答案】E　　　　　　　　　　　　　　【难度系数】★

【解析】腹股沟管位于腹前壁、腹股沟韧带内上方。成人腹股沟管的长度为 4~5 cm，腹股沟管的内口即深环，外口即浅环，故腹股沟疝查体时压迫腹股沟管深环的部位应是腹股沟韧带中点上方 2 cm，故选 E。

6.【答案】D　　　　　　　　　　　　　　【难度系数】★★

【解析】腹股沟直疝的疝内容物由直疝三角由后向前突出，疝环口较大，不易发生嵌顿，故选 D。腹股沟直疝多见于老年人，不选 B。腹股沟直疝的疝内容物由直疝三角突出，因此按压腹股沟管深环后疝块仍可复出，不选 C。直疝很少进入阴囊，腹股沟直疝的疝囊颈位于腹壁下动脉内侧，不选 A、E。

【破题思路】见上页表格。

7.【答案】D 【难度系数】★★

【解析】本题意在考查绞窄性疝的概念。肠管嵌顿系膜受压，肠系膜动脉搏动消失，疝内容物缺血坏死——绞窄性疝，故选D。

题型　A2型题

1.【答案】B 【难度系数】★★

【解析】患者腹股沟包块7年，可首先排除A、C、D。阴囊急性蜂窝织炎、睾丸恶性肿瘤并内出血、睾丸鞘膜积液并感染（阴囊透光试验阴性可排除本病）均不会出现腹股沟区可复性包块，故不选A、C、D。腹股沟直疝内容物不能进入阴囊，故不选E。腹股沟斜疝内容物可以经过腹股沟管内口进入阴囊，故选B。

【破题思路】①嵌顿疝——绞窄疝、逆行性嵌顿疝（Maydl疝）、箝闭性疝（嵌顿性疝）、Richter疝、Littre疝。②容易嵌顿的疝——股疝、儿童腹股沟斜疝。③最易嵌顿的疝——股疝。④不容易嵌顿的疝——直疝、切口疝、脐疝。⑤属于难复性疝——滑动疝。⑥儿童、青少年＋经腹股沟管突出＋可进入阴囊＋梨形＋指压疝块不突出＋易嵌顿＝腹股沟斜疝。⑦老年人＋由直疝三角突出＋少进入阴囊＋半球形＋不易嵌顿＝腹股沟直疝。⑧40岁以上妇女＋经股管突出＋绝不进入阴囊＋半球形＋仍可突出＋最易嵌顿＝股疝。

2.【答案】A 【难度系数】★★★

【解析】平片无张力疝修补术（Lichtenstein法）是使用一张适当大小的高分子补片材料，置于腹股沟管深面以加强腹股沟管后壁，比传统的疝修补手术复发率低，主要用于复发疝复杂疝的治疗，老年复发疝且腹壁薄弱应用此法修补，故选A。其他四项均属于传统疝修补方法，复发率较高，不宜选用，故不选B、C、D、E。

3.【答案】D 【难度系数】★★

【解析】腹股沟疝包括斜疝和直疝两类，最常见的疝内容物是小肠。该病人右侧腹股沟区呈梨形隆起，平卧回纳后压迫腹股沟管深环部位肿物不再复出，说明是腹股沟斜疝。腹股沟斜疝的疝囊颈位于腹壁下动脉外侧，故选D。

【破题思路】①如问青少年最常见的腹外疝——首选腹股沟斜疝。②如问老年男性最常见的腹外疝——首选腹股沟直疝——最不容易嵌顿和绞窄的疝。③如问中老年妇女最常见的腹外疝——首选股疝——最容易发生嵌顿和绞窄的疝。④腹股沟管深环部位——腹股沟韧带中点上方2cm处。

题型　B1型题

（1~2题共用解析）

1.【答案】D　2.【答案】C 【难度系数】★★

【解析】股疝多见于中年妇女，发生嵌顿的机会最大。白线疝是指发生于腹壁正中线（白线）处的疝，绝大多数在脐上，故也称上腹疝。腹股沟直疝常见于年老体弱者，直疝很少进入阴囊，很少嵌顿，故第2题选C。腹股沟斜疝主要见于儿童，发生嵌顿的机会较多，故第1题选D。脐疝较少见，发生嵌顿的机会较少。

三、股疝

题型　A1型题

【答案】A 【难度系数】★

【解析】嵌顿疝通常发生于股疝，强力劳动或排便等腹内压骤增是其主要原因。临床上表现为疝块突然增大，并伴有明显疼痛，故选A。切口疝是发生于腹壁手术切口的疝；白线疝是发生于腹壁正中线（白线）处的疝，绝大多数在脐上，故也称上腹疝；脐疝是指疝囊通过脐环突出的疝。

【破题思路】①最易嵌顿的疝——股疝。②不易嵌顿的疝——直疝。

题型　A2型题

1.【答案】C 【难度系数】★★★

【解析】女性患者股疝嵌顿，手术时发现小肠已经坏死，提示绞窄疝嵌顿的肠管已有血运障碍，应手术切除坏死的肠管，一期吻合，只做疝囊高位结扎，一般不做一期疝修补术，以免因感染而致修补失败，故选 C。

【破题思路】①加强腹股沟管前壁——Ferguson 法疝修补术。②加强腹横筋膜——Shouldice 法疝修补术。③股疝、女性、年老体弱后壁薄弱——Mc Vay 法疝修补术。④1 岁以上小儿疝、绞窄疝，以及绞窄疝合并感染——只做疝囊高位结扎，不做修补。⑤无张力疝修补——只做修补，不做疝囊高位结扎。⑥＜1 岁的婴幼儿、年老体弱者，以及伴严重疾病禁忌手术者——既不做疝囊高位结扎，也不做修补。⑦绞窄疝、嵌顿疝——紧急手术。

2.【答案】A 　　　　　　　　　【难度系数】★★

【解析】40 岁以上的女性患者，右腹股沟韧带下方卵圆窝处可见一半球状突起，平卧时突起可变小、变软，但有时不完全消失，卵圆窝处咳嗽冲击感不明显，结合患者病史和临床表现，应诊断为右侧股疝。股疝容易发生嵌顿，因此一旦确诊后应及时手术，最常用的手术方式为 McVay 法，故选 A。

3.【答案】E 　　　　　　　　　【难度系数】★★

【解析】45 岁中年女性，右侧腹股沟韧带下方卵圆窝处触及半球形包块，压痛明显，不能还纳，诊断为右侧股疝嵌顿。患者突发右下腹痛伴呕吐、停止排气排便，说明肠管嵌顿，已导致急性肠梗阻。应立即行疝囊高位结扎术+修补术，若术中发现肠管已坏死，则仅做疝囊高位结扎，故选 E。扩容补液、手法还纳、密切观察都属于保守治疗，故不选 A、B、D。吗啡禁用，故不选 C。

4.【答案】B 　　　　　　　　　【难度系数】★★

【解析】患者中年女性，左腹股沟韧带下方内侧突起半球形肿物，平卧时可缩小，咳嗽时无明显冲击感，压迫内环后肿物仍可复出，应诊断为易复性股疝。股疝最常用的术式是 McVay 修补术，故选 B。

第十一节　腹部损伤

一、腹部闭合性损伤

题型　A1 型题

1.【答案】A 　　　　　　　　　【难度系数】★★

【解析】直肠下端在腹膜返折以下，周围没有腹膜覆盖，因此不会出现腹膜炎的表现，故选 A。其余选项如发生破裂均会出现腹膜刺激征的表现。

2.【答案】C 　　　　　　　　　【难度系数】★★

【解析】腹部闭合性损伤手术探查的顺序是：肝、脾→膈肌、胆囊→胃→十二指肠第一段→空肠、回肠→大肠及其系膜→盆腔脏器→胃后壁和胰腺→必要时探查十二指肠第二、三、四段，故选 C。

【破题思路】①实质性脏器损伤确诊——诊断性腹腔穿刺（抽出不凝血）。②空腔脏器损伤确诊——立位腹部 X 线平片（膈下游离气体、膈肌抬高）。③闭合性损伤最易受损的器官——脾。④开放性损伤最易受损的器官——肝。⑤腹部外伤+腹膜刺激征=空腔脏器破裂（胃肠破裂）。⑥腹部外伤+腹腔内出血=实质性脏器损伤（脾破裂）。⑦腹部外伤+腹腔内出血+腹膜刺激征=肝破裂。

3.【答案】A 　　　　　　　　　【难度系数】★

【解析】腹部闭合性损伤时最容易受到损伤的内脏器官是脾，占 40%~50%（故选 A），其次是肾脏、小肠、肝脏、肠系膜等。胰腺由于解剖位置较深，损伤概率少，但病情较重。横结肠和胃的损伤概率小。

4.【答案】B 　　　　　　　　　【难度系数】★★

【解析】闭合性损伤观察期间要求：①不能随便搬动伤者，以免加重病情；②禁用或慎用止痛剂，以免掩盖病情（故选 B）；③暂禁食水，以免万一有胃肠道穿孔而加重腹腔感染；还应积极补充血容量、注射广谱抗生素、怀疑有空腔脏器破裂应行胃肠减压。故不选 A、C、D、E。

5.【答案】B 　　　　　　　　　【难度系数】★★★

【解析】胰腺产生胰酶，胰腺损伤有胰管断裂，胰液有很强的腐蚀性可对腹膜产生强烈刺激，引起强烈的腹膜刺激征，故选 B。肝破裂只有出现较大肝内胆管断裂时胆汁漏出才会出现明显的腹膜刺激征，故不选 E。脾、肾、肾上腺损伤，只表现为腹腔出血，因不含有消化液腹膜刺激征不严重，故不选 A、C、D。

题型　A2 型题

1.【答案】A 　　　　　　　　　【难度系数】★★

【解析】中青年男性，有外伤史，左下腹受伤，已发生弥漫性腹膜炎，术中有脓液和粪便污染腹腔，降结肠有穿孔并有粪便溢出，治疗宜手术，先做穿孔修补术，另做横结肠造口术，故选 A。

2.【答案】D 【难度系数】★★

【解析】腹部闭合性损伤，最有意义的检查是诊断性腹腔穿刺，阳性率可达到 90%，故选 D。立位腹部 X 线平片用于胃肠穿孔，故不选 B。腹部 B 超、腹部 CT 用于检查实质性脏器的病变，故不选 A、C。腹部 MRI 用途广泛，可检查腹腔各器官的占位性病变，故不选 E。

【破题思路】①诊断急性胃肠穿孔——首选立位腹部 X 线平片。②确诊急性胃肠穿孔——立位腹部 X 线平片膈下出现游离气体。③腹部闭合性损伤——首选诊断性腹腔穿刺。

3.【答案】A 【难度系数】★★★

【解析】患者腰背及腹部挤压伤 1 小时，腰肋部可见瘀斑，剖腹探查见腹膜后巨大血肿，诊断为腹膜后血肿，术后治疗最重要的措施是防治感染，因为感染是腹膜后血肿最常见的并发症，故选 A。其他选项是在防治感染的基础上根据病情给予相应的治疗，故不选 B、C、D、E。

4.【答案】E 【难度系数】★★

【解析】对于暂时不能明确有无腹部内脏损伤而生命体征尚平稳的病人，严密观察是诊断的一个重要措施。观察的内容一般包括：每 30 分钟检查一次腹部体征，注意腹膜刺激征程度和范围的改变，故选 E。实验室检查有助于了解病人的失血量等指标，但是属于侧面指标，不是最主要的，故不选 A。观察期间应做到不随便搬动伤者，以免加重伤情，因此不应反复做影像学检查，故不选 C、D。

【破题思路】观察期间的要求：①不能随便搬动患者，以免加重伤情。②禁用或慎用止痛剂，以免掩盖伤情。③暂禁食水，以免万一有胃肠道穿孔而加重腹腔污染。

5.【答案】D 【难度系数】★★

【解析】病人被刀刺伤腹部之后，出现 CVP 降低，血压正常，提示血容量不足，应该适当补液。液体种类的选择，原则是首先经静脉快速滴注平衡盐溶液和人工胶体液，故选 D，不选 A、B。病人没有感染表现，故不选 C。一般认为，若血红蛋白浓度大于 100 g/L 不必输血，故不选 E。

【破题思路】①无论何种类型的休克，其治疗首先是补充血容量。②补液原则：先盐后糖、先晶后胶、先快后慢。③抢救感染性休克：糖皮质激素的使用原则是早期、大量、快速。

6.【答案】D 【难度系数】★★

【解析】男性，右上腹锐器刺伤，腹腔开放性损伤，腹腔穿刺抽出不凝血，诊断为腹腔实质性脏器破裂（肝破裂）。腹腔探查顺序：肝、脾→膈肌、胆囊→胃→十二指肠第一段→空肠、回肠→大肠及其系膜→盆腔脏器→胃后壁和胰腺→必要时探查十二指肠第二、三、四、段，故选 D。

7.【答案】B 【难度系数】★★

【解析】空腔脏器破裂的主要临床表现是局限性或弥漫性腹膜炎。腹膜炎最为突出的表现是腹膜刺激征（腹部压痛、反跳痛、腹肌紧张），故选 B。肝浊音界消失是穿孔比较大，腹腔气体比较多的时候才有，故不选 A。腹肌紧张因人而异，如肥胖或小儿老人不明显，故不选 C。D 和 E 没有特异性，故不选 D、E。

| 题型 | A3/A4 型题 |

1.【答案】A 【难度系数】★★★

【解析】伤后 1 小时不可能出现外周血白细胞计数及中性粒细胞比例升高，故选 A。腹部外伤后，粪便常规检查发现大量红细胞提示肠道出血，故不选 B。尿检可见大量红细胞提示肾脏受损，故不选 C。红细胞比容、红细胞计数、血红蛋白浓度下降均提示腹腔内出血，故不选 D、E。B、C、D、E 四项均有助于判断腹部脏器损伤。

2.【答案】C 【难度系数】★★★

【解析】腹部闭合性损伤探查术的原则是先探查实质性脏器，先探查肝脾再探查膈肌，然后探查空腔脏器，故选 C。腹腔内实质性脏器损伤常可发生威胁生命的大出血，故比空腔脏器损伤更为紧急，因为空腔脏器损伤后主要导致腹膜炎，而腹膜炎一般不至于在短时间内导致伤者死亡，所以应先探查实质性的脏器。故不选 A、B、D、E。

3.【答案】E 【难度系数】★★★

【解析】患者外伤后 P 140 次/分，R 26 次/分，BP 80/54 mmHg，应诊断为失血性休克，积极抗休克是救治中的重要环节。快速补充血容量是抗休克的首要措施，故选 E。若为感染性休克，在抗休克的基础上可使用大剂量抗菌药物，故不选 A。其他三项（止痛药物、止血药物、糖皮质激素）均应在抗休克的基础上给予，故不选 B、C、D。

【破题思路】休克治疗的首要措施——快速补充血容量。

272

二、常见腹部脏器损伤

题型　A1 型题

1. 【答案】E　　　　　　　　　　　　　【难度系数】★★

   【解析】小肠占据着中下腹的大部分空间，故受伤的概率比较大，故选 E。

   【破题思路】①开放性损伤中，腹部最易受损的实质性脏器是肝。②闭合性损伤中，腹部最易受损的实质性脏器是脾。③腹部最易受损的实质性脏器是脾。④腹部闭合性损伤中，最易受损的空腔脏器是小肠。

2. 【答案】C　　　　　　　　　　　　　【难度系数】★★

   【解析】小肠损伤穿孔仅少数病人有气腹征，腹膜后十二指肠、结肠破裂，出现腹膜后积气，无膈下游离气体，故肠损伤后均有膈下游离气体是错误的，故选 C。小肠损伤后腹腔穿刺常呈阳性，可抽出小肠内容物；小肠损伤后肠液刺激腹膜，常易出现腹膜刺激征；小肠占据中下腹的大部分空间，受损的概率多于结肠；结肠内容物液体成分少而细菌含量多，故腹膜炎出现得较晚，但较严重。故不选 A、B、D、E。

3. 【答案】C　　　　　　　　　　　　　【难度系数】★★

   【解析】肝外伤最主要的治疗应为手术治疗同时抗休克，术中可去除失活组织，结扎断裂血管及胆管，术后放置引流管。维生素 K 是肝脏合成凝血因子的前身物质，肝脏损伤时合成凝血因子能力下降，不必要在损伤早期全身应用维生素 K，故选 C。

题型　A2 型题

1. 【答案】D　　　　　　　　　　　　　【难度系数】★★

   【解析】腹部外伤后，出现全腹肌紧张，压痛伴反跳痛等腹膜刺激征的表现，但是血压基本正常，没有失血性休克的表现，因此诊断应该是空腔脏器破裂而不是实质性脏器破裂，故选 D，不选 A；胰腺损伤多见于方向盘伤、自行车把手伤，在腹部损伤中发生率为 1%~2%，低于小肠损伤，故不选 C；肾脏损伤多见于背部损伤而不是腹部损伤，故不选 E。

2. 【答案】D　　　　　　　　　　　　　【难度系数】★★

   【解析】青少年男性，有外伤史，疼痛部位在上腹部，而肝、胆囊、右肾都在右上腹部，所以排除肝破裂、胆囊破裂、右肾破裂，故不选 A、B、C。粪便隐血试验阴性，可排除结肠破裂，故不选 E。综上所述，故选 D。

3. 【答案】D　　　　　　　　　　　　　【难度系数】★★

   【解析】病人外伤后出现明显的失血性休克的表现，应该诊断为实质性脏器破裂，在候选项中，只有 D 属于实质性脏器出血，故选 D；小肠、胃、结肠、十二指肠都属于空腔脏器，故不选 A、B、C、E。

4. 【答案】B　　　　　　　　　　　　　【难度系数】★★

   【解析】患者有左上腹部外伤史，出现休克征象，腹腔穿刺抽出不凝血，诊断为脾破裂合并失血性休克，故选 B。肝破裂有右上腹部外伤史，故不选 A。胃破裂、小肠破裂、结肠破裂都属于空腔脏器穿孔，表现为剧烈腹痛，腹膜刺激征明显，无移动性浊音等腹腔出血的表现，故不选 C、D、E。

   【破题思路】腹部闭合性损伤包括空腔脏器穿孔和实质性脏器破裂。空腔脏器穿孔最简单、最有意义的检查是立位腹部 X 平片；实质性脏器破裂最有意义、最简单的检查方法是诊断性腹腔穿刺。

5. 【答案】D　　　　　　　　　　　　　【难度系数】★★

   【解析】患者有外伤史，出现右上腹及背部疼痛，向右肩部放射，腹部平片见腹膜后积气，均提示十二指肠损伤，故选 D（十二指肠的大部位于腹膜后）。直肠指检可在骶前触及捻发感，提示气体已达到盆腔腹膜后组织。肺部损伤可引起气胸；肝脏、肾、脾为实质性脏器，损伤后均不会引起腹膜后积气。故排除 A、B、C、E。

6. 【答案】B　　　　　　　　　　　　　【难度系数】★★

   【解析】患者有右上腹外伤史，出现腹痛、腹膜刺激征阳性，以右上腹为著，肝区叩诊（+），伴休克，应诊断为肝脏损伤，故选 B。因实质性脏器损伤主要表现为腹腔大出血，严重者发生休克，肝损伤时胆汁溢出，有明显的腹膜刺激征。肺损伤无腹膜刺激征；肾损伤出现腰痛和血尿；十二指肠大部分位于腹膜后，损伤后腹膜刺激征不明显；脾损伤多有左上腹外伤史，常表现为腹腔内出血，无明显腹膜刺激征。故不选 A、C、D、E。

   【破题思路】①右季肋部受伤 + 失血性休克 + 腹膜刺激征 = 肝破裂。②左季肋部受伤 + 失血性休克 = 脾破裂。

7.【答案】B　　　　　　　　　　　　　　　　　【难度系数】★★

【解析】该病人外伤后3小时，面色苍白、血压下降，提示失血性休克；全腹压痛，以上腹部为重，腹腔穿刺抽出不凝固的血液，应首先考虑腹腔实质性脏器破裂。在闭合性腹部外伤中，脾破裂最多见，本病人虽有全腹压痛，但无反跳痛，腹肌紧张不明显也符合脾破裂的特征，故选B。

【破题思路】①如问开放性腹部损伤最常受累器官——首选肝脏。②如问闭合性腹部损伤最常受累器官——首选脾脏。③上腹部外伤+腹腔穿刺抽出不凝固血液——首选腹腔实质性脏器破裂。④左上腹部外伤+失血性休克+腹膜刺激征不明显——首先考虑脾破裂。⑤右上腹部外伤+失血性休克+腹膜刺激征明显——首先考虑肝破裂。⑥中腹部外伤+腹膜刺激征+无休克——首先考虑腹腔空腔脏器损伤。

题型　A3/A4型题

1.【答案】E

【解析】5天前左下胸部外伤，2小时前突然晕倒，有休克征象，查体示左下胸部皮肤瘀斑，腹部膨隆，移动性浊音（＋），诊断为腹腔实质性脏器破裂——脾破裂，故选E。肾破裂疼痛部位在一侧腹部，故不选D。肠破裂、小肠破裂、结肠破裂属于腹腔空腔脏器破裂，表现为腹膜刺激征特别明显，再者疼痛部位也不符合题干，故不选A、B、C。

2.【答案】B

【解析】腹部实质性脏器破裂首选检查是腹部B超，故选B。腹部CT和腹部MRI价格昂贵，不作为首选，故不选C、D。腹部X线、胸部X线不能对脏器破裂做出诊断，故不选A、E。

【破题思路】实质性脏器损伤最可靠、最简单的检查方法——诊断性腹腔穿刺（抽出不凝血）；首选检查——腹部B超。

3.【答案】C　　　　　　　　　　　　　　　　　【难度系数】★★

【解析】脾破裂最佳的处理是做脾切除术，故选C。

4.【答案】B　　　　　　　　　　　　　　　　　【难度系数】★

【解析】解题的关键词是"车把手"，提示胰腺损伤，腹部触及直径约10cm的包块，考虑胰腺假性囊肿，是最常见的胰腺囊性病变，多继发于急、慢性胰腺炎，B超检查区分实质性或液性暗区的鉴别价值大，故选B。

5.【答案】D　　　　　　　　　　　　　　　　　【难度系数】★

【解析】病史超过8个月，电动车把手损伤腹部，提示胰腺损伤，上腹部10 cm×10 cm囊性肿物，提示胰腺假性囊肿的诊断可能性大，故选D。

6.【答案】D　　　　　　　　　　　　　　　　　【难度系数】★

【解析】常用手术方法有：①内引流术，囊壁成熟后（6周以上）可做内引流术。常用囊肿空肠Roux-en-Y吻合术。②外引流术，由于外引流术并发症和复发率较高，现已较少使用。③胰腺假性囊肿切除术，适用于有症状的小囊肿或内、外引流效果不佳的多发性假性囊肿。故选D。

第十六章 泌尿系统

第一节 尿液检查

题型 A1 型题

1.【答案】A　　　　　　　　　　　　　【难度系数】★

【解析】镜下红细胞大小不一、形态多样为肾小球源性血尿,见于肾小球肾炎。因红细胞从肾小球基底膜漏出,通过具有不同渗透梯度的肾小管时,化学和物理作用使红细胞膜受损,血红蛋白溢出而变形,故选 A。如镜下红细胞形态单一,与外周血近似,为均一型血尿,提示血尿为肾后性,见于肾盂肾盏、输尿管、膀胱和前列腺病变。

2.【答案】A　　　　　　　　　　　　　【难度系数】★

【解析】当蛋白质浓度 > 100 mg/L 或 150 mg/24 h,蛋白质定性呈阳性的尿液,称为蛋白尿,故选 A。

【破题思路】3 个红,5 个白,三、五 15 是蛋白,三、五中间加个"."就是大量白蛋白。

3.【答案】B　　　　　　　　　　　　　【难度系数】★

【解析】24 小时尿量少于 400 mL,或每小时尿量少于 17 mL 为少尿,故选 B。24 小时尿量少于 100 mL,或 12 小时完全无尿称为无尿;24 小时尿量超过 2500 mL 称为多尿。

4.【答案】A　　　　　　　　　　　　　【难度系数】★★

【解析】急性肾小球肾炎临床表现:蛋白尿、血尿、水肿、高血压。变形红细胞尿为肾小球源性血尿,故选 A。均一形态正常红细胞尿为非肾小球源性血尿。其他选项均为非肾小球源性疾病,故不选 B、C、D、E。

【破题思路】变形红细胞血尿——肾小球源性血尿;均一形态正常红细胞血尿——非肾小球源性血尿。

5.【答案】E　　　　　　　　　　　　　【难度系数】★★

【解析】终末血尿主要见于结核性膀胱炎及溃疡,在排尿终末膀胱收缩时出血所致,故选 E。A、B、C 均提示肾小球源性血尿可能,D 选项不具有定位依据。

【破题思路】区别肾小球源性血尿及非肾小球源性血尿,主要看变形红细胞数目,从而推测其是否通过滤过膜受挤压所致。变形红细胞 > 80%——肾小球源性血尿;变形红细胞 < 50%——非肾小球源性血尿。

6.【答案】B　　　　　　　　　　　　　【难度系数】★

【解析】肾小管性蛋白尿标志性蛋白质为 α_1-MG、β_2-MG、视黄醇结合蛋白、胱抑素 C、β-NAG,故选 B。

7.【答案】C　　　　　　　　　　　　　【难度系数】★★

【解析】尿相差显微镜检查主要用于鉴别肾小球源性血尿和非肾小球源性血尿,变形红细胞尿为肾小球源性血尿,均一形态正常红细胞尿为非肾小球源性血尿,故选 C。A、B、D、E 均为变形红细胞尿。

8.【答案】B　　　　　　　　　　　　　【难度系数】★★

【解析】血尿为新鲜晨尿离心后镜检,每高倍视野下红细胞超过 3 个。血红蛋白为红细胞内重要的细胞成分,血红蛋白尿为多种原因(如溶血等)作用下红细胞胞体破裂,血红蛋白从红细胞内释放入血,随尿液排出体外形成,故多无完整细胞形态。鉴别二者首选尿沉渣镜检,故选 B。

题型 A2 型题

1.【答案】C　　　　　　　　　　　　　【难度系数】★★

【解析】该患者主要表现是血尿(尿常规:RBC 10~50/HP,WBC 3~5/HP),血尿 98% 是由泌尿系统疾病引起的,而临床上多分为肾小球源性血尿和非肾小球源性血尿,镜下红细胞大小不一、形态多样为肾小球源性血尿,见于肾小球肾炎。如镜下红细胞形态单一,与外周血近似,为均一型血尿,提示血尿为肾后性,见于肾盂肾盏、输尿管、膀胱和前列腺病变。故下一步为明确血尿来源,首先应该做的是尿红细胞形态检查,故选 C。

2.【答案】C　　　　　　　　　　　　　【难度系数】★★

【解析】患者女性,32 岁,发热伴寒战,伴有肉眼血尿,且尿常规示蛋白(+)、RBC 30~40/HP、WBC 20~30/HP,考虑泌尿系感染,该患者膀胱刺激征不明显,伴有肾区的叩痛,考虑急性肾盂肾炎。

急性肾盂肾炎常见的为白细胞管型，故选 C。透明细胞管型可见于正常人及肾实质病变；蜡样管型主要见于慢性肾脏病晚期，肾小管有严重病变时；颗粒管型主要见于肾实质病变伴有肾单位淤滞。

【破题思路】尿频、尿急、尿痛（可不明显）＋腰痛、肾区叩击痛＋WBC 管型＝肾盂肾炎。

3.【答案】E 　　　　　　　　　　　　【难度系数】★★

【解析】患者有糖尿病史及糖尿病视网膜病变，提示存在糖尿病微血管病变。糖尿病肾病是糖尿病微血管病变之一，故该患者蛋白尿为肾小球性蛋白尿，故选 E。肾小管性蛋白尿见于间质性肾炎；溢出性蛋白尿见于多发性骨髓瘤、挤压综合征及溶血性贫血；分泌性蛋白尿见于肾组织代谢异常。以上病变均为病理性蛋白尿。

题型	B1 型题

（1~2 题共用解析）

1.【答案】E　 2.【答案】A 　　　　　　　【难度系数】★★

【解析】白细胞管型常见于肾脏感染性病变或免疫性反应，如肾盂肾炎、间质性肾炎等，故第 2 题选 A。红细胞管型常见于急性小球病变、肾小球出血等，故不选 B；透明细胞管型可见于正常人及肾实质病变，故不选 C；颗粒管型主要见于肾实质病变伴有肾单位淤滞，故不选 D；蜡样管型主要见于慢性肾脏病晚期，肾小管有严重病变时，故第 1 题选 E。

【破题思路】关于管型尿的记忆口诀：透明的正常人，红色的小气球，中间放着白痰盂，小管坏死见上皮，微小肾病脂肪多，又慢又晚蜡样管。

（3~4 题共用解析）

3.【答案】D　 4.【答案】D 　　　　　　　【难度系数】★★

【解析】糖尿病患者出现持续微量白蛋白尿就应该考虑糖尿病肾病诊断，故第 3 题选 D。微小病变型肾病属于肾病综合征内的一个病理类型，尿液中主要含白蛋白及与白蛋白近似分子量的蛋白，故第 4 题选 D。

第二节　肾小球疾病

一、急性肾小球肾炎

题型	A1 型题

1.【答案】D 　　　　　　　　　　　　【难度系数】★

【解析】急性肾小球肾炎主要为 β-溶血性链球菌感染所致，病理表现为 IgG 和 C3 呈粗颗粒状沿肾小球毛细血管壁和（或）系膜区沉积，电镜下可见肾小球上皮细胞下有驼峰状电子致密物质沉积，故选 D。足突细胞消失为儿童常见的微小病变型肾病的病理表现，故不选 A。电子致密物呈"飘带"样在肾小球基底膜沉积为Ⅱ型膜增生性肾炎的特点，故不选 B。毛细管腔内中性粒细胞浸润为系膜增生性肾炎的特点，故不选 C。电子致密物在系膜区沉积为急性肾炎早期的病理表现，故不选 E。

2.【答案】E 　　　　　　　　　　　　【难度系数】★★

【解析】急性肾小球肾炎主要为 β-溶血性链球菌感染所致，如扁桃体炎、猩红热和脓疱疮等，故选 E。

3.【答案】B 　　　　　　　　　　　　【难度系数】★★★

【解析】急性弥漫性增生性肾小球肾炎的病变特点是弥漫性毛细血管内皮细胞和系膜细胞增生，伴中性粒细胞和巨噬细胞浸润。本型肾炎又称为毛细血管内增生性肾炎，故选 B。

【破题思路】①毛细血管内皮细胞和系膜细胞增生——急性弥漫性增生性肾小球肾炎。②肾小囊壁层上皮增生——急进性肾小球肾炎。③肾小球毛细血管壁弥漫性增厚——膜性肾小球病。④肾小球基底膜增厚和系膜细胞增厚——膜增生性肾小球肾炎。⑤弥漫性系膜细胞增生和系膜基质增多——系膜增生性肾小球肾炎。⑥弥漫性肾小球脏层上皮细胞足突消失——微小病变型肾小球病。

4.【答案】E 　　　　　　　　　　　　【难度系数】★★

【解析】菊粉可被肾小球自由滤过，并在肾小管和集合管不被重吸收和分泌，故结果准确可靠，但操作不便，而内生肌酐清除率在数值上较接近肾小球滤过率，故临床上常用内生肌酐清除率来推测肾小球滤过率，故选 E。

5. 【答案】B 　　　　　　　　　　　　　　　【难度系数】★★

【解析】原发性肾小球疾病临床分类包括：急性肾小球肾炎、急进性肾小球肾炎、慢性肾小球肾炎、无症状性蛋白尿和（或）血尿（隐匿性肾小球肾炎）、肾病综合征。肾盂肾炎不属于肾小球病变，故选B。

6. 【答案】D 　　　　　　　　　　　　　　　【难度系数】★★★

【解析】急性肾小球肾炎的治疗以支持和对症治疗为主。急性期卧床休息，静待肉眼血尿消失、水肿消退及血压恢复正常。同时限盐、利尿消肿以及降血压和预防细胞血管并发症的发生，如感染尚存在，可抗感染治疗，不用糖皮质激素，故选D。

【破题思路】急性肾小球肾炎属于自限性疾病，无需糖皮质激素治疗。

题型　A2型题

1. 【答案】C 　　　　　　　　　　　　　　　【难度系数】★★★

【解析】本患者病前有皮肤感染史＋血尿＋C3降低＋肾穿刺，提示急性肾小球肾炎，而急性肾小球肾炎C3恢复正常的时间约为8周，故选C。

【破题思路】①病前上呼吸道感染史＋血尿和红细胞管型＋C3降低（8周内渐恢复正常）＝急性肾小球肾炎。②大量蛋白尿＋低白蛋白血症＋水肿＋高脂血症＝肾病综合征。③血尿、蛋白尿、水肿、高血压（急性肾炎综合征）＋急性肾衰竭＝急进性肾炎。④上呼吸道感染＋反复肉眼血尿＋除外肝硬化、过敏性紫癜、SLE等继发性IgA沉积＝IgA肾病。⑤寒战、高热＋尿频、尿急、尿痛＋肾区叩痛＋白细胞管型＝急性肾盂肾炎。

2. 【答案】C 　　　　　　　　　　　　　　　【难度系数】★★

【解析】本患者病前3周有上呼吸道感染史，出现血尿、蛋白尿、水肿、高血压，抗链球菌溶血素"O"升高，应诊断为急性肾小球肾炎。急性肾小球肾炎为自限性疾病，以休息、对症治疗为主，不宜应用激素及免疫抑制剂，故选C。中药对急性肾小球肾炎疗效待明确，故不选A。急性肾小球肾炎若未出现肾功能衰竭，蛋白质摄入不受限，故不选E。

3. 【答案】D 　　　　　　　　　　　　　　　【难度系数】★★★

【解析】题中最重要的信息是补体C3下降，可见于急性肾小球肾炎和肾病综合征里的膜增生性小球肾炎，如果是肾病综合征，必有大量蛋白尿，故排除肾病综合征（不选A、B、E），所以根据以上分析，该患儿应诊断为急性肾小球肾炎。急性肾小球肾炎病理表现为弥漫性肾小球毛细血管内皮细胞及系膜细胞增生，故选D。

【破题思路】上呼吸道感染2周左右发病，考虑急性肾小球肾炎；上呼吸道感染1~3天发病，考虑IgA肾病。急性肾小球肾炎多见于儿童，男性略多，常于感染后2周起病，血尿来源于肾小球（相差显微镜：变形红细胞＞80%），可伴有轻、中度蛋白尿，80%的病人可有晨起眼睑及下肢水肿，可有一过性高血压，同时初期血清补体C3下降，8周恢复正常。

4. 【答案】D 　　　　　　　　　　　　　　　【难度系数】★★

【解析】病前上呼吸道感染史＋血尿和红细胞管型＋C3降低（8周内恢复正常）＝急性肾小球肾炎，本患者症状与上述公式吻合，故选D。肾病综合征以大量蛋白尿、低白蛋白血症、水肿、高脂血症为诊断要点，与上述题干不符，故不选A。急进性肾小球肾炎以急性肾炎综合征（血尿、蛋白尿、水肿、高血压）起病、肾功能急剧恶化、早期出现肾功能衰竭，与本患者不符，故不选B。急性肾盂肾炎以畏寒、高热、肾区叩痛，伴血尿、白细胞尿为主要表现，与本患者不符，故不选C。IgA肾病患者以反复肉眼血尿为主要临床表现，与本病不符，故不选E。

【破题思路】①病前上呼吸道感染史＋血尿和红细胞管型＋C3降低（8周内渐恢复正常）＝急性肾小球肾炎。②大量蛋白尿＋低白蛋白血症＋水肿＋高脂血症＝肾病综合征。③血尿、蛋白尿、水肿、高血压（急性肾炎综合征）＋急性肾衰竭＝急进性肾小球肾炎。④上呼吸道感染＋反复肉眼血尿＋除外肝硬化、过敏性紫癜、SLE等继发性IgA沉积＝IgA肾病。⑤寒战、高热＋尿频、尿急、尿痛＋肾区叩痛＋白细胞管型＝急性肾盂肾炎。

题型　A3/A4型题

（1~4题共用解析）

1. 【答案】D　2. 【答案】C　3. 【答案】A　4. 【答案】B　　　　【难度系数】★★

【解析】①患者病前2周有上呼吸道感染史，出现血尿、蛋白尿、水肿、高血压、血肌酐轻度升高、血清C3降低，应诊断为急性肾小球肾炎，故第1题选D。急进性肾小球肾炎的特点是肾功能短期内急剧衰竭，而患者血肌酐仅轻度升高，故不选A。患者尿蛋白仅（++），不能诊断为肾病综合征。患者病史不超过3个月，不能诊断为慢性肾小球肾炎。急性肾盂肾炎好发于已婚女性，常表现为寒战、高热、尿频、尿急、尿痛、肾区叩痛，故不选E。②急性肾小球肾炎尿中常出现红细胞管型，故第2题选C。白细胞管型常见于急性肾盂肾炎。透明管型常见于正常人。肾小管上皮细胞管型常见于肾小管损伤。蜡样管型常见于肾小管变性坏死。③急性肾小球肾炎属于自限性疾病，不宜使用糖皮质激素治疗，故第3题选A。B、C、D、E均为急性肾炎的一般性治疗。④患者进行性少尿，血肌酐进行升高，说明肾功能急剧衰退。急性肾小球肾炎患者肾功能短期内急剧减退，应考虑急进性肾小球肾炎，应及时进行肾穿刺活检以明确诊断，故第4题选B。泌尿系统B超、核素肾动态显像均为影像学检查，不能确诊急进性肾炎，故不选A、C。清洁中段尿培养+药敏试验常用于诊断尿路感染，故不选D。静脉肾盂造影常用于诊断慢性肾盂肾炎，故不选E。

【破题思路】病前上呼吸道感染史+血尿和红细胞管型+C3降低（8周内渐恢复正常）=急性肾小球肾炎。

| 题型 | B1 型题 |

（1~2题共用解析）

1.【答案】B　2.【答案】D　　　【难度系数】★★

【解析】①中年男性，突发腰部疼痛，性质剧烈，尿常规镜检红细胞满视野，且相差显微镜下红细胞形态正常，符合"镜下疼痛血尿石"的特点，诊断为尿路结石，故第1题选B。急性肾小球肾炎多见于儿童，男性略多，常于感染后2周起病，血尿来源于肾小球（相差显微镜：变形红细胞＞80%），可伴有轻、中度蛋白尿，80%的病人可有晨起眼睑及下肢水肿，可有一过性高血压。②15岁男孩，有上呼吸道感染史，2周后出现血尿、水肿和高血压，考虑急性肾小球肾炎，故第2题选D。左肾静脉受压最典型的症状是血尿（非肾小球源性血尿），休息后可缓解，但不伴有疼痛，B超可确诊，故不选A。泌尿系肿瘤为无痛性全程血尿；尿路感染可有膀胱刺激征，尿常规可见白细胞。故不选C、E。

二、急进性肾小球肾炎

| 题型 | A1 型题 |

【答案】A　　　【难度系数】★★★

【解析】急进性肾小球肾炎Ⅱ型又称免疫复合物型，最常见的检测异常是血循环免疫复合物阳性，故选A。

| 题型 | A2 型题 |

1.【答案】E　　　【难度系数】★★

【解析】该患者主要表现为血尿、蛋白尿（不是大量）、水肿、高血压，故考虑肾炎综合征，患者病情在1周之内进行性加重，出现贫血（Hb 90 g/L）、血肌酐升高（Scr 490 μmol/L），同时B超示双肾增大，说明肾功能在1周之内急剧下降，应诊断为急进性肾小球肾炎，故选E，而不选急性肾小球肾炎，故不选C。急性肾盂肾炎的主要表现应为膀胱刺激征（可不明显）+全身症状+肾区叩痛或一侧腰痛（必有），故不选A。慢性肾炎的肾脏B超多表现为肾脏缩小，故不选B。急性间质性肾炎的主要表现为夜尿增多，低比重、低渗透压尿，故不选D。

【破题思路】急进性肾小球肾炎的题眼为短期内肾功能的急剧恶化。

2.【答案】B　　　【难度系数】★★

【解析】患者老年男性，血尿、蛋白尿、水肿、高血压，这些为急性肾炎的诱因及表现，同时出现短期内肾功能急剧恶化，所以考虑急进性肾小球肾炎。急进性肾小球肾炎分为3型，其中Ⅲ型为ANCA相关型，即会出现抗中性粒细胞胞质抗体阳性，故选B。

【破题思路】①上呼吸道感染+血尿、蛋白尿、水肿、高血压+C3下降=急性肾小球肾炎。②急进性肾小球肾炎=急性肾炎综合征+肾功能急剧恶化+早期少尿性急性肾功能衰竭。③急进性肾小球肾炎分3型：Ⅰ型抗肾小球基底膜（GBM）肾炎、Ⅱ型免疫复合型、Ⅲ型非免疫复合物型［抗中性粒细胞胞质抗体ANCA（+）］。故记住一句话：1人膜1下，2人复合物，3人胞质中。

3.【答案】C　　　【难度系数】★★

【解析】该患者有血尿、蛋白尿、水肿及高血压的表现，加上肾功能急剧恶化，考虑急进性肾小球肾炎，而血清抗肾小球基底膜抗体阳性，恰好是Ⅰ型急进性肾小球肾炎的特征性表现（即题眼），所以该病人诊断为Ⅰ型急进性肾小球肾炎，首选治疗为血浆置换，故选C，不选B、D、E。题干中血Cr 420 μmol/L

不符合透析指征，故不选 A。

【破题思路】3 种类型急进性肾小球肾炎的治疗方法：强化血浆置换疗法为Ⅰ型首选，肺出血及 ANCA 相关血管炎表现为急性肾衰竭；泼尼松、环磷酰胺冲击为Ⅱ、Ⅲ型首选。透析指征：血肌酐＞442 μmol/L，血钾＞6.5 mmol/L。

三、慢性肾小球肾炎

题型　A1 型题

1.【答案】E　　　　　　　　　　　　【难度系数】★

【解析】大多数肾小球肾炎是由免疫介导的炎症性疾病，故选 E。在肾小球肾炎慢性进展过程中也有非免疫、非炎症性因素的参与，如肾小球毛细血管内高压、肾小球高灌注、蛋白尿、高脂血症等，但不为主要发病机制，故不选 A、B、D。过敏反应与本病无直接关系，故不选 C。

2.【答案】E　　　　　　　　　　　　【难度系数】★

【解析】慢性肾炎的治疗以防止或延缓肾功能恶化、改善临床症状、防止并发症为主要目的，故选 E。

题型　A2 型题

1.【答案】D　　　　　　　　　　　　【难度系数】★★

【解析】患者有慢性肾小球肾炎病史，平素口服血管紧张素转换酶抑制剂和螺内酯（保钾利尿药），感染（可为诱因）后出现少尿，证明出现肾功能衰竭，导致钾排不出去，同时又服用保钾利尿药，所以最可能出现的电解质紊乱应该是血钾升高，故选 D。

【破题思路】急性肾衰竭时，升高的是钾和磷，降低的是钙。

2.【答案】D　　　　　　　　　　　　【难度系数】★★

【解析】本患者有既往长期服用"龙胆泻肝丸"病史，夜尿增多 3 年，伴有低比重尿，B 超示双肾萎缩，以肾小管功能不全症状和体征为主，故选 D。余答案均不符合题意。

3.【答案】C　　　　　　　　　　　　【难度系数】★★

【解析】患者主要表现为血尿、蛋白尿及高血压，病史 2 年（超过 3 个月），应诊断慢性肾小球肾炎，故选 C。无症状性蛋白尿和血尿又称隐匿性肾炎，字面意思，无任何症状的蛋白尿和血尿，该患者有双下肢水肿、高血压等，故不选 A。高血压肾损害，要先有严重的高血压，再出现肾损害的表现，题干中血压升高并不严重，反而是以肾功能损害为主，故不选 B。肾病综合征主要表现为大量蛋白尿（＞3.5 g/d），题中尿蛋白＜3.5 g/d，故不选 D。慢性间质性肾炎的主要表现为夜尿增多，低比重、低渗透压尿，故不选 E。

【破题思路】病人尿检异常（蛋白尿、血尿），伴或不伴水肿及高血压，病史达 3 个月以上，应该考虑慢性肾小球肾炎。

4.【答案】E　　　　　　　　　　　　【难度系数】★★

【解析】本患者以血尿、蛋白尿、高血压为基本临床表现，且蛋白尿量不大，病情迁延 8 年，故选 E。急性肾小球肾炎 = 病前上呼吸道感染史 + 血尿和红细胞管型 +C3 降低（8 周内恢复正常），与本患者不符，故不选 A。本患者尿蛋白定量＜3.5 g/L，故不考虑肾病综合征，不选 B。本患者血压增高，不符合隐匿性肾小球肾炎表现，故不选 C。本患者虽有血压升高，但题目中未明确高血压与肾病的先后关系，且高度可疑肾性高血压可能，故不选 D。

题型　A3/A4 型题

1.【答案】C　　　　　　　　　　　　【难度系数】★★

【解析】患者主要表现为血尿、蛋白尿、水肿、高血压，病史 5 年（超过 3 个月），故应诊断为慢性肾小球肾炎，而不诊断为急性肾小球肾炎，故选 C。无症状性蛋白尿和血尿又称隐匿性肾炎，字面意思，无任何症状的蛋白尿和血尿，该患者有双下肢水肿、高血压等，显然 A 错；肾病综合征主要表现为大量蛋白尿（＞3.5 g/d），题中尿蛋白＜3.5 g/d，故 D 错；高血压肾病，要先有严重的高血压，再出现肾损害的表现，题干中血压升高并不严重，反而是以肾功能损害为主，故 E 错。

2.【答案】A　　　　　　　　　　　　【难度系数】★★

【解析】上题中考虑诊断为慢性肾小球肾炎，但是肾小球肾炎病理类型很多，那么接下来的检查就要帮助明确诊断，那么下一步的检查项目当然是肾穿刺病理检查，故选A。尿找肿瘤细胞可以用于肾脏肿瘤的诊断；肾动脉造影用于诊断肾动脉狭窄；24小时尿钠测定用于鉴别肾前性肾衰竭和急性肾小管坏死；双肾CT不能确诊肾小球肾炎，可用于诊断肾脏的肿瘤等。

3.【答案】B　　　　　　　　　　　　　　　【难度系数】★★
【解析】各选项中的药物均具有降压作用，在无用药禁忌的情况下，应首选具有肾脏保护作用的药物如ACEI和ARB，故选B。

4.【答案】C　　　　　　　　　　　　　　　【难度系数】★★
【解析】慢性肾炎的治疗应以防止或延缓肾功能进行性恶化、改善或缓解临床症状及防治心血管并发症为主要目的，其中防止或延缓肾功能进行性恶化为最主要目的，而积极控制高血压和减少尿蛋白是两个重要环节（因为高血压和尿蛋白可以加速肾小球硬化及肾功能恶化），故选C。

四、肾病综合征

题型　A1型题

1.【答案】C　　　　　　　　　　　　　　　【难度系数】★
【解析】肾病综合征的诊断标准是：①大量蛋白尿（＞3.5 g/L）；②低白蛋白血症（血清白蛋白＜30 g/L）；③水肿；④高脂血症。其中前两项为诊断的必备条件，故选C。

2.【答案】B　　　　　　　　　　　　　　　【难度系数】★
【解析】大量蛋白尿是肾病综合征最主要的诊断依据，大量蛋白尿的产生是由于肾小球滤过膜通透性异常，故选B。
【破题思路】①功能性蛋白尿——良性、暂时的蛋白尿，肾脏本身无器质性疾病。②肾小球性蛋白尿——急性肾小球肾炎、肾病综合征。③肾小管性蛋白尿——肾盂肾炎。④溢出性蛋白尿——多发性骨髓瘤、骨骼肌严重损伤及大面积心肌梗死。⑤组织性蛋白尿——肾组织代谢异常。⑥混合性蛋白尿——肾小球、肾小管同时受损，见于慢性肾小球肾炎。

3.【答案】B　　　　　　　　　　　　　　　【难度系数】★
【解析】血尿、蛋白尿、水肿和高血压为急性肾炎综合征的临床表现，高血压不属于肾病综合征诊断的必备条件，故选B。A、C、D、E均为肾病综合征诊断标准。
【破题思路】肾病综合征诊断条件为：①大量蛋白尿（＞3.5 g/d）；②低白蛋白血症（血清白蛋白＜30 g/L）；③水肿；④高脂血症。其中①、②为诊断的必备条件。

4.【答案】E　　　　　　　　　　　　　　　【难度系数】★★
【解析】糖皮质激素治疗原则包括：足量起步、缓慢减药、长期维持（一般总疗程不少于1年）。水肿严重，有肝功能损害或泼尼松疗效不佳时，应更换为甲泼尼龙（等剂量）口服或静脉滴注。通常在激素治疗时无需应用抗生素预防感染，否则反而达不到预防目的，反而可能诱发真菌二重感染，故选E。

题型　A2型题

1.【答案】E　　　　　　　　　　　　　　　【难度系数】★★
【解析】该患儿尿蛋白5.2 g/d（＞3.5 g/L）、血清白蛋白28 g/L（＜30 g/L），故诊断为肾病综合征，糖皮质激素和细胞毒药物仍然是治疗肾病综合征的主要药物，同时青少年常见的肾病综合征的类型为微小病变型，约90%的微小病变型肾病对糖皮质激素敏感，故选E。其中A、B、C都是对症治疗，作为辅助用药，不是首选，故不选A、B、C。泼尼松联合环磷酰胺用于激素依赖型或激素抵抗型，故不选D。

2.【答案】B　　　　　　　　　　　　　　　【难度系数】★★
【解析】微小病变型肾病综合征对激素敏感，本患者足量糖皮质激素应用8周，症状及实验室指标均未见明显改善，考虑单用激素效果不佳，此时应加用免疫抑制剂来协助治疗，故选B。人血白蛋白主要用于肾病综合征严重水肿，单用利尿药效果不佳时配合使用，故不选A。患者目前足量激素应用8周效果不佳，不宜盲目加量，故不选C。大剂量静脉使用免疫球蛋白可用于难治性肾病综合征，但不作为激素治疗无效时的首选替代方案，故不选D。ACEI主要用于降低肾小球高压，改善肾小球高滤过状态，减少蛋白尿，与本题意不符，故不选E。

3.【答案】D　　　　　　　　　　　　　　　【难度系数】★★
【解析】本患者尿常规示尿蛋白量较大，白蛋白＜30 g/L，颜面及四肢水肿，首先考虑肾病综合征。

加之患者尿常规示 RBC 20/HP，符合肾炎型肾病综合征表现，故选 D，不选 E。急性肾炎患者以血尿为主要表现，且尿蛋白量一般不大，不伴有低蛋白血症，故不选 A。急进性肾小球肾炎以急性肾炎综合征（血尿、蛋白尿、水肿、高血压）起病，肾功能急剧恶化，早期出现肾功能衰竭，与本患者不符，故不选 B。慢性肾炎患者以中青年为主，男性多见，病程常大于 3 个月，与本患者不符，故不选 C。

【破题思路】①大量蛋白尿 + 低白蛋白血症 + 水肿 + 高脂血症 = 单纯性肾病综合征。②单纯性肾病综合征 + 尿 RBC ≥ 10/HP、血压 ≥ 130/90mmHg（学龄前 120/80mmHg）、C3 降低 = 肾炎型肾病综合征。

4.【答案】E　　　　　　　　【难度系数】★★

【解析】该患儿主要阳性表现为眼睑水肿及尿量减少，同时实验室检查存在大量蛋白尿、白蛋白 < 30 g/L、血脂高，故诊断为肾病综合征。确诊后除了一些基本的治疗（如休息、饮食、控制感染及利尿等），对于初始病例来说应尽早选用泼尼松治疗。泼尼松的治疗分为短程疗法和中、长程疗法，均为口服治疗，故选 E。而甲泼尼龙冲击疗法应该慎用，要根据肾脏病理改变选择，故不选 B。环磷酰胺主要用于肾病综合征频繁复发，糖皮质激素依赖、耐药或出现严重副作用者，故不选 D。输注白蛋白和静脉滴注低分子右旋糖酐，均为辅助治疗，不作为首选，故不选 C。

题型	A3/A4 型题

（1~2题共用解析）

1.【答案】C　2.【答案】E　　　　　　【难度系数】★★★

【解析】①本患者为膜性肾病，足量激素治疗过程中突发腰痛伴肉眼血尿，查体可见肾区叩击痛，B 超示右肾增大，考虑并发肾静脉血栓，为进一步明确诊断应选用肾血管超声（肾静脉造影为金标准），故第 1 题选 C。清洁中段尿培养为确诊尿路感染的方法，故不选 A。静脉肾盂造影可能发现肾实质水肿、输尿管压迹等征象，但对肾静脉血栓诊断特异性不高，故不选 B。患者膜性肾病诊断明确，肾活检为有创检查，不宜短期内频繁、反复进行，故不选 D。尿查肿瘤细胞为泌尿系肿瘤的筛查方法，与题意不符，故不选 E。②针对肾病综合征患者并发肾静脉血栓，首选低分子量肝素抗凝，故第 2 题选 E。余选项均不符合题意。

（3~4题共用解析）

3.【答案】B　4.【答案】B　　　　　　【难度系数】★★★

【解析】①本患者以面部皮疹伴肾脏损害为主，考虑系统性红斑狼疮累及肾脏所致，故第 3 题选 B。急性肾小球肾炎虽有补体 C3 下降，但常 8 周内恢复正常，且无典型面部皮疹表现，故不选 A。过敏性紫癜皮疹多发生于四肢伸侧，偶可见于躯干部，颜面部皮疹少见，常常合并腹痛及关节等症状，故不选 C。乙型肝炎病毒相关肾炎还需有明确的乙型肝炎病史，故不选 D。原发性小血管炎损害常常有 ANCA 抗体阳性，与本病不符，故不选 E。②确诊狼疮肾炎金标准为肾穿刺，血液学检查为血抗核抗体及抗双链 DNA 抗体，故第 4 题选 B。

（5~6题共用解析）

5.【答案】A　6.【答案】D　　　　　　【难度系数】★★

【解析】①本患者尿蛋白定量 > 3.5 g/d，Alb < 30 g/L，伴有双下肢水肿，考虑诊断为肾病综合征，故第 5 题选 A。急进性肾小球肾炎以急性肾炎综合征（血尿、蛋白尿、水肿、高血压）起病，肾功能急剧恶化，早期出现肾功能衰竭，与本患者不符，故不选 B。病前上呼吸道感染史 + 血尿和红细胞管型 +C3 降低（8 周内恢复正常）= 急性肾小球肾炎，与本患者不符，故不选 C。慢性肾小球肾炎以血尿、蛋白尿、水肿、高血压为基本临床表现，可有不同程度的肾功能受损，且尿蛋白常在 1~3 g/d，故不选 D。无症状性蛋白尿仅表现为轻至中度蛋白尿，不伴水肿、高血压及肾功能损害，与本患者不符，故不选 E。②本患者尿蛋白量较大，且伴有腰痛、消瘦及贫血等全身症状，考虑多发性骨髓瘤，确诊首选血、尿免疫固定电泳及骨髓穿刺，故第 6 题选 D。血肿瘤标志物不具有确诊意义，胸、腹 CT 为影像学检查，不作为多发性骨髓瘤的确诊检查，故不选 A。血抗肾小球基底膜抗体及抗中性粒细胞胞质抗体（ANCA）可作为急进性肾小球肾炎分型时的免疫学依据，故不选 B。血抗核抗体、抗双链 DNA 抗体及补体为狼疮肾炎的免疫学依据，故不选 C。血乙型肝炎病毒标志物主要用来作为乙型肝炎感染及乙型肝炎相关性肾炎诊断的依据，与本题意不符，故不选 E。

【破题思路】大量蛋白尿 + 低白蛋白血症 + 水肿 + 高脂血症 = 肾病综合征。

| 题型 | B1 型题 |

（1~2题共用解析）

1.【答案】C 2.【答案】A 【难度系数】★★

【解析】①肾病综合征患者，当血浆白蛋白＜20 g/L时，提示存在高凝状态，即有静脉血栓形成的可能，应给予预防性抗凝治疗，可以选用低分子量肝素、华法林，故第1题选C。②肾动脉狭窄患者使用ACEI，将使AT Ⅱ的合成减少，使肾灌注压降低，导致肾小球滤过率降低，故ACEI禁用于双侧肾动脉狭窄，故第2题选A。环磷酰胺是治疗肾病综合征最常用的细胞毒药物；甲泼尼龙主要用于肾病综合征水肿严重、有肝功能损害或泼尼松疗效不佳者；呋塞米主要用于治疗水肿。

【破题思路】肾病综合征预防肾静脉血栓形成首选的抗凝药——低分子量肝素。

五、IgA 肾病

| 题型 | A1 型题 |

1.【答案】C 【难度系数】★★

【解析】IgA肾病患者以反复肉眼血尿为主要临床表现，故选C。

【破题思路】上呼吸道感染＋反复肉眼血尿＋除外肝硬化、过敏性紫癜、SLE等继发性IgA沉积＝IgA肾病。

2.【答案】D 【难度系数】★★

【解析】IgA肾病病理变化多种多样，涉及增生性肾炎几乎所有的病理类型，但主要病理类型为系膜增生性肾小球肾炎，故不选A。确诊本病有赖于肾活检标本的免疫病理检查，故不选B。IgA肾病好发于青少年，男性多见，故不选C。IgA肾病的预后与其病理类型有关：单纯性血尿和（或）轻微蛋白尿患者，预后较好；大量蛋白尿或肾病综合征患者预后较差；表现为急进性肾炎者预后很差，故选D。IgA肾病患者起病前多有上呼吸道感染，部分患者在感染后24~72小时出现突发性肉眼血尿，故不选E。

六、无症状性血尿和（或）蛋白尿

| 题型 | A2 型题 |

1.【答案】A 【难度系数】★★

【解析】对单纯性血尿病人（仅有血尿而无蛋白尿），需做相差显微镜尿红细胞形态检查和（或）尿红细胞容积分布曲线测定，来鉴别血尿来源。如确定为肾小球源性血尿（可见变形红细胞），又无水肿、高血压及肾功能减退时，应考虑无症状性血尿和（或）蛋白尿，故选A。急性肾小球肾炎和慢性肾小球肾炎应伴有水肿、高血压等；泌尿系统肿瘤以无痛性全程血尿为特点；尿路结石以镜下血尿为主，但应伴有疼痛。

2.【答案】D 【难度系数】★★

【解析】患者体检发现镜下血尿、蛋白尿半年，无水肿、高血压和肾功能损害，诊断为无症状性血尿和（或）蛋白尿，故选D。肾病综合征表现为"三高一低"，不选A。急性肾小球肾炎表现为血尿、少尿、水肿黄染、高血压，不选C。慢性肾小球肾炎表现为蛋白尿、血尿、肾功能受损，不选B。

3.【答案】A 【难度系数】★★

【解析】本患者反复镜下血尿2年，变形红细胞为主，无蛋白尿、水肿、高血压及肾功能受损，考虑诊断为无症状性血尿，故选A。IgA肾病可出现反复肉眼或镜下血尿，但其为病理性诊断，肾活检免疫荧光检查可见系膜区以IgA和C3沉积为主，本题干尚未提及，故不选B。慢性肾小球肾炎病情呈持续性进展，常伴随高血压、肾功能受损等表现，与本题意不符，故不选C。泌尿系统肿瘤以中老年高发，常以间歇无痛性肉眼或镜下血尿为主，与本题意不符，故不选D。急性肾小球肾炎为自限性疾病，本患者病程2年，不考虑此诊断，故不选E。

4.【答案】C 【难度系数】★★

【解析】患者镜下血尿伴蛋白尿2个月，血压正常、无水肿，血肌酐正常，B超示双肾大小、形态正常，应诊断为无症状性血尿和蛋白尿，故选C。肾病综合征有大量蛋白尿（＞3.5 g/L）、低蛋白血症（＜30 g/L）；急性肾小球肾炎有血尿、蛋白尿、水肿和高血压；急进性肾小球肾炎有肾功能损害；慢性肾小球肾炎双肾缩小。故排除A、B、D、E。

第三节 尿路感染

一、急性肾盂肾炎

题型 A1 型题

1.【答案】D 【难度系数】★
【解析】女性尿道宽、短、直，距肛门较近，开口于阴唇下方，故细菌易经尿道上行至膀胱，甚至输尿管、肾盂引起感染，故选 D。余选项均与题意不符。

2.【答案】B 【难度系数】★★
【解析】尿培养是确诊尿路感染的金标准，但对上、下尿路感染鉴别无意义，故选 B。

题型 A2 型题

1.【答案】D 【难度系数】★★
【解析】膀胱刺激征（尿频、尿急、尿痛）+全身症状（寒战、高热）+肾区叩痛=急性肾盂肾炎，故选 D。急性膀胱炎不伴有肾区叩痛，也不会有很严重的全身症状，故不选 A。肾肿瘤以无痛性全程血尿为主，故不选 B。肾结核多为慢性的膀胱刺激征合并终末血尿，故 C 错。慢性肾盂肾炎为反复的急性肾盂肾炎的发作，病史>6 个月，故不选 E。
【破题思路】①尿频、尿急、尿痛，不伴发热等全身表现——急性膀胱炎。②尿频、尿急、尿痛，伴发热及肾叩击痛——急性肾盂肾炎。

2.【答案】B 【难度系数】★★
【解析】女性患者，发热伴腰痛 3 天，右侧肾区叩击痛，应诊断为急性肾盂肾炎。确诊取清洁中段尿做细菌培养+药敏试验，故选 B。B 超确诊意义不大，故不选 D；肾穿刺活检用于判断病理类型，故不选 A。

3.【答案】A 【难度系数】★★
【解析】女性患者，膀胱刺激征（+），伴发热、左肾区叩击痛，白细胞满视野，尿培养大肠埃希菌>10^6/mL，真性菌尿，治疗首选抗生素，用药疗程 2 周或更长，故选 A。
【破题思路】急性肾盂肾炎感染病原体——G^-杆菌（大肠埃希菌）；感染途径——上行性感染；治疗首选——抗生素（喹诺酮类抗生素）。

4.【答案】B 【难度系数】★★
【解析】本患者急性病程，畏寒、高热等全身症状明显，右肾叩击痛（+），伴有血尿、白细胞尿，诊断为急性肾盂肾炎。对于急性肾盂肾炎，首选清洁中段尿培养+药敏试验，此方法既是确诊方法，又是指导临床用药的重要方法，故选 B。肾脏超声为诊断肾结石时选用的方法。血培养为确诊感染性心内膜炎时的首选方法。静脉肾盂造影为确诊肾盂癌时的重要检查方法。尿找肿瘤细胞为泌尿系肿瘤的初筛检查。以上检查均不作为首选，故不选 A、C、D、E。

5.【答案】C 【难度系数】★★
【解析】本患者急性病程，畏寒、高热、尿频、尿急、尿痛等症状明显，左肾叩击痛（+），伴有血常规白细胞增高及白细胞尿，诊断为急性肾盂肾炎，故选 C。急性膀胱炎无肾区叩击痛，故不选 A。尿路结石主要表现为疼痛伴有血尿，本患者出现白细胞管型，为白细胞经过肾小管塑形所致，与题意不符，故不选 B。急性肾小球肾炎为双侧发病，不会仅有左侧肾区疼痛及叩痛，故不选 D。尿路综合征虽有尿路刺激症状，但多次检查均无真性菌尿，故不选 E。

二、慢性肾盂肾炎

题型 A2 型题

1.【答案】D 【难度系数】★★
【解析】该患者为 42 岁女性，反复发作发热、尿频、腰痛（急性肾盂肾炎表现），病程 2 年（>6 个月），静脉肾盂造影见肾盂肾盏狭窄变形，肾小盏扩张（是诊断慢性肾盂肾炎的最重要依据），同时夜尿增多（提示肾小管功能受损），故选 D。慢性肾炎主要累及肾小球，一般不出现肾盏变形，故不选 A。静脉肾盂造影未见肾积水和肾囊肿，故不选B、C。肾结核的主要表现为慢性膀胱刺激征，静脉尿路造影显示患肾不显影，故不选E。

【破题思路】①肾外形凹凸不平，且双肾大小不等。②静脉肾盂造影可见肾盂、肾盏变形、缩窄。③持续性肾小管功能损害。①和②任意一条＋③，即诊断为慢性肾盂肾炎。

2.【答案】D　　　　　　　　　　　　【难度系数】★★

【解析】本患者慢性尿路刺激症状及脓尿提示尿路感染，伴有夜尿增多考虑肾小管功能受损，加之腰痛症状，考虑慢性肾盂肾炎，故选D。急性膀胱炎主要为尿路刺激症状，不伴有肾小管功能受损，故不选A。急性肾盂肾炎病程相对较短，且发热、寒战等全身症状明显，与本题意不符，故不选B。慢性肾小球肾炎无尿路刺激症状，故不选C。泌尿系结核"病变部位在肾脏，症状在膀胱"，且常伴有低热、盗汗等结核分枝杆菌中毒症状，与本题意不符，故不选E。

三、急性膀胱炎

题型　A2型题

1.【答案】D　　　　　　　　　　　　【难度系数】★★

【解析】本患者尿频、尿急、尿痛1天，伴排尿时下腹痛，无发热，考虑诊断为急性膀胱炎。急性膀胱炎患者不宜再行膀胱镜检查，否则更易使细菌随检查入侵，加重上行感染，故选D。尿菌落计数及尿细菌培养＋药物敏感试验均为针对尿路感染的检查方法，故不选A、B。静脉尿路造影可显示尿路形态是否规则，有无扩张、推移、压迫和充盈缺损等，同时可了解分侧肾功能，不作为尿路感染绝对禁忌，故不选C。尿常规可用于尿路感染的辅助检查，故不选E。

2.【答案】A　　　　　　　　　　　　【难度系数】★★

【解析】本患者尿急、尿频、尿痛2天，尿沉渣镜检示白细胞增高，不伴高热等全身症状，无双肾叩击痛，考虑为急性膀胱炎，不考虑急性肾盂肾炎，故选A，不选E。急进性肾小球肾炎以急性肾炎综合征（血尿、蛋白尿、水肿、高血压）起病，肾功能急剧恶化，早期出现肾功能衰竭，与本患者不符，故不选B。急性间质性肾炎主要表现为肾小管功能受损，可见低比重及低渗透压尿，无尿路刺激症状，故不选C。急性肾小球肾炎＝病前上呼吸道感染史＋血尿和红细胞管型＋C3降低（8周内恢复正常），与本患者不符，故不选D。

【破题思路】女性＋尿频、尿急、尿痛＋白细胞尿＋肾区无叩痛＝急性膀胱炎。

3.【答案】C　　　　　　　　　　　　【难度系数】★★

【解析】患者尿频、尿急、尿痛3天，无发热，肾区无叩击痛，血常规白细胞不高，故排除急性肾盂肾炎，诊断为急性膀胱炎。对于女性无并发症的单纯性膀胱炎，可选用敏感性抗生素，采用3日疗法，故选C。B选项为急性肾盂肾炎治疗疗程，故不选B。

题型　B1型题

（1~2题共用解析）

1.【答案】A　　2.【答案】D　　　　【难度系数】★

【解析】①引起尿路感染最常见的病原体是大肠埃希菌，故第1题选A。②诱发急性肾小球肾炎常见的病原体为β-溶血性链球菌，故第2题选D，急性肾小球肾炎是β-溶血性链球菌感染诱发的免疫反应性疾病。

四、无症状性细菌尿

题型　A1型题

1.【答案】B　　　　　　　　　　　　【难度系数】★★

【解析】无症状性细菌尿是一种隐匿型尿路感染，即患者有菌尿而无任何尿路感染症状，常在健康人群中进行筛选时，或因其他慢性肾脏病做常规尿细菌学检查时发现。细菌尿来自膀胱和肾，其致病菌多为大肠埃希菌，故选B。

2.【答案】E　　　　　　　　　　　　【难度系数】★★

【解析】无症状性细菌尿有下述情况者应给予治疗：①妊娠期无症状性菌尿；②学龄前儿童；③出现有感染症状者；④肾移植、尿路梗阻及其他尿路有复杂情况者。故选E。

3. 【答案】E 　　　　　　　　　　　　【难度系数】★★

【解析】临床上无尿路感染症状要求做两次中段尿培养，细菌菌落数均 ≥ 10^5/mL，且为同一菌种，可诊断为尿路感染，故选 E。

第四节　肾功能不全

一、急性肾损伤

题型　B1 型题

（1~2 题共用解析）

1.【答案】A　2.【答案】D　　　　　【难度系数】★★

【解析】急性肾衰竭分为肾前性、肾性、肾后性 3 类。消化道大出血可导致有效血容量减少，肾脏血流灌注不足，引起肾前性急性肾衰竭，尿钠 < 20 mmol/L 也是肾前性肾衰竭的特点，故第 1 题选 A。肾后性肾衰竭是由急性尿路梗阻所致，故第 2 题选 D。肾性肾衰竭可分为小管性、间质性、血管性和小球性，其中，以肾缺血或肾毒性原因导致的急性肾小管坏死（ATN）最常见。

（3~4 题共用解析）

3.【答案】B　4.【答案】C　　　　　【难度系数】★★

【解析】急性肾衰竭分为肾前性、肾性和肾后性 3 类。肾前性肾衰竭的常见原因包括血容量减少、肾内血流动力学改变等。肾性肾衰竭的常见病因是肾缺血或肾毒性物质所致的肾实质损伤。充血性心力衰竭患者由于心脏排血减少，血容量相对不足，可导致肾前性氮质血症，表现为尿比重 > 1.018、血尿素氮/血肌酐 > 20、尿钠浓度 < 10mmol/L、肾衰指数 < 1，故第 3 题选 B。糖尿病肾病患者常有肾脏损害，腹部增强 CT 造影时，需注射具有肾毒性的造影剂，故可致急性肾小管坏死，常表现为尿比重 < 1.012、血尿素氮/血肌酐 < 20、尿钠浓度 > 20 mmol/L、肾衰指数 > 1，故第 4 题选 C。肾后性肾衰竭常见于急性尿路梗阻。急进性肾炎常表现为肾功能急剧减退。急性间质性肾炎常表现为肾小管功能受损、肾性糖尿、低比重尿、低渗透压尿。

二、急性肾小管坏死

题型　B1 型题

（1~2 题共用解析）

1.【答案】B　2.【答案】E　　　　　【难度系数】★★★

【解析】肾毒性物质接触史 + 少尿、低比重尿 = 急性肾小管坏死，故第 1 题选 B。慢性充血性心衰患者，感染后致心衰加重，心输出量减低，肾脏血流灌注不足，出现少尿及尿钠减低，代谢废物不能及时排出体外，血液内含氮物质蓄积，此为肾前性氮质血症，故第 2 题选 E。

三、慢性肾脏病

题型　A1 型题

1.【答案】E　　　　　　　　　　　　【难度系数】★★

【解析】慢性肾衰竭与急性肾衰竭（急性肾损伤）的鉴别，多数情况下并不困难，往往根据病人病史即可作出鉴别（急性肾损伤是指病程 < 3 个月的肾脏功能或结构异常；慢性肾衰竭是指肾脏损伤或肾小球滤过率 GFR 下降 ≥ 3 个月）。在病人病史欠详细时，可借助影像学检查（如 B 超、CT 等）或肾图检查结果进行分析，如双肾明显缩小（糖尿病肾病、肾脏淀粉样变性、多囊肾、双肾多发囊肿等疾病肾脏往往不缩小），或肾图提示慢性病变，则支持慢性肾衰竭的诊断。虽然核素动态现象也可用于急、慢性肾衰竭的鉴别，但临床上很少用，应选简单、方便的肾脏 B 超，故选 E。内生肌酐清除率主要用于判断肾小球损害的程度；尿钠排泄分数主要用于鉴别肾前性肾衰竭与急性肾小管坏死；尿毒症患者到晚期时，尿沉渣可正常，故尿沉渣镜检不能作为急性肾衰竭与慢性肾衰竭的鉴别方法。

2.【答案】B

【解析】急诊透析的指征包括：预计内科治疗无效的严重代谢性酸中毒（动脉血 pH < 7.2）、高钾血症（K^+

≥6.5 mmol/L 或出现严重心律失常等）、积极利尿无效的严重肺水肿以及严重尿毒症症状如脑病、心包炎、癫痫发作等，故选 B。

【破题思路】最常考血钾＞6.5 mmol/L 时透析。

3.【答案】A 　　　　　　　　　　　　　【难度系数】★

【解析】慢性肾脏病（CKD）依据 GRF 的数值分为 5 期：1 期，GFR ≥ 90 mL/（min·173 m²）。2 期，GFR 60~89 mL/（min·173 m²），3 期，GFR 30~59 mL/（min·173 m²）——其中 3a 期，GFR 45~59 mL/（min·173 m²）；3b 期，GFR 30~44 mL/（min·173 m²）。4 期，GFR 15~29 mL/（min·173 m²）。5 期 GFR ＜ 15 mL/（min·173 m²）。故选 A。

4.【答案】D 　　　　　　　　　　　　　【难度系数】★

【解析】在包括我国在内的发展中国家，慢性肾衰竭的最常见病因仍是原发性肾小球肾炎，故选 D。在发达国家，糖尿病、高血压肾小球动脉硬化是慢性肾衰竭的主要原因。

5.【答案】B 　　　　　　　　　　　　　【难度系数】★★

【解析】血液透析时需合理使用抗凝剂以防止透析器和血液管路中凝血，新发脑出血患者不适宜再抗凝治疗，故选 B。A、C、D、E 均可常规血液透析，不作为透析禁忌证。

6.【答案】A 　　　　　　　　　　　　　【难度系数】★

【解析】慢性肾衰竭患者常出现的电解质紊乱为：高磷血症、高镁血症、高钾血症、低钙血症，故选 A。

【破题思路】记忆技巧：高磷镁钾＋低钙。

题型　A2 型题

1.【答案】A 　　　　　　　　　　　　　【难度系数】★★

【解析】本患者慢性病程，近 1 个月来病情加重，结合临床表现及实验室检查考虑诊断为慢性肾衰竭，在题干所给上述指标中，以 K⁺ 6.5 mmol/L 最需要紧急处理，因血钾过高可直接引起窦性心动过缓、房室传导阻滞，甚至心室颤动或心搏骤停，故选 A。余选项不符合题意，故不选 B、C、D、E。

2.【答案】D 　　　　　　　　　　　　　【难度系数】★★

【解析】血钾＞6.5 mmol/L 是透析指征，故选 D。

【破题思路】透析指征：预计内科保守治疗无效的严重代谢性酸中毒（pH＜7.2），血肌酐＞442 μmol/L（CKD 4 期以上），血钾＞6.5 mmol/L 或出现严重的心律失常。

题型　A3/A4 型题

（1~2 题共用解析）

1.【答案】B　2.【答案】D 　　　　　　【难度系数】★★

【解析】本患者放射性核素肾动态显像示左肾 GFR 10.2 mL/min，右肾 GFR 11.5 mL/min，故双肾总 GFR 为 21.7 mL/min，属于慢性肾脏病 4 期，故第 1 题选 B，不选 A、C、D、E。该患者既往间断服用"龙胆泻肝丸"多年，夜尿增多伴血压升高 2 年，其肾小管功能受损表现突出，故诊断为慢性间质性肾炎，故第 2 题选 D。本患者既往无明确糖尿病病史，且糖（+）不作为糖尿病诊断标准，故不考虑诊断为糖尿病肾病，不选 A。本患者既往无明确高血压病史，故不考虑高血压性良性小动脉性肾硬化，不选 B。慢性肾小球肾炎以血尿、蛋白尿、水肿、高血压为基本临床表现，可有不同程度的肾功能受损，其肾小管功能受损表现不明显，故不选 C。慢性肾盂肾炎患者可有腰痛及慢性尿路刺激症状，伴有夜尿增多等表现，肾功能受损表现不明显，故不选 E。

题型　B1 型题

（1~2 题共用解析）

1.【答案】B　2.【答案】D 　　　　　　【难度系数】★★★

【解析】慢性肾功能不全时，高血磷和低血钙可刺激甲状旁腺，引起继发性甲状旁腺功能亢进。治疗时，应限制磷的摄入，口服磷结合剂（碳酸钙、氢氧化铝凝胶等），故第 1 题选 B。血管紧张素转换酶抑制剂（ACEI）可降低血压，减低肾小球高滤过，减少蛋白尿，减轻肾小球基底膜损害，故适用于糖尿病肾病大量蛋白尿患者，故第 2 题选 D。糖皮质激素主要用于肾病综合征的治疗；促红细胞生成素主要用于肾性贫血的治疗；碳酸氢钠主要用于纠正代谢性酸中毒。

第五节 肾结核

题型 A1 型题

1.【答案】B 【难度系数】★★
【解析】静脉尿路造影（IVU）可显示尿路形态是否规则，有无扩张、推移、压迫和充盈缺损等，同时可了解分侧肾功能，故选 B。

2.【答案】B 【难度系数】★★
【解析】确诊肾结核的金标准是尿结核分枝杆菌培养阳性，故选 B。静脉尿路造影（IVU）为影像学检查，不能确诊肾结核，故不选 A。尿沉渣找到抗酸杆菌，也不能确诊肾结核，因为包皮垢杆菌、枯草杆菌也是抗酸杆菌，故不选 C。尿常规检查大量脓细胞常见于急性肾盂肾炎，故不选 D。尿频、尿急、尿痛见于急性膀胱炎，故不选 E。

题型 A2 型题

【答案】B 【难度系数】★★
【解析】尿频、尿急、尿痛为肾结核典型症状之一，最初为含结核分枝杆菌的脓尿刺激膀胱黏膜所致，而后病变侵入膀胱壁，导致上述症状加重，故有"肾结核病变在肾脏，临床表现在膀胱"一说，故选 B。仅少数患者出现腰部钝痛和隐痛，故不选 A。发热、盗汗、贫血为结核分枝杆菌中毒的症状，肾结核患者常不明显，故不选 C、D、E。
【破题思路】肾结核病变在肾脏，临床表现在膀胱。

题型 A3/A4 型题

1.【答案】A 【难度系数】★
【解析】慢性膀胱刺激征是泌尿系结核的主要表现，同时肾结核时由于干酪样坏死，常可在 KUB（尿路平片）中见到钙化灶，IVU（静脉尿路造影）可以用于了解分侧肾功能，从而决定治疗方案，故选 A。肾肿瘤题眼为无痛性肉眼血尿；肾结石题眼为有痛性肉眼血尿；肾盂肾炎可有膀胱刺激征，但题中往往会提到全身症状（如寒战、发热）及腰痛，且无钙化影，慢性肾盂肾炎时 IVU 可见肾盂肾盏变形、狭窄；肾积水往往无症状，超声可确诊，不会出现肾钙化。故不选 B、C、D、E。
【破题思路】记忆口诀：无痛全程血尿瘤，终末血尿刺激核，镜下血尿疼痛石。泌尿系结核的特点：①泌尿生殖结核90%来源于肾结核；②肾结核90%来源于肺结核；③肾结核90%为单侧；④病变在肾脏，症状在膀胱。

2.【答案】C 【难度系数】★★
【解析】尿结核分枝杆菌的培养时间较长（4~8周），但可靠，阳性率可达90%，这对肾结核的诊断有决定性意义，故选 C。尿三杯试验可用于定位血尿的来源；尿蛋白测定常用于诊断肾病综合征；尿常规为一般性检查，无特殊意义；尿普通细胞培养常用于诊断尿路感染。故不选 A、B、D、E。

题型 B1 型题

（1~2题共用解析）

1.【答案】D 2.【答案】E 【难度系数】★★★
【解析】一侧肾结核无功能，对侧肾正常，应做病肾切除，故第1题选 D。一侧肾结核无功能，对侧肾重度积水并尿毒症，应先行肾造瘘术，故第2题选 E。
【破题思路】①病灶局限，与肾盂不相通——病灶清除术。②病灶局限于肾极——肾部分切除术。③一侧肾结核破坏严重，另一侧肾正常——患肾切除术。④一侧肾结核，另一侧肾积水——先引流肾积水，恢复肾功能，再行患肾切除术。⑤一侧肾结核，另一侧肾功能不良——先行肾造瘘术，再行患肾切除术。⑥膀胱挛缩——膀胱扩大术。

（3~4题共用解析）

3.【答案】C 4.【答案】E 【难度系数】★★★
【解析】静脉尿路造影（IVU）可以了解分侧肾功能、病变范围及程度，确定治疗方案。B超、KUB、逆行肾盂造影及 CT 不能反映肾功能，故第3题选 C。CT 可以清楚地显示晚期肾结核扩大的肾盂肾盏、皮质空洞及钙化灶，在静脉肾盂造影显影不良时，有助于确定诊断，故第4题选 E。

【破题思路】①肾结核诊断：金标准——尿结核分枝杆菌培养；银标准——静脉肾盂造影；铜标准——尿沉渣找结核分枝杆菌。②了解肾功能——静脉尿路造影。

（5~6题共用解析）

5.【答案】A　6.【答案】D　　　　【难度系数】★★★

【解析】肾结核绝大多数起源于肺结核，结核分枝杆菌经血行感染进入肾，在双侧肾皮质的肾小球周围毛细血管丛内形成多发微小结核病灶。由于该处血循环丰富，修复能力较强，病灶可以自行愈合，临床无症状，称为病理肾结核，故第5题选A。如果病人免疫力低下，细菌数量多、毒力强，肾皮质内的结核病灶逐渐扩大，细菌经肾小管到达髓质，在肾髓质内继续发展，发生结核性肾盂肾炎，出现临床症状及影像学改变，称为临床肾结核，绝大多数为单侧病变。结核钙化是肾结核的常见病理类型。少数病人全肾广泛钙化，肾功能丧失，输尿管完全阻塞，含有结核菌的尿液不能流入膀胱，膀胱病变好转，膀胱刺激征消失，尿液检查正常，称为肾自截，故第6题选D。

第六节　尿路结石

一、上尿路结石

题型　A1型题

1.【答案】B　　　　【难度系数】★★

【解析】经皮肾镜碎石取石适用于所有需要手术干预的肾结石，包括完全性和不完全性鹿角结石（可癌变）、≥2 cm的肾结石、有症状的肾盏或憩室内结石、体外冲击波难以粉碎及治疗失败的结石，以及部分L_4以上较大的输尿管上段结石，故选B。抗感染治疗适用于感染性结石；药物排石适用于<0.6 cm的结石；肾盂切开取石适用于肾盂输尿管处梗阻合并肾盂结石，可在取石的同时解除梗阻；体外冲击波碎石适用于0.6~2.0 cm的结石。

2.【答案】D　　　　【难度系数】★★

【解析】上尿路结石冲击波碎石的禁忌证包括：结石远端尿路梗阻（D对）、妊娠、出血性疾病、严重心脑血管疾病、主动脉或肾动脉瘤、尚未控制的泌尿系感染等。过于肥胖、肾位置过高、骨关节严重畸形、结石定位不清等，由于技术性原因不适宜采用此法。

【破题思路】体外冲击波碎石适应证——直径≤2 cm的肾结石及输尿管上段结石。

3.【答案】E　　　　【难度系数】★★

【解析】本患者肾盂结石>2 cm，可选择经皮肾镜碎石取石治疗，故选E。肾盂切开取石主要适用于肾盂输尿管处梗阻合并肾盂结石，可在取石的同时解除梗阻，本患者无明确梗阻依据，故不选A。药物排石适用于结石直径<0.6 cm，故不选B。体外冲击波碎石主要适用于0.6~2 cm，且无远端输尿管梗阻的患者，故不选C。患者中度肾积水，不宜保守治疗，故不选D。

题型　A2型题

1.【答案】B　　　　【难度系数】★★

【解析】患者肾盂结石诊断明确，结石处理视其大小及部位而定，本患者直径0.6~2.0cm，故可选择体外冲击波碎石（ESWL），故选B。药物排石适用于结石直径<0.6cm，故不选A。肾盂切开取石适用于结石直径>2.0cm，故不选C。经皮肾镜激光碎石因有一定创伤，不作为首选，故不选D。抗感染治疗不能作为排石方法，故不选E。

2.【答案】C　　　　【难度系数】★★

【解析】本患者右肾结石<2.0cm，可选择体外冲击波碎石治疗，故选C。经皮肾镜碎石取石术（PCNL）主要适用于>2.0cm的肾结石的治疗，故不选A。输尿管镜碎石取石术主要适用于中下段输尿管结石直径0.6~2 cm的治疗，故不选B。药物排石适用于结石直径<0.6 cm，故不选D。抗炎治疗可作为结石合并感染或合并泌尿系统损伤时的辅助治疗，但不作为首选治疗，故不选E。

题型　B1型题

（1~2题共用解析）

1.【答案】B　2.【答案】E　　　　【难度系数】★★

【解析】①尿酸结石与胱氨酸结石尿路平片不显影，故第1题选B。②磷酸钙、磷酸铵镁结石与尿路感染有关，尿路平片呈鹿角状，可见分层现象，故第2题选E。

【破题思路】①最常见——草酸钙结石。②尿路平片易显影——草酸钙结石。③尿路平片不显影——尿酸结石、胱氨酸结石。④尿路平片分层显影——磷酸盐结石。⑤桑椹样结石——草酸钙结石。⑥鹿角状结石——磷酸盐结石。⑦易发生感染的结石——磷酸盐结石。⑧可发生上皮癌变的结石——磷酸盐结石。

（3~4题共用解析）

3.【答案】E　4.【答案】C　　　　【难度系数】★★

【解析】在选择肾结石的治疗方式时，我们要记住两个数字：0.6和2.0。根据下表可知第3题选E，第4题选C。

	结石 < 0.6 cm	药物治疗
肾结石	0.6 ~ 2.0cm	体外冲击波碎石（ESWL）
	结石 > 2.0 cm	经皮肾镜碎石取石术（PCNL）
	结石 < 0.6 cm	药物治疗
输尿管结石	上段：0.6 ~ 2.0 cm	体外冲击波碎石（ESWL）
	中下段：0.6 ~ 2.0 cm	输尿管镜碎石取石术（URL）、输尿管软镜
	> 2.0 cm	腹腔镜输尿管切开取石（LUL）

注：以上方法无效——手术切开。

【破题思路】结石的治疗，是每年考试的重点内容，在记忆的时候，我们先记住0.6和2.0两个数字，<0.6的结石选择药物，>2.0的选择手术（经皮肾镜碎石取石和腹腔镜输尿管切开取石），介于0.6和2.0之间的肾结石和输尿管上段的结石选择体外冲击波碎石，而输尿管下段结石，由于距离尿道近，所以可以选择输尿管镜（输尿管软镜）碎石取石。

二、膀胱结石

题型　A1型题

1.【答案】C　　　　　　　　　　【难度系数】★★

【解析】原发性膀胱结石，多发生于男孩，与营养不良和低蛋白饮食有关；继发性膀胱结石常见于良性前列腺增生，膀胱憩室，神经源性膀胱，异物或肾、输尿管结石排入膀胱，故老年男性膀胱结石最常见的原因为前列腺增生，故选C。

【破题思路】尿路结石的诱因很少考，如果考，最常考的就是老年男性前列腺增生；另外经常考的是最常见的结石成分，答案为草酸钙结石；还有必须掌握的是结石的治疗。

2.【答案】D　　　　　　　　　　【难度系数】★

【解析】排尿困难及尿流中断 + 改变体位后症状缓解 = 膀胱结石，膀胱结石的典型症状为排尿突然中断，故选D。

题型　A2型题

【答案】E　　　　　　　　　　【难度系数】★

【解析】膀胱结石的题眼即为排尿时尿流中断，改变体位后可继续排尿，故选E。

题型　B1型题

（1~2题共用解析）

1.【答案】C　2.【答案】D　　　　【难度系数】★★

【解析】①泌尿系结核的表现有尿急、尿频、尿痛，常伴终末血尿，故第1题选C；②膀胱结石典型症状为排尿突然中断，疼痛放射至阴茎头部和远端尿道，伴排尿困难和膀胱刺激症状，改变姿势后能使疼痛缓解和继续排尿，故第2题选D。

【破题思路】①全程无痛肉眼血尿——泌尿系肿瘤。②腰腹部疼痛 + 血尿——泌尿系结石。③尿路刺激征 + 终末血尿——肾结核。④肾绞痛 + 肾区叩击痛 + 血尿——肾结石。⑤腹部绞痛，疼痛向同侧腹股沟会阴部放射 + 血尿——输尿管结石。⑥排尿突然中断，改变体外后恢复排尿——膀胱结石。

（3~4题共用解析）

3.【答案】B　4.【答案】C　　　　　【难度系数】★★

【解析】①直径＜0.6 cm的尿路结石，采用药物治疗，故3题选B。②直径≤2 cm的肾结石或输尿管上段结石，采用体外冲击波碎石，故4题选C。

第七节　泌尿、男性生殖系统肿瘤

一、肾肿瘤

题型　A1型题

1.【答案】A　　　　　　　　　　　【难度系数】★

【解析】肾癌起源于肾小管上皮细胞，病理类型包括透明细胞癌、乳头状细胞癌、嫌色细胞癌等，其中透明细胞癌占70%~80%，故选A。

2.【答案】E　　　　　　　　　　　【难度系数】★

【解析】CT对肾癌诊断率高，可显示肿瘤部位、大小、有无邻近器官受累，是目前诊断肾癌最可靠的影像学方法，但普通CT肾癌的表现为肾实质内不均质肿块，平扫CT值大多略低于或与肾实质相仿，少数高于肾实质；但增强CT使肿瘤明显被强化。故选E，不选A。同时CT增强血管造影及三维重建可以见到增粗、增多和紊乱的肿瘤血管，可替代传统的肾动脉造影，故不选D。

【破题思路】因为B超无创伤且便宜，故作为肾癌的常规筛查，也是首选检查；尿路平片+静脉尿路造影常用于诊断尿路结石；肾动脉造影常用于诊断肾动脉狭窄。

3.【答案】D　　　　　　　　　　　【难度系数】★

【解析】CT对肾癌确诊率高，可发现0.5 cm以上的病变，同时显示肿瘤部位、大小、有无累及邻近器官等，是目前诊断肾癌最可靠、最常用的影像学方法，故选D。肾穿刺活检为各种肾病诊断的金标准，但其为创伤性检查，不作为常规使用，故不选A。IVU可显示尿路形态是否规则，有无扩张、推移、压迫等，同时可了解分侧肾功能，与本题意不符，故不选B。KUB可显示肾轮廓、位置、大小等，尤其对于不透光阴影如结石有重要的诊断意义，故不选C。逆行肾盂造影可了解肾盂、输尿管有无充盈缺损，对于肾盂癌等疾病有一定诊断价值，故不选E。

题型　A2型题

1.【答案】E　　　　　　　　　　　【难度系数】★★

【解析】静脉尿路造影（IVU）是诊断肾盂癌的传统方法，可发现肾盂及输尿管部位的充盈缺损、梗阻和肾积水，且肾盂癌最常见的症状为间歇性无痛性肉眼血尿，故选E。余选项皆不符合。

2.【答案】E　　　　　　　　　　　【难度系数】★★

【解析】看到无痛性全程血尿，首先应该想到的是要考泌尿系统的肿瘤，同时题中给出静脉尿路造影可见右肾盂充盈缺损，可以知道肿瘤位置在肾盂，故选E。静脉尿路造影是肾盂癌、输尿管癌的传统检查方法，它可以发现肾盂及输尿管部位的充盈缺损、梗阻和肾积水，梗阻严重造成肾功能明显减退可致集合系统未显影。肾盂肾炎为尿路刺激（可不明显）+全身症状（寒战、发热）+肾区叩击痛；肾结石为突发疼痛+镜下血尿；肾结核为慢性膀胱刺激征+终末血尿，静脉尿路造影可见钙化影；肾癌应为肾实质的充盈缺损。

【破题思路】记忆口诀：无痛全程血尿瘤，终末血尿刺激核，镜下血尿疼痛石。

肾盂癌	静脉肾盂造影（IVP）示肾盂有充盈缺损
肾结核	肾盂、肾盏呈虫蚀样改变
慢性肾盂肾炎	肾盂扭曲、狭窄等改变

3.【答案】E　　　　　　　　　　　【难度系数】★★

【解析】本患者左肾下段恶性肿瘤，原则上应尽早采用根治性肾切除术，但患者右肾萎缩，为左肾根治性切除术绝对禁忌证，故仅能采用左肾部分切除术以尽可能保留残余肾功能，故选E。左肾切除术因切除范围较局限而不作为肾癌首选，故不选A。左肾动脉栓塞术通常用于肾切除困难或姑息性治疗的患者，也不作为肾癌治疗首选，故不选B。左肾根治切除术不适用于右肾萎缩患者，故不选C。密切观察不适用于现阶段肾癌治疗，故不选 D。

4.【答案】B 【难度系数】★★

【解析】患者中年女性，以肉眼血尿为主要临床表现，IVU 提示右侧肾盂充盈缺损，尿细胞学发现肿瘤细胞，由此可以诊断为右侧肾盂癌，治疗方法首选根治术，标准术式为切除患肾 + 全长输尿管，故选 B。IVU 显示双肾功能正常更支持这一方法。

二、膀胱肿瘤

题型　A1 型题

1.【答案】E 【难度系数】★★

【解析】

非肌层浸润性膀胱癌 Tis、T_a、T_1	经尿道膀胱肿瘤电切术 + 膀胱灌注化疗药物或免疫制剂
肌层浸润性膀胱癌 $T_2 \sim T_4$	根治性膀胱切除术 + 盆腔淋巴结清扫术

根据上表所述，故选 E。

【破题思路】考试时涉及膀胱肿瘤治疗的题目，考经尿道膀胱肿瘤电切术（TURBT）的概率最大。

2.【答案】E 【难度系数】★★

【解析】膀胱癌 TNM 分期：

无浸润	Tis 原位癌
浸润	T_a 无浸润的乳头状瘤
	T_1 浸润黏膜固有层
	T_2 浸润肌层，又分为：T_{2a} 浸润浅肌层（肌层内 1/2），T_{2b} 浸润深肌层（肌层外 1/2）
	T_3 浸润膀胱周围脂肪组织，又分为：T_{3a} 显微镜下发现肿瘤侵犯膀胱周围组织，T_{3b} 肉眼可见肿瘤侵犯膀胱周围组织
	T_4 浸润前列腺、子宫、阴道及盆壁邻近器官

根据上表所示，应选 E。

【破题思路】记忆口诀："加固肌肉，周转资金"。

3.【答案】E 【难度系数】★★

【解析】异型性是判断良恶性肿瘤的重要指标，异型性反映组织的分化程度，故选 E。膀胱癌镜下观察：癌细胞核浓染，部分细胞异型性明显，核分裂象较多，可有病理性核分裂象。

4.【答案】B 【难度系数】★

【解析】膀胱镜检查 + 活检是诊断膀胱癌的最可靠依据，准确率接近 100%，故选 B。B 超因为其价格便宜且方便、无创，故可以作为膀胱癌的初筛，不能作为确诊依据；CT 可以了解肿瘤的浸润范围、深度、局部淋巴结及盆腔转移情况；膀胱造影对较大的肿瘤可以显示为充盈缺损，并可了解肾盂、输尿管有无肿瘤以及膀胱肿瘤对上尿路的影响，但不能明确肿瘤性质；尿脱落细胞学检查在发现肿瘤细胞时也可以确诊膀胱癌，但是其阳性率不如膀胱镜活检高。

【破题思路】所有肿瘤的确诊，最可靠的依据都是活检。

5.【答案】E 【难度系数】★

【解析】膀胱癌最常见的症状是血尿，为间歇性无痛全程肉眼血尿，故选 E。尿频、尿急、尿痛是膀胱癌晚期表现；膀胱三角区和膀胱颈部肿瘤阻塞膀胱出口，导致排尿困难和尿潴留。故不选 A、B、C、D。

【破题思路】①全程无痛肉眼血尿——泌尿系肿瘤。②腰腹部疼痛 + 血尿——泌尿系结石。③尿路刺激征 + 终末血尿——肾结核。

题型　A2 型题

1.【答案】A 【难度系数】★★

【解析】患者男性，反复无痛肉眼血尿，首先考虑膀胱肿瘤，故选 A。膀胱炎主要表现是膀胱刺激征（即尿频、尿急、尿痛）；慢性前列腺炎可无明显表现；膀胱结石题眼为排尿时尿流突然中断，改变体位后可继续排尿；前列腺增生题眼为进行性排尿困难。

【破题思路】记忆口诀：无痛全程血尿瘤，终末血尿刺激核，镜下血尿疼痛石。

2.【答案】C　　　　　　　　　　　　　　　【难度系数】★★

【解析】本患者膀胱肿瘤复发，且已侵及膀胱全层，依据 TNM 分期为 T_{2b} 期，首选膀胱根治性切除术，故选 C。膀胱部分全切术一般不作为首选，仅适用于部分特殊病人，故不选 A。经尿道膀胱肿瘤电切术适用于 T_2 期之前的患者，故不选 B。放化疗一般用于肿瘤切除术前及术后辅助治疗，不作为独立治疗方法，故不选 D、E。

3.【答案】C　　　　　　　　　　　　　　　【难度系数】★★

【解析】本患者膀胱乳头状肿瘤诊断明确，活检示尿路上皮癌 1 级，分化良好，为低度恶性，可行经尿道膀胱肿瘤电切术，故选 C。放疗仅适用于根治性膀胱切除术或姑息性手术后的辅助治疗，故不选 A。根治性膀胱切除术主要适用于 $T_2 \sim T_4$ 期膀胱癌患者，故不选 B。开放保留膀胱手术主要适用于身体条件不耐受或不愿接受根治性膀胱切除术的患者，故不选 D。膀胱内药物灌注治疗主要适用于经尿道膀胱肿瘤电切术后存在复发或进展为肌层浸润性膀胱癌的风险者，故不选 E。

4.【答案】C　　　　　　　　　　　　　　　【难度系数】★★

【解析】血尿是膀胱肿瘤最常见的症状，约 85% 的患者表现为间歇性无痛全程肉眼血尿，故选 C。泌尿系感染主要表现为尿路刺激症状（尿频、尿急、尿痛），故不选 A。前列腺增生主要表现为排尿困难，故不选 B。膀胱结石主要表现为排尿困难及尿流中断，改变体位后症状缓解，故不选 D。慢性前列腺炎主要表现为尿频、尿急、尿痛，排尿时尿道不适或灼热，且无贫血表现，故不选 E。

【破题思路】老年男性＋无痛性肉眼血尿＋贫血等全身症状＝泌尿系统肿瘤。

5.【答案】A　　　　　　　　　　　　　　　【难度系数】★★

【解析】本患者为老年女性，间歇全程肉眼血尿 2 个月，不伴尿路刺激症状，且配偶有吸烟史（膀胱癌最重要的致癌因素），考虑诊断为膀胱癌，故选 A。膀胱炎患者一般有明显的尿路刺激症状，故不选 B。急性肾盂肾炎患者可有高热、寒战等全身症状，可有白细胞尿及白细胞管型，肾区常有叩击痛，与本患者不符，故不选 C。尿路结石患者常有疼痛伴有血尿，与本患者不符，故不选 D。肉眼血尿、腰痛和腹部肿块被称为肾癌的"三联征"，与本患者症状不符，且膀胱癌为泌尿系统最常见的肿瘤，本身发病率较高，故不选 E。

【破题思路】老年＋吸烟史＋无痛性全程肉眼血尿＝膀胱癌。

题型	A3/A4 型题

1.【答案】E

【解析】在考试中，出现无痛性肉眼血尿，即考泌尿系肿瘤。该题中患者无痛性肉眼血尿 1 个月，B 超见膀胱右侧壁有 1 cm×2 cm 软组织影，有蒂，应诊断为膀胱肿瘤，故选 E。膀胱结石的题眼为排尿时尿流突然中断，改变体位后可以继续排尿；腺性膀胱炎应以膀胱刺激征为主要表现；膀胱异物及膀胱憩室均不在考试范围。

【破题思路】记忆口诀：无痛肉眼血尿瘤。

2.【答案】E　　　　　　　　　　　　　　　【难度系数】★★

【解析】膀胱镜检查＋活检是诊断膀胱癌的最可靠依据，准确率接近 100%，故选 E。尿脱落细胞学检查在发现肿瘤细胞时也可以确诊膀胱癌，但是其阳性率不如膀胱镜活检高，故选 E，不选 A。盆腔 MRI 和 CT 可以了解肿瘤的浸润范围、深度，局部淋巴结及盆腔转移情况；膀胱造影对较大的肿瘤可以显示为充盈缺损，并可了解肾盂、输尿管有无肿瘤以及膀胱肿瘤对上尿路的影响，但不能明确肿瘤性质。故不选 B、C、D。

【破题思路】所有肿瘤的确诊，最可靠的依据都是活检。

题型	B1 型题

（1~2 题共用解析）

1.【答案】C　2.【答案】A　　　　　　　　【难度系数】★★

【解析】单发 T_a 期膀胱尿路上皮癌，首选的治疗为经尿道膀胱肿瘤电切术，故第 1 题选 C。T_3 期膀胱尿路上皮癌，首选的治疗是膀胱癌根治切除术，故第 2 题选 A。对于无法手术治愈的转移性膀胱癌患者出现严重血尿、排尿困难和泌尿系统梗阻等症状时，可以考虑姑息性膀胱切除术，故不选 B。膀胱部分切除术仅适用于特殊条件的非肌层浸润性膀胱癌（Tis、T$_a$、T$_1$ 期）患者，不作为首选，故不选 D。尽管经尿道膀胱肿瘤电切术可以完全切除 Tis、T$_a$、T$_1$ 期肿瘤，但术后存在复发或进展为肌层浸润性膀胱癌的风险，因此术后应行辅助膀胱灌注化疗药物或免疫制剂治疗，此虽为最佳，但不作为首要治疗，故不选 E。

三、前列腺癌

题型 A2 型题

【答案】A　　　　　　　　　　【难度系数】★★

【解析】本患者前列腺癌诊断明确，MRI 见前列腺增大，边界清，左侧外周带有低信号病灶，精囊形态正常，考虑肿瘤仅位于前列腺内部，可通过根治性前列腺切除术进行治疗，故选 A。全身化疗适用于晚期前列腺癌，故不选 B。经尿道前列腺切除术适用于前列腺增生症的治疗，故不选 C。前列腺冷冻治疗远期治疗效果及适合人群尚无定论，故不选 D。内分泌治疗适用于肿瘤突破前列腺包膜但未发生转移者，故不选 E。

题型 A3/A4 型题

（1~2 题共用解析）

1.【答案】A　2.【答案】E　　　　【难度系数】★★

【解析】本患者排尿困难 3 年，加重 2 周，直肠发现前列腺结节，质地硬，血清 PSA 增高，考虑诊断为前列腺癌，为明确诊断首选前列腺穿刺活检，故第 1 题选 A。其余检查均不作为首选确诊检查，故不选 B、C、D、E。前列腺癌患者由于肿瘤增大，可出现下尿路梗阻症状，其检查主要围绕前列腺癌及其转移灶进行，膀胱尿道造影不作为评估检查，故第 2 题选 E。前列腺 MRI 在诊断前列腺癌方面有较高敏感性和特异性，并可对肿瘤局部侵犯程度及有无盆腔淋巴结转移做出初步评估，故不选 A。泌尿系 B 超可用于前列腺癌筛查，故不选 B。前列腺癌发生骨转移时，可通过放射性核素骨显像及 X 线胸片扫描发现，故不选 C、D。

题型 B1 型题

（1~2 题共用解析）

1.【答案】A　2.【答案】C　　　　【难度系数】★★

【解析】前列腺由包绕尿道的移形带、中央带和外周带组成，前列腺增生主要发生在移形带，外周带是前列腺癌最常发生的部位。

【破题思路】前列腺增生主要发生部位——移形带；前列腺癌主要发生部位——外周带。

四、睾丸肿瘤

题型 A2 型题

1.【答案】D　　　　　　　　　　【难度系数】★★

【解析】题干中查体患者右侧睾丸增大、质硬，说明是实质肿物，而非液体，故不选 A；睾丸炎和睾丸扭转会有剧烈疼痛，故不选 B、C；睾丸结核多数是附睾结核直接蔓延所致，多表现为阴囊部肿胀不适或下坠感，附睾呈结节状，同时可伴有结核的全身症状，故 E 错。睾丸肿瘤好发于青壮年，可表现为病侧睾丸质硬而有沉重感，附睾及输精管多无异常，故选 D。

2.【答案】B　　　　　　　　　　【难度系数】★★

【解析】本患者阴囊内触痛性硬结，且与周围粘连不清，考虑睾丸恶性肿瘤，故选 B。本患者无明确结核病史，亦无低热、盗汗等结核分枝杆菌中毒症状，故不选 A。本患者睾丸内可触之硬结，与疝气症状不符，故不选 C。睾丸鞘膜积液患者阴囊肿大，触之有弹性及囊样感，故不选 D。急性睾丸炎患者起病急，符合红、肿、热、痛等急性炎症表现，与本患者症状不符，故不选 E。

题型 B1 型题

（1~2 题共用解析）

1.【答案】E　2.【答案】B　　　　【难度系数】★★★

【解析】①一侧睾丸单发无痛性肿块，瘤体质硬沉重，诊断为睾丸癌，故第 1 题选 E。透光试验阴性排除睾丸鞘膜积液；无痛排除附睾结核和附睾扭转。②阴囊内肿块卧位时缩小或消失，诊断为交通性鞘膜积液，故第 2 题选 B。

【破题思路】①透光试验阳性——鞘膜积液。②睾丸鞘膜积液——触不到睾丸和附睾。③精索鞘膜积液——可触到睾丸。④睾丸精索鞘膜积液——触不清睾丸。⑤交通性鞘膜积液——可触及睾丸，卧位时肿块缩小或消失。⑥透光试验阳性——肿瘤。⑦无痛性阴囊肿块——睾丸肿瘤。

五、肾血管平滑肌脂肪瘤（助理不考）

| 题型 | A1 型题 |

1.【答案】E　　　　　　　　　　　　　　【难度系数】★★★★

【解析】肾血管平滑肌脂肪瘤 CT 表现为单侧或双侧的肾脏增大或局部突出，内见类圆形或分叶状不均匀肿块，其中可见斑片状或多灶性低密度脂肪影（CT 值<-20Hu），边界一般较清楚。增强扫描中脂肪病灶无明显强化，脂肪间隔的平滑肌、血管部分的病灶可有不同程度的强化（CT 值升高 20～30Hu），强化程度低于正常肾实质，与正常肾脏分界清楚，故不答 A、B。若肾血管平滑肌脂肪瘤合并出血，表现为不规则形高密度，故不选 C。20%～30% 的肾血管平滑肌脂肪瘤合并结节性硬化症，病变通常比较大，通常为双侧和多发，故不选 D。肾血管平滑肌脂肪瘤又称肾错构瘤，是一种由血管、平滑肌和脂肪组织组成的肾良性肿瘤，故选 E。

2.【答案】B　　　　　　　　　　　　　　【难度系数】★★

【解析】肾血管平滑肌脂肪瘤通常由血管、平滑肌和成熟的脂肪组织以不同比例构成，也可混有纤维组织，故不选 A。肿瘤出血的病理基础是因为肿瘤富含血管，且血管壁厚薄不一、缺乏弹性，血管迂曲形成动脉瘤样改变，在外力作用下容易破裂，故选 B，不选 D。20%～30% 的肾血管平滑肌脂肪瘤合并结节性硬化症，病变通常比较大，通常为双侧和多发，故不选 C。对于乏脂型的肾血管平滑肌脂肪瘤，超声、CT 或 MRI 都可能与肾癌具有类似表现，易导致误诊，故不选 E。

3.【答案】D　　　　　　　　　　　　　　【难度系数】★★

【解析】肾血管平滑肌脂肪瘤内含有脂肪组织，肾癌不含脂肪组织，故肾血管平滑肌脂肪瘤的脂肪组织在 T₁WI、T₂WI 上表现出中、高信号灶，T₂WI 抑脂像呈现低信号或信号明显下降，这是与肾癌鉴别最具特征性的征象，故选 D，不选 A、B、C、E。

第八节　尿路梗阻

一、肾积水

| 题型 | A2 型题 |

【答案】D　　　　　　　　　　　　　　【难度系数】★★

【解析】放射性核素肾显像能显示肾形态、大小及有无占位病变，可了解分侧肾功能、测定肾小球滤过率和有效肾血流量，故选 D。KUB 可显示肾轮廓、位置、大小等，尤其对于不透光阴影如结石有重要的诊断意义，故不选 A。血 BUN、Cr 可了解肾脏对代谢废物的排出能力，但是不能对单一肾脏功能进行评估，故不选 B。CT 对肾癌确诊率高，可发现 0.5 cm 以上的病变，同时显示肿瘤部位、大小、有无累及邻近器官等，是目前诊断肾癌最可靠、最常用的影像学方法，故不选 C。逆行尿路造影可了解肾盂、输尿管有无充盈缺损，对于泌尿系统肿瘤等疾病的诊断有一定的诊断价值，故不选 E。

二、良性前列腺增生

| 题型 | A1 型题 |

1.【答案】B　　　　　　　　　　　　　　【难度系数】★

【解析】尿频为前列腺增生最常见的早期症状，夜间更为明显，故选 B。

【破题思路】尿频——前列腺增生最早出现的症状；排尿困难——前列腺增生最重要的症状。

2.【答案】A　　　　　　　　　　　　　　【难度系数】★

【解析】老年男性发生尿潴留最常见的疾病为良性前列腺增生，故选 A。

【破题思路】老年男性+尿频、排尿不畅等表现＝良性前列腺增生。

3.【答案】B 　　　　　　　　　　　　　　　　【难度系数】★★

【解析】直肠指诊是前列腺增生患者重要的首选检查，指检时应注意肛门括约肌张力是否正常，前列腺有无硬结，这些是鉴别神经源性膀胱功能障碍及前列腺癌的重要体征(B对)；其他检查无法鉴别(不选)。

【破题思路】前列腺增大，中间沟变浅——前列腺增生；前列腺结节，质地坚硬——前列腺癌。

题型　A2 型题

1.【答案】C 　　　　　　　　　　　　　　　　【难度系数】★★

【解析】患者老年男性，以进行性排尿困难为主要表现，夜尿增多，血清 PSA 3.1μg/L 正常（PSA 正常值＜4μg/L ＝ 4 ng/mL），诊断为良性前列腺增生，故 A 错。目前症状符合手术指征（残余尿＞50 mL 或最大尿流率＜10 mL/s），故应手术治疗，经尿道前列腺切除术（TURP）适用于大多数良性前列腺增生病人，是目前最常用的手术方式，故选 C。开放手术损伤大，现很少用，故 D、E 错，开放手术仅在巨大的前列腺或合并巨大膀胱结石时选用。

【破题思路】老年男性＋进行性排尿困难，首先考虑良性前列腺增生。药物治疗可选择 α 受体阻滞剂（特拉唑嗪）和 5-α 还原酶抑制剂（非那雄胺）。手术指征：残余尿＞50 mL 或最大尿流率＜10 mL/s。最常用的手术方法为经尿道前列腺切除术（TURP），如合并尿路感染、残余尿量较多或有肾积水、肾功能不全时，宜先留置导尿管或膀胱造瘘引流尿液。

2.【答案】A 　　　　　　　　　　　　　　　　【难度系数】★★

【解析】本患者为老年男性，进行性排尿困难 2 年，不能自行排尿 2 小时，考虑良性前列腺增生并发急性尿潴留。针对急性尿潴留首先解除梗阻，恢复排尿，首选导尿术。若导致尿潴留的病因短时间内不能解除者，应留置导尿管持续引流，故选 A。药物治疗通常起效较慢，不作为急性尿潴留时的首选治疗，故不选 B。耻骨上膀胱穿刺及造瘘常用于导尿管不能插入或插入失败者，不作为首选治疗，故不选 C、D。针灸治疗疗效尚不确切，故不选 E。

3.【答案】A 　　　　　　　　　　　　　　　　【难度系数】★★

【解析】一般认为排尿量在 150~400 mL 时，如最大尿流率＜15 mL/s 表明排尿不畅，如＜10 mL/s 则表明梗阻较为严重，故确定排尿梗阻程度的有效检查方法是尿流率检查，故选 A。膀胱镜为膀胱肿瘤及膀胱结石的确诊检查，故不选 B。残余尿量增加只能从一定程度上说明排尿不畅，不作为梗阻程度的有效检查方法，故不选 C。CT、MRI 对于泌尿系统肿瘤有诊断意义，不作为确定排尿梗阻程度的指标，故不选 D、E。

题型　A3/A4 型题

1.【答案】A 　　　　　　　　　　　　　　　　【难度系数】★★

【解析】前列腺增生是老年男性排尿障碍最主要的原因（A 对），进行性排尿困难是前列腺增生最重要的症状。增生的前列腺压迫尿道导致排尿困难进行性加重，尿线变细，饮酒后前列腺突然充血而再度增大，使症状加重。尿道狭窄常有尿道损伤的病史；膀胱肿瘤表现为间歇全程无痛性血尿；尿道结石有排尿中断、疼痛和血尿；神经性膀胱主要见于脊髓损伤。可排除 B、C、D、E。

【破题思路】前列腺增生：最早症状——尿频；最主要症状——进行性排尿困难；最简单检查方法（首选）——直肠指诊；最重要检查方法（确诊）——B 超；最重要鉴别方法——PSA；判断严重程度——尿流率检查，最大尿流率＜10 mL/s——严重梗阻。

2.【答案】C 　　　　　　　　　　　　　　　　【难度系数】★★

【解析】超声检查可以清晰显示前列腺体积大小，了解有无膀胱结石以及继发上尿路积水，是确诊前列腺增生的首选检查，故选 C。CT 和 MRI 主要用于前列腺癌的分期，了解转移情况。KUB 对前列腺病变的诊断价值不大，膀胱造影检查主要用于膀胱肿瘤的诊断。故不选 A、B、D、E。

3.【答案】C 　　　　　　　　　　　　　　　　【难度系数】★★★

【解析】前列腺增生的手术指征包括：症状严重；存在明显梗阻（既往有急性尿潴留、最大尿流率＜10 mL/s、残余尿量＞50 mL）；有并发症（反复泌尿系感染、并发结石）；药物治疗无效者。该患者曾发生急性尿潴留，故选 C。导尿是解除尿潴留最简单常用的方法，尿潴留的病因短时间内不能解除的，可行留置导尿，但长期留置导尿管易导致尿路感染，故不选 A。服用 5α-还原酶抑制剂主要用于症状较轻的病人，该患者尿不成线，有急性尿潴留史，故不选 B。题干中无感染征象，故不选 D。尿道扩张可缓解梗阻症状，主要用于不能耐受手术的病人，故不选 E。

【破题思路】症状轻，不影响生活——观察等待；症状较轻——α 受体阻滞剂＋5α-还原酶抑制剂（特拉唑嗪＋非那雄胺）；症状严重、尿流率＜10 mL/s、残余尿量＞50 mL、药物治疗无效——手术治疗；

前列腺增生最常用的术式——经尿道前列腺电切术（TURP）。

4. 【答案】C　　　　　　　　　　　　【难度系数】★★

【解析】①α₁受体阻滞剂能降低膀胱颈及前列腺平滑肌张力，减少尿道阻力，改善排尿功能。常用药物有特拉唑嗪等，故选C。②导尿用于发生急性尿潴留时，解除尿路梗阻；抗炎用于合并感染时；经尿道前列腺激光手术治疗不属于保守治疗；等待观察用于症状轻，不影响生活的病人。故不选A、B、D、E。

【破题思路】症状轻，不影响生活——观察等待；症状较轻——α受体阻滞剂+5α-还原酶抑制剂（特拉唑嗪+非那雄胺）；症状严重、最大尿流率<10 mL/s、残余尿量>50 mL、药物治疗无效——手术治疗；前列腺增生最常用的术式——经尿道前列腺电切术（TURP）。

5. 【答案】D　　　　　　　　　　　　【难度系数】★★

【解析】50岁以上男性出现排尿不畅，首先要考虑前列腺增生；直肠指检是重要的检查方法，可触及增大的前列腺，表面光滑、质韧、有弹性，边缘清楚，中间沟变浅或消失，即可初步诊断为前列腺增生，故选D。膀胱结石有排尿中断，改变体位继续排尿，伴疼痛和血尿；膀胱颈部挛缩有局部慢性炎症病史；前列腺癌直肠指诊前列腺有结节，质地坚硬；神经性膀胱主要见于脊髓损伤。可排除A、B、C、E。

【破题思路】①前列腺增大，中间沟变浅，质地中等——前列腺增生。②前列腺结节，质地坚硬——前列腺癌。

6. 【答案】C　　　　　　　　　　　　【难度系数】★★★

【解析】患者双肾无积水，输尿管未见扩张。最大尿流率10 mL/s（最大尿流率<15 mL/s说明排尿不畅，<10 mL/s说明梗阻严重）。该患者梗阻尚不严重，且从未药物治疗，应首选药物治疗，故选C。膀胱造瘘用于急性尿潴留不能插入导尿管，需持续引流尿液者；根治性前列腺切除术是前列腺癌治疗的主要方法；经尿道前列腺电切术（TURP）用于前列腺增生有严重梗阻者；膀胱切开取石用于巨大膀胱结石的治疗。

三、尿潴留

题型	A1型题

1. 【答案】D

【解析】急性尿潴留的治疗原则是解除梗阻，恢复排尿，导尿术是解除急性尿潴留最简便的方法，故选D。

2. 【答案】D　　　　　　　　　　　　【难度系数】★★

【解析】前列腺增生是引起老年男性排尿障碍最常见的原因，故选D。饮酒、劳累、便秘、久坐及气候变化等因素，可引起前列腺突然充血水肿，导致急性尿潴留。前列腺癌、膀胱肿瘤、膀胱颈挛缩、尿道狭窄都可引起急性尿潴留，但不是最常见的病因。

第九节　泌尿系统损伤

一、肾损伤

题型	A2型题

1. 【答案】D　　　　　　　　　　　　【难度系数】★★

【解析】肾损伤手术适应证包括：①开放肾损伤；②严重肾裂伤、肾碎裂、肾蒂伤；③血红蛋白、血细胞比容进行性下降；④腰腹部肿块增大；⑤血压不稳定或持续下降；⑥合并腹腔脏器损伤者。仅根据全程肉眼血尿很难判断肾损伤的严重程度，不能作为肾损伤开放手术的指征，故选D。

【破题思路】①肾挫伤——休息、可自愈。②肾部分裂伤——绝对卧床2~4周+抗生素。③肾全层裂伤、肾碎裂、肾蒂血管外伤——抗休克+急诊手术。

2. 【答案】B　　　　　　　　　　　　【难度系数】★★★

【解析】肾损伤大多有血尿，但血尿与损伤程度不一致，如果血块阻塞尿路或肾蒂断裂、肾盂输尿管断裂、肾动脉血栓形成，可能只有轻微血尿或无血尿，故选B。

【破题思路】①腰部外伤+镜下血尿、腰痛——肾挫伤。②腰部外伤+血压低、血肿、肉眼血尿——肾裂伤。③腰部外伤+大出血、休克、无血尿——肾蒂损伤——最危险。

题型　A3/A4 型题

1. 【答案】B　　　　　　　　　　　【难度系数】★★

   【解析】患者从高处坠落，摔伤右腰部，出现肉眼血尿，考虑肾损伤，住院 5 日下床后出现右腰部疼痛剧烈且出现腰部包块，考虑出现肾周血肿延迟破裂出血，为了明确血肿来源，首先需要做肾脏B超，故选 B。核素肾图用于诊断上尿路梗阻，故不选 A。KUB 用于诊断泌尿系结石，故不选 C。血常规和尿常规显然不能了解包块来源，故不选 D、E。

2. 【答案】A　　　　　　　　　　　【难度系数】★★

   【解析】患者住院 5 日下床后出现右腰部剧烈疼痛且出现腰部包块，考虑出现肾周血肿延迟破裂出血，同时有休克表现（P 120 次/分，BP 80/40 mmHg），所以需要紧急抗休克治疗，同时准备手术，故选 A。

   【破题思路】注意题目中问的是最恰当，那么像 A 这种选项，既保了命又找到了根源，当然是正确答案。

3. 【答案】A　　　　　　　　　　　【难度系数】★★★★

   【解析】根据高空坠落，受伤后腰痛和镜下血尿，应诊断为肾挫伤，故选 A。肾裂伤有肉眼血尿，肾周围血肿，肾全层裂伤和肾蒂断裂时有休克。输尿管损伤常与输尿管器械操作或手术有关，输尿管完全离断时可以没有血尿。

   【破题思路】①高空坠落史 + 镜下血尿、腰痛——肾挫伤。②高空坠落史 + 血压低、血肿、肉眼血尿——肾裂伤。③高空坠落史 + 大出血、休克、无血尿——肾蒂损伤——最危险。

4. 【答案】B　　　　　　　　　　　【难度系数】★★★

   【解析】诊断肾损伤首选 CT，但是诊断肾挫伤首选尿常规，故选 B。血肌酐主要用于判断肾功能，在严重肾功能损害时增高；静脉尿路造影用于了解判断分侧肾功能；血细胞比容可判断有无继续出血。

   【破题思路】肾损伤筛查、肾挫伤——尿常规；肾损伤、肾肿瘤——CT。

二、前尿道损伤

题型　A1 型题

1. 【答案】D　　　　　　　　　　　【难度系数】★★

   【解析】骑跨伤导致尿道断裂时，应及时行经会阴尿道修补（尿道端端吻合术），并留置导尿管 3 周，故选 D。导尿可作为试验性诊断尿道断裂的方法，不是最有效治疗方法，故不选 A。耻骨上膀胱造瘘术仅作为患者无法耐受手术时的保守治疗方案，不作为首选，故不选 B。当尿道球部远端和阴茎部完全性断裂，会阴、阴茎、阴囊内会形成大血肿，应及时经会阴切口予以清除，然后再行尿道端端吻合术，故清除会阴部血肿不作为最有效治疗，故不选 C。保守观察、抗炎治疗不作为尿道断裂时治疗的首选，故不选 E。

2. 【答案】E　　　　　　　　　　　【难度系数】★

   【解析】逆行尿道造影可显示尿道外伤部位及程度，故选 E。

   【破题思路】尿道挫伤无造影剂外溢，如有外溢提示部分损伤；如造影剂未进入后尿道而大量溢出，提示尿道有严重裂伤或断裂。

3. 【答案】C　　　　　　　　　　　【难度系数】★★

   【解析】前尿道损伤以尿道球部损伤多见，最常发生于会阴骑跨伤，故选 C。

4. 【答案】B　　　　　　　　　　　【难度系数】★★

   【解析】尿道损伤合并尿外渗及阴囊血肿证明尿道裂伤或断裂，此时应首先行尿道吻合以恢复尿道的连续性，避免尿道断端远离形成瘢痕假道，对于合并尿外渗及阴囊血肿的应同时进行处理，以进一步减小对机体的损伤，促进恢复，故选 B。

5. 【答案】A　　　　　　　　　　　【难度系数】★★

   【解析】尿道损伤以球部和膜部外伤最多见，阴茎部尿道损伤少见，故选 A。

   【破题思路】①"前骑球"——前尿道损伤——骑跨伤——尿道球部。②"后骨膜"——后尿道损伤——骨盆骨折——尿道膜部。

题型　A2 型题

【答案】B　　　　　　　　　　　【难度系数】★★

【解析】前尿道损伤多发生于球部，这段尿道固定在会阴部，所以该患者为前尿道损伤，球部损伤血液或尿液渗入会阴浅筋膜包绕的会阴浅袋，使会阴、阴囊、阴茎肿胀，故选B。

【破题思路】记忆口诀：前面"骑跨球"，后面"骨盆膜"。

前尿道损伤与后尿道损伤的鉴别如下：

项目	前尿道损伤	后尿道损伤
病史	会阴部骑跨伤	骨盆骨折
诊断性导尿	了解尿道完整性	
逆行尿道造影	了解损伤程度、部位	—
X线	—	骨盆骨折
尿外渗	会阴、阴茎、阴囊	耻骨后间隙、膀胱后
直肠指检	—	前列腺尖端浮动

题型 A3/A4型题

1.【答案】D

【解析】会阴部骑跨伤损伤尿道球部，这段尿道固定在会阴部，所以该患者为前尿道损伤，球部损伤血液或尿液渗入会阴浅筋膜包绕的会阴浅袋，使会阴、阴囊、阴茎肿胀，主要表现为尿道出血、疼痛、局部血肿、排尿困难、尿外渗，故选D。

2.【答案】C　　　　　　　　　　【难度系数】★★

【解析】前尿道损伤分为挫伤、裂伤和断裂三种类型。尿道挫伤仅有局部水肿、出血，不会出现尿外渗；尿道裂伤可有少量尿液外渗至会阴部、阴囊；尿道断裂时会阴部及阴囊、阴茎内会形成巨大血肿。本题中患者仅有疼痛、出血及会阴部和阴囊处的轻度肿胀、瘀斑，故考虑前尿道裂伤而不是断裂，首选的处理措施是先试插导尿管引流尿液，同时抗感染治疗，故选C。

【破题思路】前尿道损伤治疗方法的选择：

紧急处理	尿道球海绵体严重出血可致休克	应立即压迫会阴部止血，采取抗休克措施，尽早施行手术治疗
尿道挫伤	无需特殊处理，抗生素预防感染，必要时留置尿管1周	
尿道裂伤	可插入尿管——留置2周；导尿失败——行修补术，留置尿管2~3周	
尿道断裂	经会阴清除血肿；尿道端端吻合术，留置尿管3周；不能耐受手术做膀胱造瘘	
严重，不能耐受手术	耻上膀胱造瘘	
并发症	尿外渗——皮肤切口引流，必要时膀胱造瘘，3个月后修补尿道 尿道狭窄——定期尿道扩张，手术治疗	

题型 B1型题

（1~2题共用解析）

1.【答案】B　2.【答案】A　　　　　【难度系数】★★

【解析】尿道造影可以显示尿道损伤部位和程度（尿道挫伤造影剂不外溢，部分裂伤有外溢，如造影剂为进入后尿道而大量外溢，提示尿道断裂），故第1题选B。试插导尿管可以了解尿道的完整性和连续性，又称诊断性导尿，故第2题选A；如果一次导尿成功，提示尿道外伤不严重，如果一次插入困难，说明可能有尿道裂伤或断裂伤，不应勉强反复试插，以免加重外伤，易感染。尿道探子常用于治疗尿道狭窄、膀胱颈痉挛；B超是许多疾病的筛选、诊断及随访方法；尿道镜可用于尿道的全面检查。

（3~4题共用解析）

3.【答案】A　4.【答案】B　　　　　【难度系数】★★

【解析】尿道球部固定在会阴部，当会阴部骑跨伤时，将尿道推向耻骨联合下方，导致尿道球部损伤，故第 3 题选 A。骨盆骨折时，附着在耻骨下支的尿生殖膈突然移位，产生剪切样暴力，导致后尿道膜部损伤，故 4 题选 B。

（5~6 题共用解析）

5.【答案】C 6.【答案】D　　　【难度系数】★★★

【解析】尿道损伤后，如果插导尿管成功，常规保留 2 周左右，以利于尿道损伤的修复，故第 5 题选 C。不能插入导尿管，提示尿道连续性损害，行尿道端端吻合，术后应留置导尿 2~3 周，故第 6 题选 D。

【破题思路】导尿管能插入——留置导尿管引流 2 周；导尿管不能插入——经会阴尿道修补术或尿道端端吻合术 + 留置导尿管 3 周；休克或急性尿潴留——抗休克 + 耻骨上膀胱造瘘，3 个月后修补尿道。

三、后尿道损伤

题型　A1 型题

1.【答案】C　　　【难度系数】★

【解析】膜部尿道通过尿生殖膈，当骨盆骨折时，附着于耻骨下支的尿生殖膈突然移位，产生剪切样暴力，使薄弱的膜部尿道撕裂，甚至在前列腺尖处撕断，故选 C。

【破题思路】记忆口诀：前面"骑跨球"，后面"骨盆膜"。前尿道损伤与后尿道损伤的鉴别见前文。

2.【答案】A　　　【难度系数】★

【解析】膜部尿道穿过尿生殖膈，当骨盆骨折时，附着于耻骨下支的尿生殖膈突然移位，产生剪切样暴力，使薄弱的膜部尿道撕裂，甚至在前列腺尖处撕段，故选 A。枪弹伤、刀刺伤见于尿道开放性外伤（不选 B、E）。会阴部骑跨伤见于前尿道损伤，故不选 C。

【破题思路】①骑跨伤——前尿道损伤；骨盆骨折——后尿道损伤。②前尿道损伤好发部位——球部；后尿道损伤好发部位——膜部。

题型　A2 型题

【答案】E　　　【难度系数】★★★

【解析】外伤致骨盆骨折、会阴部撕裂伤，术后尿潴留的原因多属尿道损伤。若能留置导尿管成功则是最佳、最理想的处理方法，否则则需要通过手术治疗重建尿道的连续性，或行膀胱穿刺术、造瘘引流尿液，故选 E。肌注地西泮、下腹部热敷、口服止痛药、静注氯贝胆碱均不能解决尿潴留问题。

题型　A3/A4 型题

（1~2 题共用解析）

1.【答案】D 2.【答案】B　　　【难度系数】★★

【解析】①当骨盆骨折时，附着于耻骨下支的尿生殖膈突然移位，产生剪切样暴力，使后尿道撕裂，故第 1 题选 D。前尿道损伤多以骑跨伤为主，易损伤尿道球部，故不选 B。耻骨下支骨折一般不会导致肾、输尿管损伤及膀胱破裂，故不选 A、C、E。②当怀疑患者尿道损伤时，应及时行尿道造影检查，以明确尿道外伤部位及程度，为进一步治疗提供依据，故第 2 题选 B。B 超不能确定对尿道损伤部位及程度，故不选 A。CT 可用于肾损伤时确定肾实质裂伤程度、尿外渗和血肿范围，故不选 C。膀胱造影及静脉尿路造影不作为后尿道损伤时的首选检查，故不选 D、E。

四、膀胱损伤（助理不考）

题型　A1 型题

1.【答案】E　　　【难度系数】★

【解析】膀胱外伤的治疗主要包括急救处理、非手术疗法和手术干预。对于膀胱外伤的急救处理，抗休克治疗是关键，包括液体复苏、输血、止痛及镇静等措施，旨在维持患者的生命体征。对于轻度膀胱挫伤或膀胱造影显示仅有少量尿外渗的患者，可以采取非手术疗法，故选 E，不选 A、B、C、D。

2.【答案】A　　　【难度系数】★★★

【解析】膀胱破裂后，由于尿液流入腹腔和膀胱周围，患者有尿意，但不能排出尿液或仅排出少量血尿，故会出现排尿障碍而膀胱空虚，选 A。假性尿失禁是由于下尿路梗阻（尿道狭窄、前列腺增生或肿瘤等）

或膀胱逼尿肌无力、麻痹(先天性畸形、损伤性病变、肿瘤与炎症病变等导致调节膀胱的下运动神经元损害)，造成膀胱过度膨胀、内压升高致尿流被迫溢出，又称"溢出性尿失禁"，显然与膀胱损伤不符合，故不选B。虽然膀胱腹膜内破裂后尿液流入腹腔，会引起急性腹膜炎，但下腹部腹膜炎的表现绝不是膀胱损伤的特征性表现，故不选C。导尿管不易插入提示尿道断裂可能性更大，故不选D。肉眼血尿是膀胱外伤患者的主要症状，但泌尿系统多种疾病都可出现血尿，故不选E。

3.【答案】C 【难度系数】★★

【解析】尿道外伤是泌尿系统最常见的外伤，分为开放性外伤和闭合性外伤两类，故选C，不选A、B、D、E。

第十节 男性生殖系统感染

题型 A2型题

1.【答案】D 【难度系数】★★

【解析】尿频、尿急、尿痛伴排尿不适1年，排尿后有"滴白"现象，诊断为慢性前列腺炎，故选D。急性细菌性前列腺炎表现为急性疼痛伴排尿刺激症状及发热，故不选C。良性前列腺增生好发于老年男性，表现为排尿困难，故不选A。慢性膀胱炎表现为反复发作的尿频、尿急、尿痛，故不选B。

【破题思路】前列腺炎：感染途径——尿道逆行感染；首选——直肠指诊；确诊——分段尿及前列腺液培养。

2.【答案】B 【难度系数】★★

【解析】本患者寒战、高热、尿频、尿急、尿痛，伴有会阴部胀痛及梗阻症状，考虑诊断为急性前列腺炎，故选B。膀胱结石主要表现为排尿困难及尿流中断，改变体位后症状缓解，故不选A。急性尿道炎和急性膀胱炎主要表现为尿频、尿急、尿痛等尿路刺激症状，全身症状不明显，故不选C、D。急性附睾炎主要表现为患侧阴囊明显肿胀、阴囊皮肤发红、发热、疼痛，与本题题意不符，故不选E。

题型 A3/A4型题

(1~2题共用解析)

1.【答案】D 2.【答案】B 【难度系数】★★

【解析】患者以尿痛及尿道异常分泌物为主要表现，伴有会阴及腰背部疼痛，性功能减退，前列腺液提示白细胞＞20～30/HP，卵磷脂减少，故第1题选D。患者目前考虑慢性前列腺炎，无明确结核分枝杆菌感染依据，故第2题选B。

3.【答案】E 【难度系数】★★★

【解析】年轻男性患者，双侧睾丸疼痛1年，有血精，前列腺有结节，无压痛，附睾尾部肿大，质地偏硬，输精管呈"串珠状"改变，提示附睾结核。故该患者应诊断为生殖系结核，故选E。前列腺癌多见于老年人，有尿路梗阻和转移症状，直肠指诊前列腺结节，质地坚硬；附睾、输精管炎多有急性附睾炎的病史；精囊炎以精血为主要表现，伴尿路刺激征；慢性前列腺炎有尿痛不适，排尿后尿道口"滴白"。故排除A、B、C、D。

【破题思路】输精管呈"串珠状"改变——附睾结核。

4.【答案】E 【难度系数】★

【解析】泌尿、男性生殖系统结核是全身结核病的一部分，绝大部分来源于肺结核，少数继发于消化道结核和骨关节结核，故选E。

第十一节 泌尿、男性生殖系统先天性畸形及其他疾病

一、隐睾

题型 A1型题

【答案】D 【难度系数】★★

【解析】隐睾易发生恶变，尤其是位于腹膜后者，隐睾恶变概率较普通人高40倍，故选D。A、B、C、E均不属于最严重后果。

| 题型 | A2 型题 |

【答案】D　　　　　　　　　　　　【难度系数】★★

【解析】隐睾是小儿常见的先天性疾病，其处理原则是：1 岁内可能自行下降，无需治疗，观察为主。1 岁后未下降，可应用绒毛膜促性腺激素。2 岁前睾丸仍然未下降，应采用睾丸固定术；若睾丸不能拉下置入阴囊，而对侧睾丸正常，需切除隐睾。该患儿 1 岁，内分泌治疗 10 周后睾丸仍未下降到阴囊内，应在 2 岁前行左睾丸下降固定术，故选 D。

【破题思路】隐睾处理原则：1 岁内——可能自行下降；1 岁内未降——短期使用绒毛膜促性腺激素；2 岁前未降——睾丸固定术；睾丸萎缩（对侧睾丸正常）——睾丸切除。

| 题型 | B1 型题 |

（1~2 题共用解析）

1.【答案】A　 2.【答案】C　　　　　　【难度系数】★★

【解析】隐睾的治疗原则是：1 岁内可能自行下降，无需治疗，观察为主。1 岁后未下降，可应用绒毛膜促性腺激素（故第 1 题选 A）。2 岁前睾丸仍然未下降，应采用睾丸固定术（故第 2 题选 C）；若睾丸不能拉下置入阴囊，而对侧睾丸正常，需切除隐睾。

二、鞘膜积液

| 题型 | A1 型题 |

1.【答案】A　　　　　　　　　　　【难度系数】★★

【解析】成人的睾丸鞘膜积液，积液量少，无任何症状，不需要手术；积液量多，体积大伴明显症状，可行睾丸鞘膜切除+翻转术，故选 A。精索囊肿需将鞘膜囊全部切除，故不选 B。交通性鞘膜积液应切断通道，在内环处高位结扎鞘状突，故不选 D。

【破题思路】记忆口诀：大的翻转，小的不管，交通的结扎。

2.【答案】A　　　　　　　　　　　【难度系数】★

【解析】透光试验主要用于诊断睾丸鞘膜积液，透光试验阳性见于睾丸鞘膜积液，故选 A。余答案透光试验均阴性，故不选 B、C、D、E。

【破题思路】看到"透光试验阳性"首选鞘膜积液。

| 题型 | A2 型题 |

1.【答案】D　　　　　　　　　　　【难度系数】★★

【解析】腹股沟疝和交通性鞘膜积液卧位时肿块消失，故不选 A、E；精索鞘膜积液睾丸触摸清楚，故不选 B；右侧阴囊内肿块，触之有波动感，说明是液体而非实质，故不选 C；所以本题正确答案为睾丸鞘膜积液，选 D。

2.【答案】D　　　　　　　　　　　【难度系数】★★

【解析】本患者阴囊球形肿物 5 年，睾丸和附睾未触及，透光试验阳性，考虑为睾丸鞘膜积液，故选 D。腹股沟斜疝患者疝内容物可进入阴囊，但透光试验阴性，故不选 A。附睾炎患者疼痛明显，与本题题意不符，故不选 B。精索囊肿为睾丸上方囊性肿物，阴囊无肿大，且睾丸可触及，故不选 C。睾丸肿瘤为阴囊内实质性肿物，透光试验阴性，故不选 E。

3.【答案】D　　　　　　　　　　　【难度系数】★★

【解析】男性患儿，阴囊肿块、囊性感、透光试验阳性，提示鞘膜积液，卧位时肿块消失，应诊断为交通性鞘膜积液，故选 D。

【破题思路】①阴囊肿大，透光试验（＋）——鞘膜积液：卧位时缩小或消失——交通性鞘膜积液；睾丸触不到——睾丸鞘膜积液；睾丸触不清——睾丸精索鞘膜积液；睾丸可触到——精索鞘膜积液。②阴囊肿大，透光试验（－）——睾丸肿瘤。

| 题型 | B1 型题 |

（1~2 题共用解析）

1.【答案】E　 2.【答案】C　　　　　　【难度系数】★★

【解析】①阴囊内肿块，呈囊性，透光试验阳性，平卧后未见消失，触不到睾丸和附睾，诊断为睾丸鞘膜积液，故第1题选E。②囊性包块位于睾丸上方，与睾丸有明显的分界，透光试验阳性，可能的疾病是精索鞘膜积液，故第2题选C。

三、精索静脉曲张

题型　A1型题

【答案】E　　　　　　　　　　　　　　【难度系数】★★★★

【解析】精索静脉曲张患者用力屏气增加腹压，血液回流受阻，可显现曲张的精索静脉，为Valsalva试验（+），故选E。Coombs试验（+）是诊断自身免疫性溶血性贫血的重要指标。Eaton试验（+）常见于神经根型颈椎病患者。Buerger试验（+）见于血栓闭塞性脉管炎。Perthes试验（+）见于下肢静脉曲张深静脉不通畅的病人。

【破题思路】阴囊坠胀，阴囊内触及迂曲扩张的静脉——精索静脉曲张；确诊——超声；无症状或症状较轻者——阴囊托或穿紧身裤；症状较重伴有精子异常、青少年伴睾丸缩小——显微镜下精索静脉结扎术。

题型　B1型题

（1~2题共用解析）

1.【答案】B　2.【答案】B　　　　　　【难度系数】★★★★

【解析】①左精索内静脉呈直角进入左肾静脉，血流受到一定阻力，故第1题选B。左肾静脉附近的左精索内静脉曲张无瓣膜，左精索内静脉位于乙状结肠之后，易受肠内粪便的压迫，影响血液回流。故精索静脉曲张多见于左侧。②卵巢静脉出卵巢门后形成静脉丛，与同名动脉伴行，右侧汇入下腔静脉，左侧汇入左肾静脉，故第2题选B。

第十二节　肾间质疾病

急性间质性肾炎（助理不考）

题型　A1型题

1.【答案】A　　　　　　　　　　　　　【难度系数】★

【解析】药物是最常见的病因，其中抗生素、非甾体抗炎药（NSAIDs）、质子泵抑制剂（PPIs）是报道导致急性间质性肾炎（AIN）的最多见药物，故选A，不选B、C、D、E。

2.【答案】B　　　　　　　　　　　　　【难度系数】★★

【解析】AIN糖皮质激素的使用为：泼尼松30mg/d用于非感染性AIN（急性肾损伤严重者可先用激素冲击治疗1~2个疗程），4~6周后缓慢减量，故不选A、C、D、E，选B。

第十七章 女性生殖系统

第一节 女性生殖系统解剖

一、外生殖器解剖

题型 A1型题

1.【答案】C 　　　　　　　　　　**【难度系数】★★**

【解析】大阴唇皮下为疏松结缔组织和脂肪组织，含丰富血管、淋巴管和神经，外伤后易形成血肿，故选C。阴阜是耻骨联合上隆起的脂肪垫，青春期时开始生长阴毛，不选A。阴蒂由海绵体构成，头部富含神经末梢，对刺激敏感，性兴奋时具有勃起性，不选B。小阴唇表面湿润，褐色无毛，富含神经末梢，不选D。会阴部位于骨盆底，伸展性大，分娩时容易损伤，不选E。

【破题思路】外生殖器特点：阴阜——脂肪垫；大阴唇——骑跨外伤易血肿；小阴唇——富含神经末梢，敏感；阴蒂——头、体、脚三部分，较敏感，具有勃起性。

2.【答案】D 　　　　　　　　　　**【难度系数】★★**

【解析】前庭大腺位于大阴唇后部，腺管细长，开口较隐蔽，在小阴唇与处女膜之间的沟内，容易被局部分泌物堵塞，形成前庭大腺囊肿，故选D。大阴唇易损伤后形成血肿，不选A。阴道口与阴唇系带之间有一浅窝，称为舟状窝，也称阴道前庭窝，经产妇受分娩影响，此窝消失，不选B。尿道外口后壁上有一对并列腺体，称为尿道旁腺，开口小，易有细菌潜伏，不选C。前庭球位于前庭两侧，由具有勃起性的静脉丛组成，不选E。

【破题思路】前庭大腺易堵塞形成囊肿，伴感染形成脓肿。

题型 A2型题

【答案】C 　　　　　　　　　　**【难度系数】★★**

【解析】患者有骑跨引起的外伤史，外阴疼痛肿胀，考虑有大阴唇血肿形成，故选C。小阴唇裂伤多见于分娩或性交，不选A。性交、剧烈运动、阴道用药、繁重的体力劳动等，都可致处女膜破裂，伴有阴道疼痛但无外阴肿胀，不选B。阴道前庭为菱形区域，包括前庭球、前庭大腺、尿道外口、阴道口。前庭球、前庭大腺位于组织深部，不易受损，尿道外口易受细菌感染，阴道口位置较大阴唇深，外伤时大阴唇更易受伤引起血肿，不选D。前庭大腺肿大不是外伤引起，而是腺管口被堵塞导致，不选E。

二、内生殖器解剖

题型 A1型题

1.【答案】C 　　　　　　　　　　**【难度系数】★★**

【解析】卵巢由外侧的骨盆漏斗韧带（卵巢悬韧带）和内侧的卵巢固有韧带悬于盆壁与子宫之间，借卵巢系膜与阔韧带相连。卵巢前缘中部有卵巢门，神经血管通过骨盆漏斗韧带经卵巢系膜在此出入卵巢，故选C。

【破题思路】①阔韧带——能够限制子宫向两侧倾斜。②骨盆漏斗韧带又称卵巢悬韧带——内含卵巢动静脉。③圆韧带——有维持子宫前倾位置的作用。④主韧带——又称子宫颈横韧带，是固定子宫颈位置、防止子宫脱垂的主要结构。⑤宫骶韧带——短厚有力，向后向上牵引子宫颈，维持子宫前倾位置。

2.【答案】E 　　　　　　　　　　**【难度系数】★★**

【解析】子宫体与子宫颈之间形成最狭窄的部分，称为子宫峡部，在非孕期长约1 cm，排除A。妊娠期子宫峡部逐渐伸展变长，妊娠末期可达7~10 cm，形成子宫下段，成为软产道的一部分，也是剖宫产术常用切口部位。阴道穹隆按其位置分为前、后、左、右4部分，其中后穹隆最深（排除D），与盆腔最低的直肠子宫陷凹紧密相邻，临床上可经此穿刺引流或作为手术入路，故选E。子宫韧带共有4对：阔韧带、圆韧带、主韧带、宫骶韧带，排除C。子宫内膜分为3层：致密层、海绵层和基底层。内膜表面2/3为致密层和海绵层，统称为功能层，受卵巢性激素影响，发生周期变化而脱落。基底层为靠近子宫肌层的1/3内膜，不受卵巢性激素影响，不发生周期变化，排除B。

3. 【答案】D 　　　　　　　　　　　【难度系数】★★

【解析】子宫峡部，在非孕期长约1 cm，妊娠期子宫峡部逐渐伸展变长，妊娠末期可达7~10cm，形成子宫下段，成为软产道的一部分，也是剖宫产术常用切口部位，故排除A、B、C、E，选D。

4. 【答案】C 　　　　　　　　　　　【难度系数】★★★

【解析】卵巢表面无腹膜，由单层立方上皮覆盖，称生发上皮，故选C。卵巢上皮的深面有一层致密纤维组织，称为卵巢白膜，不选A。生育期女性卵巢大小约4 cm×3 cm×1 cm，重5~6 g，灰白色，不选B。皮质是卵巢的主体，由各级卵泡、黄体和它们退化的残余结构及间质组织组成，不选D。髓质由疏松结缔组织及丰富的血管、神经、淋巴管及少量平滑肌纤维构成，不选E。

5. 【答案】B 　　　　　　　　　　　【难度系数】★★★

【解析】卵巢固有韧带位于卵巢与子宫之间，全子宫加双附件切除时，子宫与卵巢同时切除，不需切断此韧带，故选B。主韧带维持子宫颈正常位置，防止宫颈脱垂，子宫全切时需切除，不选A。阔韧带外1/3包绕卵巢动静脉，形成骨盆漏斗韧带，又称卵巢悬韧带，内含卵巢动静脉。全子宫切除时，无需切断此韧带，子宫全切加双附件切除，需切断，不选C。阔韧带、圆韧带，在切除子宫时都需切断，故不选D、E。

【破题思路】①全子宫切除，需切断的韧带是卵巢固有韧带；无需切断的韧带是卵巢悬韧带。②全子宫加双附件切除，无需切断的韧带是卵巢固有韧带。

6. 【答案】B 　　　　　　　　　　　【难度系数】★★

【解析】子宫呈倒置梨形，长7~8 cm、宽4~5 cm、厚2~3 cm，容量约5 mL，故选B。成年人子宫体发育成熟，与宫颈比例为2∶1，不选A。子宫峡部的下端，此处子宫内膜转变为宫颈黏膜，不选C。宫颈主要由结缔组织构成，含少量平滑肌纤维、血管及弹力纤维，不选D。成年女性宫颈管长2.5~3.0 cm，不选E。

7. 【答案】E 　　　　　　　　　　　【难度系数】★★

【解析】女性站立时，盆腹腔最低的部位是直肠子宫陷凹，故选E。阴道穹隆分为前、后、左、右4部分，后穹隆位置较深，与直肠子宫陷凹紧密相邻，不选A、B、C、D。

题型	A2型题

【答案】E 　　　　　　　　　　　【难度系数】★★★

【解析】阔韧带外1/3包绕卵巢动静脉，形成骨盆漏斗韧带，又称卵巢悬韧带，内含卵巢动静脉。全子宫切除保留附件时，为维持卵巢血供，不能切断此韧带，故选E。圆韧带、阔韧带、子宫骶韧带，子宫全切时均需切断，不选A、B、D。卵巢固有韧带位于卵巢与子宫之间，连接卵巢与子宫，全子宫切除时，需切断此韧带，不选C。

题型	B1型题

（1~2题共用解析）

1. 【答案】C　2.【答案】A 　　　【难度系数】★

【解析】阴道黏膜层由非角化复层鳞状上皮覆盖，无腺体，故第1题选C。宫颈管黏膜为单层高柱状上皮，黏膜内有腺体，故第2题选A。慢性宫颈炎时的宫颈黏膜的鳞状化生，可以成为鳞状细胞癌的基础，不选B。输卵管和子宫等处的黏膜上皮表面都附有纤毛，因此称单层柱状纤毛上皮，不选D。卵巢表面是生发上皮，由胚胎发育的时候所具有的原始体腔上皮衍生而来，具有分化为各种内生殖器上皮的潜能，不选E。

三、生殖系统血管分布、淋巴引流、神经支配

题型	A1型题

1. 【答案】A 　　　　　　　　　　　【难度系数】★

【解析】卵巢动脉自腹主动脉发出，左侧卵巢动脉不同于右侧卵巢动脉，还可以来自肾动脉，故选A。

2. 【答案】D 　　　　　　　　　　　【难度系数】★★

【解析】卵巢静脉与同名动脉伴行，右侧汇入下腔静脉，左侧汇入左肾静脉，故选D。髂总静脉由髂内静脉和髂外静脉在骶髂关节前方合成，不选A。盆腔脏器的静脉多先聚集为丛，而后形成数干，汇入髂内静脉，卵巢静脉蔓状丛形成卵巢静脉，与同名动脉伴行，而不汇入髂内静脉，不选B。髂外静脉是股

静脉的直接延续，其属支为腹壁下静脉，不选C。E选项说法错误，不选E。

| 题型 | B1 型题 |

（1~2题共用解析）
1.【答案】B 2.【答案】D 【难度系数】★★
【解析】子宫动脉为髂内动脉的前干分支，故第1题选B。髂外动脉是下肢的动脉主干，系髂总动脉的终支之一，可移行为股动脉。在腹股沟韧带附近发出腹壁下动脉和旋髂深动脉，不选A。髂总动脉分为髂内动脉和髂外动脉，不选C。腹主动脉分为左、右髂总动脉，卵巢动脉自腹主动脉发出，故第2题选D。肾动脉是腹主动脉的比较粗大的一对分支，右肾动脉较左肾动脉稍长，不选E。
【破题思路】女性生殖器血供，除卵巢动脉来自腹主动脉，其余都来自髂内动脉。卵巢动脉来自腹主动脉；子宫动脉来自髂内动脉；阴道动脉来自髂内动脉；阴部内动脉来自髂内动脉。

四、骨盆的组成、分界和类型

| 题型 | A1 型题 |

1.【答案】B 【难度系数】★★
【解析】骶尾关节为骨盆出口平面的后三角顶端，属骨盆出口平面，与中骨盆无关，故选B。坐骨切迹宽度代表中骨盆后矢状径，不选A。坐骨棘间径代表中骨盆横径，不选C。两侧骨盆壁向内倾斜，状似漏斗，称漏斗骨盆，特点是中骨盆及骨盆出口平面均明显狭窄，不选D。中骨盆前后径是耻骨联合下缘通过两侧坐骨棘连线中点到骶骨下端间距离，骶骨弯曲度影响其径线大小，不选E。

2.【答案】D 【难度系数】★★★
【解析】中骨盆为骨盆最小平面，呈纵椭圆形，不选A、C、E。中骨盆平面前为耻骨联合下缘，不选B。故选D。

3.【答案】E 【难度系数】★★
【解析】骨盆底内层是最坚韧的一层，由肛提肌及其内、外面各覆一层筋膜组成。在骨盆底肌肉中，肛提肌起最重要的支持作用，故选E。会阴深横肌属骨盆底中层，不选A。会阴浅横肌、球海绵体肌、肛门外括约肌，均属骨盆底浅层，不选B、C、D。

五、骨盆底的组成及会阴解剖

| 题型 | A1 型题 |

【答案】B 【难度系数】★★
【解析】肛门外括约肌属于骨盆底外层结构，故选B。骨盆底外层由会阴浅筋膜及其深面的3对肌肉及肛门外括约肌组成，不选A。中层为泌尿生殖膈，又称三角韧带，不选C。内层为盆膈，是骨盆底最坚韧的一层，不选D。在骨盆底肌肉中，肛提肌起最重要的支持作用，不选E。
【破题思路】骨盆底各层组成及特点见下表。

各层	组成	特点
外层	会阴浅筋膜 会阴浅横肌、球海绵体肌、坐骨海绵体肌 肛门外括约肌	此层肌肉的肌腱汇合于阴道外口与肛门之间，形成中心腱
中层	上下两层筋膜 一对会阴深横肌 尿道括约肌	泌尿生殖膈，又称三角韧带
内层	肛提肌（耻尾肌、髂尾肌、坐尾肌） 内外层筋膜	骨盆底最坚韧的一层 肛提肌的支持作用最重要

第二节 女性生殖系统生理

题型 A1型题

1.【答案】C 　　　　　　　　　　　　【难度系数】★★

【解析】黄体在排卵后7~8天达高峰，因此分泌的雌、孕激素量达高峰，故选C。雌激素在卵巢周期中有两次分泌高峰，排卵前由卵泡膜细胞及颗粒细胞分泌，排卵后由黄体分泌，不选A。孕激素在排卵前卵泡不分泌，排卵后黄体分泌逐渐增加，至排卵后7~8天，分泌量达最高峰，不选B。月经来潮时，孕激素水平降到卵泡期水平，不选D。在排卵后，随着黄体成熟，分泌雌、孕激素量同时达高峰，不选E。

【破题思路】卵巢周期中：雌激素分泌2次高峰，排卵期及排卵后；孕激素分泌1次高峰，排卵后。

2.【答案】A　　　　　　　　　　　　【难度系数】★★★

【解析】雌激素使宫颈黏液分泌量增多，质地变薄，拉丝度增加，故选A。雌激素使阴道上皮细胞增生变厚，抵抗力增加。阴道上皮细胞脱落加快为孕激素的生理作用，不选B。雌激素可促进乳腺腺管增生，孕激素促进腺泡增生，二者协同，促进孕期乳房发育，不选C。雌激素促进水钠潴留，孕激素促进钠水排泄，不选D。雌激素促进输卵管收缩，孕激素抑制输卵管肌肉收缩的振幅，不选E。

3.【答案】C　　　　　　　　　　　　【难度系数】★★

【解析】卵泡膜细胞和颗粒细胞是排卵前雌激素的主要来源，故选C。子宫内膜有腺体，分泌腺液，无分泌雌激素的功能，雌激素由卵巢分泌，不选A。黄体细胞是排卵后分泌雌激素的主要来源，不选B。初级卵泡无分泌雌激素的功能，不选D。滋养细胞在妊娠后产生，不选E。

4.【答案】B　　　　　　　　　　　　【难度系数】★

【解析】若卵子未受精，黄体在排卵后9~10天开始退化，黄体功能限于14日，故选B。其余选项均不是黄体开始萎缩的时间，故不选。

【破题思路】排卵后7~8天黄体成熟；排卵后9~10天黄体萎缩。

5.【答案】B　　　　　　　　　　　　【难度系数】★★

【解析】乳房萌发是女性第二性征的最初特征，故选B。月经来潮是青春期的重要标志，不选A。C、D、E均为青春期的特点，但不是第二性征的最早标志，不选。

【破题思路】第二性征最早标志——乳房发育；青春期重要标志——月经初潮。

6.【答案】B　　　　　　　　　　　　【难度系数】★★★

【解析】雌激素促进水钠潴留，故选B。雌激素促进子宫肌细胞增生肥大，促使和维持子宫发育，不选A。雌激素促进输卵管肌层发育，及促进上皮的分泌活动，不选C。雌激素使阴道上皮细胞增生角化，黏膜变厚，不选E。

7.【答案】A　　　　　　　　　　　　【难度系数】★★★

【解析】排卵后孕激素水平在黄体成熟时，达最高峰，可使基础体温在排卵后升高0.3~0.5℃，临床上以此作为判断排卵日期的标志之一，故选A。雌激素在排卵前、后均出现分泌高峰，不选B。排卵前阴道上皮细胞在雌激素作用下，增生和角化，黏膜变厚，不选C。卵泡发育成熟依赖于促性腺激素的刺激，宫颈黏液分泌受雌孕激素影响，二者之间不是平行关系，不选D。不同卵泡成熟期持续时间不同，因此月经周期的排卵前期不固定，不选E。

8.【答案】C　　　　　　　　　　　　【难度系数】★★

【解析】孕激素在雌激素作用基础上，进一步促使女性生殖器和乳房的发育，二者有协同作用，故选C。选项A、B、D、E均是雌激素与孕激素拮抗作用的表现，不选。

【破题思路】雌激素与孕激素生理作用：①相互拮抗：阴道黏膜、宫颈黏液、输卵管、子宫内膜、子宫平滑肌、水钠潴留等。②相互协同：女性生殖器发育、乳房发育等。③各自特点：孕激素——排卵后基础体温升高；雌激素——降脂、促钙吸收。

9.【答案】B　　　　　　　　　　　　【难度系数】★★★

【解析】分泌期早期，腺上皮细胞开始出现含糖原的核下空泡，故选B。增生期，内膜腺体逐渐增生，不分泌，不选A、C。分泌期中期，腺体内的分泌上皮细胞顶端胞膜破裂，细胞内的糖原溢入腺体，称顶浆分泌，不选D。增殖期晚期，内膜腺体变为高柱状，不选E。

10.【答案】A　　　　　　　　　　　　　　【难度系数】★★

【解析】排卵多发生在下次月经来潮前14天左右，故选A。青春期月经周期常不规律，经5~7年建立规律的周期性排卵后，月经才逐渐正常，不选B。黄体在LH的作用下形成，不选C。每个月经周期，卵子可由两侧卵巢轮流排出，也可由一侧卵巢连续排出，一般只有一个优势卵泡可完全成熟并排出卵子，不选D。卵子排出后，经输卵管伞部捡拾、输卵管壁蠕动及输卵管纤毛活动等协同作用，在输卵管内向子宫方向移动，不选E。

11.【答案】D　　　　　　　　　　　　　　【难度系数】★★

【解析】经血中有来自子宫内膜的大量纤维蛋白溶酶，可对纤维蛋白有溶解作用，使经血不凝，故选D。经血在出血量多或排出过快的情况下可出现血凝块，不选A、B。月经血就是内膜剥脱后流出的血，其血小板含量正常，不选C。E选项说法错误，不选E。

题型	A2型题

1.【答案】B　　　　　　　　　　　　　　【难度系数】★★

【解析】排卵多发生在下次月经来潮前14日左右，该女性月经周期为30天，末次月经为2018年4月18日，则下次月经来潮第一天为2018年5月18日（4月是小月，30天），往前推14天，则其排卵期约为5月4日，故选B。其余选项日期均不正确，故不选。

2.【答案】E　　　　　　　　　　　　　　【难度系数】★★★

【解析】月经周期为28天，在周期第11~14天，为增生期晚期，故选E。分泌期早期为月经周期的第15~19天，不选A。分泌期中期为月经周期第20~23天，不选B。分泌期晚期为月经周期第24~28天，不选C。增生期中期为月经周期第5~7天，不选D。

【破题思路】增殖期——早期为月经周期第5~7天，中期为月经周期第8~10天，晚期为月经周期第11~14天；分泌期——早期为月经周期第15~19天，中期为月经周期第20~23天，晚期为月经周期第24~28天；月经期——为月经周期第1~4天。

第三节　妊娠生理

题型	A1型题

1.【答案】A　　　　　　　　　　　　　　【难度系数】★

【解析】妊娠10周后雌激素主要由胎儿-胎盘单位合成，故选A。

2.【答案】A　　　　　　　　　　　　　　【难度系数】★

【解析】胎盘合体滋养细胞能合成多种激素、酶、神经递质和细胞因子，对维持正常妊娠起重要作用。如人绒毛膜促性腺激素（HCG）、人胎盘生乳素（HPL）、雌激素、孕激素、缩宫素酶等，故选A。

【破题思路】能产生HCG的部位为胎盘合体滋养细胞，妊娠8~10周HCG达高峰，以后迅速下降，产后2周内消失。

3.【答案】B　　　　　　　　　　　　　　【难度系数】★

【解析】人绒毛膜促性腺激素是一种由α、β亚基组成的糖蛋白激素，在受精卵着床后1日可自母血清中测出，妊娠8~10周达高峰，以后迅速下降，产后2周内消失，故选B。

4.【答案】A　　　　　　　　　　　　　　【难度系数】★

【解析】羊水的来源：①妊娠早期的羊水主要来自母体血清经胎膜进入羊膜腔的透析液；②妊娠中期以后，胎儿尿液成为羊水的主要来源，使羊水的渗透压逐渐降低；③妊娠晚期胎肺参与羊水的生成，每日大约350 mL液体从肺泡分泌至羊膜腔；④羊膜、脐带华通胶及胎儿皮肤渗出液体，但量少。故选A。

5.【答案】A　　　　　　　　　　　　　　【难度系数】★

【解析】大约在受精6~7日后，胚胎植入子宫内膜，故选A。B、C、D、E选项时间均不正确，故不选。

【破题思路】受精卵在受精后第4日入宫腔，受精后6~7日着床。

6.【答案】A　　　　　　　　　　　　　　【难度系数】★★

【解析】胎盘由胎儿部分的羊膜和叶状绒毛膜及母体部分的底蜕膜构成，故选A。B、C、D、E选项关于胎盘构成的表述均不正确，故不选。

7. 【答案】D 【难度系数】★★

【解析】妊娠期血容量于妊娠6~8周开始增加，心排出量自妊娠10周逐渐增加，两者同时至妊娠32~34周达高峰，此时心脏负担最重，有基础心脏病的孕妇易在此时发生心衰，故选D。A、B、C、E均不是最易发生心衰的妊娠时期，故不选。

【破题思路】妊娠合并心脏病最易发生心衰的时期——妊娠32~34周、分娩期（第一产程末、第二产程）、产后3日内。

8. 【答案】E 【难度系数】★★★

【解析】雌激素首先通过母体胆固醇在胎盘内转变为孕烯醇酮后，经胎儿肾上腺，再经胎儿肝内作用，在胎盘合体滋养细胞酯酶作用下，经胎盘作用，最终形成游离雌三醇。可见，雌三醇是胎儿与胎盘共同参与合成的。因此，检测孕妇血中雌三醇的含量，可反映胎儿在子宫内的情况，可用来判断胎儿是否存活，故选E。孕酮是由成熟卵泡的颗粒细胞合成的，与胎盘功能无明显关系，不选B。雌酮、雌二醇是由卵泡膜细胞和颗粒细胞合成的，与胎盘功能无明显关系，不选A、D。胎盘催乳素与胎儿胎盘功能关系没有雌三醇密切，不选C。

9. 【答案】D 【难度系数】★★

【解析】脐带内有一条脐静脉，两条脐动脉，故选D。脐带有两条脐动脉，不选A、B。脐带有一条脐静脉，不选C。脐带除了两条脐动脉，还有一条脐静脉，不选E。

【破题思路】脐带2动1静，记忆技巧：安静的人喜欢1个人待着。

10. 【答案】E 【难度系数】★★★

【解析】妊娠期宫颈黏液增多，具有保护宫腔作用，故选E。子宫各部位增长速度：宫底增长最快，宫体次之，宫颈最少，不选A。妊娠期卵巢排卵和新卵泡发育均停止，不选B。妊娠期阴道黏膜变软，阴道壁皱襞增多，不选C。子宫峡部在妊娠早期就开始变软，不选D。

11. 【答案】E 【难度系数】★★

【解析】妊娠期，乳头增大变黑，易勃起，乳晕颜色加深，故选E。妊娠期间乳腺充分发育，为泌乳做准备，但并无乳汁分泌，不选A。大量雌激素刺激乳腺腺管发育，不选B。大量孕激素刺激乳腺腺泡发育，不选C。妊娠末期，挤压乳房，可见少量淡黄色稀薄液体溢出，称为初乳，不选D。

12. 【答案】E 【难度系数】★★

【解析】心率于妊娠晚期休息时每分钟增加10~15次，可有心悸，A、B、C、D选项均为妊娠晚期心血管系统发生的生理性变化，不选。增大的子宫压迫下腔静脉血液回流受阻，但不会使心搏出量减少，相反妊娠后血容量和心搏出量增加，故选E。

题型	A2型题

【答案】D 【难度系数】★★★

【解析】该孕妇为妊娠晚期，心血管系统变化均为生理性改变，为正常妊娠改变，故选D。妊娠期高血压疾病表现为：高血压、蛋白尿、水肿，该孕妇血压正常，不选A。风湿性心脏病最常表现为二尖瓣狭窄，在二尖瓣听诊区听到3级以上心脏杂音，该孕妇心脏杂音属于生理性杂音，不选B。该孕妇无心脏病的症状及体征，不选C。心肌病是心脏机械和电活动的异常，表现为心室不适当的肥厚或扩张，该孕妇无相应症状，不选E。

题型	B1型题

（1~3题共用解析）

1.【答案】A 2.【答案】B 3.【答案】C 【难度系数】★★

【解析】心脏容量至妊娠末期约增加10%，故第1题选A。妊娠32~34周心排出量较未孕时约增加30%，故第2题选B。血容量在妊娠32~34周达高峰，增加40%~45%，故第3题选C。妊娠期肾血浆流量约增加35%；妊娠期肾小球滤过率约增加50%。

（4~5题共用解析）

4.【答案】A 5.【答案】B 【难度系数】★★

【解析】底蜕膜是囊胚着床部位的子宫内膜，与叶状绒毛膜相贴，故第4题选A。包蜕膜是覆盖在囊胚表面的蜕膜，故第5题选B。底蜕膜及包蜕膜以外的覆盖子宫腔其他部分的蜕膜为真蜕膜。囊胚着床后，着床部位的滋养层细胞迅速分裂增殖，滋养层内面有一层胚外中胚层，与滋养层共同组成绒毛膜。与底蜕膜接触的绒毛营养丰富发育好，称为叶状绒毛膜。囊胚非着床部位绒毛膜发育缺乏营养，逐渐退化萎缩为平滑绒毛膜。

（6~7题共用解析）
6.【答案】E 7.【答案】A　　　　　　　　　　　　【难度系数】★★
【解析】妊娠12周，子宫峡部成为宫腔的一部分，之后随妊娠进展逐渐拉长，至妊娠末期形成子宫下段。故第6题选E，第7题选A。

第四节　妊娠诊断

题型　A1型题

1.【答案】D　　　　　　　　　　　　【难度系数】★
【解析】妊娠28周及以后为晚期妊娠，故选D。妊娠25周为中期妊娠，不选A。妊娠12周为早期妊娠，不选B。妊娠27周为中期妊娠，不选C。妊娠26周为中期妊娠，不选E。
【破题思路】妊娠早期：13周末以前；妊娠中期：14~27周末；妊娠晚期：≥28周。

2.【答案】E　　　　　　　　　　　　【难度系数】★★
【解析】妊娠早期超声检查的主要目的是确定宫内妊娠，故选E。停经史和早孕反应是早期妊娠的症状，不能确诊，不选A、B。尿妊娠试验，需结合临床表现诊断妊娠，不选C。黑加征是早期妊娠的体征，需结合辅助检查确诊，不选D。

3.【答案】D　　　　　　　　　　　　【难度系数】★★
【解析】用黄体酮注射3天，停药后2~7天出现阴道出血称黄体酮试验阳性，说明未妊娠。故选D。黑加征为早孕的体征，不选A。子宫增大变软为早孕的体征，不选B。妊娠早期在激素作用下，阴道及子宫颈呈紫蓝色，不选C。尿妊娠试验阳性，结合临床表现可诊断妊娠，不选E。

4.【答案】A　　　　　　　　　　　　【难度系数】★★
【解析】停经35日时，宫腔内见妊娠囊，故选A。停经4周孕囊不明显，不选D。停经6周，B超可见胚芽和原始心管搏动，不选B、E。停经8周可见胎心搏动，不选C。
【破题思路】早期妊娠B超5周见囊6周见心。

5.【答案】C　　　　　　　　　　　　【难度系数】★★
【解析】孕妇常在16~20周自觉胎动，故选C。
【破题思路】自觉胎动最早16周末，通常18~20周。

6.【答案】B　　　　　　　　　　　　【难度系数】★★
【解析】胎儿脐带血液循环受某种原因影响受阻时，引起一种吹风样声音，即为脐带杂音。它是一种单音，速率与胎心相同，故选B。子宫杂音为血液流过子宫血管时出现的吹风样低音响；腹主动脉音为强音响，两种杂音均与孕妇脉搏数一致，不选A、D。胎动正常次数≥10次/2小时，不选C。E选项说法错误，故不选。

7.【答案】B　　　　　　　　　　　　【难度系数】★★
【解析】妊娠32周末，宫底高度位于脐与剑突之间，故选B。妊娠28周末，宫底位于脐上3横指，不选A。妊娠12周末，宫底位于耻骨联合上2~3横指，不选C。妊娠16周末，宫底位于脐耻之间，不选D。妊娠36周末，宫底位于剑突下2横指，不选E。

8.【答案】C　　　　　　　　　　　　【难度系数】★★★
【解析】胎头枕骨与小囟门相邻，现小囟门在母体左前方，则胎头枕骨同样在左前方，因此胎位是枕左前，故选C。枕横位指胎头枕骨位于母体骨盆侧方，不选A、B。枕右前指胎头枕骨位于母体骨盆右前方，不选D。枕右后指胎头枕骨位于母体骨盆右后方，不选E。

9.【答案】B　　　　　　　　　　　　【难度系数】★★
【解析】①胎方位指胎儿先露部的指示点与母体骨盆的关系，并不是胎儿头部与母体骨盆的关系，故选B，排除D。②胎产式指胎体纵轴与母体纵轴的关系，排除C。③胎先露指最先进入骨盆入口的胎儿部分，排除A。④胎姿势指胎儿在子宫内的姿势，胎儿在腹腔中的各种姿势的说法不合理，同时本题题干问的是胎方位，排除E。

题型	A2 型题

1.【答案】C 【难度系数】★★

【解析】该患者为育龄期女性，平时月经规律，现已停经50天，应高度怀疑妊娠，确诊妊娠应进行B超检查，故选C。尿妊娠试验可辅助诊断早孕，但确诊仍需超声检查，不选A。A型超声不能直接反映组织器官的真实情况，目前使用渐少，不选B。诊断性刮宫主要用于异常子宫出血的止血，同时可对内膜病变做出病理诊断，不选D。基础体温测定，作为临床判断排卵的标志之一，不选E。

题型	A3/A4 型题

1.【答案】D 【难度系数】★★★★

【解析】该孕妇宫底位于剑突下2横指，且宫高32 cm，符合妊娠36周时的子宫大小，故选D。妊娠24周，宫底位于脐上1横指，不选A。妊娠28周，宫底位于脐上3横指，不选B。妊娠32周，宫底位于脐与剑突之间，不选C。妊娠40周，宫底位于脐与剑突之间或略高，不选E。

2.【答案】A 【难度系数】★★★

【解析】胎心位于脐右下方，表示先露部为头，听诊胎心在胎背部最清楚，因此胎背位于骨盆右前方，则胎儿枕骨同样位于母体骨盆右前方，因此胎方位为枕右前，故选A。胎背在母体右前方，则枕骨同样在右前方，不选B。先露部为头，不选C、D。枕骨在右前方，不选E。

3.【答案】C 【难度系数】★★★

【解析】胎心位于脐右下方，表示先露部为头，触诊为圆而硬，有浮球感，故选C。高低不平，可变形为胎儿四肢，不选A。宽而软，形态不规则为胎臀，不选B。平坦且饱满为胎背，不选D。先露高浮，跨耻征阳性，表示头盆不称，不是先露部的形态，不选E。

第五节 孕期监护及孕期保健

题型	A1 型题

1.【答案】B 【难度系数】★

【解析】推算方法是按末次月经第一日算起，月份减3或加9，日数加7，故选B。

2.【答案】E 【难度系数】★

【解析】胎心率减速与宫缩无特定关系，出现下降迅速且恢复迅速现象，考虑为变异减速，一般认为是宫缩时脐带受压兴奋迷走神经引起，故选E。

【破题思路】宫缩时胎心率减慢，宫缩间期可恢复，提示早期减速，为宫缩时胎头受压引起，不受孕妇体位或吸氧而改变；胎心率减速与宫缩无特定关系，出现下降迅速且恢复迅速现象，考虑为变异减速，一般认为是宫缩时脐带受压兴奋迷走神经引起；胎心监护出现频发晚期减速，提示胎盘功能不良、胎儿缺氧的表现。

3.【答案】E 【难度系数】★★

【解析】妊娠28周以后，胎动计数＜10次/2小时或减少50%者提示有胎儿缺氧可能；NST试验无反应型、OCT试验阳性，均提示胎儿缺氧；血清胎盘生乳素于足月妊娠时＜4 mg/L或突然降低50%，提示胎儿缺氧；雌激素/肌酐比值＜10提示胎儿窘迫，雌激素/肌酐比值＞15，提示胎盘功能正常，无胎儿窘迫，故选E。

4.【答案】B 【难度系数】★

【解析】胎动监测是孕妇自我评价胎儿宫内状况简便经济的有效方法，故选B。

5.【答案】C 【难度系数】★★★

【解析】卵磷脂/鞘磷脂（L/S）＞2，提示胎儿肺成熟，排除A。羊水中脂肪细胞出现率＞20%，提示胎儿皮肤成熟，排除B。羊水肌酐值≥176.8 μmol/L，提示胎儿肾成熟，故选C。羊水淀粉酶值＞450 U/L，提示胎儿唾液腺成熟，排除D。胆红素类物质值＜0.02，提示胎儿肝成熟，排除E。

【破题思路】①胎儿肺成熟——卵磷脂/鞘磷脂（L/S）＞2。②胎儿皮肤成熟——羊水中脂肪细胞出现率＞20%。③胎儿肾成熟——羊水肌酐值≥176.8 μmol/L。④胎儿唾液腺成熟——羊水淀粉酶值＞450 U/L。⑤胎儿肝成熟——胆红素类物质值＜0.02。

6. 【答案】C 【难度系数】★★★

【解析】胎心早期减速是宫缩时胎头一过性受压导致，与胎儿窘迫无关，故选C。胎儿窘迫，胎心变化为先快后慢，故A、B均为窘迫表现，不选。晚期减速提示胎儿窘迫，不选D。重度变异减速提示胎儿窘迫，不选E。

7. 【答案】A 【难度系数】★★

【解析】卵磷脂/鞘磷脂比值反映胎儿肺成熟度，故选A。淀粉酶值代表唾液腺成熟度，不选B。胆红素类物质反映肝成熟度，不选C。含脂肪细胞出现率反映皮肤成熟度，不选D。肌酐值反映肾脏成熟度，不选E。

8. 【答案】E 【难度系数】★★

【解析】胎儿成熟度监测，最常用的是B型超声，属于无创检查，故最常用，故选E。A、B、C、D选项也用来监测胎儿成熟度，但检测羊水中各种物质都有危险因素存在，不作为最常用的检查，故不选。

9. 【答案】D 【难度系数】★★★

【解析】变异减速指胎心减速与宫缩无恒定关系，迅速出现又迅速恢复，是宫缩时脐带受压所致，不选E。晚期减速提示胎儿缺氧，不选A。胎动不会引起变异减速，不选B。宫缩时脐带受压引起变异减速，单纯宫缩与变异减速无直接关系，不选C。早期减速是宫缩时胎头受压所致，故选D。

10. 【答案】D 【难度系数】★★★

【解析】晚期减速提示胎儿缺氧，宫内窘迫，故选D。早期减速为宫缩时胎头一过性受压所致，不选A。早期加速是胎儿受外界刺激后的正常反应，不选B。轻度变异减速提示脐带受压，不选C。NST反应型，提示胎儿状况良好，不选E。

题型 A2型题

1. 【答案】A 【难度系数】★★

【解析】本题初产妇，枕左前位，规律宫缩10小时后，胎头仍未衔接，考虑骨盆入口狭窄，本题备选答案中，骶耻外径17 cm，提示骨盆入口前后径狭窄，故选A。

2. 【答案】E 【难度系数】★★★

【解析】该病例胎儿已足月，产程进展中，出现胎心异常，胎心监护提示胎儿宫内窘迫，宫口未开全，应剖宫产尽快终止妊娠，以确保母婴安全，故选E。胎儿孕周已足月，无需急查尿雌激素/肌酐比值，不选A。吸氧，左侧卧位及静注25%葡萄糖液内加维生素C，都无法从根本上缓解胎盘功能减退引起的胎儿缺氧，不选B、C。产程进展无异常，无需加快，不选D。

3. 【答案】C 【难度系数】★★★

【解析】该孕妇子宫纵椭圆形，排除横产式，先露部软且不规则，为胎臀，胎心听诊在脐上偏左，符合臀先露的表现，故选C。枕先露、面先露时，先露部触诊圆而硬，且胎心听诊位于脐下，不选A、B。肩先露时，子宫为横椭圆形，且胎心听诊位于脐周，不选D。复合先露包括复合臀先露及复合面先露，不选E。

【破题思路】①胎方位的判断：定先露、定胎心。②先露部的判断：胎头——圆而硬，有浮球感；胎臀——软而宽，不规则；胎背——扁、平、宽；胎儿四肢——短小不规则。③胎心听诊位置：胎背近头端。

题型 B1型题

（1~2题共用解析）

1. 【答案】A 2. 【答案】C 【难度系数】★★★

【解析】早期减速是宫缩时胎头受压，脑血流量一时性减少（无伤害性）的表现，不受孕妇体位或吸氧而改变，可在第一产程末、第二产程出现，故第1题选A。晚期减速一般认为是胎盘功能不良、胎儿缺氧的表现，故不选B。变异减速是因子宫收缩时脐带受压兴奋迷走神经所致，故第2题选C。基线胎心率无变异，提示胎儿缺氧，不选D。周期性胎心率加速，根据加速频率与幅度，NST可表现为正常、不典型及异常，不选E。

（3~5题共用解析）

3. 【答案】E 4. 【答案】A 5. 【答案】C 【难度系数】★★★

【解析】横位时，胎头在脐部左右侧方，胎心靠近脐部下方最清楚，故第3题选E。胎心位于脐左下方，提示胎头枕骨位于左前方，为枕左前位，故第4题选A。胎头位于宫底，提示为臀先露。胎头在上方，提示为臀先露，胎心位于脐左上方，提示胎背及胎臀在左前方，胎方位为骶左前位，故第5题选C。胎头在下方，提示为头先露。

（6~7题共用解析）

6.【答案】E 7.【答案】C　　　　　　　【难度系数】★★★

【解析】骶棘韧带宽度即坐骨切迹宽度，代表中骨盆大小，故第6题选E。坐骨结节间径称出口横径，代表骨盆出口横径大小，不选A。耻骨弓角度代表骨盆出口横径宽度，不选B。真结合经为骨盆入口前后径，故第7题选C。骶尾关节活动度代表骨盆出口平面后矢状径，不选D。

第六节　正常分娩

题型　A1型题

1.【答案】B　　　　　　　【难度系数】★★

【解析】胎头双顶径进入骨盆入口平面，颅骨的最低点接近或达到坐骨棘水平，称为衔接。胎头呈半俯屈状态进入骨盆入口，以枕额径衔接。由于枕额径大于骨盆入口前后径，胎头矢状缝多在骨盆入口右斜径上。骨盆入口平面呈椭圆形，因此影响胎儿入盆的关键径线是入口前后径，故选B。

2.【答案】C　　　　　　　【难度系数】★★

【解析】当胎头下降至骨盆底遇到阻力时，胎头为适应中骨盆前后径长、横径短的特点，枕部向母体中线方向旋转45°达耻骨联合后方，使其矢状缝与中骨盆及骨盆出口前后径相一致的动作称内旋转，故选C。胎肩在盆腔内继续下降，前肩向母体中线旋转45°时，胎儿双肩径转成与骨盆出口前后径相一致的方向，胎儿枕部需在外继续向母体左外侧旋转45°以保持胎头与胎肩的垂直关系，称外旋转，排除A。当胎头继续下降至骨盆底时，处于半俯屈状态的胎头遇到肛提肌阻力，进一步俯屈，使胎儿下颌更接近胸部，使胎头衔接时的枕额径变为枕下前囟径，有利于胎头继续下降，排除B。胎头双顶径进入骨盆入口平面，颅骨的最低点接近或达到坐骨棘水平，称为衔接，排除D。当胎头枕骨下部达耻骨联合下缘时，即以耻骨弓为支点，胎头逐渐仰伸，胎头的顶、额、鼻、口、颏相继娩出，称仰伸。当胎头仰伸时，胎儿双肩径进入骨盆入口左斜径，排除E。

3.【答案】D　　　　　　　【难度系数】★★

【解析】胎心听取应在宫缩间歇时，排除E；潜伏期应每隔1~2小时听胎心一次，排除B；活跃期宫缩较频繁，应每15~30分钟听胎心一次，每次听诊1分钟，排除A、C；第二产程每5~10分钟听一次胎心，而不是15分钟听一次，故选D。

4.【答案】D　　　　　　　【难度系数】★★

【解析】患儿Apgar评分为3分，说明患儿重度窒息，需立即复苏，复苏方案采用国际公认的ABCDE复苏方案：①清理呼吸道；②建立呼吸；③维持正常循环；④药物治疗；⑤评估。故选D。其余均不为首要处理方法。

5.【答案】A　　　　　　　【难度系数】★★

【解析】临产后正常宫缩的特点为：节律性、对称性和极性、缩复作用。间歇性不是宫缩的特点，故选A。选项B、C、D、E均为正常宫缩特点，故不选。

6.【答案】E　　　　　　　【难度系数】★★

【解析】胎头于第一产程末完成内旋转，盆底肛提肌收缩帮助胎头完成，故选E。子宫平滑肌收缩，形成子宫收缩力，不选A。会阴浅横肌、深横肌及肛门括约肌，组成骨盆底的外层和中层，与内旋转无关，不选B、C、D。

7.【答案】A　　　　　　　【难度系数】★★

【解析】正常宫缩起自两侧宫角，迅速向宫底中线集中，左右对称，故选A。其余子宫部位均不是宫缩的起始部位，不选B、C、D、E。

8.【答案】E　　　　　　　【难度系数】★★★

【解析】临产的重要标志为有规律且逐渐增强的子宫收缩，持续≥30秒，间歇5~6分钟，同时伴有进行性宫颈管消失、宫口扩张和胎先露部下降，故选E。见红是先兆临产的较可靠征象，不是临产的标志，不选A。临产的重要标志是规律宫缩且伴有宫口的进行性扩张，不选B。见红及先露下降为先兆临产的征象，不选C。自然破膜常发生在第一产程末，宫口近开全时，不选D。

9. 【答案】B 【难度系数】★★★

【解析】阴道流水，pH 碱性，提示胎膜早破，与临产的诊断无关，故选 B。临产的重要标志为有规律且逐渐增强的子宫收缩，持续 ≥ 30 秒，间歇 5~6 分钟，同时伴有进行性宫颈管消失、宫口扩张和胎先露部下降，因此选项 A、C、D、E 均为临产诊断的依据，不选。

10. 【答案】A 【难度系数】★★★

【解析】子宫收缩力是临产后的主要产力，贯穿于整个分娩过程中，故选 A。B、C 选项，均为产力的辅助力量，主要在第二、三产程起作用，故不选。肛提肌收缩力协助胎头内旋转，在第三产程，有助于胎盘娩出，不选 D。精神心理因素不属于产力，不选 E。

【破题思路】①产力主力——宫缩力（贯穿整个产程）。②产力辅力——腹肌收缩力、膈肌收缩力、肛提肌收缩力（在第二、三产程起作用）。

题型　A2 型题

1. 【答案】D 【难度系数】★★

【解析】胎盘娩出期，即从胎儿娩出到胎盘娩出，需 5~15 分钟，不超过 30 分钟。本题患者为初产妇，胎儿娩出 30 分钟后出现阴道流血 200 mL，用手在产妇耻骨联合上方轻压子宫下段时，外露脐带回缩，提示胎盘未剥离，为避免产后大出血，此时应徒手剥离胎盘，故选 D，排除 C。禁止按压宫底、牵拉脐带，排除 B。胎盘未娩出，禁用麦角新碱，排除 E。此题患者出血不多，不急于输血治疗，排除 A。

2. 【答案】B 【难度系数】★★

【解析】本题患者为初产妇，临产 6 小时，宫缩 25~35 秒，间隔 4~5 分钟，胎心 140 次/分，先露浮，突然阴道流水，色清，提示胎膜已破，应立即听胎心、记录破膜时间、观察羊水性状和流出量，超过 12 小时尚未分娩，加用抗生素，排除 A、C、E。处理不当的为静滴缩宫素，此题示先露浮，宫口开 1 指，不适宜应用缩宫素，故选 D。

【破题思路】破膜后立即听胎心、记录破膜时间、观察羊水性状和流出量。

3. 【答案】B 【难度系数】★★

【解析】产后 4 小时内应让产妇排尿，若排尿困难，除鼓励产妇起床排尿，解除怕排尿引起疼痛的顾虑外，可选用以下方法：①热水熏洗外阴。用温开水冲洗尿道外口周围诱导排尿。热敷下腹部，按摩膀胱，刺激膀胱肌收缩。②针刺关元、气海、三阴交、阴陵泉等穴位。③肌内注射甲硫酸新斯的明，兴奋膀胱逼尿肌促其排尿，但注射此药前要排除其用药禁忌。根据以上描述可排除 A、C、D、E。若使用上述方法均无效时应予留置导尿。本题为反选题，故选 B。

4. 【答案】A 【难度系数】★★

【解析】患者初产妇，停经 38 周，规律宫缩 9 小时，胎儿娩出后 10 分钟，胎盘未娩出。需观察胎盘剥离征象：①宫体变硬呈球形（排除 B），胎盘剥离后降至子宫下段，下段被动扩张，宫体呈狭长形被推向上方，宫底升高达脐上。②阴道口外露的脐带段自行延长（排除 C）。③阴道少量流血（排除 D）。④用手掌尺侧在产妇耻骨联合上方轻压子宫下段（排除 E），宫体上升而外露的脐带不再回缩。不可下压宫底协助胎盘娩出，本题为反选题，故选 A。

5. 【答案】B 【难度系数】★★★

【解析】人工破膜的目的是加强宫缩，产妇现宫缩无异常，无需此处理，不选 A。现产程进展正常，无需加速，且经产妇宫口开大 2 cm 后不再灌肠，不选 C。产妇腹压要在宫口开全进入第二产程后配合宫缩使用，现无需此处理，不选 D。此时产妇宫口尚未开全，无需保护会阴，不选 E。经产妇接产的指征为宫口扩张 ≥ 6 cm，因此该题正确答案为 B。

题型　B1 型题

1. 【答案】B 【难度系数】★★

【解析】胎头入盆，以枕额径与母体骨盆衔接，故选 B。衔接时，双顶径进入入口平面，而不是以此径线与骨盆衔接，不选 A。胎头俯屈，使枕额径变为枕下前囟径，不选 C。D、E 选项与衔接无关，故不选。

2. 【答案】C 【难度系数】★★

【解析】胎头俯屈，使枕额径变为枕下前囟径，故选 C。胎头入盆，双顶径进入入口平面，不选 A。衔接时，以枕额径与母体骨盆衔接，不选 B。D、E 选项与俯屈无关，故不选。

第七节 正常产褥

题型 **A1 型题**

1.【答案】A 【难度系数】★

【解析】恶露有血腥味，但无臭味，持续4~6周，排除C。因其颜色、内容物及时间不同，恶露分为血性恶露、浆液恶露、白色恶露。血性恶露持续3~4日，含大量血液得名，色鲜红，量多，排除D、E。浆液恶露持续10日左右，含大量浆液得名，色淡红，有较多坏死蜕膜组织，且有细菌，排除B。白色恶露约持续3周干净，含有大量白细胞，色泽较白得名，质黏稠，含坏死蜕膜组织、表皮细胞及细菌等，故选A。

【破题思路】恶露共持续4~6周，包括血性恶露（3~4日）、浆液恶露（持续10日）、白色恶露（持续3周）。记忆技巧："三十三"。

2.【答案】D 【难度系数】★★

【解析】胎盘附着部位的子宫内膜完全修复需至产后6周，故选D。产后3周，除胎盘附着部位外，宫腔表面均由新生内膜覆盖，不选A。B、C、E选项，均不是胎盘附着部位内膜完全修复需要的正确时间，故不选。

【破题思路】产后内膜修复——3周除胎盘附着外全修复，6周胎盘附着部修复。

3.【答案】D 【难度系数】★★

【解析】子宫体产后1周缩小至妊娠12周大小，产后10日进入盆腔，腹部触诊不到，产后6周恢复至妊娠前大小，故选D。宫体恢复至非孕大小需6周，不选A。宫颈外形于产后1周恢复至未孕状态，不选B。于产后4周宫颈完全恢复至正常状态，不选C。于产后第3周，除胎盘附着处外，宫腔表面均由新生的内膜修复，不选E。

4.【答案】A 【难度系数】★★

【解析】产后72小时内，产妇循环血量增加15%~25%，故选A。B、D选项血容量变化错误，故不选。C、E选项血容量变化程度不正确，故不选。

5.【答案】D 【难度系数】★★

【解析】若会阴切口感染，应提前拆线引流或行扩创处理，故选D。产后因卧床休息，食物缺乏纤维素，胃肠蠕动减弱，腹肌、盆底肌张力降低，易便秘，可口服缓泻剂，不选A。提倡按需哺乳，不选B。产后2小时若产妇自觉肛门坠胀，提示有阴道后壁血肿可能，应进行肛查，不选C。会阴水肿者产后24小时可用红外线照射外阴，不选E。

题型 **B1 型题**

1.【答案】B 【难度系数】★★

【解析】不哺乳产妇通常在产后6~10周月经复潮，在产后10周左右恢复排卵，故选B。产后6周，不哺乳的产妇可月经复潮，但不一定排卵，不选A。C、D选项时间均不正确，故不选。哺乳期间月经可一直不来潮，平均在产后4~6个月恢复排卵，因此E选项说法错误，且与题干不相关，不选E。

2.【答案】D 【难度系数】★★

【解析】哺乳期间月经可一直不来潮，平均在产后4~6个月恢复排卵，D选项正确，故选D。不哺乳的产妇可月经复潮，但不一定排卵，不选A。不哺乳产妇通常在产后6~10周月经复潮，在产后10周左右恢复排卵，但B选项与题干无关，不选B。C选项时间与题干不符，不选C。产后6周，哺乳期间月经可一直不来潮，平均在产后4~6个月恢复排卵，因此E选项说法错误，不选E。

第八节 病理妊娠

一、自然流产

题型 **A1 型题**

1.【答案】C 【难度系数】★★

【解析】妊娠未达到28周、胎儿体重不足1000 g而终止者，称为流产。流产分为早期流产和晚期流产。早期流产指发生在妊娠12周前者，晚期流产指发生在妊娠12周或之后者。故选C。

【破题思路】妊娠12周或之后＋未达到28周、胎儿体重不足1000 g——晚期流产。

2.【答案】C 【难度系数】★★

【解析】妊娠8周前胚胎绒毛的发育不成熟，与子宫结合不牢固，胚胎易与子宫分离，形成完全流产，不选A。8～12周绒毛和子宫结合较牢固，易形成剥离不全，故8～12周的流产多为不完全流产。12周后胎盘形成，流产的过程和分娩的三产程相似，不选B。不全流产时，胎儿排出后胎盘滞留宫腔或嵌顿于宫颈口处，影响子宫收缩，导致出血，甚至发生休克，故选C。难免流产是在先兆流产基础上阴道出血量增多，腹痛加剧，妇科检查宫颈口已扩张，有时可见胚胎组织或羊膜囊堵塞于宫颈口内，发展到流产不可避阶段，不选D。胎儿排出宫腔后或者胎儿在宫腔死亡可致HCG阴性，但有时难免流产不一定胎儿死亡，故难免流产妊娠时，妊娠试验不一定均为阴性，不选E。

3.【答案】B 【难度系数】★★

【解析】先兆流产子宫大小与停经周数相符，稽留流产的子宫大小小于停经周数，不选A。完全流产宫口关闭，子宫接近正常大小，故选B。早期流产往往先出现阴道出血后出现阵发性腹痛，排除C。难免流产的宫颈口已开，有时可见宫口处有妊娠组织堵塞，排除D。不全流产时，部分妊娠组织排出，宫腔内仍有妊娠组织残留，故子宫大小略小于停经周数，排除E。

【破题思路】①宫颈口未开，胎膜未破，子宫大小与停经周数相符——先兆流产。②宫颈口未开，子宫较停经周数小，未闻及胎心——稽留流产。③宫颈口已扩张，有时可见胚胎组织或羊膜囊堵塞于宫颈口内，子宫大小与停经周数基本相符或略小——难免流产。④宫颈口已扩张，宫颈口有妊娠物堵塞及持续性血液流出，子宫小于停经周数——不全流产。⑤宫颈口已关闭，子宫接近正常大小——完全流产。

题型 A2型题

1.【答案】D 【难度系数】★★

【解析】本题患者，妊娠7周，阵发性下腹痛1天，阴道少量流血2小时，为判断是否能继续妊娠，首选的辅助检查是B超，因为超声可见胎儿心脏是否搏动，可以确诊早期妊娠、活胎，如为活胎可继续妊娠，故选D。尿妊娠试验为诊断早孕的辅助检查，排除A。AFP可用于胎儿产前监测如神经管缺损、脊柱裂、无脑儿等情况发生时。AFP可由开放的神经管进入羊水而导致其在羊水中含量显著升高，胎儿在宫腔内死亡、畸胎瘤等先天缺陷，亦可出现羊水中AFP增高，排除B。血HCG用于早孕的诊断，排除C。检测血清雌二醇值，是判断性激素紊乱的常用试验，排除E。

2.【答案】A 【难度系数】★★

【解析】本题妊娠21周，子宫如孕9周大小，无胎动感，B超提示胎心、胎动消失，宫口闭，考虑孕妇为稽留流产。胎盘组织机化，与子宫壁紧密粘连，致使刮宫困难。晚期流产稽留时间过长可能发生凝血功能障碍，导致弥散性血管内凝血，造成严重出血。处理前应检查血常规、血小板计数及凝血功能，并做好输血准备，故对该孕妇做刮宫前最应重视的为凝血功能检查，故选A。

【破题思路】稽留流产——妊娠子宫大小比孕周相对应的子宫小，稽留流产易并发凝血功能障碍，故刮宫前需做凝血功能检查。

3.【答案】B 【难度系数】★★

【解析】本题已婚妇女，妊娠21周，阴道流血逐渐增多，腹痛逐渐加重，宫颈口已张开，考虑为难免流产，故选B。难免流产继续发展，部分妊娠物排出宫腔，还有部分残留于宫腔内或嵌顿于宫颈口处，宫颈口已扩张，子宫小于停经周数为不全流产，排除C。先兆流产时，阴道流血少，无腹痛或轻微腹痛，宫未开，排除A。宫口闭合，子宫内无妊娠物，子宫大小接近正常，为完全流产，排除D。功能失调性子宫出血仅限定于生育期非妊娠妇女，不包括妊娠期、产褥期、青春期和绝经后出血，排除E。

4.【答案】C 【难度系数】★★

【解析】异位妊娠流产时，胚胎在子宫以外着床，妇科检查子宫大小小于停经天数，不选A。葡萄胎指妊娠后胎盘绒毛滋养细胞增生、间质水肿，而形成大小不一的水泡，水泡间借蒂相连成串，又叫水泡状胎块。葡萄胎典型症状是子宫异常增大、变软。妇科检查子宫大于停经天数，不选B。先兆流产指妊娠28周前先出现少量阴道出血，阵发性下腹痛，妇科检查宫口未开，子宫大小与停经天数相符合，故选C。难免流产是在先兆流产基础上阴道出血量增多，腹痛加剧，妇科检查宫颈口已扩张，有时可见胚胎组织或羊膜囊堵塞于宫颈口内，不选D。不全流产是由难免流产发展而来，部分妊娠物排出宫腔，还有部分残留于宫腔内或嵌顿于宫颈口处，妇科检查宫颈口已扩张，有时可见胚胎组织或羊膜囊堵塞于宫颈口内。妇科检查子宫大小小于停经天数，不选E。

【破题思路】妊娠28周前＋阴道出血，阵发性下腹痛＋宫口未开＋子宫大小与停经天数相符合——先兆流产。

5.【答案】D 【难度系数】★★

【解析】甲胎蛋白可用于胎儿产前监测如神经管缺损、脊柱裂、无脑儿等情况发生时，不选A。尿妊娠试验可快速明确是否妊娠，不选B。检测血清雌三醇值可以监测胎盘功能，不选C。超声检查可明确妊娠囊有无形态异常或有无位置下移，判断预后，决定是否继续妊娠，故选D。检测血清雌二醇值是判断性激素紊乱疾病的常用试验，不选E。

【破题思路】B超检查——先兆流产。

6.【答案】A 【难度系数】★★

【解析】根据临床表现判断该患者为难免流产，一经确诊，应尽快清除宫腔内残留组织，故选A。流产时，阴道大量流血伴休克者，应同时输血输液，并给予抗生素预防感染，不选B和D。难免流产首选清宫术，不选C。难免流产一经确诊，应尽快行刮宫术或钳刮术，清除宫腔内残留组织，不选E。

7.【答案】E 【难度系数】★★

【解析】该患者为难免流产。难免流产是在先兆流产基础上阴道出血量增多，腹痛加剧，妇科检查宫颈口已扩张，有时可见胚胎组织或羊膜囊堵塞于宫颈口内。妇科检查子宫大小小于停经天数。一旦确诊，应尽早使胚胎及胎盘组织完全排出，早期流产应行清宫术，不选A。先兆流产时黄体酮用来保胎治疗，不选B。麦角新碱和缩宫素可促进子宫收缩，减少出血，促进胚胎排出，但难免流产首选清宫术，不选C和D。该孕妇停经8周，应行清宫术，清除宫腔内残留组织，故选E。

【破题思路】清宫术——难免流产。

8.【答案】E 【难度系数】★★

【解析】稽留流产又叫过期流产，指胚胎或胎儿已死亡滞留宫腔内未能及时自然排出者，表现为早孕消失，有先兆流产症状，子宫不再增大反而缩小。妇科检查宫颈口是关闭的。依题干之意，故答案选E。先兆流产指妊娠28周前先出现少量阴道出血，阵发性下腹痛，妇科检查宫口未开，子宫大小与停经天数相符合，质地软，不选A。难免流产是在先兆流产基础上阴道出血量增多，腹痛加剧，妇科检查宫颈口已扩张，有时可见胚胎组织或羊膜囊堵塞于宫颈口内。妇科检查子宫大小小于停经天数，不选B。不全流产是由难免流产发展而来，部分妊娠物排出宫腔，还有部分残留于宫腔内或嵌顿于宫颈口处，妇科检查宫颈口已扩张，有时可见胚胎组织或羊膜囊堵塞于宫颈口内。子宫大小小于停经天数，不选C。完全流产是妊娠物已全部排出宫腔，阴道流血逐渐停止，腹痛逐渐消失，妇科检查宫颈口已关闭，子宫大小与非孕时一样，不选D。

题型 A3/A4型题

1.【答案】B 【难度系数】★★

【解析】急性盆腔炎的患者无停经史，不选A。不全流产是由难免流产发展而来，部分妊娠物排出宫腔，还有部分残留于宫腔内或嵌顿于宫颈口处，妇科检查宫颈口已扩张，该患者分泌物有臭味，T 38.2℃，血WBC高，故选B。只说流产，答案不全面，不选C。宫外孕时，子宫大小一般小于停经月份，不选D。难免流产是在先兆流产基础上阴道出血量增多，腹痛加剧，妇科检查宫颈口已扩张，有时可见胚胎组织或羊膜囊堵塞于宫颈口内，无感染表现，不选E。

2.【答案】D 【难度系数】★★★

【解析】流产合并感染的治疗原则主要为控制感染的同时尽快清除宫腔内残留物。若阴道流血不多，先用广谱抗生素治疗，待感染控制后再行刮宫。若阴道流血量多，静脉点滴抗生素及输血的同时，先用卵圆钳将宫腔内残留大块组织夹出，减少出血。切不可搔刮宫腔，以免造成感染扩散。依题干可知，该患者血压BP 80/60 mmHg，已出现休克，故选D。

3.【答案】D 【难度系数】★★

【解析】稽留流产指胚胎或胎儿已死亡滞留宫腔内，未能及时自然排出，表现为早孕反应消失，有先兆流产症状，子宫不再增大反而缩小。妇科检查宫颈口是关闭的。依题干之意，首先考虑诊断为稽留流产。为明确诊断首选的检查是B超，B超可确定妊娠囊的位置、形态及有无胎心搏动，确定妊娠部位和胚胎是否存活，故答案选D。腹部CT主要检查肝脏、胆囊、胰腺等器官的病变，孕妇禁止检查，不选A。女性内分泌疾病的诊断和治疗通常选择诊断性刮宫，不选B。孕酮的测定只是对性激素水平高低的检测，不选C。多普勒超声检查是检测子宫动脉、脐动脉和胎儿动脉的血流速度和波形，不选E。

【破题思路】明确妊娠囊的情况首选的是B超检查。

4.【答案】B 【难度系数】★★

【解析】稽留流产又叫过期流产，指胚胎或胎儿已死亡滞留宫腔内，未能及时自然排出，表现为早孕反应消失，有先兆流产症状，子宫不再增大反而缩小。妇科检查宫颈口是关闭的。依题干之意，首先考虑诊断为稽留流产，故选 B。完全流产是妊娠物已全部排出宫腔，阴道流血逐渐停止，腹痛逐渐消失，妇科检查宫颈口已关闭，子宫大小与非孕时一样或略大，不选 A。先兆流产指妊娠 28 周前先出现少量阴道出血，阵发性下腹痛，妇科检查宫口未开，子宫大小与停经天数相符合，质地软，不选 C。流产合并感染是在不全流产的基础上而引起的宫腔感染，题干并无感染症状，不选 D。难免流产是在先兆流产基础上阴道出血量增多，腹痛加剧，妇科检查宫颈口已扩张，有时可见胚胎组织或羊膜囊堵塞于宫颈口内。妇科检查子宫大小小于停经天数。该孕妇宫口闭合，不选 E。

5.【答案】C　　　　　　　　　　　　　　【难度系数】★★
【解析】稽留流产患者处理较困难，由于胎盘组织机化，与子宫壁紧密粘连，致使刮宫困难。妊娠物稽留时间过长可能发生凝血功能障碍，导致弥散性血管内凝血，造成严重出血。处理前应检查血常规、血小板计数及凝血功能，并做好输血准备。若凝血功能正常，可先口服 3~5 日雌激素类药物，提高子宫对缩宫素的敏感性，故选 C。

6.【答案】C　　　　　　　　　　　　　　【难度系数】★★
【解析】该患者妊娠早期有停经史，轻微腹痛伴少量阴道流血，宫颈口未扩张，子宫大小符合孕周大小，故首先考虑诊断为先兆流产。首选的辅助检查为 B 超，B 超可确定妊娠囊的位置、形态及有无胎心搏动，确定妊娠部位和胚胎是否存活，故选 C。CT 检查孕妇禁忌，不选 A。血 HCG 是判断是否妊娠的最早检查，该患者已经妊娠，不选 B。诊断刮宫用于女性内分泌疾病的诊断和治疗，不选 D。PPD 试验是结核菌素试验，不选 E。
【破题思路】判断妊娠囊的情况首选 B 超。

7.【答案】D　　　　　　　　　　　　　　【难度系数】★★
【解析】先兆流产指妊娠 28 周前先出现少量阴道出血，阵发性下腹痛，妇科检查宫口未开，子宫大小与停经天数相符合，质地软。该患者妊娠早期有停经史，轻微腹痛伴少量阴道流血，宫颈口未扩张，子宫大小符合孕周大小，故首先考虑诊断为先兆流产，故选 D。子宫肌瘤无停经史，不选 A。慢性盆腔炎无停经史，不选 B。功能失调性月经紊乱，子宫无增大，不选 C。子宫腺肌病无停经史，不选 E。
【破题思路】停经＋下腹隐痛＋阴道少许流血＋宫颈口未扩张＋子宫大小与停经周数相符＝先兆流产。

8.【答案】E　　　　　　　　　　　　　　【难度系数】★★
【解析】先兆流产只是有流产的征兆，流产未必发生，可先保胎治疗，故选 E。诊断刮宫用于女性内分泌疾病的诊断和治疗，不选 A。药物人工周期治疗用于生殖内分泌疾病的治疗，不选 B。本题并未提到感染症状，不选 C。先兆流产不符合手术切除子宫的指征，患者并无大出血，不选 D。

题型	B1 型题

1.【答案】D　　　　　　　　　　　　　　【难度系数】★★
【解析】不全流产是由难免流产发展而来，部分妊娠物排出宫腔，还有部分残留于宫腔内或嵌顿于宫颈口处，影响宫缩，容易引起大出血导致休克及感染，故选 D。

2.【答案】C　　　　　　　　　　　　　　【难度系数】★★
【解析】稽留流产又叫过期流产，由于胎盘组织机化与子宫壁紧密粘连，致使刮宫困难，时间过长会导致 DIC，故选 C。

3.【答案】D　　　　　　　　　　　　　　【难度系数】★★
【解析】早期流产的主要原因是染色体异常，故选 D。

4.【答案】C　　　　　　　　　　　　　　【难度系数】★★
【解析】宫颈重度裂伤、宫颈部分或全部切除术后、宫颈内口松弛等所致的宫颈机能不全，可导致胎膜早破而发生晚期流产。除先天性发育问题导致宫颈内口松弛外，宫颈重度裂伤、宫颈部分或全部切除术后均可导致宫颈内口松弛，故晚期流产最常见的原因是宫颈内口松弛，故选 C。

二、早产

题型	A1 型题

1.【答案】E　　　　　　　　　　　　　　【难度系数】★★
【解析】早产和足月临产的诊断标准相同，只是妊娠的时间不同。诊断标准同为出现规律性宫缩伴宫颈进行性改变、宫颈口扩张、胎先露下降，不选 A。早产患者一般给予抑制宫缩药物，若早产不可避免应停用宫缩抑制剂，不选 B。卧床休息可改善有早产先兆孕妇的紧张程度，对早产的发生有一定的抑制作

用，不选 C。早产儿由于肺部功能还未发育完全，易发生新生儿呼吸窘迫综合征，不选 D。为防止早产儿颅内出血可做会阴切开，并可缩短第二产程时间防止新生儿因产道挤压而窒息，故选 E。

2.【答案】C 　　　　　　　　　　　【难度系数】★★
【解析】妊娠满 28 周，不足 37 周分娩，为早产。早产临产需符合下列条件：①出现规则宫缩（20分钟≥4次），伴有宫颈的进行性改变；②宫颈扩张≥2cm。故选 C。

题型 A2 型题

【答案】A 　　　　　　　　　　　【难度系数】★★
【解析】初产妇，妊娠 28 周，阵发性腹痛，伴有少许阴道流血 1 天。此妊娠满 28 周，不足 37 周，出现规律宫缩，宫口扩张 3 cm，考虑、早产临产，故选 A。先兆早产指有规则或不规则宫缩，伴有宫颈管进行性缩短，无宫口扩张等表现，故排除 D。此产妇妊娠达到 28 周，故不存在流产的说法，可排除 B、C、E。
【破题思路】①早产：指妊娠达到 28 周，不足 37 周分娩者。②先兆早产：指有规则或不规则宫缩，伴有宫颈管进行性缩短。③早产临产需符合下列条件：出现规则宫缩（20分钟≥4次），伴有宫颈的进行性改变；宫颈扩张≥2cm。

题型 A3/A4 型题

1.【答案】A 　　　　　　　　　　　【难度系数】★★
【解析】早产临产的条件是出现规律性宫缩，伴宫颈管进行性缩短，宫颈扩张 2 cm 以上。依题干可知，该患者妊娠 32 周不足 37 周，宫颈管消失，宫口扩张≥2 cm，首先考虑诊断为早产临产。故选 A。胎盘早剥指妊娠 20 周后正常位置的胎盘在胎儿娩出前，部分或全部从子宫壁剥离，主要表现为阴道流血、腹痛，伴有子宫张力增高和子宫压痛等，不选 B。前置胎盘主要表现为无诱因无痛性反复阴道流血，不选 C。晚期流产发生的时间是满 12 周或之后而未达到 28 周妊娠终止者，不选 D。先兆临产指妊娠达到 37~42 周期间分娩发动前出现的一些先兆症状，如见红、不规律宫缩、宫口未开等，不选 E。

2.【答案】B 　　　　　　　　　　　【难度系数】★★
【解析】对于早产临产患者，应住院治疗，卧床休息，采取左侧卧位，减轻子宫右旋，改善胎儿血供。一般给予宫缩抑制剂抑制宫缩，尽可能延长孕周，选项 A、C、D、E 正确。缩宫素引产常用静脉滴注缩宫素诱发宫缩，选项 B 不正确，故选 B。
【破题思路】一旦诊断早产，及时给予抑制宫缩药物。

3.【答案】C 　　　　　　　　　　　【难度系数】★★
【解析】5% 葡萄糖不能促使胎儿肺成熟，不选 A。三磷酸腺苷是营养神经的药物，不选 B。倍他米松属于糖皮质激素可以促使胎儿肺成熟，故选 C。硝苯地平是钙通道阻滞剂，是抑制宫缩药，不选 D。辅酶 A 不能促使胎儿肺成熟，主要用于提供机体能量等，不选 E。
【破题思路】促使胎儿肺成熟应用糖皮质激素。

题型 B1 型题

1.【答案】D 　　　　　　　　　　　【难度系数】★★
【解析】先兆早产是指规律宫缩（20分钟≥4次），伴宫颈管进行性缩短，故选 D。

2.【答案】C 　　　　　　　　　　　【难度系数】★★
【解析】BraxtonHicks 宫缩为生理性子宫收缩，多见于妊娠 12~14 周，为子宫比较敏感的无痛性收缩，不选 A。早产临产的标准是：规律宫缩，宫口开大 2 cm 以上。而规律宫缩，伴宫颈展平超过 80% 只是早产临产的表现之一，不选 B。规律宫缩，伴宫颈扩张 2 cm 以上可以诊断为早产临产，故选 C。不规则宫缩，伴宫颈管进行性收缩不是早产临产的临床表现，不选 D。不规则宫缩，不伴宫颈管缩短不是早产临产的表现，不选 E。

三、过期妊娠

题型 A1 型题

1.【答案】A 　　　　　　　　　　　【难度系数】★★
【解析】既往月经规律，妊娠 42^{+5} 周，属于过期妊娠，羊水会减少，而不是增多，故最不可能的是羊水增多，故选A。过期妊娠除了胎儿过熟综合征外，胎儿窘迫、胎粪吸入综合征、新生儿窒息及巨大胎儿等围生儿发病率及死亡率均明显增高，不选B、C、E。产程延长和难产率增高，使手术产率及母体产伤明显增加。过期妊娠的胎盘病理有两种类型：一种是胎盘功能正常（排除D），除重量略有增加外，胎盘外观和镜检均与足月妊娠胎盘相似；另一种是胎盘功能减退。

2. 【答案】E　　　　　　　　【难度系数】★★

【解析】过期妊娠电子胎心监护：如无应激试验（NST）为无反应型，需进一步做缩宫素激惹试验（OCT），若多次反复出现胎心晚期减速，提示胎盘功能减退，胎儿明显缺氧，故选E。出现胎心变异减速，常提示脐带受压，排除B。早期减速一般发生在第一产程后期，为宫缩时胎头受压引起，不受孕妇体位或吸氧而改变，排除A。周期性胎心率加速指宫缩时胎心率基线暂时增加，是胎儿良好的表现，排除C。晚期加速为干扰性选项，排除D。

【破题思路】早期减速——胎头受压；变异减速——脐带受压；晚期减速——胎盘功能减退，胎儿明显缺氧。

3. 【答案】A　　　　　　　　【难度系数】★★

【解析】正常妊娠38周后，羊水量随妊娠推迟逐渐减少，妊娠42周后羊水迅速减少，约30%可减至300 mL以下，故选A。巨大儿、头盆不称，可影响胎头延迟入盆，故可引起过期妊娠，不选B、C。雌、孕激素比例失调时，宫缩发动延迟也可引起过期妊娠，不选D。胎盘缺乏硫酸酯酶时，血中雌二醇和雌三醇明显减少，难以启动分娩，可能引起过期妊娠，不选E。

【破题思路】过期妊娠时羊水迅速减少。

4. 【答案】A　　　　　　　　【难度系数】★★

【解析】缩宫素激惹试验阳性即OCT（+），提示胎儿缺氧，故选A。无应激试验反应型即提示不缺氧，不选B。12小时胎动>10次为正常，不选C。胎儿监护早期减速为宫缩时胎头受压所致，不选D。B超羊水最大暗区垂直深度正常范围3~8 cm，B超羊水最大暗区垂直深度40 mm，为正常范围，不选E。

四、异位妊娠

题型　A1型题

1. 【答案】C　　　　　　　　【难度系数】★★

【解析】输卵管妊娠典型的临床症状是停经、腹痛、阴道流血，故选C。

2. 【答案】B　　　　　　　　【难度系数】★★

【解析】输卵管妊娠流产或破裂时血液积聚在直肠子宫陷凹，可致阴道后穹隆饱满，不选A。直肠子宫陷凹有触痛结节主要见于子宫内膜异位症，故选B。输卵管妊娠流产或破裂时血液积聚在直肠子宫陷凹，阴道后穹饱满，宫颈上抬或左右摆动时引起剧烈疼痛，为宫颈举痛，此为主要体征之一，不选C。内出血多时，子宫有漂浮感，不选D。子宫一侧或子宫后方有触痛包块，不选E。

【破题思路】异位妊娠体征：阴道后穹隆饱满、宫颈举痛或摇摆痛，子宫一侧或子宫后方有触痛包块。

3. 【答案】B　　　　　　　　【难度系数】★★

【解析】异位妊娠最常见的发生部位是在输卵管的壶腹部。输卵管壶腹部与峡部连接部为卵子的受精部位，故选B。

4. 【答案】C　　　　　　　　【难度系数】★★

【解析】输卵管妊娠破裂可经阴道后穹隆穿刺抽出暗红色不凝血液体，说明腹腔有积血，不选A。流产表现为阴道流血并有下腹阵发性坠痛，不选B。流产出现休克时其程度与外出血成正比例，故选C。输卵管妊娠和流产均为妊娠，尿HCG均可阳性，不选D。输卵管妊娠流产或破裂时血液积聚在直肠子宫陷凹，阴道后穹饱满，宫颈上抬或左右摆动时引起剧烈疼痛，此为主要体征之一，不选E。

5. 【答案】C　　　　　　　　【难度系数】★★

【解析】输卵管间质部管壁厚、血管较丰富，一旦发生输卵管间质部妊娠胚胎可以生长月份长达4个月，一旦破裂出血较多，极易发生大出血甚至休克，后果严重，甚至危及孕妇生命，故选C。输卵管壶腹部妊娠流产容易造成盆腔积血和血肿，不选A。输卵管峡部妊娠破裂可引起反复出血，偶尔引发休克，不选B。陈旧性宫外孕引起反复出血，不选D。继发性腹腔妊娠症状轻，不选E。

【破题思路】输卵管间质部妊娠破裂犹如子宫破裂，后果严重。

6. 【答案】A　　　　　　　　【难度系数】★★★

【解析】黄体破裂患者多无停经史，输卵管妊娠患者多有停经史，故选A。黄体破裂患者多为下腹一侧突发疼痛，不选B。黄体破裂者可无或有如月经量的阴道流血，不选C。黄体破裂患者可于阴道后穹隆穿刺抽出血液，不选D。黄体破裂者HCG检测多为阴性，不选E。

7.【答案】A　　　　　　　　　　　　　　【难度系数】★★

【解析】异位妊娠的临床典型症状为停经、腹痛与阴道流血，即异位妊娠三联征。①停经：多有6~8周停经史，但输卵管间质部妊娠停经时间较长。输卵管妊娠破裂多见于妊娠6周左右输卵管峡部妊娠。输卵管妊娠流产多见于妊娠8~12周的输卵管壶腹部或伞端妊娠，故异位妊娠可以有停经，但不一定小于8周，故选A。②流产或破裂时，突感一侧下腹部撕裂样疼痛，常伴有恶心、呕吐。③阴道流血：占60%~80%，可排除D。④晕厥与休克：由于腹腔内出血及剧烈腹痛，轻者出现晕厥，严重者出现失血性休克，故可排除E。⑤腹部包块：输卵管妊娠流产或破裂时所形成的血肿时间较久者，由于血液凝固并与周围组织或器官（如子宫、输卵管、卵巢、肠管或大网膜等）发生粘连形成包块，包块较大或位置较高者，腹部可扪及，故可排除C。

8.【答案】E　　　　　　　　　　　　　　【难度系数】★★

【解析】输卵管妊娠破裂、失血性休克，需立即抗休克的同时剖腹探查，以抢救患者的生命，故选E。

题型	A2型题

1.【答案】C　　　　　　　　　　　　　　【难度系数】★★

【解析】患者停经、一侧下腹痛伴肛门坠胀、血压下降可能为异位妊娠破裂。子宫稍大变软不是异位妊娠破裂特有的体征，不选A。腹肌紧张提示腹腔有炎症表现，不能作为诊断异位妊娠的依据，不选B。宫颈举痛，后穹隆饱满是异位妊娠特有的体征，故选C。双合诊黑加征（+）是早期妊娠妇科检查的表现，不选D。腹部移动性浊音（－）提示无腹腔积液的特征，不选E。

2.【答案】E　　　　　　　　　　　　　　【难度系数】★★

【解析】停经是妊娠最早的临床症状，该患者停经、阴道少量出血伴右下腹隐痛，但B超宫腔未见明显妊娠囊，首先考虑异位妊娠，故选E。月经是指子宫内膜剥脱，约一个月一次，无停经，故A不考虑。月经不调指的是月经紊乱，不选B。闭经指正常月经建立后月经停止6个月或按自身月经周期计算停止3个周期以上者，不选C。先兆流产做B超见到妊娠囊，不选D。

【破题思路】异位妊娠典型症状为停经、腹痛、阴道流血+B超宫腔未见妊娠囊。

3.【答案】D　　　　　　　　　　　　　　【难度系数】★★

【解析】根据患者停经、左下腹胀痛、肛门坠胀、血压下降考虑为异位妊娠（输卵管妊娠）破裂。异位妊娠时因妊娠的部位多在输卵管，宫腔无胚胎组织，子宫稍大变软，不选A。后穹隆饱满是异位妊娠破裂的主要体征之一，不选B。宫颈软并着色是妊娠后宫颈血管充血所致，宫颈呈紫蓝色，不选C。宫颈光滑与异位妊娠破裂不相关，故选D。宫颈举痛是异位妊娠破裂的主要体征之一，不选E。

【破题思路】宫颈举痛，后穹隆饱满是异位妊娠破裂特有的体征。

4.【答案】B　　　　　　　　　　　　　　【难度系数】★★

【解析】停经+突然右下腹剧痛+右附件区触及有压痛包块，是输卵管峡部妊娠破裂的主要体征，故恰当的诊断应选B。输卵管妊娠流产腹痛较轻微，一般不会出现突然右下腹剧痛，不选A。急性阑尾炎没有停经，没有血压下降等腹腔内出血的表现，不选C。急性输卵管炎没有停经，不选D。右侧卵巢肿瘤蒂扭转没有停经，表现为突然出现一侧下腹持续疼痛，伴恶心、呕吐，不选E。

5.【答案】E　　　　　　　　　　　　　　【难度系数】★★★

【解析】异位妊娠典型症状为停经、腹痛、阴道流血，当胚胎死亡后子宫内膜可完整脱落并排出，因子宫腔呈三角形，故阴道可见排出三角形膜样物质。故本病例可考虑为输卵管妊娠。腹腔镜手术是异位妊娠手术治疗的主要方法，故选E。缩宫素和麦角新碱均为宫缩药，不选A、B。吸宫术的手术部位是子宫，不选C。止血药只是单纯止血，对于异位妊娠效果不好，不选D。

6.【答案】E　　　　　　　　　　　　　　【难度系数】★★★★

【解析】女，停经45天，平素月经规律。检查：子宫稍大，左侧附件区增厚，压痛明显。B超提示左侧附件区有一3cm×3cm×2cm大小包块，少量盆腔积液，考虑可能为输卵管妊娠，目前需要测血β-HCG来确定患者是否妊娠，故选E。患者阴道少量流血1天，P 96次/分，BP 100/60 mmHg，需要做出诊断和处理，故排除C。因未明确附件包块的性质，超声引导下包块穿刺会导致包块破裂或腹腔种植，不选A。诊断性刮宫，适用于与不能存活的宫内妊娠的鉴别诊断和超声检查不能确定妊娠部位，排除B。输卵管妊娠不宜行介入治疗，排除D。

| 题型 | A3/A4 型题 |

1. 【答案】B　　　　　　　　　　　　　　　　　　【难度系数】★★

   【解析】该患者停经，突发腹痛、阴道流血，伴有肛门坠胀感，首先考虑为异位妊娠破裂。后穹隆穿刺是异位妊娠破裂最简单可靠的诊断方法，故选B。心电图不是协助诊断输卵管妊娠的检查方法，不选A。血常规及凝血时间不是协助诊断输卵管妊娠的检查方法，不选C。尿妊娠试验是判断是否妊娠的检查方法，对诊断异位妊娠破裂不是首选项目，不选D。诊断性刮宫是诊断子宫内膜的病理检查，故异位妊娠破裂很少应用，不选E。

2. 【答案】D　　　　　　　　　　　　　　　　　　【难度系数】★★

   【解析】急性盆腔炎没有停经，不选A。先兆流产没宫颈举痛（+）及后穹隆饱满，不选B。卵巢囊肿蒂扭转没有停经史，不选C。宫颈举痛，后穹隆饱满是异位妊娠特有的体征，故选D。难免流产没有宫颈举痛（+）及后穹隆饱满，不选E。

3. 【答案】D　　　　　　　　　　　　　　　　　　【难度系数】★★★

   【解析】该患者停经，突发腹痛伴有肛门坠胀感，首先考虑为异位妊娠破裂或流产。后穹隆穿刺是一种简单可靠的诊断方法，故选D。腹部CT检查不是协助诊断输卵管妊娠的检查方法且孕妇禁忌，不选A。宫腔镜检查主要是检查宫腔内病变的检查，不是协助诊断输卵管妊娠的检查方法，不选B。腹部X线检查孕妇禁忌，不是协助诊断输卵管妊娠的检查方法，不选C。腹腔镜检查虽然可以诊断输卵管妊娠，但腹腔出血、休克者禁用，而此患者目前异位妊娠破裂伴腹腔出血、休克，故不选E。

4. 【答案】B　　　　　　　　　　　　　　　　　　【难度系数】★★

   【解析】停经+突然右下腹剧痛+宫颈举痛，是输卵管妊娠破裂的主要体征，故选B。卵巢脓肿蒂扭转没有停经史，不选A。卵巢滤泡囊肿破裂没有停经史，不选C。卵巢黄体囊肿破裂没有停经史，不选D。卵巢子宫内膜异位囊肿破裂没有停经史，不选E。

5. 【答案】B　　　　　　　　　　　　　　　　　　【难度系数】★★

   【解析】该患者停经，突发腹痛、阴道流血，伴有肛门坠胀感，首先考虑为异位妊娠破裂或流产，应及时手术治疗，故选B。口服止血药物不是异位妊娠的治疗方法，不选A。异位妊娠药物治疗一般用于无药物禁忌证，未发生破裂或流产，妊娠囊≤4 cm等，不选C。中药活血化瘀是作为异位妊娠未破裂的中医治疗方法，该患者目前为异位妊娠破裂，不选D。患者有大出血，病情较危急，不能对症处理，严密观察，不选E。

6. 【答案】A　　　　　　　　　　　　　　　　　　【难度系数】★★

   【解析】输卵管妊娠破裂多见于妊娠6周左右输卵管峡部妊娠，常表现为突感一侧下腹部撕裂样疼痛，常伴有恶心、呕吐，由于腹腔内出血及剧烈腹痛，轻者出现晕厥，严重者出现失血性休克。出血量越多越快，症状出现越迅速越严重，但与阴道流血量不成正比。本题患者，停经45天，右下腹剧烈疼痛伴晕厥，考虑为输卵管妊娠破裂，故选A。急性阑尾炎无停经史，往往有转移性右下腹痛，与本题内容不符，排除B。卵巢囊肿蒂扭转，无停经史，典型表现为体位改变后突然发生一侧下腹剧痛，常伴恶心、呕吐，甚至休克，无停经史，与本题内容不符，排除C。不全流产有停经史，部分妊娠组织排出，宫腔内仍有妊娠组织残留，故子宫大小略小于停经周数，本题内容与其不符，排除D。急性输卵管炎，无停经史，轻者体温不一定很高，重者出现寒战、高热，体温可达39~40℃，甚至发生败血症，并伴下腹部两侧剧烈疼痛，白带增多或有阴道不规则出血，其内容与本题不符，排除E。

7. 【答案】D　　　　　　　　　　　　　　　　　　【难度系数】★★

   【解析】输卵管妊娠破裂属于妇产科急症，需要立刻采取的治疗措施是在积极抗休克的同时手术治疗，根据情况可选择剖腹探查术或腹腔镜手术等式。立即补液、配血是术前准备，排除A、B、C、E。现患者已有晕厥感，不可以再继续观察，故选D。

8. 【答案】A　　　　　　　　　　　　　　　　　　【难度系数】★★

   【解析】输卵管伞部是术中识别输卵管的标志，故选A。

五、妊娠期高血压疾病

| 题型 | A1 型题 |

1. 【答案】D　　　　　　　　　　　　　　　　　　【难度系数】★★

   【解析】妊娠期高血压疾病的病因和发病机制尚未完全明了。妊娠后可使子宫过度膨胀的或者某些使子宫螺旋小动脉痉挛导致子宫缺血、缺氧的因素都有可能引起妊娠期高血压疾病的发生，如双胎妊娠、羊水过多、糖尿病等，故与妊娠期高血压疾病相关的高危因素为 A 选项、B 选项、C 选项，故不选 A、B、C。另外已发现多种营养因素如低蛋白血症，钙、镁、锌、硒等缺乏与子痫前期的发生发展有一定的关系，营养不良也能引起妊娠期高血压疾病，不选 E。前置胎盘是胎盘的位置附着在子宫下段，可能与子宫内膜在孕前损伤或者内膜炎有关，但不引起妊娠期高血压疾病，不是妊娠期高血压疾病的高危因素，故选 D。

2. 【答案】B　　　　　　　　　　　　　【难度系数】★★

【解析】妊娠高血压疾病子痫前期的最基本的病理变化是全身小动脉痉挛，主要表现是高血压、蛋白尿；子痫是在高血压、蛋白尿的基础上发生的抽搐。抽搐可加剧全身小动脉痉挛程度，甚至导致脑血管痉挛、脑血管破裂致脑出血，脑出血是子痫患者的直接死亡原因。故选 B。

3. 【答案】D　　　　　　　　　　　　　【难度系数】★★

【解析】子痫前期头痛剧烈伴呕吐提示颅内高压，此时应迅速降低颅压，故首选药物是甘露醇，故选 D。

4. 【答案】C　　　　　　　　　　　　　【难度系数】★★

【解析】用硫酸镁治疗妊娠高血压疾病最早的中毒反应是膝反射迟钝或消失，故选 C。中毒的其他反应有呼吸减慢（＜16 次/分），尿量减少（＜17 mL/h），严重情况下呼吸、心搏骤停。

【破题思路】膝反射迟钝或消失是硫酸镁最早的中毒反应。

题型　A2 型题

1. 【答案】A　　　　　　　　　　　　　【难度系数】★★

【解析】妊娠期高血压辅助检查：眼底检查——视网膜小动脉的痉挛程度反映全身小血管痉挛之程度，可反映本病严重程度。本题初孕妇，妊娠 32 周，2 天前突发头痛，视物模糊。查体：BP 170/120 mmHg，脚踝部凹陷性水肿，神经系统检查未发现异常，胎心率 120 次/分，考虑为妊娠期高血压疾病，为评估病情严重程度，首选的检查是眼底检查，故选 A。

2. 【答案】D　　　　　　　　　　　　　【难度系数】★★

【解析】初孕妇，27 岁，妊娠 34 周。BP 170/110 mmHg，双下肢水肿（＋＋），蛋白尿 5 g/24 h，3 天前突觉头痛且逐渐加重，血细胞比容 0.42，考虑诊断为重度子痫前期，故选 D。轻度子痫前期为收缩压≥140 mmHg 和（或）舒张压≥90 mmHg，伴有尿蛋白≥0.3 g/24h，或随机尿蛋白（＋），故本题排除 C。此患者孕前无高血压病史，故排除高血压合并妊娠，故可排除 A。妊娠期高血压为妊娠 20 周后出现高血压，收缩压≥140 mmHg 和（或）舒张压≥90 mmHg，于产后 12 周内恢复正常；尿蛋白（－）；产后方可确诊，本题尿蛋白（＋＋），故可排除 B。子痫为子痫前期基础上发生不能用其他原因解释的抽搐，故排除 E。

3. 【答案】C　　　　　　　　　　　　　【难度系数】★★

【解析】妊娠期高血压为妊娠 20 周后出现高血压，收缩压≥140 mmHg 和（或）舒张压≥90 mmHg，于产后 12 周内恢复正常；尿蛋白（－），不选 A。轻度子痫前期的临床表现：收缩压≥140 mmHg 和（或）舒张压≥90 mmHg，伴有尿蛋白（＋），不选 B。重度子痫前期的临床表现：收缩压≥160 mmHg 和（或）舒张压≥110 mmHg 或者伴有尿蛋白（＋＋~＋＋＋），故选 C。慢性高血压并发子痫前期是妊娠期前就有高血压，不选 D。妊娠合并慢性高血压没有蛋白尿，不选 E。

4. 【答案】C　　　　　　　　　　　　　【难度系数】★★

【解析】根据临床表现判断该患者为重度子痫前期且颅压较高、颅内水肿，应立即给予解除血管痉挛并降低颅内压，防止抽搐及颅内出血，即静滴硫酸镁及快速静滴甘露醇，故选 C。缩宫素加强宫缩，使血压升高，加重症状，不选 A。人工破膜后静滴缩宫素宫缩也会使血压升高，加重症状，不选 B。本病例中胎心率正常不符合剖宫产指征，不选 D。立即首选的是硫酸镁和甘露醇，不选 E。

5. 【答案】E　　　　　　　　　　　　　【难度系数】★★

【解析】题干中告知 OCT 呈频繁晚期减速，提示胎儿缺氧，故应立即剖宫产，仅用药物治疗不可取，不选 A。因胎儿缺氧应立即剖宫产，仅用硫酸镁加降压加扩容疗法控制病情不是首选，不选 B。积极治疗，48 小时未能控制病情是不妥的，因 OCT 呈频繁晚期减速，提示胎儿缺氧，应该药物积极治疗的同时立即剖宫产，不选 C。子宫颈管未消失，破膜加静脉滴注缩宫素引产会导致血压增高，不选 D。积极药物治疗的同时立即剖宫产是最合适的处理，故选 E。

【破题思路】OCT 呈频繁晚期减速提示胎儿缺氧或胎盘功能减退。

6. 【答案】A　　　　　　　　　　　　　【难度系数】★★

【解析】根据孕妇妊娠 37 周，头痛，喷射性呕吐，突然抽搐，BP 180/120 mmHg，尿蛋白（＋＋＋）可诊断为子痫，故选 A。

【破题思路】妊娠＋高血压＋尿蛋白（＋＋＋）＋抽搐＝子痫。

| 题型 | A3/A4 型题 |

1. 【答案】A　　　　　　　　　　　　　【难度系数】★★★

【解析】根据患者临床表现初步诊断为妊娠期高血压疾病。最有价值的病史应是注意询问妊娠前有无高血压病史，故选 A。既往有无头痛史对诊断意义不大，不选 B。妊娠期高血压疾病是妊娠所特有的疾病，故高血压家族史不是最有价值的病史，不选 C。曾患病毒性肝炎一般不会引起妊娠期高血压疾病，对诊断意义不大，不选 D。曾患慢性盆腔炎与妊娠期高血压疾病无相关的联系，不选 E。

2. 【答案】E　　　　　　　　　　　　　【难度系数】★★

【破题思路】发现胎心 184 次/分提示胎儿宫内窘迫，但孕妇头痛加重、呕吐，有可能颅内压较高，应静脉滴注硫酸镁及甘露醇后剖宫产，故选 E。

六、妊娠剧吐（助理不考）

| 题型 | A1 型题 |

1. 【答案】C　　　　　　　　　　　　　【难度系数】★

【解析】Wernicke 脑病一般在妊娠剧吐持续 3 周后发病，为严重呕吐引起维生素 B_1 严重缺乏所致。临床表现为眼球震颤、视力障碍、步态和站立姿势受影响，可发生木僵或昏迷甚至死亡，故选 C。

2. 【答案】B　　　　　　　　　　　　　【难度系数】★

【解析】妊娠严重呕吐者造成患者维生素 B_1 缺乏，维生素 B_1 缺乏严重可引发 Wernicke 综合征，临床表现为眼球震颤、视力障碍、步态和站立姿势受影响，可发生木僵或昏迷甚至死亡。妊娠剧吐不能进食者，为预防 Wernicke 综合征，应补充的维生素是维生素 B_1，故选 B。

七、胎盘早剥

| 题型 | A1 型题 |

1. 【答案】A　　　　　　　　　　　　　【难度系数】★★

【解析】胎盘早剥隐性出血时，无阴道流血，血液积聚于胎盘与子宫壁之间。超声检查可协助了解胎盘的部位及胎盘早剥的类型，并可明确胎儿大小及存活情况。典型的声像图显示胎盘与子宫壁之间出现边缘不清楚的液性低回声区即为胎盘后血肿，胎盘异常增厚或胎盘边缘"圆形"裂开，故为胎盘早剥隐性出血较可靠的诊断依据，故选 A。

2. 【答案】B　　　　　　　　　　　　　【难度系数】★★

【解析】重度胎盘早剥的临床表现为严重时子宫呈板状，合并妊娠期高血压疾病；先兆子宫破裂的子宫不呈板状，也不合并妊娠期高血压疾病，可排除 A、D。先兆子宫破裂的原因有瘢痕子宫、梗阻性难产等，梗阻性难产可呈跨耻征阳性，病理性缩复环；重度胎盘早剥无跨耻征阳性，无病理性缩复环，可排除 C、E。重型胎盘早剥与先兆子宫破裂共同的临床表现为两者均有剧烈腹痛，故选 B。

3. 【答案】A　　　　　　　　　　　　　【难度系数】★

【解析】胎盘早剥的主要病理变化是底蜕膜出血，使该处胎盘剥离，故选 A，不选 B、C、D。胎盘早剥不是全身血管病变，不选 E。

4. 【答案】E　　　　　　　　　　　　　【难度系数】★

【解析】胎盘早剥典型表现为子宫硬如板状（不选 A），子宫呈高张状态，胎位触诊不清，胎心听不清（不选 B、C）。胎盘早剥时腹部疼痛（不选 D）。因为有内出血和外出血，所以休克程度与阴道流血量不成正比，故选 E。

【破题思路】胎盘早剥，子宫呈板状，胎位触诊不清，胎心听不清，休克程度与阴道流血量不成正比。

5. 【答案】B　　　　　　　　　　　　　【难度系数】★★

【解析】胎盘早剥可以并发产后出血，并导致垂体梗死而引起席恩综合征，排除 A。胎盘早剥是妊娠期发生 DIC 与凝血功能障碍最常见的原因，排除 E。胎盘早剥如产后出血过多，严重影响肾血流量，可导致急性肾衰竭，排除 C。肝功能异常不是胎盘早剥的并发症，故选 B。

| 题型 | **A2 型题** |

1.【答案】B　　　　　　　　　　　　　【难度系数】★★★

【解析】本题患者，妊娠34周，头痛、乏力6天，治疗3天无效，今晨突然出现持续性逐渐加重腹痛，子宫板状硬，考虑此患者为妊娠期高血压疾病合并重度胎盘早剥。重度胎盘早剥时，子宫呈板状，压痛明显，胎心率改变或消失，甚至出现恶心、呕吐、出汗、面色苍白、脉搏细弱、血压下降等休克征象，故选B。早期表现通常以胎心率异常为首发变化，宫缩间歇期子宫呈高张状态，胎位触诊不清，病变较轻，排除A。先兆子宫破裂可有血尿，排除C。前置胎盘为无诱因无痛性阴道流血，排除D。先兆早产指有规则或不规则宫缩，伴有宫颈管进行性缩短，本题无早产表现，排除E。

2.【答案】B　　　　　　　　　　　　　【难度系数】★★

【解析】本题初孕妇，妊娠36周。因腹部直接受撞击出现轻微腹痛，伴少量阴道流血，考虑胎盘早剥，现胎心143次/分，无胎儿窘迫，故属于Ⅰ度胎盘早剥，临床表现不典型，通过超声检查辅助诊断，并需要与前置胎盘相鉴别。应密切关注症状以及凝血功能的变化，禁止肛查及阴道检查，以防刺激子宫，加重出血，排除C、D。此初孕妇，妊娠36周，不足月，胎盘早剥出血少，胎儿情况好，为提高胎儿生存力，需卧床休息，给予镇静药，严密观察病情变化，无需立即行剖宫产术，排除A、E，选B。

3.【答案】B　　　　　　　　　　　　　【难度系数】★★

【解析】前置胎盘是无诱因无痛性阴道出血，不选A。妊娠期高血压是胎盘早剥的主要诱发因素，本题中该患者有妊娠期高血压，突发腹痛，故首先考虑发生了胎盘早剥，故答案选B。先兆早产的症状是有规律或不规律的子宫收缩，不选C。先兆子宫破裂的症状是出现病理性缩复环，不选D。子宫肌瘤红色样变时患者有肌瘤病史，主要表现是妊娠期剧烈腹痛、发热、恶心、呕吐，没有血压高表现，不选E。

【破题思路】有诱因+腹痛+阴道出血+子宫板状硬=胎盘早剥。

| 题型 | **A3/A4 型题** |

1.【答案】E　　　　　　　　　　　　　【难度系数】★★

【解析】妊娠晚期孕妇突发剧烈腹痛伴阴道少量流血，应考虑胎盘早剥。该患者子宫硬、有压痛，胎位不清，胎心异常提示为重度胎盘早剥，故选E。前置胎盘表现为妊娠晚期出现无痛性阴道流血。先兆子痫主要指妊娠20周以后出现高血压、蛋白尿、水肿、头痛、头晕、视物模糊等。继发性贫血可出现贫血貌，但不能概括题干所述其他症状和体征。低张性子宫收缩乏力表现为宫缩乏力、产程延长，不会出现子宫板状硬。

【破题思路】妊娠晚期突发剧烈腹痛+阴道少量流血=胎盘早剥。

2.【答案】C　　　　　　　　　　　　　【难度系数】★

【解析】确诊胎盘早剥最有价值的辅助检查是B超，故选C。胎心监护主要用于判断胎儿宫内的状况。胎盘早剥不宜行阴道检查。血红细胞计数及血红蛋白值、血白细胞计数及分类无特异性。

3.【答案】D　　　　　　　　　　　　　【难度系数】★

【解析】患者孕39周已足月，诊断为胎盘早剥。胎心110次/分，宫口未开，应尽快剖宫产结束分娩，故选D。输血输液为一般性治疗。本例为胎盘早剥，不能行缩宫素引产。该患者尚未临产，但胎心减慢，应尽快结束分娩，不能给予镇静药等待产程发动。

【破题思路】胎盘早剥出现胎儿窘迫或重度胎盘早剥不能在短时间内结束分娩者应尽快剖宫产结束分娩。

4.【答案】E　　　　　　　　　　　　　【难度系数】★★

【解析】妊娠晚期出现头痛、眼花，应考虑妊娠期高血压疾病（子痫前期），子痫前期突然出现持续性腹痛、胎位不清、胎心消失，应考虑为重型胎盘早剥，查体可见子宫硬如板状，故选E。病理性缩复环为先兆子宫破裂的典型体征。贫血程度与阴道流血量成正比是前置胎盘的特点，而胎盘早剥贫血程度与阴道流血量不成正比。大量蛋白尿是重度子痫前期的表现。剧烈咳嗽，呼吸困难是羊水栓塞的表现。

【破题思路】子痫前期突然出现持续性腹痛、子宫硬如板状、胎位不清、胎心消失，应考虑为重型胎盘早剥。

5.【答案】C　　　　　　　　　　　　　【难度系数】★★

【解析】本例患者Ⅲ度胎盘早剥，BP 90/60 mmHg，胎位不清，胎心消失，宫颈管未消失，宫口未开大，短时间内不能经阴道结束分娩，不宜使用地西泮静注，待阴道分娩，静滴缩宫素引产，人工破膜等，应纠正休克同时尽快剖宫产，故选C。补液，输血为一般性治疗。

【破题思路】重型胎盘早剥主要处理措施是剖宫产结束分娩。

6.【答案】A　　　　　　　　　　　　【难度系数】★

【解析】重型胎盘早剥的并发症包括弥散性血管内凝血、羊水栓塞、肾功能不全、产后出血。胎盘早剥是妊娠期发生弥散性血管内凝血最常见的原因，故选A。败血症与感染性休克不属于重型胎盘早剥的并发症。

【破题思路】重型胎盘早剥+皮肤黏膜出现瘀斑=弥散性血管内凝血。

| 题型 | B1 型题 |

（1~2题共用解析）

1.【答案】D　　2.【答案】E　　　　　【难度系数】★

【解析】子痫前期患者由于底蜕膜螺旋小动脉痉挛，血液在底蜕膜与胎盘之间形成胎盘后血肿，致使胎盘与子宫壁分离，发生胎盘剥离，故第1题选D。前置血管是指胎盘上三条血管分开后的一条或两条附着在胎膜宫内口的位置即在胎膜间的脐带血管横越子宫下段，在胎先露之前，跨过宫颈内口。在分娩前或分娩中，人工或自然破膜后，立即发生阴道流血，并伴有急剧的胎儿窘迫，是其临床特征。葡萄胎是因妊娠后胎盘绒毛滋养细胞增生、间质水肿，形成大小不一的水泡，水泡间借蒂相连成串，状似葡萄。子宫破裂是指在妊娠晚期或分娩期子宫体部或子宫下段发生裂开，常见原因为瘢痕子宫或梗阻性难产。妊娠晚期反复无痛性阴道出血应考虑前置胎盘，故第2题选E。

【破题思路】①子痫前期患者突发持续性腹痛=胎盘早剥。②妊娠晚期反复无痛性阴道出血=前置胎盘。

八、前置胎盘

| 题型 | A1 型题 |

1.【答案】A　　　　　　　　　　　　【难度系数】★

【解析】前置胎盘是指妊娠28周以后，胎盘附着于子宫下段，甚至胎盘下缘达到或覆盖宫颈内口，其位置低于胎儿先露部，故选A。正常妊娠时胎盘附着于子宫体前壁、侧壁、后壁、底部，不选B、C、D、E项。

【破题思路】妊娠28周以后+胎盘附着于子宫下段+下缘达到或覆盖宫颈内口=前置胎盘。

2.【答案】A　　　　　　　　　　　　【难度系数】★

【解析】前置胎盘的病因包括：①胎盘异常：胎盘大小和形态异常，均可发生前置胎盘。双胎妊娠时胎盘面积过大，前置胎盘发生率较单胎妊娠高1倍。②子宫内膜病变或损伤：多次刮宫、分娩、子宫手术史等为其高危因素。③受精卵滋养层发育迟缓：滋养层尚未发育到可以着床的阶段，受精卵已达宫腔，继续下移着床于子宫下段而发育成前置胎盘。而妊娠高血压综合征与前置胎盘的发生无关，故选A。

【破题思路】多次刮宫史+妊娠晚期无痛性阴道流血=前置胎盘。

3.【答案】D　　　　　　　　　　　　【难度系数】★

【解析】前置胎盘阴道流血的特征是妊娠28周后出现无痛性阴道流血。其中完全性前置胎盘初次出血多在妊娠28周左右，边缘性前置胎盘出血多发生妊娠晚期或临产后，故选D。A、B选项不符合前置胎盘阴道流血的特征。前置胎盘阴道流血量与贫血程度成正比，不选C。边缘性前置胎盘多为37~40周阴道出血，不选E。

【破题思路】前置胎盘阴道流血的特征："两无一反复"，即无诱因、无痛性、反复阴道流血。

4.【答案】A　　　　　　　　　　　　【难度系数】★

【解析】前置胎盘附着于子宫下段，而子宫下段收缩不良，胎盘剥离后不易压迫血窦，导致产后出血。胎盘剥离不全主要见于植入性胎盘，即胎盘绒毛穿透底蜕膜侵入子宫肌层，使胎盘剥离不全而发生产后出血。其余选项都不是前置胎盘并发产后出血的主要原因。故选A。

5.【答案】C　　　　　　　　　　　　【难度系数】★★

【解析】前置胎盘术前积极纠正贫血、预防感染、出血及备血，做好处理产后出血和抢救新生儿的准备，排除D。参考产前超声检查及手术探查定位胎盘，子宫切口应尽量避开胎盘（B、E排除）。阴道分娩仅适用于边缘性前置胎盘、低置胎盘、枕先露、阴道流血少的情况，估计在短时间内能结束分娩者，在有条件的机构，备足血源的前提下，可在严密监测下行阴道试产；剖宫产是处理前置胎盘的主要手段，排除A。应采用超声检查确定胎盘位置，若前置胎盘诊断明确，无需再行阴道检查，阴道检查会加重出血和感染，本题不恰当的说法为C，故选C。

题型　A2 型题

1. 【答案】A 　　　　　　　　　　　　【难度系数】★★★

【解析】本例应诊断为前置胎盘并发胎儿宫内窘迫,现已妊娠37周,胎肺已成熟,可行剖宫产,在短时间内娩出胎儿,对母儿相对安全,故选A。人工破膜引产、器械助娩在经阴道试产时,可加快产程,而本例患者阴道有多量流血,胎心已出现异常,应尽快娩出胎儿,不选B、E。也不适合等待自然分娩,前置胎盘慎用缩宫素引产,不选C、D。

【破题思路】前置胎盘妊娠＞36周、阴道多量流血、有胎心、胎位异常、短时间不能分娩者,应剖宫产。

2. 【答案】A 　　　　　　　　　　　　【难度系数】★★

【解析】孕妇妊娠28周以后出现无痛性阴道流血,应考虑前置胎盘。前置胎盘常合并胎位异常,本例为臀先露,故选A。胎盘早剥为有痛性阴道流血;子宫破裂主要表现为下腹部撕裂样剧痛、腹膜刺激征及休克等征象;子宫颈裂伤主要原因和阴道手术助产、巨大儿分娩、急产有关;故不选B、C、D。脐带帆状附着前置血管破裂是指脐带附着在胎膜上,脐带血管通过羊膜与绒毛膜之间进入胎盘,临床表现为胎膜破裂时,发生无痛性阴道流血,同时胎心率不规则甚至消失、胎儿死亡。本例患者在发生无痛性阴道流血时胎膜仍然完整,不选E。

【破题思路】妊娠28周以后突然出现无痛性、无诱因阴道流血＝前置胎盘。

题型　A3/A4 型题

1. 【答案】C 　　　　　　　　　　　　【难度系数】★★

【解析】孕妇妊娠28周以后出现无痛性阴道流血,应考虑前置胎盘。前置胎盘常合并胎位异常,本例为臀先露,故选C。本例患者妊娠37周,无宫缩,宫底在剑突下2指,阴道多量流血不符合先兆临产的表现,不选A。没有规律宫缩,不选B。胎盘早剥为有痛性阴道流血,不选D。先兆子宫破裂主要见于有梗阻性难产的产妇,表现为子宫病理性缩复环、下腹压痛、胎心率异常和血尿四大表现,不选E。

2. 【答案】E 　　　　　　　　　　　　【难度系数】★★

【解析】本例孕妇妊娠37周,阴道反复多量流血,有休克征象,胎心异常,应尽快终止妊娠,故选E。期待疗法适用于妊娠＜36周,胎儿存活、阴道流血量少、一般情况良好的孕妇。外转胎位术适用于妊娠32~34周的臀先露孕妇进行胎位矫正。人工破膜及静滴缩宫素不适用于本例患者。

3. 【答案】A 　　　　　　　　　　　　【难度系数】★★

【解析】多次刮宫、多产、产褥感染等造成的子宫内膜病变或损伤是引发前置胎盘的常见因素,故选A。宫腔内压力骤然降低及妊娠期高血压疾病是引起胎盘早剥的原因。妊娠期间长时间仰卧易导致仰卧低血压综合征。加强定期的产前检查是每个孕妇从妊娠开始到分娩前都应进行的检查。

【破题思路】孕妇多次刮宫、多产、产褥感染史＋妊娠28周以后出现无痛性阴道流血＝前置胎盘。

4. 【答案】B 　　　　　　　　　　　　【难度系数】★★

【解析】完全性(中央性)前置胎盘初次出血多在妊娠28周左右(故选B),边缘性前置胎盘出血多发生于妊娠晚期或临产后,部分性前置胎盘介于两者之间。低置性前置胎盘是指胎盘附着于子宫下段,边缘距宫颈内口＜2 cm。脐带帆状附着前置血管是指脐带附着在胎膜上,脐带血管通过羊膜与绒毛膜之间进入胎盘,临床表现为胎膜破裂时发生无痛性阴道流血,同时胎心率不规则甚至消失、胎儿死亡。

【破题思路】妊娠28~29周左右无痛性反复阴道流血＝完全性(中央性)前置胎盘。

5. 【答案】C 　　　　　　　　　　　　【难度系数】★★

【解析】B超为前置胎盘首选确诊检查,故选C。血雌三醇值主要用于了解胎盘功能;血常规及尿常规为一般检查无特异性;前置胎盘一般不做肛查以免诱发阴道出血;盆腔X线片不能确诊,而且对母儿有害。

【破题思路】前置胎盘首选确诊检查——B超检查。

6. 【答案】C 　　　　　　　　　　　　【难度系数】★★

【解析】前置胎盘禁止阴道检查、肛查,以免诱发阴道出血,故选C。期待治疗适用于妊娠＜36周,胎儿存活、阴道流血量少、一般情况良好的孕妇。本例患者妊娠＜36周,可行期待疗法。期待治疗过程中,应卧床休息,应用宫缩抑制剂。输液备血为一般性治疗措施。若继续流血,出现胎儿窘迫现象,应行剖宫产术。

【破题思路】前置胎盘禁止阴道检查、肛查,以免诱发阴道出血。

7. 【答案】B　　　　　　　　　　　【难度系数】★★

【解析】本题初孕妇，妊娠38^{+3}周，无诱因无痛性阴道流血，考虑为前置胎盘，故选B。胎盘早剥的发生有原因，如血管病变、机械性损伤等，典型表现为阴道流血、腹痛，可伴有子宫张力增高和子宫压痛，尤以胎盘剥离处最明显，故可排除A。临产者有规律宫缩，进行性宫颈管缩短，宫口扩张，胎头下降，本题无宫缩，故可排除C。胎膜早破是指临产前胎膜的破裂，本题既无临产表现也无破膜发生，故可排除D。本题胎儿胎心150次/分，无胎儿宫内窘迫，故本题排除E。

【破题思路】无诱因无痛性阴道流血——前置胎盘；有诱因有痛性阴道流血——胎盘早剥。

8. 【答案】D　　　　　　　　　　　【难度系数】★★

【解析】本题初孕妇，妊娠38^{+3}周，胎儿已足月，若该孕妇阴道流血量持续增多，为挽救孕妇生命，无需考虑胎儿情况，应立即剖宫产终止妊娠，故选D。

9. 【答案】B　　　　　　　　　　　【难度系数】★★

【解析】前置胎盘典型症状为妊娠晚期或临产后发生无诱因、无痛性反复阴道流血。当前置胎盘附着于子宫前壁时，可在耻骨联合上方闻及胎盘血流杂音。根据患者的临床表现考虑为前置胎盘，故选B。胎盘早期剥离典型临床表现是阴道流血、腹痛，可伴有子宫张力增高和子宫压痛，尤以胎盘剥离处最明显，严重时子宫呈板状，压痛明显，胎心率改变或消失，甚至出现恶心、呕吐、出汗、面色苍白、脉搏细弱、血压下降等休克征象，本题内容与其不符，故可排除A。先兆流产有停经史，少量阴道出血，本题无停经史，故可排除C。先兆子宫破裂典型表现为下腹剧痛、病理性缩复环、血尿、胎心率异常，本题内容与其不符，故可排除D。随着胎儿的长大，胎盘内容物增加，血管增粗，增粗的血管内的血液循环加快增多，形成血窦（又称为静脉池）。一般情况下不会影响胎儿的发育，但是存在于胎盘下缘的血窦，容易导致顺产时阴道出血，尽管如此，胎盘位置是正常的，本题耻骨联合上方可闻及胎盘杂音，提示胎盘位置异常，故本题可排除E。

【破题思路】无诱因无痛性阴道流血——前置胎盘；有诱因有痛性阴道流血——胎盘早剥。

10. 【答案】C　　　　　　　　　　　【难度系数】★★

【解析】为明确前置胎盘的诊断，首选超声检查，可清楚显示子宫壁、胎盘、胎先露部及宫颈的位置，有助于确定前置胎盘类型。阴道超声检查能更准确地确定胎盘边缘和宫颈内口的关系，准确性明显高于腹部超声检查，但已经有阴道流血者应该慎重使用，故选C。若前置胎盘诊断明确，无需再行阴道检查。若必须通过阴道检查明确诊断或选择分娩方式时，可在输液、输血及做好紧急剖宫产的手术条件下进行，故不能作为首选检查，排除B。前置胎盘禁止肛门检查，排除E。X线腹部平片、血常规及凝血功能检查一般不用于前置胎盘的检查，可排除A、D。

【破题思路】前置胎盘检查——禁止肛查，慎用阴道检查。

11. 【答案】C　　　　　　　　　　　【难度系数】★★

【解析】本题患者，孕33周，前置胎盘，阴道少量出血，枕左前位，胎头浮，胎心好，提示母儿情况好，胎儿不足月，在保障母儿安全的前提下，尽量延长妊娠时间，提高胎儿存活性，可期待疗法，故选C。其余均不正确。

九、双胎妊娠（助理不考）

题型　A1型题

【答案】C　　　　　　　　　　　【难度系数】★★

【解析】双胎妊娠羊水过多发生率约为12%，较单胎高。经阴道分娩的双胎妊娠平均产后出血≥500 mL，与子宫过度膨胀、产后宫缩乏力有关。双胎妊娠易发生胎儿畸形、早产，而不是过期妊娠，故选C。胎盘早剥是双胎妊娠产前出血的主要原因。双胎妊娠中单卵双胎胎儿畸形的发生率增加2~3倍。

题型　A2型题

1. 【答案】C　　　　　　　　　　　【难度系数】★★

【解析】双胎妊娠的第一胎儿娩出后，胎盘侧脐带必须立即夹紧，以防第二胎儿失血。助手应在腹部固定第二胎儿为纵产式（排除A、B、D），并密切观察胎心、宫缩及阴道流血情况，及时阴道检查了解胎位及排除脐带脱垂，及早发现胎盘早剥。若无异常，等待自然分娩（排除E），通常在20分钟左右第二个胎儿娩出，若等待15分钟仍无宫缩，可行人工破膜并静脉滴注低浓度缩宫素，促进子宫收缩。本题初产妇，双胎妊娠39周临产，宫口开全，第一胎儿头位娩出，新生儿体重2600 g，第二胎儿为单臀先露，已衔接，胎心正常，应腹部固定第二胎儿为纵产式，等待臀助娩，故选C。

2. 【答案】A　　　　　　　　　　　【难度系数】★★

【解析】初产妇，双胎妊娠，妊娠38周，第一胎为单臀先露，娩出的新生儿体重为2600 g，Apgar评分

8分。第二胎为枕先露，胎心145次/分，宫缩规律。本题第一胎儿娩出后，产妇和第二胎情况好，助手应在腹部固定第二胎儿为纵产式，并密切观察母儿情况，现胎儿及产妇无异常，可等待自然分娩，通常在20分钟左右第二个胎儿娩出，若等待15分钟仍无宫缩，可行人工破膜并静脉滴注低浓度缩宫素，促进子宫收缩，故选A，排除B、C、D、E。

十、巨大胎儿（助理不考）

题型 A1型题

【答案】E 【难度系数】★★

【解析】巨大胎儿是指胎儿体重＞4000 g。巨大胎儿经阴道分娩，使子宫过度膨胀，导致子宫收缩乏力、产程延长，易引起产后出血。巨大胎儿经阴道分娩头盆不称的发生率明显增加。巨大胎儿经阴道分娩另一个危险是肩难产。羊水栓塞不是巨大胎儿经阴道分娩的并发症，故选E。

题型 A2型题

【答案】A 【难度系数】★★

【解析】正常足月儿双顶径为9.3 cm，若双顶径＞10 cm，应考虑巨大胎儿。本例患者腹围增大、跨耻征（＋）、B型超声示胎儿双顶径11 cm，应诊断为巨大胎儿，故选A。羊水过多常发生在妊娠20~24周，孕妇可有腹胀、子宫大于妊娠月份，但胎儿双顶径不大。双胎妊娠B超容易确诊。胎头高直位是指胎儿枕骨位于骶骨岬前缘即骨盆的后方、骶骨前面，此胎位是位置异常，不会出现双顶径＞10 cm。胎儿宫内发育迟缓双顶径较正常小。故不选B、C、D、E。

十一、胎儿生长受限（助理不考）

题型 A1型题

1.【答案】C 【难度系数】★★

【解析】影响胎儿生长的因素包括母亲营养供应、胎盘转运和胎儿遗传潜能等，病因复杂。主要危险因素有：①母体因素：a.营养因素，孕妇偏食、妊娠剧吐以及摄入蛋白质、维生素及微量元素不足，胎儿出生体重与母体血糖水平呈正相关（排除A）；b.妊娠并发症与合并症：如妊娠期高血压疾病，可使胎盘血流量减少，灌注下降，胎儿生长受限（C正确）；c.孕妇年龄、子宫发育畸形、吸烟、吸毒、酗酒、宫内感染、母体接触放射线或有毒物质等。②胎儿因素。③胎盘因素。④脐带因素。合并卵巢小囊肿对胎儿生长无明显影响，排除D。羊水过多可能提示胎儿消化道畸形，排除E。根据本题备选答案，妊娠期高血压疾病是胎儿生长受限的最常见原因，妊娠期高血压导致小血管痉挛，从而引起胎盘供血不足，导致胎儿生长受限，故选C。

2.【答案】A 【难度系数】★★

【解析】子宫发育畸形是导致胎儿生长受限的主要危险因素，故选A。多次刮宫史与前置胎盘发生有关，母体双阴道单子宫、孕妇年龄小于35岁、合并卵巢小囊肿与胎儿生长受限关系不大，不选B、C、D、E。

十二、死胎

题型 A1型题

【答案】C 【难度系数】★

【解析】死胎是指妊娠20周后胎儿在子宫内死亡，死胎诊断应根据孕妇的症状、腹部检查、B超检查等综合判断，故排除A、B。一旦确诊为死胎应尽快引产，故选C。死胎原则上尽量经阴道分娩，剖宫产仅限于特殊情况下使用，排除D。胎儿死亡4周尚未排出，易引起母体凝血功能障碍，因此必须行凝血功能检查，排除E。

十三、胎膜早破

题型 A1型题

1.【答案】A 【难度系数】★★

【解析】临产前胎膜破裂称为胎膜早破。导致胎膜早破的常见因素有：病原微生物上行感染、羊膜腔压力增高（如双胎妊娠、羊水过多、巨大胎儿）、胎膜受力不均（如头盆不称、胎位异常）、营养因素（缺乏铜、锌、维生素C等）。可见钙缺乏不是胎膜早破的病因，故选A。

2. 【答案】C　　　　　　　　　　　　　　【难度系数】★★
【解析】破膜后阴道内的病原微生物易上行感染；胎膜早破易诱发早产；胎膜早破是产褥期感染的常见原因；胎先露未衔接者胎膜早破后，容易发生脐带脱垂，导致胎儿窘迫。胎膜早破不影响产程进展，故选C。

3. 【答案】E　　　　　　　　　　　　　　【难度系数】★★
【解析】未足月儿胎膜早破期待疗法的处理包括：绝对卧床、抬高臀部、保持外阴清洁；妊娠<35周者，地塞米松促胎肺成熟；硫酸镁抑制宫缩；羊水池深度≤2 cm者纠正羊水过少；破膜超过12小时，应给抗生素预防感染。而不是超过24小时，故选E。
【破题思路】未足月胎膜早破期待疗法三大措施：促胎肺成熟、抑制宫缩、预防感染。

十四、胎儿窘迫

题型　A1型题

1. 【答案】C　　　　　　　　　　　　　　【难度系数】★★
【解析】产程中胎心变化是急性胎儿窘迫的一个重要征象。缺氧早期，胎心率在无宫缩时加快>160次/分，缺氧严重时胎心率<110次/分，不选A、B项。胎心晚期减速一般认为是胎儿缺氧的表现，不选D。胎心出现重度变异减速，也是胎儿缺氧的表现，不选E。胎心早期减速是宫缩时胎头受压引起，不是胎儿窘迫的征象，故选C。
【破题思路】正常胎心110~160次/分。宫缩时胎头受压表现为早期减速，脐带受压表现为变异减速，胎儿宫内缺氧表现为晚期减速。

2. 【答案】D　　　　　　　　　　　　　　【难度系数】★★
【解析】吸氧、左侧体位、病因治疗、剖宫产、阴道助产终止妊娠等都属于胎儿窘迫的处理措施。对于胎儿未足月估计分娩后难以存活者，应尽量保守治疗，促胎肺成熟后终止妊娠，本题D项不正确，故选D。

3. 【答案】C　　　　　　　　　　　　　　【难度系数】★★
【解析】缺氧初期胎动频繁，继而减弱及次数减少，进而消失，故选C。若急性缺氧得不到及时缓解，则胎动由快变慢，不选A。胎动增强是胎心储备良好的表现，不选B。胎儿缺氧失代偿表现为胎动次数减少，不选D。胎动次数稍增多，不属于胎动异常，不选E。
【破题思路】胎儿缺氧胎动变化——先快后慢再消失。

题型　A2型题

【答案】B　　　　　　　　　　　　　　【难度系数】★★
【解析】本例产妇临产21小时，胎心率100次/分，羊水Ⅱ°污染，胎心监护出现多个晚期减速，说明发生急性胎儿窘迫，应争取短时间内结束分娩。产妇宫口10 cm，胎膜已破，胎先露已达坐骨棘平面以下3 cm（S+3），是产钳术助产结束分娩的指征，故选B。胎头吸引术与产钳术的指征基本相同，但对胎儿的损伤超过产钳术，故一般选用产钳术而不选胎头吸引术，故不选D。本例胎先露已达坐骨棘平面以下3 cm（S+3），不能行剖宫产术，故不选C。静脉滴注缩宫素主要用于协调性宫缩乏力，故不选A。等待自然分娩，胎儿可能因缺氧而胎死宫内，不选E。
【破题思路】急性胎儿窘迫终止妊娠的方式：若宫口开全、S≥+3，就选低位产钳助娩；若宫口未开全、S≤+2，应行剖宫产。

第九节　妊娠合并内、外科疾病

一、妊娠合并心脏病

题型　A1型题

1. 【答案】E　　　　　　　　　　　　　　【难度系数】★★
【解析】妊娠早期心脏病孕妇能否继续妊娠应根据患者心脏病变程度、心功能分级，做出能否耐受妊娠的诊断。如心脏病变较轻，心功能1~2级，既往无心力衰竭史，可以妊娠；如心脏病变较重，心功能3~4级,则发生心力衰竭的可能性极大,不宜妊娠。因此孕妇能否耐受妊娠主要取决于心功能分级,故选E。虽然心脏病种类、孕妇年龄亦为相关因素,但不是主要因素,不选A、D。胎儿大小及病变部位不是判断能否妊娠的依据,不选B、C。

2.【答案】A　　　　　　　　　　　　【难度系数】★★

【解析】胎儿娩出后,产妇腹部放置沙袋,以防腹压骤降而诱发心力衰竭,故选A。为防止产后出血过多而加重心肌缺血和心力衰竭,可静脉注射或肌内注射缩宫素10~20 U,但麦角新碱可升高静脉压,加重心脏负担,应禁用,排除D。心脏病者应从分娩开始时使用抗生素预防感染,预防性应用抗生素1周,排除B。剖宫产术中胎儿娩出后腹部沙袋加压,缩宫素预防产后出血,不宜再妊娠者,可同时行输卵管结扎术,不宜再妊娠的阴道分娩者,可在产后1周行绝育术,排除E。分娩后3日内,尤其产后24小时仍是发生心力衰竭的危险时期,产妇须充分休息并密切监护,排除C。

题型	A2型题

1.【答案】D　　　　　　　　　　　　【难度系数】★★

【解析】妊娠期发生心衰处理原则是待心衰控制后再进行产科处理。妊娠45天属于妊娠10周内,终止妊娠的方式是行负压吸宫术,故选D。

2.【答案】D　　　　　　　　　　　　【难度系数】★★

【解析】该患者为心功能Ⅲ级、轻度心衰,不宜继续妊娠。对于妊娠晚期发生心衰处理原则是待心衰控制后再进行剖宫产;若为严重心衰,经内科各种治疗措施均未能奏效者,应边控制心衰边剖宫产。本例不属于严重心衰,也没有经内科积极治疗,故选D,不选B。

3.【答案】B　　　　　　　　　　　　【难度系数】★★

【解析】患者初产妇,合并风湿性心脏病,心功能Ⅱ级,决定经阴道分娩,其第一产程:安慰及鼓励产妇,消除紧张情绪。无分娩镇痛者适当应用地西泮、哌替啶等镇静剂。一旦发现心力衰竭征象,应取半卧位(排除A),高浓度面罩吸氧(故选B)。并给去乙酰毛花苷缓慢静脉注射,必要时4~6小时重复给药一次。产程开始后即应给予抗生素预防感染。第二产程:要避免用力屏气加腹压(排除C)。应行会阴切开术、胎头吸引术或产钳助产术,尽可能缩短第二产程。第三产程:胎儿娩出后,产妇腹部放置沙袋(排除D),以防腹压骤降而诱发心力衰竭。为防止产后出血过多而加重心肌缺血和心力衰竭,可静脉注射或肌内注射缩宫素10~20 U,禁用麦角新碱,排除E。产后出血过多时,应及时输血、输液,注意输液速度不可过快。

二、妊娠合并急性病毒性肝炎(助理不考)

题型	A1型题

【答案】E　　　　　　　　　　　　【难度系数】★

【解析】轻症急性肝炎,经积极治疗后好转者可继续妊娠。患重型肝炎应积极控制,待病情稳定24小时后终止妊娠,故选E。

三、妊娠期糖尿病

题型	A1型题

【答案】C　　　　　　　　　　　　【难度系数】★

【解析】妊娠期糖尿病的高危因素与孕妇年龄(>35岁)、妊娠前超重或肥胖、家族糖尿病史、有死胎或巨大儿史等有关,而与孕妇身高无关,故选C。

题型	B1型题

(1~2题共用解析)

1.【答案】C　 2.【答案】E　　　　　【难度系数】★

【解析】妊娠期糖尿病75 g OGTT诊断标准是:空腹及服糖后1小时、2小时的血糖值分别达到或超过5.1 mmol/L、10.0 mmol/L、8.5 mmol/L。普通成人糖尿病诊断标准是75 g OGTT服糖后2小时血糖≥11.1 mmol/L。故第1题选C,第2题选E。

第十节 遗传咨询、产前筛查与产前诊断

题型 A1型题

【答案】E 　　　　　　　　　　　　　　【难度系数】★

【解析】超声检查是最常用的诊断胎儿畸形的手段，妊娠早中晚期都适用，故选E。胎儿心电图适用于围生期胎儿的心电监护和检测，不选A。羊膜腔穿刺羊水检查是胎儿遗传疾病的常用产前诊断方法，不选B。胎儿头皮血pH检查可诊断胎儿窘迫，不选C。羊膜镜检查是应用羊膜观察妊娠期或分娩期的羊水情况，判断胎儿安危的检查，不选E。

题型 A2型题

1.【答案】E 　　　　　　　　　　　　　　【难度系数】★

【解析】神经管缺陷的胎儿，约90%孕妇血清和羊水中的AFP升高，故选E。血HCG主要用于诊断早孕、滋养细胞肿瘤等；血、尿雌三醇主要用于检测胎盘功能；血肌酐主要用于了解胎儿肾功能。故不选A、B、C、D。

2.【答案】D 　　　　　　　　　　　　　　【难度系数】★

【解析】苯丙酮尿症为常染色体隐性遗传病，属于产前诊断的疾病，故应建议对胎儿行产前基因诊断，故选D。查血清β-HCG和PAP-A以及超声检查胎儿颈项透明层和鼻骨，属于妊娠早期对唐氏综合征的联合筛查内容，检出率约为85%。妊娠中期对于唐氏综合征行AFP、HCG和E_3三联血清学筛查，检出率为60%~85%。对胎儿行染色体核型分析主要用于唐氏综合征的诊断。故不选A、B、C、E。

第十一节 异常分娩

一、产力异常

题型 A1型题

1.【答案】D 　　　　　　　　　　　　　　【难度系数】★

【解析】协调性子宫收缩乏力可使产程延长，影响产妇的休息和进食，可导致产妇精神疲惫、乏力、排尿困难、肠胀气；严重者引起产妇脱水、低钾血症、酸中毒等，因此应补充能量，纠正酸中毒。第二产程延长可因产道受压过久而致产后排尿困难、尿潴留，因此应排空膀胱。宫缩乏力易导致产后出血和产褥感染，故应积极预防感染。静脉注射地西泮属于不协调性子宫收缩乏力的处理措施，故选D。

2.【答案】C 　　　　　　　　　　　　　　【难度系数】★

【解析】引起子宫收缩乏力的原因包括：①子宫肌源性因素：任何影响子宫肌纤维正常收缩能力的因素，如羊水过多、巨大胎儿、多胎妊娠、子宫畸形、肌瘤、子宫腺肌症、经产妇、高龄产妇等均可导致子宫收缩乏力，排除A。②头盆不称或胎位异常：由于胎头下降受阻，先露部不能紧贴子宫下段及宫颈内口，不能刺激子宫收缩，排除D。③内分泌失调：分娩启动后，胎先露衔接异常的产妇体内乙酰胆碱、缩宫素及前列腺素合成及释放减少，或缩宫素受体量少以及子宫对宫缩物质的敏感性降低，胎儿、胎盘合成与分泌硫酸脱氢表雄酮量较少，致宫颈成熟度欠佳，均可直接或间接导致子宫收缩乏力，排除B。④精神源性因素：产妇对分娩有恐惧、紧张等精神心理障碍使大脑皮质功能紊乱，待产时间久、过于疲劳、睡眠减少、体力过多消耗、膀胱过度充盈、水及电解质紊乱，均可导致原发性宫缩乏力，排除E。⑤其他：在产程早期大剂量使用宫缩抑制剂及解痉、镇静、镇痛剂，可直接抑制子宫收缩。急产往往是无梗阻时，子宫收缩过强导致，并不是引起子宫收缩乏力的原因，故选C。

题型 A2型题

1.【答案】A 　　　　　　　　　　　　　　【难度系数】★

【解析】第二产程初产妇胎头先露下降速度<1 cm/h，经产妇<2 cm/h，称为胎头下降延缓。本题为初产妇，宫口开全1小时，胎头下降速度<1 cm，故选A。

2.【答案】A 　　　　　　　　　　　　　　【难度系数】★

【解析】本题初产妇，妊娠38周，规律宫缩7小时，宫口开大5 cm，S=0，枕左前位，胎心148次/分，预估胎儿体重2800 g，提示胎儿足月，胎位、胎心正常，规律宫缩，产程进展顺利，胎头已衔接，故选

A，无需其他处理，故排除 B、C、D、E。

3. 【答案】B 　　　　　　　　　　　【难度系数】★

【解析】不协调性子宫收缩乏力又称高张性子宫收缩乏力，处理原则为调节子宫不协调收缩，使其恢复正常节律性及极性，排除 A。可给予哌替啶 100 mg 或吗啡 10 mg 肌内注射，排除 C。经充分休息多可恢复为协调性子宫收缩，若此时宫缩仍较弱，按协调性宫缩乏力处理，可静脉滴注缩宫素，排除 E。在子宫收缩未恢复为协调性宫缩之前，严禁使用缩宫剂，故选 B。对伴有胎儿窘迫征象及头盆不称者或应用镇静剂后宫缩仍不协调者，应考虑行剖宫产术，排除 D。

【破题思路】高张性子宫收缩乏力，可用镇静剂，禁用缩宫素。

4. 【答案】A 　　　　　　　　　　　【难度系数】★★★

【解析】本题初孕妇，妊娠 39 周，产程进展缓慢，给予缩宫素静滴后，下腹部拒按，宫缩无间歇期，考虑强直性子宫收缩过强，有子宫破裂可能，此时应当停止阴道内操作及缩宫剂使用，排除 B。给予吸氧的同时应用宫缩抑制剂，本题给予硫酸镁静推后，宫缩缓解不明显，胎心听不清，胎头 S = 0，此时宫口未开全，胎头位置较高，出现胎儿窘迫征象，故应立即行剖宫产术，故选 A，排除 E。肌注哌替啶、口服地西泮均不正确，排除 C、D。

题型　A3/A4 型题

1. 【答案】E 　　　　　　　　　　　【难度系数】★★★

【解析】本题 26 岁初产妇，妊娠足月，有规律宫缩，胎位正常，胎儿良好，骨盆外测量正常，羊水适量，故属于正常分娩，严密观察产程进展，无需其他处理，故选 E。

2. 【答案】A 　　　　　　　　　　　【难度系数】★★★

【解析】本题初产妇宫口开大 4 cm（初产妇宫口扩张 < 4 cm、经产妇 < 2 cm 时，可行温肥皂水灌肠），不可行温肥皂水灌肠，排除 D。本题产妇宫缩正常，无需静脉滴注缩宫素，故排除 B。产妇于第一产程，不可过早加腹压，以免宫颈水肿，故排除 C。题干内容无提示有剖宫产指征，故可排除 E。产妇宫缩正常，胎头 S+3，宫口开大 3～5 cm，无头盆不称，结合备选答案，可行人工破膜，故选 A。

题型　B1 型题

1. 【答案】B 　　　　　　　　　　　【难度系数】★★

【解析】不协调性子宫收缩乏力的处理原则为调节子宫不协调收缩，使其恢复正常节律性及极性。可给予哌替啶 100 mg 或吗啡 10 mg 肌内注射，经充分休息多可恢复为协调性子宫收缩，若此时宫缩仍较弱，按协调性宫缩乏力处理。故选 B。

2. 【答案】D 　　　　　　　　　　　【难度系数】★★

【解析】重症妊娠期高血压疾病孕妇由于全身小血管痉挛，通透性增加，导致脑水肿、充血、局部缺血、血栓形成及出血等。现剧烈头痛伴呕吐，考虑患者存在脑水肿，为减轻脑水肿，降颅压首选药物是甘露醇，故选 D。

二、产道异常

题型　A2 型题

1. 【答案】A 　　　　　　　　　　　【难度系数】★★

【解析】本例初产妇已规律宫缩 8 小时，但宫口仅开大 2 cm，先露 0。胎儿体积较大，胎头双顶径 10 cm（正常为 9.3 cm），而该患者中骨盆横径即坐骨棘间径 9 cm（正常应 ≥ 10 cm），故本例胎儿较大而中骨盆狭窄，不能经阴道分娩，只能剖宫产，故选 A。肌内注射哌替啶主要用于不协调性宫缩乏力。静滴缩宫素主要用于协调性宫缩乏力，禁用于产道有梗阻者。本例中骨盆小，不能选择继续观察产程进展，静脉注射 5% 葡萄糖无特异性。不选 B、C、D、E。

【破题思路】①坐骨棘间径 < 10 cm——中骨盆狭窄。②胎头双顶径 > 10 cm——巨大胎儿。

2. 【答案】A 　　　　　　　　　　　【难度系数】★★

【解析】本题初产妇，孕 38 周，规律下腹痛 6 小时，宫颈口开大 4 cm，骨盆测量正常，胎儿发育正常，胎心率 150 次/分，枕左前位，提示产程进展良好，母儿情况好，可等待自然分娩，故正确的处理选 A，排除 B、C、D、E。

3.【答案】D　　　　　　　　　　　　　　　　　【难度系数】★★

【解析】本题初孕妇，妊娠 36 周。髂嵴间径 25 cm，骶耻外径 19 cm，提示骨盆入口平面正常，坐骨结节间径 7.5 cm，提示出口横径狭窄。综上所述，考虑本题孕妇的骨盆为漏斗型骨盆，本题选 D。男型骨盆：骨盆入口略呈三角形，两侧壁内聚，坐骨棘突出，耻骨弓较窄，坐骨切迹窄呈高弓形，骶骨较直而前倾，致出口后矢状径较短，骨盆腔呈漏斗形，往往造成难产，本题入口平面正常为横椭圆形，排除男型骨盆，故排除 A。佝偻病性扁平骨盆：骨盆入口呈横的肾形，骶岬向前突，骨盆入口前后径短，骶骨变直向后翘，尾骨呈钩状突向骨盆出口平面，依据本题内容，排除 B。单纯扁平骨盆：骨盆入口呈横扁圆形，骶岬向前下突出，使骨盆入口前后径缩短而横径正常，故排除 E。骨盆外形属正常女型骨盆，但骨盆三个平面各径线均比正常值小 2 cm 或更多，称为均小骨盆，故排除 C。

4.【答案】B　　　　　　　　　　　　　　　　　【难度系数】★★★

【解析】本题初产妇，规律宫缩 12 小时，胎头高浮，提示胎头尚未入盆，存在头盆不称。如经充分试产，即使产力、胎儿大小及胎位均正常，胎头仍不能入盆，常导致宫缩乏力及产程停滞，甚至出现梗阻性难产。此题产妇已经试产 12 小时，胎头仍高浮、胎头枕骨靠近骶岬为枕后位，需尽早剖宫产，故选 B、排除 C、E。本题产妇宫缩规律，且头盆不称，不可静脉滴注地诺前列酮、缩宫素，以防宫缩过强，导致先兆子宫破裂，危及母儿生命，可排除 A、D。

【破题思路】

（1）入口平面狭窄：①轻度头盆不称，可试产 2~4 小时，如产程进展顺利，多能经阴道分娩；试产 2~4 小时，胎头不能入盆，或伴有胎儿窘迫征象，应及时剖宫产。②明显头盆不称，需剖宫产。

（2）中骨盆平面狭窄：①宫口开全者，胎头双顶径达 S ≥ +3——阴道助产。②若双顶径未达到坐骨棘水平，或出现胎儿窘迫征象——剖宫产。

（3）骨盆出口平面狭窄——剖宫产。

5.【答案】E　　　　　　　　　　　　　　　　　【难度系数】★★

【解析】患者孕 40 周，枕左前位，胎儿估计 3100 g，测坐骨结节间径 7cm，出口后矢状径 6 cm，坐骨结节间径 + 出口后矢状径 =13 cm < 15 cm，提示出口狭窄，足月胎儿不易经阴道分娩，应行剖宫产术结束分娩，故选 E。

【破题思路】坐骨结节间径 + 出口后矢状径 < 15 cm——骨盆出口狭窄。

三、胎位异常

| 题型 | A2 型题 |

【答案】D　　　　　　　　　　　　　　　　　【难度系数】★★

【解析】枕横位一般能经阴道分娩，但多需用手或胎头吸引器（或产钳）协助将胎头转成枕前位后娩出。胎头 S+3，提示胎头已通过中骨盆，只能经阴道尽快结束分娩。本题患者初产妇，足月妊娠，胎儿一般情况好，胎膜已破，羊水清，现宫口开全 1 小时 35 分，枕左横位（LOT），胎头 S+3，此时需徒手将胎头枕部转向前方，然后阴道分娩，故选 D，排除 A、B、C、E。

【破题思路】枕横位经阴道分娩，多需用手或胎头吸引器（或产钳）协助将胎头转成枕前位后娩出；当第二产程出现异常时，若胎头下降至 ≥ +3 水平，可行产钳或胎头吸引器助产术。

第十二节　分娩期并发症

一、子宫破裂

| 题型 | A1 型题 |

1.【答案】C　　　　　　　　　　　　　　　　　【难度系数】★★

【解析】先兆子宫破裂表现为：下腹剧痛难忍、随产程逐渐上升的病理性缩复环、血尿、胎体触不清及胎心率异常。本题除血压下降，其余均是先兆子宫破裂的诊断依据，故选 C。

2.【答案】D

【解析】严格掌握缩宫剂应用指征，应用缩宫素引产时，用有专人守护或监护，排除 A。加强计划生育宣传，减少多产妇，排除 B。做好产前保健，有子宫破裂高危因素患者，提前入院待产，排除 C。严密观察产程进展，警惕并尽早发现先兆子宫破裂征象并及时处理，而不是无需特殊对待，故选 D。

正确掌握产科手术助产的指征及操作常规，阴道助产术后应仔细检查宫颈及宫腔，及时发现损伤给予修补，排除 E。

3.【答案】E　　　　　　　　　　　　【难度系数】★★

【解析】不完全性子宫破裂指子宫肌层部分或全层破裂，但浆膜层完整，宫腔与腹腔不相通，胎儿及附属物仍在宫腔内，故选 E。

【破题思路】①不完全性子宫破裂——子宫肌层部分或全层破裂，但浆膜层完整，宫腔与腹腔不相同。②完全性子宫破裂——子宫全层破裂，宫腔与腹腔相同。

4.【答案】E　　　　　　　　　　　　【难度系数】★★

【解析】先兆子宫破裂表现为：下腹部剧痛难忍、随产程逐渐上升的病理性缩复环、血尿、胎体触不清及胎心率异常，故本题 A、B、C、D 内容叙述均正确。先兆子宫破裂无阴道出血表现，故选 E。

题型	A2 型题

【答案】A　　　　　　　　　　　　【难度系数】★★

【解析】先兆子宫破裂表现为：下腹部剧痛难忍、病理性缩复环、血尿、胎体触不清及胎心率异常。结合本题初孕妇，规律宫缩 4 小时入院，给予缩宫素静脉滴注，2 小时后下腹疼痛难忍，孕妇烦躁不安，胎心率 100 次/分，子宫下段有明显压痛，导尿见血尿，故本例最可能的诊断为先兆子宫破裂，本题答案为 A。先兆子宫破裂时，膀胱受压充血导致血尿，子宫破裂、强制性宫缩、羊水栓塞、胎盘早剥无此特殊体征，排除 B、C、D、E。

【破题思路】妇产科学医学考试内容中见血尿——先兆子宫破裂。

题型	A3/A4 型题

1.【答案】D　　　　　　　　　　　　【难度系数】★★

【解析】本题初产妇，妊娠 39 周，规律宫缩 8 小时入院。坐骨结节间径 7.5 cm，提示出口横径狭窄，2 小时后产妇呼叫腹痛难忍，宫缩 1 分钟 1 次，持续 40 秒，胎心由 140 次/分变为 116 次/分（正常胎心 110~160 次/分，故本题排除胎儿窘迫，不选 A）。本题宫缩 1 分钟 1 次，持续 40 秒，提示宫缩规律正常，故排除不协调性子宫收缩过强、不协调性子宫收缩乏力，即不选 B、C。重型胎盘早剥表现为阴道流血、腹痛，严重时子宫呈板状，压痛明显，胎心率改变或消失，甚至出现休克征象，本题内容与其不符，故可排除 E。患者出口横径狭窄，产妇呼叫腹痛难忍，子宫下段压痛明显，胎心率减慢，提示可能出现先兆子宫破裂，故选 D。

2.【答案】E　　　　　　　　　　　　【难度系数】★★

【解析】本题为先兆子宫破裂，应立即行剖宫产术，故选 E。

二、产后出血

题型	A1 型题

1.【答案】C　　　　　　　　　　　　【难度系数】★★★

【解析】胎盘若大部分植入、活动性出血无法纠正时，应行子宫次全切或全切术，故选 C。子宫胎盘卒中是重型胎盘早期剥离，处理时应根据产程进展情况和产妇一般情况综合考虑，子宫胎盘卒中导致宫缩乏力性出血，经处理无效时可行子宫切除止血。故首先切除子宫止血错误，可排除 E。宫缩乏力、胎盘粘连均不是立即切除子宫的原因，可排除 A、B。凝血功能障碍应尽快补充凝血因子，并纠正休克，若并发 DIC 应按 DIC 处理，故不选 D。

2.【答案】C　　　　　　　　　　　　【难度系数】★

【解析】产后出血是指胎儿娩出后 24 小时内，阴道分娩者出血量 ≥ 500 mL，剖宫产者 ≥ 1000 mL。结合备选答案，故选 C，其余均不正确。

题型	A2 型题

【答案】A　　　　　　　　　　　　【难度系数】★★★

【解析】产后出血是指胎儿娩出 24 小时之内，阴道流血 > 500 mL，宫缩乏力是产后出血的主要原因。宫缩乏力性出血一般多发生在胎盘娩出后，表现为子宫轮廓不清，软如袋状，故选 A。

【破题思路】子宫收缩乏力性出血 = 胎盘娩出后阴道出血 + 子宫软、轮廓不清。

三、羊水栓塞

题型　A2 型题

1.【答案】D 　　　　　　　　　　　　　【难度系数】★★★

【解析】羊水栓塞以骤然出现的低氧血症、低血压（血压与失血量不符合）和凝血功能障碍为特征，本题初产妇，规律宫缩 8 小时后宫口开大 8 cm，自然破裂，破膜后突然呼吸困难，发绀，血压下降，考虑为羊水栓塞，故选 D。子宫破裂多见于瘢痕子宫，胎儿窘迫是常见的临床表现，大多数子宫破裂有胎心异常，本题未提及相关内容，排除 A。胎膜早破指临产前胎膜自然破裂，本题产妇是临产后胎膜自然破裂，故不是胎膜早破，排除 B。胎盘早剥多表现为有诱因有腹痛的阴道出血，本题内容不符，排除 C。前置胎盘多表现为无诱因无痛性反复阴道出血，本题内容不符，排除 E。

2.【答案】E 　　　　　　　　　　　　　【难度系数】★★

【解析】初产妇，孕 37 周，分娩时突然发生烦躁不安、寒战、咳嗽、呼吸困难、发绀、血压迅速下降，脉细弱，提示产妇出现羊水栓塞，此时处理包括：①立即保持气道通畅，尽早面罩吸氧、气管插管或人工辅助呼吸（排除 A）；②解除肺动脉高压：盐酸罂粟碱静脉缓注（排除 B）；③抗过敏治疗（排除 C）；④抗休克治疗：补充血容量、多巴胺升血压、纠正心力衰竭（排除 D）；⑤产科处理：第一产程发病，行剖宫产术，第二产程发病，阴道助产结束分娩，若发生产后大出血，经积极处理不能止血者，行子宫切除，减少胎盘剥离面开放的血窦出血，争取抢救时机。本题患者未发生大出血，暂不立即切除子宫，故选 E。

【破题思路】分娩时突然发生寒战、咳嗽、呼吸困难、发绀、血压迅速下降，脉细弱——羊水栓塞。羊水栓塞处理：抗休克、抗过敏（地塞米松）、降低肺动脉高压（盐酸罂粟碱）。

第十三节　异常产褥期并发症

一、产褥感染

题型　A1 型题

1.【答案】C 　　　　　　　　　　　　　【难度系数】★★

【解析】产褥病率指分娩 24 小时以后的 10 日内，每日测量体温 4 次，间隔时间 4 小时，有 2 次体温达到或超过 38℃，故选 C。

2.【答案】E 　　　　　　　　　　　　　【难度系数】★★

【解析】产褥期下肢血栓性静脉炎习称"股白肿"，常继发于盆腔内血栓性静脉炎，多为厌氧菌感染，尤其是厌氧性链球菌感染（备选答案未提及），除此常见的厌氧杆菌有脆弱拟杆菌，这类杆菌多与需氧菌和厌氧性球菌混合感染，形成局部脓肿，其可产生肝素酶、溶解肝素，促进凝血，引起化脓性血栓性静脉炎，故选 E。本题β-溶血性链球菌、金黄色葡萄球菌为需氧菌，排除 A、B。产气荚膜梭菌可释放糖溶解酶，分解肌糖原，在子宫肌层中产生气体，也可形成大量α-外毒素，破坏红细胞，引起溶血，轻者可导致子宫内膜炎、腹膜炎、败血症，重者可引起溶血、黄疸、急性肾衰竭、循环衰竭、气性坏疽而死亡，排除 C。沙眼衣原体潜伏期长，发病较晚，其感染多无明显症状，可排除 D。

题型　A2 型题

1.【答案】A 　　　　　　　　　　　　　【难度系数】★★

【解析】患者产后 10 天，下腹痛伴发热 3 天，T 39℃，脓血性恶露，有恶臭，WBC $13×10^9$/L，N 0.88，考虑产褥感染。产褥感染三大主要症状为发热、疼痛、异常产褥，本题内容与其相符，故选 A，排除 B。晚期产后出血是指分娩 24 小时后，在产褥期内发生的子宫大量出血，产后 1~2 周发病最常见，本题无大量子宫出血，排除 E。产褥中暑是指在产褥期因高温环境中体内余热不能及时散发，引起中枢性体温调节功能障碍的急性热病，本题未提及高温环境，故可排除 C。急性膀胱炎表现为尿频、尿急、尿痛等膀胱刺激征，本题无相关表现，排除 D。

【破题思路】产褥感染三大主要症状为发热、疼痛、异常产褥。

2.【答案】C 　　　　　　　　　　　　　【难度系数】★★

【解析】急性子宫内膜炎及子宫肌炎，子宫内膜充血水肿，有炎性渗出物，严重者内膜坏死脱落形成溃疡，与本题所述内容不符，排除 A、B。急性盆腔结缔组织炎，以宫旁结缔组织最常见，开始局部增厚质地较软，边界不清，以后向两侧盆壁呈扇形浸润，宫旁结缔组织炎时，可扪及宫旁一侧或两侧片状增厚，或两侧宫骶韧带高度水肿、增粗，压痛明显。结合本题患者产后 8 日，发热、腹痛，子宫如妊娠 4 个月大，触痛明显，子宫右侧触及有压痛实性肿块，考虑为急性盆腔结缔组织炎，故选 C。急性盆腔腹膜炎见于盆腔内生殖器发生严重感染时，表现为腹膜充血水肿，并有少量含纤维素的渗出液形成盆腔脏器粘连，脓肿积聚于直肠子宫陷凹处形成盆腔脓肿，较多见，脓肿可破入直肠而使症状突然减轻，也可破入腹腔引起弥漫性腹膜炎，出现消化系统症状，如恶心、呕吐、腹胀、腹泻等，本题内容与其不符，排除 D、E。

二、晚期产后出血（助理不考）

题型　A2 型题

1. 【答案】B　　　　　　　　　　　　【难度系数】★★

【解析】本题患者 26 岁。剖宫产术后 16 天，突然子宫大量出血 2 小时伴乏力，考虑为剖宫产术后切口裂伤导致的晚期产后出血。结合患者 BP 70/50 mmHg，心率 128 次/分，Hb 78 g/L，面唇苍白，神志欠清，考虑患者有休克表现，恰当的处理措施是抗休克同时剖腹探查，故选 B。检查：出血口组织坏死范围小，炎症反应轻，不建议子宫次全切除术或子宫切除术，禁用清宫术止血，排除 A、C、D、E。

2. 【答案】E　　　　　　　　　　　　【难度系数】★★

【解析】分娩 24 小时后，在产褥期内发生的子宫大量出血，称晚期产后出血，以产后 1~2 周发病最常见，结合本题患者 10 天前在家中经阴道分娩，产后血性恶露持续时间长，无异味。突然出血增多 1 天。无寒战、高热，考虑为晚期产后出血，无感染。胎盘、胎膜残留为晚期产后出血最常见的原因，多发生于产后 10 日左右，检查往往发现子宫复旧不全，宫口松弛，有时可见有残留组织。结合本题患者子宫如妊娠 3 个月大，质软，压痛不明显，宫口松，能容 2 指，考虑其阴道流血最可能的原因是胎盘、胎膜残留，故选 E。蜕膜多发生在产后一周内脱落，并随恶露排出，蜕膜剥离不全，长时间残留会影响子宫复旧，继发子宫内膜炎，导致晚期产后出血，结合患者产后血性恶露无异味，无寒战、高热等子宫内膜炎表现，排除 B，故此晚期产后出血原因可排除蜕膜残留，排除 D。本题患者无子宫脱垂表现，排除 A。子宫颈裂伤导致产后出血，往往发生在胎儿娩出后立即发生新鲜血液经阴道流出，与本题内容不符，排除 C。

【破题思路】晚期产后出血最常见原因——胎盘、胎膜残留；产后出血最常见原因——子宫收缩乏力。

题型　A3/A4 型题

（1~2 题共用解析）

1. 【答案】C　　　　　　　　　　　　【难度系数】★★

【解析】本题患者剖宫产术后 16 天突发阴道大量出血，入院时 BP 84/60 mmHg，心率 122 次/分，Hb 84 g/L，考虑为剖宫产术后切口裂伤导致的晚期产后出血。为排除宫腔残留物、子宫切口愈合及切口周围血肿等情况，可进行超声检查，故本题排除 A。晚期产后出血少或中等量，应给予广谱抗生素、子宫收缩剂及支持疗法。怀疑剖宫产子宫切口裂开者，仅有少量阴道出血应住院治疗，给予广谱抗生素及支持疗法，若阴道出血多，可行剖腹探查或腹腔镜检查，排除 B、D、E。故本题选 C。

2. 【答案】E　　　　　　　　　　　　【难度系数】★★

【解析】本题患者剖宫产术后 16 天突发阴道大量出血，入院时 BP 84/60 mmHg，心率 122 次/分，Hb 84 g/L，考虑为剖宫产术后切口裂开导致的晚期产后出血，本题选 E。胎盘、胎膜残留为晚期产后出血最常见原因，表现为子宫复旧不全，宫口松弛，有时可见有残留组织，本题未发现相关表述，故排除 B。子宫胎盘附着面复旧不全，可引起血栓脱落，血窦重新开放，导致子宫出血，多发生在产后 2 周左右，表现为突然大量阴道流血，子宫大而软，宫口松弛，阴道及宫口有血凝块，其内容与题干不符，故本题排除 A、C。继发性子宫收缩乏力为产后出血的最常见原因，于胎儿娩出后，任何影响子宫肌纤维收缩和缩复的因素，均可引起子宫收缩乏力性出血，排除 D。

第十四节　女性生殖系统炎症

一、生殖道防御机制

题型　A1 型题

1. 【答案】D　　　　　　　　　　　　【难度系数】★

【解析】乳杆菌为正常阴道菌群中的优势菌，乳杆菌除维持阴道的酸性环境外，其产生的 H_2O_2 及其他抗微生物因子，可抑制或杀灭其他细菌。阴道的生态平衡如果被打破或外源病原体侵入，则可引起炎症发生，故选 D。

2.【答案】C　　　　　　　　　　　　【难度系数】★★

【解析】正常阴道微生物群种类繁多，包括：①革兰氏阳性需氧菌和兼性厌氧菌，如乳杆菌、棒状杆菌、非溶血性链球菌、肠球菌及表皮葡萄球菌；②革兰氏阴性需氧菌和兼性厌氧菌，如加德纳菌、大肠埃希菌及摩根菌；③专性厌氧菌，如消化球菌、消化链球菌、类杆菌、动弯杆菌、梭杆菌及普雷沃菌；④其他，包括支原体、假丝酵母菌等（排除A）。生理情况下，雌激素使阴道上皮增生变厚，并增加细胞内糖原含量，而不是孕激素，排除B，阴道上皮细胞分解糖原为单糖，阴道乳杆菌作用转化为乳酸，维持阴道正常的酸性环境，排除D。子宫颈阴道部由复层鳞状上皮覆盖，表面光滑，排除E。子宫颈外口柱状上皮与鳞状上皮交接处是子宫颈癌的好发部位。子宫颈管黏膜为单层高柱状上皮，黏膜内腺体分泌碱性黏液，形成黏液栓堵塞子宫颈管，有利于防止上行感染，故选C。

二、细菌性阴道病

题型　A1 型题

1.【答案】A　　　　　　　　　　　　【难度系数】★

【解析】细菌性阴道病主要有加德纳菌，还有其他厌氧菌以及人型支原体感染，故用抗病毒药物无效，排除B。细菌性阴道病首选的治疗药物是抗厌氧菌药物，主要有甲硝唑、替硝唑、克林霉素，故选A，排除C、D。外阴阴道假丝酵母菌根据患者情况选择局部或全身抗真菌真菌药物，以局部用药为主，常用唑类抗真菌药，故E排除。

【破题思路】细菌性阴道病治疗首选甲硝唑；滴虫阴道炎治疗首选甲硝唑；外阴阴道假丝酵母菌病治疗用抗真菌药物；萎缩性阴道炎治疗为补充雌激素。

2.【答案】E　　　　　　　　　　　　【难度系数】★★

【解析】细菌性阴道病可能与频繁性交等不洁性生活有关，分泌物增多，带有鱼腥臭味的灰白色稀薄分泌物，胺臭味试验阳性，线索细胞阳性，阴道分泌物 pH>4.5，故选E。排除A、B、C、D。

【破题思路】下列4项中具备3项，即可诊断为细菌性阴道病：①线索细胞阳性；②均质、鱼腥臭味的稀薄、灰白色阴道分泌物增多；③胺臭味试验阳性；④阴道分泌物 pH>4.5。多数认为线索细胞阳性为必备条件。

3.【答案】A　　　　　　　　　　　　【难度系数】★★

【解析】细菌性阴道病的诊断标准：①线索细胞阳性；②匀质、稀薄、灰白色阴道分泌物；③阴道分泌物 pH>4.5；④胺臭味试验阳性。本题脓性泡沫状白带不是细菌性阴道病的诊断标准，故选A。

【破题思路】①细菌性阴道病——阴道分泌物匀质、稀薄、灰白色、鱼腥味。②滴虫阴道炎——阴道分泌物呈稀薄泡沫状。③白念珠菌阴道炎——阴道分泌物白色稠厚，呈豆渣样或凝乳状。④萎缩性阴道炎——阴道分泌物呈黄水样。

题型　A2 型题

【答案】B　　　　　　　　　　　　【难度系数】★

【解析】细菌性阴道病的诊断标准：①线索细胞阳性；②匀质、稀薄、灰白色阴道分泌物；③阴道分泌物 pH>4.5；④胺臭味试验阳性。本题患者白带均匀稀薄，有臭味，pH>4.5，线索细胞阳性，故选B。

三、外阴阴道假丝酵母菌病

题型　A1 型题

1.【答案】A　　　　　　　　　　　　【难度系数】★

【解析】白念珠菌性阴道炎主要表现为外阴阴道瘙痒、阴道分泌物增多。阴道分泌物的特征为白色稠厚，呈凝乳状或豆腐渣样，故选A。

2.【答案】A　　　　　　　　　　　　【难度系数】★★

【解析】外阴阴道假丝酵母菌病主要为内源性传染，假丝酵母菌作为机会致病菌，除寄生阴道外，也可寄生于人的口腔、肠道，这3个部位的假丝酵母菌可互相传染，也可通过性交直接传染，少部分患者通过接触感染的衣物间接传染。故主要传染方式为内源性传染，故选A。

3.【答案】D　　　　　　　　　　　　【难度系数】★★

【解析】外阴阴道假丝酵母菌病发病常见的诱因有长期应用广谱抗生素、妊娠、糖尿病、大量应用免疫抑制剂，以及接受大量雌激素治疗等。胃肠道假丝酵母菌感染者粪便污染阴道，穿紧身化纤内裤及肥胖使外阴局部温度与湿度增加也是发病的影响因素，老年女性阴道壁薄，阴道内环境不利于外阴阴道假丝酵母菌生长，与其无关，故选D。

4.【答案】D　　　　　　　　　　　【难度系数】★★

【解析】外阴阴道假丝酵母菌病典型的白带为豆渣样或凝乳状，排除B。妊娠期外阴阴道假丝酵母菌病以局部用药为主，以小剂量长疗程为佳，禁用口服唑类抗真菌药物，排除E。外阴阴道假丝酵母菌病既往可用碱性溶液冲洗，而不是酸性溶液，故排除A，目前有主张使用碱性溶液擦洗阴道或坐浴，不推荐阴道内冲洗。外阴阴道假丝酵母菌病主要为内源性传染，假丝酵母菌除寄生阴道外，也可寄居于人的口腔、肠道，这三个部位的假丝酵母菌可相互传染，也可通过性交直接传染，排除C。顽固病例主要见于并发糖尿病，免疫低下等情况，故选D。

5.【答案】D　　　　　　　　　　　【难度系数】★★

【解析】复发性外阴阴道假丝酵母菌病在强化治疗达到真菌学治愈后，给予巩固治疗半年，故选D。

| 题型 | A2型题 |

【答案】E　　　　　　　　　　　【难度系数】★★

【解析】外阴阴道假丝酵母菌病发病常见的诱因有长期应用广谱抗生素、妊娠、糖尿病、大量应用免疫抑制剂，以及接受大量雌激素治疗等，表现为外阴奇痒（影响工作、学习、睡眠辗转反侧、坐卧不安），可伴外阴、阴道烧灼感，白带增多，典型白带呈白色豆渣样或凝乳样。根据本题患者糖尿病史7年，外阴瘙痒伴灼热感，阴道黏膜充血，白带多，凝乳状物覆盖，故选E，其余答案均无白色凝乳状分泌物，故可排除A、B、C、D。

【破题思路】①外阴瘙痒＋白色凝乳状白带＋分泌物见假菌丝＝真菌性阴道炎——抗真菌药治疗。②外阴瘙痒＋泡沫样白带＋分泌物见滴虫＝滴虫阴道炎——甲硝唑治疗。③外阴瘙痒＋黄水样白带＋分泌物见白细胞＝萎缩性阴道炎——雌激素、甲硝唑治疗。④外阴瘙痒＋灰白色、鱼腥臭味白带＋分泌物见线索细胞＝细菌性阴道病——甲硝唑治疗。

四、滴虫阴道炎

| 题型 | A1型题 |

1.【答案】E　　　　　　　　　　　【难度系数】★

【解析】滴虫阴道炎主要症状是阴道分泌物增多及外阴瘙痒，典型特点为分泌物呈稀薄脓性、泡沫状，有异味。阴道黏膜充血，严重者有散在出血点，甚至宫颈有出血斑点，形成"草莓样"宫颈。故本题A、B、C均是滴虫阴道炎的表现。小阴唇内侧附着白色膜状物考虑为白念珠菌感染，故选E。

【破题思路】滴虫阴道炎典型阴道分泌物为泡沫状、稀薄白带。

2.【答案】A　　　　　　　　　　　【难度系数】★

【解析】滴虫阴道炎以直接传播（性传播）为主要传播途径，可经性交直接传播，男方通常无症状，但可作为携带者，通过性交传播给女性，故选A。

| 题型 | A2型题 |

【答案】D　　　　　　　　　　　【难度系数】★

【解析】患者白带增多伴外阴瘙痒4天，宫颈、阴道壁充血，分泌物黄绿色，有臭味，呈泡沫状，考虑为滴虫阴道炎，阴道分泌物中找到滴虫即可确诊，故首先应做的检查是悬滴法阴道分泌物查滴虫，故选D。

| 题型 | B1型题 |

（1~2题共用解析）

1.【答案】A　　2.【答案】C　　　【难度系数】★

【解析】滴虫阴道炎以直接传播（性传播）为主要传播途径，也可间接传播，如公共浴池、浴盆、毛巾、游泳池、坐便器、衣物、污染的器械及敷料等均可传播，故第1题选A。外阴阴道念珠菌病主要为内源性感染，故第2题选C。

五、萎缩性阴道炎（助理不考）

题型 A3/A4 型题

1.【答案】A 　　　　　　　　　　　　【难度系数】★

【解析】萎缩性阴道炎又称老年性阴道炎，妇科检查见黏膜皱襞消失，上皮菲薄，黏膜充血、水肿，表面有散在小出血点或点状出血斑。萎缩性阴道炎表现为外阴瘙痒、灼热感，阴道分泌增多，多为黄水状，感染严重时白带可呈脓性或脓血性，有臭味，故选A。

【破题思路】萎缩性阴道炎是由于雌激素水平下降，从而导致阴道上皮、分泌物改变。

2.【答案】A 　　　　　　　　　　　　【难度系数】★

【解析】萎缩性阴道炎又称老年性阴道炎，是由于卵巢功能衰退，雌激素水平降低，阴道黏膜抵抗力减弱，致病菌易于侵入而引起的阴道炎，故选A。

3.【答案】D 　　　　　　　　　　　　【难度系数】★

【解析】萎缩性阴道炎治疗原则为补充雌激素、抑制细菌生长，增加阴道黏膜的抵抗力，故选D。

六、宫颈炎

题型 A1 型题

1.【答案】E 　　　　　　　　　　　　【难度系数】★

【解析】慢性宫颈炎包括宫颈息肉、宫颈肥大、宫颈囊肿、宫颈糜烂。宫颈上皮内瘤变为宫颈鳞状上皮从异型性增生到原位癌的连续病理过程，故选E。

2.【答案】C 　　　　　　　　　　　　【难度系数】★

【解析】慢性宫颈炎可出现下腹或腰骶部疼痛，有时疼痛可出现在上腹部、大腿部及髋关节，每于月经期、排便或性生活时加重，尤其当炎症向后沿子宫骶韧带扩展或沿子宫阔韧带底部蔓延，形成慢性子宫旁结缔组织炎，子宫颈主韧带增粗时，疼痛更甚。每触及子宫颈时，立即引起髂窝、腰骶部疼，故选C。

七、盆腔炎性疾病

题型 A1 型题

1.【答案】C 　　　　　　　　　　　　【难度系数】★★

【解析】盆腔炎的感染途径：①沿生殖道黏膜上行蔓延：淋病奈瑟球菌、沙眼衣原体及葡萄球菌等，常沿此途径扩散（E排除，故选C）。②经淋巴系统蔓延：是产褥感染、流产后感染及放置宫内节育器后感染的主要感染途径（排除A）。链球菌、大肠埃希菌、厌氧菌多沿此途径蔓延。③经血液循环传播：为结核菌感染的主要途径（排除B）。④直接蔓延：腹腔其他脏器感染后蔓延到内生殖器，如阑尾炎可引起右侧输卵管炎（排除D）。

2.【答案】D 　　　　　　　　　　　　【难度系数】★★

【解析】急性盆腔炎的手术治疗主要用于治疗抗生素控制不满意的输卵管卵巢脓肿或盆腔脓肿。包括：①脓肿经药物治疗无效：输卵管卵巢脓肿或盆腔脓肿经药物治疗48~72小时，提示持续不降，患者中毒症状加重或包块增大者（排除A、B）。②脓肿持续存在：经药物治疗病情好转，继续控制数日，包块仍未消失但已经局限化，若脓肿位置低，并向阴道后穹隆突出，可经阴道切开排脓，同时注入抗生素（排除C、E）。③脓肿破裂或怀疑脓肿破裂者。故选D。

【破题思路】急性盆腔炎的手术治疗指征：脓肿经药物治疗无效、脓肿持续存在、脓肿破裂或怀疑脓肿破裂者。

题型 A2 型题

1.【答案】C 　　　　　　　　　　　　【难度系数】★★

【解析】患者因下腹痛伴发热2天来急诊。脓性阴道分泌物，下腹部有压痛、反跳痛及肌紧张，宫颈有举痛，双侧附件区增厚，有压痛，考虑诊断为急性盆腔炎，故选C。卵巢囊肿破裂、蒂扭转，均无感染表现，排除A、D。急性宫颈炎主要症状是阴道分泌物增多，黏液脓性，阴道分泌物刺激可引起外阴瘙痒及灼热感，此外，可出现经间期出血、性交后出血等症状，排除B。本题为双侧附件区增厚，有压痛，未提示囊性包块，故排除E。

2.【答案】A 【难度系数】★★

【解析】盆腔炎性疾病诊断最低标准：子宫颈举痛或子宫压痛或附件压痛，本题患者有宫腔手术操作史，具有盆腔炎的高危因素，结合之后发热、腹痛、宫颈举痛，且右侧宫旁明显增厚、压痛，探及不均质混合回声包块，考虑诊断为急性盆腔炎，故选A。盆腔结核常继发于身体其他部位的结核，输卵管结核最常见，临床表现为不孕、月经失调、下腹坠痛，同时有结核感染症状，如发热、盗汗、乏力、食欲不振等，较多患者无明显体征和其他自觉症状，结合本题内容，排除B。卵巢肿瘤蒂扭转常在体位突然改变，或妊娠期、产褥期子宫大小、位置改变时发生，典型症状是体位改变后突然发生一侧下腹剧痛，常伴恶心、呕吐，甚至休克，本题内容与其不符，排除C。典型的急性阑尾炎初期有中上腹或脐周疼痛，数小时后腹痛转移并固定于右下腹，腹部压痛是壁腹膜受炎症刺激的表现，但无典型的转移性右下腹疼痛并不能除外急性阑尾炎，本题无相关内容，排除D。黄体破裂是妇科常见的急腹症之一，多发生在月经周期的最后一周，突然出现一侧下腹剧痛，腹部胀大，伴头晕、恶心、呕吐等，短时间后成为持续性坠痛，本题无相关内容，排除E。

【破题思路】流产术后＋发热＋宫颈举痛＝急性盆腔炎。

第十五节　女性生殖器官肿瘤

一、宫颈癌

题型　A1型题

1.【答案】A 【难度系数】★★

【解析】宫颈癌常表现为接触性出血，也可表现为不规则阴道流血，或经期延长、经量增多。老年患者常表现为绝经后不规则阴道流血，故选A。

2.【答案】A 【难度系数】★

【解析】宫颈癌诊断可采用三阶梯程序：宫颈细胞学检查和(或)HPV检测、阴道镜检查、宫颈活组织检查。宫颈癌的简便、可靠的初筛方法是宫颈刮片细胞学检查，故选A。

【破题思路】考题中有关宫颈癌的检查：初筛——首选宫颈刮片细胞学检查；确诊——首选宫颈多点活组织检查；细胞学（＋）、活检（－）时——选择宫颈锥切除术连续病理切片检查。

3.【答案】C 【难度系数】★★

【解析】宫颈癌和宫颈鳞状上皮内病变，与人乳头瘤病毒（HPV）感染、多个性伴侣、吸烟、性生活过早（＜16岁）、性传播疾病、经济状况低下、口服避孕药和免疫抑制等因素有关，故C选项为不相关因素，选C。其余选项均为宫颈癌的相关因素，故均不选。

4.【答案】A 【难度系数】★★

【解析】宫颈上皮转化区位于宫颈鳞状上皮与柱状上皮交接部，转化区未成熟的化生鳞状上皮代谢活跃，在HPV等作用下，发生细胞异常增生、分化不良、排列紊乱、细胞核异常，最后形成宫颈鳞状上皮内病变（SIL），继续发展，成为宫颈癌，故选A。其余选项均不是宫颈癌变的好发部位，故不选。

5.【答案】C 【难度系数】★★

【解析】宫颈癌的临床分期，主要依据就是病灶侵犯范围，故选C。有无淋巴结转移需要病检结果确定，不选A。在术后所见分期及病理分级不作为分期的依据，不选B、E。临床表现往往特异性不高，不选D。

6.【答案】A 【难度系数】★★★★

【解析】宫颈癌ⅡA指肿瘤侵犯阴道上2/3，无明显宫旁浸润，故选A。癌累及宫旁为ⅡB，不选B、E。肉眼可见癌灶虽位于宫颈，但体积＞4 cm，为ⅠB2，不选C。癌累及阴道下1/3段为Ⅲ期，不选D。

题型　A2型题

1.【答案】C 【难度系数】★★

【解析】本题42岁已婚女性，血性白带数月，宫颈见片状糜烂，质脆，易出血，考虑为宫颈癌。为明确诊断，最有助于确诊的检查为宫颈活组织检查，故本题为C。

【破题思路】考题中有关宫颈癌的检查：初筛——首选宫颈刮片细胞学检查；确诊——首选宫颈多点活组织检查；细胞学（＋）、活检（－）时——选择宫颈锥切除术连续病理切片检查。

2. 【答案】E 【难度系数】★★★
   【解析】本题患者诊断为宫颈鳞癌，宫颈重度糜烂状，下唇息肉样赘生物，直径 2 cm，考虑为宫颈癌 ⅠB2 期，故手术方式为广泛性子宫切除＋盆腔淋巴结切除术，本题选 E。
   【破题思路】医师考试题中考宫颈癌分期，最容易考的时期是ⅠB1 期，ⅠB1 期范围：5 mm＜ⅠB1≤2 cm，手术方式为广泛性子宫切除＋盆腔淋巴结切除术。

3. 【答案】A 【难度系数】★★★★
   【解析】镜下浸润为ⅠA，深度≤3 mm，为ⅠA1，故选 A。ⅠA2 期，浸润深度为＞3 mm 且≤5 mm，不选 B。ⅠB 期为肉眼浸润，不选 B、D。ⅡB 为出现宫旁浸润，不选 E。

4. 【答案】C 【难度系数】★★
   【解析】宫颈组织活检，是确诊宫颈癌的可靠方法，故选 C。宫颈冷刀锥切、宫颈电热圈切除术，均为确诊后的处理方式，而题干目前是需要确诊方式，不选 A、B。HPV-DNA 检测可作为宫颈癌筛查检查，不选 E。

题型 A3/A4 型题

（1~3 题共用题干）

1. 【答案】A 【难度系数】★★
   【解析】本题宫颈鳞状细胞癌浸润深度为 7 mm，5 mm＜ⅠB1≤2 cm，考虑为宫颈癌ⅠB1 期，故选 A。
   【破题思路】宫颈癌分期中ⅠB1 期是最常考的分期，其浸润深度为 5 mm＜ⅠB1≤2 cm。

2. 【答案】E 【难度系数】★★
   【解析】患者 45 岁，G_4P_2，宜选择的手术方案为广泛子宫切除术＋盆腔淋巴结切除术，本题选 E。本题患者年龄较大，无生育要求，宫颈癌ⅠB1 期，故排除 D。其余答案与本题分期不符，故排除 A、B、C。

3. 【答案】A 【难度系数】★★
   【解析】本题术后组织病理学证实右侧闭孔淋巴结转移，考虑患者术后有淋巴道转移，此时最恰当的处理为放化疗，故选 A。化疗主要用于晚期、复发转移患者，也可用于手术前后的辅助治疗。放疗可用于术后病理检查发现有中、高危因素的患者，晚期患者局部减瘤放疗或对转移病灶姑息放疗，以及部分ⅠB2 和ⅡA2 期和ⅡB~ⅣA 期患者和全身不适宜手术的ⅠA1~ⅠB1/ⅡA1 期患者。

（4~6 题共用题干）

4. 【答案】E 【难度系数】★★
   【解析】宫颈组织活检是确诊宫颈癌的可靠方法，故选 E。诊断性刮宫用于明确子宫内膜病变，不选 A。宫腔镜检查用于检查和治疗宫腔内各种病变，不选 B。HPV 检测、宫颈细胞学检查用于宫颈癌筛查，不选 C、D。

5. 【答案】C 【难度系数】★★
   【解析】该患者宫颈异型增生细胞占宫颈上皮全层 2/3 以上，为 CIN Ⅲ，故选 C。CIN Ⅰ，为宫颈异型细胞占宫颈上皮全层不到 1/3，不选 A。CIN Ⅱ，指宫颈异型细胞占宫颈上皮全层超过 1/3，不到 2/3，不选 B。异型细胞突破基底膜，成为宫颈癌，不选 D。宫颈糜烂样改变，无异型性增生，不选 E。

6. 【答案】E 【难度系数】★★
   【解析】对于年龄较大、无生育要求的 HSIL，可行筋膜外全子宫切除术，故选 E。微波、激光治疗适用于有生育要求的 HSIL 年轻患者，或 LSIL 持续存在 2 年者，不选 A、B。随诊观察适用于 LSIL 及以下者，不选 C。对于 SIL，主要的治疗手段是局部物理治疗或手术，不选 D。

题型 B1 型题

（1~2 题共用解析）

1. 【答案】C 2. 【答案】E 【难度系数】★★
   【解析】分段诊刮可同时了解宫腔和宫颈情况，故第 1 题选 C。B 超检查常用于盆腔病变检查，对宫颈癌变的排查无特异性。阴道脱落细胞学检查常用于卵巢功能检查。宫颈刮片用于宫颈癌的筛查。宫颈及宫颈管活组织检查可确诊宫颈癌变，故第 2 题选 E。

3. 【答案】B 　　　　　　　　　　　　　　　【难度系数】★★
　　【解析】宫颈活组织检查是确诊宫颈癌的可靠方法，故选B。其余选项均不是最可靠的确诊依据，故不选。

4. 【答案】D 　　　　　　　　　　　　　　　【难度系数】★★
　　【解析】宫颈癌的临床表现不作为分期的依据；宫颈活组织病理检查只适用于早期宫颈癌，对晚期宫颈癌分期无决定依据；盆腔检查可了解宫颈癌盆腔侵犯的情况，是宫颈癌临床分期的最重要依据，故选D；细胞学检查是筛查宫颈癌的检查；术中探查可补充临床发现。

（5~6题共用解析）

5. 【答案】A　 6.【答案】C 　　　　　　　　【难度系数】★★★★
　　【解析】ⅠA2期，行改良广泛子宫切除术及盆腔淋巴结切除术，故第5题选A。ⅠB1期和ⅡA1期，行广泛子宫切除术及盆腔淋巴结切除术。IB3期，行广泛子宫切除术＋盆腔淋巴结切除术＋腹主动脉旁淋巴结取样，故第6题选C。ⅡB期，可行根治性放疗。

二、子宫肌瘤

题型　A1型题

1. 【答案】A 　　　　　　　　　　　　　　　【难度系数】★★
　　【解析】浆膜下肌瘤向子宫浆膜面生长，并突出于子宫表面，若瘤体继续向浆膜面生长，仅有一蒂与子宫相连，称为带蒂浆膜下肌瘤，若蒂扭转断裂，肌瘤脱落形成游离性肌瘤（本题选A，排除B）。肌壁间肌瘤使宫腔面积增大，内膜腺体分泌增多，致使白带增多，排除E。黏膜腺肌瘤及肌壁间肌瘤，子宫内膜面积增加，及肿瘤附近静脉受压，导致宫腔静脉丛充血与扩张，从而引起经量增多、经期延长，排除C。浆膜下肌瘤发生症状较晚，排除D。

2. 【答案】B 　　　　　　　　　　　　　　　【难度系数】★★
　　【解析】子宫肌瘤是女性生殖系统最常见的良性肿瘤，故选B。阴道腺病是指阴道壁或宫颈阴道部表面或表皮黏膜下结缔组织内出现腺体组织或增生的腺组织结构，并不是肿瘤，不选A。C、D、E选项均不是最常见的女性生殖系统良性肿瘤，故不选。

3. 【答案】A 　　　　　　　　　　　　　　　【难度系数】★★
　　【解析】肌壁间肌瘤最常见，占60%~70%，故选A。黏膜下肌瘤占10%~15%，不选B。浆膜下肌瘤占20%，不选C。阔韧带肌瘤是浆膜下肌瘤的一种，不如肌壁间肌瘤常见，不选D。宫颈肌瘤只占10%，不选E。

4. 【答案】C 　　　　　　　　　　　　　　　【难度系数】★★
　　【解析】肌瘤红色样变为肌瘤的一种特殊类型坏死，患者可有剧烈腹痛伴恶心、呕吐、发热、白细胞计数升高，故选C。其余选项肌瘤变性均无临床表现，故不选。

5. 【答案】E 　　　　　　　　　　　　　　　【难度系数】★★
　　【解析】药物治疗适用于症状轻、近绝经年龄或全身状况不宜手术者。A、B、C、D选项均为肌瘤的药物治疗原则，故选E。

题型　A2型题

1. 【答案】D 　　　　　　　　　　　　　　　【难度系数】★★
　　【解析】此患者妊娠合并子宫肌壁间肌瘤，出现剧烈腹痛、发热，伴恶心、呕吐，考虑肌瘤发生了红色样变，故选D。
　　【破题思路】玻璃样变——最常见的肌瘤变性；红色样变——多见于妊娠期或产褥期。

2. 【答案】D 　　　　　　　　　　　　　　　【难度系数】★★
　　【解析】年轻女性，已婚未育。曾自然流产2次，B超检查子宫前壁4 cm×3 cm×5 cm大小的强回声光团，双附件正常，考虑诊断为子宫肌瘤。因年轻女性未育，考虑有生育要求，故不可切除子宫，可行肌瘤切除术，故排除B、C，选D。药物治疗适用于症状轻、近绝经年龄或全身情况不宜手术者，故排除A。诊断性刮宫多用于诊断或鉴别诊断，故本题排除E。
　　【破题思路】子宫肌瘤需手术者：①有生育要求、年轻者——肌瘤切除术；②无生育要求、年龄大——子宫切除术。

3. 【答案】E 　　　　　　　　　　　　　　【难度系数】★★

【解析】患者50岁，子宫肌瘤，子宫如妊娠3个月大，血红蛋白80 g/L。根据患者情况50岁，月经过多致继发贫血，可选择子宫切除术，故选E。如希望保留生育功能的患者，可行肌瘤摘除术，本题内容不符，可排除D。无症状肌瘤一般不需治疗，可随访观察，故排除A。对于症状轻、近绝经年龄或全身情况不宜手术者，可选择药物治疗，如促性腺激素释放激素类似物、米非司酮等，不用宫缩剂、止血药、雄激素，故B、C答案与子宫肌瘤无关，可排除。

三、子宫内膜癌

题型　A1型题

1. 【答案】B 　　　　　　　　　　　　　　【难度系数】★★

【解析】子宫内膜癌确诊最常用的检查方法是诊断性刮宫，常行分段诊刮，以同时了解宫腔和宫颈的情况，故选B。宫颈刮片细胞学检查常用于宫颈癌的筛查，故排除D。宫腔镜检查可直接观察宫腔及宫颈管内有无癌灶存在，癌灶大小及部位，直视下活检，排除C。典型子宫内膜癌的超声图像有宫腔内不均回声区，或宫腔线消失、肌层内有不均回声区，排除E。阴道细胞学检查主要用于女性生殖系统恶性肿瘤的筛查、疗效观察和反映体内性激素水平，排除A。故A、C、D、E均不作为确诊检查的方法，本题答案选B。

【破题思路】子宫内膜癌确诊——分段诊断性刮宫；宫颈癌的筛查——宫颈刮片细胞学检查；宫颈癌的确诊——宫颈组织细胞学检查。

2. 【答案】B 　　　　　　　　　　　　　　【难度系数】★★

【解析】子宫内膜癌分两种类型。Ⅰ型是雌激素依赖型，多见，常伴有肥胖、高血压、糖尿病、不孕或不育及绝经延迟，或伴有无排卵性疾病、功能性卵巢肿瘤、长期服用单一雌激素或他莫昔芬等病史。不包括卵巢早衰，故选B。其余选型，均为内膜癌的高危因素。

3. 【答案】B 　　　　　　　　　　　　　　【难度系数】★★

【解析】子宫内膜癌分两种类型，Ⅰ型是雌激素依赖型，多见，均为子宫内膜腺癌，占80%~90%，故选B。其余类型均不如腺癌多见，故不选。

4. 【答案】E 　　　　　　　　　　　　　　【难度系数】★★

【解析】分段诊刮可同时了解宫腔和宫颈的情况，是常用的诊断方法，组织学检查是内膜癌的确诊依据，故选E。宫腔涂片细胞学检查不如病理学检查不选A。宫颈管细胞学检查是对宫颈管部位有无癌变的诊断，对内膜没有诊断，不选B。宫颈活检用于确诊宫颈癌，不选C。子宫内膜活检可明确内膜病变，但不能排除宫颈病变，不选D。

5. 【答案】A 　　　　　　　　　　　　　　【难度系数】★★

【解析】子宫内膜癌的首选治疗方法是手术，故选A。手术、放射联合治疗，用于晚期患者治疗，不选B。放疗是子宫内膜癌的有效治疗方法之一，但不是首选，不选C。激素治疗，主要是孕激素治疗，用于保留生育功能的早期子宫内膜癌患者，不选D。化疗适用于晚期或复发子宫内膜癌，不选E。

6. 【答案】C 　　　　　　　　　　　　　　【难度系数】★★★

【解析】病变侵犯宫颈间质者，即Ⅱ期，行改良广泛性子宫切除＋双侧附件切除＋盆腔及腹主动脉旁淋巴结切除，故选C。其余选型均不是Ⅱ期患者的治疗原则，故不选。

【破题思路】内膜癌分期治疗原则：Ⅰ期，筋膜外全子宫切除＋双附件切除。Ⅱ期，改良广泛性子宫切除＋双侧附件切除＋盆腔及腹主动脉旁淋巴结切除。

题型　A2型题

1. 【答案】D 　　　　　　　　　　　　　　【难度系数】★★★

【解析】患者50岁，G_3P_2，阴道不规则流血15天，查体：结膜苍白，子宫略大，稍软，无压痛，宫旁未触及异常，考虑可能为功能性失调性子宫出血，为排除宫颈癌及子宫内膜癌，明确诊断，应首选的检查是分段诊刮。诊断性刮宫是常用而有价值的诊断方法，常行分段诊刮，以同时了解宫腔和宫颈的情况。故选D。尿HCG测定主要用于早孕的辅助检查，患者50岁，8年前行节育术，此项无明显意义，不选A。阴道镜检查主要用于阴道及宫颈情况的观察，此题内容与其不符，不选B。盆腔CT检查主要用于良、恶性肿瘤的诊断和鉴别诊断；其他隐匿性病变如脓肿、血肿和肿大淋巴结的诊断；手术后随访观察；生殖道先天性畸形；放疗、化疗后的随访观察；活检或放疗计划的定位；子宫内避孕装置的观察和定位等，对于本题考虑的疾病确诊意义不大，不选C。女性激素水平检查用于了解女性内分泌功能和诊断与内分泌失调相关的疾病，常用的性激素六项即卵泡生成激素（FSH）、黄体生成激素（LH）、雌二醇（E_2）、孕酮（P）、睾酮（T）、催乳激素（PRL），基本满足了临床医生对内分泌失调与否的筛查和对生理功能的一般性了解，但对于本题确诊及鉴别诊断意义不大，故本题不选E。

2. 【答案】D　　　　　　　　　　　　　【难度系数】★★★
【解析】子宫内膜癌常见于老年女性及高血压、肥胖、糖尿病患者，主要表现为阴道不规则出血，B超示占位性病变、有丰富血流，且子宫体均匀或局部增大。结合本题患者女，60岁，绝经8年后阴道不规则流血1个月，糖尿病病史，肥胖，子宫如孕2个月妊娠大小，稍软。B超示：子宫内膜1.8 cm，其内探及1.2 cm×0.8 cm不均质回声光团，有丰富血流信号，故最可能诊断是子宫内膜癌，本题选D。本题未提及宫腔感染、息肉等表现，可排除子宫内膜炎、子宫内膜息肉，故A、C可排除。黏膜下子宫肌瘤易形成蒂，在宫腔内生长犹如异物，常引起子宫收缩，肌瘤可被挤出宫颈外口而突入阴道，本题超声无相关描述，故排除B。子宫肉瘤好发于老年妇女，生长迅速，多有腹痛、腹部包块及不规则阴道流血，与本题内容不符，排除E。

3. 【答案】A　　　　　　　　　　　　　【难度系数】★★★
【解析】子宫内膜癌常见绝经后阴道不规则流血，本题患者为老年女性、绝经后阴道不规则出血，有高血压、糖尿病病史，宫体如8周妊娠大小，首先诊断为子宫内膜癌，故选A。本题未提及宫腔感染、息肉等表现，故可排除子宫内膜炎、子宫内膜息肉，排除B、D。子宫肌瘤多见于30~50岁生育期女性，最常见的表现为经量增多及经期延长，结合本题情况，排除E。子宫腺肌病表现为进行性加重的痛经，子宫体积增大，其内容与本题不符，排除C。
【破题思路】老年女性＋绝经后不规则阴道流血＋高血压、肥胖、糖尿病＝子宫内膜癌。

题型　A3/A4型题

1. 【答案】B　　　　　　　　　　　　　【难度系数】★★
【解析】患者绝经期女性，不规则阴道流血，且有高血压、糖尿病病史，首先考虑为子宫内膜癌，故选B。宫颈癌，对于绝经期女性，也可表现为不规则阴道流血，但宫颈癌无宫腔异常表现，结合该病例，不考虑，不选A。卵巢上皮癌无特异性临床表现，仅表现为腹胀不适等，且该患者有宫腔异常表现，无附件区异常的相关描述，不选C。输卵管癌是一种少见的女性生殖道恶性肿瘤，多发生于绝经后妇女。临床上常表现为阴道排液、腹痛、盆腔包块，即所谓的输卵管癌"三联征"。结合该患者表现，不考虑，不选D。绒毛膜癌早期即有肺转移体征，结合该患者表现，不考虑，不选E。

2. 【答案】D　　　　　　　　　　　　　【难度系数】★★
【解析】分段诊刮是内膜癌的确诊依据，故选D。性激素水平的测定，用于了解女性性腺轴功能，不选A。子宫颈活组织检查用于确诊宫颈癌，不选B。HCG水平测定用于诊断与妊娠有关的病变，不选C。腹腔镜检查不是子宫内膜癌的确诊方法，不选E。

3. 【答案】B　　　　　　　　　　　　　【难度系数】★★
【解析】子宫内膜癌全肌层浸润，病理分期为ⅠB期，Ⅰ期手术范围为：筋膜外全子宫切除术＋双附件切除术，故选B。其余手术范围均不正确，故不选。
【破题思路】子宫内膜癌分期治疗原则：Ⅰ期，筋膜外全子宫切除＋双附件切除。Ⅱ期，改良广泛性子宫切除＋双侧附件切除＋盆腔及腹主动脉旁淋巴结切除。

题型　B1型题

1. 【答案】D　　　　　　　　　　　　　【难度系数】★★
【解析】确诊内膜癌的方法为分段诊刮，故选D。宫颈刮片细胞学检查用于宫颈癌的筛查，不选A。颈管搔刮活组织检查用于确诊宫颈管癌，不选B。阴道镜下活组织检查不能对宫腔内膜做出诊断，不选C。碘试验后宫颈活组织检查是确诊宫颈癌的方法，不选E。

2. 【答案】E　　　　　　　　　　　　　【难度系数】★★
【解析】宫颈癌的确诊方法是宫颈活检，故选E。宫颈刮片细胞学检查用于宫颈癌的筛查，不选A。颈管搔刮活组织检查用于确诊宫颈管癌，不选B。阴道镜下活组织检查，并未明确是在宫颈部位，不选C。确诊内膜癌的方法是分段诊刮，不选D。

四、卵巢肿瘤

题型 | **A1 型题**

1. 【答案】E　　　　　　　　　　　【难度系数】★★

【解析】卵巢肿瘤可发生于任何年龄，其中恶性肿瘤早期病变不易发现，晚期病例缺乏有效治疗手段，致死率为妇科恶性肿瘤首位，故选 E。其余选项所涉妇科肿瘤死亡率均不是最高，故不选。

2. 【答案】B　　　　　　　　　　　【难度系数】★★★

【解析】卵巢生殖细胞瘤多发生于年轻女性及幼女，青春期前患者占 60%~90%，故选 B。性索间质肿瘤，中老年女性多见，不选 A。上皮性肿瘤很少发生在青春期前和婴幼儿，不选 C。卵巢转移性癌原发部位多为胃和结肠，年轻患者少见，不选 D。非特异性间质瘤少见，中青年女性多见，不选 E。

【破题思路】上皮性肿瘤：中老年多见；性索间质细胞瘤：中老年女性多见；生殖细胞瘤：青春期前多见。

3. 【答案】A　　　　　　　　　　　【难度系数】★★

【解析】成熟畸胎瘤又称"皮样囊肿"，中等大小，圆形或卵圆形，多为单房，腔内充满油脂和毛发，有时可见骨骼和牙齿，故选 A。内胚窦瘤多为单侧，较大，圆形或卵圆形，切面部分囊性，组织质脆，多有出血坏死区，灰红或灰黄色，易破裂，不选 B。纤维瘤，单侧居多，中等大小，实性、坚硬，切面灰白色，不选 C。卵泡膜细胞瘤，切面实性、灰白色，不选 D。颗粒细胞瘤，多为单侧，实性或部分囊性，切面脆而软，伴出血坏死灶，不选 E。

4. 【答案】D　　　　　　　　　　　【难度系数】★★

【解析】卵巢性索间质细胞瘤常有内分泌功能，又称为卵巢功能性肿瘤，颗粒细胞瘤属于性索间质细胞瘤的一种，可分泌雌激素，故选 D。畸胎瘤属于卵巢生殖细胞瘤，无分泌功能，不选 A。浆液性囊腺癌属卵巢上皮性肿瘤，不选 B。子宫内膜样癌为卵巢上皮性肿瘤，不选 C。原发性绒癌不属于卵巢性索间质细胞瘤，不选 E。

5. 【答案】B　　　　　　　　　　　【难度系数】★★

【解析】性索间质细胞瘤具分泌功能，能分泌雌激素，使内膜增生过长，甚至合并子宫内膜癌，卵泡膜细胞瘤属于性索间质细胞瘤，故选 B。其余选项肿瘤均无内分泌功能，故不选。

6. 【答案】C　　　　　　　　　　　【难度系数】★★

【解析】卵巢纤维瘤伴有腹腔积液和（或）胸腔积液者，称为 Meigs 综合征，故选 C。其余选型均错误，故不选。

7. 【答案】E　　　　　　　　　　　【难度系数】★★

【解析】蒂扭转是常见的妇科急腹症，约 10% 卵巢肿瘤可发生蒂扭转，约 3% 卵巢肿瘤会发生破裂，感染较少见，恶变更少见，故选 E，不选 A、B、D。瘤体内出血，是导致卵巢肿瘤破裂的原因之一，不是并发症，不选 C。

【破题思路】卵巢肿瘤常见的四个并发症：蒂扭转、破裂、感染、恶变。

8. 【答案】C　　　　　　　　　　　【难度系数】★★

【解析】手术应将肿瘤及蒂全部切除，避免复发，故选 C。蒂扭转是妇科常见的急腹症，一经确诊，尽快手术，不选 A。为防止瘤内液体流出导致腹腔内出血、腹膜炎及休克，应避免术中将肿瘤弄破，不选 B。为避免蒂部血管出血栓塞，术中应在蒂根部下方钳夹蒂部血管，不选 D。切除的肿瘤常规送病检，不选 E。

9. 【答案】A　　　　　　　　　　　【难度系数】★★

【解析】卵黄囊瘤为生殖细胞肿瘤，依据备选答案，其化学治疗首选博来霉素+依托泊苷+顺铂（BEP），故选 A。

【破题思路】恶性生殖细胞肿瘤和恶性性索间质肿瘤化疗——博来霉素+依托泊苷+顺铂（BEP）；卵巢上皮性癌化疗——紫杉醇+卡铂（TC）。

10. 【答案】A　　　　　　　　　　【难度系数】★★

【解析】卵黄囊瘤为生殖细胞肿瘤，又称卵巢内胚窦瘤，恶性度极高，好发于儿童及青少年，可分泌甲胎蛋白（AFP），故选 A。80% 卵巢上皮性癌患者的血清 CA125 水平升高，排除 B。HCG 的检查对早期妊娠诊断有重要意义，对与妊娠相关疾病、滋养细胞肿瘤等疾病的诊断、鉴别和病程观察等有一定价值，排除 C。PSA 作为前列腺癌的特异性标志物，PSA 是前列腺特异抗原，对前腺癌的诊断特异性达 90%~97%，排除 D。大部分胰腺癌患者血清 CA199 水平明显增高，肝胆系癌、胃癌、结直肠癌的 CA199 水平也会升高，排除 E。

【破题思路】卵黄囊瘤可分泌 AFP；卵巢上皮性癌血清 CA125 水平升高；卵泡膜细胞瘤、颗粒细胞瘤可分泌雌激素；HCG 的检查对早期妊娠诊断有重要意义；PSA 作为前列腺癌的特异性标志物；大部分胰腺癌患者血清 CA199 水平明显增高。

题型　A2 型题

1. 【答案】E　　　　　　　　　　　　【难度系数】★★
   【解析】该患者为绝经期女性，提示有雌激素高度影响，结合妇科检查，右附件区有包块，首先考虑卵巢性索间质细胞瘤，因其有内分泌功能，分泌雌激素，故选 E。其余选型均不属于卵巢性索间质细胞瘤，故不选。

2. 【答案】C　　　　　　　　　　　　【难度系数】★★
   【解析】库肯勃瘤是一种常见的卵巢转移性肿瘤，最常见的原发部位是胃和结肠，结合该病例，有胃癌病史，因此首先考虑为卵巢库肯勃瘤，故选 C。卵巢卵黄囊瘤，好发于儿童及年轻女性，多为单侧，分泌 AFP，不选 A。卵巢纤维瘤单侧居多，结合该患者的胃癌病史，不首先考虑，不选 B。卵巢子宫内膜异位囊肿，妇科检查常有触痛性结节，表现为进行性加重的痛经，结合该患者病史，不首先考虑，不选 D。卵巢畸胎瘤，多为单侧，囊实性，结合该患者病史，不作首先考虑，不选 E。
   【破题思路】胃、肠癌＋卵巢肿块＝卵巢库肯勃瘤。

3. 【答案】B　　　　　　　　　　　　【难度系数】★★
   【解析】黏液性囊腺瘤多见于中老年妇女，肿瘤的特点是体积巨大、囊性、多房性，故选 B。卵巢上皮性肿瘤壁薄、体积较小，浆液性囊腺瘤为卵巢上皮性肿瘤，故不选 A。皮样囊肿即成熟畸胎瘤，为生殖细胞瘤，多见于年轻女性及幼女，肿瘤多为单房，腔内充满油脂和毛发，有时可见牙齿或骨质，不选 C。卵泡膜细胞瘤产生雌激素，不选 D。该患者无恶性肿瘤表现，不选 E。

4. 【答案】A　　　　　　　　　　　　【难度系数】★★★
   【解析】患者为青春期女性，临床分期为ⅠA 期（局限于单侧卵巢），应保留生育功能的手术治疗，切除患侧附件，故选 A。双侧附件切除，适用于ⅠB 期（局限于双侧卵巢），不选 B。C、D 选项不能保留生育功能，故不选。该患者为ⅠA 期，无需化疗，不选 E。

5. 【答案】C　　　　　　　　　　　　【难度系数】★★★
   【解析】卵巢颗粒细胞瘤常用的化疗方案是 BEP：依托泊苷＋顺铂＋博来霉素，故选 C。

6. 【答案】D　　　　　　　　　　　　【难度系数】★★★
   【解析】卵巢恶性肿瘤早期常无症状，晚期主要症状为腹胀、腹部肿块、腹腔积液及其他消化道症状。结合本题患者 52 岁。腹胀 2 个月，发现腹水 1 周，患者绝经 2 年，无不规则阴道流血，超声提示左附件肿物，实性为主，考虑为卵巢恶性肿瘤，查患者血清 CA125 1805 U/mL，首先考虑为卵巢恶性上皮性肿瘤，故选 D。卵巢子宫内膜异位囊肿，可有 CA125 增高，但一般不超过 200 U/mL，排除 A。盆腔结核可表现为不孕、月经失调、下腹坠痛，活动期可有低热、盗汗等全身症状，本题无相关内容，排除 B。输卵管囊肿无腹胀、腹水等表现，肿物多为囊性，本题左附件肿物为实性，排除 C。卵巢转移性肿瘤临床缺乏特异性，可在诊断原发肿瘤的同时发现卵巢转移，也可有盆腔包块伴腹痛、腹胀和腹腔积液为首发症状，而原发肿瘤的表现并不明显，本题未提及相关原发肿瘤病史，排除 E。
   【破题思路】女性腹胀＋妇科检查发现附件肿物，考虑卵巢恶性肿瘤。

题型　B1 型题

1. 【答案】B　　　　　　　　　　　　【难度系数】★★
   【解析】未成熟畸胎瘤由分化程度不同的未成熟胚胎组织构成，主要为原始神经细胞组织，故选 B。

2. 【答案】A　　　　　　　　　　　　【难度系数】★★★
   【解析】成熟畸胎瘤恶变率 2%~4%，多见于绝经后女性，故选 A。未成熟畸胎瘤本就是恶性，不选 B。颗粒细胞瘤为低度恶性肿瘤，亦不存在恶变，不选 C。无性细胞瘤也是恶性肿瘤，不选 D。内胚窦瘤常见于儿童及年轻女性，为恶性肿瘤，不选 E。

3. 【答案】C　　　　　　　　　　　　【难度系数】★★
   【解析】性索间质细胞瘤具有内分泌功能，颗粒细胞瘤为其一种，故选 C。其余选型均为卵巢生殖细胞瘤，无内分泌功能，故不选。

4. 【答案】D　　　　　　　　　　　　【难度系数】★★
   【解析】无性细胞瘤对放疗敏感，故选 D。其余选项均对化疗较敏感，故不选。

5. 【答案】D 　　　　　　　　　　　　　　【难度系数】★★★

【解析】血清AFP对卵黄囊瘤（内胚窦瘤）有特异性诊断价值，故选D。其余选项均不是内胚窦瘤的标志物，故不选。

【破题思路】CA125升高——上皮性卵巢癌；AFP升高——卵黄囊瘤；HCG升高——原发性卵巢绒癌；雌激素升高——颗粒细胞瘤、卵泡膜细胞瘤；睾酮升高——睾丸母细胞瘤。

6. 【答案】C 　　　　　　　　　　　　　　【难度系数】★★

【解析】卵巢最常见的肿瘤组织类型是上皮性肿瘤，80%患者的血清CA125水平升高，故选C。其余选项均不是上皮性肿瘤的常用标志物，故不选。

7. 【答案】D 　　　　　　　　　　　　　　【难度系数】★★

【解析】无性细胞瘤对放疗敏感，故选D。其余选项均对化疗较敏感，故不选。

8. 【答案】A 　　　　　　　　　　　　　　【难度系数】★★

【解析】卵巢上皮性肿瘤为最常见的卵巢肿瘤，多见于中老年女性，故选A。生殖细胞瘤多见于青春期前幼女，故B、D、E不选。颗粒细胞瘤可发生于任何年龄女性，不选C。

9. 【答案】E 　　　　　　　　　　　　　　【难度系数】★★

【解析】血清AFP对卵黄囊瘤（内胚窦瘤）有特异性诊断价值，故选E。其余选项均不是内胚窦瘤的标志物，故不选。

第十六节　妊娠滋养细胞疾病

一、葡萄胎

题型　A1型题

1. 【答案】B 　　　　　　　　　　　　　　【难度系数】★★

【解析】停经后阴道流血为葡萄胎最常见的症状，但不是所有葡萄胎均会发生停经后阴道流血，排除D。因葡萄胎迅速增长及宫腔内积血导致子宫大于停经月份，但部分患者的子宫可与停经月份相符或小于停经月份，可能与水泡退行性变有关，排除C。卵巢黄素化囊肿一般无症状，常在葡萄胎清宫后2~4个月自行消退，排除A。葡萄胎B超检查宫腔时可呈"落雪状"，故选B。葡萄胎预防性化疗仅适用于有高危因素和随访困难的完全性葡萄胎患者，不常规推荐预防性化疗；部分性葡萄胎不做预防性化疗，排除E。

【破题思路】葡萄胎易考点：有停经后阴道出血，一般子宫大于停经周数（部分患者可等于或小于停经周数），B超示"落雪状"，一经确诊可清宫处理，无需常规做预防性化疗。

2. 【答案】A 　　　　　　　　　　　　　　【难度系数】★

【解析】葡萄胎患者清宫后必须定期随访，自第一次阴性后共计6个月，故选A。

3. 【答案】E 　　　　　　　　　　　　　　【难度系数】★★

【解析】葡萄胎的典型症状包括：①停经后不规则阴道流血（排除D）；②子宫异常增大；③妊娠呕吐（排除B）；④子痫前期征象——多发生于子宫异常增大者，可在妊娠24周前出现高血压、蛋白尿和水肿（排除A），但子痫罕见，故抽搐不是葡萄胎的临床表现（故选E）；⑤甲状腺功能亢进（排除C）；⑥腹痛；⑦卵巢黄素化囊肿。

4. 【答案】B 　　　　　　　　　　　　　　【难度系数】★★

【解析】完全性葡萄胎染色体核型为二倍体，均来自父系，故选B。黄素化囊肿在葡萄胎清宫后自行消退，一般不需处理，不选A。部分葡萄胎患者的子宫可与停经月份相符或小于停经月份，可能与水泡退行性变有关，不选C。葡萄胎患者一般在停经8~12周左右开始不规则阴道流血，由于诊疗技术的进步，常在早期妊娠时即已得到诊治，不选D。葡萄胎清宫后不常规推荐预防性化疗，不选E。

5. 【答案】A 　　　　　　　　　　　　　　【难度系数】★★★

【解析】葡萄胎清宫时，子宫大而软，出血较多，容易穿孔，因此清宫应在手术室内进行，在输液备血准备下进行，故选A。子宫动脉栓塞用于宫缩乏力引起的出血，不选B。葡萄胎不常规推荐预防性化疗，不选C。吸氧在清宫术前、术中、术后均可，不选D。葡萄胎无感染指征，无需静滴抗生素，不选E。

| 题型 | A2 型题 |

1.【答案】D　　　　　　　　　　　　　　【难度系数】★★

【解析】患者停经2个月余，阴道少量流血10天，宫体如4个月妊娠大小，比停经月份大。同时B超显示宫腔内充满"落雪状"光点，未测到胎体和胎盘回声，初步诊断为葡萄胎，本题选D。B超双附件区探及直径5 cm大小无回声包块，为葡萄胎时HCG的增高所致卵巢黄素化囊肿，排除A。B超未显示羊水液性暗区增大，排除C。稽留流产，子宫大小往往小于停经周数，B超也无落雪感，排除B。绒癌患者，B超可见子宫肌层高回声团块，与本题内容不符，排除E。

2.【答案】E　　　　　　　　　　　　　　【难度系数】★★

【解析】本题患者停经48天，阴道出血3天，自测尿妊娠试验阳性，伴下腹隐痛，子宫增大如孕9周大小（子宫大于停经周数），质软，无压痛，结合超声显示：宫腔内多发囊性区"落雪状"，首先考虑诊断为葡萄胎。侵蚀性葡萄胎、难免流产、先兆流产、异位妊娠均无宫腔内"落雪状"，排除A、B、C、D，故选E。

3.【答案】E　　　　　　　　　　　　　　【难度系数】★★

【解析】本题患者36岁，停经66天，出现阵发性下腹痛，随后阴道不规则流血，子宫增大达脐水平，血清HCG 5万U/L，考虑患者为葡萄胎。其常规检查包括妇科检查、超声检查、HCG、DNA倍体分析、印迹基因检测、X线胸片等检查，不包括激素水平测定，故选E。

4.【答案】D　　　　　　　　　　　　　　【难度系数】★★

【解析】该病例为育龄期女性，有停经及阴道流血，且子宫异常增大，血HCG明显增高，考虑葡萄胎。辅助检查提示双侧附件区囊性包块，为卵巢黄素化囊肿，故选D。异位妊娠，子宫与停经月份比，较小，不选A。卵巢巧克力囊肿是子宫内膜异位到卵巢导致的卵巢液性囊肿，子宫大小正常，且血HCG阴性，不选B。子宫肌瘤时，子宫增大但质地变硬，血HCG阴性，不选C。早期妊娠，子宫大小与孕周相符，血HCG与妊娠周数相符，不选E。

【破题思路】①停经后阴道流血+附件无异常+子宫≤孕周=流产。②停经后阴道流血+附件有包块+子宫<孕周=异位妊娠。③停经后阴道流血+双附件有包块+子宫>孕周=葡萄胎。

| 题型 | A3/A4 型题 |

1.【答案】E　　　　　　　　　　　　　　【难度系数】★★★

【解析】育龄期女性，停经后阴道流血，子宫明显大于孕周，尿妊娠试验阳性，首先考虑葡萄胎，故选E。先兆流产，子宫大小与孕周相符，不选A。稽留流产时，子宫明显小于孕周，且尿妊娠试验阴性，不选B。单纯羊水过多，胎体可触及，胎心可听及，不选D。

【破题思路】停经后阴道流血+子宫异常增大+"落雪征"=葡萄胎。

2.【答案】C　　　　　　　　　　　　　　【难度系数】★★★

【解析】葡萄胎典型的B超影像为"落雪状"或"蜂窝状"，故选C。异位妊娠时，宫腔内未探及妊娠囊，宫旁探及异常低回声区，不选A。多囊卵巢综合征，一侧或两侧卵巢各有多个无回声区，围绕卵巢边缘呈车轮状排列，称为"项链征"，不选B。羊水最大暗区垂直深度≥8 cm，提示羊水过多，不选D。子宫血流丰富呈现"火球征"，提示肌层血流丰富，多见于胎盘部位滋养细胞肿瘤，不选E。

3.【答案】A　　　　　　　　　　　　　　【难度系数】★★

【解析】HPL测定常用于监测胎盘功能，故选A。葡萄胎清宫后定期HCG测定，可监测患者预后，预防滋养细胞肿瘤发生，是必要的随访项目，不选B。腹部B超、X线胸片、肺部CT等检查，均是葡萄胎随访项目，可监测葡萄胎的转归，及时发现是否发生转移或恶变，不选C、D、E。

二、妊娠滋养细胞肿瘤

| 题型 | A1 型题 |

1.【答案】A　　　　　　　　　　　　　　【难度系数】★

【解析】转移性滋养细胞肿瘤最常见的转移部位是肺，其次是阴道，以及盆腔、肝和脑等，故选A。

2.【答案】E　　　　　　　　　　　　　　【难度系数】★★

【解析】侵蚀性葡萄胎组织中可见到绒毛或退化的绒毛阴影；绒毛膜癌组织中仅见成片滋养细胞浸润及坏死出血，未见绒毛结构，故活组织镜下有无绒毛结构是两者最主要的区别，故选E。阴道流血时间长短、距葡萄胎排空后时间长短、尿中HCG值高低、子宫大小程度不同等为两者均有的临床表现，可排除A、

B、C、D。

3. 【答案】B 【难度系数】★★
【解析】滋养细胞肿瘤最常见转移部位是肺（80%），其次是阴道（30%），以及盆腔（20%）、肝（10%）、脑（10%），故选B。其余选项顺序错误，故不选。

4. 【答案】E 【难度系数】★★★
【解析】绒毛膜癌可继发于葡萄胎妊娠，也可继发于非葡萄胎妊娠，故选E。侵蚀性葡萄胎全部继发于葡萄胎，不选A。侵蚀性葡萄胎可发生宫内或宫外转移，不选B。侵蚀性葡萄胎多继发于葡萄胎清宫后半年内，不选C。绝经后妇女亦可发生绒毛膜癌，表现为绝经后阴道不规则流血，不选D。

题型　A2 型题

1. 【答案】E 【难度系数】★★
【解析】患者，26岁。葡萄胎清宫术后阴道持续少量流血3个月，且尿HCG阳性，盆腔超声示子宫肌层有一3 cm×3 cm不均质回声，血流信号丰富，考虑患者葡萄胎后继发侵蚀性葡萄胎，其治疗方案为化学治疗，故选E。排除手术及放射治疗，排除B、C、D。两侧附件区有囊性低回声包块，活动好，考虑为HCG的持续作用，导致卵巢黄素化囊肿持续存在，无需切除，治疗原发病后可逐渐消退，排除A。
【破题思路】葡萄胎易考点：有停经后阴道出血，一般子宫大于停经周数（部分患者可等于或小于停经周数），B超示"落雪状"，一经确诊可清宫处理，不做预防性化疗。

2. 【答案】C 【难度系数】★★
【解析】本题患者足月分娩11个月后出现持续的阴道不规则流血，血β-HCG持续高水平，CT示肺部转移灶，提示绒毛膜癌，故选C。葡萄胎有停经史，且无肺部转移，排除D。侵蚀性葡萄胎只会继发于葡萄胎妊娠后半年内，本题内容与题干不符，排除E。胎盘部位反应、胎盘残留，不会出现肺部转移，排除A、B。

3. 【答案】C 【难度系数】★★
【解析】侵蚀性葡萄胎适宜的治疗方法是化疗，故选C。

4. 【答案】E 【难度系数】★★
【解析】本题患者葡萄胎清宫术后3个月，组织学检查在子宫、肌层内见到退化的绒毛阴影，胸片示双下肺有多处片状阴影，最可能的诊断为侵蚀性葡萄胎，故选E。绒毛膜癌组织学检查无绒毛，排除A。本题无停经史，有肺部病变，故可排除先兆流产、异位妊娠，排除B、C。葡萄胎为良性疾病，即使是葡萄胎残留，也不会导致胸部病变，排除D。

5. 【答案】D 【难度系数】★★★
【解析】人工流产术后阴道流血，子宫大而软，尿妊娠试验阳性，且肺部出现转移灶，考虑妊娠滋养细胞肿瘤，侵蚀性葡萄胎只继发于葡萄胎之后，因此考虑为绒毛膜癌，故选D。吸宫不全时，尿妊娠试验常为阴性，阴道持续性出血，量较多，且不会出现肺部病灶，不选A。葡萄胎不发生转移，不选B。侵蚀性葡萄胎只继发于葡萄胎之后，不选C。胎盘部位滋养细胞肿瘤常见症状为闭经后不规则阴道流血或月经过多，不选E。

题型　A3/A4 型题

1. 【答案】E 【难度系数】★★★
【解析】继发于葡萄胎之后，子宫增大质软，双附件出现卵巢黄素化囊肿，最可能为侵蚀性葡萄胎，故选E。子宫腺肌病的典型症状为继发性进行性加重的痛经，且子宫增大、质硬，不选A。不全流产，双附件区无异常，子宫肌层无不均质回声，不选B。早孕时双附件无异常，不选C。绒毛膜癌早期即可发生肺部转移，不选D。

2. 【答案】E 【难度系数】★★★
【解析】侵蚀性葡萄胎的治疗原则以化疗为主，手术和放疗为辅，故选E。其余选项均不符合侵蚀性葡萄胎的治疗原则，故不选。

题型　B1 型题

1. 【答案】D 【难度系数】★★★
【解析】宫颈癌主要为直接蔓延和淋巴转移，血行转移少见，故选D。其余选项均不是宫颈癌的主要转移途径，故不选。

【破题思路】妇科肿瘤的主要转移途径：宫颈癌——直接蔓延、淋巴转移；内膜癌——直接蔓延、淋巴转移、血行转移；卵巢癌——直接蔓延、淋巴转移、腹腔种植；滋养细胞肿瘤——血行转移。

2.【答案】E 【难度系数】★★★

【解析】绒毛膜癌恶性度高，早期即可发生血行转移，故选E。其余选项均不是绒毛膜癌的主要转移途径，故不选。

第十七节 生殖内分泌疾病

一、排卵障碍性异常子宫出血

题型 A1型题

1.【答案】A 【难度系数】★★

【解析】无排卵性异常子宫出血临床表现：①月经周期紊乱，经期长短不一（故选A）。②基础体温单相型，无排卵，故无孕激素持续高水平（排除B、E）。③月经来潮前1~2日或月经来潮6小时内刮宫，子宫内膜主要为增生期子宫内膜（排除D）。继发性进行性加重的痛经为子宫内膜异位症和子宫腺肌病的表现，并不是无排卵性异常子宫出血表现，排除C。综上所述，故选A。

【破题思路】①月经来潮前1~2日或月经来潮6小时内刮宫子宫内膜呈增生期子宫内膜——无排卵性异常子宫出血。②月经来潮前1~2日或月经来潮6小时内刮宫子宫内膜呈分泌不良的子宫内膜——黄体功能不足。③月经5~6日内刮宫子宫内膜呈分泌期和增生期内膜共存——子宫内膜不规则脱落（黄体萎缩不全）。

2.【答案】B 【难度系数】★★

【解析】黄体萎缩不全，是指在月经周期当中，黄体发育得很好，但是萎缩的时间比较长，导致子宫内膜不规则脱落，而发生了不规则的阴道出血。表现的是月经周期是正常的，但是经期延长，可以延长到十天以上，而且出血量比较多。故选B。

【破题思路】①无排卵性异常子宫出血——月经周期紊乱，经期长短不一，基础体温单相。②黄体萎缩不全——月经周期正常，基础体温双相，高温相下降缓慢。③黄体功能不足——月经周期缩短，基础体温双相，高温相缩短。

3.【答案】E 【难度系数】★★

【解析】无排卵性异常子宫出血根据体内雌激素水平的高低和持续作用时间长短，以及子宫内膜对雌激素反应的敏感性，子宫内膜可表现出不同程度的增生性变化，少数可呈萎缩性改变，表现为萎缩型子宫内膜、增生期子宫内膜、子宫内膜单纯型增生、子宫内膜复杂型增生，排除A、B、C、D。分泌期与增生期内膜并存为黄体萎缩不全时的子宫内膜改变，故选E。

【破题思路】①无排卵性异常子宫出血——萎缩型子宫内膜、增生期子宫内膜、子宫内膜单纯型增生、子宫内膜复杂型增生。②黄体萎缩不全——分泌期与增生期内膜并存。③黄体功能不足——内膜分泌不良。

4.【答案】B 【难度系数】★★★

【解析】第9版教材表述有变：既往所称的单纯型增生和复杂型增生，统称为不伴有不典型的增生。子宫内膜复杂型增生过长，指内膜腺体高度增生，出现腺体背靠背现象，腺上皮呈复层或假复层排列，故选B。单纯型增生，外观犹如瑞士奶酪，腺体数目增多，大小不一，无分泌表现，不选A。腺上皮细胞层次增多，见于不典型增生，不选C。月经期仍表现为增生期形态，为增殖期子宫内膜表现，不选D。腺体少而小，为萎缩型子宫内膜表现，不选E。

5.【答案】B 【难度系数】★★★

【解析】排卵性异常子宫出血，包括黄体功能不足、子宫内膜不规则脱落和子宫内膜局部异常所致的异常出血（AUB）。黄体功能不足，内膜形态表现为分泌期内膜；子宫内膜不规则剥脱表现为残留的分泌期内膜与出血坏死组织及新增生的内膜混合共存。故选B。选项A、C、D、E均见于无排卵性异常子宫出血，故不选。

6.【答案】B 【难度系数】★★★

【解析】排卵性异常子宫出血，包括黄体功能不足、子宫内膜不规则脱落和子宫内膜局部异常所致的AUB。黄体功能不足，内膜形态表现为分泌期内膜；子宫内膜不规则剥脱（黄体萎缩不全所致）表现为残留的分泌期内膜与出血坏死组织及新增生的内膜混合共存。故选B。单纯型增生、增殖期内膜、复杂型增生，均为无排卵型异常子宫出血内膜表现，故 A、C、E 不选。分泌期内膜为黄体功能不足内膜表现，不选 D。

7.【答案】E　　　　　　　　　　　　　【难度系数】★★★
【解析】子宫内膜不典型增生属于癌前病变，无排卵性异常子宫出血无子宫结构性改变，故选 E。其余均为无排卵性异常子宫出血的内膜改变，故不选。

题型　A2 型题

1.【答案】D　　　　　　　　　　　　　【难度系数】★★★
【解析】患者经期延长，周期正常，经量多，基础体温双相，考虑患者为子宫内膜不规则脱落，为黄体萎缩不全所致，对其处理主要是使用孕激素，使黄体及时萎缩，内膜完整脱落。排卵后第 1~2 日或下次月经前 10~14 日开始，每日口服甲羟孕酮 10 mg，连服 10 日。有生育要求者肌内注射黄体酮注射液。故选 D。

2.【答案】E　　　　　　　　　　　　　【难度系数】★★
【解析】本题患者 45 岁，经量增多及经期延长，此次月经量多且持续 12 天，初步考虑应为绝经过渡期无排卵性异常子宫出血。患者子宫稍大稍软，为了解内膜病理，除外恶性病变，对于绝经过渡期及病程长的生育期患者首先考虑刮宫术，不仅能起到诊断作用，而且还能达到止血目的，故选 E。对于功能失调性子宫出血止血治疗，性激素为首选，排除 A。口服大剂量雌激素适用于血红蛋白低于 80 g/L 的青春期患者，排除 B。口服大量甲羟孕酮适用于体内已有一定水平雌激素者，因停药后会出现撤药性出血，不适用于严重贫血者，本题患者出血多，持续时间长，排除 C。雄激素在大出血时不能立即改变内膜脱落过程，也不能使其立即修复，单独应用止血效果不佳，排除 D。

3.【答案】C　　　　　　　　　　　　　【难度系数】★★
【解析】本题患者处于青春期，月经不规律，停经 3 个月后出现阴道出血 1 周，Hb 70 g/L，宫颈黏液涂片查见典型羊齿叶状结晶，提示子宫内膜处于增生性变化，考虑为青春期的无排卵性异常子宫出血，此时，合适的处理为口服大剂量雌激素。口服大量雌激素可短期内修复创面而止血，适用于血红蛋白低于 80 g/L 的青春期患者，故选 C。刮宫术用于绝经过渡期及病程长的生育期患者，排除 A。大剂量孕激素适用于体内已有一定水平雌激素者，因停药后会出现撤药性出血，不适用于严重贫血者，本题患者 Hb 70 g/L，排除 B。功能失调性子宫出血患者药物止血首选性激素，排除 D。促排卵药物无止血的作用，排除 E。

4.【答案】C　　　　　　　　　　　　　【难度系数】★★
【解析】患者育龄期女性，常发生排卵性异常子宫出血。月经周期正常，但基础体温的高温相持续时间缩短，为黄体功能不足的表现，故选 C。少数无排卵女性可有规律的月经周期，临床上称无排卵型月经，但其基础体温呈单相，该患者 BBT（基础体温）为双相，不选 A。正常月经，基础体温高温相持续 14 天，不少于 11 天，该患者高温相 9~10 天，黄体期缩短，不选 B。黄体萎缩不全表现为月经周期正常，但经期延长，BBT 高温相下降缓慢，该患者高温相缩短，不选 D。子宫内膜结核，表现为月经失调，早期可有经量增多，晚期因内膜破坏表现为月经稀少或闭经，不选 E。

5.【答案】D　　　　　　　　　　　　　【难度系数】★★
【解析】患者 28 岁，月经周期短。基础体温呈双相型，说明有排卵，高温相短，说明黄体功能不足，故考虑患者为黄体功能不足导致的排卵性异常子宫出血，故选 D。

题型　A3/A4 型题

1.【答案】D　　　　　　　　　　　　　【难度系数】★★
【解析】该患者为青春期女性，生殖器无器质性病变，月经不规则，考虑无排卵性异常子宫出血，故选 D。子宫内膜癌多见于绝经后女性，表现为绝经后阴道流血，不选 A。卵巢功能性肿瘤，B 超可提示双附件区有包块，不选 B。子宫内膜异位症典型症状为继发性进行性加重的痛经，不选 C。多囊卵巢综合征表现为高雄激素血症，该患者雄激素水平正常，不选 E。

2.【答案】B　　　　　　　　　　　　　【难度系数】★★★
【解析】无排卵性异常子宫出血，止血之后的调经是治疗的根本，青春期患者首选雌孕激素序贯法，故选 B。止血之后是调整月经周期，而不是促排卵，不选 A。选项 C、D、E 是止血措施，故不选。

题型	B1 型题

（1~2题共用解析）

1.【答案】C 2.【答案】E 【难度系数】★★★

【解析】无排卵性异常子宫出血，子宫内膜表现出不同程度的增生型变化，故第1题选C。月经5~6日刮宫子宫内膜呈增生期和分泌期并存，是黄体萎缩不全时的内膜表现。内膜发生蜕膜变与妊娠有关。经前诊断性刮宫子宫内膜呈分泌不良，是黄体功能不足的表现，故第2题选E。

二、闭经

题型	A1 型题

1.【答案】E 【难度系数】★★

【解析】孕激素试验常用黄体酮等，停药后出现撤药性出血（阳性反应），提示子宫内膜已受一定水平雌激素影响，故选E。

2.【答案】C 【难度系数】★★

【解析】雌孕激素序贯试验适用于孕激素试验阴性的闭经患者，两药停药后发生撤药性出血者为阳性，提示子宫内膜功能正常，可排除子宫性闭经；无撤药性出血者为阴性，应重复一次，若仍无出血，提示子宫内膜有缺陷或被破坏，可诊断为子宫性闭经。故选C。

3.【答案】C 【难度系数】★★

【解析】继发性闭经发生率明显高于原发性闭经，以下丘脑性闭经最常见，故选C不选E。其次为垂体性闭经、卵巢性闭经、子宫性闭经及下生殖道发育异常闭经，不选A、B、D。

4.【答案】E 【难度系数】★★★

【解析】Asherman综合征为子宫性闭经最常见原因。多因人工流产刮宫过度或产后、流产后出血刮宫损伤子宫内膜，导致宫腔粘连而闭经，故选E。其余选项均不是Asherman综合征，故不选。

5.【答案】E 【难度系数】★★★

【解析】Sheehan综合征（希恩综合征）：产后大出血休克，导致垂体尤其腺垂体促性腺激素分泌细胞坏死，引起腺垂体功能低下，出现一系列症状，如闭经、无泌乳、性欲减退、毛发脱落等，属于垂体性闭经，故选E。下丘脑性闭经最常见，以功能性原因为主，不选A。精神性闭经属于下丘脑性，不选B。子宫性闭经，是由子宫内膜病变引起的，不选C。卵巢性闭经常见于卵巢早衰、卵巢肿瘤、多囊卵巢综合征，不选D。

6.【答案】A 【难度系数】★★

【解析】卵巢性闭经，促性腺激素升高，这类闭经属高促性腺激素性闭经，故选A。卵巢功能衰竭，雌激素水平下降，对性腺轴的抑制解除，促性腺激素分泌增高，不选B、C、D、E。

7.【答案】E 【难度系数】★★

【解析】垂体兴奋试验，又称GnRH刺激试验，用于了解垂体对GnRH的反应性。注射GnRH后LH值升高，说明垂体功能正常，病变在下丘脑，故选E。雌激素水平较低时，要排除卵巢病变，与垂体无直接相关，不选A。排卵是卵巢的功能之一，与垂体无直接相关，不选B。Turner（特纳）综合征是由染色体异常导致先天无卵巢或者卵巢发育不全，无第二性征，为原发性闭经，不选C。

题型	A2 型题

1.【答案】C 【难度系数】★★★

【解析】孕激素试验和雌激素序贯试验均为阴性，提示子宫内膜有缺陷或被破坏，可诊断为子宫性闭经，故选C。选项A、B为垂体功能检测，不选A、B。卵巢性闭经，雌孕激素序贯试验为阳性，不选D。孕激素试验阳性，为Ⅰ度闭经，闭经不属于子宫性的；孕激素试验阴性，雌孕激素序贯试验阳性，为Ⅱ度闭经，闭经不属于子宫性的，不选E。

2.【答案】E 【难度系数】★★

【解析】本题患者26岁，未婚，闭经3年，肛诊示子宫正常大小，孕激素试验阴性，可选择雌孕激素序贯试验。雌孕激素序贯试验适用于孕激素试验阴性的闭经患者，两药停药后发生撤药性出血者为阳性，提示子宫内膜功能正常，可排除子宫性闭经，引起闭经原因是患者体内雌激素水平降低。无撤药性出血者为阴性，重复一次仍无出血，提示子宫内膜有缺陷或被破坏，可诊断为子宫性闭经。故选E。垂体兴奋试验是了解垂体对GnRH的反应性，LH值升高，说明垂体功能正常，病变在下丘脑，LH无升高或升高不明显，说明垂体功能减退。排除 A。基础体温测定、染色体检查、激素水平测定不用于闭经的诊断，排除 B、C、D。

3. 【答案】D　　　　　　　　　　　　　　【难度系数】★★★

   【解析】高催乳素血症的特征之一是泌乳，85%患者有月经稀发、闭经，辅助检查生殖器官无器质性病变，因此考虑为垂体催乳素瘤引起的闭经，故选 D。特纳（Turner）综合征是染色体异常导致先天无卵巢或者卵巢发育不全，无第二性征，为原发性闭经，不选 A。Asherman 综合征是子宫性闭经最常见的原因，Asherman 综合征患者有多次刮宫史，且无异常泌乳，不选 B。希恩综合征是产后大出血引起的垂体梗死，该患者无产后出血史，不选 C。多囊卵巢综合征表现为肥胖、闭经，但无异常泌乳，不选 E。

   【破题思路】①高催乳素血症＝月经稀发、闭经＋溢乳＋血清催乳素＞1.14nmol/L。②多囊卵巢综合征＝月经稀发、闭经＋高雄激素血症＋卵巢多囊表现。

4. 【答案】B　　　　　　　　　　　　　　【难度系数】★★

   【解析】垂体催乳素瘤出现的临床特征又称闭经溢乳综合征，临床特征为溢乳及月经紊乱、不育、头痛等，主要是催乳素过高致高催乳素血症，因此该患者目前最有价值的测定项目是催乳素，故选 B。促甲状腺激素测定，用于甲状腺病变时，不选 A。C、D、E 选项为卵巢分泌激素，用于了解卵巢及女性性腺轴功能，不选。

| 题型 | A3/A4 型题 |

1. 【答案】C　　　　　　　　　　　　　　【难度系数】★★

   【解析】本题患者，43 岁，不洁饮食导致腹泻等症状后查体发现：低血压，皮肤苍白，毛发稀疏，消瘦，低血糖（空腹的正常血糖值 3.9~6.1 mmol/L）、低血钠等表现，结合患者 8 年前分娩后闭经，考虑患者既往可能存在分娩大出血，致希恩综合征，出现闭经，引起上述一系列表现，故本题患者病史问诊中最重要的是分娩出血史，故选 C。

2. 【答案】D　　　　　　　　　　　　　　【难度系数】★★★

   【解析】希恩综合征，主要是产后大出血导致垂体尤其是腺垂体促性腺激素分泌细胞缺血坏死，引起腺垂体功能低下，出现一系列症状（如闭经），故希恩综合征为垂体性闭经，为检查垂体性闭经，可采用垂体激素检查。垂体兴奋试验是了解垂体对 GnRH 的反应性，LH 值升高，说明垂体功能正常，病变在下丘脑，LH 无升高或升高不明显，说明垂体功能减退，故选 D，其余均与本题无关。

| 题型 | B1 型题 |

（1~2 题共用解析）

1. 【答案】A　2. 【答案】B　　　　　　　【难度系数】★★★

   【解析】下丘脑性闭经以功能性原因为主，包括：精神应激（精神压抑、紧张、忧虑、环境改变、过度劳累、情感变化、寒冷等）、体重、运动、药物等，故第 1 题选 A。希恩综合征属于垂体性闭经，故第 2 题选 B。卵巢早衰属于卵巢性闭经；宫腔粘连属于子宫性闭经；雄激素不敏感综合征为 X 连锁隐性遗传，属于男性假两性畸形，其睾酮、尿 17 酮为正常男性值，体内性腺为睾丸，外阴女性化。

   【破题思路】

分类	病因
下丘脑性闭经（最常见）	功能性原因：精神、体重、运动、药物、颅咽管瘤等
垂体性闭经	梗死（希恩综合征）、肿瘤（分泌 PRL）、空蝶鞍综合征等
卵巢性闭经	早衰、功能性肿瘤、多囊卵巢综合征等
子宫性闭经	Asherman 综合征、手术切除或放疗等
其他	甲状腺、肾上腺、胰腺等分泌异常

三、多囊卵巢综合征（助理不考）

题型　A1 型题

1.【答案】C　　　　　　　　　　　【难度系数】★★

【解析】多囊卵巢综合征多起病于青春期，主要临床表现包括月经失调、雄激素过量和肥胖。月经失调是最主要症状，因排卵障碍导致不孕，多毛和痤疮是高雄激素血症最常见的表现。50%以上患者肥胖，阴唇、颈背部、腋下、乳房下和腹股沟等处皮肤皱褶部位出现灰褐色色素沉着，对称性，皮肤增厚，质地柔软。综上所述，A、B、D、E 均是多囊卵巢综合征的临床表现，可排除。消瘦不是其临床表现，故选 C。

2.【答案】E　　　　　　　　　　　【难度系数】★★

【解析】月经失调是多囊卵巢综合征的最主要症状，表现为月经稀发（周期35日～6个月）或闭经，故选 E。其余选项均不是多囊卵巢综合征的临床表现，故不选。

题型　A2 型题

【答案】B　　　　　　　　　　　【难度系数】★★

【解析】该患者月经失调、肥胖，血 LH/FSH>2，B 超提示卵巢增大，考虑为多囊卵巢综合征，故选 B。高胰岛素血症定义为空腹胰岛素≥85 pmol/L。该病例不能诊断，不选 A。垂体瘤常表现为闭经，促性腺激素分泌减少，不选 C。该患者为月经不调，不是闭经，不选 D。黄体功能不全表现为月经周期缩短，经期正常，不选 E。

题型　A3/A4 型题

1.【答案】B　　　　　　　　　　　【难度系数】★★

【解析】多囊卵巢综合征者，月经稀发、闭经或不规则子宫出血，有高雄激素的临床表现和高雄激素血症，超声表现为多囊卵巢。本题患者婚后4年未孕，月经稀发，量偏少，肥胖，面部可见痤疮，阴毛分布呈男性型，有高雄激素表现。结合本题子宫未见异常，双侧卵巢稍大，基础体温单相，提示患者最可能为多囊卵巢综合征，故选 B。生殖器结核多数因不孕而就诊，严重者子宫内膜及卵巢受累，会出现月经稀少或闭经，活动期有发热、盗汗、乏力、食欲缺乏、体重减轻等表现，但无高雄激素表现，排除 A。子宫内膜异位症者往往有进行性加重的痛经，无高雄激素的表现，排除 C。黄体功能不足者常表现为月经周期缩短，基础体温双相型，但高温相小于11日，排除 D。卵巢早衰指40岁前，由于卵巢内卵泡耗竭或医源性损伤发生卵巢功能衰竭，可出现继发性闭经，但无高雄激素水平，排除 E。

2.【答案】A　　　　　　　　　　　【难度系数】★★

【解析】对有生育要求者，进行促排卵治疗，氯米芬为传统一线促排卵药物，诱发排卵时易发生卵巢过度刺激综合征，需严密监测，加强预防措施，故选 A。

【破题思路】氯米芬治疗，最需要注意防止卵巢过度刺激综合征。

四、绝经综合征

题型　A1 型题

【答案】B　　　　　　　　　　　【难度系数】★★

【解析】潮热是围绝经期雌激素降低的特征性症状，故选 B。阴道干涩是远期症状，不选 A。情绪低落、失眠是围绝经期自主神经失调及精神神经症状，不选 C、D。围绝经期常见症状为月经紊乱，不选 E。

【破题思路】围绝经期常见症状——月经紊乱；围绝经期特征症状——潮热。

第十八节　子宫内膜异位症及子宫腺肌病

一、子宫内膜异位症

题型　A1 型题

1.【答案】D　　　　　　　　　　　【难度系数】★★

【解析】子宫内膜异位症经腹腔镜检查盆腔可见病灶和病灶的活组织病理检查是确诊依据，故选 D。但病理学检查结果阴性并不能排除子宫内膜异位症的诊断。

【破题思路】子宫内膜异位症确诊——腹腔镜＋活组织病理检查；子宫腺肌病确诊——影像学检查。

2.【答案】C 　　　　　　　　　　【难度系数】★★★

【解析】异位内膜可侵犯全身任何部位，以卵巢骶韧带最常见，故选C。其余选项部位均不是最常见部位，故不选。

3.【答案】B 　　　　　　　　　　【难度系数】★★

【解析】根治术适用于45岁以上重症患者，故选B，不选D。45岁以下患者适用于保留卵巢功能的手术，不选A、C、E。

【破题思路】子宫内膜异位症治疗方法的选择如下：

治疗方法		适应证
药物治疗		慢性盆腔痛、经期痛经明显、有生育要求及无卵巢异位囊肿者
手术治疗	保留生育功能手术	药物无效、年轻有生育要求者
	保留卵巢功能手术	症状明显且无生育要求的45岁以下患者
	根治术	45岁以上重症患者

题型	A2型题

1.【答案】D 　　　　　　　　　　【难度系数】★★★

【解析】患者28岁，继发性痛经进行性加重4年，平素月经规律。妇科检查：子宫后位，正常大小，固定，左侧附件区触及5~6 cm囊性包块，边界欠清，固定。CA125升高。该患者可能为子宫内膜异位症，即巧克力囊肿，腹腔镜检查是目前国际公认的子宫内膜异位症诊断的最佳方法，故选D。

【破题思路】

进行性加重的痛经＋子宫正常大小＝子宫内膜异位症。

进行性加重的痛经＋子宫增大＝子宫腺肌病。

子宫内膜异位症诊断——腹腔镜检查。

2.【答案】B 　　　　　　　　　　【难度系数】★★★

【解析】继发痛经，且子宫后位固定，有触痛结节，考虑为子宫内膜异位症，故选B。卵巢癌早期无明显症状，仅表现为腹胀、腹部肿块、腹腔积液等，晚期可出现恶病质，不选A。慢性盆腔炎可表现为下腹痛、阴道分泌物增多等，不选C。子宫腺肌病，表现为子宫增大质硬，有压痛，不选D。盆腔淤血症是慢性盆腔静脉血液流出不畅，盆腔静脉充盈、淤血所引起的一种独特疾病，其临床特点为盆腔坠痛、低位腰痛、性交痛、月经多、白带多，不选E。

【破题思路】①子宫内膜异位症＝继发性进行性加重的痛经＋卵巢肿大＋子宫后倾固定＋触痛性结节。②子宫腺肌病＝继发性进行性加重的痛经＋子宫增大、质硬、触痛。

二、子宫腺肌病

题型	A1型题

【答案】D 　　　　　　　　　　【难度系数】★★★

【解析】子宫腺肌病主要症状是经量过多、经期延长和继发性进行性加重的痛经，排除A、B。疼痛常于经前1周开始至月经结束，而不是月经来潮时缓解，故选D。35%患者无典型症状，排除E。妇科检查子宫呈均匀增大或有局限性结节隆起，质硬且有压痛，经期压痛更甚，排除C。

题型	A2型题

1.【答案】B 　　　　　　　　　　【难度系数】★★

【解析】患者50岁，进行性痛经5年，经量多，子宫如妊娠9周大小，质硬有压痛。B超示：子宫增大，边界清楚，子宫肌层增厚，回声不均。考虑患者为子宫腺肌病，现药物治疗后症状无缓解，考虑患者年龄大，G_2P_1，手术可考虑全子宫切除术，故选B。

2.【答案】D 　　　　　　　　　　【难度系数】★★★

【解析】继发痛经，且子宫后位固定，增大质硬，考虑为子宫腺肌病，故选D。盆腔结核多因不孕就诊，早期月经量过多，晚期月经稀少或闭经，妇科检查无明显体征和其他自觉症状，不选A。子宫内膜炎可表现为白带增多、下腹坠痛、月经不调等，但子宫无增大质硬，不选B。慢性盆腔炎可表现为下腹痛、阴道分泌物增多等，不选C。子宫肌瘤表现为经量增多、经期延长，无进行性加重的痛经，子宫增大质硬，但无压痛，不选E。

第十九节　女性生殖器损伤性疾病

题型　A1型题

1.【答案】A　　　　　　　　　　　　【难度系数】★★

【解析】子宫脱垂最主要的原因是分娩损伤和产褥早期体力劳动，故选A。盆底组织发育不良或退行性变及长期腹压增加亦是其原因，但不是最主要的。

2.【答案】B　　　　　　　　　　　　【难度系数】★★

【解析】卵巢固有韧带是连接子宫与卵巢之间的韧带，不是维持子宫正常位置的韧带，与子宫脱垂无关，故选B。其余选项均为维持子宫正常位置的四对韧带，故不选。

题型　A2型题

1.【答案】B　　　　　　　　　　　　【难度系数】★★

【解析】患者46岁，G_3P_2，平卧位时用力向下屏气，宫颈已脱出于阴道口外，宫体仍在阴道内，宫颈较长。此患者为子宫脱垂，对年龄较轻、宫颈较长的子宫脱垂者，适宜的治疗方式是曼氏手术，故选B。

2.【答案】C　　　　　　　　　　　　【难度系数】★★

【解析】本题患者屏气用力后宫颈脱出阴道口外，属于Ⅱ度轻型，故选C。

【破题思路】子宫脱垂分度：①Ⅰ度轻型——宫颈外口距离处女膜缘＜4cm，未达处女膜缘；Ⅰ度重型——宫颈已达处女膜缘，阴道口可见子宫颈。②Ⅱ度轻型——宫颈脱出阴道口，宫体仍在阴道内；Ⅱ度重型——部分宫体脱出阴道口。③Ⅲ度——宫颈与宫体全部脱出阴道口外。

记忆技巧：宫颈在阴道口内的就是Ⅰ度；宫体全出阴道口就是Ⅲ度；之间的就是Ⅱ度。最常考的为Ⅱ度——宫颈脱出阴道口为轻Ⅱ度，宫颈和部分宫体脱出阴道口为重Ⅱ度。

第二十节　不孕症与辅助生殖技术

题型　A1型题

【答案】D　　　　　　　　　　　　【难度系数】★

【解析】输卵管因素是女性不孕的重要原因，包括感染、子宫内膜异位症、输卵管结核等，故选D。

题型　A2型题

1.【答案】D　　　　　　　　　　　　【难度系数】★★

【解析】本题患者36岁，不孕，月经规律，月经来潮12小时子宫内膜活检为分泌期子宫内膜，提示卵巢功能正常，子宫内膜周期变化正常。同时HSG示双侧输卵管不通，丈夫精液常规正常。可考虑进一步的治疗方法为IVF-ET（体外受精-胚胎移植），故选D。本题患者婚后6年未避孕，未怀孕，提示患者有生育要求，输卵管通液、抗感染治疗为基本的治疗方法，推测患者已经采用过，对于输卵管性不孕症、其他常规治疗无法妊娠者，可用IVF-ET，排除B、C。宫腔内人工授精是将精子通过非性交方式注入女性生殖道内，使其受孕的一种技术，本题输卵管不通，精子无法与卵子结合，故不可采取此方法，排除E。配子移植术，是将男女生殖细胞取出，并经适当的体外处理后移植入女性体内的一类助孕技术，本题输卵管不通，不适用于进行配子输卵管内移植，排除A。

2.【答案】B　　　　　　　　　　　　【难度系数】★★

【解析】该患者为育龄期女性，月经周期紊乱，最可能是卵巢功能紊乱引起，故选B。输卵管阻塞不影响月经，不会导致月经紊乱，不选A。盆腔炎症粘连，患者应有盆腔炎症病史，不选C。Asherman综合征，是多次刮宫导致子宫性闭经，不选D。子宫肌瘤可经B超确诊，不选E。

第二十一节 计划生育

一、宫内节育器避孕

【题型】 A1 型题

【答案】A　　　　　　　　　　　　【难度系数】★★

【解析】经量较多可导致宫内节育器下移或脱落，故月经常不规则，经量较多的妇女，不宜选用宫内节育器避孕，本题选 A。

二、甾体激素药物避孕

【题型】 A1 型题

1.【答案】C　　　　　　　　　　　【难度系数】★★

【解析】短效口服避孕药并不影响精子获能的过程，故选 C。其余选项均是避孕药的避孕机制，不选。

2.【答案】B　　　　　　　　　　　【难度系数】★★

【解析】慢性宫颈炎不是口服避孕药的禁忌，故选 B。其余选项均为避孕药的禁忌证，不选。

【破题思路】避孕药的禁忌口诀：心血管血栓肝肾炎、内分泌哺乳精神病、大于 35 岁、吸烟、偏头痛。

【题型】 A2 型题

1.【答案】A　　　　　　　　　　　【难度系数】★★

【解析】本题患者 24 岁，月经规律，经量较多，尚无生育计划，采取避孕方法最合适的是复方短效口服避孕药。复方短效口服避孕药是雌孕激素组成的复合制剂，激素含量低，停药后即可妊娠，不影响子代生长与发育，主要作用为抑制排卵，正确使用避孕药的有效率接近 100%，故选 A。长效避孕针有月经紊乱、点滴出血或闭经等副作用，由于单孕激素制剂对乳汁的质和量影响小，较适用于哺乳期妇女，本题女性 24 岁，月经规律，经量较多，排除 B。体外排精具有不可靠性并对身体有一定的危害，排除 C。本题女性，经量较多，不适合用宫内节育器，排除 D。安全期避孕法并不十分可靠，不宜推广，排除 E。

2.【答案】E　　　　　　　　　　　【难度系数】★★★

【解析】口服避孕药可调整月经周期，减少出血，故选 E。安全期避孕不十分可靠，不宜推广，不选 A。该女性有慢性宫颈病变，不适宜使用避孕套或阴道隔膜等塑胶类避孕制品，不选 B、C。该女性宫口松，不适宜放置宫内节育器，不选 D。

【题型】 B1 型题

1.【答案】C　　　　　　　　　　　【难度系数】★★

【解析】复方短效口服避孕药使用方便，避孕效果好，不影响性生活，对于年轻夫妇，尚未生育，近半年无生育计划者，可列为首选，故选 C。

【破题思路】新婚年轻夫妇，无生育计划，首选的避孕方法——复方短效口服避孕药；阴茎套是哺乳期选用的最佳避孕方式。哺乳期放置宫内节育器，操作要轻柔，防止子宫损伤。

2.【答案】B　　　　　　　　　　　【难度系数】★★

【解析】阴茎套是哺乳期选用的最佳避孕方式，也可选用单孕激素制剂长效避孕针或皮下埋植剂，使用方便，不影响乳汁质量，不宜使用雌孕激素复合避孕药或避孕针以及安全期避孕。本题无避孕套，故只能选宫内节育器，故选 B。

三、屏障避孕

【题型】 A2 型题

【答案】E　　　　　　　　　　　　【难度系数】★★

【解析】该女性子宫脱垂伴阴道前后壁膨出，不能放置宫内节育器，不选 A。患有肝炎，使用避孕药是禁忌，不选 B、D。安全期避孕不十分可靠，不选 C。该患者应选用阴茎套避孕，故选 E。

| 题型 | B1 型题 |

1. 【答案】A 　　　　　　　　　　　　　【难度系数】★★★

【解析】该女性经量多，首选口服避孕药，避孕同时可调经，故选A。宫颈糜烂，不宜使用阴茎套避孕，不选B。宫颈口松，不宜使用宫内节育器，不选C。安全期避孕不宜推广，不选D。

2. 【答案】B 　　　　　　　　　　　　　【难度系数】★★★

【解析】该女性3个月前剖宫产分娩，现哺乳期，不适合口服避孕药，不选A。目前首选的避孕方式是阴茎套，故选B。剖宫产术后6个月可放置宫内节育器，不选C。安全期避孕不可靠，不选D。体外排精不作为避孕首选，不选E。

四、其他避孕方法

| 题型 | A1 型题 |

【答案】C 　　　　　　　　　　　　　【难度系数】★★

【解析】安全期避孕并不十分可靠，不宜推广，故选C。正确使用避孕套，避孕率高，达93%~95%，不选A。阴道隔膜又称宫颈帽，有很好的安全性，不选B。宫内节育器安全、有效、简便、经济、可逆，是我国生育期女性的主要避孕措施，不选D。口服避孕药是一种高效避孕方法，不选E。

五、输卵管绝育术

| 题型 | A1 型题 |

1. 【答案】E 　　　　　　　　　　　　　【难度系数】★★

【解析】输卵管绝育术的时间是月经干净后3~4天，故选E。其余选项均不是手术的最佳时间，故不选。

【破题思路】输卵管绝育术的手术时间：经后3~4天；人工流产或分娩后48小时内；哺乳或闭经排除早孕后。

2. 【答案】C 　　　　　　　　　　　　　【难度系数】★

【解析】通过输卵管结扎手术，阻止精子和卵子相遇而达到绝育，故选C。其余选项均不是输卵管绝育术的作用，故不选。

| 题型 | A2 型题 |

【答案】E 　　　　　　　　　　　　　【难度系数】★★

【解析】患者35岁，停经5个月，心功能Ⅲ级，B超示中期妊娠，拟行剖宫取胎术。心脏病变复杂或较重、心功能Ⅲ~Ⅳ级者或年龄在35岁以上、心脏病病程较长者，发生心力衰竭的可能性极大，均不宜妊娠。术中可同时行输卵管结扎术，故选E。

六、人工流产

| 题型 | A1 型题 |

1. 【答案】E 　　　　　　　　　　　　　【难度系数】★★

【解析】人工流产吸宫术适用于妊娠10周内要求终止妊娠而无禁忌证者。禁忌证为：生殖道炎症；各种慢性疾病的急性期；全身情况不良，不能耐受手术；术前两次体温在37.5℃以上。排除A、B、C、D。妊娠剧吐并不为人工流产吸宫术禁忌证，故选E。

2. 【答案】C 　　　　　　　　　　　　　【难度系数】★★

【解析】吸宫不全指人工流产术后部分妊娠组织物的残留。术后阴道流血时间长，血量多或流血停止后再现多量流血，应考虑为吸宫不全，故选C。子宫穿孔是人工流产术的严重并发症，手术时突然感到无宫底感，故本题排除A。子宫复旧不全是指子宫复旧功能受到阻碍，是产后较常见的并发症，最突出的临床表现是血性恶露持续时间延长，排除B。人工流产术后感染，可出现急性子宫内膜炎，患者会有发热、下腹痛、白带增多，有时为血性，如为厌氧菌感染可有恶臭，本题内容未提及，排除D。宫颈裂伤胎儿娩出后即刻出现阴道流血，排除E。

【破题思路】子宫穿孔——无底感；吸宫不全——术后阴道流血时间长，血量多或流血停止后再现多量流血。

| 题型 | A2 型题 |

1. 【答案】B　　　　　　　　　　　　　【难度系数】★★

   【解析】由于手术疼痛或局部刺激，受术者在术中或术毕出现恶心、呕吐、心动过缓、面色苍白、大汗淋漓等迷走神经兴奋症状，为人工流产综合征，应立即停止手术，严重者加用阿托品 0.5~1mg，故选 B。其余选项均不是人工流产综合征的首选处理措施，故不选。

2. 【答案】B　　　　　　　　　　　　　【难度系数】★★

   【解析】该患者人工流产后 14 天仍阴道流血较多，考虑为吸宫不全引起，且目前体温升高，伴子宫压痛，有明显感染体征，故选 B。人工流产术未吸出胚胎及绒毛导致继续妊娠或胚胎停止发育称为漏吸，该患者术后子宫略大，不符合漏吸体征，不选 A。该患者目前发热及腹痛、压痛，有明显感染体征，不选 C。输卵管妊娠一般阴道流血少，且人工流产时吸不出胚胎或绒毛，不选 D。人工流产综合征发生在术时或术后，迷走神经兴奋性表现，与该患者体征、症状不符，不选 E。

3. 【答案】D　　　　　　　　　　　　　【难度系数】★★

   【解析】子宫穿孔发生在术中，手术时突感无宫底感觉，或器械进入深度超过原来所测深度，故选 D。失血性休克表现为血压进行性下降、面色苍白、脉搏细速，该患者心率正常，不选 A。流产不全见于自然流产时，不选 B。羊水栓塞较少见，表现为骤然出现的低氧血症、低血压和凝血功能障碍，与该患者症状不符，不选 C。由于手术疼痛或局部刺激，受术者在术中或术毕出现恶心、呕吐、心动过缓、面色苍白、大汗淋漓等迷走神经兴奋症状，为人工流产综合征，与该患者表现不符，不选 E。

| 题型 | A3/A4 型题 |

1. 【答案】D　　　　　　　　　　　　　【难度系数】★★

   【解析】人工流产综合征指手术时疼痛或局部刺激，使受术者在术中或术毕出现恶心、呕吐、心动过缓、心律不齐、面色苍白、头昏、胸闷、大汗淋漓、昏迷等迷走神经兴奋状态。本题患者在行人工流产负压吸宫术时，突然出现胸闷、面色苍白、大汗淋漓、下腹坠痛、头晕、恶心等症状，BP 90/50 mmHg，阴道流血不多，最可能的诊断为人工流产综合征，故选 D。羊水栓塞在人工流产中很少见，往往由于宫颈损伤、胎盘剥离使血窦开放，表现为羊水栓塞的症状，本题受术者无相关表现，排除 A。子宫穿孔是人工流产术的严重并发症，手术时突然感到无宫底感，结合本题内容，排除 C。仰卧位低血压综合征见于围生期，妊娠末 3 个月的孕妇，循环血容量正常，因于仰卧位，下腔静脉受妊娠子宫压迫，从而引起受压的静脉远端回心血量减少，心排出量下降，最后发生低血压，本题内容与其不符，排除 B。大量失血引起的休克称为失血性休克，本题阴道流血少，排除 E。

2. 【答案】A　　　　　　　　　　　　　【难度系数】★★

   【解析】人工流产综合征严重者可用阿托品静脉注射，故选 A。

   【破题思路】人（人工流产综合征）——迷（迷走神经兴奋状态）——阿（注射阿托品）。

第二十二节　妇女保健

| 题型 | A1 型题 |

1. 【答案】D　　　　　　　　　　　　　【难度系数】★★

   【解析】孕前补充叶酸，可明显降低胎儿神经管畸形，故选 D。其余选项均不是叶酸过低导致的直接后果，故不选。

2. 【答案】C　　　　　　　　　　　　　【难度系数】★

   【解析】产后访视，应在产后 3 日内、产后 14 日、产后 28 日进行，故选 C。其余选项次数均不正确，不选。

第十八章 血液系统

第一节 贫血

一、贫血概论

题型 **A1 型题**

1.【答案】E 【难度系数】★★★

【解析】贫血常见的临床表现为头痛、眩晕、萎靡、晕厥、乏力、面色苍白、呼吸加深加快、心率加快、心悸等表现,故选 E。

2.【答案】B 【难度系数】★★

【解析】慢性失血性贫血为小细胞低色素性贫血,故选 B。大细胞正色素性贫血见于巨幼细胞贫血、骨髓增生异常性肿瘤、肝疾病等,不选 A。正细胞正色素性贫血可见于急性失血性贫血,不选 E。

3.【答案】A 【难度系数】★

【解析】①由于睑结膜、指甲和口唇部位的血运丰富,当毛细血管充盈不足(血容量不足)和血红蛋白含量降低(贫血)时,这些部位会出现苍白且受皮肤本身颜色影响较小;②耳郭、口唇、面颊、肢端可以用来观察发绀的程度,手背皮肤和口腔黏膜可用来观察皮肤黏膜出血等情况。综上所述,故选 A。

4.【答案】D 【难度系数】★★★★

【解析】①红细胞膜异常:遗传性球形细胞增多症;②红细胞酶异常:葡萄糖-6-磷酸脱氢酶缺乏症、丙酮酸激酶缺乏症;③珠蛋白合成异常:镰状细胞贫血、地中海贫血、其他血红蛋白病。综上所述,故选 D。

题型 **A2 型题**

1.【答案】D 【难度系数】★★★

【解析】小细胞低色素性贫血:MCV < 80 fl,MCH < 27 pg,MCHC < 32%,故选 D。大细胞性贫血:MCV > 100 fl,MCH > 34 pg,MCHC 32%~36%,不选 A。正细胞性贫血:MCV 80~100 fl,MCH 27~34 pg,MCHC 32%~36%,不选 B、C。单纯小细胞性贫血:MCV < 80 fl,MCH < 27 pg,MCHC 32%~36%,不选 E。

【破题思路】记忆技巧:拉大锯、斩小铁、破了正在急失血。

2.【答案】A 【难度系数】★★

【解析】根据外周血血红蛋白含量贫血可分为四度:①血红蛋白从正常下限至 90 g/L 者为轻度(不选 B、C);②90~60 g/L 者为中度(不选 D);③59~30 g/L 者为重度(故选 A);④< 30 g/L 者为极重度(不选 E)。

题型 **B1 型题**

(1~2 题共用解析)

1.【答案】E 2.【答案】D 【难度系数】★★★

【解析】①营养性巨幼细胞贫血呈大细胞性贫血,MCV > 100 fl,MCH > 34 pg,MCHC 32%~36%,故第 1 题选 E;②缺铁性贫血呈小细胞低色素性贫血,MCV < 80 fl,MCH < 27 pg,MCHC < 32%,故第 2 题选 D。

类型(常见疾病)	MCV(平均红细胞体积)/fl	MCH(平均红细胞血红蛋白含量)/pg
大细胞性贫血(巨幼细胞贫血)	> 100	> 34
正常细胞性贫血(再生障碍性贫血、急性失血性贫血)	80~100	27~34
小细胞低色素性贫血(缺铁性贫血、地中海贫血)	< 80	< 27

二、缺铁性贫血

题型　A1 型题

1. 【答案】B　　　　　　　　　　　　　　　　【难度系数】★★★★

【解析】心悸、气短、乏力为所有贫血均会出现，并非组织缺铁特有，其余选项均为缺铁时才会出现，故选 B。

2. 【答案】C　　　　　　　　　　　　　　　　【难度系数】★★★★

【解析】网织红细胞上升是观察铁剂治疗缺铁性贫血是否有效的早期指标，应用铁剂治疗后 5~10 天，网织红细胞开始上升，7~12 天达高峰，其后开始下降，故选 C。血红蛋白在治疗后两周开始上升，不选 A。缺铁性贫血中，骨髓象增生活跃，因此红细胞数上升，但不是最早期的指标，故不选 B。血清转铁蛋白饱和度反映的是血清中转铁蛋白的浓度，受此蛋白多少的影响，不能直接反映铁浓度，也就不能成为治疗是否有效的指标，不选 D。血清铁蛋白增加同样只能反映转铁蛋白数量不能直接反映铁浓度，不选 E。

3. 【答案】A　　　　　　　　　　　　　　　　【难度系数】★★★★

【解析】铁减少期（ID）指体内储存铁已减少，但供红细胞合成血红蛋白的铁尚未减少，而血清铁蛋白（SF）可较灵敏地反映体内贮铁情况。红细胞内缺铁时原卟啉不能完全与铁结合成血红素，血红素减少又反馈性地使原卟啉合成增多，因此未被利用的原卟啉在红细胞内堆积，使游离原卟啉（FEP）值增高，是缺铁 IDE 期（红细胞生成缺铁期）的典型表现。血清铁（SI）、总铁结合力（TIBC）和转铁蛋白饱和度（Ts）是缺铁性贫血期（IDA）的检测指标。综上所述，故选 A。

4. 【答案】A　　　　　　　　　　　　　　　　【难度系数】★★★

【解析】缺血性贫血是由于体内贮存铁减少，不能满足正常红细胞生成的需要，引起血红素合成障碍而导致的贫血，故选 A。再生障碍性贫血（简称再障）是一组化学、物理、生物因素及不明原因引起的骨髓造血功能衰竭，以造血干细胞损伤、外周血全血减少为特征的疾病；海洋性贫血是血红蛋白的珠蛋白链有一种或几种的合成受到部分或完全抑制所引起的一组遗传性溶血性贫血；巨幼细胞贫血是叶酸和（或）维生素 B_{12} 缺乏或其他原因引起细胞核 DNA 合成障碍所致的贫血；慢性病性贫血通常是指继发于其他系统疾病，如慢性感染、恶性肿瘤、肝脏病、慢性肾功能不全及内分泌异常等直接或间接影响造血组织而导致的一组慢性贫血。

题型　A2 型题

1. 【答案】A　　　　　　　　　　　　　　　　【难度系数】★★

【解析】患者女性 25 岁，有贫血表现，近 1 年月经量增多，考虑贫血。根据实验室检查判断患者为缺铁性贫血。缺铁性贫血治疗原则：治疗原发病。综上所述，故选 A。

【破题思路】①缺铁性贫血治疗：a. 病因治疗为最基本治疗（关键）；b. 补铁：口服琥珀酸亚铁。注射右旋糖酐铁（口服铁剂吸收障碍）。②巨幼细胞贫血治疗：给予维生素 B_{12} 和叶酸。③非重症再障（慢性再障）治疗：可选择雄激素。

2. 【答案】E　　　　　　　　　　　　　　　　【难度系数】★★★

【解析】根据题干，可知女婴混合喂养，未添加辅食。人乳、牛乳、谷物中含铁量均低，如不及时添加含铁丰富的辅食，就容易发生缺铁性贫血。实验室检查：血红蛋白降低比红细胞减少明显，平均红细胞容积（MCV）<80fl，呈小细胞低色素性贫血。故选 E。

3. 【答案】E　　　　　　　　　　　　　　　　【难度系数】★★★★★

【解析】青年女性患者，头晕、乏力（贫血一般表现），实验室检查：血红蛋白、红细胞降低，血清铁蛋白降低（正常 12μg/L 以上），初步诊断为缺铁性贫血，故选 E。地中海贫血有家族史，有溶血表现，不选 A。慢性病性贫血多有慢性炎症、感染或肿瘤等病因，不选 B。巨幼细胞贫血多有维生素 B_{12} 缺乏病因，红细胞体积增大、细胞核变小特征，不选 C。骨髓增生异常性肿瘤主要表现为三系减少伴骨髓内造血细胞增生活跃，不选 D。

4. 【答案】A　　　　　　　　　　　　　　　　【难度系数】★★★

【解析】青年女性患者，长期月经过多（缺铁的原发病表现），面色苍白（贫血的表现），血红蛋白 75 g/L 提示贫血；骨髓象：增生活跃，红系增生为主，中、晚幼红比值增高，成熟红细胞大小不均，以小细胞为主，中心淡染区扩大（符合小细胞低色素性贫血的特点），综合考虑最可能的诊断是缺铁性贫血。缺铁性贫血的治疗原则是：根除病因、补足贮铁，治疗首选的是口服铁剂，故选 A。补充维生素 B_{12}、叶酸主要用于治疗巨幼细胞贫血，不选 B。再生障碍性贫血可用雄激素，促进造血治疗，不选 C。口服泼尼松可用于自身免疫性溶血性贫血的治疗，不选 D。输血指征是 Hb＜60 g/L，不选 E。

5.【答案】A 【难度系数】★★★

【解析】双胞胎早产男婴提示先天储铁不足，面色苍白、欠活泼为一般表现，肝脾肋下均可触及提示髓外造血表现。实验室检查：血清铁蛋白 10 μg/L，血清铁 9 μmol/L 提示缺铁，外周血涂片可见细胞大小不等，以小细胞为主，提示小细胞低色素性贫血。故考虑诊断为缺铁性贫血，选 A。铁粒幼细胞性贫血是一组铁利用障碍性疾病，血清铁常增高，不选 B。生理性贫血为正常的生理表现，无缺铁表现，不选 C。感染性贫血多有感染病史，不选 D。地中海贫血常有轻度黄疸，无缺铁表现，不选 E。

6.【答案】A 【难度系数】★★★★

【解析】患者血涂片检查以小细胞为主，中心淡染区扩大，血清铁蛋白 10 μg/L，提示储存铁降低，考虑诊断为缺铁性贫血，故选 A。患者的肝脾肿大，不是病因，而是髓外造血的表现；其中铁幼粒细胞性贫血由于铁利用障碍，血清铁蛋白（SF）、血清铁（SI）、转铁蛋白饱和度（TS）均是增加的。营养性巨幼细胞贫血＝肝脾肿大＋皮肤蜡黄＋肢体舌头有震颤/神经发育倒退。再生障碍性贫血＝造血干细胞衰竭（三系减少，正细胞性贫血）。

三、巨幼细胞贫血（助理不考）

题型 A1 型题

1.【答案】E 【难度系数】★★

【解析】恶性贫血即巨幼细胞贫血为大细胞性贫血，故选 E。再生障碍性贫血属于正常细胞性贫血，不选 A。地中海贫血、慢性病性贫血、缺铁性贫血都属于小细胞性贫血，不选 B、C、D。

2.【答案】E 【难度系数】★★★

【解析】骨髓有核红细胞呈"幼浆老核"现象属于缺铁性贫血的表现，故选 E。巨幼细胞贫血为"幼核老浆"。

3.【答案】C 【难度系数】★★

【解析】巨幼细胞贫血的发病原因是叶酸或维生素 B_{12} 缺乏，排除 B、D、E。叶酸缺乏原因：摄入不足、需要增加、药物影响，由于是孕妇，是需要量增加。维生素 B_{12} 缺乏原因：摄入减少、内因子缺乏，主要见于萎缩性胃炎、全胃切除术、恶性贫血、严重胰腺外分泌不足的患者。综上所述，故选 C。

4.【答案】D 【难度系数】★★★

【解析】维生素 B_{12} 缺乏患者表现为：抑郁、失眠、记忆力下降、谵妄、幻觉、妄想，甚至是精神错乱、人格变态等。出现神经精神症状的巨幼细胞贫血不能单用叶酸治疗，应首先考虑使用维生素 B_{12}，故选 D。

题型 A2 型题

1.【答案】D 【难度系数】★★

【解析】老年女性，乏力、面色苍白 1 年（贫血表现），40 年前行胃大部切除术，胃大部切除术后，丧失大量壁细胞，体内无法分泌足够量的内因子和胃酸，用以促进维生素 B_{12} 和铁的吸收，患者可出现由于维生素 B_{12} 缺乏导致的巨幼细胞贫血。胃蛋白酶缺乏和胰蛋白酶缺乏均可影响维生素 B_{12} 的吸收，因此也引发贫血。叶酸的吸收只与肠道有关，故选 D。

2.【答案】C 【难度系数】★★★

【解析】①女孩，1 岁，面色渐苍黄 2 个月，烦躁不安，智力及动作发育倒退，出生后母乳喂养，未添加辅食，提示营养性贫血；②血常规：RBC $2.5×10^{12}$/L，MCV 109 fl，WBC $5.0×10^9$/L，中性粒细胞分叶过多，PLT $80×10^9$/L，提示巨幼细胞贫血。综上所述，故选 C。

3.【答案】E 【难度系数】★★

【解析】①胃镜检查示胃黏膜变薄，皱襞稀疏，提示慢性萎缩性胃炎；②血红蛋白 86 g/L，MCV 102 fl 考虑巨幼细胞贫血；③巨幼细胞贫血原因为维生素 B_{12} 缺乏和叶酸缺乏。综上所述，故选 E。

4.【答案】B 【难度系数】★★★

【解析】①女，25 岁，妊娠 35 周，头晕、乏力、心悸 2 个月，提示妊娠期妇女有贫血症状；②实验室检查 MCV、MCH 均增高，MCHC 正常，白细胞及血小板正常，怀疑巨幼细胞贫血；③检查血清叶酸、维生素 B_{12} 为巨幼细胞贫血的确诊试验。综上所述，故选 B。Rous 试验阳性提示慢性血管内溶血，尿中有铁排出，不选 A。血清铁、铁蛋白测定用于判断是否是缺铁性贫血，不选 C。Coombs 试验用于诊断自身免疫性溶血性贫血，不选 D。粪隐血试验对消化道出血的诊断有重要价值，现常作为消化道恶性肿瘤早期诊断的一个筛选试验，不选 E。

四、再生障碍性贫血

题型 A1 型题

1.【答案】D 　　　　　　　　　　　　　【难度系数】★★

【解析】再障最大特征是"三系减少——红系、粒系、网织红细胞减少"，故诊断再生障碍性贫血的最重要依据是骨髓造血细胞减少，选 D。

2.【答案】B 　　　　　　　　　　　　　【难度系数】★

【解析】再生障碍性贫血是由骨髓造血功能衰竭引起的贫血，表现为骨髓造血功能低下，全血细胞减少和贫血、出血、感染综合征，故选 B。巨幼细胞贫血和缺铁性贫血常见的病因是造血原料缺乏，不选 A、C。溶血性贫血为红细胞破坏过多引起，不选 D。慢性病性贫血指继发于其他慢性疾病的贫血，多见于老年人，不选 E。

题型 A2 型题

1.【答案】E 　　　　　　　　　　　　　【难度系数】★★★★

【解析】①血常规：Hb 80 g/L，RBC 2.6×10^9/L，WBC 1.5×10^9/L，PLT 5×10^9/L，Ret 0.004，提示造血干细胞损伤后形成出血、感染、贫血；②四肢皮肤瘀斑 2 周提示出血。综上所述，故选 E。Evans 综合征指自身免疫性溶血性贫血及免疫性血小板减少同时发生或先后发生的一种疾病，不选 A。骨髓增生异常性肿瘤指三系减少，病态造血，原始细胞 < 30%（题眼：骨髓增生活跃 + 网织红细胞正常或升高），不选 B。特发性血小板减少性紫癜表现为下肢紫癜，血小板减少，不选 C。阵发性睡眠性血红蛋白尿，酸溶血试验（Ham 试验）、糖水试验、尿含铁血黄素试验阳性，不选 D。

2.【答案】B 　　　　　　　　　　　　　【难度系数】★★★

【解析】①三系减少 + 网织红细胞减少 + 无胸骨后压痛 = 再障；②三系功能低下（原始或幼稚白细胞升高）+ 胸骨后压痛 = 白血病。综上所述，故选 B。急性白血病 = 骨髓增生活跃 + 三系功能低下（原始或幼稚白细胞升高），不选 A；缺铁性贫血 = "三低一高"：总铁结合力升高、SI 血清铁降低、铁蛋白降低、转铁蛋白饱和度降低（低），不选 C；巨幼细胞贫血 = 面色发黄 + 舌乳头萎缩，食欲减退 + 神经系统症状（肢体麻木、震颤），全身可有瘀点、瘀斑，不选 D。

题型 A3/A4 型题

1.【答案】E 　　　　　　　　　　　　　【难度系数】★★★

【解析】50 岁女性，面色苍白、月经过多，贫血貌，四肢皮肤散在出血点（出血表现），血常规：Hb 60 g/L，提示贫血，WBC 2.9×10^9/L（低于正常值），胸骨穿刺涂片见骨髓增生尚活跃，故考虑诊断为再生障碍性贫血，故选 E。急性白血病患者骨髓象可见大量异常细胞，抑制正常造血，不选 A。巨幼细胞贫血、缺铁性贫血骨髓象示增生活跃，不选 B、D。特发性血小板减少性紫癜患者骨髓象巨核细胞数量正常或增加，不选 C。

2.【答案】B 　　　　　　　　　　　　　【难度系数】★★

【解析】考虑诊断为再生障碍性贫血，故最宜选择的治疗是应用雄激素（促造血治疗）、抗人淋巴细胞免疫球蛋白（免疫抑制治疗），故选 B。补充叶酸、维生素 B_{12} 用于巨幼细胞贫血的治疗，不选 A。成分输血后选择化疗多用于白血病的治疗，不选 C。糖皮质激素不用于再生障碍性贫血的治疗，不选 D。口服铁剂用于缺铁性贫血的治疗，不选 E。

（3~4 题共用解析）

3.【答案】D　 4.【答案】C 　　　　　　【难度系数】★★★

【解析】再生障碍性贫血题眼：贫血 + 出血 + 感染 + 三系减少，网织红细胞下降 + 肝脾不大。①贫血、白细胞减少、血小板减少提示骨髓造血异常；②网织红细胞降低可以确定再生障碍性贫血；③多部位骨髓穿刺可以确诊。综上所述，故第 3 题选 D，第 4 题选 C。骨髓增生异常性肿瘤 = 三系减少 + 病态造血 + 原始细胞 < 30%（题眼：骨髓增生活跃 + 网织红细胞 0.001）；Evans 综合征指自身免疫性溶血性贫血及免疫性血小板减少同时发生或先后发生的一种疾病；阵发性睡眠性血红蛋白尿 = 酸溶血试验（Ham 试验）、糖水试验、尿含铁血黄素试验阳性；巨幼细胞贫血 = 面色发黄 + 舌乳头萎缩，食欲减退 + 神经系统症状（肢体麻木、震颤），全身可有瘀点、瘀斑。

五、溶血性贫血（助理不考）

题型 A1 型题

1. 【答案】E 　　　　　　　　　　【难度系数】★★
   【解析】血管外溶血时，红细胞破坏的最主要场所是脾脏，故选 E。

2. 【答案】D 　　　　　　　　　　【难度系数】★★
   【解析】遗传性球形细胞增多症是遗传性红细胞膜缺陷，是可塑变形性降低、渗透脆性增高所致，故选 D。

3. 【答案】D 　　　　　　　　　　【难度系数】★★
   【解析】溶血性贫血实验室检查，血中红细胞破坏增多、红细胞形态改变、红细胞渗透性脆性增加和红细胞寿命缩短。红细胞寿命缩短是确定溶血性贫血的可靠方法，故选 D。

4. 【答案】E 　　　　　　　　　　【难度系数】★★★
   【解析】再障、急性溶血性贫血、急性失血性贫血等属于正细胞正色素性贫血，故选 E。缺铁性贫血、地中海贫血、慢性失血性贫血属于小细胞贫血，不选 A、C、D。营养性巨幼细胞贫血属于大细胞贫血，不选 B。
   【破题思路】记忆技巧：拉大锯、斩小铁、破了正在急失血。

题型 A2 型题

1. 【答案】B 　　　　　　　　　　【难度系数】★★★★
   【解析】患者为继发于系统性红斑狼疮的自身免疫性溶血性贫血，红细胞渗透脆性试验阳性主要见于遗传性球形红细胞增多症、遗传性椭圆形红细胞增多症和自身免疫性溶血性贫血等。故选 B。

2. 【答案】B 　　　　　　　　　　【难度系数】★★★
   【解析】患者食用蚕豆后出现溶血（血管外溶血），考虑 G-6-PD 缺乏。高铁血红蛋白还原试验可检测 G-6-PD 缺乏所致的 NADPH 的减少，用于 G-6-PD 缺乏的筛查，故选 B。

3. 【答案】D 　　　　　　　　　　【难度系数】★★★★
   【解析】酸溶血试验阴性排除阵发性睡眠性血红蛋白尿，不选 E；血肌酐 93μmol/L，排除肾性贫血，不选 A；脾功能亢进与骨髓增生异常性肿瘤会导致三系细胞减少，与题干不符，不选 B、C；自身免疫性溶血性贫血产生机制与自身抗体有关，该患者关节痛、脱发、肾脏损伤，高度怀疑 SLE 可能，与自身免疫性溶血性贫血均属于自身免疫性疾病，常合并存在，故选 D。

4. 【答案】B 　　　　　　　　　　【难度系数】★★★
   【解析】血红蛋白含量低可判断贫血，Coombs 试验即抗人球蛋白试验，是检测血液中温反应性抗体的一种方法，是诊断自身免疫性溶血性贫血的重要指标。自身免疫性溶血性贫血首选糖皮质激素，故选 B。

5. 【答案】D 　　　　　　　　　　【难度系数】★★★
   【解析】阵发性睡眠性血红蛋白尿（PNH）的典型患者有血红蛋白尿发作。不典型者无血红蛋白尿发作，呈全血细胞减少，骨髓增生减低。但动态随访，可以发现 PNH 造血克隆，酸溶血试验（Ham 试验）可呈阳性。骨髓或外周血检查可见 $CD55^-$、$CD59^-$ 的各系血细胞。故选 D。

6. 【答案】E 　　　　　　　　　　【难度系数】★★★
   【解析】阵发性睡眠性血红蛋白尿特异性诊断首选 Ham 试验，故选 E。

题型 A3/A4 型题

1. 【答案】A 　　　　　　　　　　【难度系数】★★★★
   【解析】题干示患者红细胞渗透脆性试验阳性，并有遗传史（其父也有轻度黄疸），脾大、黄疸提示血管外溶血，故诊断为遗传性球形细胞增多症，故选 A。

2. 【答案】C 　　　　　　　　　　【难度系数】★★★★
   【解析】遗传性球形细胞增多症以球形细胞增多为最突出的表现，在外周血涂片中这种细胞直径较小，圆形，染色比正常细胞深，缺乏中心浅染区，故选 C。

3. 【答案】C 　　　　　　　　　　【难度系数】★★★★
   【解析】患者诊断为遗传性球形细胞增多症，脾切除对遗传性球形细胞增多症有显著疗效，故应为首选的治疗措施，故选 C。输血仅适用于严重贫血患者，不选 A。糖皮质激素主要用于治疗自身免疫性溶血性贫血，不选 B。贫血严重时，可加用叶酸，以防叶酸缺乏加重贫血或诱发危象，不选 D。叶酸、维生素 B_{12} 主要用于治疗巨幼细胞贫血，不选 E。

题型 B1 型题

1. 【答案】E 　　　　　　　　　　　　【难度系数】★★★

【解析】再生障碍性贫血（AA）简称再障，是一种获得性骨髓造血功能衰竭症。该病主要表现为骨髓造血功能低下，全血细胞减少和贫血、出血、感染综合征，Ham 试验阴性。免疫抑制治疗有效。故选 E。

2. 【答案】C 　　　　　　　　　　　　【难度系数】★★★

【解析】自身免疫性溶血性贫血时抗人球蛋白（Coombs）试验为阳性，故选 C。

第二节 白血病

一、急性白血病

题型 A1 型题

1. 【答案】B 　　　　　　　　　　　　【难度系数】★★

【解析】B 系急性淋巴细胞白血病（B-ALL）最常出现的免疫分子标志是 CD19，故选 B。

2. 【答案】A 　　　　　　　　　　　　【难度系数】★★★★★

【解析】急性早幼粒细胞白血病（APL）的治疗多采用全反式维 A 酸（ATRA）+蒽环类药物。全反式维 A 酸作用于 RARA 可诱导带有 t（15;17）（q22；q21）/PML-RARA 的 APL 细胞分化成熟，故选 A。羟基脲作为细胞特异性化疗药，起效快，多用于慢性粒细胞白血病的治疗，不选 B。1, 25-（OH）$_2$-D_3 的作用为升高血钙、血磷，缓解体内缺钙，并没有诱导细胞分化治疗 APL 的作用，不选 C。阿糖胞苷为中枢神经系统白血病（CNSL）鞘内注射化疗药与非 APL（预后良好组）首选的大剂量基础化疗药，不选 D。高三尖杉酯碱用于诱导治疗 AML，不选 E。

3. 【答案】B 　　　　　　　　　　　　【难度系数】★

【解析】① I：去甲氧柔红霉素；A：阿糖胞苷；D：柔红霉素；H：高三尖杉酯碱。②急性髓系白血病（AML）→IA、DA、HA（除 M_3），故选 B。急性淋巴细胞白血病诱导缓解治疗基础用药是 VP，不选 A。CHOP 方案（环磷酰胺+多柔比星+长春新碱+泼尼松）一直是治疗非霍奇金淋巴瘤（NHL）的标准方案，不选 C。COPP 是治疗淋巴瘤的化疗方案，不选 D。MP 是治疗多发性骨髓瘤的化疗方案，不选 E。

题型 A2 型题

1. 【答案】D 　　　　　　　　　　　　【难度系数】★★★

【解析】①发热、出血、贫血和胸骨压痛提示急性白血病。②血液检查：Hb 105 g/L，WBC $2.0×10^9$/L，分类可见幼稚细胞，PLT $35×10^9$/L。综上所述，故选 D。

【破题思路】①再生障碍性贫血=贫血+出血+感染+三系减少，网织红细胞下降+肝脾不大。②脾功能亢进=脾大+贫血。③巨幼细胞贫血=面色发黄+舌乳头萎缩，食欲减退+神经系统症状（肢体麻木、震颤），全身可有瘀点、瘀斑。④急性白血病=骨髓增生活跃+三系功能低下（原始或幼稚白细胞升高）。⑤阵发性睡眠性血红蛋白尿=酸溶血试验（Ham 试验）、糖水试验、尿含铁血黄素试验阳性。

2. 【答案】E 　　　　　　　　　　　　【难度系数】★★

【解析】35 岁男性患者，牙龈出血、皮肤瘀斑，间断鼻出血 10 天为出血表现，Hb 64g/L 提示贫血，白细胞增高，PLT 减低。骨髓细胞学检查：骨髓增生明显活跃，成堆 Auer 小体见于急性粒细胞白血病，MPO 染色（+）见于急性粒细胞白血病，强阳性多见于急性早幼粒细胞白血病，故患者最可能的诊断是 AML-M_3。早幼粒细胞白血病细胞通常表达 CD13、CD33 和 CD117，不表达 HLA-DR 和 CD34，还可表达 CD9，故选 E。

3. 【答案】D 　　　　　　　　　　　　【难度系数】★★★★★

【解析】31 岁女性患者，发热伴乏力，牙龈出血 1 周，Hb 100 g/L 提示贫血，白细胞减低。骨髓增生极度活跃，可见 Auer 小体见于急性粒细胞白血病。MPO 染色（+）见于急性粒细胞白血病，强阳性多见于急性早幼粒细胞白血病。PAS 染色（−）见于急性粒细胞白血病或急性单核细胞白血病。NES 染色（+）见于急性粒细胞白血病或急性单核细胞白血病，且不被氟化钠抑制见于急性粒细胞白血病。流式细胞术免疫表型：CD34（+），CD33（+）（AML-M_3 表达 CD33，不表达 CD34）。故患者最可能的诊断是 AML-M_3，故选 D。AML-M_4、AML-M_5 表现为牙龈增生、肿胀，不选 A、C。AML-M_6 MPO 染色（−），不选 B。Auer 小体弱（+）、CD34（+），不选 E。

【破题思路】①过氧化物酶（POX）——AML 阳性。②糖原 PAS 反应——ALL 阳性。③非特异性酯酶（NSE）——急性单核细胞白血病 M_5（+）。

4.【答案】C　　　　　　　　　【难度系数】★★★★

【解析】青年男性，骨髓细胞学检查见分类不明的原始、幼稚细胞占 0.82，故诊断为白血病；细胞非特异性酯酶染色主要用于急性单核细胞白血病和急性粒细胞白血病的鉴别，不选 A。糖原染色主要用于鉴别急性白血病类型，不选 B。流式细胞术检查是根据细胞表面标记不同，使用相应抗体将细胞分类，即免疫分型，是鉴别细胞来源最准确的方法，故选 C。细胞髓过氧化物酶染色对急性粒细胞白血病与急性淋巴细胞白血病的鉴别最有价值，不选 E。

5.【答案】E　　　　　　　　　【难度系数】★★★★

【解析】35 岁女性，发热、牙龈出血，左侧颈部触及肿大淋巴结，质韧，无压痛，胸骨压痛（+），脾肋下 2cm（符合急性淋巴细胞白血病表现）。骨髓细胞学检查示：大的原始细胞占 0.80，细胞大小均一，胞质内可见明显空泡，PAS 细胞（+），其余细胞系受抑（符合 L_3 型急性淋巴细胞白血病）。故该患者最可能的诊断是急性淋巴细胞白血病（L_3），故选 E。急性髓细胞白血病糖原染色常阴性，非特异性酯酶常呈阳性，不选 A。急性淋巴细胞白血病（L_1）原始和幼淋巴细胞以小细胞为主，不选 B。急性细胞白血病（M_2）原始细胞占骨髓非红系有核细胞的 30%~89%，其他粒细胞≥10%，单核细胞＜20%，不选 C。急性淋巴细胞白血病（L_2）原始和幼淋巴细胞以大细胞为主，不选 D。

6.【答案】B　　　　　　　　　【难度系数】★★★★

【解析】青年女性，发热、皮肤出血点+贫血貌，四肢皮肤散在出血点，胸骨压痛（+）+脾肋下 1cm+骨髓细胞学检查见原始细胞占比 0.90，细胞化学染色：MPO（−），PAS（+），骨髓染色体检查为正常核型，该患者最可能的诊断为急性淋巴细胞白血病，该患者应首选的治疗是应用 VDLP 方案进行诱导缓解治疗，故选 B。全反式维 A 酸口服液是治疗 APL 的缓解诱导方案，不选 A。甲磺酸伊马替尼口服主要是治疗慢性髓系白血病的第一代酪氨酸激酶抑制剂，不选 C。DA 方案化疗是治疗急性髓系白血病的方案，不选 D。环孢素口服一般不用于白血病的治疗，不选 E。

7.【答案】A　　　　　　　　　【难度系数】★★★★

【解析】①急性白血病：贫血、出血、感染+胸骨痛+肝脾肿大；② Auer 小体，MPO 染色为弱阳性提示急性单核细胞白血病。综上所述，故选 A。急性早幼粒细胞白血病：早幼粒细胞≥30%；急性粒-单核细胞白血病：粒细胞≥20%+单核细胞≥20%+原始细胞≥30%；急性单核细胞白血病：单核细胞＞80%（与 M_4 区别→单核比例）；急性红白血病：主要是幼红细胞增多≥50%。

【破题思路】

项目	急性淋巴细胞白血病	急性粒细胞白血病	急性单核细胞白血病
髓过氧化物酶（MPO）	（−）	分化差的原始细胞（−）~（+） 分化好的原始细胞（+）~（+++）	（−）~（+）
糖原染色（PAS）	（+） 成块或粗颗粒	（−）~（+） 弥漫性淡红色或细颗粒状	（−）或（+），弥漫性淡红色或细颗粒状
非特异性酯酶（NSE）	（−）	（−）~（+） NaF 抑制＜50%	（+），NaF 抑制≥50%

8.【答案】E　　　　　　　　　【难度系数】★★★

【解析】①根据题干可知道 VDLP 化疗方案用于急性淋巴细胞白血病治疗；② G-CSF 可缩短粒细胞缺乏期，用于 ALL、老年、强化疗法或伴感染的 AML。综上所述，故选 E。输注悬浮红细胞适用于慢性贫血、急性失血、老人、小孩、妊娠妇女，故不选 A。题干中白细胞不高不需要进行抗生素控制感染，故不选 B。输注新鲜血浆：血浆+全部凝血因子，可以扩容也可以补充稳定的凝血因子，故不选 C。输入浓缩血小板适用于血小板减少或者功能障碍，贫血及血栓性血小板减少性紫癜为禁忌，故不选 D。

9.【答案】C 【难度系数】★★★

【解析】①该患者有贫血、发热、出血、胸骨压痛的症状，骨髓中原始细胞比例超过30%，诊断为急性白血病；②髓过氧化物酶染色（—）、非特异性酯酶染色（—），可进一步诊断为急性淋巴细胞白血病；③对其治疗成人常用VDLP方案。综上所述，故选C。

10.【答案】D 【难度系数】★★

【解析】①患者发热、鼻出血3天，骨髓原始细胞占0.65，应考虑为急性白血病；②全身浅表淋巴结肿大及肝脾大考虑淋巴性白血病的可能性最大；③骨髓细胞学检查：骨髓原始细胞占0.65，过氧化物酶（—），非特异酯酶染色（—），确诊急性淋巴细胞白血病。综上所述，故选D。

11.【答案】C 【难度系数】★★★

【解析】患者病情提示为急性白血病，MPO和NSE均阴性提示为急性淋巴细胞白血病（ALL），长春新碱和泼尼松组成的VP方案是ALL诱导缓解治疗的基本方案，故选C。

题型 A3/A4型题

1.【答案】E 【难度系数】★★★

【解析】该病人发病急，血中白细胞明显增多，原始细胞比例显著增加，应考虑急性白血病。体检中应特别注意是否有胸骨压痛，胸骨压痛为白血病细胞增殖浸润的表现，故选E。

2.【答案】E 【难度系数】★★★

【解析】为明确诊断应做的检查是骨髓涂片细胞学检查，有助于进一步确诊，故选E。

（3~5题共用解析）

3.【答案】A 4.【答案】B 5.【答案】B 【难度系数】★★★

【解析】①患者三系细胞减少并伴有大量幼稚细胞，考虑为白血病，此外胞质有大小不等颗粒及成堆棒状小体，过氧化物酶染色强阳性，故诊断为急性早幼粒细胞白血病（M₃），故第3题选A。②异常早幼粒细胞含有促凝物质，大量早幼粒细胞在血管中淤滞、浸润，细胞被破坏后释放到血液中容易诱发DIC，故第4题选B。巨脾常见于慢性粒细胞白血病，不选A。严重感染可见于各型白血病，不选C。中枢神经系统受侵犯常见于急性淋巴细胞白血病，不选D。齿龈肿胀常见于急性粒-单核细胞白血病、急性单核细胞白血病，不选E。③急性早幼粒细胞白血病（M₃）治疗首选全反式维甲酸，故第5题选B。

（6~7题共用解析）

6.【答案】D 7.【答案】A 【难度系数】★★★

【解析】患者有三系细胞减少的症状（牙龈出血、发热、贫血），并伴有浸润现象（胸骨有压痛），首先考虑急性白血病，故第6题选D。患者PLT 16×10⁹/L，远小于正常值，导致该患者死亡的最可能原因是颅内出血，故第7题选A。

题型 B1型题

（1~2题共用解析）

1.【答案】D 2.【答案】C 【难度系数】★★★★★

【解析】考查白血病的分型。急性早幼粒细胞白血病表现为髓过氧化物酶（+++）、糖原染色（—）；急性单核细胞白血病表现为非特异性酯酶（+），可被氟化钠抑制。故第1题选D，第2题选C。

（3~4题共用解析）

3.【答案】C 4.【答案】B 【难度系数】★★★★★

【解析】在各种类型急性白血病中，急性淋巴细胞白血病最常发生中枢神经系统白血病，故第3题选C。急性早幼粒细胞白血病易并发凝血异常而出现全身广泛性出血，即DIC，出血可发生在全身各部位，以皮肤瘀点、瘀斑、鼻出血、牙龈出血、月经过多为多见，故第4题选B。急性单核细胞白血病最常发生牙龈增生、肿胀。

（5~6题共用解析）

5.【答案】A 6.【答案】E 【难度系数】★★★

【解析】急性早幼粒细胞白血病（M₃）首选的治疗是应用全反式维A酸，故第5题选A。使慢性粒细胞白血病达到血液学缓解首选的治疗是应用羟基脲，故第6题选E。应用干扰素-α可治疗慢性粒细胞白血病;放射治疗是一般肿瘤癌症都需要进行的常规治疗;造血干细胞移植用于治疗急性再障。

二、慢性粒细胞白血病

题型　A1 型题

1. 【答案】B　　　　　　　　　　　　　　【难度系数】★★★

   【解析】慢性粒细胞白血病（CML）是一种发生在早期多能造血干细胞的恶性骨髓增生性疾病。其临床特点之一是脾明显肿大，常呈巨脾，故选 B。

2. 【答案】A　　　　　　　　　　　　　　【难度系数】★★★

   【解析】慢性粒细胞白血病的外周血特点：嗜酸性粒细胞绝对数增高；嗜碱性粒细胞绝对数增高；嗜中性粒细胞绝对数明显增高；单核细胞的百分数降低；中性粒细胞碱性磷酸酶染色强阴性。故选 A。碱性磷酸酶染色强阳性类白血病多见。

3. 【答案】E　　　　　　　　　　　　　　【难度系数】★★★

   【解析】慢性粒细胞白血病（CML）急变期：外周血中原粒细胞＋早幼粒细胞＞30%；骨髓中原始细胞或原淋细胞＋幼淋细胞或原单细胞＋幼单细胞＞20%，原粒细胞＋早幼粒细胞＞50%；出现骨髓外原始细胞浸润。故选 E。

4. 【答案】C　　　　　　　　　　　　　　【难度系数】★★★

   【解析】Ph 染色体阳性见于 95% 的慢性粒细胞白血病，故选 C。

5. 【答案】C　　　　　　　　　　　　　　【难度系数】★★★

   【解析】Ph 染色体阳性是慢性粒细胞白血病与类白血病反应最主要的区别，后者 Ph 染色体为阴性。其他干扰答案均不是主要的区别。骨髓检查有时对二者的区别有一定困难，其特异性不如 Ph 染色体阳性高，故选 C。

6. 【答案】A　　　　　　　　　　　　　　【难度系数】★★★

   【解析】羟基脲为核糖核酸还原酶抑制药，作用迅速，羟基脲治疗慢性粒细胞白血病的中位数存活期比白消安治疗的为长，且急变率也低，故目前为使慢性粒细胞白血病达到血液学缓解的首选药，故选 A。

题型　A2 型题

1. 【答案】A　　　　　　　　　　　　　　【难度系数】★★★

   【解析】CML 慢性期外周血血小板计数多在正常水平，部分患者增多，不选 B。中性粒细胞碱性磷酸酶（NAP）主要存在于成熟阶段的分叶核及杆状核中性粒细胞，其他血细胞均呈阴性反应。慢性粒细胞白血病为造血干细胞的恶性疾病，有粒细胞分化和成熟障碍，尽管外周血粒细胞计数很高，但 NAP 阳性率仍降低，故选 A。CML 慢性期可有正常细胞正常色素性贫血，外周血一般见不到有核红细胞，不选 C。CML 慢性期骨髓象巨核细胞常明显增多，不选 D。骨髓中原粒细胞＋早幼粒细胞＞50%，是急性期的表现，不选 E。

2. 【答案】C　　　　　　　　　　　　　　【难度系数】★★★

   【解析】该患者慢性病程，脾大突出，化验有贫血，WBC 极度升高，Ph 染色体阳性，支持慢性粒细胞白血病的诊断。慢性粒细胞白血病的治疗首选伊马替尼，故选 C。

3. 【答案】C　　　　　　　　　　　　　　【难度系数】★★★

   【解析】根据临床症状、体格检查（脾大）及实验室特点（白细胞明显增高，而血红蛋白正常，血小板正常略偏高），应首先考虑慢性粒细胞白血病的诊断，故选 C。

4. 【答案】A　　　　　　　　　　　　　　【难度系数】★★★

   【解析】38 岁男性患者，脾大，血白细胞明显增高，分类示中幼粒及晚幼粒细胞为主，而中性粒细胞碱性磷酸酶活性减低，符合慢性粒细胞白血病诊断。慢性粒细胞白血病药物治疗首选伊马替尼或羟基脲，故选 A。

题型　A3/A4 型题

1. 【答案】D　　　　　　　　　　　　　　【难度系数】★★★

   【解析】35 岁男性患者，纳差、腹胀，脾肋下 8.5cm，质硬，提示脾大。Hb 100g/L 提示贫血，WBC $67.7×10^9$/L［正常（4~10）$×10^9$/L，慢性粒细胞白血病白细胞常明显增多，可达 $100×10^9$/L］增多，可见原始细胞及幼稚细胞：原始细胞 0.02，早幼粒细胞 0.02，中幼粒细胞 0.08，分叶核粒细胞 0.37，L 0.04，

M 0.01，PLT 增多。符合慢性粒细胞白血病特点，故诊断为慢性粒细胞白血病，选 D。急性早幼粒细胞白血病患者有发热、出血、淋巴肿大表现，肝脾肿大为轻至中度。巨幼细胞贫血可见红细胞大小不等、中央淡染区消失。骨髓纤维化白细胞增多，不超过 $30×10^9/L$，红细胞形态异常，泪滴状红细胞易见。慢性淋巴细胞白血病常有淋巴结肿大，脾脏轻至中度肿大，血象以淋巴细胞持续性增多为特征，可出现血小板减少和贫血。

2.【答案】B　　　　　　　　　　　　　　【难度系数】★★★

【解析】患者诊断为慢性粒细胞白血病。95% 以上的该病染色体改变是 t（9；22）（q34；q11），故选 B。t（8；21）（q22；q22）为 AML 常见染色体。t（15；17）（q22；q21）常见于 M_3。

3.【答案】A　　　　　　　　　　　　　　【难度系数】★★★

【解析】慢性粒细胞白血病首选药物为羟基脲、伊马替尼，故选 A。亚砷酸、全反式维 A 酸用于急性早幼粒细胞白血病，不选 B。苯丁酸氮芥、糖皮质激素用于慢性淋巴细胞白血病，不选 C。维生素 B_{12}、叶酸用于巨幼细胞贫血，不选 D。沙利度胺、红细胞生成素用于原发性骨髓纤维化的治疗，不选 E。

4.【答案】E　　　　　　　　　　　　　　【难度系数】★★

【解析】青年男性患者，乏力、消瘦（代谢亢进症状）、腹胀 4 个月，查体：肝肋下 1cm，脾肋下 8cm（脾大为慢性粒细胞白血病显著特征）。实验室检查：血 Hb110g/L，WBC $96.0×10^9/L$（白细胞数明显增高），骨髓细胞 Ph 染色体阳性（95% 以上的 CML 细胞中出现 Ph 染色体）。综合考虑诊断为慢性粒细胞白血病，故选 E。慢性淋巴细胞白血病多见于 50 岁以上患者，发病缓慢，无自觉症状，多数患者有淋巴结肿大，不选 A。急性淋巴细胞白血病患者有明显的淋巴结肿大，不选 B。肝硬化、门静脉高压症患者有多年病毒性肝炎病史，有明显的腹水、门-腔侧支循环开放表现，不选 C。急性粒细胞白血病患者易并发凝血异常而出现全身广泛出血，不选 D。

【破题思路】记忆技巧：慢粒兄弟脾气大，一枪一马破费城！

5.【答案】E　　　　　　　　　　　　　　【难度系数】★★

【解析】结合患者的病史及临床表现、实验室检查，考虑诊断为慢性粒细胞白血病。现患者白细胞计数明显升高，应首选降白细胞药物，羟基脲为细胞周期特异性化疗药，起效快，用药后两三天白细胞即下降，故选 E。苯丁酸氮芥用于慢性淋巴细胞白血病的治疗，不选 A。长春新碱和泼尼松治疗主要用于 ALL 的诱导缓解治疗，不选 B。柔红霉素和阿糖胞苷用于 AML 的诱导缓解治疗，不选 C。该患者可行脾切除治疗，但不作为首选治疗方法，不选 D。

第三节　骨髓增生异常性肿瘤（助理不考）

题型	A1 型题

【答案】E　　　　　　　　　　　　　　【难度系数】★

【解析】难治性血细胞减少伴多系病态造血（MDS-RCMD）表现为骨髓原始细胞 < 5%、难治性贫血，可见幼稚细胞和外周血血小板减少，故选 E。骨髓增生异常性肿瘤患者的体外集落培养常出现集落形成减少。

题型	A2 型题

1.【答案】D　　　　　　　　　　　　　　【难度系数】★★★

【解析】骨髓增生异常性肿瘤的 FAB 分型，是根据骨髓活检确定的，故选 D。

2.【答案】C　　　　　　　　　　　　　　【难度系数】★★★

【解析】骨髓增生异常性肿瘤分 5 型：难治性贫血（RA）、环形铁幼粒细胞性难治性贫血（RAS）、难治性贫血伴原始细胞增多（RAEB）、难治性贫血伴原始细胞增多转变型（RAEB-t）、慢性粒-单核细胞性白血病（CMML）。患者 Hb 72g/L，提示贫血；WBC $3.5×10^9/L$，分类 N 65%，L 32%，M 3%，PLT $45×10^9/L$，提示两系减少；骨髓增生明显活跃，原始细胞 15%，可见 Auer 小体，提示 RAEB-t 型。其中 Auer 小体是 RAEB-t 型特征性的变化。故选 C。

3.【答案】B　　　　　　　　　　　　　　【难度系数】★★★

【解析】骨髓增生异常性肿瘤的 FAB 分型主要是根据外周血和骨髓中的原始细胞百分数，外周血中原始细胞 < 5%，铁染色结果示细胞外铁（+++），环状铁粒幼细胞占 17%（> 15%），所以根据 FAB 分型最可能的类型是 RAS 型，故选 B。

4.【答案】C 【难度系数】★★★
【解析】可用排除法，患者存在三系细胞同时减少的表现，故可排除特发性血小板减少性紫癜（只有血小板减少）、阵发性睡眠性血红蛋白尿（只有红细胞减少）、慢性失血性贫血（主要丢失的是红细胞）。此外患者骨髓增生活跃，可排除再生障碍性贫血（骨髓增生低下），故只能选骨髓增生异常性肿瘤，选C。

第四节　淋巴瘤

题型　A1型题

【答案】B 【难度系数】★★
【解析】幽门螺杆菌（HP）感染与胃结外边缘区黏膜相关淋巴组织淋巴瘤（MALT）的发病有关，故选B。HIV感染发生非霍奇金淋巴瘤（NHL）的风险增加100倍以上，多为中枢神经系统淋巴瘤；EBV感染多与淋巴增殖性疾病有一定关系。

题型　A2型题

1.【答案】E 【难度系数】★★★★★
【解析】老年男性，淋巴结病理检查诊断为血管免疫母细胞T细胞淋巴瘤，是非霍奇金淋巴瘤，进展较快，应采用以化疗为主的化放疗结合的综合治疗，故选E，余均为二线治疗。

2.【答案】D 【难度系数】★★★★
【解析】①颈部和右侧腹股沟区可触及数枚肿大淋巴结，最大3 cm×2 cm（提示横膈两侧淋巴结受侵）；②肝肋下未触及，脾肋下2 cm，提示侵袭脾脏；③有发热症状且体温＞38℃，提示为B组。综上所述，故选D。

题型　A3/A4型题

1.【答案】C 【难度系数】★★★
【解析】有临床表现是B组，无症状是A组。诊断B组的三大特点：发热38℃以上，而且无感染原因；半年内体重下降＞10%；盗汗。故选C。

2.【答案】A 【难度系数】★★
【解析】胸、腹部CT是判断淋巴瘤临床分期的首选检查，故选A。

3.【答案】B 【难度系数】★★★
【解析】题干中该患者淋巴结活检确诊为弥漫性大B细胞淋巴瘤，其首选的治疗方案是R-CHOP，故选B。

4.【答案】B 【难度系数】★★★
【解析】淋巴瘤＝无痛性颈部、锁骨上淋巴结肿大；骨髓增生异常性肿瘤＝三系减少＋病态造血＋原始细胞＜30%（题眼：骨髓增生活跃＋网织红细胞0.001）。根据题干描述，选B。

5.【答案】E 【难度系数】★
【解析】根据患者临床表现及实验室检查，诊断为淋巴瘤，为确诊首选的辅助检查是淋巴结活检，故选E。

6.【答案】A 【难度系数】★
【解析】查Coombs试验阳性，提示合并自身免疫性溶血性贫血可能性大，治疗首选糖皮质激素，故选A。促红细胞生成素（EPO）常用于肾性贫血。

题型　B1型题

（1~2题共用解析）

1.【答案】B　2.【答案】A 【难度系数】★★★★
【解析】①边缘淋巴瘤：染色体t（11；18）异常，免疫标志CD5，属于B细胞淋巴瘤，属于惰性淋巴瘤，故第2题选A。②间变性大细胞淋巴瘤属于T细胞淋巴瘤，故第1题选B。③Burkitt淋巴瘤：染色体t（8；14）异常，免疫标志CD20。④弥漫性大B细胞淋巴瘤：染色体t（3；14）异常，免疫标志CD20，属于B细胞淋巴瘤。⑤套细胞淋巴瘤：染色体t（11；14）异常，免疫标志CD5，属于B细胞淋巴瘤。

第五节 多发性骨髓瘤

题型　A2 型题

【答案】A　　　　　　　　　　　　【难度系数】★★★

【解析】老年女性，乏力，胸痛+轻度贫血貌，双侧肋骨有局部压痛+实验室检查+贫血及肾功能损害，均支持多发性骨髓瘤，且骨髓细胞学检查示骨髓中幼浆细胞占 0.45（骨髓中幼浆细胞＞30%）。综上所述，该病人诊断为多发性骨髓瘤，最重要的检查应是血、尿免疫固定电泳，其标准满足血清中 M 蛋白 IgG＞35g/L、IgA＞20 g/L 或尿本周蛋白＞1 g/24 h 即可诊断，故选 A。血清 β_2 微球蛋白测定无法检测血中的免疫轻链，不选 B。尿常规无法检测血中的免疫轻链，不选 C。尿本周蛋白测定可用于辅助检查，但无法确诊多发性骨髓瘤，不选 D。血沉检测一般用于炎症性疾病活动期，不选 E。

题型　A3/A4 型题

1.【答案】B　　　　　　　　　　　　【难度系数】★★★

【解析】老年男性，水肿、蛋白尿+实验室检查示贫血及肾功能损害+大量蛋白尿且以小分子蛋白为主，考虑为本周蛋白。综上所述，该病人考虑为多发性骨髓瘤，故选 B。

2.【答案】C　　　　　　　　　　　　【难度系数】★★★

【解析】患者考虑为多发性骨髓瘤，所以最重要的检查应是血、尿免疫固定电泳，其标准满足血清中 M 蛋白 IgG＞35 g/L、IgA＞20 g/L 或尿本周蛋白＞1 g/24 h 即可确诊，余均无法确诊多发性骨髓瘤。故选 C。

3.【答案】A　　　　　　　　　　　　【难度系数】★★★

【解析】患者考虑为多发性骨髓瘤，其最重要检查是血、尿免疫固定电泳，故选 A。

4.【答案】C　　　　　　　　　　　　【难度系数】★★★★

【解析】①Ⅰ期满足以下所有条件：a.血红蛋白＞100g/L；b.血清钙≤2.65mmol/L；c.骨骼X线片：骨骼结构正常或骨型孤立性浆细胞瘤；d.血清或尿骨髓瘤蛋白产生率低。②Ⅱ期：不符合Ⅰ期和Ⅲ期的所有病人。③Ⅲ期满足以下一个或多个条件：a.血红蛋白＜85g/L；b.血清钙＞2.65mmol/L；c.骨骼检查中溶骨病变大于3处；d.血清或尿骨髓瘤蛋白产生率高。亚型：看肌酐清除率和肾功能。综上所述，故选 C。

5.【答案】D　　　　　　　　　　　　【难度系数】★★★★

【解析】多发性骨髓瘤最常见的类型为 IgG 型，约占 50%，故选 D。

第六节　白细胞减少症和粒细胞缺乏症

题型　A1 型题

【答案】D　　　　　　　　　　　　【难度系数】★★

【解析】中性粒细胞破坏或消耗过多主要见于：①免疫性因素：各种自身免疫性疾病（不选 A）、某些感染如慢性肝炎。②非免疫性因素：严重细菌感染、败血症、病毒感染或脾功能亢进（不选 B、C、E）。巨幼细胞贫血为维生素 B_{12} 和叶酸缺乏导致 DNA 合成受阻，可造成无效造血及髓内溶血，故选 D。

题型　B1 型题

（1~2 题共用解析）

1.【答案】B　　2.【答案】A　　　　【难度系数】★★

【解析】Felty 综合征是指类风湿关节炎患者伴有脾大、中性粒细胞减少，类风湿关节炎是全身性免疫性疾病，因此由免疫机制引起中性粒细胞减少的疾病为 Felty 综合征，故第 1 题选 B。假性粒细胞减少指中性粒细胞转移至边缘池导致循环池的粒细胞相对减少，但粒细胞总数不减少，见于异体蛋白反应、内毒素血症等，故第 2 题选 A。低增生性白血病是指急性白血病呈现有核细胞减少的骨髓象时，骨髓象呈增生减低，原始细胞占 30% 以上，不选 C。巨幼细胞贫血是叶酸或维生素 B_{12} 缺乏导致细胞核脱氧核糖核酸合成障碍所导致的贫血，重者可有全血细胞减少，不选 D。骨髓增生异常性肿瘤是一组起源于造血干细胞，以血细胞病态造血，高风险向急性髓系白血病转化为特征的难治性血细胞质、量异常性疾病，不选 E。

（3~4题共用解析）
3.【答案】B 4.【答案】A 【难度系数】★★★★
【解析】①白细胞减少症是指外周血白细胞计数持续低于 $4.0\times10^9/L$，故第3题选B；②低于 $1.5\times10^9/L$ 为中性粒细胞减少症；③低于（$0.5\sim1.0$）$\times10^9/L$ 为粒细胞缺乏症，故第4题选A。

第七节　出血性疾病

一、出血性疾病概述

题型　A1型题

1.【答案】C 【难度系数】★★★
【解析】一般认为，皮肤出血点、黏膜出血点、紫癜等多为血管及血小板异常所致；而深部血肿、关节出血等则提示可能与凝血障碍等有关。综上所述，故选C。

2.【答案】C 【难度系数】★★★
【解析】特发性血小板减少性紫癜是自身血小板抗体的产生，导致血小板破坏过多，不选A。白血病是白血病细胞抑制骨髓造血功能，而导致血小板生成减少，不选B。弥散性血管内凝血病因多种多样，主要原因是血液内凝血机制被弥散性激活，凝血因子及血小板的消耗引起全身性出血倾向，故选C。病毒感染会抑制骨髓造血，会引起轻度血小板减少，不选D。再生障碍性贫血是骨髓造血功能低下导致血小板数量减少，不选E。

3.【答案】E 【难度系数】★★★
【解析】血液凝固过程中形成的纤维蛋白被分解液化的过程，称纤维蛋白溶解。纤溶活性异常增强，即纤溶亢进。血纤维蛋白溶酶作用于纤维蛋白原或纤维蛋白，能将其多肽链的赖氨酸结合部位切断使之溶解，由此产生的分解产物为FDP。故属于纤溶异常的实验室检查是血FDP测定，故选E。血vWF是一种重要的血浆成分，参与止血作用，不选A。血栓素是前列腺素中的一种，由血小板产生，具有血小板凝聚及血管收缩作用，参与止血，不选B。血PC是机体一种重要的依赖维生素K生理性抗凝蛋白，不选C。TAT中文名称为凝血酶-抗凝血酶Ⅲ复合物。TAT作为血液中的凝血酶生成的标志，临床意义同FPA（是反映体内凝血活性及纤维蛋白最终形成血栓的可靠指标），不选D。

题型　A2型题

1.【答案】D 【难度系数】★★★
【解析】出血时间（BT）正常参考值1~3分钟；凝血时间（CT）正常参考值4~12分钟，<4分钟为高凝，>12分钟为低凝。CT延长见于：①血友病、凝血酶原或纤维蛋白原明显缺乏时；②抗凝物质增多时；③抗凝药物，如肝素等的应用时。此患者出血时间及凝血酶原时间正常，而凝血时间延长，考虑凝血酶生成障碍，故选D。

2.【答案】D 【难度系数】★★★
【解析】血管性血友病分遗传性（常染色体不完全显性遗传）和获得性两种。遗传性患者自幼发生出血倾向、出血时间延长、血小板黏附性降低，故选D。维生素K缺乏多存在基础病因。血友病出血时间多正常。过敏性紫癜除出血时间可能延长外，其他均为正常。遗传性出血性毛细血管扩张症的血小板计数及功能、凝血相关检查多在正常范围。

3.【答案】D 【难度系数】★★★
【解析】血管壁缺陷是全身血管病变，心脏检查应该能发现动脉瘤，不选A；当出现B、C选项的病变时，皮肤都有出血点和瘀斑，故不选B、C；凝血功能障碍时，当有出血则不易止血，而皮肤无出血点和瘀斑表现，故选D；E选项不会出现拔牙后出血不止的情况，排除E。

4.【答案】C 【难度系数】★★★
【解析】该患者有出血倾向，血小板减少，凝血指标异常，3P试验阳性，诊断为DIC，肝素治疗选用APTT为实验室监测指标，使APTT测定值维持在正常对照值的1.5~2.5倍，故选C。

5.【答案】E 【难度系数】★★★★
【解析】血小板 $130\times10^9/L$ 在正常范围内，PT11秒（正常对照13秒），APTT65秒（正常对照38秒）；男性病人，有或无家族史，小型手术后有出血不止，判断血友病B。血友病B主要缺乏Ⅸ因子，故选E。

| 题型 | **B1 型题** |

1.【答案】D 【难度系数】★★★
【解析】血友病 A 又称 FⅧ缺乏症，血友病 B 又称 FⅨ缺乏症，血友病患者主要缺乏Ⅷ因子和Ⅸ因子，故选 D。

2.【答案】C 【难度系数】★★★
【解析】肠切除术后肠瘘长期禁食患者，导致维生素 K 吸收障碍。维生素 K 与凝血因子Ⅱ、Ⅶ、Ⅸ、Ⅹ密切相关，故选 C。

二、过敏性紫癜

| 题型 | **A1 型题** |

1.【答案】C 【难度系数】★★★
【解析】过敏性紫癜包括单纯型（紫癜型）、腹型（Henoch 型）、关节型（Schönlein 型）、肾型、混合型及其他。其中单纯型紫癜最为常见，主要表现为皮肤紫癜，局限于四肢，尤其是下肢及臀部，紫癜常成批反复发生，对称分布，可同时伴发皮肤水肿、荨麻疹，可在 7~14 日后逐渐消退。其他选项不具备对称性紫癜伴荨麻疹的特点，故选 C。

2.【答案】D 【难度系数】★★★
【解析】关节型过敏性紫癜除皮肤紫癜外，关节部位血管受累常可出现关节肿胀、疼痛、压痛和功能障碍。关节型过敏性紫癜多见于膝、踝、肘及腕关节。上述关节症状可反复发作，疼痛有时可呈游走性，故选 D。关节症状一般在数月内消失，无后遗症或关节畸形。

3.【答案】E 【难度系数】★★★
【解析】过敏性紫癜本质是免疫介导的全身性血管炎症，Henoch 型过敏性紫癜就是过敏性紫癜的腹型，除皮肤紫癜外，因消化道黏膜及腹膜脏层毛细血管受累而产生一系列消化道症状及体征，如恶心、呕吐、呕血、腹泻及黏液便、便血，故选 E。

| 题型 | **A2 型题** |

1.【答案】C 【难度系数】★★★
【解析】50%~70% 的免疫性血小板减少性紫癜患者血浆和血小板表面可检测到血小板膜糖蛋白特异性自身抗体，题干有口腔溃疡表现，且明确提问为除外继发性疾病，因此为除外系统性红斑狼疮继发免疫性血小板减少性紫癜，应首选 SLE 特异性检查抗核抗体谱测定，故选 C。

2.【答案】A 【难度系数】★★★
【解析】过敏性紫癜肾炎病理学表现和 IgA 肾病较为相似，但是前者有典型的肾外表现，如皮肤紫癜、关节肿痛、腹痛及黑便等，故选 A。

3.【答案】E 【难度系数】★★★
【解析】题干提示患者为过敏性紫癜，系血管损害所致，分为单纯型、关节型、肾型和混合型。因非骨髓异常所致，故选 E，排除 A、B、C、D 选项。

4.【答案】E 【难度系数】★★★
【解析】根据反复出现皮肤瘀点瘀斑，皮疹以臀部及双下肢为主，双侧对称，同时有腹部、关节、肾脏受累，可诊断为过敏性紫癜肾炎。该患者的临床表现符合上述特点，故选 E。

| 题型 | **A3/A4 型题** |

1.【答案】B
【解析】青少年患者，血常规示凝血时间正常，可排除血友病，不选 A；血小板计数正常［正常值（100~300）×10^9/L］，排除免疫性血小板减少症、血小板无力症、急性白血病，不选 C、D、E；过敏性紫癜常表现为四肢皮肤对称性紫癜，成批反复发生，可有腹痛（如腹型）、关节痛（如关节型）等，故选 B。

2.【答案】D 【难度系数】★★
【解析】过敏性紫癜为血管变态反应性出血性疾病，主要病变为血管损害，血管内有形成分（血小板、凝血因子）无明显异常，故毛细血管脆性试验阳性，故选 D；而血小板数量和功能检查均正常，不选 C；

活化部分凝血活酶时间多用于反映内源性凝血系统凝血活性，不选A；骨髓细胞学检查、骨髓细胞染色体检查多用于白血病检测，故不选B、E。

3.【答案】E　　　　　　　　　　　　　　【难度系数】★★
【解析】过敏性紫癜患者治疗可选用抗组胺药（异丙嗪）、改善血管通透性药物（芦丁）及糖皮质激素（泼尼松）。糖皮质激素尤其适用于关节肿痛、严重腹痛合并上消化道出血及有急性肾炎或急性肾病综合征等严重肾脏疾病的患者；该患者表现为腹痛及关节痛3天及粪隐血（+），故选E。

三、特发性血小板减少性紫癜

题型　A1型题

1.【答案】A　　　　　　　　　　　　　　【难度系数】★★★
【解析】特发性血小板减少性紫癜（ITP），属于自身免疫性血小板减少性紫癜，为最常见的一种血小板减少性紫癜，特点为血小板寿命缩短，骨髓巨核细胞增多但成熟障碍，血小板更新率加速。实验室检查血小板计数明显减少，形态大多正常，但生存时间缩短，故选A。

2.【答案】D　　　　　　　　　　　　　　【难度系数】★★★
【解析】ITP时骨髓中巨核细胞正常或增多，但成熟障碍，不选C。切脾对ITP有一定效果是由于脾内大量血小板被破坏，脾一般不大，不选E，故选D。

3.【答案】A　　　　　　　　　　　　　　【难度系数】★★★
【解析】特发性血小板减少性紫癜分急性型和慢性型。急性型可表现为皮肤、黏膜出血（表现为全身皮肤瘀点、瘀斑），严重者可有血疱及血肿形成。鼻出血、牙龈出血、口腔黏膜出血常见，损伤部位可渗血不止或形成瘀斑。可有内脏出血（呕血、黑便、咯血、尿血、阴道出血等）。慢性型可表现为皮肤黏膜出血。严重内脏出血较少见，但月经过多常见。不出现肌肉出血（多见于凝血因子障碍），故选A。

4.【答案】E　　　　　　　　　　　　　　【难度系数】★★★
【解析】ITP慢性型可表现为皮肤黏膜出血。严重内脏出血较少见，但月经过多常见。故慢性ITP时因失血常表现为缺铁性贫血，因此血清铁蛋白降低，故选E。

5.【答案】C　　　　　　　　　　　　　　【难度系数】★★★
【解析】支持ITP诊断：①广泛出血累及皮肤、黏膜及内脏；②多次检验血小板计数减少；③脾不大或轻度肿大；④骨髓巨核细胞增多或正常，有成熟障碍；⑤具备下列五项中任何一项：a.泼尼松治疗有效；b.脾切除治疗有效；c.PAIg（血小板相关抗体）阳性；d.PAC3（血小板相关补体）阳性；e.血小板生存时间缩短。凝血障碍常规凝血试验阳性的发现率低，靠凝血酶原时间（PT）。活化部分凝血活酶时间（APTT）及血小板计数，识别严重凝血异常的也仅占0.2%。故选C。

6.【答案】A　　　　　　　　　　　　　　【难度系数】★★★
【解析】糖皮质激素一般情况下为首选治疗，近期有效率为80%左右，常用泼尼松，分次或顿服，待血小板升至正常或接近正常后，逐步减量，最后以5~10 mg/d维持治疗，持续3~6个月。如停药后复发，再用药仍然有效。故选A。

题型　A2型题

1.【答案】A　　　　　　　　　　　　　　【难度系数】★★★
【解析】中年女性，皮肤出血点伴月经量增多，提示出血倾向，血常规Hb 100g/L提示贫血，PLT 23×10⁹/L提示血小板减少，骨髓细胞学检查巨核细胞增多伴成熟障碍为ITP的骨髓表现，故考虑诊断为特发性血小板减少性紫癜，治疗首选为糖皮质激素，故选A。输注血小板，为急症的处理首选，不选B。长春新碱是免疫抑制剂，为二线治疗药物，不是首选治疗措施，不选C。脾切除用于糖皮质激素治疗无效、病程迁延6个月以上等情况，不选D。雄激素为血小板生成药，是二线治疗用药，不选E。

2.【答案】B　　　　　　　　　　　　　　【难度系数】★★
【解析】①Hb 110g／L，WBC 4.0×10⁹／L，PLT 10×10⁹／L，提示血小板严重减少，而红细胞、白细胞正常；②产板型巨核细胞1个，提示产板型巨核细胞明显减少；③脾脏不大。首先考虑特发性血小板减少性紫癜。综上所述，故选B。
【破题思路】①急性白血病＝骨髓增生活跃＋三系功能低下（原始或幼稚白细胞升高）。②特发性血小板减少性紫癜＝血小板减少＋四肢紫癜。③再生障碍性贫血＝贫血＋出血＋感染＋三系减少，网织红细胞下降＋肝脾不大，再障与CD8$^+$T有关。④骨髓增生异常性肿瘤＝三系减少＋病态造血＋原始细胞＜30%。⑤巨幼细胞贫血＝肝脾肿大＋皮肤蜡黄＋肢体舌头有震颤／神经发育倒退。⑥过敏性紫癜＝毛细血管脆性试验阳性＋下肢紫癜＋血小板正常。

题型	A3/A4 型题

1.【答案】B　　　　　　　　　　　　　　　　【难度系数】★★★

　　【解析】①Hb降低（贫血）＋四肢和胸部皮肤散在出血点（出血）＋产板型巨核细胞为0个＝ITP；②骨髓细胞学检查：颗粒型巨细胞1.5 cm×2.0 cm。综上所述，故选B。

2.【答案】C　　　　　　　　　　　　　　　　【难度系数】★★★

　　【解析】①治疗首选：糖皮质激素；②次选：脾切除。综上所述，故选C。

四、弥散性血管内凝血

题型	A1 型题

1.【答案】B　　　　　　　　　　　　　　　　【难度系数】★★★

　　【解析】维生素K为促凝血药物，可影响凝血因子Ⅱ、Ⅶ、Ⅸ、Ⅹ的活化生成，缺乏时可导致凝血异常。维生素K缺乏时，凝血酶原时间（PT）、凝血时间（CT）、凝血酶原时间国际正常化比值（INR）、激活的部分凝血活酶时间（APTT）都延长，不选A、C、D、E。纤维蛋白降解产物（FDP）不变，FDPs阳性或增高见于原发性纤溶和继发性纤溶，后者如DIC、恶性肿瘤、急性早幼粒细胞白血病、肺血栓栓塞症等，故选B。

2.【答案】A　　　　　　　　　　　　　　　　【难度系数】★★★

　　【解析】弥散性血管内凝血（DIC）是一种发生在多种疾病基础上，由致病因素激活凝血及纤溶系统，导致微血栓形成，凝血因子大量消耗并继发纤溶亢进，引起全身出血及微循环衰竭的临床综合征。病因包括：①细菌感染，特别是革兰氏阴性菌感染；②恶性肿瘤，最常见的为急性早幼粒细胞白血病、淋巴瘤、前列腺癌、胰腺癌、肝癌等；③病理产科（羊水栓塞、感染性流产等）；④手术及创伤；⑤医源性疾病；⑥全身各系统疾病如肺心病、ARDS。其中诱发DIC最常见的病因为革兰氏阴性菌感染，故选A。

3.【答案】C　　　　　　　　　　　　　　　　【难度系数】★★★

　　【解析】DIC是由各种原因通过激活内源性和（或）外源性凝血途径而引起的一种临床出血综合征，严重感染能同时启动内源性和外源性凝血途径引起DIC，而其余仅能启动外源性凝血途径或内源性凝血途径，故选C。

4.【答案】C　　　　　　　　　　　　　　　　【难度系数】★★★

　　【解析】急性型DIC高凝期的患者应首选及早应用肝素，目的是及时阻断凝血因子及血小板形成的高凝状态并阻断其消耗性出血，故选C。输注全血或血浆是错误的。在高凝状态下，提供凝血因子（全血或血浆），会加重DIC的发展，使病情更加恶化。

题型	A2 型题

1.【答案】B　　　　　　　　　　　　　　　　【难度系数】★★★★★

　　【解析】凝血因子FⅧ由肝间质组织等单核巨噬细胞系统合成，在肝病时尽管大多数凝血因子合成减少，活性降低，但由于库普弗细胞功能亢进，导致FⅧ活性增强。而弥散性血管内凝血（DIC）时，由于大量凝血因子消耗，导致FⅧ水平下降。因此，FⅧ活性高低是鉴别严重肝病出血与DIC出血最有价值的实验室检查项目，故选B。FⅧ:C活性测定称为FⅧ促凝活性测定。激活的部分凝血活酶时间（APTT）可反映内源性凝血系统功能，凝血酶原时间（PT）可反映外源性凝血系统功能。凝血酶原、纤维蛋白原测定可反映内源性、外源性共同凝血途径的功能。可见A、C、D、E项检查均涉及凝血因子，而无论严重肝病还是DIC都会影响凝血因子的含量，故不宜作为鉴别点。

2.【答案】D　　　　　　　　　　　　　　　　【难度系数】★★★★

　　【解析】患者畏寒、高热，双肺呼吸音粗，右下肺可闻及湿性啰音，应诊断为肺部感染；患者有引起弥散性血管内凝血（DIC）的基础疾病（肺部感染），有多发性出血倾向（皮肤瘀斑），有休克征象（P 130次／分，BP 85/50 mmHg），有PLT减少（＜100×10^9/L），血浆纤维蛋白原含量降低（＜1.5 g/L），PT延长3秒以上，应诊断为DIC。综上所述，故选D。肺结核不会有休克及血小板减少。脓毒症不会出现血小板减少、纤维蛋白原降低。急性白血病常表现为外周血红系和血小板减少，而白细胞增高，不会出现休克。肺血栓栓塞症常表现为胸痛、呼吸困难、咯血三联征。

题型　**B1 型题**

（1~3 题共用解析）

1.【答案】A　　2.【答案】B　　3.【答案】A　　　　　　　【难度系数】★★★

【解析】DIC 早期首选肝素，禁用凝血因子（血浆），故第 1 题选 A。DIC 消耗性低凝期首选（血浆），禁用肝素，故第 2 题选 B。DIC 纤溶亢进期治疗时禁用肝素，故第 3 题选 A。

五、血友病（助理不考）

题型　**A2 型题**

【答案】D　　　　　　　　　　　　　　　　　　　　　　【难度系数】★★

【解析】该病例自幼出现出血不止，亲属同病，且以深部出血为主，考虑为血友病。血友病分为 A 型（甲）和 B 型（乙），前者多见且出血严重。两者均属于 X 染色体阴性遗传性疾病。A 型缺乏 FⅧ凝血因子；B 型缺乏 FIX 因子。FⅧ因子与 FIX 因子均影响内源性凝血途径，反应内源性凝血途径的检查指标是 APTT，因此延长。其余 PT（外源性凝血途径）等出凝血功能检查均正常。故选 D。

【破题思路】"甲鱼王八"（甲型缺 8 因子）。APTT：8/9/11/12 因子；PT：3/7 因子。

第八节　输血

题型　**A1 型题**

1.【答案】A　　　　　　　　　　　　　　　　　　　　　【难度系数】★★

【解析】储存式自体输血多应用于择期手术者，于术前一个月开始，每 3~4 天采血一次，每次 300~400 mL，直到术前 3 天为止，存储采得的血液以备手术之需，并于术前每日补充维生素 C、叶酸和营养支持。患者需身体状况良好，能顺利进行手术，其血红蛋白水平应至少大于 110 g/L 或血细胞比容 0.34 以上，故选 A。

2.【答案】A　　　　　　　　　　　　　　　　　　　　　【难度系数】★★★

【解析】成分输血对于不同的血液病人有侧重地输入不同的成分，疗效好，治疗确切，不选 B。制备的不同的血液成分有着纯度高、浓度高等优点，更有利于疾病的治疗，不选 C。血液成分相较于全血更加便于保存，不选 D。成分输血也能节约血资源，保护血液资源，不选 E。血液成分的提取和加工处理是一个相对复杂的过程，故选 A。

3.【答案】E　　　　　　　　　　　　　　　　　　　　　【难度系数】★★★★

【解析】实质性器官移植排斥反应按照形态变化及发病机制的不同分为超急性、急性和慢性排斥反应。①超急性：发生在移植后数分钟至数小时，与受者血液循环中已经有供体特异性 HLA 抗体存在或者受者、供者 ABO 血型不符有关；②急性：未经过免疫治疗者本反应多发生在数天后，经过治疗者可发生在数月数年后；③慢性：由急性演变而来。综上所述，故选 E。

4.【答案】A　　　　　　　　　　　　　　　　　　　　　【难度系数】★★★

【解析】成分输血优点：提高疗效、减少输血反应、降低心脏负荷、一血多用。成分输血优点不包括改善血容量，故选 A。

5.【答案】D　　　　　　　　　　　　　　　　　　　　　【难度系数】★★★

【解析】1 单位红细胞是指 200 mL 全血中的全部红细胞。以成年男子为例，总血容量为 5000 mL，含 25 单位红细胞，其血红蛋白数量为 120g/L。故成人每输 1 单位红细胞可提高 Hb 5 g/L（120/25=4.8），故选 D。

6.【答案】C　　　　　　　　　　　　　　　　　　　　　【难度系数】★★★

【解析】目前所采用的全血的保存的条件都是针对红细胞来设计的，但对于白细胞、血小板、凝血因子及免疫球蛋白等其他的血液成分是不合适的，因此在全血的保存过程中，红细胞是保存期内的全血最主要的有效成分，故选 C。

7.【答案】D　　　　　　　　　　　　　　　　　　　　　【难度系数】★★★

【解析】全血在储存时会丢失血小板、粒细胞、不稳定的凝血因子，增加细胞碎屑、钾离子及乳酸等。

因为血小板1天后很少存活，白细胞4天后大多失去功能，粒细胞存活时间则为1天，第V和第Ⅷ因子的保存分别为5天和1天。故选D。

题型	A2型题

1.【答案】C　　　　　　　　　　　　　　【难度系数】★★★

【解析】患再生障碍性贫血，需要反复输血，为减少非溶血性不良反应（发热），应输注去除白细胞的红细胞，故选C。

2.【答案】D　　　　　　　　　　　　　　【难度系数】★★

【解析】中年男性患者，术中输注悬浮红细胞，15分钟后血压下降到70/40mmHg，尿液呈酱油色（血红蛋白尿），为最严重的输血不良反应——急性溶血性输血反应，故选D。严重过敏反应表现为出现荨麻疹、血管神经性水肿、喉头水肿等过敏反应，不选A。输血相关急性肺损伤患者有发热、寒战、呼吸困难、发绀等表现，不选B。细菌污染反应的表现以发热为主，不选C。输血相关循环超负荷表现为心功能不全、左心衰等，为一次大量输血引起，不选E。

3.【答案】D　　　　　　　　　　　　　　【难度系数】★★★

【解析】该患者有过输血过敏史，输血前半小时应同时口服抗过敏药和静脉输注糖皮质激素，对IgA水平低下或检出IgA抗体的病人，应输注不含IgA的血液、血浆或血液制品。如必须输红细胞时，应输洗涤红细胞，故选D。新鲜冰冻血浆适用于多种凝血因子缺乏症、肝胆疾病引起的凝血障碍等，不选A。冷沉淀主要用于血友病A、先天性或获得性纤维蛋白缺乏症，不选B。悬浮红细胞不能避免再次发生过敏反应，不选C。浓缩血小板用于再生障碍性贫血和各种血小板低下的病人，不选E。

4.【答案】B　　　　　　　　　　　　　　【难度系数】★★★

【解析】中年女性，有化疗药的副作用表现（食欲差、疲乏无力，时有恶心），生命体征平稳，血常规示未出现严重的贫血，且白细胞与血小板数量并未达到严重不足的状态。故不予输血并向患者说明理由，故选B。

5.【答案】A　　　　　　　　　　　　　　【难度系数】★★★

【解析】青年男性，患急性白血病半个月，予输注机采血小板1个治疗量治疗后，出现严重吸气性呼吸困难伴喘鸣（符合输血后过敏反应表现）。查体：T 36.8℃，P 115次/分，R 25次/分，BP 85/50 mmHg。故该患者最可能发生的是严重过敏反应，故选A。急性溶血性输血反应是最严重的输血并发症，典型病人输入十几毫升血型不合的血后，立即出现沿输血静脉的红肿及疼痛，寒战、高热、呼吸困难、腰背酸痛、心率加快乃至血压下降、休克，随之出现血红蛋白尿及黄疸，可出现少尿、无尿及急性肾衰竭，不选B。输血相关低血压多为手术中病人出现不明原因的血压下降和手术野渗血，不选C。输血相关移植物抗宿主病（TA-GVHD）表现为发热、皮疹、肝炎、腹泻、骨髓抑制和感染等，不选D。输血相关循环超负荷表现为输血后突发心率加快、呼吸急促、发绀或咳血性泡沫痰，不选E。

6.【答案】D　　　　　　　　　　　　　　【难度系数】★★★★

【解析】超敏反应分为速发型超敏反应和迟发型超敏反应。Ⅰ型超敏反应又称过敏性变态反应或速发型变态反应。常见的Ⅰ型超敏反应有青霉素过敏反应，药物引起的药疹，食物引起的过敏性胃肠炎，花粉或尘埃引起的过敏性鼻炎、支气管哮喘等。Ⅱ型超敏反应又称细胞溶解型变态反应或细胞毒型变态反应。例如血型不符的输血反应、新生儿溶血反应和药物引起的溶血性贫血都属于Ⅱ型超敏反应。Ⅲ型超敏反应又称免疫复合物型变态反应。属于Ⅲ型超敏反应的疾病有链球菌感染后的部分肾小球肾炎，外源性哮喘等。阿尔图斯反应是一种局部的Ⅲ型超敏反应。在反复注射抗原（如狂犬病疫苗、胰岛素）后，局部可出现水肿、出血、坏死等炎症反应。Ⅳ型超敏反应又称迟发型变态反应。综上所述，故选D。

7.【答案】B　　　　　　　　　　　　　　【难度系数】★★★★

【解析】患者输血后出现寒战、高热、腹痛、头痛、呼吸困难，应诊断为急性溶血性输血反应，故选B。循环超负荷多由大量快速输血所致，本例仅输血20分钟，不选D；输血相关移植物抗宿主病常表现为发热、皮疹、肝损害、腹泻、全血细胞减少，不选E。

8.【答案】D　　　　　　　　　　　　　　【难度系数】★★★

【解析】患者为慢性再生障碍性贫血，需要反复输血，最佳的血液成分为去除白细胞的红细胞。去除白细胞的红细胞的适应证：多次妊娠或反复输血已产生白细胞抗体引起发热反应的患者；多次输血者，如再障、重度海洋性贫血；准备器官移植患者。综上所述，故选D。

【破题思路】①悬浮红细胞适应证：慢性贫血、急性失血、老人、小孩、妊娠妇女。②洗涤红细胞适应证：容易过敏患者、自身免疫性溶血性贫血患者、肝肾功能障碍者、高钾血症者。③辐照红细胞适应证：近亲输血者（预防TA-GVHD）。④去除白细胞的红细胞适应证：多次反复输血、器官移植者。⑤浓缩红细胞适应证：心衰患者（循环超负荷）。

9.【答案】E　　　　　　　　　　　　【难度系数】★★★

【解析】在输血中出现皮肤瘙痒、荨麻疹表现，为非溶血性输血反应的过敏反应，处理时应减慢或停止输注；需要时使用抗组胺药、肾上腺素，发生血管神经性水肿时应使用氢化可的松，必要时插管、气管切开以保持呼吸通畅。综上所述，故选E。

10.【答案】D　　　　　　　　　　　　【难度系数】★★★

【解析】在输血期间或输血开始后4小时出现≥1种表现，同时排除诸如溶血性输血反应、细菌污染或导致发热的其他原发病以后，可诊断为非溶血性发热性输血反应（FNHTR）；过敏反应出现在30分钟内；急性溶血性输血反应少量输血和数分钟内可发生；输血相关移植物抗宿主病往往发生在亲属间输血。综上所述，故选D。

11.【答案】B　　　　　　　　　　　　【难度系数】★★★

【解析】①无输血指征；②Hb低于70 g/L、一次性失血大于30%或者血压减低有进行性出血症状才需要输血。综上所述，故选B。

12.【答案】E　　　　　　　　　　　　【难度系数】★★★

【解析】输血相关急性肺损伤是指发生在输注含血浆的血液制品后6小时内，与输血暂时相关的急性肺损伤。患者的症状包括了急性呼吸困难、非心因性肺水肿、血压降低及体温升高1℃以上，且须排除患者本身临床上所表现的心脏或呼吸系统症状。综上所述，故选E。

13.【答案】B　　　　　　　　　　　　【难度系数】★★★

【解析】辐照血主要是血液经过一定剂量射线照射处理后输给患者的全血或者成分血，灭活其中具有免疫活性的淋巴细胞，保持其他细胞的功能活性，预防输血相关性移植物抗宿主病的发生。根据题干所述，故选B。单采血小板适用于血小板减少或功能障碍，贫血及血栓性血小板减少性紫癜为禁忌。辐照冷沉淀适用于近亲输血，预防TA-GVHD。辐照新鲜冷冻血浆适用于近亲输血，预防TA-GVHD。新鲜冷冻血浆用于扩容，补充凝血因子。

第十九章　代谢、内分泌系统

第一节　内分泌及代谢疾病概述

题型　A1 型题

【答案】B　　　　　　　　　　　　　　　　【难度系数】★★★
【解析】关于内分泌功能减退性疾病最常见的治疗方法是：外源激素的替代治疗或补充治疗，原则是"缺什么，补什么；缺多少，补多少；终身用药"。即给予生理剂量（随机增减）的靶腺激素进行终身替代治疗，故选B，不选A。药理剂量的促垂体激素和药理剂量的垂体激素针对的是垂体，而不是靶腺，不选C、D。调节神经递质或受体的药物与靶腺激素不相符，不选E。

题型　A2 型题

1. 【答案】E　　　　　　　　　　　　　　【难度系数】★★★★
【解析】颈部肿块定性（即确诊良恶性），采用细针穿刺细胞学检查，故选E。甲状腺功能测定对鉴别甲状腺结节的良恶性并无价值，不选C。B超和CT助于结节良恶性的鉴别，但不能确诊，不选A、B。甲状腺核素测定结节的功能和血供状态与病变的良恶性相关，功能越低下，血供越丰富，结节为恶性的概率越大，但不能确诊，不选D。

2. 【答案】D　　　　　　　　　　　　　　【难度系数】★★★
【解析】有些内分泌腺如垂体、甲状腺、甲状旁腺、肾上腺等单独组成一个器官。另一些内分泌腺存在于其他器官内，如胰腺内的胰岛、卵巢内的黄体和睾丸内的间质细胞等。不选A、B、C、E。前列腺不属于内分泌器官，故选D。

题型　B1 型题

（1~2题共用解析）

1. 【答案】A　2. 【答案】B　　　　　　　【难度系数】★★★
【解析】垂体后叶储存的激素是ADH，故第1题选A。腺垂体分泌的激素是PRL，故第2题选B。C、D、E均为下丘脑分泌的激素。

（3~4题共用解析）

3. 【答案】B　4. 【答案】D　　　　　　　【难度系数】★★★★★
【解析】腺垂体分泌的激素有TSH、ACTH、FSH、LH、GH、PRL、MSH，在选项中只有催乳素（PRL），故第3题选B。神经垂体储存的激素是下丘脑视上核细胞分泌的血管升压素（抗利尿激素），故第4题选D。皮质醇是肾上腺皮质分泌的激素；肾上腺素是肾上腺髓质所分泌的激素；促甲状腺激素释放激素是下丘脑分泌的激素。

第二节　下丘脑-垂体疾病

一、垂体腺瘤（助理不考）

题型　A1 型题

1. 【答案】C　　　　　　　　　　　　　　【难度系数】★★★★
【解析】垂体腺瘤时，定位诊断首选MRI，故选C。因头颅X线检查缺乏特异性和灵敏度，诊断主要采用CT、MRI。又因垂体周围组织密度相似，故MRI的清晰度更高，不仅可发现直径3 mm的微腺瘤，而且可显示下丘脑结构，对判断病变定位有肯定价值，不选B。脑电图是通过脑电波判断功能是否异常，临床用于癫痫及肝性脑病检查，不选A。脑血管造影主要发现血管内的病变，如脑血栓、血管瘤等，不选E。放射性核素扫描对垂体腺瘤的帮助不大，不选D。

2. 【答案】D　　　　　　　　　　　　　　【难度系数】★★★★★

【解析】垂体瘤的临床表现包括：①占位效应及局部压迫症状；②激素分泌异常综合征。该试题问的是压迫症状。假如垂体瘤向鞍上生长压迫视神经系统，包括视交叉、视神经和视束，由于解剖关系，以视交叉前端受压最常见。视交叉前端纤维支配双鼻侧视网膜神经纤维，导致双颞侧偏盲，故选D。糖尿病性视神经乳头水肿为糖尿病的并发症，不选A。Graves病浸润性突眼是甲亢重度的眼征表现，不选B。嗜铬细胞瘤伴高血压、眼底出血，发生部位多在肾上腺髓质，因高血压导致眼底出血，引起视力障碍，不选C。希恩（Sheehan）综合征、垂体梗死是引起垂体功能低下的原因，不选E。

3.【答案】B 【难度系数】★★★

【解析】无功能性垂体腺瘤可能分泌的是：无生物活性的糖蛋白激素α亚基（故选B），或具有很弱生物活性的糖蛋白激素β亚基。一般不出现激素分泌过多的临床症状，但在增大时可出现相应颅内压增高及压迫症状。促甲状腺激素引起甲状腺分泌甲状腺激素，不选A。生长激素导致巨人症或肢端肥大症，不选C。黄体生成素促进排卵后卵泡生成激素，不选D。催乳素促进乳汁分泌，不选E。A、C、D、E均为有功能的靶向激素。

| 题型 | A2型题 |

【答案】B 【难度系数】★★★★★

【解析】垂体瘤中除催乳素瘤首选药物治疗外，其余均应手术治疗。该患者虽然是无功能腺瘤，但因瘤体大且有压迫和浸润症状，故应手术切除肿瘤，故选B。目前肿瘤已侵犯左侧海绵窦，显微外科手术不可能将包膜内肿瘤完整切除，应在术后加用放射治疗，提高疗效，防止复发。γ-刀放射治疗是手术的辅助治疗，不选A。溴隐亭为催乳素瘤的首选药，不选C。该患者为无功能腺瘤，不选D。无功能性巨大垂体腺瘤已有压迫和浸润症状就不能观察等待了，不选E。

二、催乳素瘤（助理不考）

| 题型 | A1型题 |

1.【答案】B 【难度系数】★★★

【解析】多巴胺受体激动剂治疗适用于有月经紊乱、不孕不育、泌乳、骨质疏松以及头痛、视交叉或其他脑神经压迫症状的所有高PRL血症病人，包括垂体PRL腺瘤。常用的药物有溴隐亭、卡麦角林和喹高利特，故选B。其他选项均不属于多巴胺受体激动剂，不选A、C、D、E。

2.【答案】E 【难度系数】★★★

【解析】催乳素瘤的典型临床表现是闭经泌乳，故选E。视野缺损和视力下降为瘤体压迫症状，不选B。A、C、D可以出现但均不属于典型表现。

| 题型 | A2型题 |

1.【答案】A 【难度系数】★★★★

【解析】病例提示应诊断为催乳素瘤。为明确诊断当然首选PRL，故选A。FSH用来检测性功能，不选B。ACTH用来检测肾上腺皮质功能，不选C。GH用来检测巨人症及肢端肥大症，不选D。TSH用来检测甲状腺功能，不选E。

2.【答案】A 【难度系数】★★★★

【解析】病例提示：婚后4年未孕。月经初潮12岁。5年前月经稀发、经量减少直至闭经，双乳有触发泌乳。最可能的诊断是垂体催乳素瘤，故选A。卵巢功能早衰指40岁以前绝经，不选B。希恩综合征曾有产后大出血病史，是垂体功能减退最严重的病因，不选C。腺垂体功能减退症表现为所有靶器官功能均低下，不选D。多囊卵巢综合征B超所见有多个未成熟卵泡，但未见成熟排卵，不选E。

三、生长激素分泌瘤（助理不考）

| 题型 | A1型题 |

【答案】B 【难度系数】★★

【解析】对内分泌疾病的诊断依据有：定位诊断（如影像学检查）、定性（活检）、功能检查（如激素检查、兴奋及抑制试验等）。兴奋试验的目的是检测内分泌腺的激素储备量；抑制试验的目的是检测内分泌腺合成和释放激素的自主性。本题GH兴奋试验有助于明确病因诊断的情况，即利用GH（生长激素）兴奋试验来判断身材矮小患者是否存在生长激素分泌不足，故选B。而身材高大、肢端肥大为生长激素分泌亢进所致，应做 GH 抑制试验，不选 A、E。消瘦、肥胖一般与多种原因引起的营养匮乏或过剩有关，不选 C、D。

| 题型 | A2 型题 |

1. 【答案】E 　　　　　　　　　　　　　【难度系数】★★★★★
   【解析】中年男性，口干、多饮、多尿，空腹血糖高于正常，首先会考虑糖尿病（易错），但看到双唇肥厚、下颌前突、咬合困难、手脚粗大肥厚等特殊体征时首选肢端肥大症，故选 E。肢端肥大症可有糖尿病的表现，如多饮、多尿、空腹血糖 ≥ 7.0 mmol/L，是由生长激素分泌过多所导致，不选 A。尿崩症：因 ADH 缺乏或肾脏对其不敏感引起多尿、烦渴、多饮与低比重尿为特征的表现，不选 B。甲状腺功能减退症：因甲状腺激素减少或抵抗引起的全身性低代谢综合征，表现为黏液性水肿，不选 C。高甘油三酯血症与题不符，不选 D。
   【破题思路】假设提问为明确诊断首选检查：GH 抑制试验为临床确诊肢端肥大症和巨人症的"金标准"。

2. 【答案】D 　　　　　　　　　　　　　【难度系数】★★★★
   【解析】患者面容变丑、鞋号码变大、口渴、多饮、勃起功能障碍等，首先考虑肢端肥大症，确立诊断首选的检查是葡萄糖生长激素抑制试验，故选 D。T_3、T_4、TSH 检查是判断甲状腺功能的，不选 A。FSH、LH 检查卵泡发育及黄体生长情况，不选 B。胰岛素低血糖兴奋试验用于检查下丘脑-垂体功能，判断侏儒、库欣综合征、甲状腺功能减退症及甲状腺功能亢进症等，不选 C。OGTT 试验——对空腹血糖受损者再采用此项试验，诊断糖尿病，不选 E。

| 题型 | B1 型题 |

1. 【答案】A 　　　　　　　　　　　　　【难度系数】★★★
   【解析】传统显微镜经鼻蝶窦手术是巨大生长激素瘤的一线治疗方法，故选 A。

2. 【答案】E 　　　　　　　　　　　　　【难度系数】★★★
   【解析】催乳素瘤应首选药物治疗，也是唯一药物能治愈的垂体分泌腺瘤，首选溴隐亭，其余垂体瘤都是手术治疗，故选 E。

四、腺垂体功能减退症

| 题型 | A1 型题 |

1. 【答案】D 　　　　　　　　　　　　　【难度系数】★★
   【解析】腺垂体功能减退症的病因很多，包括原发性和继发性。但其中最常见的是各种垂体肿瘤，故选 D。而产后大出血引起的腺垂体缺血坏死，即希恩综合征为最典型、最严重，且局限女性，不选 A。其余选项均可以引起腺垂体功能减退症，但不是最常见的，不选 B、C、E。

2. 【答案】E 　　　　　　　　　　　　　【难度系数】★★
   【解析】腺垂体功能减退症是因各种病因损伤下丘脑、下丘脑-垂体通路及垂体而导致一种或多种腺垂体激素分泌减少所致的临床综合征。其中围生期女性因腺垂体缺血坏死所致的腺垂体功能减退症称为希恩综合征（Sheehan 综合征），故选 E。其他选项均可导致腺垂体功能减退症（病因），但不是希恩综合征的原因，不选 A、B、C、D。

3. 【答案】A 　　　　　　　　　　　　　【难度系数】★★★★
   【解析】垂体功能减退症可引起一个或多个靶腺功能低下。如 FSH、LH 分泌不足，引起长期闭经，故选 A。皮肤色素沉着见于原发性慢性肾上腺皮质功能减退症，不选 B。催乳素减少，故不会溢乳、闭经，不选 D。尿崩症见于下丘脑病变而不是腺垂体功能减退症，不选 C。糖尿病可导致垂体缺血性坏死，是病因而不是表现；继发性糖尿病可见于重症胰腺炎，不选 E。

4. 【答案】A 　　　　　　　　　　　　　【难度系数】★★★★
   【解析】腺垂体功能减退症可引起其分泌的 7 种激素减少。其中生长激素（GH）可抑制外周组织摄取利用葡萄糖，减少葡萄糖消耗，使血糖升高；ACTH 可促进皮质醇的合成，使血糖增高；二者均可升高血糖。所以 GH 和 ACTH 明显减少而导致血糖降低，故选 A。其他选项均不能完整解释低血糖，不选 B、C、D、E。

5. 【答案】D 　　　　　　　　　　　　　【难度系数】★★★
   【解析】重症希恩（Sheehan）综合征表现为各种垂体激素分泌减少，所以应使用激素替代治疗，其治疗顺序是首先补充糖皮质激素，再补充甲状腺激素；因为甲状腺激素可加速糖皮质激素的代谢，加重糖皮质激素的不足。因此，若单独（首先）使用左甲状腺素钠，可能诱发垂体危象，故选D。A、B、E均不具备加速糖皮质激素代谢的特点。

题型　**A3/A4型题**

1.【答案】C　　　　　　　　　　　　　　　　【难度系数】★★★

【解析】根据病例信息：女，42岁，乏力，面色苍白20年，感冒后出现恶心、呕吐及意识模糊症状和眉毛外1/3、阴毛、腋毛脱落的体征及血钠降低等，首先考虑垂体功能减退症，又因感染出现垂危。需要重点追问的病史是分娩哺乳史，询问当年分娩时有无大出血（垂体缺血性坏死），故选C。其他选项与本病关系不大，不选A、B、D、E。

2.【答案】C　　　　　　　　　　　　　　　　【难度系数】★★★

【解析】腺垂体功能减退症主要表现为靶腺（性腺、甲状腺、肾上腺等）功能减退（一般GH和FSH、LH分泌不足最早出现，其次为TSH、ACTH分泌不足，单纯PRL缺乏罕见）。诊断主要依据病史、临床表现、血中激素水平测定和腺垂体功能试验。所以，5个选项中A、B、D、E均包括，不包括ADH（腺垂体不分泌，只是储存），故选C。

3.【答案】B　　　　　　　　　　　　　　　　【难度系数】★★★★★

【解析】肾上腺肿瘤在肾脏，可引起库欣综合征；原发性慢性肾上腺皮质功能减退症【Addison病（艾迪生病）】表现为肾上腺皮质功能减退。A、E项均不会引起视野缺损，不选A、E。库欣病病变在垂体，有可能导致视野缺损，但血ACTH、皮质醇降低不能解释库欣病，不选C。甲状腺癌病变在甲状腺，不可能引起视野缺损，不选D。垂体肿瘤是原发性腺垂体功能减退症最常见的病因，所以T_3、T_4、TSH降低，血ACTH、皮质醇降低；还有占位效应：即向前上方发展压迫视神经交叉引起视力减退、视野缺损（表现为颞侧偏盲或双侧颞侧上方偏盲）符合题意，故选B。

【破题思路】如果试题出现视野缺损+血ACTH、皮质醇均增高，应诊断库欣病。

4.【答案】E　　　　　　　　　　　　　　　　【难度系数】★★

【解析】位于垂体部位病变，因组织结构密度相似，应用MRI检查，故选E。脑血管造影主要检查血管内病变，不选D。其余病变均不在颅内，不选A、B、C。

五、中枢性尿崩症（助理不考）

题型　**A1型题**

1.【答案】E　　　　　　　　　　　　　　　　【难度系数】★★★★

【解析】肾性尿崩症是一种遗传性疾病，因肾小管对血管升压素不敏感，而导致与中枢性尿崩症相似的临床表现。注射外源性血管升压素后，尿量不减少，尿比重不增高，血浆加压素浓度正常或升高。而中枢性尿崩症缺乏抗利尿激素，患者注射外源性加压素后，尿量减少，尿比重增高，尿渗透压增高。因此加压素试验可用于鉴别肾性尿崩症与中枢性尿崩症，故选E。禁水（禁饮）试验用来确诊尿崩症，不选A。测定血、尿渗透压，尿比重、血钠对两者的鉴别价值不大，不选B、C、D。

2.【答案】C　　　　　　　　　　　　　　　　【难度系数】★★★★

【解析】中枢性尿崩症患者治疗首选去氨加压素（弥凝片）替代治疗，故选C。垂体后叶素水剂作用仅能维持3～6小时，每日须多次注射，长期应用不便，不选A。油剂鞣酸加压素（长效尿崩停）因注射用药不方便，不选B。氢氯噻嗪（双氢克尿噻）机制可能是由于尿中排钠增加，体内缺钠，肾近曲小管重吸收增加，到达远曲小管原尿减少，因而尿量减少，但长期服用可引起低钾、高尿酸血症等，不选D。氯磺丙脲刺激AVP释放并增强对AVP对肾小管的作用，可用于肾性尿崩症，不选E。

题型　**A2型题**

【答案】B　　　　　　　　　　　　　　　　【难度系数】★★★

【解析】根据题干条件已经诊断为完全性中枢性尿崩症。根据治疗原则"缺什么，补什么"。完全性中枢性尿崩症缺乏抗利尿激素，首选的处理是去氨加压素治疗，故选B。限制饮水是用来诊断而非治疗，不选A。鞍区MRI检查是进行形态定位诊断不是处理，不选C。垂体功能检查与抗利尿激素的缺乏无关，因其是下丘脑分泌的，不选D。测定血清电解质水平是检查不是治疗，不选E。

第三节　甲状腺疾病

一、甲状腺功能亢进症

题型　A1 型题

1.【答案】A　　　　　　　　　　　　【难度系数】★★★★
【解析】甲状腺功能亢进症手术指征：①继发性甲状腺功能亢进症或高功能腺瘤；②中度以上的原发性甲状腺功能亢进症（故选 A）。③腺体较大，伴有压迫症状，或胸骨后甲状腺肿等类型甲状腺功能亢进症；④抗甲状腺药物或 ^{131}I 治疗后复发者或坚持长期用药有困难者；⑤妊娠早、中期的甲状腺功能亢进症病人凡具有上述指征者，应考虑手术治疗，并可以不终止妊娠。其余 B、C、D、E 均不是手术指征。

2.【答案】A　　　　　　　　　　　　【难度系数】★★★★
【解析】复方碘溶液治疗用于甲状腺功能亢进症术前准备，故选 A。因术前使用碘剂既抑制甲状腺素的释放，又使甲状腺腺体缩小变硬，血管数减少，便于手术，减少出血。甲状腺功能亢进症术后复发可选择 ^{131}I 治疗，不选 B，若术后发生甲状腺危象应用大剂量 PTU+复方碘溶液治疗。甲状腺癌选用手术治疗，不选 C。甲状腺功能减退应补充甲状素片，不选 D。亚急性甲状腺炎为自限性疾病，不选 E。

3.【答案】C　　　　　　　　　　　　【难度系数】★★★
【解析】甲状腺功能亢进症，是指甲状腺腺体本身产生甲状腺激素过多而引起的甲状腺毒症，其病因包括弥漫性毒性甲状腺肿、结节性毒性甲状腺肿和甲状腺自主高功能腺瘤等，其中最常见的病因是弥漫性毒性甲状腺肿，故选 C。而甲状腺癌和慢性淋巴细胞性甲状腺炎不会分泌过多甲状腺激素，不选 B、D。

4.【答案】B　　　　　　　　　　　　【难度系数】★★★★★
【解析】Graves 病是器官特异性自身免疫病，其基本原因与遗传易感性和自身免疫（TRAb）功能异常有关，故选 B。碘摄入过多或过少均有可能导致甲状腺激素合成减少，不选 A、E。C、D 选项分别叙述的是下丘脑和垂体的功能增强，导致甲状腺激素分泌增多，但均不涉及遗传和自身免疫问题，不选 C、D。

5.【答案】C　　　　　　　　　　　　【难度系数】★★★★
【解析】突眼、胫前黏液性水肿为甲状腺功能亢进症特有体征，故选 C。其他选项均为甲状腺激素过多（不管任何原因）引起的高代谢综合征表现，不选 A、B、D、E。

6.【答案】B　　　　　　　　　　　　【难度系数】★★★★★
【解析】甲状腺功能亢进症时由于循环中甲状腺激素过多可引起高代谢综合征，表现在心血管系统以心房颤动多见，不选 A。甲状腺毒症性周期性瘫痪，为低钾性麻痹所致（钾进入细胞内），不选 E。老年患者可表现为淡漠型甲状腺功能亢进症，不选 D。少数患者可发生甲状腺肌病，如肩胛肌和骨盆带肌群的肌无力，不选 C。甲状腺功能亢进症时，甲状腺激素直接作用于心肌和周围血管并加强儿茶酚胺的作用，使心率在任何时候均快、搏血量增多、脉压增大，故选 B。

7.【答案】E　　　　　　　　　　　　【难度系数】★★★★
【解析】Graves 病最重要的体征是甲状腺弥漫性对称性肿大，质地中等，无压痛；甲状腺上、下极可触及震颤，闻及血管杂音。故选 E。其余选项均为常见体征，不选 A、B、C、D。

8.【答案】A　　　　　　　　　　　　【难度系数】★★★★
【解析】当题干中出现血中 FT_3、FT_4 和 TSH 均升高，立即想到垂体性甲状腺功能亢进症（垂体 TSH 瘤分泌过多促甲状腺激素引起的甲状腺功能亢进症），因此还要检查头颅 MRI 进一步确诊，故选 A。若是 Graves 病，则表现为 FT_3 和 FT_4 增高，TSH 降低。B、D 选项是检查甲状腺本身病变的大小、质地及功能，不选 B、C、D。TSH 受体抗体判断 Graves 病治疗情况和是否复发，不选 E。

9.【答案】A　　　　　　　　　　　　【难度系数】★★★
【解析】下丘脑（TRH）-垂体（TSH）-甲状腺（T_3、T_4）轴是一个内分泌调节轴，甲状腺功能亢进症时 T_3、T_4 分泌增加，可负反馈抑制垂体 TSH 的分泌，因此血清 TSH 浓度的变化是反映甲状腺功能最敏感的指标，如亚临床甲状腺功能亢进症 FT_3、FT_4 正常时，但 TSH 已经降低，所以其敏感度胜于 T_3、T_4 的检查，故选 A。TRAb 判断 Graves 病治疗情况或是否有复发。TRH 反映下丘脑功能。

10. 【答案】D 　　　　　　　　　　　　【难度系数】★★★

【解析】诊断甲状腺功能亢进症最可靠的检查是甲状腺激素，该指标稳定、重复性好，故选D。基础代谢率用来判断甲状腺功能亢进症的程度，不选A。甲状腺摄^{131}I率主要用于甲状腺毒症病因的鉴别，不选B。甲状腺刺激免疫球蛋白可判断Graves病治疗情况或是否有复发，不选C。TSH为诊断甲状腺功能亢进症最敏感指标，不选E。

11. 【答案】D 　　　　　　　　　　　　【难度系数】★★★

【解析】甲状腺刺激免疫球蛋白，主要用于评价抗甲状腺药物的疗效及确定停药时机、预测复发等，故选D。甲状腺摄^{131}I率用于甲状腺毒症病因的鉴别，不选A。若抗甲状腺抗体（+），提示Graves病属于自身免疫疾病，不选B。TSH、T_3、T_4及FT_3用来确诊或判断甲状腺功能亢进症的病变部位，不选C、E。

12. 【答案】D 　　　　　　　　　　　　【难度系数】★★★

【解析】自主性功能亢进性甲状腺腺瘤最佳的检查是放射性核素扫描，故选D。甲状腺摄^{131}I率测定主要用于甲状腺毒症病因的鉴别，不选B。B超、CT、MRI为形态定位检查，均不是确诊自主性功能亢进甲状腺腺瘤最佳的检查。

13. 【答案】B 　　　　　　　　　　　　【难度系数】★★★★

【解析】T_3抑制试验主要用于鉴别单纯性甲状腺肿和Graves病。单纯性甲状腺肿服用外源性T_3后，通过负反馈抑制内源性TSH合成与分泌，使甲状腺摄^{131}I率明显降低（可被抑制）；而Graves病因血中有病理性甲状腺刺激物，其甲状腺摄^{131}I率不受T_3抑制，故选B。TRH兴奋试验主要用于判断垂体功能，鉴别原发性甲状腺功能减退症和中枢性甲状腺功能减退症，不选A。摄^{131}I率和放射性核素扫描对二者无鉴别意义，不选C、D。甲状腺MRI检查也无鉴别意义，不选E。

14. 【答案】A 　　　　　　　　　　　　【难度系数】★★★★

【解析】内分泌疾病功能检查包括：激素相关的生化异常、激素及其代谢产物测定、激素的功能试验。但选项中均没有。^{131}I摄取率是诊断甲状腺功能亢进症的传统方法，目前已经被TSH测定所代替，但仍能反映其功能，在5个选项中只能选A。其余选项均为定位检查，不选B、C、D、E。

15. 【答案】B 　　　　　　　　　　　　【难度系数】★

【解析】^{131}I摄取率正常值为3小时5%~25%，24小时20%~45%，高峰在24小时出现。根据正常值可推断为甲状腺功能亢进时^{131}I摄取率2小时至少超过25%，故选B。

题型	A2型题

1. 【答案】E 　　　　　　　　　　　　【难度系数】★★★★★

【解析】甲状腺功能亢进症手术指征：①继发性甲状腺功能亢进症或高功能腺瘤；②中度以上的原发性甲状腺功能亢进症；③腺体较大，伴有压迫症状，或胸骨后甲状腺肿等类型甲状腺功能亢进症；④抗甲状腺药物或^{131}I治疗后复发者或坚持长期用药有困难者；⑤妊娠早、中期的甲状腺功能亢进症病人凡具有上述指征者，应考虑手术治疗，并可以不终止妊娠。该病例为甲状腺功能亢进症患者，妊娠26周（中期），甲状腺Ⅲ度肿大，气管左偏有压迫症状（憋气），符合手术治疗，故选E。口服丙硫氧嘧啶仅针对轻度甲状腺功能亢进症患者，不选D。口服甲状腺素片用于甲状腺功能减退症，不选A。核素^{131}I治疗及外放射治疗均为妊娠禁忌，不选B、C。

2. 【答案】C 　　　　　　　　　　　　【难度系数】★★★★★

【解析】甲状腺功能亢进症术后呼吸困难是最严重的并发症，多发生在术后48小时内。常见原因为：①出血及血肿压迫气管；②喉头水肿；③气管塌陷，是气管壁长期受肿大甲状腺压迫，发生软化，切除甲状腺体的大部分后软化的气管壁失去支撑的结果；④双侧喉返神经损伤。该病例提示术后1小时突感呼吸困难，颈部肿胀。根据呼吸困难发生的时间及颈部肿胀的体征提示，引起呼吸困难最可能的原因是切口内出血，故选C。因气管塌陷及双侧喉返神经损伤均不会引起颈部肿胀，不选A、B。喉上神经内外支损伤表现为饮水呛咳或音调降低，不选D。甲状腺危象有高热、心率快及中枢神经系统严重表现，与题不符，不选E。

3. 【答案】E 　　　　　　　　　　　　【难度系数】★★★★★

【解析】患者为结节性甲状腺肿继发甲亢，系手术适应证，T_3、T_4明显增高，且为T_2期，最合适的治疗方法为E。排除其他选项。

4. 【答案】D 　　　　　　　　　　　　【难度系数】★★★

【解析】甲状腺功能亢进症术后清醒拔出气管插管后患者出现呼吸困难，伴有失音，首先想到双侧喉返神经损伤，需立即做气管切开，故选D。喉上神经损伤常表现为误咽、音调降低，不选A。伤口出血常表现为颈部肿胀，不选 B。甲状腺危象表现凶险，有吐泻、高热大汗、谵妄昏迷等中枢神经系统表现，不选 C。甲状旁腺受损引起低钙血症常出现手足抽搐，不选 E。

5. 【答案】A 【难度系数】★★★★

【解析】35 岁女性，有甲状腺功能亢进症病史。目前出现高热、腹泻、谵语 1 天，T40.2℃、大汗、心率 200 次/分，心律绝对不齐。首先考虑甲状腺功能亢进症病情严重引发甲状腺危象，故选 A。感染性休克由严重感染引起，该患者先有甲状腺功能亢进症病史，而后症状加重出现腹泻、T40.2℃，血压较前降低，只能解释为甲状腺危象，不选 B。甲状腺功能亢进症合并肠炎，应有饮食不洁史及腹痛症状，不选 C。该患者虽有心律绝对不齐（房颤），但不能解释高热、腹泻、谵语等症状，甲状腺功能亢进症容易并发房颤，可能早已发生，不选 D。急性甲状腺炎无甲状腺疼痛及触痛表现，不选 E。所以 B、C、D、E 选项均与病例表现不完全相符。

6. 【答案】B 【难度系数】★★★★

【解析】甲状腺功能亢进症患者血钾测定低于 3.5 mmol/L，且突然出现双下肢不能动，膝腱反射减退，无肌萎缩。故考虑低钾（细胞外钾急速进入胞内）性麻痹，故选 B。慢性甲状腺功能亢进性肌病指近端肌肉进行性无力、萎缩，以肩胛带和骨盆带肌群受累为主，Graves 病有 1% 伴发重症肌无力，二者发病缓慢其机制与周期性瘫痪不同，不选 A、D。周围神经炎表现为袜子、手套型感觉异常，患者无表现，不选 C。长期的躯体疾病有可能导致精神障碍，但目前未出现，不选 E。

7. 【答案】E 【难度系数】★★★★

【解析】33 岁女性，有典型的高代谢综合征症状：如心悸、烦躁、怕热、消瘦、脉压增高、心率快等，最可能诊断为甲状腺功能亢进症，故选 E。该病以高动力循环为特征，因心率过快，心尖部可有收缩期杂音，注意：不能仅凭"心尖部闻及收缩期柔和吹风样杂音"，而误诊为心肌炎、风湿性心脏病，不选 A、D。糖尿病表现为多食、多饮、多尿、消瘦，但无烦躁、怕热及杂音，不选 C。心血管神经症属于精神方面异常，目前患者未出现，不选 B。

8. 【答案】E 【难度系数】★★★★★

【解析】中年女性，颈部肿大 5 年，近半年来常感心悸、多汗、食量加大，甲状腺Ⅱ度肿大，结节状。该患者诊断为继发性甲状腺功能亢进症依据充足，故选 E。结节性甲状腺肿的甲状腺功能正常，不出现高代谢综合征，不选 A。原发性甲状腺功能亢进症即甲状腺弥漫肿大，同时出现高代谢综合征，不选 B。甲状腺腺瘤常表现为甲状腺单个肿瘤，而无甲状腺肿大及高代谢综合征，不选 C。高功能甲状腺腺瘤常表现为单个甲状腺肿瘤伴高代谢综合征，不选 D。

9. 【答案】D 【难度系数】★★★★★

【解析】该甲状腺功能亢进症患者未正规药物治疗近期出现甲状腺功能亢进性心脏病。基础病因是甲状腺功能亢进，因此控制甲状腺功能亢进症为治疗关键，正规的抗甲状腺药物治疗控制甲状腺功能亢进，多数患者可缓解甚至痊愈，故选 D。甲状腺功能亢进常伴房颤，如若药物不能缓解，且房颤严重可选用电转复，但不是关键措施，不选 A。选项 B、C、E 仅是对症治疗，任何已知病因的疾病均应对因治疗，所以不选 B、C、E。

【破题思路】假如患者已接受正规的抗甲状腺药物治疗，甲状腺功能亢进性心脏病控制仍不满意，进一步采用放射碘治疗，而非手术。

题型	A3/A4 型题

1. 【答案】C 【难度系数】★★★★★

【解析】患者先有多年的颈前区肿块，近年表现为易出汗、心悸，渐感呼吸困难，体检见甲状腺Ⅲ度肿大，结节状，初步诊断为继发性甲状腺功能亢进症，故选 C。原发性甲状腺功能亢进症多表现为甲状腺弥漫性肿大，有突眼，不选 A。单纯性甲状腺肿甲状腺功能正常，一般无临床表现，不选 B。桥本甲状腺炎多表现为弥漫性甲状腺肿大，多伴甲状腺功能减退而不是亢进，不选 D。亚急性甲状腺炎多于病前 1~2 周有上呼吸道感染，多表现为甲状腺突然肿大、发硬、有压痛，可有发热、血沉增快，不选 E。

2. 【答案】B 【难度系数】★★★★

【解析】确诊甲状腺功能亢进症首选血 T_3、T_4 测定，故选 B。甲亢时，血清 T_3 高于正常值 4 倍左右及 T_4 高于正常值 2 倍半是确诊甲状腺功能亢进症的主要依据。颈部 CT、MRI、甲状腺 B 超均为影像学检查，只能了解甲状腺肿大的程度及毗邻关系，而不能了解甲状腺的功能状态，不选 A、C、E。颈部 X 线检查多为术前准备时，了解气管有无软化的检查方法，不选 D。

3. 【答案】B 【难度系数】★★★★

【解析】结节性甲状腺肿并发甲状腺功能亢进症，是甲状腺大部切除术的指征，故选 B。继发性甲状腺功能亢进症不宜药物治疗，不选A。甲状腺全切术将导致永久性甲状腺功能减退，需终身服用甲状腺素片，因此甲状腺功能亢进症患者仅行甲状腺大部切除，不选C。放射性^{131}I治疗不作为首选治疗方法，不选D。外放射治疗主要用于甲状腺未分化癌的治疗，不选E。

4. 【答案】A　　　　　　　　　　　　　　　【难度系数】★★★★★

【解析】病例已给条件：青年女性有甲状腺功能亢进高代谢综合征如心悸、易怒、多食、消瘦，甲状腺弥漫性肿大，重度突眼，血T_3、T_4值增高，诊断为Graves病，故选A。高功能腺瘤有甲状腺功能亢进高代谢综合征，但甲状腺内有单个或多个结节，而不是弥漫性肿大，不选B。结节性甲状腺肿呈多结节性肿大，无突眼，不选C。亚急性甲状腺炎病前1~2周多有上呼吸道感染史，突发甲状腺肿大、发硬、压痛，不选D。慢性淋巴细胞性甲状腺炎表现为甲状腺功能减退而非甲状腺功能亢进，不选E。

5. 【答案】D　　　　　　　　　　　　　　　【难度系数】★★★★★

【解析】上述原发性甲状腺功能亢进症患者，甲状腺弥漫性肿大，位于胸骨后上纵隔内，可压迫气管、食管及周围其他组织及血管，故应尽早手术治疗，故选D。Graves病时TSH常降低而不是增高，不选A。T_3、T_4值显著升高及甲状腺弥漫性肿大不能代表是手术指征，不选B、C。重度突眼者禁忌手术治疗，不选E。

6. 【答案】C　　　　　　　　　　　　　　　【难度系数】★★★

【解析】药物是术前准备的重要环节，抗甲状腺药物加碘剂是患者术前最适合的药物准备，故选C。先用硫脲类药物，待甲状腺功能亢进的症状得到基本控制后，即改服2周碘剂，再进行手术，因加用碘剂2周可使甲状腺缩小变硬，血管数减少，既方便手术，又减少出血。普萘洛尔适用于碘剂或合并应用硫氧嘧啶类药物不能耐受或无效者，不是首选，不选D、E。术前必须联用丙硫氧嘧啶＋碘剂，不选A、B。

7. 【答案】A　　　　　　　　　　　　　　　【难度系数】★★★★★

【解析】根据患者心悸、多汗、手颤、易饿、腹泻、体重减轻、甲状腺肿大等，首先考虑最可能的诊断为甲状腺功能亢进症，故选A。溃疡性结肠炎活动期最典型表现有脓血便，也不能解释多汗、手颤及甲状腺肿大，不选B。C、D项均有多饮、多尿及血糖增高，不选C、D。更年期综合征虽然表现具有多样化，但不可能有甲状腺肿大，不选E。

8. 【答案】E　　　　　　　　　　　　　　　【难度系数】★★★★

【解析】确诊甲状腺功能亢进症首选甲状腺功能测定，FT_3、FT_4升高，TSH降低是确诊甲状腺功能亢进症的金标准，故选E。口服葡萄糖耐量试验用于检查糖尿病，不选A。结肠镜检查用于检查肠道病变，不选B。胰岛素释放试验用于测试胰岛的储备功能，不选C。甲状腺摄^{131}I率多用于碘放射治疗前监测其功能，不选D。

9. 【答案】D　　　　　　　　　　　　　　　【难度系数】★★★★

【解析】根据上述题意的诊断，该患者甲状腺Ⅱ度肿大，属于轻、中度甲状腺功能亢进症，我国首选抗甲状腺药物治疗，故选D。假如效果不佳再考虑^{131}I治疗。口服降血糖药及胰岛素均用于治疗糖尿病，不选A、C。口服泼尼松目前没必要，不选B。

10. 【答案】C　　　　　　　　　　　　　　【难度系数】★★★★★

【解析】该患者表现为心悸、怕热、乏力、体重下降、手颤、甲状腺Ⅱ度肿大，考虑为甲状腺功能亢进症，确诊首选血清TSH、T_3、T_4测定，故选C。T_3抑制试验主要用于鉴别单纯性甲状腺肿和Graves病，不选B。TRH兴奋试验用来检测垂体分泌TSH的功能储备能力，不选D。抗甲状腺抗体是确定Graves病停药或提示复发的指标，不选E。

11. 【答案】B　　　　　　　　　　　　　　【难度系数】★★★

【解析】甲状腺功能亢进症患者出现脉搏短绌（心率＞脉率）、心律不齐、心音强弱不等，诊断为心房颤动，甲状腺功能亢进症最常见的心律失常是房颤，故选B。其他选项不是最可能的诊断。

12. 【答案】C　　　　　　　　　　　　　　【难度系数】★★★★★

【解析】甲状腺功能亢进性心脏病的治疗原则是控制甲状腺功能亢进，在药物控制症状后，首选放射性^{131}I治疗，以达根治的目的。注意：药物治疗不能根治甲状腺功能亢进性心脏病，只能控制甲状腺功能亢进症状，故选C。题目中问的是根治首选，而不是首选，别错选A。凡甲状腺功能亢进需手术治疗，均要进行术前准备，不可能立即行甲状腺大部分切除，不选B。普萘洛尔和复方碘溶液为术前准备用药，不选D、E。

题型	B1型题

（1~2题共用解析）

1.【答案】B 2.【答案】B   【难度系数】★★★★★

【解析】TSH是测试甲状腺功能变化最敏感指标。Graves病甲状腺功能亢进和原发性甲状腺功能减退症时最早出现的异常均为TSH改变，故选B。前者出现增高，后者表现为降低，均为负反馈调节。因为此时血清中的甲状腺激素还在正常范围，所以说敏感度超过血清中的甲状腺激素。FT_3、FT_4为游离的甲状腺激素，与生物效应密切相关，是诊断临床甲状腺功能亢进症的主要指标，不选A、C。TT_4、TT_3为血清总甲状腺激素。

3.【答案】B   【难度系数】★★

【解析】1型糖尿病，是胰岛β细胞破坏过多，导致胰岛素分泌过少，引起的血糖增高，故选B。2型糖尿病是由于胰岛素作用的靶器官对胰岛素作用的敏感性降低，即胰岛素抵抗所致。

4.【答案】A   【难度系数】★★

【解析】甲状腺功能亢进症是循环血液中甲状腺激素过多，引起的高代谢综合征，故选A。

5.【答案】C

【解析】地方性甲状腺肿为缺碘引起的代偿性单纯性甲状腺肿，T_3、T_4正常，即内分泌功能正常，故选C。

6.【答案】E   【难度系数】★★★★

【解析】这组题考点是概念。Cushing综合征时，糖皮质激素分泌增多，反馈抑制下丘脑和垂体分泌CRH、ACTH，使肾上腺皮质分泌减少，终使双侧肾上腺皮质失用性萎缩，为典型的"下丘脑-垂体-靶腺轴"的负反馈调节，故选E。

二、甲状腺功能减退症

题型 **A1型题**

1.【答案】D   【难度系数】★★★★

【解析】凡是内分泌疾病功能减退均采用替代治疗。起始的剂量和达到完全替代剂量的需要时间应根据年龄、体重和心脏状态等来确定。补充甲状腺激素，重新建立下丘脑-垂体-甲状腺轴的平衡一般需要4~6周，所以治疗初期，每4~6周测定激素指标。然后根据检查结果调整剂量，直到达到治疗的目标。故确诊后即刻足量替代不正确，故选D。其余选项均对，不选A、B、C、E。

2.【答案】E   【难度系数】★★★★★

【解析】对甲状腺功能的判断，不管是减退还是亢进，均应选择血清T_3、T_4、TSH测定，然后进一步寻找原因。确诊先天性甲状腺功能减退症的实验室检查是血清T_3、T_4、TSH，故选E。如甲状腺抗体阳性，提示甲状腺功能减退症病因是自身免疫（原发性）损伤所致：包括桥本甲状腺炎、萎缩性甲状腺炎及产后甲状腺炎，不选A。TSH减低或者正常，TT_4、FT_4均减低，考虑中枢性甲状腺功能减退症（继发性），做TRH兴奋试验证实，不选B。骨龄测定用来证明甲状腺激素对儿童发育的影响，不选C。甲状腺扫描主要用于甲状腺功能亢进症病因的鉴别，不选D。

3.【答案】A   【难度系数】★★★★

【解析】原发性甲状腺功能减退症是由甲状腺腺体本身病变引起的甲状腺功能减退，占全部患者的95%以上，且原发性甲状腺功能减退症主要是由自身免疫病（慢性淋巴细胞性甲状腺炎＝桥本病）、甲状腺手术和甲状腺功能亢进症^{131}I治疗所致，故选A。缺碘性地方性甲状腺肿又称单纯性甲状腺肿，特征是甲状腺弥漫肿大，不伴结节及甲状腺功能异常，不选B。希恩综合征属于中枢性甲状腺功能减退症，不选C。先天性甲状腺发育不全更不常见，不选D。

题型 **A2型题**

1.【答案】D   【难度系数】★★★★★

【解析】根据题干可诊断为甲状腺功能减退症。其主要表现以代谢率减低和交感神经兴奋性下降为主。如畏寒、乏力、嗜睡、记忆力减退、少汗、表情呆滞、反应迟钝、面色苍白、颜面和（或）眼睑水肿等。10年的病史导致精神障碍。综上所述，故选D。肾上腺皮质功能减退所致精神障碍最典型体征是皮肤色素沉着变黑，不选A。肾上腺皮质功能亢进所致精神障碍典型表现是脸圆、体胖、水牛肩等，不选B。精神分裂症多表现为作态及夸大妄想症状等，不选C。甲状腺功能亢进所致精神障碍以高代谢综合征＋甲状腺肿大＋眼征为主，不选E。综上所述，A、B、C、E的选项与该病均不相符。

2.【答案】D   【难度系数】★★★

【解析】甲状腺功能减退症的治疗目标是将血清TSH和甲状腺激素水平恢复正常，因此治疗过程中，应定期监测血清 TSH 和甲状腺激素的变化，并根据数值调整 L-T$_4$ 的剂量，而血清 TSH 是反映甲状腺功能最敏感的指标，故选 D。

3.【答案】B 【难度系数】★

【解析】数字记忆题。甲状腺功能减退症患者常用左甲状腺素行替代治疗，长期维持剂量为 50~200 μg/d，一般初始剂量为 25~50 μg/d，每 1~2 周增加 25 μg，直至达到治疗目标。故选 B。

三、亚急性甲状腺炎（助理不考）

题型　A2 型题

【答案】B 【难度系数】★★★★★

【解析】该患者有咽部感染史，且甲状腺区发生明显疼痛（特征）、肿大，触之有结节，应考虑亚急性甲状腺炎，故选 B。慢性淋巴细胞性甲状腺炎（桥本病）无甲状腺疼痛，不选 A。Graves 病甲状腺弥漫肿大无结节、无触痛，不选 C。甲状腺肿因代偿性肿大、无触痛，一般无症状，不选 D。甲状腺癌患者多无疼痛，有压迫症状，不选 E。

【破题思路】亚急性甲状腺炎诊断依据：①急性炎症的全身症状；②甲状腺轻、中度肿大，中等硬度，触痛显著；③典型实验室检查呈 3 期表现。a. 甲状腺毒症期：血清 T$_3$、T$_4$ 升高，TSH 降低，血清甲状腺激素高和摄碘能力低（"分离现象"）。其原因是腺泡破坏及甲状腺激素释放进入循环形成"破坏性甲状腺毒症"；而炎症损伤致甲状腺摄碘功能减低。b. 甲状腺功能减退期：血清 T$_3$、T$_4$ 逐渐下降至正常水平以下，TSH 回升至高于正常值，^{131}I 摄取率逐渐恢复。这是因为储存的甲状腺激素释放殆尽，甲状腺细胞处于恢复之中。c. 恢复期：血清 T$_3$、T$_4$、TSH 和 ^{131}I 摄取率恢复至正常。亚急性甲状腺炎是所有甲状腺疾病中预后最好的。

题型　B1 型题

（1~2 题共用解析）

1.【答案】C　　2.【答案】B 【难度系数】★★★

【解析】内分泌疾病的机制多见负反馈调节。亚急性甲状腺炎时，血清中 T$_3$、T$_4$ 升高，TSH 降低，^{131}I 摄取率减低（24 小时 < 2%），表现特征性的血清甲状腺激素水平和甲状腺摄碘能力的"分离现象"，故第 1 题选 C。桥本甲状腺炎即慢性淋巴细胞性甲状腺炎（甲状腺组织破坏）：血清 TSH 增高、TT$_4$、FT$_4$ 降低是诊断的必备指标，故第 2 题选 B。血 T$_3$、T$_4$ ↑，TSH ↓是确诊 Graves 病的金标准。血 T$_3$、T$_4$ ↑，TSH ↑为中枢性甲状腺功能亢进症的检查结果。血 T$_3$、T$_4$ 正常，甲状腺摄 ^{131}I 率 ↑有可能是单纯甲状腺肿检查结果或不能确定。

四、桥本甲状腺炎

题型　A1 型题

【答案】D 【难度系数】★★★★★

【解析】甲状腺功能亢进表现有：甲状腺肿大、TSH 明显 ↓、血 T$_3$、T$_4$ ↑、甲状腺摄 ^{131}I 率明显 ↑，不选 A、C、E。血 T$_3$、T$_4$ ↑，甲状腺摄 ^{131}I 率明显 ↓只是桥本甲状腺炎早期一过性表现，不选 B。TgAb 与 TPOAb 常明显 ↑是桥本甲状腺炎最有意义的诊断指标，故选 D。

五、单纯性甲状腺肿（助理不考）

题型　A1 型题

【答案】C 【难度系数】★★

【解析】黏液性水肿不仅见于甲状腺功能减退症，还可见于甲状腺功能亢进症（如胫前黏液性水肿），不选 A。巨人症、肢端肥大症及矮小症均与生长激素有关，不选 B、D、E。甲状腺激素不足可引起甲状腺滤泡代偿性增生，而不伴有甲状腺功能异常的甲状腺肿大，称单纯性甲状腺肿，故选 C。

题型　A2 型题

【答案】D 【难度系数】★★★★

【解析】该患者颈部包块 2 年，目前有憋闷感，说明包块增大压迫气管。凡甲状腺疾病，只要出现压迫症状，均应选择手术治疗，否则会导致窒息死亡，故选D。患者甲状腺肿块无压痛，说明无感染征象，不选A。甲状腺包块一般被膜较厚，不易自行破裂，不选B。目前患者无心悸、多汗、多食等，故不考虑甲状腺功能亢进症，不选C。甲状腺包块光滑，可随吞咽上下移动，无颈淋巴结转移，核素扫描示甲状腺右叶温结节，故不支持癌变，不选E。

六、甲状腺癌

题型　A1 型题

1.【答案】E　　　　　　　　　　【难度系数】★★★★★

【解析】第Ⅰ区：颏下区和颌下区淋巴结，不选C。第Ⅱ区：颈内静脉淋巴结上组。第Ⅲ区：颈内静脉淋巴结中组，不选A。第Ⅳ区：颈内静脉淋巴结下组。第Ⅴ区：颈后三角区淋巴结（不选B）。第Ⅵ区（中央组）：颈总动脉内缘至气管旁的淋巴结（故选E），Ⅵ区清扫既清扫了甲状腺癌最易转移的区域，又有助于临床分期、指导治疗、预测颈侧区淋巴结转移的可能性和减少再次手术的并发症。第Ⅶ区：胸骨上凹下至前上纵隔淋巴结（不选D）。

2.【答案】C　　　　　　　　　　【难度系数】★★★

【解析】只要记得甲状腺滤泡旁细胞（C细胞）产生降钙素，该细胞恶变后称髓样癌即可选对，故选C。对比记忆：甲状旁腺产生升钙素（血钙调节）。甲状腺癌最常见的病理类型是乳头状癌，其特征为癌组织呈乳头状，间质内有砂砾体、毛玻璃状核。滤泡腺癌分化差呈实性生长，滤泡结构很不完整，或呈筛状，瘤细胞异型性明显。总之，除髓样癌能产生降钙素外，其余均无此功能。

题型　A2 型题

1.【答案】D　　　　　　　　　　【难度系数】★★★★★

【解析】该患者因右侧甲状腺单发肿物行手术摘除，但病理报告结果为恶性肿瘤，所以应再次手术，要将患侧甲状腺连同峡部全切除，对侧腺体大部切除，故选D。题干未提颈淋巴结转移，其再次手术清除患侧淋巴结可能性不大，可取外放疗，不选C。口服碘剂没必要，碘剂无法合成甲状腺激素，不选A。甲状腺癌术后，如有癌肿复发破坏剩余的甲状腺组织，出现明显甲状腺功能减退症状，采用口服甲状腺片替代治疗。颈部（外）放射治疗也有可能，如果病理类型是未分化癌要采用。

2.【答案】A　　　　　　　　　　【难度系数】★★★★★

【解析】患者甲状腺癌根治术后一天出现面部针刺样麻木及手足抽搐，考虑术时误伤甲状旁腺或其血液供给受累，导致甲状旁腺素（升钙）分泌减少，使血钙降低，出现相应临床症状。此患者现为"间断抽搐"可理解为症状轻，所以正确的处理措施为口服葡萄糖酸钙，故选A，而不选B。气管切开、伤口切开是双侧喉返神经损伤、出血及血肿压迫气管、喉头水肿、气管塌陷等引起的最严重的并发症所采取的措施，不选C、E。口服维生素D_3促进机体对钙磷的吸收，使血浆钙和血浆磷的水平达到饱和度，不选D。

【破题思路】面肌、手足伴有疼痛的持续性痉挛，每天发作多次，每次持续10~20分钟，更甚者出现喉、膈肌痉挛，引起窒息死亡。前述为重症，处理措施为抽搐发作时，立即静脉注射10%葡萄糖酸钙或氯化钙。

第四节　甲状旁腺疾病（助理不考）

题型　A1 型题

1.【答案】A　　　　　　　　　　【难度系数】★★★

【解析】甲状旁腺激素（PTH）主要靶器官为骨和肾。PTH的生理功能是调节体内钙的代谢并维持钙和磷的平衡，它能促进破骨细胞的作用，使骨钙（磷酸钙）溶解释放入血，致血钙和血磷浓度升高。当其血中浓度超过肾阈时便经尿排出，导致高尿钙和高尿磷。PTH同时能抑制肾小管对磷的回收，使尿磷增加、血磷降低，故选A。其他选项均不符合，不选B、C、D、E。

2.【答案】B　　　　　　　　　　【难度系数】★★★★

【解析】PTH的生理功能是调节体内钙的代谢并维持钙和磷的平衡，它促进破骨细胞的作用，使骨钙（磷酸钙）溶解释放入血，致血钙和血磷浓度升高。当其血中浓度超过肾阈时便经尿排出，导致高尿钙和高尿磷。PTH同时能抑制肾小管对磷的回收，使尿磷增加、血磷降低。综上所述，故选B。血1,25(OH)$_2D_3$由肝、肾合成，促进钙的吸收，不选A。降钙素由甲状腺滤泡旁细胞分泌，使血钙降低，不选D。血镁与血磷甲状旁腺激素无直接关系，不选C、E。

3.【答案】C　　　　　　　　　　【难度系数】★★★

【解析】PTH 的生理功能是调节体内钙的代谢并维持钙和磷的平衡，故选 C。

| 题型 | A3/A4 型题 |

1.【答案】E　　　　　　　　　　　　　【难度系数】★★★★★

【解析】甲状腺功能亢进症术后出现手足抽搐，首先考虑术中误伤甲状旁腺或其血液供给受累所致，使得神经肌肉的应激性显著增高，多在术后 1~3 天出现症状，故选 E。喉上或喉返神经损伤引起饮水呛咳、音低，或声音嘶哑，不选 A。甲状腺功能减退可能因切去过多甲状腺组织所致，有代谢低下表现，而不是手足抽搐，不选 B。甲状腺危象可因术前准备不妥，或遇应激导致高热、大汗、心悸、心率＞140 次 / 分、吐泻、抽搐、昏迷等，无手足抽搐，不选 C。喉头水肿导致脑缺氧可表现呼吸困难、昏迷，不选 D。

2.【答案】E　　　　　　　　　　　　　【难度系数】★★★★★

【解析】因该症状是由于甲状旁腺损伤导致缺钙引起，所以首先应考虑补钙治疗，故选 E。口服甲状腺素片用于甲状腺功能减退症。口服复方碘化钾溶液用于术前和甲状腺危象治疗。气管切开用于呼吸困难、窒息处理。颈部理疗用于所有并发症。

3.【答案】E　　　　　　　　　　　　　【难度系数】★★★★★

【解析】该患者发作性手足抽搐 1 个月未缓解，且逐渐加重，可能与钙的吸收不良关，而维生素 D_3 主要促进肠内钙磷的吸收和沉积，故选 E。口服双氢速甾醇油剂能明显提高血中钙的浓度，降低神经肌肉的兴奋性，而不是帮助吸收，不选 D。A、B、C 均为补充钙剂，无助吸收。

第五节　骨质疏松症

| 题型 | A3/A4 型题 |

1.【答案】A　　　　　　　　　　　　　【难度系数】★★★★

【解析】女性因绝经或卵巢失去功能后，出现雌激素水平下降，引发绝经后骨质疏松症，属于原发性骨质疏松症。其特点是广泛性骨痛，腰背痛典型，但无固定部位及压痛点，负重后加重。严重可引发脊椎压缩性骨折，引起身高变矮，或脊柱畸形。该病例符合上述表现，故选 A。继发性骨质疏松症常继发于甲状旁腺功能亢进、肾功能不全等其他疾病，该患者无上述其他病史。恶性肿瘤骨转移，常有固定部位体征，不作为首先考虑，可进一步排查。低钙血症常引发肢体抽搐等肌肉神经兴奋性增高表现，该病例不符。

2.【答案】E　　　　　　　　　　　　　【难度系数】★★★

【解析】原发性骨质疏松症诊断主要依靠骨密度检查，如骨低于同龄骨量峰值 2.5SD，可诊断成立。需进一步完善血钙、甲状旁腺激素检查排查甲状旁腺功能亢进、肾功能不全引发的骨质疏松症。该病例为恶性肿瘤患者，需完善 ECT 骨显像，排除骨转移。骨髓活检一般用于骨髓纤维化，属于血液系统增殖性疾病，与该题意无关，故选 E。

【破题思路】原发性骨质疏松症：血钙正常，PTH 正常或轻度升高。甲旁亢：血钙及 PTH 明显升高。肾功能不全：血钙下降，PTH 继发升高。

3.【答案】C　　　　　　　　　　　　　【难度系数】★★

【解析】原发性骨质疏松症治疗，首先需补充钙与活性维生素 D_3；其次改善生活方式，降低危险因素。绝经后骨质疏松症可补充雌激素，以天然制剂为宜，不超过 5 年，但乳腺及妇科肿瘤禁用，故选 C。

第六节　肾上腺疾病（助理不考）

一、库欣综合征

| 题型 | A1 型题 |

1.【答案】B　　　　　　　　　　　　　【难度系数】★★★

【解析】库欣综合征是各种病因造成肾上腺分泌过多糖皮质激素所导致病症的总称。在引起库欣综合征的病因中，大约 70% 是由垂体 ACTH 分泌过多所引起，称为库欣病（Cushing 病），故选 B。选项 A 原发性肾上腺本身的良性肿瘤分泌大量皮质醇。选项 C 垂体外癌瘤如肺小细胞癌分泌类似皮质醇的物质。选项 D 双侧肾上腺结节性增生同时产生大量皮质醇。A、C、D 项都是 Cushing 综合征的病因，而不是 Cushing 病的病因，不选 A、C、D。大剂量应用糖皮质激素可抑制试验来确定库欣综合征的病因，或为临床治疗急危重症疾病治疗所用，用意不明，不选E。本题考点是概念及相应的原因：库欣病、库欣综合征。

2.【答案】E　　　　　　　　　　　　　　【难度系数】★★★

【解析】库欣综合征是各种病因造成肾上腺分泌过多糖皮质激素所导致病症的总称。在引起库欣综合征的病因中，大约70%是由垂体ACTH分泌过多所致，称为库欣病，故选E。15%~20%是肾上腺皮质良性瘤和约5%恶性瘤所引起，不选A、B。医源性皮质醇增多症和异位ACTH综合征不多见，不选C、D。

3.【答案】C　　　　　　　　　　　　　　【难度系数】★★★

【解析】肾上腺、垂体、下丘脑无论哪一级水平的病变，均可导致糖皮质激素分泌过多，引起库欣综合征。肾上腺本身的病变包括肾上腺皮质腺瘤、肾上腺皮质癌、结节性增生等，均可使自主分泌糖皮质激素，不受垂体ACTH的控制，称不依赖ACTH的库欣综合征，故选C。垂体病变分泌的是大量ACTH，刺激肾上腺皮质分泌糖皮质激素，不选A、B。异位ACTH综合征是由垂体以外的肿瘤（如小细胞肺癌、胸腺癌、胰腺癌等）产生ACTH，刺激肾上腺皮质，使其分泌过多的皮质激素，导致的库欣综合征，这类病人ACTH也增高，不选D、E。

4.【答案】C　　　　　　　　　　　　　　【难度系数】★★★★★

【解析】皮质醇增多症又称Cushing综合征，是肾上腺皮质分泌过多的糖皮质激素（以皮质醇为主）所致。主要病理生理和临床表现如下：①脂代谢障碍：表现为脂肪重新分布，呈现出典型的向心性肥胖（不选A）。②蛋白质代谢障碍：促进蛋白质分解，抑制蛋白质合成，使病体呈负氮平衡状态（不选B）。③糖代谢障碍：表现为促进糖异生，拮抗胰岛素的作用，使血糖升高。④电解质紊乱：水钠潴留，排钾。⑤高血压：血浆肾素浓度↑→血管紧张素Ⅱ合成↑→高血压，常伴有动脉硬化和肾小动脉硬化，加重高血压（不选D）。⑥对感染抵抗力减弱：细胞免疫和体液免疫均受损。⑦造血系统及血液改变：皮质醇刺激骨髓，使红细胞计数和血红蛋白含量偏高，使WBC总数及中性粒细胞增多，但淋巴细胞和嗜酸性粒细胞绝对值和分类计数均减少（故选C）。⑧性功能障碍：女性男性化，男性性欲减退等。⑨神经、精神障碍：不同程度的精神、情绪变化，个别可发生狂躁。⑩皮肤色素沉着。抑制垂体促性腺激素，是因皮质醇分泌过多反馈抑制垂体分泌ACTH功能，雄激素也受影响，不选E。

题型　A2型题

1.【答案】C　　　　　　　　　　　　　　【难度系数】★★★★

【解析】该患者有皮质醇增多的临床表现，如肥胖、痤疮、紫纹、血皮质醇增高，小剂量地塞米松抑制试验阴性（血皮质醇不能降至正常值50%以下），即不能被外源性地塞米松抑制，提示不是正常胖人，应诊断为Cushing综合征。进一步寻找病因：大剂量地塞米松抑制试验阳性（较对照低78%），应诊断为Cushing病，故选C。肾上腺皮质腺瘤、肾上腺皮质腺癌、异位ACTH综合征，均不能被大剂量地塞米松抑制，不选A、B、D。糖尿病与本题题干所述不符，不选E。

2.【答案】A　　　　　　　　　　　　　　【难度系数】★★★★

【解析】本题测试库欣综合征辅助检查。小剂量地塞米松抑制试验主要用于鉴别单纯性肥胖症与库欣综合征，即确诊试验。大剂量地塞米松抑制试验主要用于鉴别库欣病与非垂体性库欣综合征，即寻找病因诊断。题干已明确指出该患者为库欣综合征，为明确病因，当然首选大剂量地塞米松抑制试验，故选A。ACTH兴奋试验主要用于鉴别库欣病与肾上腺皮质腺瘤，不选B。酚妥拉明抑制试验主要用于诊断嗜铬细胞瘤，不选C。葡萄糖耐量试验主要用于诊断糖尿病，不选D。螺内酯抑制试验主要用于诊断原发性醛固酮增多症（简称原醛症），不选E。

3.【答案】D　　　　　　　　　　　　　　【难度系数】★★★★★

【解析】中年妇女，根据症状、体征及实验室检查结果，应考虑的诊断为库欣综合征。患者小剂量地塞米松试验不能抑制，大剂量地塞米松试验能抑制，应诊断为库欣病。库欣病的常见病因是垂体微腺瘤（占80%）、大腺瘤（10%）、无腺瘤（10%），因此为明确病因，最需要进行鞍区MRI检查，因此处组织结构密度相似，CT不如MRI清晰，故选D。肾动脉造影、肾区B超、胸部CT无助于垂体瘤的诊断，不选A、B、C。头颅X线平片对脑垂体瘤诊断价值不大，不选E。

题型　A3/A4型题

1.【答案】E　　　　　　　　　　　　　　【难度系数】★★★★

【解析】该患者向心性肥胖、皮肤紫纹、皮肤薄、血压增高、闭经，为典型库欣综合征的表现，为明确诊断，应首选小剂量地塞米松抑制试验，故选E。24小时尿游离皮质醇测定仅用于库欣综合征的筛查，不选A。大剂量地塞米松抑制试验主要用于库欣综合征病因的鉴别，不选B。早8点、下午4点皮质醇水平检测，主要用于了解皮质醇的昼夜波动规律，不选C、D。

2.【答案】C 　　　　　　　　　　　　　　【难度系数】★★★★
【解析】本例诊断为库欣综合征，CT 发现左肺占位性病变，很可能为异位（肺小细胞癌）ACTH 综合征，而不诊断为肺部肿瘤，因与上题联系进行分析，确切的诊断应为异位 ACTH 综合征，故选 C。肺部肿瘤太过笼统，不选 B。库欣病为垂体肿瘤所致，不选 A。肺部感染一般不会出现占位性病变，不选 D。肺部结核瘤虽然可表现为左肺占位性病变，但不会分泌 ACTH 引起库欣综合征，不选 E。

3.【答案】B 　　　　　　　　　　　　　　【难度系数】★★★★
【解析】确诊异位 ACTH 综合征最有价值的检查是测定血清 ACTH，若明显增高，再结合肺部占位性病变，即可确诊，故选 B。大剂量地塞米松抑制试验只能用于库欣综合征病因的初步判断，而不能确诊异位 ACTH 综合征，不选 A。库欣综合征患者均失去皮质醇的昼夜波动节律，不选 C。生长抑素受体显像多用于胃肠胰肿瘤、肺癌等的诊断，不选 D。胸部 MRI 为影像学检查，不能确诊异位 ACTH 综合征，不选 E。

4.【答案】D 　　　　　　　　　　　　　　【难度系数】★★★★
【解析】患者有向心性肥胖、多血质、皮肤薄、紫纹、高血压等，为典型库欣综合征的表现，故选 D。产后肥胖症可有高血压、月经异常、腹部可有白色条纹而不是紫纹，不选 A。2 型糖尿病可有口渴、多饮、多尿，但无向心性肥胖、紫纹，不选 B。醛固酮增多症主要表现为高血压伴低血钾，不选 C。嗜铬细胞瘤主要表现为阵发性高血压，无紫纹，不选 E。

5.【答案】D 　　　　　　　　　　　　　　【难度系数】★★★★
【解析】库欣综合征是各种原因引起的肾上腺皮质分泌过多皮质醇所致的综合征，因此对诊断最有提示意义的是血中皮质醇增多，故选 D。血脂增高主要见于高脂血症，不选 A。血糖增高多见于糖尿病，不选 B。醛固酮增多见于原醛症，不选 C。儿茶酚胺增多见于嗜铬细胞瘤，不选 E。

6.【答案】B 　　　　　　　　　　　　　　【难度系数】★★★
【解析】确诊库欣综合征首选小剂量地塞米松抑制试验，故选 B。ACTH 兴奋试验主要用于鉴别原发性和继发性肾上腺皮质功能减退症，不选 A。糖耐量试验主要用于诊断糖尿病，不选 C。螺内酯（安体舒通）试验主要用于诊断醛固酮增多症，不选 D。24 小时尿儿茶酚胺测定主要用于诊断嗜铬细胞瘤，不选 E。

7.【答案】A 　　　　　　　　　　　　　　【难度系数】★★★
【解析】上题已确诊为库欣综合征后，为明确库欣综合征是垂体性库欣病，还是非垂体性库欣综合征（病因区分），需行大剂量地塞米松抑制试验进行鉴别：垂体性库欣病多数被抑制，少数不能被抑制；肾上腺皮质的良、恶性肿瘤均不能被抑制；异位 ACTH 综合征多数不能被抑制，少数可被抑制。故选 A。OGTT（糖耐量试验）主要用于诊断糖尿病，不选 B。小剂量地塞米松试验用来确诊，不选 C。血皮质醇测定只能提示肾上腺皮质醇量多少，但不能确定病变部位在何处，不选 D。血醛固酮测定是查盐皮质激素，不合题意，不选 E。

二、原发性醛固酮增多症

题型　A1 型题

【答案】A 　　　　　　　　　　　　　　【难度系数】★★★
【解析】原发性醛固酮增多症的病因以肾上腺皮质的醛固酮瘤最常见，占 60%~90%。多为一侧腺瘤，直径 1~2cm。醛固酮瘤的最佳方法是手术切除，因此多数原醛症的最佳治疗是手术治疗，故选 A。口服钙离子拮抗剂为常用最广谱降压药物，无提高血钾作用，不选 B。口服螺内酯及口服氨苯蝶啶均有降压、保钾作用，但仅用于术前或术后，故不选 C、D。口服阿米洛利主要用于治疗水肿性疾病，也可用于难治性低钾血症，不选 E。总之，对于不能切除的醛固酮瘤、特发性增生型患者，可给予螺内酯治疗。

题型　A2 型题

1.【答案】D 　　　　　　　　　　　　　　【难度系数】★★★★★
【解析】原发性醛固酮增多症（原醛症）典型表现有高血压＋低血钾。根据该患者 BP 162/100 mmHg，血钾 2.8 mmol/L，左侧肾上腺结节 1.5cm×1.2cm 等已知条件应诊断为原醛症。血浆醛固酮/血浆肾素比值已被作为原醛症最常用的筛查指标，故选 D。血气分析多用于呼吸衰竭诊断，不选 A。血浆游离间苯肾上腺素水平是嗜铬细胞瘤确认试验，不选 B。血浆肾素水平为原醛症其他试验，不选 C。血促肾上腺皮质激素水平为肾上腺皮质功能减退症的一般检查，不选 E。

【破题思路】若血浆醛固酮增多、肾素降低，其血浆醛固酮/肾素比值≥20~40，可判定为阳性结果，即生化诊断原醛症。初筛后还可做确认试验：如高盐饮食负荷试验、氟氢可的松抑制试验、生理盐水滴注试验、卡托普利抑制试验等。其他试验如单纯血浆醛固酮或肾素活性。

2.【答案】D　　　　　　　　　　　　　　【难度系数】★★★

【解析】原发性醛固酮增多症（原醛症）的特点是高血压伴低钾血症。该患者血压增高170/100 mmHg，血钾降低（正常值3.5~5.5 mmol/L），均匀性轻度肥胖，应诊断为原醛症，故选D。原发性高血压的表现只是血压升高，而无血钾降低表现，不选A。嗜铬细胞瘤多表现为阵发性高血压，平时血压不高，不选B。肾性高血压的表现为血尿、蛋白尿、水肿、高血压，题中不具备尿的异常，不选C。库欣病的表现为向心性肥胖、多血质、皮肤薄、可见紫纹、高血压，不选E。

三、原发性慢性肾上腺皮质功能减退症

题型　A1型题

1.【答案】B　　　　　　　　　　　　　　【难度系数】★★★

【解析】原发性肾上腺皮质功能减退症最具特征性的临床表现为全身皮肤色素加深，特别是皮肤暴露处、摩擦处、乳晕、瘢痕等处尤为明显，黏膜色素沉着见于齿龈、舌部、颊黏膜等处，因垂体ACTH（负反馈）、黑色素细胞刺激素（MSH）分泌增加所致，故选B。皮肤紫纹、轻度肥胖见于库欣综合征，不选A、C。皮肤多汗及低热、脉率增快可见于甲状腺功能亢进症，不选D、E。

2.【答案】E　　　　　　　　　　　　　　【难度系数】★★★★

【解析】肾上腺皮质功能减退症患者，醛固酮和皮质醇均分泌减少，但大多数以皮质醇分泌不足为主，且更具有诊断意义，故选E，而不选A。原发性肾上腺皮质功能减退症患者，只有在脱水明显时，才有空腹低血糖的表现，不选B。虽然患者可有低钠血症，但无特异性，不选C。由于醛固酮分泌减少，通过负反馈调节，血中ACTH（促肾上腺皮质激素）增加，不选D。

题型　A2型题

1.【答案】A　　　　　　　　　　　　　　【难度系数】★★★★

【解析】该患者皮肤色素沉着（特征性体征），症状有消瘦、乏力、血糖降低、心率减慢、低血钠等，要考虑为慢性肾上腺皮质功能减退症（艾迪森综合征），故选A。胰岛素瘤表现为典型的Whipple三联征，即禁食后低血糖发作、发作时血糖＜2.8 mmol/L、给予葡萄糖后症状立即消失，但不会出现皮肤变黑等，不选B。根据题干条件，不能确定有无营养不良及自主神经功能紊乱，不选C、E。糖尿病常表现为"三多一少"，血糖增高，不选D。

2.【答案】B　　　　　　　　　　　　　　【难度系数】★★★

【解析】该患者皮肤黏膜颜色变黑，最可能的诊断是原发性慢性肾上腺皮质功能减退症，故选B。继发性肾上腺皮质减退症表现为肤色较苍白，不选E。A、C、D选项均不合题意。

3.【答案】D　　　　　　　　　　　　　　【难度系数】★★★

【解析】患者皮肤黏膜色素加深沉着，考虑为原发性慢性肾上腺皮质功能减退症，故选D。嗜铬细胞瘤的表现为阵发性高血压，发作时血压升高，平时血压不高，不选A。库欣病的典型表现为向心性肥胖、多血质、皮肤薄、可见紫纹、高血压，不选B。家族性肠息肉病和炎症性肠病属于消化系统疾病，不选C、E。

4.【答案】D　　　　　　　　　　　　　　【难度系数】★★★

【解析】肾上腺皮质球状带分泌醛固酮，束状带分泌皮质醇，网状带分泌皮质醇＋性激素。因此当肾上腺皮质功能减退时，这些激素分泌均减少，反馈性使ACTH增加，从而引起一系列临床表现：如ACTH增加→促黑素增加→全身皮肤色素沉着（变黑）为典型体征；醛固酮↓→保钠保水排钾↓→低血钠、高血钾、血容量减少→低血压、直立性晕厥；皮质醇↓→低血糖；性激素↓→内分泌失调。根据以上特点，该患者应诊断为原发性慢性肾上腺皮质功能减退症，故选D。甲状腺功能减退常表现为各系统代谢低下综合征，但无全身皮肤色素沉着，不选A。垂体卒中导致的腺垂体功能减退常表现为皮肤色素减退，而不是皮肤变黑，不选B。真菌感染、慢性肾衰竭与题干所述无关，不选C、E。

四、嗜铬细胞瘤

题型　A1型题

1.【答案】D　　　　　　　　　　　　　　【难度系数】★★★★★

【解析】嗜铬细胞瘤可分泌大量儿茶酚胺，儿茶酚胺可使胃肠壁内血管发生增生性及闭塞性动脉内膜炎，造成肠坏死、出血、穿孔，不选A。儿茶酚胺可使胆囊收缩减弱，Oddi括约肌张力增强，胆汁排出不畅，

导致胆石症发病率增高，不选 B、C。儿茶酚胺使肠蠕动及张力减弱，可引起便秘，甚至肠扩张，不选 E，而选 D。

2.【答案】A　　　　　　　　　　　　　【难度系数】★★★★★

【解析】儿茶酚胺既是嗜铬细胞瘤释放的物质，也是交感神经兴奋释放的神经递质。当交感神经兴奋，儿茶酚胺分泌增多时，可促进醛固酮分泌，使肾脏保钠、保水、排钾增多。由于排钾增多，将导致低钾血症，而不是升高。故选 A。嗜铬细胞瘤可释放大量的儿茶酚胺，故其临床表现与交感神经兴奋的生理效应极为相似，表现为基础代谢率增高，血糖升高，脂肪分解加速，血游离脂肪酸增高，不选 B、C、D。部分患者可有高钙血症，可能与肿瘤分泌甲状旁腺激素相关肽（升钙）有关，不选 E。

题型	A2 型题

1.【答案】A　　　　　　　　　　　　　【难度系数】★★★★

【解析】中青年患者，发作性的高血压，平时血压不高，应首先考虑继发性高血压，以嗜铬细胞瘤多见。嗜铬细胞瘤患者的嗜铬组织脉冲式分泌儿茶酚胺，故发作时尿儿茶酚胺及其代谢产物含量增加，故选 A。血清钾、钠水平测定有助于原发性醛固酮增多症的诊断，不选 B。蛋白水平及钙、磷水平检查对嗜铬细胞瘤的诊断帮助不大，不选 C、D。血清皮质醇水平测定有助于库欣综合征的诊断，不选 E。

2.【答案】C　　　　　　　　　　　　　【难度系数】★★★

【解析】患者阵发性高血压，发作时血压高达 180~210/110~130 mmHg，平时血压不高，发作时伴头痛、面色苍白、冷汗，应考虑嗜铬细胞瘤，阵发性高血压为其特征性表现，故选 C。原发性高血压常表现为持续性高血压，不是发作性高血压，不伴面色苍白、冷汗等症状，不选 A。原发性醛固酮增多症的典型表现为高血压伴低钾血症，不选 B。甲状腺功能亢进症常表现为收缩压增高，舒张压降低，脉压增大，且收缩压增高不显著，不伴面色苍白等症状，不选 D。围绝经期综合征常表现多样化，如月经紊乱、潮热、自主神经失调症状等，不选 E。

3.【答案】E　　　　　　　　　　　　　【难度系数】★★★★★

【解析】患者阵发性高血压，发作时血压高达 180~210/110~130 mmHg，平时血压不高，发作时伴头痛、面色苍白、冷汗，首先考虑嗜铬细胞瘤，阵发性高血压为其特征。嗜铬细胞瘤可释放大量儿茶酚胺并引起相应的临床症状，因此最有助于诊断的检查是发作时血、尿儿茶酚胺及代谢产物香草基杏仁酸含量增高，故选 E。醛固酮增多症螺内酯试验阳性，不选 A。B、C、D 常见于库欣综合征，不选 B、C、D。

题型	B1 型题

1.【答案】A　　　　　　　　　　　　　【难度系数】★★★

【解析】原发性醛固酮增多症常表现为水钠潴留性高血压 + 低血钾，螺内酯为保钾性利尿药，术前应用可纠正低血钾，同时降低高血压，故选 A。氨苯蝶啶、氯化钾常用于原发性醛固酮增多症的内科治疗，不选 B、E。

2.【答案】C　　　　　　　　　　　　　【难度系数】★★★

【解析】嗜铬细胞瘤可释放大量儿茶酚胺，引起阵发性高血压。在术前给予 α 受体阻滞剂（酚苄明），可使血压下降，减轻心脏负担，血管容量增加。手术前 α 受体阻滞剂的应用时间不少于 2 周，故选 C。术前 β 受体阻滞剂（普萘洛尔）不必常规应用，仅在患者有心动过速时才用，不选 D。

第七节　糖尿病与低血糖症

一、胰岛的解剖和生理（助理不考）

题型	A1 型题

【答案】D　　　　　　　　　　　　　【难度系数】★

【解析】B 细胞（β 细胞）分泌胰岛素，故选 D。A 细胞（α 细胞）分泌胰高血糖素，不选 A、C。PP 细胞（F 细胞）分泌胰多肽（PP），不选 B。

二、糖尿病

题型	A1 型题

1.【答案】D　　　　　　　　　　　　　【难度系数】★★

【解析】糖尿病微血管病变：糖尿病肾病、视网膜病变，故选D。糖尿病足是下肢远端神经异常和不同程度周围血管病变相关的足部溃疡、感染和（或）深层组织破坏，不选A。大血管病变是2型糖尿病的最常见死亡原因，大多数糖尿病患者死于心、脑血管动脉粥样硬化，不选B，不选E。缺血性脑卒中是糖尿病中枢神经系统并发症，不选C。

2.【答案】E　　　　　　　　　　　　　　　【难度系数】★★★★

【解析】糖尿病高渗高血糖综合征主要见于老年 T_2DM 病人，故选E，超过2/3病人原来无糖尿病病史。1型糖尿病易发生酮症酸中毒。

题型　A2型题

1.【答案】A　　　　　　　　　　　　　　　【难度系数】★★★★★

【解析】糖尿病患者出现并发症，颈后感染化脓并溃疡，同时出现发热，颈部血流丰富，感染容易扩散，考虑为严重感染，是应用胰岛素的指征，故选A。磺脲类降糖药适应证：非肥胖型2型糖尿病，不选B。双胍类降糖药适应证：肥胖型2型糖尿病，不选C。α-葡萄糖苷酶抑制剂适应证：以碳水化合物为主，餐后血糖明显增高者，不选D。单纯饮食控制为糖尿病基础治疗，不选E。

2.【答案】D　　　　　　　　　　　　　　　【难度系数】★★★★

【解析】2型（肥胖）糖尿病经过运动和饮食控制并口服二甲双胍治疗，空腹血糖6.6 mmol/L控制尚可，但餐后血糖12.6 mmol/L高于控制目标，故可选择控制餐后血糖的α-葡萄糖苷酶抑制剂进行治疗，故选D。噻唑烷二酮类适应证：2型糖尿病，尤其对胰岛素抵抗明显者，不选A。磺脲类降糖药适应证：非肥胖型2型糖尿病，不选B。胰岛素适应证：1型糖尿病、各种严重并发症、手术、妊娠、分娩、2型糖尿病经口服降糖药治疗仍未达到血糖控制目标，不选C、E。

题型　A3/A4型题

1.【答案】D　　　　　　　　　　　　　　　【难度系数】★★★★★

【解析】患者40岁男性，两次检查空腹血糖＞7.0 mmol/L，虽无糖尿病症状，仍应诊断为2型糖尿病。对于首诊及体重指数 $BMI > 28.0 kg/m^2$ 的肥胖型2型糖尿病患者首选二甲双胍进行治疗，因为双胍类可减轻体重、改善血脂谱，故选D。罗格列酮主要适合于胰岛素抵抗明显的2型糖尿病，且非肥胖者，不选A。胰岛素用于1型、各种严重并发症、手术、妊娠、分娩、2型糖尿病经口服降糖药治疗仍未达到血糖控制目标，不选B。阿卡波糖主要降低餐后血糖，不选C。格列本脲主要适合于非肥胖型2型糖尿病，不选E。

2.【答案】E　　　　　　　　　　　　　　　【难度系数】★★★

【解析】患者药物治疗2个月后，主要表现为餐后血糖增高，拟采用药物联合治疗应加用α-葡萄糖苷酶抑制剂阿卡波糖，阿卡波糖主要用于降低肥胖型餐后高血糖，故选E。

3.【答案】E　　　　　　　　　　　　　　　【难度系数】★★★★★

【解析】1型糖尿病患者，停用胰岛素后出现神经症状（不能正确回答问题），血糖25 mmol/L、血pH 7.25、尿酮体（＋＋＋），应诊断为糖尿病急性并发症——酮症酸中毒。主要治疗方案：立即补液＋小剂量胰岛素静脉给药，即0.1 U/（kg·h）胰岛素，既抑制脂肪分解和酮体生成，又促进钾离子运转的作用较弱（小量、方便、安全、有效）。不可皮下注射（因为血糖难以平稳控制），故应选E，而不选A、B、C、D。

4.【答案】D　　　　　　　　　　　　　　　【难度系数】★★★★★

【解析】通过胰岛素及补液治疗后，酸中毒随代谢紊乱的纠正不需补碱，故A、C、E均不选。因尿量增加，钠离子可随尿液而排出增多，但与钙无关，不选B。胰岛素的应用及酸中毒纠正，则钾离子由细胞外进入细胞内，又因钠离子随尿液排出增多，故应选D。其实酮症酸中毒患者有不同程度缺钾。治疗前的血钾水平不能真实反映体内缺钾程度，补钾应根据血钾和尿量：治疗前血钾低于正常，在开始胰岛素和补液治疗同时立即开始补钾；血钾正常、尿量＞40 mL/h，也立即开始补钾；血钾正常、尿量＜30mL/h，暂缓补钾，待尿量增加后再开始补钾。病情恢复后仍应继续口服钾盐数天。

5.【答案】B　　　　　　　　　　　　　　　【难度系数】★★★★★

【解析】2型糖尿病肥胖者治疗原则：基础治疗（饮食）及运动→口服降糖药→胰岛素，2型糖尿病＋肥胖首选双胍类口服降糖药，故应选B。格列本脲、格列吡嗪属于磺脲类降糖药，用于非肥胖2型糖尿病患者，不选A、C。胰岛素适应证：1型糖尿病、2型糖尿病发生严重的急性或慢性并发症及手术、妊娠和分娩等各种应激时，不选D。2型糖尿病肥胖者，餐后血糖控制欠佳的首选阿卡波糖，不选E。

【破题思路】胰岛素抵抗可首选胰岛素增敏剂（吡格列酮/罗格列酮），但肥胖、二度以上心衰患者、儿童及孕妇禁用。1型糖尿病则首选胰岛素。磺脲类适应证：2型糖尿病+非肥胖。双胍类适应证：2型糖尿病+肥胖。阿卡波糖适应证：2型糖尿病，尤其餐后血糖升高者。

6. 【答案】C　　　　　　　　　　　　　　　【难度系数】★★★

【解析】本题考核糖尿病的临床用药。糖尿病患者的糖化血红蛋白正常需控制在7.0%以下，目前患者糖化血红蛋白6.3%，说明二甲双胍控制血糖有效，故维持原治疗即可，故选C。其他选项均不合适。

7. 【答案】C　　　　　　　　　　　　　　　【难度系数】★★★

【解析】考糖尿病实验室检查。根据多食、多饮、多尿，体重下降典型表现考虑糖尿病，确诊最有诊断价值的检查是血糖测定，故选C。血常规及尿常规对糖尿病无诊断意义，不选A、B。T_3、T_4、TSH测定用来诊断甲状腺功能亢进症，不选D。ACTH兴奋试验用来诊断肾上腺储备功能，不选E。

8. 【答案】C　　　　　　　　　　　　　　　【难度系数】★★★★

【解析】考糖尿病并发症。根据试题出现失眠、情绪低落、反应迟钝等精神症状，故选C。而A、B、D、E分别为甲状腺、肾上腺疾病导致精神障碍。

9. 【答案】A　　　　　　　　　　　　　　　【难度系数】★★★★

【解析】考糖尿病最重要的治疗。糖尿病以控制血糖最重要，故应选A。补充雌激素：针对卵巢功能低下，不选B。补充甲状腺素是针对甲状腺功能减退，不选C。控制精神症状应在控制血糖的基础上进行，不选D。应用肾上腺皮质激素是针对肾上腺皮质功能减退症，不选E。

10. 【答案】C　　　　　　　　　　　　　　【难度系数】★★★★

【解析】考点为对糖尿病患者如何选药。该患者体检发现空腹血糖7.8 mmol/L，HbA1c 8.0%，身高175 cm，体重90 kg，首诊考虑为2型糖尿病肥胖型，首选药物二甲双胍，故选C。因患者首次用药，且体态偏胖，不考虑使用吡格列酮，不选A。该患者属于肥胖型2型糖尿病，不考虑用格列齐特，不选B。西格列汀为肠促胰素，是高选择性DPP-Ⅳ（二肽基肽酶Ⅳ）抑制剂，升高内源性GLP-1水平，从而降低血糖，不选D。该病人未测餐后血糖，暂不考虑使用阿卡波糖，不选E。

【破题思路】①假设已用胰岛素，但出现抵抗，且患者非肥胖，则考虑加用吡格列酮。②对非肥胖型2型糖尿病患者，首选格列齐特。③若餐后血糖明显升高，首选阿卡波糖。

11. 【答案】A　　　　　　　　　　　　　　【难度系数】★★★★★

【解析】高血压合并糖尿病，首选血管紧张素转换酶抑制剂（ACEI）或血管紧张素Ⅱ受体拮抗剂（ARB），ACEI/ARB可降低血压、改善胰岛素抵抗、降低血糖，还可减轻微量白蛋白尿，故选A。钙通道阻滞剂适用范围最广，但对该患者不是最佳选项，不选B。α受体拮抗剂不属于一线降压药，不选C。β受体拮抗剂用于高血压伴心率快者，该患者心律76次/分，不选D。利尿药适应于老年人收缩期高血压、心力衰竭伴高血压、水肿并高血压等，不选E。

题型	B1型题

1. 【答案】A　　　　　　　　　　　　　　　【难度系数】★★★★★

【解析】二甲双胍可抑制肝糖输出、增加外周组织对葡萄糖利用，故选A。

2. 【答案】E

【解析】噻唑烷二酮类（如吡格列酮），可激活过氧化物酶体增殖物激活受体γ起作用，增加对胰岛素的敏感性，从而降低血糖，故选E。胰岛素通过促进糖原贮存、合成，加快葡萄糖氧化、酵解，抑制糖原分解、异生，从而降低血糖，不选B。阿卡波糖通过抑制小肠黏膜的α-葡萄糖苷酶，延缓糖吸收，从而降低餐后血糖，不选C。格列美脲通过刺激残存胰岛B细胞分泌胰岛素，从而降低血糖，不选D。

3. 【答案】D

【解析】格列奈类是一类快速作用的胰岛素促分泌剂，主要通过刺激胰岛素的早时相分泌而降低餐后血糖，故选D。

4. 【答案】B　　　　　　　　　　　　　　　【难度系数】★★★★

【解析】噻唑烷二酮类为胰岛素增敏剂，通过增加靶组织对胰岛素的敏感性而降低血糖，可增加血容量，导致体重轻度增加、外周性水肿，故NYHA Ⅱ级以上的严重心力衰竭患者不宜使用，故选B。双胍类主要通过抑制肝葡萄糖输出，改善外周组织对胰岛素的敏感性，增加对葡萄糖的摄取和利用而降低血糖，其副作用主要为消化道反应、乳酸性酸中毒、皮肤过敏。磺脲类通过促进残存的胰岛β细胞分泌胰岛素而降低血糖，其副作用主要是低血糖反应、体重增加、皮肤过敏等。α-葡萄糖苷酶抑制剂通过抑制小肠黏膜细胞的α-葡萄糖苷酶，延缓葡萄糖的吸收而降低餐后高血糖，其主要副作用为胃肠道反应。

三、低血糖症（助理不考）

题型　A1 型题

1.【答案】A　　　　　　　　　　　　　【难度系数】★★★★

【解析】脑组织的能量来源为葡萄糖，所以低血糖患者可表现为精神症状，故选A。α-葡萄糖苷酶抑制剂延缓葡萄糖的吸收而降低餐后高血糖，一般不引起低血糖，不选B。糖尿病患者多表现为高血糖，也可表现为血糖正常，甚至降低，不选C。胰岛素瘤表现为阵发性低血糖，特别是空腹低血糖，不选D。腺垂体功能减退时低血糖主要是由升糖激素减少所导致，而不是胰岛素升高导致，不选E。

2.【答案】C　　　　　　　　　　　　　【难度系数】★

【解析】纯属数字记忆题。低血糖症是指血浆葡萄糖浓度低于2.8 mmol/L，故选C。其余选项均不符合，不选A、B、D、E。

题型　A2 型题

1.【答案】C　　　　　　　　　　　　　【难度系数】★★★

【解析】老年人晨起不能唤醒，发作时血糖＜2.8 mmol/L，可诊断为低血糖症，最可能的原因是胰岛素分泌过多，故选C。

2.【答案】A　　　　　　　　　　　　　【难度系数】★★★★

【解析】Whipple 三联征：空腹后低血糖发作、发作时血糖＜2.8 mmol/L、给葡萄糖后症状可缓解，见于胰岛素瘤，故选A。此患者空腹低血糖，考虑胰岛素瘤可能性最大。胃次全切术后低血糖、反应性低血糖，均属于餐后低血糖，不选C、E。自主神经功能紊乱症状与此题无关，不选D。

题型　A3/A4 型题

1.【答案】A　　　　　　　　　　　　　【难度系数】★★★

【解析】典型 Whipple 三联征：空腹后低血糖发作、发作时血糖＜2.8 mmol/L、给予葡萄糖后症状消失，见于胰岛素瘤，故选A。酮症酸中毒昏迷、高渗性昏迷是糖尿病的急性并发症，服用糖水后只会加重病情，不会逐渐缓解、清醒，不选B、C。反应性低血糖见于餐后低血糖、空腹后低血糖，不选D。自主神经功能紊乱不会出现昏迷，不选E。

2.【答案】E　　　　　　　　　　　　　【难度系数】★★★★

【解析】胰岛素瘤发生低血糖时，测定血糖、胰岛素、C肽释放试验，可明确诊断，故选E。糖耐量试验用于血糖＞正常值，但又未达到糖尿病的诊断标准，不选A。肝功能测定对胰岛素瘤价值不大，不选B。头颅 CT 用于颅脑病变导致的昏迷，不选C。血和尿皮质醇测定用于库欣综合征，不选D。

3.【答案】D　　　　　　　　　　　　　【难度系数】★★★

【解析】胰岛素瘤首选手术切除，不能切除者口服二氮嗪，故选D，不选C。控制饮食、口服双胍类药物是2型糖尿病的治疗，不选A、E。普萘洛尔可治疗心律失常，不选B。

四、胰岛素瘤（助理不考）

题型　A2 型题

【答案】C　　　　　　　　　　　　　【难度系数】★★★

【解析】胰岛素瘤特点是病理性胰岛素分泌过多，且不受血糖水平反馈调控。常表现为空腹或餐前出现明显低血糖。存在 Whipple 三联征：低血糖反应，发作时血糖低于2.8mmol/L，补糖后症状缓解。故选C。腺垂体功能减退症，在感染等诱因存在情况下，可出现低血糖，但常合并低血压、低血钠，常见于垂体瘤或席恩综合征（产后大出血）患者。糖尿病患者出现低血糖一是药物所致，二是2型糖尿病早期可出现反应性低血糖，常常在餐后数小时或下一餐前出现，主要由于上一餐进食后，胰岛素分泌紊乱及延迟所致，晨起空腹较少发生。糖原贮积症可出现肝大，低血糖，糖原蓄积于组织中，如肾损害，属于遗传性疾病。肝硬化患者可因肝糖原存储不足，出现低血糖表现，但需要相关病史支持。

【破题思路】非糖尿病患者，反复空腹或餐前低血糖，高度怀疑胰岛素瘤。可行胰岛素释放试验和72小时禁食试验诊断，治疗依赖手术治疗。

第八节 水、电解质代谢和酸碱平衡失调

一、水和钠的代谢紊乱

题型 A1型题

1.【答案】B 【难度系数】★★★★★

【解析】等渗盐水的 Na^+ 和 Cl^- 浓度都是 154 mmol/L，血清 Na^+ 浓度 154 mmol/L，血清 Cl^- 浓度 103 mmol/L，所以等渗盐水的 Na^+ 浓度与血清 Na^+ 浓度相等，但等渗盐水的 Cl^- 浓度比血清 Cl^- 浓度高。等渗性缺水时，大量输入等渗盐水致血清 Cl^- 过高，导致高氯性酸中毒，故选B，不选D。等渗盐水的 Na^+ 浓度和血清 Na^+ 浓度相等，输入等渗盐水后不会出现高钠血症，不选A。等渗盐水是等渗液，输入过多不会出现水中毒，不选C。低钙血症见于急性重症胰腺炎、肾衰竭、甲状旁腺受损等，不选E。

2.【答案】C 【难度系数】★★★★★

【解析】低渗性缺水的原因：①大量消化液丢失而只补充水（最常见），如大量呕吐、长期胃肠减压引流导致大量 Na^+ 消化液丢失，而只补充水或仅输注葡萄糖溶液；②液体在第三间隙集聚：如腹膜炎、胰腺炎形成大量腹水，肠梗阻导致大量肠液在肠腔内集聚，胸膜炎形成大量胸水；③长期连续应用排钠利尿药，如呋塞米、依他尼酸、噻嗪类。肾上腺功能不全，醛固酮分泌不足，肾小管对 Na^+ 重吸收减少；④经皮肤丢失：如大量出汗、大面积烧伤均可导致体液和 Na^+ 大量丢失，若只补充水则可造成低渗性脱水。大量出汗可以造成低渗性缺水，也可以造成高渗性缺水，不选A。急性弥漫性腹膜炎、急性肠梗阻由于是急性发病，考虑等渗性缺水，不选B、D。尿崩症是高渗性缺水的原因，不选E。

题型 A2型题

1.【答案】C 【难度系数】★★★★★

【解析】患者表现为口渴，是高渗性缺水的表现。高渗性缺水分为3度，其中重度高渗性缺水的表现为极度口渴、躁狂、幻觉、谵妄、昏迷，故选C。等渗性缺水的表现为恶心厌食、乏力少尿、不口渴，不选A、B。低渗性缺水的表现为疲乏、头晕、手足麻木、脉搏细速、血压不稳、神志不清、痉挛性抽搐、昏迷、休克，不选D。中度高渗性缺水的表现为极度口渴，无神经精神系统的表现，不选E。

2.【答案】D 【难度系数】★★★

【解析】依据题意患者处于高温环境且有口渴、尿少、突然晕倒症状，提示高渗重度失水，其他选项不会出现口渴症状，故选D。

二、血钾的异常

题型 A1型题

1.【答案】A 【难度系数】★★★

【解析】低血钾病人往往伴有低镁，当钾补充后症状不缓解时，应考虑有镁缺乏，故选A。

2.【答案】C 【难度系数】★★★

【解析】外科低钾血症患者，治疗需经静脉补钾，补钾应 < 20 mmol/h，故选C。补钾量：每天补钾 40~80 mmol/L，以每克氯化钾相当于 13.4 mmol/L 钾计算，约每天补钾 3~6 g，若无法纠正，需要增加补充钾量，可高达 100~200 mmol/L，不选A。补钾通常采取分次补钾，边治疗边观察的方法，不选B。尿量 > 40 mL/h 可补钾，不选D。静脉补钾每升输液中含钾量 < 40 mmol/L = 氯化钾 3 g，不选E。

【破题思路】补钾原则：浓度不过高，速度不过快，总量不过多，尿少不补钾。

3.【答案】B 【难度系数】★★★

【解析】高钾血症的心电图表现为早期出现高而尖的T波，QT间期延长，随后出现QRS增宽，PR间期延长，不选A、C、D、E。U波为低钾血症的心电图表现，故选B。

【破题思路】高钾血症：T波高尖。低钾血症：T波低平、倒置、U波出现。

题型 A2型题

1.【答案】B 【难度系数】★★★

【解析】患者慢性肾功能不全，测得 K^+ 6.5 mmol/L，心电图示T波高尖，可诊断高钾血症。静滴碳酸

氢钠溶液，可稀释血清 K^+，降低血钾，不选 A。静注葡萄糖酸钙，钙离子可对抗 K^+ 对心肌的毒性作用，不选 C。高钾血症应立即停用含钾药物，不选 D。静滴葡萄糖和胰岛素，将 K^+ 转移至细胞内，可暂时降低血钾，不选 E。高钾血症，不可使用氨苯蝶啶（保钾利尿药），可升高血钾，故选 B。

| 题型 | B1 型题 |

1.【答案】A

【解析】因胰岛素作用能使葡萄糖合成糖原，连同钾离子一起由细胞外进入细胞内，导致血清钾降低，故选 A。

2.【答案】B 　　　　　　　　　　　【难度系数】★★★★

【解析】心电图可出现 T 波高尖见于高钾血症，故选 B。低钙血症见于维生素 D 缺乏及甲状腺功能亢进症手术误切甲状旁腺等，主要表现为低钙抽搐，不选 D。

【破题思路】低钾心电图出现小 U 波。

三～四、血钙的异常（助理不考）、酸碱平衡的失调

| 题型 | A1 型题 |

1.【答案】B 　　　　　　　　　　　【难度系数】★★★★★

【解析】引起代谢性碱中毒病因：①碱性物质摄入过多：长期服用碳酸氢钠片、大量输入库存血；②酸性物质丢失过多：幽门梗阻（最常见）、长期胃肠减压；③缺钾；④利尿药。不选 A、C、D、E。严重腹泻可使肠道内的 HCO_3^- 丢失，导致代谢性酸中毒，而不是代谢性碱中毒，故选 B。

2.【答案】C 　　　　　　　　　　　【难度系数】★★★★

【解析】幽门梗阻行胃肠减压时可丢失大量 H^+、Cl^-，血浆中 HCO_3^- 得不到 H^+ 的中和，造成血浆中 HCO_3^- 浓度升高，发生代谢性碱中毒。Cl^- 的丢失使肾小管内 Cl^- 减少，为维持离子平衡，代偿性重吸收 HCO_3^- 增加，导致碱中毒。代偿时，细胞内外离子交换加快，细胞内 H^+ 逸出，而细胞外 K^+ 进入细胞内，从而产生低钾血症。综上所述，选 C。

| 题型 | A2 型题 |

1.【答案】E 　　　　　　　　　　　【难度系数】★★★★★

【解析】老年男性，肺源性心脏病急性加重期，血气分析考虑为失代偿性呼吸性酸中毒合并代谢性酸中毒。所以治疗措施应首选改善通气功能，并静脉滴注 5% 碳酸氢钠，故选 E。A、B、C、D 选项均不完善。

2.【答案】E 　　　　　　　　　　　【难度系数】★★★★★

【解析】$PaCO_2$ 正常值为 35~45 mmHg，＜35 mmHg 为呼吸性碱中毒，＞45 mmHg 为呼吸性酸中毒。HCO_3^- 正常值为 22~27 mmol/L，＜22 mmol/L 为代谢性酸中毒，＞27 mmol/L 为代谢性碱中毒。此患者 $PaCO_2$ 70 mmHg 诊断为呼吸性酸中毒，HCO_3^- 29.6 mmol/L 诊断为代谢性碱中毒，故选 E。代谢性碱中毒：$PaCO_2$ 正常，HCO_3^- ＞27 mmol/L，不选 A。代谢性酸中毒：$PaCO_2$ 正常，HCO_3^- ＜22 mmol/L，不选 B。患者测得 HCO_3^- 29.6 mmol/L，为代谢性碱中毒，不选 C。呼吸性酸中毒：$PaCO_2$ ＞45 mmHg，HCO_3^- 正常，不选 D。

3.【答案】E 　　　　　　　　　　　【难度系数】★★★★

【解析】此患者胃部不适伴反酸 20 年，吐出大量宿食，可见胃型，诊断为幽门梗阻。幽门梗阻患者呕吐大量胃酸，可导致低钾低氯性代谢性碱中毒。此患者血 K^+ 3.0 mmol/L，血 Cl^- 90 mmol/L，说明有低钾和低氯血症。CO_2CP 的正常值是 22~28 mmol/L，代谢性碱中毒时 CO_2CP 升高，此患者 CO_2CP 45 mmol/L，故选 E。患者 CO_2CP 45 mmol/L，＞28 mmol/L 诊断为代谢性碱中毒，所以排除呼吸性，不选 A、B、D。代谢性酸中毒是由于酸性物质产生过多或碱性物质丢失过多，如腹泻、肠瘘、胆瘘、胰瘘，此患者为酸性物质丢失过多，诊断为代谢性碱中毒，不选 C。

| 题型 | B1 型题 |

1.【答案】C

【解析】pH 正常值为 7.35~7.45，若 pH＜7.35 为失代偿性酸中毒，pH＞7.45 为失代偿性碱中毒，pH 正常为代偿性。$PaCO_2$ 代表呼吸性，判断有无呼吸性酸中毒/呼吸性碱中毒，$PaCO_2$ 正常值为 35~45 mmHg，$PaCO_2$ ＞45 mmHg 为呼吸性酸中毒，$PaCO_2$ ＜35 mmHg 为呼吸性碱中毒，故选 C。

2. 【答案】D

【解析】代偿性代谢性酸中毒，HCO_3^- 降低，通过肺代偿，排出大量 CO_2，导致 $PaCO_2$ 降低，故选 D。

3. 【答案】B　　　　　　　　　　　　【难度系数】★★★★★

【解析】B 选项 pH 7.30，$PaCO_2$ 80mmHg，为失代偿性呼吸性酸中毒，故选 B。A 选项 pH 7.38，PaO_2 50 mmHg，$PaCO_2$ 40mmHg，为Ⅰ型呼吸衰竭。E 选项 pH 7.25，$PaCO_2$ 30mmHg，为失代偿性呼吸性碱中毒。

【破题思路】pH 正常值为 7.35~7.45，＜7.35 为酸中毒，＞7.45 为碱中毒。$PaCO_2$ 正常值为 35~45mmHg，＜35mmHg 为呼吸性碱中毒，＞45mmHg 为呼吸性酸中毒。HCO_3^- 正常值为 22~27mmol/L，＜22mmol/L 为代谢性酸中毒，＞27mmol/L 为代谢性碱中毒。CO_2CP 正常值为 22~28 mmol/L，＜22mmol/L 为代谢性酸中毒，＞28mmol/L 为代谢性碱中毒。BE 正常值为 −3~+3，＜−3 为代谢性酸中毒，＞+3 为代谢性碱中毒。

第二十章 精神、神经系统

第一节 神经病学概论

一、运动系统

(一)上运动神经元瘫痪

题型 A1型题

【答案】B 【难度系数】★★★★

【解析】正常情况下锥体束对病理反射有抑制作用,当上运动神经元瘫痪时,锥体束受损,病理反射就被释放出来,包括Babinski征、Oppenheim征、Gordon征、Chaddock征等,故选B。上运动神经元瘫痪早期肌肉也不萎缩,因此不是最有意义的体征,故不选A。腱反射减弱是下运动神经元瘫痪的表现,故不选C。浅反射无论上下运动神经元损伤均消失,故不选D。上运动神经元瘫痪是肌张力亢进,故不选E。

【破题思路】严重脊髓损伤,如脊髓休克、肢体瘫痪,早期可表现为周围性软瘫,一般持续2~4周后,反射活动逐渐恢复,又转变为中枢性瘫痪。因此肌力和肌张力在区分上、下运动神经瘫痪时的临床意义不如病理反射。病理反射出现,提示上级神经元对下级神经元控制功能丧失,是最有意义的体征。

题型 B1型题

(1~3题共用解析)

1.【答案】A 2.【答案】C 3.【答案】D 【难度系数】★★★★

【解析】脊髓分段损伤:高颈髓(C_1~C_4)损害,平面以下各种感觉缺失,四肢呈上运动神经元性瘫痪,括约肌障碍,四肢和躯干多无汗。颈膨大(C_5~T_2),两上肢呈下运动神经元性瘫痪,两下肢呈上运动神经元性瘫痪。病灶平面以下各种感觉缺失,可有肩部和上肢的放射性痛,尿便障碍。胸髓(T_3~L_2)损害时,该平面以下各种感觉缺失,双下肢呈上运动神经元性瘫痪,括约肌障碍,受损节段常伴有束带感。腰膨大(L_1~S_2)受损时出现双下肢下运动神经元性瘫痪,双下肢及会阴部位各种感觉缺失,括约肌障碍。综上所述,第1题选A,第2题选C,第3题选D。

【破题思路】可简单记忆:颈膨大管双上肢,腰膨大管双下肢,再区分上下运动神经元瘫痪。

(二)下运动神经元瘫痪

题型 A1型题

1.【答案】C 【难度系数】★★

【解析】自腰段的神经根垂直下降,形成马尾,由L_2至尾节10对神经根组成,即腰神经4对+骶神经5对+尾神经1对(共10对)。腰膨大自L_1~S_2发出,脊髓自腰膨大向下形成脊髓圆锥,圆锥尖端发出终丝,终止于第1尾椎骨膜。故选C。腰神经根围绕终丝而形成,缺骶、尾神经,不选A。骶、尾神经根围绕终丝而形成,缺腰神经(L_2~L_5神经),不选B。腰、骶神经根围绕终丝而形成,缺尾神经,不选D。骶神经根围绕终丝而形成,缺少腰、尾神经,不选E。

2.【答案】B 【难度系数】★

【解析】神经末梢损害表现为四肢远端对称分布的手套-袜套样感觉障碍,常伴有运动和自主神经功能障碍,故选B。其余选项中,脊髓前角细胞为运动细胞,与感觉无关;神经丛和神经干损害表现为分布区的感觉障碍,常伴有疼痛、下运动神经元性瘫痪和自主神经功能障碍;脊髓后角为后躯体痛温觉中枢,损伤出现同侧痛温觉消失。

【破题思路】手套-袜套样感觉障碍提示周围神经(末梢)损害;"同深对浅"——感觉障碍脊髓半切综合征。

（三）锥体外系损害（助理不考）

题型 A1 型题

【答案】B　　　　　　　　　　　　【难度系数】★★

【解析】锥体外系损害又称为运动障碍性疾病，主要疾病有帕金森病、舞蹈病和投掷症。其中帕金森病表现为：①运动减少（静止性震颤、搓丸征）；②肌张力增强（又称肌强直），表现为铅管样强直和齿轮样强直；③运动迟缓、笨拙（面具脸、小写征）；④姿势步态障碍（冻结现象、慌张步态、前冲步态）及不自主运动（便秘、多汗），静止性震颤常常为首发。只有B选项不符合（剪刀步态又叫痉挛性截瘫步态：因下肢内收肌群张力增高致使步行时两腿向内侧交叉形如剪刀，见于横贯性脊髓损害脑性瘫痪等），故选B。A、C、D、E项符合帕金森病的所有表现，不选A、C、D、E。

【破题思路】锥体外系损伤部位及特点：

损伤部位	特点
苍白球（旧纹状体）和黑质病变	肌张力增高、运动减少及静止性震颤，如帕金森病
尾状核和壳核（新纹状体）病变	肌张力减低和运动增多综合征，如手足徐动和舞蹈动作
丘脑底核病变	偏侧投掷运动

记忆技巧：划圈步态偏瘫；慌张步态帕金森病；蹒跚步态小脑病；剪刀步态又叫截瘫步态脑瘫；鸭步步态髋外展肌群肌营养不良；跨域步态足下垂腓总神经损伤。

（四）小脑损害

题型 A2 型题

【答案】B　　　　　　　　　　　　【难度系数】★★★★★

【解析】小脑蚓部病变引起躯干性共济失调，即轴性平衡障碍——不能保持直立姿势、向前或向后倾倒及闭目难立征，行走时两脚分开、步态蹒跚、左右摇摆，呈醉汉步态，故选B。小脑半球病变表现为同侧肢体性共济失调，指鼻、跟膝胫试验不稳，轮替动作不稳，多出现小脑性语言，不选A。丘脑病变表现为对侧的感觉缺失或刺激症状不自主运动，情感与记忆障碍，不选C。延髓背外侧损伤出现眩晕、呕吐、眼震、吞咽困难、构音障碍，小脑半球性共济失调，Horner综合征，交叉性感觉障碍，不选D。大脑半球损害部位不同表现不同，优势半球损害表现为语言、逻辑、分析综合及计算力障碍，多位于左侧，与题干症状不符，不选E。

【破题思路】小脑蚓部病变＝躯干性共济失调，即轴性平衡障碍——不能保持直立姿势、向前或向后倾倒及闭目难立征［Romberg征（＋）］＋行走时两脚分开、步态蹒跚、左右摇摆，呈醉汉步态。小脑半球病变＝同侧肢体性共济失调（指鼻、跟膝胫试验不稳，轮替动作不稳）＋多出现小脑性语言。

二、感觉系统（助理不考）

（一）浅感觉

题型 B1 型题

（1~2题共用解析）

【答案】C　2.【答案】E　　　　　　【难度系数】★★

【解析】①振动觉和位置觉属于深感觉，第一级神经元在脊神经节，第二级神经元在薄束和楔束，第三级神经元在背侧丘脑腹后外侧核，故第1题选C。②痛觉和温度觉属于浅感觉，第一级神经元在脊神经节，第二级神经元在脊髓后角，第三级神经元在背侧丘脑腹后外侧核，故第2题选E。丘脑腹外侧核是第三级神经元，不选A。后根神经节是第一级神经元，不选B。脊髓前角细胞是锥体束的第三级神经元，不选D。

【破题思路】①振动觉和位置觉＝内侧丘系传导通路＝同侧本体感觉与精细触觉→脊神经节（第一级神经元）→脊髓的薄束（T_5以下）和楔束（T_4以上）→薄束核、楔束核（第二级神经元）→脑干（内侧丘系）→内侧丘系交叉到对侧→背侧丘脑腹后外侧核（第三级神经元）→经过内囊后肢→中央后回上2/3和中央旁小叶后部。②痛、温觉＝脊髓丘系传导通路＝躯干四肢浅感觉→脊神经节（第一级神经元）

→脊髓后角固有核（第二级神经元）→经白质前连合交叉→形成脊髓丘脑束（脊髓丘脑侧束与前束）→脑干形成脊髓丘系→背侧丘脑腹后外侧核（第三级神经元）→内囊后肢中央后回上 2/3 和中央旁小叶后半部。

（二）深感觉（助理不考）

题型　A1 型题

【答案】D　　　　　　　　　　　　【难度系数】★★★★

【解析】薄束是脊神经后根内侧部的粗纤维在同侧脊髓后索的直接延续。薄束起自同侧 T_5 以下的脊神经节细胞中枢突。中枢突经后根内侧部进入脊髓形成薄束和楔束，在脊髓后索上行止于延髓的薄束核和楔束核。薄束在 T_5 以下占据后索全部，在 T_4 以上只占据后索的内侧部，楔束位于外侧部，故选 D，不选 C。脊髓丘脑束是传导躯干、四肢痛、温觉和粗触觉的神经通路，不选 A。皮质脊髓束中央前回中、上部和中央旁小叶前部以及其他一些皮质区域锥体细胞的轴突集合组成皮质脊髓束，支配随意肌运动，不选 B。内侧丘系是薄束核和楔束核发出的传导深部感觉和精细触觉的 2 级传入纤维，该束是感觉纤维，不选 E。

【破题思路】

①内侧丘系传导通路＝同侧本体感觉与精细触觉→脊神经节→脊髓的薄束（T_5 以下）和楔束（T_4 以上）→薄束核、楔束核→脑干（内侧丘系）→内侧丘系交叉到对侧→背侧丘脑腹后外侧核→经过内囊后肢→中央后回上 2/3 和中央旁小叶后部。

②脊髓丘系传导通路＝躯干四肢浅感觉→脊神经节→脊髓后角固有核→经白质前连合交叉→形成脊髓丘脑束（脊髓丘脑侧束与前束）→脑干形成脊髓丘系→背侧丘脑腹后外侧核→内囊后肢中央后回上 2/3 和中央旁小叶后半部。

③三叉丘系传导通路＝头面部浅感觉→三叉神经→三叉神经节→三叉神经脑桥核、脊束核→在延髓交叉到对侧形成三叉丘系→腹后内侧核→丘脑中央辐射→中央后回下部。

④锥体系＝上神经元（锥体细胞）→皮质脊髓束→脊髓前角运动细胞〔下神经元（动眼神经核）→皮质核（脑干）束〕→内囊后肢→脑桥基底部→延髓腹侧→形成锥体→经锥体交叉→皮质脊髓侧束→前角运动细胞→四肢肌（皮质脊髓前束，不交叉走在同侧，支配躯干肌）。

三、脑神经（助理不考）

题型　A1 型题

1.【答案】E　　　　　　　　　　　【难度系数】★★★

【解析】舌咽和迷走神经有共同的神经核（疑核和孤束核），疑核发出的纤维随舌咽神经核迷走神经支配软腭、咽、喉和食管上部的横纹肌。受损后可导致软腭、喉咽部肌肉麻痹，故选 E。三叉神经运动核支配咀嚼肌和鼓膜张肌。面神经核主管面部表情肌、味觉和腺体（泪腺和唾液腺）的分泌，以及内外耳道等处的皮肤感觉。舌咽神经下延核主管腮腺分泌。迷走神经背核为一般内脏运动纤维，控制平滑肌、心肌和腺体的活动。

【破题思路】记忆技巧：喉咙里发不出"疑"的声音——疑核主管咽喉部肌肉。

2.【答案】E　　　　　　　　　　　【难度系数】★★★★

【解析】假性球麻痹是由双侧上运动神经元病损，使延髓运动性颅神经核——疑核以及迷走神经运动核失去了上运动神经元的支配发生中枢性瘫痪所致，临床表现为舌、软腭、咽喉、颜面和咀嚼肌的中枢性瘫痪，其症候同球麻痹十分相似（声音嘶哑、吞咽困难、饮水呛咳，而咽反射存在），但又不是由延髓本身病变引起的。真性球麻痹为下运动神经元性延髓麻痹，是延髓的疑核、舌下神经和迷走神经核或其下运动神经元神经损害所致（症状有声音嘶哑、吞咽困难、饮水呛咳，患侧感觉缺失，咽反射消失），故选 E。吞咽困难、发音障碍两者都有，不选 A、B。伸舌不能是舌下神经病变表现，不选 C。双侧肢体活动障碍是锥体系病变的主要表现，不选 D。

【破题思路】

（1）球麻痹即延髓麻痹。因为延髓又叫延髓球，所以把延髓麻痹称为球麻痹，又叫真性球麻痹。延髓英语有两个翻译：medulla oblongata 和 bulb，而 bulb 又有球及球状物的意思，因此又把延髓称为"球"，延髓麻痹称为"球麻痹"。

（2）真性延髓麻痹和假性延髓麻痹的鉴别：

特征	真性延髓麻痹	假性延髓麻痹
病变部位	舌咽、迷走神经（一侧或两侧）	双侧皮质脑干束
下颌反射	消失	亢进
咽反射	消失	存在
强哭强笑	无	有
舌肌萎缩	可有	无
双锥体束征	无	常有

3.【答案】C　　　　　　　　　　　【难度系数】★★★

【解析】一侧视束损害出现双眼对侧视野同向性偏盲，故选C。同侧单眼全盲病变部位在视神经，不选A。对侧同向偏盲病变部位在视交叉，不选B。双鼻侧偏盲病变部位在视交叉外侧部，不选D。对侧上象限盲病变部位在视辐射下部，不选E。

【破题思路】视神经——同侧单眼全盲；视交叉中央——双眼颞侧偏盲；视交叉外侧部——双鼻侧偏盲；视束——双眼对侧视野同向性偏盲；视辐射下部——对侧上象限盲；视辐射上部——对侧下象限盲；视辐射下部——对侧上象限盲；枕叶一侧视中枢——对侧偏盲；枕叶一侧视皮质中枢局限——对侧象限盲。

第二节　周围神经病

一、贝尔麻痹

题型　A1型题

1.【答案】A　　　　　　　　　　　【难度系数】★★

【解析】急性面神经炎又称为特发性面神经麻痹或贝尔麻痹，表现为患侧周围性面瘫（面部表情肌瘫痪），额纹消失，不能皱额蹙眉，闭眼露白色巩膜（Bell征），鼻唇沟变浅、吹口哨漏气、口角下垂、张口歪向健侧。鼓索以上损伤还伴有同侧舌前2/3味觉消失。镫骨肌以上损伤伴同时有患侧面部表情肌瘫痪、同侧舌前2/3味觉消失及听觉过敏。膝状神经节损伤有患侧面部表情肌瘫痪、同侧舌前2/3味觉消失及听觉过敏，还可有乳突部疼痛，耳郭、外耳道感觉减退和外耳道、鼓膜疱疹（Hunt综合征），故选A。偏侧面部疼痛是三叉神经损伤表现，不选B。偏侧面下部表情肌瘫痪是面神经核中枢损伤的表现，不选C。偏侧面部全部表情肌抽搐是刺激症状，表现为肌束震颤，不选D。偏侧面上部表情肌瘫痪不是面神经损伤定位表现，不选E。

2.【答案】E　　　　　　　　　　　【难度系数】★★★

【解析】面神经炎的治疗包括以下几个方面。①药物治疗：皮质类固醇、B族维生素、阿昔洛韦（急性期患者可依据病情联合使用糖皮质激素和抗病毒药物）；②理疗：急性期可在茎乳口附近行超短波透热疗法、红外线照射或局部热敷等，有利于改善局部血液循环，减轻神经水肿；③护眼：患者由于长期不能闭眼瞬目使角膜暴露和干燥，易致感染，可戴眼罩防护，或用左氧氟沙星眼药水等预防感染，保护角膜；④康复治疗：恢复期可行碘离子透入疗法、针刺或电针治疗等。综上所述，选E。

二、三叉神经痛（助理不考）

题型　A1型题

【答案】B　　　　　　　　　　　【难度系数】★★★

【解析】三叉神经痛主要有两类：第一类为原发性，原发性三叉神经痛一般没有任何占位性病变，具有三叉神经疼痛特征，神经系统检查无异常；第二类属于继发性，即从三叉神经自脑桥发出至支配面部皮肤感觉的通路上受到病变（多发性硬化、原发性或转移性颅底肿瘤）的刺激、压迫而产生三叉神经痛，故CT发现有原发病的表现可进行区别。故选B。牙疾患引起继发三叉神经痛是持续的，不符合周期性间歇性，不选C。两者都可有面颊、上下颌及舌部明显突发突止的剧烈电击样、针刺样、刀割样或撕裂样疼痛，呈周期性，扳机点性。药物治疗卡马西平为首选，有效率70%左右。A、D、E项不是两者的主要区别，故不选A、D、E。

题型	A2 型题

1.【答案】C　　　　　　　　　　　　【难度系数】★★

【解析】三叉神经痛常局限于三叉神经 2 或 3 支分布区，以上颌支、下颌支多见。发作时表现为以面颊上下颌及舌部明显的剧烈电击样、针刺样、刀割样或撕裂样疼痛，持续数秒或 1~2 分钟，突发突止，间歇期完全正常。患者口角、鼻翼、颊部或舌部为敏感区，轻触可诱发，称为扳机点或触发点。严重病例可因疼痛出现面肌反射性抽搐，口角牵向患侧即痛性抽搐。病程呈周期性，发作可为数日、数周或数月不等，缓解期如常人。随着病程迁延，发作次数逐渐增多，发作时间延长，间歇期缩短，甚至为持续性发作，很少自愈。神经系统检查一般无阳性体征，患者主要表现因恐惧疼痛不敢洗脸、刷牙、进食，面部口腔卫生差、面色憔悴、情绪低落。故选 C。

【破题思路】三叉神经痛诊断要点：突发突止＋刀割样等剧痛＋有扳机点＋神经系统查体无阳性体征。

2.【答案】C　　　　　　　　　　　　【难度系数】★★

【解析】原发三叉神经痛病因不明，成年及老年人多见，40 岁以上患者占 70%~80%，女性多于男性。以面部三叉神经一支或几支分布区内突发的短暂剧痛为特点。发作时表现为面颊、上下颌及舌部明显的剧烈电击样、针刺样、刀割样或撕裂样疼痛，突发突止，呈周期性。神经系统检查无三叉神经损害体征。患者口角、鼻翼、颊部和舌等处最为敏感，轻触即可诱发，故称"触发点""扳机点"。故选 C。偏头痛首发部位在一侧或双侧额颞部，持续时间 4~72 小时，与题干数秒发作不符，不选 A。鼻窦炎有原发病的临床体征和持续炎症性痛，不是发作性剧烈痛，不选 B。蝶腭神经痛又称为丛集性头痛，表现为一侧眼眶周围发作性剧烈疼痛，持续时间 15 分钟~3 小时，但始终单侧常伴结膜充血、流泪和 Horner 综合征，故与题干不符，不选 D。非典型面痛多发生于忧郁和神经质的病人，疼痛模糊不定，通常为两侧，情绪是唯一加重的因素，面部无扳机点，不选 E。

三、急性炎症性脱髓鞘性多发性神经病

题型	A1 型题

1.【答案】E　　　　　　　　　　　　【难度系数】★★★★

【解析】吉兰-巴雷综合征诊断标准如下：①常有前驱感染史，呈急性起病，进行性加重，多在 2 周左右达高峰。②对称性肢体和脑神经支配肌肉无力，重症者可有呼吸肌无力，四肢腱反射减弱或消失。③可伴轻度感觉异常和自主神经功能障碍。④脑脊液出现蛋白-细胞分离现象。⑤电生理检查提示远端运动神经传导潜伏期延长、传导速度减慢、F 波异常、传导阻滞、异常波形离散等。⑥病程有自限性，故选 E。吉兰-巴雷综合征运动感觉异常均以远端为主，不选 A。交叉性瘫痪多为脑桥病变，不选 C。大小便功能障碍多为脊髓炎，不选 B。

2.【答案】A　　　　　　　　　　　　【难度系数】★★★

【解析】Fisher 综合征（又叫 Miller-Fisher 综合征、MFS），属于吉兰-巴雷综合征的一种，主要临床特征包括：①两侧性眼外肌麻痹；②严重双侧对称性小脑共济失调；③腱反射（深反射）消失，有时伴双侧四肢伸肌无力；④脑脊液有蛋白-细胞分离；⑤预后良好。故选 A。重症肌无力的典型临床特点：全身骨骼肌均可受累（近端为重，晨轻暮重），多以脑神经支配肌肉最先受累，首发症状为一侧或双侧眼外肌无力（上睑下垂、复视）、面部肌肉麻痹（咀嚼无力、饮水呛咳），B、C 符合重症肌无力的表现，不选 B、C。吉兰-巴雷综合征的急性炎症性脱髓鞘性多发神经根神经病（AIDP）临床特征：由下肢逐渐向上肢进展的对称性弛缓性瘫痪（远端为重，由远及近），脑神经受累以双侧面神经麻痹最常见，D、E 符合吉兰-巴雷综合征的急性炎症性脱髓鞘性多发神经根神经病的表现，不是 Fisher 综合征表现，不选 D、E。

【破题思路】①吉兰-巴雷综合征的急性炎症性脱髓鞘性多发神经根神经病（AIDP）＝对称性下肢逐渐向上肢进展的弛缓性瘫痪（远端为重，由远及近）＋双侧面神经麻痹（咀嚼无力、饮水呛咳）＋脑脊液蛋白-细胞分离阳性。②吉兰-巴雷综合征的 Fisher 综合征＝眼外肌麻痹（上睑下垂、复视）＋共济失调＋腱反射消失＋脑脊液蛋白-细胞分离阳性。③重症肌无力＝全身骨骼肌受累（近端为重，晨轻暮重）＋首发一侧或双侧眼外肌无力（上睑下垂、复视）＋面部肌肉麻痹（咀嚼无力、饮水呛咳）＋疲劳试验阳性。

题型	A2 型题

1.【答案】C　　　　　　　　　　　　【难度系数】★★★★

【解析】吉兰-巴雷综合征诊断标准见前文解析。该患者临床表现符合上述特征。腓肠肌压痛是吉兰-巴雷综合征的特征性表现，故选 C。脑梗死和脑出血以肢体偏瘫为主，CT 有明确提示。急性脊髓炎多有大小便异常。周期性瘫痪与低钾有关，心电图常可见 U 波。故其余选项均不考虑。

【破题思路】吉兰-巴雷综合征破题要点：①肢体为软瘫，且常无大小便异常；②脑脊液蛋白-细胞分离现象；③双侧腓肠肌压痛。

2.【答案】A 　　　　　　　　　　　　　【难度系数】★★★

【解析】双侧腓肠肌压痛为吉兰-巴雷综合征特点，其余诊断标准见前文解析。该患者临床表现符合上述特征，故选A。选项D脊髓损害还可出现感觉、自主神经功能功能障碍，因此不是正确答案。多发性肌炎为肌肉疼痛无力，手套-袜样感觉障碍不符合。周期性瘫痪与血钾有关，不出现感觉障碍。重症肌无力也不出现感觉障碍，且以眼睑下垂及肢体无力为主要表现。

3.【答案】C 　　　　　　　　　　　　　【难度系数】★★★★

【解析】吉兰-巴雷综合征诊断标准见前文解析。该患者临床表现符合上述特征，正确答案为C。多发性肌炎首发症状通常为四肢近端无力，常从盆带肌开始逐渐累及肩带肌肉，表现为上楼、起蹲困难，双臂不能高举、梳头困难等；颈肌无力出现竖颈困难；咽喉肌无力表现为构音、吞咽困难；呼吸肌受累则出现胸闷、气短。常伴有关节、肌肉痛。眼外肌一般不受累。与题干临床表现不符，不考虑。重症肌无力可以出现眼睑下垂，四肢肌力下降，但一般为缓慢起病，同时症状有波动性，与题干临床表现不符，不考虑。周期性瘫痪一般与血钾突然进入细胞内引发的低钾有关，以肢体软瘫为主，可自行缓解，与题干临床表现不符，不考虑。急性脊髓炎除运动功能受损害，常合并感觉障碍及大小便功能障碍，与题干不符，不考虑。

【破题思路】急性脊髓炎需要与吉兰-巴雷综合征进行区别，注意后者肢体为软瘫，且常无大小便异常。

题型	A3/A4 型题

1.【答案】D 　　　　　　　　　　　　　【难度系数】★★

【解析】吉兰-巴雷综合征诊断标准见前文解析。该患者临床表现符合上述特征，故选D。A和C选项损伤均可导致中枢性瘫痪（硬瘫），表现为肢体肌张力增高，因此不是正确答案。B选项脊髓损害还可出现感觉、自主神经功能功能障碍，因此也不是正确答案。脑干分为中脑、脑桥、延髓，损伤之后分别可导致动眼神经核受损、闭锁综合征及呼吸循环中枢等严重功能障碍，与题意不符。

2.【答案】D 　　　　　　　　　　　　　【难度系数】★★

【解析】除了D选项外，其余均为中枢神经系统检查，不符合吉兰-巴雷周围神经损害范畴。神经传导速度检查是吉兰-巴雷综合征的诊断标准之一。故选D。

第三节　脊髓病变（助理不考）

一、脊髓压迫症（助理不考）

题型	A1 型题

【答案】C 　　　　　　　　　　　　　【难度系数】★★★★★

【解析】根据肿瘤与脊髓、硬脊膜的关系，可将椎管内肿瘤分为以下3种。①髓内肿瘤：占24%，星形细胞瘤和室管膜瘤各占1/3，其他为海绵状血管畸形、皮样或表皮样囊肿、脂肪瘤、畸胎瘤等。②髓外硬脊膜下肿瘤：占51%，绝大部分为良性肿瘤，最常见为脊膜瘤、神经鞘瘤、神经纤维瘤，少见为皮样囊肿、表皮样囊肿、畸胎瘤和由髓外向髓内侵入的脂肪瘤。③硬脊膜外肿瘤：占25%，多为恶性肿瘤，起源于椎体或硬脊膜外组织，包括肉瘤、转移瘤、侵入瘤和脂肪瘤，其他还有软骨瘤和椎体血管瘤。老年人最常见的硬脊膜外肿瘤是转移瘤，故选C。

题型	A3/A4 型题

1.【答案】C 　　　　　　　　　　　　　【难度系数】★★★

【解析】根据题干病人双下肢开始无力，逐渐向上部发展，并且右侧深感觉和左半侧T_8以下痛温觉消失，考虑右侧T_8附近脊髓髓外病变压迫引起脊髓横贯性损伤表现，故选C。A、B、D、E项表现不符合题干的症状，不选A、B、D、E。

2.【答案】D 　　　　　　　　　　　　　【难度系数】★★★

【解析】MRI扫描可清楚显示肿瘤高信号、脑脊液和神经组织，病变部位椎管扩大，椎体后缘受压破坏，椎管内软组织填充，故选D。脊髓呈梭形膨大，髓内肿瘤表现为现有深感觉障碍再出现浅感觉障碍，不选A。中央管扩大呈空腔——脊髓空洞症，不选B。脊髓不膨大，髓内广泛点状高信号，考虑脊髓损伤或出血，不选 C。正常脊髓无任何病变表现，故不选 E。

3.【答案】A　　　　　　　　　　　　　【难度系数】★★★

【解析】脊髓半切综合征表现为分离性感觉障碍同深对浅感觉障碍，故选 A。脊髓后角损害只表现为深浅感觉障碍，不符合题干症状，不选 B。脊髓横贯性损害表现为同侧所有感觉和运动障碍，不选 C。脊神经根损害表现为单侧节段性感觉障碍伴神经根痛，不选 D。脊髓后索和侧索联合损害表现为后索深感觉和触觉障碍，对侧平面痛、温觉缺失，不选 E。

二、急性脊髓炎（大纲已改为急性视神经脊髓炎）

题型　A1 型题

1.【答案】A　　　　　　　　　　　　　【难度系数】★★★

【解析】急性脊髓炎表现：运动障碍（脊髓横贯性损害如截瘫、四肢瘫），感觉障碍（先有背痛、腹痛或腰部的束带感），自主神经障碍，脊髓休克（反射活动暂时丧失，随意运动永久丧失。脊髓休克时断面下所有反射均暂时消失，发汗、排尿、排便无法完成导致尿便潴留）。吉兰-巴雷综合征的急性炎症性脱髓鞘性多发神经根神经病（AIDP）表现为对称性下肢逐渐向上肢弛缓性瘫痪（远端为重，由远及近），双侧面神经麻痹（咀嚼无力、饮水呛咳），脑脊液蛋白-细胞分离阳性。故选 A。弛缓性瘫痪、肌张力降低、呼吸肌麻痹、腱反射消失，这四项表现两个病急性期都可出现，不选 B、C、D、E。

2.【答案】D　　　　　　　　　　　　　【难度系数】★★★★

【解析】急性脊髓炎指各种感染后引起自身免疫反应所致的急性横贯性脊髓炎性病变，又称急性横贯性脊髓炎，是临床上最常见的一种脊髓炎，以病损平面以下肢体瘫痪、传导束性感觉障碍和尿便障碍为特征。多在数小时或数日内出现受累平面以下运动障碍、感觉缺失及膀胱、直肠括约肌功能障碍，故选 D。偏瘫或单肢瘫多见于脑血管病如内囊受损。交叉性瘫多见于脑干桥脑病变。肢体远端瘫痪多见于吉兰-巴雷综合征。

【破题思路】急性脊髓炎为横贯性损伤，损伤平面以下运动功能完全丧失，类似于被截断，因而称截瘫。

3.【答案】B　　　　　　　　　　　　　【难度系数】★★★★★

【解析】脊髓炎急性期典型临床表现是腱反射消失，肌张力降低，节段型感觉障碍，故选 B。

【破题思路】急性脊髓炎和脊髓损伤都是由于脊髓休克，可出现先软瘫后硬瘫的表现。手套-袜样改变是周围神经损害的特征性表现。

题型　A2 型题

1.【答案】B　　　　　　　　　　　　　【难度系数】★★★

【解析】患者胸 4 平面以下浅感觉消失，肢体呈中枢性瘫痪表现，同时有自主神经功能损伤表现（小便困难），符合急性脊髓炎临床表现。同时胸髓 MRI 见片状异常信号，进一步证实急性脊髓炎表现，故选 B。吉兰-巴雷综合征肢体呈软瘫表现，一般无自主神经功能损伤。重症肌无力一般不会出现感觉异常。面神经炎主要表现为面瘫，与脊髓损伤无关。脊髓髓外压迫虽可以出现类似临床表现，但 MRI 可看见脊髓被压迫，而非异常片状信号。

2.【答案】D　　　　　　　　　　　　　【难度系数】★★★

【解析】急性脊髓炎起病急，先有背痛、腹痛或腰部的束带感，于数小时或数日内发展到脊髓横贯性损害。好发部位 $T_3 \sim T_5$，运动障碍主要表现为：截瘫、四肢瘫、脊髓休克，故选 D。周期性瘫痪，肢体肌肉对称性无力或完全瘫痪，近端重于远端，发作间期正常，多伴有低血钾表现，与该题不符，不选 A。多发性肌炎，病前可有感染史，首发四肢近端无力、吞咽困难、呼吸费力，常伴肌肉关节痛，腱反射减弱和消失，血清 CK 增高，肌电图呈肌源性损害，不选 B。重症肌无力，全身骨骼肌受累（近端为重、晨轻暮重），首发一侧或双侧眼外肌无力（上睑下垂、复视），面部肌肉麻痹（咀嚼无力、饮水呛咳），疲劳试验阳性，不选 C。吉兰-巴雷综合征的急性炎症性脱髓鞘性多发神经根神经病（AIDP）=对称性下肢逐渐向上肢弛缓性瘫痪（远端为重，由远及近）+双侧面神经麻痹（咀嚼无力、饮水呛咳）+脑脊液蛋白-细胞分离阳性，不选 E。

3.【答案】D　　　　　　　　　　　　　【难度系数】★★★★

【解析】患者胸 4 以下平面浅感觉消失，肢体呈中枢性瘫痪表现，同时有自主神经功能损伤表现（小便困难），符合急性脊髓炎临床表现。同时胸髓 MRI 可见条索状异常信号，进一步证实急性脊髓炎表现，故选 D。选项 A、B、C 的 MRI 表现与题干不符。虽然患者有冶游史，但梅毒 RPR 试验阴性，因此不考虑脊髓痨。

【破题思路】急性脊髓炎需要与吉兰-巴雷综合征进行区别，注意后者肢体为软瘫，且常无大小便异常。

第四节 颅脑损伤

一、头皮损伤

题型 A1型题

1.【答案】B 【难度系数】★★★

【解析】由于头皮血运丰富，抗感染力强，愈合快，所以在24小时内的创口均可清创缝合，但对损伤组织应尽量少切除，以利愈合。故选B。

2.【答案】E 【难度系数】★

【解析】头皮裂伤系开放伤，宜尽早行清创缝合术，如受伤时间达24小时，只要无明显感染征象，仍可彻底清创后行一期缝合，故选E。

题型 A2型题

【答案】E 【难度系数】★★★

【解析】①若皮瓣部分脱离且血供尚好，则清创后原位缝合。②若皮瓣已完全脱落，但完整，无污染，血管断端整齐，且伤后未超过6小时，则清创后头皮血管（颞浅动脉、静脉或枕动静脉）显微吻合，再全层缝合头皮。③若撕脱的皮瓣挫伤或污染不能再利用，而骨膜未撕脱，可取自体中厚皮片做游离植皮，或做转移皮瓣；若骨膜已遭破坏，颅骨外露，可先做局部筋膜转移，再植皮。故选E。在颅骨上钻孔，待肉芽生长后植皮是骨膜破坏的治疗方法，不选A。行头皮血管吻合再植是无污染，血管断端整齐，且伤后未超过6小时的治疗方法，不选B。将撕脱的头皮直接缝回是皮瓣部分脱离且血供尚好，则清创后原位缝合，不选C。将撕脱的头皮做成全厚皮片植回是皮瓣已完全脱落，但完整，无污染，血管断端整齐，且伤后未超过6小时，则清创后头皮血管（颞浅动脉、静脉或枕动静脉）显微吻合的治疗，不选D。

二、颅骨骨折

题型 A1型题

1.【答案】D 【难度系数】★★★★

【解析】颅底骨折的诊断依靠临床表现，需要头颅CT明确诊断，故选D。临床症状如头痛、呕吐及昏迷并非一定有颅底骨折，故不选B、C。头颅X线无法分辨颅底骨折，故不选A。脑脊液漏出现在骨折并有硬脑膜破损，但是较轻；颅底骨折可为闭合性，并非都有脑脊液漏，故不选E。

【破题思路】头颅CT是排查急性脑出血的首选检查，脑外伤几乎首选CT检查。脑脊液漏定有骨折，但骨折并不一定有脑脊液漏。

2.【答案】B 【难度系数】★★

【解析】颅后窝骨折表现为乳突部、枕下部皮下淤血（又称为Battle征），或在咽喉后壁发现黏膜下淤血，会导致舌咽神经、舌下神经、副神经和迷走神经损伤，故选B。嗅神经损伤、眼镜征（熊猫眼）、脑脊液鼻漏见于颅前窝骨折，不选C、D、E。视神经损伤见于颅中窝骨折，不选A。

【破题思路】①颅前窝骨折：眼镜征（"熊猫眼"）、脑脊液鼻漏伴嗅神经损伤。②颅中窝骨折：鼻漏，耳漏，视神经、动眼神经、滑车神经、三叉神经、展神经损伤。③颅后窝骨折：乳突部、枕下部皮下淤血（又称为Battle征），或在咽喉后壁发现黏膜下淤血，会导致舌咽神经、舌下神经、副神经和迷走神经损伤。

3.【答案】B 【难度系数】★

【解析】颅前窝底骨折多累及额骨水平部（眶顶）和筛骨。骨折出血可经前鼻孔流出，或进入眶内在眼睑和球结膜下形成淤血斑，俗称"熊猫眼"或"眼镜征"。脑膜撕裂者，脑脊液沿裂口经鼻腔流出出现脑脊液鼻漏。据此，正确答案为B。

【破题思路】"熊猫眼"是颅前窝骨折的特征表现，Battle征（乳突部位瘀斑）是颅后窝骨折的特征表现。颅底骨折合并脑脊液外漏即属于开放性颅脑损伤，处理上注意"不堵、不冲、不腰穿"。

| 题型 | A2 型题 |

1.【答案】A 　　　　　　　　　　　　　　【难度系数】★★★★★
【解析】颅前窝底骨折多累及额骨水平部（眶顶）和筛骨。骨折出血可经前鼻孔流出，或进入眶内在眼睑和球结膜下形成淤血斑，俗称"熊猫眼"或"眼镜征"。脑膜撕裂者，脑脊液沿裂口经鼻腔流出出现脑脊液鼻漏。选项中症状均可出现于颅底骨折，但是出现脑脊液鼻漏一定说明颅骨完整性被破坏，是最可靠的依据。其余选项均在软组织损伤时出现，不一定可确定是颅底骨折。

2.【答案】A 　　　　　　　　　　　　　　【难度系数】★★★
【解析】有高空坠落史，左眶青紫，左鼻孔流出血性液体，头颅 CT 发现少量颅内积气，考虑颅底颅前窝骨折，血液或脑脊液进入鼻腔和眼眶，形成"脑脊液鼻漏""熊猫眼"，气体进入颅内形成积气。闭合伤无需处理；开放伤，头高绝对卧床，同时应用抗生素预防感染，故选 A。"不堵、不冲、不腰穿"，不选 B、C、D。超过 1 个月未停止漏液，手术修补漏口，不选 E。

3.【答案】C 　　　　　　　　　　　　　　【难度系数】★★
【解析】患者有头部外伤史，熊猫眼，血性脑脊液鼻漏，符合颅前窝骨折的特点，故选 C。脑震荡伤后意识障碍持续数分钟，一般不超过半小时，多有头痛、头晕、疲乏无力等症状，脑脊液正常，神经系统检查无明显阳性体征，不选 A。双眼眼睑挫伤，表现为局部眼睑软组织损伤，没有脑脊液漏表现，不选 B。双睑结膜出血多见于结膜炎，病变局限于结膜，不会出现熊猫眼，不选 D。颅前窝骨折常伴嗅神经损伤，颅中窝骨折可累计视神经、动眼神经、滑车神经、三叉神经和展神经 5 对脑神经损伤，不选 E。

三、脑损伤

| 题型 | A1 型题 |

1.【答案】A 　　　　　　　　　　　　　　【难度系数】★
【解析】有暴力作用于头部时，由于颅骨内陷和回弹或骨折引起脑损伤，这种损伤常发生在着力点。脑和颅骨之间相对运动造成的着力点对侧的损伤，称对冲伤，故选 A。着力点伤的部位为受伤的直接着力点，不选 B。C、D、E 项均不合题意，不选 C、D、E 选项。

2.【答案】E 　　　　　　　　　　　　　　【难度系数】★★★★★
【解析】脑震荡的临床表现：伤后立即出现短暂的意识丧失，持续数秒至数分钟，同时伴有面色苍白、瞳孔改变、出冷汗、脉弱、呼吸浅慢；意识恢复后有近事遗忘（即逆行性遗忘）；多有头痛、头晕、恶心、呕吐、耳鸣、情绪不稳、记忆力减退。脑震荡的诊断要点：神经系统检查无阳性体征，脑脊液检查显示颅内压正常，无红细胞，CT 检查颅内无异常发现，故选 E。其他项都是脑震荡临床表现，不选 A、B、C、D。

【破题思路】脑震荡 = 短暂的意识丧失 + 逆行性遗忘伴头痛、头晕、记忆力减退 + CT 检查颅内无异常。

3.【答案】B 　　　　　　　　　　　　　　【难度系数】★★★
【解析】脑挫裂伤的临床表现：①意识障碍：受伤当时立即出现，其程度和持续时间与脑挫裂伤的程度、范围直接相关；②局灶症状与体征：受伤当时立即出现与受损脑区相应的神经功能障碍或体征；③头痛、恶心和呕吐：伤后出现，1~2 周内明显。可能与外伤性蛛网膜下腔出血、颅内压增高、自主神经功能紊乱或脑血管运动功能障碍等有关；④颅内压增高与脑疝：系继发脑水肿或颅内血肿所致，使早期的意识障碍或瘫痪程度有所加重，或意识好转、清醒后又变为模糊，同时有血压升高、心率减慢、瞳孔不等大以及锥体束征等表现。故 A、C、D、E 都是脑挫裂伤的症状和体征。脑挫裂伤瞳孔散大主要是脑疝压迫动眼神经引起，而 B 选项的内容是局部病变（颅底动脉瘤、结核脑炎、颅底肿瘤）引起的症状，故选 B。

4.【答案】D 　　　　　　　　　　　　　　【难度系数】★★★
【解析】头部遭受旋转外力作用时，造成颅中央区域脑内神经轴索肿胀断裂，好发于脑干、胼胝体、灰白质交界处、小脑、内囊。表现为伤后即可发生长时间严重的意识障碍。该患者有去大脑强直表现，考虑脑干损伤（去大脑强直的出现提示大脑与中脑、脑桥间的联系发生中断，损害多在中脑红核水平，或红核以下至前庭核以上部位。随着病情的发展可很快转化成持续性去大脑强直，表明脑干受累已很严重），故选 D。脑震荡是短暂意识障碍和功能障碍，神经系统检查无阳性体征，不选 A。脑挫伤后持续昏迷，无中间清醒期，CT 表现局部脑组织内有高低密度混杂影，点状高密度为出血，低密度为水肿，不选 B。轴索损伤可显示颅中央区域脑内神经轴索肿胀断裂，不选 C。颅底骨折伴有各部位脑脊液漏和 CT 显示骨折线体征，不选 E。

题型 A2 型题

1.【答案】D　　　　　　　　　　　　【难度系数】★★

【解析】脑挫裂伤典型 CT 表现为局部脑组织内有高低密度混杂影或散在高密度影，点片状高密度影为出血灶，低密度影则为水肿区，故选 D。脑干损伤，CT 检查部位不符合；硬膜下血肿典型 CT 表现为新月形血肿；蛛网膜下腔出血典型 CT 表现为大脑外侧裂池、前纵裂池、鞍上池、脑桥小脑脚池、环池和后纵裂池高密度出血征象；脑震荡不遗留影像学异常，CT 检查无异常发现。

【破题思路】神经系统 CT 特征表现总结：①脑挫裂伤典型 CT 表现为局部脑组织内有高低密度混杂影，点片状高密度影为出血灶，低密度影则为水肿区；②硬膜外血肿典型 CT 表现为双凸镜型血肿；③硬膜下血肿典型 CT 表现为新月形血肿；④蛛网膜下腔出血典型 CT 表现为大脑外侧裂池、前纵裂池、鞍上池、脑桥小脑脚池、环池和后纵裂池高密度出血征象。

2.【答案】E　　　　　　　　　　　　【难度系数】★★★

【解析】脑挫裂伤典型 CT 表现为局部脑组织内有高低密度混杂影或散在高密度影，点片状高密度影为出血灶，低密度影则为水肿区。同时从临床表现上看，患者伤后昏迷，并出现肢体瘫痪，但逐渐好转，同时 CT 并未见到明确血肿，因此可排除 A、B、C 等颅内血肿选项。而选项 D 脑震荡完全恢复时间在 30 分钟内，同时 CT 检查不遗留阳性体征。综上所述，选 E。

题型 A3/A4 型题

1.【答案】E　　　　　　　　　　　　【难度系数】★★

【解析】车祸致枕部着地，昏迷1小时，脉搏、呼吸慢，血压高，瞳孔不等大，左侧对光反射消失，右侧肢体偏瘫，考虑左侧脑挫裂伤。头部 CT 扫描可清楚地显示脑挫裂伤的部位、范围和程度，是目前最常用的检查手段，故选 E。脑血管造影是脑血管病定位诊断的辅助检查，不选 A。腰椎穿刺可测定脑脊液是否有血液和测颅压，但高颅压要谨慎或禁忌，不选 B。头颅 X 线平片是颅盖骨骨折的首选检查，不选 C。头颅超声用于无创性脑血管病定位和程度诊断，不选 D。

2.【答案】B　　　　　　　　　　　　【难度系数】★★★

【解析】颅脑损伤是在头部遭受暴力后的瞬间，脑与颅骨之间的相对运动造成的损伤，既可发生在着力点，也可发生在着力点对侧脑组织（即对冲伤）。在减速性损伤中两种因素均存在，造成的颅脑损伤更多见且更严重。枕骨面和小脑幕表面比较平滑，而颅前窝底和颅中窝底骨面不平，因此，在减速性伤中，五路着力点在枕部或额部，脑损伤多在额叶前部和底部，故选 B。损伤机制分类中无挤压伤、坠落伤、继发伤，不选 A、D、E。

3.【答案】E　　　　　　　　　　　　【难度系数】★★★

【解析】继发性脑水肿和颅内血肿是导致脑挫裂伤病人早期死亡的主要原因，故及时开展手术血肿清除术是防止死亡的首要环节，故选 E。不用冬眠疗法，不选 A。大剂量糖皮质激素不作为首选措施，不选 B。绝对卧床不是首选治疗措施，采取防误吸体位即可，不选 C。腰椎穿刺放脑脊液减压会诱发脑疝，加重病情，应严密观察和及时测颅压，慎用和禁止腰穿，不选 D。

（4~6 题共用解析）

4.【答案】D　5.【答案】E　6.【答案】E　　　【难度系数】★★★★★

【解析】①从头颅 CT 结果上可见颅内高密度影为血肿，同时斑点状高密度影，提示脑挫裂伤。患者临床症状明显，不符合脑震荡完全可恢复的特点。CT 提示高密度影，不符合积水。不选择急性硬膜外血肿及硬膜下血肿，原因在于 CT 明确提示脑内高密度影，而非邻近颅骨的"双凸镜"或"新月形"高密度影，故第 4 题选 D。②患者受伤部位为枕部，CT 提示对冲部位额、颞部位损伤，符合对冲伤的概念。患者为车祸外伤，运动着的头部，突然撞在静止的物体后引起的损伤，称为减速性损伤，例如坠落或跌倒时头部被物体阻挡停止运动。此类损伤发生于着力部位，以及着力部位对侧的脑组织及血管，即对冲伤。外力作用躯干，引起躯干突然加速运动，由于惯性作用，头颅运动落后于躯干，运动的躯干再快速带动相对静止的头颅，在颅颈之间发生强烈的过伸或过屈，头颅运动有如挥动鞭子末端的运动，造成颅颈交界处延髓与脊髓连接部的损伤，即挥鞭伤。两个或两个以上不同方向的外力同时作用于头部，颅骨变形造成的损伤，称为挤压性损伤。故第 5 题选 E。③该患者外伤后出现了昏迷，同时出现血压升高、呼吸频率降低，提示已经出现颅内压升高。瞳孔散大，对光反射消失，高度怀疑脑疝可能。同时脑内颞叶血肿量＞30mL，中线移位＞1 cm，也符合手术适应证。因此最适应的治疗措施为急诊开颅手术，故第 6 题选 E。

【破题思路】CT高低密度混杂影、散在高密度影、斑点状高密度影均是脑挫裂伤的典型表现。血肿手术适应证：有明显颅内压增高症状和体征；CT扫描提示明显脑受压的硬脑膜外血肿；小脑幕上血肿量＞30 mL、颞区血肿量＞20 mL、幕下血肿量＞10 mL以及压迫大静脉窦而引起颅高压的血肿。

四、颅内血肿

（一）急性硬脑膜外血肿

题型　A1型题

1.【答案】B　　　　　　　　　　　　【难度系数】★

【解析】中间清醒期是急性硬脑膜外血肿最典型的临床表现。患者受伤后出现脑震荡伤后一度昏迷，随后完全清醒或好转，但由于硬脑膜外血肿逐渐形成并体积增大，压迫脑组织，导致病情再次加重，不久又陷入昏迷（昏迷→中间清醒或好转→昏迷）。故选B。其余选项硬脑膜外血肿均可能出现，但不是最典型的临床表现。其余类型的颅脑损伤，例如硬脑膜下血肿、颅内血肿，也可能出现上述临床表现。

【破题思路】"中间清醒期"是急性硬脑膜外血肿最特征的破题点。

2.【答案】B　　　　　　　　　　　　【难度系数】★★★★

【解析】硬脑膜外血肿主要源于脑膜中动脉和静脉窦破裂以及颅骨骨折出血。脑膜中动脉经颅中窝底的棘孔入颅后，沿颞骨脑膜中动脉沟走行，在近翼点处分为前后两支，主干及分支均可因颞骨骨折而撕破，于颞叶硬脑膜外形成血肿。颅骨骨折是急性硬脑膜外血肿最主要的病因，因此也自然是最常合并的损伤，故选项B是正确答案。

题型　A2型题

1.【答案】A　　　　　　　　　　　　【难度系数】★★★

【解析】中间清醒期是急性硬脑膜外血肿最典型的临床表现。患者受伤后出现脑震荡伤后一度昏迷，随后完全清醒或好转，但由于硬脑膜外血肿逐渐形成并体积增大，压迫脑组织，导致病情再次加重，不久又陷入昏迷（昏迷→中间清醒或好转→昏迷）。根据题意，选A。

2.【答案】E　　　　　　　　　　　　【难度系数】★★★

【解析】患者外伤后昏迷，现已清醒，虽然有可能只是脑震荡，但是必须明确是否合并急性硬脑膜外血肿的可能性。中间清醒期是急性硬脑膜外血肿最典型的临床表现。患者受伤后出现脑震荡伤后一度昏迷，随后完全清醒或好转，但由于硬脑膜外血肿逐渐形成并体积增大，压迫脑组织，导致病情再次加重，不久又陷入昏迷（昏迷→中间清醒或好转→昏迷）。因此，虽然患者目前没有昏迷，但也必须行头颅CT检查，明确颅内受伤情况，故选E。超声对于颅内病变不作为常规检查。脑电图无法明确颅内是否有占位性病变。脑血管造影是蛛网膜下腔出血的病因诊断检查，该患者并非蛛网膜下腔出血。腰椎穿刺脑脊液检查在颅内压明显升高时慎用，而脑外伤是导致颅内压升高最常见的病因。因此除CT外，其余选项均不正确。

【破题思路】头颅CT是排查急性脑出血的首选检查，脑外伤几乎首选CT检查。

题型　A3/A4型题

（1~3题共用解析）

1.【答案】E　2.【答案】C　3.【答案】C　　　　【难度系数】★★★

【解析】①中间清醒期是急性硬脑膜外血肿最典型的临床表现。本例患者考虑有急性硬脑膜外血肿，因此需复查头颅CT，明确是否出现急性硬脑膜外血肿，故第1题选E。②小脑幕切迹疝的临床表现如下：a. 颅内压增高的症状。b. 瞳孔改变：病初由于病侧动眼神经受刺激导致病侧瞳孔变小，对光反射迟钝，随病情进展病侧动眼神经麻痹，病侧瞳孔逐渐散大，直接和间接对光反射均消失，并有病侧上睑下垂、眼球外斜。如果脑疝进行性恶化，影响脑干血供时，由于脑干内动眼神经核功能丧失可致双侧瞳孔散大，对光反射消失，此时病人多已处于濒死状态。c. 运动障碍：表现为病变对侧肢体的肌力减弱或麻痹，病理征阳性。严重时可出现去脑强直发作，这是脑干严重受损的信号。d. 意识改变：随脑疝进展可出现嗜睡、浅昏迷至深昏迷。e. 生命体征紊乱：脑干内生命中枢功能紊乱或衰竭，可出现生命体征异常。最终因呼吸循环衰竭而致呼吸停止，血压下降，心脏停搏。患者出现典型一侧瞳孔散大，因此符合小脑幕切迹疝的表现，故第2题选C。③患者外伤后出现最危急并发症为脑疝，临床处理强调早期甘露醇降低颅压，同时积极查明病因，清除血肿。此刻应注意甘露醇降颅压是急诊对症处理，如不手术清除血肿，仅脱水降颅压不能解决根本问题。故第3题选C。

【破题思路】脑外伤如硬脑膜外血肿所致的脑疝，首先应该进行的处理是甘露醇脱水降颅压，在此基础上积极准备手术清除血肿，因而手术才是最有效的治疗。注意题干中限定性词汇。

（二）急性硬脑膜下血肿

题型 A1型题

1.【答案】A　　　　　　　　　　　　【难度系数】★★

【解析】硬膜下血肿分为急性、亚急性和慢性。急性和亚急性者出血来源主要是脑皮质血管破裂，大多由对冲性脑挫裂伤所致，故选A。慢性硬膜下血肿，多由大脑表面回流到静脉窦的桥静脉撕裂损伤导致。

2.【答案】E　　　　　　　　　　　　【难度系数】★★

【解析】外伤性亚急性硬脑膜下血肿发生的时间为3天~3周，故选E。

题型 A2型题

【答案】A　　　　　　　　　　　　【难度系数】★★★

【解析】CT上新月形高密度影是急性硬脑膜下血肿的特征表现，故选A。急性硬脑膜外血肿，CT表现为双凸镜样高密度影。急性硬脑膜下积液不会出现高密度影。脑挫伤特征表现为散在高度密度混杂影或斑片状高密度影。脑内血肿表现为脑挫裂伤区附近或脑深部白质内类圆形或不规则高密度影。

【破题思路】神经系统CT特征表现总结：①脑挫裂伤典型CT表现为局部脑组织内有高低密度混杂影，点片状高密度影为出血灶，低密度影则为水肿区；②硬脑膜外血肿典型CT表现为双凸镜样高密度影；③硬脑膜下血肿典型CT表现为新月形高密度影；④蛛网膜下腔出血典型CT表现为大脑外侧裂池、前纵裂池、鞍上池、脑桥小脑脚池、环池和后纵裂池高密度出血征象。

题型 A3/A4型题

1.【答案】C　　　　　　　　　　　　【难度系数】★★★★

【解析】车祸致左枕部着地，对冲伤部位在右额叶；无中间清醒期，排除硬脑膜外血肿，提示硬脑膜下血肿，即右额急性硬脑膜下血肿。转运途中出现浅昏迷、躁动，左侧瞳孔直径约4 mm，右侧2 mm；对光反射：左侧存在，右侧消失；左侧肌力3级，右侧肌力5级；提示右小脑幕切迹疝形成。综上所述，故选C。A、B、D、E选项均不正确。

【破题思路】小脑幕切迹疝：颅内压增高（表现为剧烈头痛，频繁呕吐，颈强直）；瞳孔改变（病侧动眼神经受刺激导致病侧瞳孔变小，对光反射迟钝；病变进展动眼神经麻痹导致病侧瞳孔散大；直间接对光反射消失，上睑下垂；脑疝恶化动眼神经核功能丧失可致双侧瞳孔散大）；运动障碍（对侧肢体肌力减弱，病理征阳性）；意识改变；生命体征紊乱（血压、呼吸不规则，呼吸循环衰竭而致呼吸停止）。

2.【答案】A　　　　　　　　　　　　【难度系数】★★

【解析】急性硬脑膜下血肿出血原因：脑皮质血管破裂，占40%，故选A。硬脑膜中动脉出血是脑内血肿来源，不选C。横窦和下矢状窦出血是硬脑膜外血肿的来源，不选D、E。板障静脉的损伤不会引起硬膜下血肿，不选B。

【破题思路】急性硬脑膜外血肿出血原因：脑膜中动脉和静脉窦破裂，占30%。急性硬脑膜下血肿出血原因：脑皮质血管破裂，占40%。脑内血肿出血原因：浅部脑皮质血管破裂，深部脑血管破裂，占0.5%~1.0%。

3.【答案】E　　　　　　　　　　　　【难度系数】★★

【解析】颅内压增高，脑疝形成，优选脱水降颅压，抢救脑疝，故选E。A、B、C项是脑挫裂伤的治疗（严密观察病情，采取恰当体位、保持呼吸道通畅、营养支持、躁动和高热处理），故不选A、B、C。给予消炎药和神经营养药是颅底骨折和开放性颅脑损伤的治疗措施，不选D。

（三）慢性硬脑膜下血肿

题型　A2 型题

1.【答案】B　　　　　　　　　　　　　【难度系数】★★★★★

【解析】新月形影一般提示硬脑膜下血肿，但CT低密度，同时病程为慢性提示并非急性出血，考虑为慢性硬脑膜下血肿，故选B。凡老年人出现慢性颅压增高症状、智力和精神异常，或病灶症状，特别是近期有过轻度头部受伤史者，应考虑到慢性硬脑膜下血肿的可能，及时行CT或MRI检查可确诊。

【破题思路】脑外伤后导致的慢性颅内血肿，考试大纲中只有慢性硬脑膜下出血，因此看到慢性病程，就可以选择答案。

2.【答案】D　　　　　　　　　　　　　【难度系数】★★★

【解析】新月形影一般提示硬膜下血肿，但CT低密度，同时病程为慢性提示并非急性出血，考虑为慢性硬脑膜下血肿，故选D。凡老年人出现慢性颅压增高症状、智力和精神异常，或病灶症状，特别是近期有过轻度头部受伤史者，应考虑到慢性硬脑膜下血肿的可能，及时行CT或MRI检查可确诊。

题型　A3/A4 型题

（1~3题共用解析）

1.【答案】E　2.【答案】A　3.【答案】B　　　【难度系数】★★★

【解析】慢性硬脑膜下血肿的出血来源和发病机制尚不完全清楚。多发于老年人，绝大多数有轻微头部外伤史。极少部分病人无外伤，可能与长期服用抗凝药物、营养不良、维生素C缺乏、硬脑膜出血性或血管性疾病等相关。慢性硬脑膜下血肿进展缓慢，病程较长，多为1个月左右，可为数月。临床表现差异很大，大致分为三种类型：a. 以颅压增高症状为主，缺乏定位症状；b. 以病灶症状为主，如偏瘫、失语、局限性癫痫等；c. 以智力和精神症状为主，表现为头昏、耳鸣、记忆力减退、精神迟钝或失常。前两种类型易与颅内肿瘤混淆，第三种类型易误诊为阿尔茨海默病、血管性痴呆或精神病。慢性硬脑膜下血肿容易误诊漏诊。凡老年人出现慢性颅压增高症状、智力和精神异常，或病灶症状，特别是近期有过轻度头部受伤史者，应考虑到慢性硬脑膜下血肿的可能，及时行CT或MRI检查可确诊。本题中患者有颅慢性高压三主征（头痛、呕吐、视乳头水肿）表现，合并肢体无力。同时既往有慢性脑外伤史，合并精神异常。因此诊断慢性硬膜下血肿，故第1题选E，其余均为急性或亚急性病程，可排除。患者主要临床表现类似临床表现中第一和第二两种类型，因此需与脑肿瘤鉴别，故第2题选A，其余均需鉴别，但并非为最需要选项。辅助检查首选CT，故第3题选B，A选项与E选项对于颅内病变的诊断无帮助，颅高压情况下慎行腰穿。患者无癫痫发作，C选项脑电图检查并非首选。

五、开放性颅脑损伤

题型　A1 型题

【答案】D　　　　　　　　　　　　　【难度系数】★★★

【解析】非火器性或火器性致伤物造成头皮（黏膜）、颅骨、硬脑膜同时破裂，脑脊液流出，脑组织与外界相通的创伤统称为开放性颅脑损伤，故选D。其余A、B、C、E选项可出现在开放性颅脑损伤中，但不是特有的临床表现。

第五节　脑血管疾病

一、短暂性脑缺血发作

题型　A1 型题

【答案】B　　　　　　　　　　　　　【难度系数】★★★

【解析】短暂性脑缺血发作（TIA）是由局部脑或视网膜缺血引起的短暂性神经功能缺损，临床症状一般持续10~20分钟，最长不超过24小时，且无责任病灶的证据。题目问持续时间通常为多久，其中2小时与1小时最为接近，故选B。24小时是最长时间，不是通常持续时间。

【破题思路】题干中限定词是通常，类似还有"一般，多见"，一定要注意区分与"最长、最久"的区别。

| 题型 | A2 型题 |

1.【答案】E　　　　　　　　　　　　　【难度系数】★★

【解析】短暂性脑缺血发作（TIA）是由局部脑或者视网膜缺血引起的短暂性的神经功能缺损，临床症状一般不超过1小时，最长不超过24小时，且无责任病灶的证据，故选E。脑出血有责任病灶的证据，不选A。低血糖昏迷，肢体无力表现为全身而不是某个肢体，不选B。高血压脑病表现为头痛、头晕、恶心、视物模糊等症状并伴血压突然升高，无责任病灶的表现，不选C。癫痫单纯性部分性发作，发作时间一般不超过1分钟，无意识障碍，不选D。

2.【答案】A　　　　　　　　　　　　　【难度系数】★★★★

【解析】短暂性脑缺血发作（TIA）是由局部脑或视网膜缺血引起的短暂性神经功能缺损，临床症状一般不超过1小时，最长不超过24小时，且无责任病灶的证据。该患者虽然出现症状，但持续不超过1小时均可恢复。发作间歇无特殊，说明症状可完全恢复。头颅CT正常说明不遗留影像学证据。符合TIA表现，故选A。在定位诊断中，感觉环境晃动伴恶心；水平眼震阳性，左侧指鼻试验和跟膝胫试验阳性，闭目直立试验阳性。以上均符合小脑损伤表现。因此C、E的定位不正确，B、D虽然定位准确，但是不管是出血还是梗死，均不可完全恢复，且影像学有明确病变表现。

【破题思路】完全恢复、CT或MRI检查无异常是TIA的破题要点。

3.【答案】D　　　　　　　　　　　　　【难度系数】★★★

【解析】短暂性脑缺血发作是由局部脑或视网膜缺血引起的短暂性神经功能缺损，临床症状一般不超过1小时，最长不超过24小时，且无责任病灶的证据，故选D。脑血栓形成及脑栓塞均不可完全恢复，不选B、E。周期性瘫痪不会出现言语不利，通常无双下肢软瘫表现，不选C。TIA多见于老年人，常有动脉硬化、冠心病、高血压、糖尿病等病史，临床症状多为缺失症状（感觉丧失或减退、肢体瘫痪）、肢体抽动不规则，也无头部和颈部的转动，症状常持续15分钟到数小时，脑电图无明显异常放电；而癫痫可发生于任何年龄，以青少年为多，前述危险因素不突出，症状多为刺激症状（感觉异常、肢体抽搐），发作持续时间多为数分钟，极少超过半小时，脑电图上多有异常放电，不选A。

【破题思路】短暂性脑缺血发作是缺血性疾病，高血压是脑出血的最常见原因，但不是说高血压必然脑出血。两者不要混淆。

| 题型 | B1 型题 |

（1~3题共用解析）

1.【答案】C　2.【答案】D　3.【答案】A　　　　【难度系数】★★★★

【解析】频繁发作的TIA或椎-基底动脉系统TIA，及对抗血小板治疗无效的病例也可考虑抗凝治疗。单用阿司匹林不是最佳选项，故第1题选C。心源性脑栓塞急性期一般不推荐抗凝治疗，急性期的抗凝不比抗血小板更有效，还显著增加了脑出血和全身出血的风险。对大部分房颤导致的卒中患者，可在发病4~14天开始口服华法林抗凝治疗，预防卒中复发，故第2题选D。静脉溶栓是目前最主要的恢复血流措施。rt-PA和尿激酶是我国目前使用的主要溶栓药。发病3小时内或3~4.5小时，应按照适应证和禁忌证严格筛选患者，尽快给予rt-PA静脉溶栓治疗，故第3题选A。

【破题思路】TIA治疗首选阿司匹林，但是反复发作TIA还可联用肝素抗凝。解题时需注意看清限定词语。

二、脑梗死

| 题型 | A1 型题 |

1.【答案】B　　　　　　　　　　　　　【难度系数】★

【解析】脑梗死指缺血性脑血管病，包括脑血栓形成与脑栓塞，故选B。脑出血与蛛网膜下腔出血属于出血性疾病，与脑梗死有本质区别，不选A、C、D。短暂性脑缺血发作并非真正意义脑梗死，因为该疾病可恢复、一过性脑缺血，不会遗留后遗症及影像学表现。

2.【答案】C　　　　　　　　　　　　　【难度系数】★★

【解析】心源性脑梗死病因有非瓣膜性心房颤动、风湿性心脏病、急性心肌梗死、左心室血栓、充血性心力衰竭、人工心脏瓣膜、扩张型心肌病等。非瓣膜性心房颤动是心源性脑栓塞最常见的病因，约占心源性脑栓塞50%，故选C。心肌梗死引起心源性脑梗死发病率低，不选A。慢性心力衰竭引起心源性脑梗死发病率低，不选B。感染性心内膜炎属于少见病因，发病率低，不选D。冠心病最常见病因是冠状动脉粥样硬化，最常引起心肌梗死，心肌梗死引起心源性脑梗死发病率低，不选E。

3. 【答案】B 　　　　　　　　　　　　【难度系数】★★

【解析】非瓣膜性心房颤动是心源性脑栓塞最常见的病因，约占心源性脑栓塞50%。若问脑梗死最常见病因，答案是动脉粥样硬化。大动脉粥样硬化→斑块破裂→血栓形成→血流缓慢或梗死。故答案是B。高血压病是引起出血性脑卒中病因，不选A。血压偏低血流变慢，可形成脑血栓，但不是最主要的原因，不选C。各种脑动脉炎、红细胞增多症也可形成血栓，但不是最常见，不选D、E。

4. 【答案】D 　　　　　　　　　　　　【难度系数】★★★★★

【解析】延髓背外侧综合征主要表现为：①眩晕、恶心、呕吐及眼震（前庭神经核损害）；②病灶侧软腭、咽喉肌瘫痪，表现为吞咽困难、构音障碍、咽反射消失（疑核及舌咽、迷走神经损害）；③病灶侧共济失调（绳状体及脊髓小脑束、部分小脑半球损害）；④Horner综合征（交感神经下行纤维损害）；⑤交叉性感觉障碍，即同侧面部痛、温觉缺失（三叉神经脊束核损害），对侧偏身痛、温觉减退或丧失（脊髓丘脑侧束损害）。故选D。

5. 【答案】E 　　　　　　　　　　　　【难度系数】★★★

【解析】无症状脑梗死又称静止性脑梗死，是脑梗死的一种特殊类型。部分腔隙性脑梗死病灶位于脑的相对静止区，可无明显定位体征，放射学检查才得以证实，不选D。动脉粥样硬化是脑梗死最常见的病因，不选A。腔隙状态是指本病反复发作引起多发性腔隙性脑梗死，可出现精神障碍、认知功能下降等，又称为血管性痴呆，不选C。头颅MRI检查呈T_1低信号，T_2高信号，不选B。如果梗死部位多位于功能区，必定出现对应临床症状，与无症状性定义不符，故选E。

题型	A2型题

1. 【答案】B 　　　　　　　　　　　　【难度系数】★★★

【解析】脑卒中分为缺血性脑卒中和出血性脑卒中。缺血性脑卒中又分为缺血性脑血管病（短暂性脑缺血）、脑梗死（大动脉粥样硬化性型、心源性栓塞型、小动脉闭塞症、其他病因、不明原因5个病因）、脑动脉盗血综合征。脑栓塞又分为心源性、动脉源性的、脂肪性的和其他（空气栓塞）。该患者考虑高血压引起缺血性脑卒中，故选B。头颅CT检查未见异常，排除A、C、D，有肢体功能障碍但是无发热，排除E。

2. 【答案】E 　　　　　　　　　　　　【难度系数】★★★

【解析】患者安静状态下起病，意识清楚，出现失语及肢体偏瘫，符合脑血栓形成临床表现，故选E。短暂性脑缺血发作，患者一般症状不超过1小时，可完全恢复，不会逐渐加重。脑出血一般在情绪激动或剧烈活动后起病，常有昏迷、头痛、呕吐等表现。蛛网膜下腔出血有明显脑膜刺激征，肢体活动多正常，腰穿可见血性脑脊液。脑栓塞有栓塞高危因素，如房颤附壁血栓等。

题型	A3/A4型题

（1~2题共用解析）

1. 【答案】A　2. 【答案】C 　　　　　　【难度系数】★★★

【解析】①患者在日常活动中起病，起病意识清楚，8小时后仍遗留肢体偏瘫及偏身感觉障碍。头颅CT正常，首先可排除出血性疾病，出血性疾病急性期会出现高密度影。C选项短暂性脑缺血发作，患者一般症状不超过1小时。因此最可能的诊断是脑血栓形成，故第1题选A。脑肿瘤CT不会正常。②脑血栓形成的溶栓治疗有时间窗，起病3小时内或3~4.5小时可以溶栓，如过了时间窗，抗血小板治疗非常重要，故第2题选C。患者无明显颅高压表现，暂无需加强脱水。患者不是出血性疾病，不选择止血治疗。脑血栓形成时血压不可控制得过低，否则会导致脑供血不足。发病72小时内，通常收缩压≥200 mmHg或舒张压≥110 mmHg，或伴有急性冠脉综合征、急性心衰、主动脉夹层、先兆子痫等其他需要治疗的合并症，才可缓慢降压治疗。

【破题思路】脑血管病中区分脑出血和脑血栓形成非常重要，脑出血常在情绪激动或剧烈活动时发作，意识不清；脑血栓形成多在安静状态下发病，意识清楚。急性期脑出血CT是高密度影，而脑血栓形成常无特殊，需要MRI检查予以明确。蛛网膜下腔出血一般不出现肢体偏瘫及偏身感觉障碍。

三、脑栓塞

题型	A1型题

1. 【答案】E 　　　　　　　　　　　　【难度系数】★★

【解析】大脑中动脉主干闭塞，可影响内囊及其附件区域，产生相应的定位体征。其中三偏症状最为典型，即病灶对侧偏瘫（包括中枢性面舌瘫和肢体瘫痪）、偏身感觉障碍及偏盲（三偏）。还可以出现伴双眼向病灶侧凝视，优势半球受累出现失语。故选E。

2.【答案】C　　　　　　　　　　　　　　　　【难度系数】★

【解析】脑栓塞栓子来源可分为心源性、非心源性和来源不明性三种类型。动脉粥样硬化性血栓栓子脱落导致脑栓塞比较常见，其他非心源性脑栓塞如脂肪栓塞、空气栓塞、癌栓塞、感染性脓栓、寄生虫栓和异物栓等均较少见。脑栓塞在临床上主要指心源性脑栓塞，故选C。

【破题思路】脑血管中病因常考点：①蛛网膜下腔出血最常见的病因是动脉瘤和动静脉畸形；②脑血栓形成最主要的病因是动脉粥样硬化；③脑出血最主要的病因是高血压。

四、脑出血

题型　A1型题

1.【答案】B　　　　　　　　　　　　　　　　【难度系数】★

【解析】脑出血最常见的原因是高血压合并细小动脉硬化。绝大多数高血压性脑出血发生在基底核的壳核及内囊区。因此正确答案选B。选项D动脉粥样硬化是脑梗死的最主要病因，而选项A为动脉粥样硬化高危因素。选项E脑动脉瘤也可导致脑出血，但并非最常见病因。选项C出血性疾病也可导致脑出血，但也非最常见病因。

【破题思路】高血压→脑出血→大脑中动脉分支豆纹动脉破裂→最常见基底节出血→内囊受损→三偏征。

2.【答案】E　　　　　　　　　　　　　　　　【难度系数】★★

【解析】大多数高血压性脑出血发生在基底核的壳核及内囊区，约占脑出血的70%，故正确答案是E。脑叶、脑干及小脑齿状核，出血各占10%，不选A、C、D。如出血量大，也可以破入侧脑室，不选B。

【破题思路】高血压性脑出血受累血管，依次为大脑中动脉深穿支的豆纹动脉、基底动脉脑桥支、大脑后动脉丘脑支、供应小脑齿状核及深部白质的小脑上动脉分支、顶枕交界区和颞叶的白质分支。故高血压性脑出血的最常见出血部位近几年常考部位名称有：基底节、基底核、壳核、内囊区、豆纹动脉。

3.【答案】C　　　　　　　　　　　　　　　　【难度系数】★★★

【解析】脑出血通常以下情况需要手术治疗：①基底核区中等量以上出血：壳核出血≥30 mL（注意人民卫生出版社版参考书数据是≥40 mL），丘脑出血≥15 mL；②小脑出血≥10 mL或直径≥3 cm，或合并明显脑积水；③重症脑室出血（脑室铸型）；④合并脑血管畸形、动脉瘤等血管病变。脑干（脑桥、中脑、延髓）及大脑皮层深部出血，一般风险较高，手术并发症明显，常属于手术禁忌。根据以上，答案是C。

【破题思路】脑出血手术治疗适应证和脑外伤中颅内血肿手术适应证基本一样，可合并记忆。记忆的时候，适当理解幕下体积小，因此容忍血肿体积小，反之幕上体积大，容忍血肿体积大。脑干为生命中枢，可理解为"手术禁区"。

题型　A2型题

1.【答案】C　　　　　　　　　　　　　　　　【难度系数】★★★★

【解析】脑出血恢复期应积极控制高血压，尽量将血压控制在正常范围内，故选C。阿司匹林和他汀类药物是缺血性脑血管长期服用的药物，故不选A、D。

2.【答案】C　　　　　　　　　　　　　　　　【难度系数】★★

【解析】患者有高血压和糖尿病病史，出现头痛、颈项抵抗、脑膜刺激征，提示可能有出血；除行走不稳，直线行走不能外，无其他症状，提示可能是小脑病变，故选C。延髓出血破入脑室，很少见，表现为突然意识丧失，生命体征如呼吸、心率、血压改变，继而死亡，不选A。丘脑出血破入脑室，占脑出血10%~15%，出现对侧偏瘫和偏身感觉障碍，特征性眼征（上视不能或凝视鼻尖），累及底核可出现舞蹈-投掷运动等，不选B。原发性脑室出血，占3%~5%，多由脉络丛血管或室管膜下动脉出血所致，表现为头痛、意识障碍、脑膜刺激征、针尖瞳孔、呼吸不规则，脉搏、血压不稳等，不选D。脑桥出血破入脑室，占10%，多有脑桥基底动脉脑桥支破裂，常破入第四脑室，可出现昏迷、高热、针尖瞳孔、中枢性呼吸障碍、四肢瘫、去大脑强直，不选E。

3.【答案】A　　　　　　　　　　　　　　　　【难度系数】★★

【解析】突然出现头痛、恶心及呕吐、肢体偏瘫，同时CT提示高密度灶，符合脑出血的表现，故选A。短暂性脑缺血发作可以完全恢复，头颅CT检查不遗留异常表现。颅内肿瘤以慢性颅高压表现为主，CT不是高密度影。脑血栓形成早期CT无特殊显示，后期逐渐呈低密度影。脑栓塞患者未提及血栓高危因素，CT检查为缺血表现，不是高密度影。

【破题思路】CT是脑出血的首选检查，影像特点为"白血黑死"（白色高密度影为出血，黑色低密度影为梗死）。

| 题型 | A3/A4 型题 |

（1~3题共用解析）

1.【答案】A   2.【答案】D   3.【答案】C　　　　　　【难度系数】★★★

【解析】①患者高血压，活动时突发头痛、呕吐、眩晕，应考虑脑出血。患者右手指鼻不准，右侧跟膝胫试验阳性，应诊断为小脑出血。小脑出血表现为同侧肢体障碍，故应诊断为右侧小脑半球出血，故第1题选A。②脑出血的诊断，首选头颅CT检查，故第2题选D。③对于脑出血的患者应首先快速静脉注射甘露醇，降低颅内压，然后根据病情决定是否手术治疗，故第3题选C。小脑出血≥10 mL，才需手术治疗，不选E。

五、蛛网膜下腔出血

| 题型 | A1 型题 |

1.【答案】B　　　　　　【难度系数】★★★

【解析】蛛网膜下腔出血（SAH）病因包括：①颅内动脉瘤：是最常见的病因（占75%~80%）。其中囊性动脉瘤占绝大多数，还可见高血压、动脉粥样硬化所致梭形动脉瘤、夹层动脉瘤及感染所致的真菌性动脉瘤等。②血管畸形：约占SAH病因的10%，其中动静脉畸形（AVM）占血管畸形的80%。多青年人，90%以上位于幕上，常见于大脑中动脉分布区。③其他：如moyamoya病（占儿童SAH的20%）、颅内肿瘤、垂体卒中、血液系统疾病、颅内静脉系统血栓和抗凝治疗并发症等。此外，约10%患者病因不明。据此可知，选项A、C、D、E均与发病有关，B选项关系不大，故选B。

【破题思路】蛛网膜下腔出血最主要的病因是动脉瘤，其次为动静脉畸形。

2.【答案】E　　　　　　【难度系数】★★★

【解析】蛛网膜下腔出血，血液进入蛛网膜下腔，可直接引发脑膜刺激征。脑膜刺激征也是蛛网膜下腔主要的临床表现之一。缺血性脑血管病（脑血栓形成、脑栓塞、短暂性脑缺血）出现脑膜刺激征少见；高血压脑病也可引发脑膜刺激征，但发病率低于蛛网膜下腔出血。综上所述，故选E。

【破题思路】蛛网膜下腔出血在做题时可要把握以下两点：脑膜刺激征表现，肢体活动可。

| 题型 | A2 型题 |

1.【答案】A　　　　　　【难度系数】★★

【解析】年轻人，活动时突然出现剧烈头痛，以枕部为主，伴频繁呕吐，颈强直。CT示脑沟及脑池密度增高。正确的诊断是蛛网膜下腔出血，故选A。脑血管痉挛是短暂性脑缺血，没有剧烈头痛，没有颈强直，没有CT示脑沟及脑池密度增高的临床表现，不选B。脑栓塞多见于老年人，有心源性瓣膜病或长期卧床史，CT示脑实质低密度影，不选C。急性脑梗死多见于老年人，有动脉硬化史、瓣膜病史、静止状态发病等，CT示脑实质低密度影，不选D。急性脑膜炎为急性颅内感染，脑脊液病原学检查可确诊，不选E。

2.【答案】E　　　　　　【难度系数】★★★

【解析】蛛网膜下腔出血多数患者发病前有明显诱因，如剧烈运动、过度疲劳等，突然发生持续性剧烈头痛、呕吐，脑膜刺激征阳性，伴或不伴意识障碍，检查无局灶性神经系统体征。该患者有诱因，症状符合，查体有脑膜刺激征阳性，考虑诊断蛛网膜下腔出血，故选E。脑栓塞、脑出血及脑血栓形成均易出现肢体偏瘫，脑膜刺激征并非主要表现。高血压脑病患者血压特别是舒张压尚未达到标准。

3.【答案】D　　　　　　【难度系数】★★

【解析】患者有剧烈头痛，而且是突发，喷射性呕吐，并且脑膜刺激征阳性，典型的蛛网膜下腔出血的表现，故选D。患者无发热和白细胞增高，不选A。没有动脉粥样硬化和心源性疾病史，非瓣膜性心房颤动是心源性脑栓塞最常见的病因，动脉粥样硬化是脑梗死最常见病因，不选B、C。急性病毒性脑炎表现为急性起病，全身中毒反应，脑膜刺激征阳性，脑脊液病原学检查检查可确诊，不选E。

4.【答案】E　　　　　　【难度系数】★★★

【解析】蛛网膜下腔出血多数患者发病前有明显诱因，如剧烈运动、过度疲劳等，突然发生持续性剧烈头痛、呕吐，脑膜刺激征阳性，伴或不伴意识障碍，检查无局灶性神经系统体征。患者出现右眼睑下垂，右眼球上下及内收不能，右侧瞳孔散大，右侧瞳孔对光反射消失，说明动眼神经受压，提示后交通动脉瘤破裂出血。蛛网膜下腔出血急诊首选的检查是头颅CT，故选E。DSA是确定动脉瘤病因的检查，并非急诊首选。MRI在脑出血性疾病中不是首选。经颅超声对诊断意义不大。患者头痛、呕吐，且颈项强直，提示颅内压升高，慎行腰穿。

【破题思路】头颅CT是排查急性脑出血的首选检查，脑外伤几乎首选CT检查。

5.【答案】A　　　　　　　　　　　　　　　　【难度系数】★★

【解析】蛛网膜下腔出血多数患者发病前有明显诱因，如剧烈运动、过度疲劳等，突然发生持续性剧烈头痛、呕吐，脑膜刺激征阳性，伴或不伴意识障碍，检查无局灶性神经系统体征。该患者有诱因、症状符合，查体有脑膜刺激征阳性，考虑诊断为蛛网膜下腔出血，故选A。脑室肿瘤可导致颅高压，但病程常为慢性进展加重，不符合本题表现。脑室出血可有头痛、呕吐，严重者出现意识障碍如深昏迷、脑膜刺激征、针尖样瞳孔、眼球分离斜视或浮动、四肢弛缓性瘫痪及去脑强直发作、高热、呼吸不规则、脉搏和血压不稳定等症状。该病例肢体活动自如，因此不考虑。C、E选项不会出现急性病程表现，不符合题干临床表现，因此不选。

6.【答案】B　　　　　　　　　　　　　　　　【难度系数】★★★

【解析】蛛网膜下腔出血多数患者发病前有明显诱因，如剧烈运动、过度疲劳等，突然发生持续性剧烈头痛、呕吐，脑膜刺激征阳性，伴或不伴意识障碍，检查无局灶性神经系统体征。患者出现右眼睑下垂，右眼球上下及内收不能，右侧瞳孔直径5 mm，左侧瞳孔直径3 mm，右侧瞳孔直接对光反射消失，说明动眼神经受压，提示后交通动脉瘤破裂出血，故选B。糖尿病性动眼神经麻痹不会出现颈抵抗、头痛、呕吐等颅高压表现。脑桥梗死除可出现动眼神经受损表现外，还会出现肢体偏瘫等表现。脑干脑炎患者无中枢神经感染其他表现，也不符合。海绵窦血栓形成常由耳源性、鼻窦和眶面部化脓性感染（如中耳炎、乳突炎、鼻窦炎）以及全身性感染所致，极少因肿瘤、外伤、动静脉畸形阻塞等非感染性病因导致。通常起病急骤，伴有高热、眼眶部疼痛及眶部压痛，常伴剧烈头痛、恶心和呕吐，并可出现意识障碍。眼静脉回流受阻使球结膜水肿、患侧眼球突出、眼睑不能闭合和眼周软组织红肿。动眼神经常与滑车、外展及三叉神经第1支，有时为三叉神经第2支同时受累；出现眼睑下垂、眼球运动受限、眼球固定和复视等，有时因眼球突出可使眼睑下垂不明显。该病例不符合上述临床表现。

【破题思路】中脑动眼神经核主管瞳孔缩小，是脑外伤时重点观察是否出现脑疝的体征之一。因此，动眼神经核也是重点考查的内容。考试中发现一侧瞳孔散大，对光反射不消失，需要注意中脑病变，最常见为脑外伤后出现小脑幕切迹疝，其次后交通动脉瘤导致的蛛网膜下腔出血也可以出现中脑动眼神经核受压。后者区别在于有明显脑膜刺激征而肢体活动正常。

| 题型 | A3/A4型题 |

（1~3题共用解析）

1.【答案】B　　2.【答案】D　　3.【答案】B　　　　【难度系数】★★★

【解析】①头痛、呕吐，伴意识丧失是高颅压表现，颈部抵抗，克氏征阳性提示脑膜刺激征。右侧上睑下垂，右侧瞳孔4 mm，对光反射消失，显示动眼神经麻痹，综合考虑符合蛛网膜下腔出血（具有剧烈头痛、恶心呕吐、视乳头水肿颅压增高的三主征），故第1题选B。脑梗死较少出现脑膜刺激征，不选A。高血压性脑出血是脑实质出血，不选C。脑动静脉畸形出血也可引起出血但不是最常见的，不选D。颅脑肿瘤是占位引起高颅压的病因，不选E。②首选检查为头颅CT平扫，显示脑沟、脑池密度增高，故第2题选D。A、B、C、E不是首选检查方法，不选A、B、C、E。③一侧动眼神经麻痹提示上睑下垂，瞳孔缩小，对光反射消失，故第3题选B。A、C、D、E项不会引起此临床表现，不选A、C、D、E。

第六节　中枢神经系统脱髓鞘疾病

多发性硬化（助理不考）

| 题型 | A3/A4型题 |

1.【答案】D　　　　　　　　　　　　　　　　【难度系数】★★★★

【解析】该病例发作运动、感觉、小便障碍，合并共济失调（小脑损害），视神经损害，言语不清（脑干损害），符合多部位病变特点。同时发作持续大于24小时后，有缓解表现，符合时间多发性表现，因此高度考虑多发性硬化诊断。吉兰-巴雷综合征为周围性神经脱髓鞘病变，肢体瘫痪为软瘫，神经病变多为手套-袜样改变。急性脊髓炎和急性视神经脊髓炎病损部位集中于脊髓或视神经，且很少有时间多发性。癫痫常为发作性，持续时间短。故选D。

【破题思路】①吉兰-巴雷综合征：周围神经脱髓鞘性病变；肢体对称性软瘫；手套-袜样感觉异常；大小便常正常。②急性脊髓炎：脊髓平面以下截瘫、大小便异常。③急性视神经脊髓炎：视力损害+脊髓炎表现；抗水通道蛋白4抗体阳性AQP-4。④多发性硬化：视力损害+眼球运动障碍+肢体运动障碍+感觉障碍+小脑功能障碍（共济失调）+脑干受累（球麻痹、眼球运动障碍等）。

2.【答案】E 　　　　　　　　　　　　　【难度系数】★★★

【解析】多发性硬化脑脊液检查，细胞与蛋白可轻中度升高，IgG 指数（定量）和 IgG 寡克隆区是重要免疫学检查。MRI 可发现侧脑室附近类圆形病变，脊髓、小脑、脑干斑点状不规则病变，以及视神经水肿。视觉、听觉等诱发电位一项或多项异常。PET-CT 常用于肿瘤全身转移灶检查，与题意不符，故选 E。

3.【答案】D 　　　　　　　　　　　　　【难度系数】★★★

【解析】多发性硬化急性发作期治疗首选大剂量激素冲击治疗，不建议小剂量长期治疗。激素禁忌可试用丙种球蛋白，但疗效不确切。慢性期进行免疫修饰治疗，适用 β-干扰素、醋酸格拉默、那他珠单抗和米托蒽醌，或免疫抑制剂如环磷酰胺等治疗。其余对症治疗为主。多发性硬化不属于脑血管病，不需要溶栓治疗。故选 D。

第七节　颅内肿瘤（助理不考）

题型　A1 型题

1.【答案】C 　　　　　　　　　　　　　【难度系数】★★★

【解析】脑肿瘤常用定位：中央前后回肿瘤可发生一侧肢体运动和感觉障碍；额叶肿瘤常有精神障碍；枕叶肿瘤可引起视野障碍；顶叶下部角回和缘上回可导致失算、失读、失用及命名性失语等；语言运动中枢受损可出现运动性失语。肿瘤侵及下丘脑时表现为内分泌障碍；四叠体肿瘤出现眼球上视障碍。小脑蚓部受累时肌张力减退及躯干和下肢共济运动失调，小脑半球肿瘤出现同侧肢体共济失调。脑干肿瘤表现为交叉性麻痹。综上所述，故选 C。

2.【答案】E 　　　　　　　　　　　　　【难度系数】★★★

【解析】脑血管造影（DSA）仍是临床明确有无动脉瘤的诊断"金标准"，可明确动脉瘤的大小、位置、与载瘤动脉的关系、有无血管痉挛等解剖学特点，故选 E。蛛网膜下腔出血首选的检查是 CT，但并不能确诊颅内动脉瘤。头痛反复发作只是颅内肿瘤可能的症状，不能确诊颅内动脉瘤。血性脑脊液只能提示颅内出血进入蛛网膜，并不能确诊颅内动脉瘤。蛛网膜下腔出血最常见病因既包括动脉瘤，也包括动静脉畸形，因此并不能说蛛网膜下腔出血可确诊动脉瘤。

题型　A2 型题

1.【答案】C 　　　　　　　　　　　　　【难度系数】★★★★

【解析】患者出现头痛、呕吐、视乳头水肿，提示颅内压增高，患者还有站立不稳，提示可能是小脑肿瘤引起了颅内压增高，故选 C。顶叶恶性淋巴瘤，表现为一侧肢体运动和感觉障碍，不选 A。额叶胶质母细胞瘤，引起精神障碍，不选 B。矢状窦旁脑膜瘤，起源于蛛网膜，患病病人平均年龄 45 岁，表现为浸润和脑水肿，不选 D。枕叶星形细胞瘤，引起视野障碍，不选 E。

【破题思路】顶叶肿瘤——一侧肢体运动和感觉障碍；额叶肿瘤——精神障碍；枕叶肿瘤——视野障碍；小脑肿瘤——共济失调。

2.【答案】E 　　　　　　　　　　　　　【难度系数】★★★★★

【解析】鞍区占位一般为垂体肿瘤，垂体腺瘤常因垂体或靶腺功能亢进或减退导致相应内分泌症状。垂体腺瘤体积较大时可产生占位症状，包括压迫视神经，可引起视力下降、视野缺损，膨胀性生长推挤硬膜引起头痛等。肿瘤内出血、坏死导致垂体卒中，病人出现突然头痛，视力急剧下降。该病例 CT 可见鞍区占位，同时可见高密度影，伴液平面，符合肿瘤出血表现。已出现视力迅速重度减退，需紧急行视神经减压术，保护视力，故选 E。其余选项不是目前最有效的治疗措施。

【破题思路】视力迅速重度下降是急诊视神经减压手术的适应证，同时注意颅骨骨折如出现类似情况，最有效的治疗也是紧急视神经减压术。

题型　A3/A4 型题

（1~3 题共用解析）

1.【答案】B　2.【答案】D　3.【答案】C 　　　　【难度系数】★★★★★

【解析】①当发现有视神经乳头水肿及头痛、呕吐三主征时，则可以确诊颅内压增高。引起颅内压增高的病因有颅脑损伤、颅内肿瘤、颅内感染、脑血管病、脑寄生虫病等。其中颅内肿瘤占 80%，故第 1 题选 B。题干中患者无颅脑损伤、感染、急性脑病，不选 A、C、D。椎动脉型颈椎病主要表现为共济失调和眩晕、复视，无视神经乳头水肿表现，不选E。②对颅内压增高疑诊病例，应及时选择恰当的辅助检查，CT快速、精确、无创伤，是诊断颅内压病变的首选检查，故第2题选D。A、B、C项都是颅内高压的辅助检查，但不是首选，不选A、B、C。脑电图不是颅内高压辅助检查，不选E。③颅内压增高病人治疗有一般处理、病因治疗、降低颅内压、激素、巴比妥治疗、脑脊液引流、过度换气、对症治疗等。对无手术禁忌的颅内占位性病变，首先应考虑病变切除，故第3题选C。A、B、D项是高颅压治疗，但不是此病例首选，不选A、B、D。E项不是高颅压治疗项，不选E。

【破题思路】 高颅压病因——颅内肿瘤（占80%）。若有意识障碍或颅内压增高症状较重的病例，首选降低颅内压，首选20%甘露醇静滴。

第八节　颅内压增高

题型　A1型题

1.**【答案】** E　　　　　　　　　　　　**【难度系数】** ★★

【解析】 颅内压增高治疗原则：①一般处理，留院观察，生命体征监测；频繁呕吐的暂时禁食；液体输入量要量出为入，用轻泻剂来疏通大便；不可高位灌肠，以免颅内压骤然升高；昏迷病人咳痰困难要行气管切开。②病因治疗：肿瘤切除，脑积水引流等。③脑脊液药物治疗降颅压，如呋塞米、50%甘油盐水溶液、20%甘露醇等。④激素治疗，减轻脑水肿。⑤脑脊液体外引流。⑥巴比妥治疗，降低脑代谢，减少脑血流，减少氧耗，增加脑对缺氧的耐受力。⑦对症处理。故选E。应用脱水剂、液体摄入量限制在每日1500~2000 mL、密切观察生命体征、轻泻剂疏通大便都是高颅压的治疗原则，都正确，不选A、B、C、D。

【破题思路】 急性颅内压增高患者禁止饮食、禁止灌肠。

2.**【答案】** E　　　　　　　　　　　　**【难度系数】** ★★★

【解析】 颅高压合并昏迷的病人及咳痰困难者要考虑做气管插管或切开术，防止因呼吸不畅而使颅内压更加增高，故选E。如不解除呼吸梗阻，使用呼吸兴奋剂增加呼吸次数会导致颅内压升高，故不选A。B选项无助于改善气道梗阻，C选项与呼吸无关，D选项拍背等也会增加胸腹腔压力，导致颅内压升高。

【破题思路】 颅内压增高严重者可导致脑疝，造成病人死亡，是脑外科常见危重急症，也是历年考查的重点。选择处理时一定注意避免增加胸腹腔压力进而升高颅内压的措施。

3.**【答案】** C　　　　　　　　　　　　**【难度系数】** ★★

【解析】 引起颅内压增高原因可分为五大类：①颅内占位性病变挤占了颅内空间，如颅内血肿、脑肿瘤、脑脓肿等；②脑组织体积增大，如脑水肿；③脑脊液循环和（或）吸收障碍所致梗阻性脑积水或交通性脑积水；④脑血流过度灌注或静脉回流受阻，脑肿胀、静脉窦血栓等；⑤先天性畸形使颅腔的容积变小，如狭颅症、颅底凹陷症。脑震荡患者不遗留任何阳性体征及器质性病变，因而不会导致病理性颅内压升高，选项C是正确的。其余四个选项均符合颅内压增高的五大类病因，因此均不是正确答案。

4.**【答案】** E　　　　　　　　　　　　**【难度系数】** ★★★

【解析】 颅内压增高的一般处理：①凡有颅内压增高的病人，应留院观察。②密切观察神志、瞳孔、血压、呼吸、脉搏及体温的变化。③符合颅内压监测指征者，宜通过监测指导治疗。频繁呕吐者应暂禁食，以防吸入性肺炎。④补液应量出为入，补液过多可促使颅内压增高恶化，补液不足可引发血液浓缩。⑤用轻泻剂来疏通大便，不能让病人用力排便，不可作高位灌肠，以免颅内压骤然增高。⑥对昏迷的病人及咳痰困难者要考虑做气管切开术，防止因呼吸不畅而使颅内压更加增高。因此选项中A、B、C、D均是正确的处理，E是错误的处理，故选E。

题型　A2型题

1.**【答案】** C　　　　　　　　　　　　**【难度系数】** ★★★

【解析】 颅压高表现为头痛、呕吐、视乳头水肿，视乳头水肿典型而具有诊断价值，故选C。喷射性呕吐也可见于急性胃肠道疾病，不选A。剧烈头痛可见于偏头痛和脑出血，不选B。展神经麻痹多无急性颅内增高，不选D。癫痫发作多见于脑部异常放电的疾病，可有急性高颅压，慢性高颅压甚至不发生，不选E。

2.**【答案】** B　　　　　　　　　　　　**【难度系数】** ★★★

【解析】 头痛、呕吐和视神经乳头水肿是颅内压增高典型表现，称为颅内压增高"三主征"；生命体征变化包括血压升高、脉搏徐缓、呼吸减缓、体温升高等。根据患者临床表现，符合颅内压升高诊断。辅助检查方面，CT 快速、精确、无创伤，是诊断颅内病变的首选检查，尤其适用于急症。而颅高压最危急并发症为脑疝，因此在临床处理时强调早期甘露醇降低颅压，同时积极查明病因，故选 B。患者呕吐并非胃肠道病变原发，不选 A。高血压与心率减慢也非原发，不选 C。颅内压升高时，腰穿应慎行，相比 B 选项，并非最合理手段。头颅 X 线检查无法诊断颅内病变，不选 E。

【破题思路】颅内压增高严重者可导致脑疝，造成病人死亡，是脑外科常见危重急症，也是历年考查的重点。其中颅高压三主征及库欣反应必须牢记。颅高压的处理原则是在降低颅压防止脑疝的基础上，尽快查明病因。

第九节 脑疝（助理不考）

一、小脑幕切迹疝

题型 A1 型题

1.【答案】C 【难度系数】★★★

【解析】脑疝根据移位的脑组织或其通过的硬脑膜间隙/孔道进行命名。常见的有：①颞叶钩回疝或小脑幕切迹疝，为颞叶海马回、钩回通过小脑幕切迹被推移至幕下；②小脑扁桃体疝或枕骨大孔疝，为小脑扁桃体及延髓经枕骨大孔推挤向椎管内；③扣带回疝或大脑镰下疝，一侧半球的扣带回经镰下孔被挤入对侧分腔。故选 C。

【破题思路】脑疝可造成病人立即死亡，是脑外科常见危重急症，也是历年考查的重点。考纲中主要考查小脑幕切迹疝和枕骨大孔疝，需要分别掌握解剖特点。

2.【答案】B 【难度系数】★★

【解析】小脑幕切迹疝的临床表现如下：①颅内压增高的症状。②瞳孔改变：病初由于病侧动眼神经受刺激导致病侧瞳孔变小，对光反射迟钝，随病情进展病侧动眼神经麻痹，病侧瞳孔逐渐散大，直接和间接对光反射均消失，并有病侧上睑下垂、眼球外斜。如果脑疝进行性恶化，影响脑干血供时，由于脑干内动眼神经核功能丧失可致双侧瞳孔散大，对光反射消失，此时病人多已处于濒死状态。③运动障碍：表现为病变对侧肢体的肌力减弱或麻痹，病理征阳性。严重时可出现去脑强直发作，这是脑干严重受损的信号。④意识改变：随脑疝进展可出现嗜睡、浅昏迷至深昏迷。⑤生命体征紊乱：脑干内生命中枢功能紊乱或衰竭，可出现生命体征异常。最终因呼吸循环衰竭而致呼吸停止，血压下降，心脏停搏。故选 B，A 选项虽然对，但是描述没有 B 选项典型。C 选项中同侧肢体偏瘫错误。D 选项可出现在所有颅内压升高患者中，并非小脑幕切迹疝最典型表现。E 选项中双侧肢体肌力下降不准确。

题型 A2 型题

【答案】D 【难度系数】★★★

【解析】中间清醒期是急性硬脑膜外血肿最典型的临床表现。患者受伤后出现脑震荡伤后一度昏迷，随后完全清醒或好转，但由于硬脑膜外血肿逐渐形成并体积增大，压迫脑组织，导致病情再次加重，不久又陷入昏迷（昏迷→中间清醒或好转→昏迷）。患者出现典型一侧瞳孔散大，对光反射消失，说明中脑动眼神经受到压迫，符合小脑幕切迹疝的表现，故选 D。

【破题思路】脑动眼神经核主管瞳孔缩小，是脑外伤时重点观察是否出现脑疝的体征之一。最常见为脑外伤后出现小脑幕切迹疝。

二、枕骨大孔疝

题型 A1 型题

【答案】A 【难度系数】★★

【解析】脑疝根据移位的脑组织或其通过的硬脑膜间隙/孔道进行命名。常见的有：①颞叶钩回疝或小脑幕切迹疝，为颞叶海马回、钩回通过小脑幕切迹被推移至幕下；②小脑扁桃体疝或枕骨大孔疝，为小脑扁桃体及延髓经枕骨大孔推挤向椎管内；③扣带回疝或大脑镰下疝，一侧半球的扣带回经镰下孔被挤入对侧分腔。故选 A。

题型　A2 型题

1.【答案】E　　　　　　　　　　　　　　【难度系数】★★★★

【解析】枕骨大孔疝由于脑脊液循环通路被堵塞，颅内压增高，病人表现为剧烈头痛、频繁呕吐、颈项强直、强迫头位。生命体征紊乱出现较早，意识障碍出现较晚。因脑干缺氧，瞳孔可忽大忽小。由于位于延髓的呼吸中枢受损严重，病人早期可突发呼吸骤停而死亡。患者出现颅内压升高，并有瞳孔大小多变，符合枕骨大孔疝特点。小脑幕切迹疝多为一侧瞳孔散大，对光反射消失，故不选C。

【破题思路】第四脑室肿瘤最易出现颅内压升高，导致脑疝。小脑幕切迹疝最大的特点在于瞳孔两侧不等大，对光反射消失；枕骨大孔疝最大的特点在于病人昏迷发生晚，而呼吸停止发生早。

2.【答案】C　　　　　　　　　　　　　　【难度系数】★★★

【解析】小脑幕切迹疝临床表现：颅内压增高（表现为剧烈头痛、频繁呕吐、颈强直），瞳孔改变（病侧动眼神经受刺激导致病侧瞳孔变小，对光反射迟钝；病变进展动眼神经麻痹导致病侧瞳孔散大；直接、间接对光反射消失，上睑下垂；脑疝恶化动眼神经核功能丧失可致双侧瞳孔散大），运动障碍，意识改变，生命体征紊乱（血压、呼吸不规则，呼吸循环衰竭而致呼吸停止）。枕骨大孔疝临床表现：颅内压增高（表现为剧烈头痛、频繁呕吐、颈强直），瞳孔改变（因脑干缺氧瞳孔可忽大忽小），意识障碍（出现晚），生命体征紊乱（出现早，早期突发呼吸骤停而死亡）。故选C，不选B。脑挫裂伤表现：意识障碍，头痛、呕吐，生命体征紊乱（血压上升，脉搏、呼吸变慢），CT发现局灶损伤，不选A。脑干损伤表现为交叉瘫（同深对浅），不选D。脑震荡伤后意识障碍持续数分钟，一般不超过半小时，多有头痛、头晕、疲乏无力等症状，脑脊液正常，神经系统检查无明显阳性体征，不选E。

【破题思路】①小脑幕切迹疝=颅内压增高+瞳孔改变（缩小——散大——双侧瞳孔散大）+运动障碍+意识改变+生命体征紊乱（血压、呼吸不规则）。②枕骨大孔疝=颅内压增高+瞳孔改变（忽大忽小）+意识障碍（出现晚）+生命体征紊乱（出现早，早期突发呼吸骤停而死亡）。

第十节　帕金森病

题型　A1 型题

1.【答案】C　　　　　　　　　　　　　　【难度系数】★★

【解析】帕金森病是好发于中老年人的中枢神经系统变性疾病。其发病与中枢神经系统的黑质-纹状体通路中多巴胺含量降低有关。故选C。

2.【答案】E　　　　　　　　　　　　　　【难度系数】★★★

【解析】震颤麻痹表现为运动症状（静止性震颤、肌强直、运动迟缓、姿势步态障碍），非运动症状（感觉障碍、自主神经功能障碍、精神和认知障碍）。不损伤锥体束，而是皮质运动功能受到过度抑制，导致强直、少动表现，无瘫痪表现，其他选项症状都可出现，故选E。

【破题思路】帕金森病主要表现为静止性震颤、面具脸、小写征、齿轮样强直。

3.【答案】B　　　　　　　　　　　　　　【难度系数】★★★★

【解析】帕金森病用药原则：剂量滴定、从小剂量开始、个体化、早期单药治疗为主、不宜突然停药。主要是黑质多巴胺能神经元变性死亡，导致多巴胺递质减少，故治疗时应增加多巴胺的作用。纹状体多巴胺水平显著降低，造成乙酰胆碱系统功能相对亢进，故治疗时应对抗或减少乙酰胆碱递质作用。早期阶段选择左旋多巴治疗的患者，治疗效果不佳时增加剂量，必要时加用多巴胺受体激动剂（溴隐亭）。A、C、D、E项都是帕金森治疗原则，故选B。

题型　A2 型题

1.【答案】B　　　　　　　　　　　　　　【难度系数】★★

【解析】左手活动不灵，每秒4~6次的节律性颤动，随意运动时减轻，入睡后完全消失，考虑诊断为帕金森病。帕金森病是黑质-纹状体多巴胺能通路病变导致基底核输出增加，皮质运动功能受到过度抑制，导致以强直-少动为主的静止性震颤、运动迟缓、肌强直和姿势平衡障碍为表现的综合征，故选B。意向性震颤是指出现于随意运动时的震颤，又称随意性震颤，常见于脊髓小脑及其传出通路病变，不选A。手足徐动症见于基底核病变，以不自主运动为主要特征表现，不选C。舞蹈样动作是纹状体（尾状核、壳核、苍白球）病变引起的以亨廷顿病为代表的症状，不选D。动作性震颤又称意向性震颤，常见于脊髓小脑及其传出通路病变，不选E。

【破题思路】①苍白球和黑质部位病变——不自主运动为主——静止性震颤——帕金森病。②基底核部位病变——不自主运动为主——手足徐动症。③尾状核和壳核部位病变——不自主运动为主——舞蹈症——亨廷顿病。④丘脑底核部位病变——不自主运动为主——投掷症。⑤脊髓小脑部位病变——随意运动意为主——意向性震颤（动作性震颤）——小脑病。

2. 【答案】A　　　　　　　　　　　　　　【难度系数】★★

【解析】患者有静止性震颤，肌张力增高，出现面具脸等，诊断为帕金森病。小于65岁，首选非麦角类DR（多巴胺受体）激动剂，大于65岁老人首选复方左旋多巴，故选A。金刚烷胺慎用于肾功能不全、癫痫、严重胃溃疡、肝病患者，哺乳期妇女禁用，不选B。溴隐亭属于多巴胺受体激动剂麦角类药，会导致心脏瓣膜病变和肺胸膜纤维化，患者有心血管病（房颤），不选C。司来吉兰禁用于心血管疾病、高血压、甲状腺功能亢进、神经衰弱、青光眼患者，因患者有房颤心血管病史，不选D。盐酸苯海索为抗胆碱类药，副作用较大，比如口干、视物模糊、便秘、排尿困难，老年患者慎用，前列腺增生患者禁用，不选E。

3. 【答案】C　　　　　　　　　　　　　　【难度系数】★★★★★

【解析】大于65岁的帕金森病患者首选药物治疗为复方左旋多巴，还可以使用以下药物：①抗胆碱能药，主要有苯海索，主要适用于震颤明显且年轻患者，老年患者慎用，闭角型青光眼及前列腺肥大患者禁用。主要副作用有口干、视物模糊、便秘、排尿困难、影响认知，严重者有幻觉、妄想。②金刚烷胺对少动、强直、震颤均有改善作用，对改善异动症有帮助。副作用有下肢网状青斑、踝部水肿、不宁、意识模糊等。肾功能不全、癫痫、严重胃溃疡、肝病患者慎用，哺乳期妇女禁用。③麦角类DR激动剂：溴隐亭及培高利特会导致心脏瓣膜病变和肺胸膜纤维化，现已不主张使用。④MAO-B抑制剂：其能阻止脑内多巴胺降解，增加多巴胺浓度。与复方左旋多巴合用可增强疗效，改善症状波动，单用有轻度的症状改善作用。目前国内有司来吉兰和雷沙吉兰。该患者有青光眼及肾功能不全，排除胆碱能药物（选项D、E）和金刚烷胺（选项B），溴隐亭基本不用。患者使用左旋多巴疗效下降，可以联合司来吉兰。综上所述，故选C。

【破题思路】帕金森病的治疗首选复方左旋多巴，其余药物禁忌证更多。

4. 【答案】C　　　　　　　　　　　　　　【难度系数】★★★

【解析】帕金森病临床上以静止性震颤、运动迟缓、肌强直和姿势平衡障碍为主要特征。肌力正常，无感觉障碍可不考虑脊髓损伤性病变，故选C，其余均不考虑。

【破题思路】慌张步态、前冲步态、冻结步态、面具脸、路标手均是帕金森病特征性表现。

第十一节　偏头痛

| 题型 | A1型题 |

1. 【答案】B　　　　　　　　　　　　　　【难度系数】★★

【解析】最常见偏头痛为无先兆偏头痛（占80%），有先兆偏头痛占10%，在头痛发作前，常以可逆性的局灶性神经系统症状为先兆，表现为视觉、感觉、语言和运动的缺损或刺激症状，有先兆偏头痛以视觉先兆最为常见，故选B。

2. 【答案】D　　　　　　　　　　　　　　【难度系数】★★★

【解析】以下5类药物可以预防偏头痛发作：①β受体阻滞剂；②钙离子拮抗剂；③抗癫痫药；④抗抑郁药；⑤5-HT受体拮抗剂。故选D。选项A、C、E均是偏头痛发作治疗药物，不符合题意。B选项地西泮为镇静催眠类药物，不选。

【破题思路】预防和治疗药物需要分清楚。

3. 【答案】A　　　　　　　　　　　　　　【难度系数】★★

【解析】有先兆偏头痛以视觉先兆最为常见，如视物模糊、暗点、闪光亮点、亮线或视物变形；其次为感觉先兆，言语和运动先兆少见。先兆症状一般在5~20分钟逐渐形成，持续不超过60分钟；不同先兆可以接连出现。头痛在先兆同时或先兆后60分钟内发生，故选A。B选项和C选项可以出现，但是并非常见的表现。感觉先兆主要为单侧出现。

第十二节　紧张性头痛（助理不考）

| 题型 | A2型题 |

【答案】C　　　　　　　　　　　　　　【难度系数】★★★

【解析】紧张性头痛典型病例多在20岁左右发病，发病高峰40~49岁，终身患病率约为46%，两性均可患病，女性稍多见，男女比例约为4:5。头痛部位不定，可为双侧、单侧、全头部、颈项部、双侧枕部、双侧颞部等。通常呈持续性轻中度钝痛，呈头周紧箍感、压迫感或沉重感。无畏光、畏声和畏光及疼痛性质不是搏动性痛，不符合偏头痛诊断。颞颌关节无弹响、双颞肌和枕肌无压痛，不考虑颞颌关节紊乱。脑MRI无异常，不考虑血管性病变如颈椎病血管型与血管性头痛。

【破题思路】偏头痛是搏动性痛，紧张性头痛是紧箍样痛。

第十三节 癫痫

题型 A1型题

1.【答案】E　　　　　　　　　【难度系数】★★★★

【解析】部分性发作（包括复杂部分性发作）首选卡马西平，次选苯妥英钠、丙戊酸钠；全面强直-阵挛性发作（包括全面强直-阵挛性发作合并典型失神发作）首选丙戊酸钠，次选卡马西平；强直发作首选卡马西平，次选苯妥英钠、丙戊酸钠；阵挛性发作首选丙戊酸钠，次选卡马西平；失神发作首选乙琥胺，次选丙戊酸钠、拉莫三嗪。综上所述，故选E。A、B、C、D项不是所有癫痫都可选用的，从癫痫类型和用药原则可知，不选A、B、C、D。

【破题思路】各型癫痫都可选用药物——丙戊酸钠。

2.【答案】C　　　　　　　　　【难度系数】★★★★★

【解析】癫痫包括多组疾病和综合征，是由多种原因引起的一种慢性脑功能障碍性疾病。在癫痫发作中，一个患者可以一种或数种形式的癫痫发作。不论病因如何，均以病程中有反复发生的大脑神经元过度放电所致的暂时性中枢神经系统功能失常为特征，以肌肉抽搐和（或）意识丧失为其重要表现，另外还可表现为感觉、行为、自主神经（即植物神经）等方面的障碍。具有发作性、复发性及通常能自限的特点。故选C。其他不符合题干，不选A、B、D、E。

3.【答案】A　　　　　　　　　【难度系数】★★★

【解析】依据详细而又准确的病史是诊断的主要依据；脑电图检查是诊断癫痫最重要的辅助检查，能记录到发作或发作间期痫性放电；头颅CT、MRI可确定脑结构异常或病变，明确病因，故选A，不选B、C。PET-CT是正电子发射计算机断层显像，将PET与CT完美融为一体，由PET提供病灶详尽的功能与代谢等分子信息，主要应用于肿瘤、脑重大疾病的早期辅助检查，不用于癫痫；SPECT主要用于全身的骨骼显像，不用于癫痫辅助检查，不选E。

题型 A2型题

1.【答案】D　　　　　　　　　【难度系数】★★★★★

【解析】复杂部分性发作：特点为发作起始出现各种精神症状或特殊感觉症状，随后出现意识障碍或自动症和遗忘症，有时发作一开始即为意识障碍。复杂部分性发作是在先兆之后，患者呈部分性或完全性对环境接触不良，做出一些表面上似有目的的动作，即自动症。患者往往先瞪目不动，然后做出无意识动作：例如机械重复原来的动作，或出现其他动作，如吸吮、咀嚼、舔舌、清喉或是搓手、抚面、解扣、脱衣，甚至游走、奔跑、乘车、上船等。病灶多在颞叶，故又称颞叶癫痫。强直-阵挛发作以意识丧失和全身抽搐为特征。单纯部分性发作：①部分运动性发作：指局部肢体的抽动，多见于一侧口角、眼睑、指和趾，也可涉及整个一侧面部或一个肢体的远端，有时表现为言语中断。如果发作自一侧开始后，按大脑皮质运动区的分布顺序缓慢地移动，例如自一侧拇指沿手指、腕部、肘部、肩部扩展，称为杰克逊（Jackson）癫痫，病灶在对侧中央前回运动区。②特殊感觉或躯体感觉发作：闪光等视幻觉，病灶在枕叶。焦臭味等嗅幻觉，病灶在沟回前部。眩晕发作，病灶在颞叶部。发作性口角、指或趾等区麻或刺感，病灶在对侧中央后回感觉区。③精神性发作：主要表现包括各种类型的遗忘症（如似曾相识、似不相识、强迫思维等）；情感异常（如无名恐惧、愤怒、忧郁、欣快等）；错觉（如视物变大或变小，感觉本人肢体变化等）；复杂幻觉等。失神发作：失神发作者在EEG上呈规律和对称的3周/秒棘慢波组合；意识短暂中断，约3~15秒；无先兆和局部症状；发作和中止均突然；每日可发作数次至数百次。发作时患者停止当时的活动，呼之不应，两眼瞪视不动，但可伴有眼睑、眉或上肢的3次/秒颤抖或有简单的自动性活动，如用手按面、吞咽，一般不会跌倒，手中持物可能坠落，事后立即清醒，继续原先之活动，对发作无记忆。故选D。

2.【答案】C　　　　　　　　　【难度系数】★★★

【解析】癫痫连续发作之间意识尚未完全恢复，考虑癫痫持续状态，首选地西泮10~20 mg静脉注射，次选地西泮加苯妥英钠控制发作，故选C。部分患者可单独用苯妥英钠、10%水合氯醛和副醛；但苯巴比妥和丙戊酸钠不用于癫痫持续状态抢救，不选A、B、D。气管切开是一般措施，不是控制发作的措施，不选E。

【破题思路】癫痫持续状态首选——地西泮 10~20mg 静脉注射。

3.【答案】C　　　　　　　　　　　　　　　　　　　【难度系数】★★★

【解析】发作后意识一直未恢复符合癫痫持续状态，故选C。任何类型的癫痫均可出现癫痫持续状态，其中以全面强直-阵挛性发作最常见。A、B、D、E发作持续时间和连续发作之间意识可完全恢复，就不能诊断癫痫持续状态，不选A、B、D、E。

| 题型 | A3/A4 型题 |

1.【答案】C　　　　　　　　　　　　　　　　　　　【难度系数】★★★

【解析】发呆1年，发作时手中持物掉落，不伴跌倒，每次约数秒钟，这些症状符合癫痫失神发作（是全面发作的第4种类型，可见于任何年龄段，表现为突然短暂的意识丧失和正在进行的动作中断，双眼茫然凝视），故选C。短暂性脑缺血发作好发于老年人，多伴有高血压、动脉粥样硬化等病史突然出现脑或视网膜功能障碍，最长不超过24小时，脑电图未见异常。本病例从病史和持续时间和症状考虑，排除短暂性脑缺血发作，不选A。假性痫性发作又称癔症性发作，由心理障碍和非脑电紊乱引起，发作时脑电图上无相应的癫痫性放电，不选B。晕厥由脑血流灌注短暂下降引起，诱因明显，如久站、剧痛、见血、情绪激动等，症状与癫痫相似，但时间短，极少超过15秒，强度弱，不选D。癫痫单纯部分性发作表现分为4种：部分运动性发作（身体某一局部不自主抽动，多一侧眼睑、口角、手或足趾，也可一侧手指和躯体）、部分感觉性发作（一侧肢体麻木感和针刺感）、自主神经性发作（面色苍白、全身潮红、多汗、瞳孔散大等）、精神性发作（记忆障碍、情感障碍、错觉、幻觉），本题病史不符合，不选E。

2.【答案】B　　　　　　　　　　　　　　　　　　　【难度系数】★★

【解析】脑电图是诊断癫痫最重要的辅助检查，故选B。心电图是心律失常和心功能不全常用方法，对癫痫的诊断意义不大，不选A。头颅MRI、头颅CT对确诊脑结构异常或病变颇有帮助，但不是诊断最有价值的，不选C、E。经颅多普勒是查脑血管病变部位和程度的常用方法，但对脑部异常放电的诊断无意义，不选D。

【破题思路】确诊癫痫首选——脑电图；癫痫病因诊断——头颅MRI、头颅CT。

（3~4题共用解析）

3.【答案】B　4.【答案】A　　　　　　　　　　　　【难度系数】★★★★★

【解析】①患者发作时想用力制止，说明发作时意识清楚，因此考虑为部分性发作。患者主要以面部和肢体抽动为主，符合部分运动性发作。该型的特点是：身体某一局部发生不自主抽动，多一侧眼睑、口角、手或足趾，也可波及一侧面部或肢体，病灶多在中央前回及附近，常见Jackson发作（异常运动从局部开始，沿大脑皮质运动区移动，临床表现抽搐自手指—腕部—前臂—肘—肩—口角—面部逐渐发展），故第3题选B。假性癫痫并非癫痫，俗称癔症，一般与精神因素有关，多带有表演性质。患者想制止，与此不符。复杂部分性发作以部分发作起始，但随后出现意识模糊，与题干不符。题干未提及感觉障碍，不考虑部分感觉性发作。患者意识清楚，未出现肢体强直阵挛，不选D。②部分性发作，首选药物卡马西平，故第4题选A。

【破题思路】癫痫发作后可回忆过程，说明发作时意识清楚，归于部分发作；发作后不可回忆过程，说明发作时意识不清，归于全面发作。

5.【答案】D　　　　　　　　　　　　　　　　　　　【难度系数】★★★★

【解析】由于脑供血不足所引起的短暂性、弥漫性缺血性晕厥与癫痫发作的主要区别是前者的缺血症状多有刺激症状，肢体的无力、肌张力低下更多见。癫痫全面性发作，可表现为意识丧失，双侧强直后紧接着又阵挛的序列活动；全身骨骼肌持续性收缩；眼球上翻或凝视，咀嚼肌收缩出现张口，随后猛烈闭合，之后转为痉挛，过后肌张力松弛，意识逐渐恢复。题干符合全面强直-阵挛性发作，故选D。A、B、C、E项引起抽搐症状符合症状性癫痫，有原发病病史，此题患者无病因突然发生，考虑特发性癫痫，不选A、B、C、E。

【破题思路】①症状性癫痫：由各种明确的中枢神经系统结构损伤或功能异常所致，如脑外伤、脑血管疾病、脑肿瘤、中枢神经系统感染；②特发性癫痫：病因不明，未发现脑部有足以引起癫痫发作的结构损伤或功能异常。

6.【答案】B　　　　　　　　　　　　　　　　　　　【难度系数】★★★

【解析】脑电图上的癫痫放电是人类癫痫的一个重要特征，也是诊断癫痫的主要佐证。头颅X线可确定脑结构异常或病变，明确病因。故选B，不选A。脑脊液检查不用于癫痫，不选C。脑血管造影和经颅多普勒超声（TCD）用于脑血管病辅助检查，不用于癫痫诊断，不选D、E。

7.【答案】E　　　　　　　　　　　　　　　【难度系数】★★★

【解析】通过脑电图与临床症状诊断为癫痫，因此服用抗癫痫药，全面强直-阵挛性发作（包括全面强直-阵挛性发作合并典型失神发作）首选丙戊酸钠，次选卡马西平，故选E。A、B、C、D都不用于癫痫治疗，不选A、B、C、D。

题型	B1型题

（1~3题共用解析）

1.【答案】D　　2.【答案】A　　3.【答案】C　　　　　　【难度系数】★★★

【解析】根据人民卫生出版社版参考书，所有部分性发作首选卡马西平，大发作及小发作均首选丙戊酸钠，非典型小发作首选乙琥胺或丙戊酸钠，癫痫持续状态选择地西泮。

第十四节　神经-肌肉接头与肌肉疾病（助理不考）

一、重症肌无力

题型	A1型题

1.【答案】E　　　　　　　　　　　　　　　【难度系数】★★

【解析】重症肌无力慎用和禁用药物：氨基糖苷类（如链霉素、新霉素）、万古霉素、多黏菌素、巴龙霉素（加重神经-肌肉接头传递障碍）；奎宁、奎尼丁（降低肌膜兴奋性）；吗啡、地西泮、苯巴比妥、苯妥英钠（抑制中枢传导），故选E。头孢噻吩、青霉素属于β-内酰胺类抗生素，对重症肌无力可用，不选A、C。免疫球蛋白G可干扰AChR抗体，保护AChR不被抗体阻断，作为辅助治疗药，不选B。盐酸小檗碱用于肠道感染，口服不良反应较少，不选D。

2.【答案】E　　　　　　　　　　　　　　　【难度系数】★★★

【解析】重复神经电刺激是诊断重症肌无力最常用的具有确诊价值的检查方法。方法为以低频（3~5Hz）和高频（10Hz以上）重复刺激运动神经。典型改变为动作电位波幅第5波比第1波在低频刺激时递减10%以上，或高频刺激时递减30%以上。故不选D。疲劳试验：嘱患者持续上视出现上睑下垂或两臂持续平举后出现上臂下垂，休息后恢复则为阳性。因此选项E不支持重症肌无力的诊断，故选E。其余选项A、B、C都是重症肌无力典型的临床症状。

3.【答案】D　　　　　　　　　　　　　　　【难度系数】★★

【解析】重症肌无力危象分三种类型：①肌无力危象：为最常见的危象，疾病本身发展所致，多由于抗胆碱酯酶药量不足。如注射依酚氯铵（腾喜龙）或新斯的明后症状减轻则可诊断。②胆碱能危象：非常少见，由抗胆碱酯酶药物过量引起，患者肌无力加重，并且出现明显胆碱酯酶抑制剂的不良反应如肌束颤动及毒蕈碱样反应。可静脉注射腾喜龙2 mg，如症状加重则应立即停用抗胆碱酯酶药物，待药物排除后可重新调整剂量。③反拗危象：由于对抗胆碱酯酶药物不敏感而出现严重的呼吸困难，腾喜龙试验无反应，此时应停止抗胆碱酯酶药，对气管插管或切开的患者可采用大剂量类固醇激素治疗，待运动终板功能恢复后再重新调整抗胆碱酯酶药物剂量。因此答案D是胆碱能危象的原因，选项B是肌无力危象的原因，选项A是反拗危象的原因，选项E与重症肌无力危象无相关性。

【破题思路】胆碱能危象临床表现类似有机磷农药中毒，可合并记忆。

题型	A2型题

1.【答案】A　　　　　　　　　　　　　　　【难度系数】★★★

【解析】根据进行性全身无力1年，起时无力症状较轻，活动后加重，肌疲劳试验阳性，考虑重症肌无力，故选A。急性脊髓炎是指各种感染后引起的自身免疫反应所致的急性脊髓炎性病变，又称为急性横贯性脊髓炎，是临床上最常见的一种脊髓炎，以病损平面以下肢体瘫痪，传导束性感觉障碍和排尿便障碍为特征，故不选B。吉兰-巴雷综合征，急性起病，症状多在两周左右达到高峰，表现为多发性神经根及周围神经损害，常常有脑积液蛋白-细胞分离现象，静脉注射免疫球蛋白治疗有效，不选C。多发性肌炎以对称性四肢近端肌无力伴压痛为特点，不选D。周期性瘫痪与钾代谢异常有关，间歇期正常不选 E。

2. 【答案】D　　　　　　　　　　　　【难度系数】★★★

【解析】患者感冒后出现全身无力，其中主要表现为双眼睑下垂，且晨轻暮重，活动后加重，考虑诊断为重症肌无力。在重症肌无力的辅助检查中，重复神经电刺激为常用的具有确诊价值的检查方法，故 B 选项有必要。胸腺 CT 检查可发现胸腺增生和肥大，明确是否合并胸腺瘤，不选 C。重症肌无力患者常合并甲状腺功能亢进，不选 A。新斯的明试验为重症肌无力的诊断试验，也是必要检查。重症肌无力为神经-肌肉接头疾病，肌肉本身并无明显病变，肌肉活检相比于其余四项检查为非必要检查。

3. 【答案】B　　　　　　　　　　　　【难度系数】★★★★★

【解析】重复神经电刺激是诊断重症肌无力最常用的具有确诊价值的检查方法。题干中重复电刺激阳性，诊断考虑为重症肌无力，选 B。该患者主要表现为眼睑下垂及眼球活动受影响，属于眼肌型，病变仅限于眼外肌，出现上睑下垂和复视。鼻唇沟对侧、双颊鼓气良好，故不选 A。肢体肌力、肌张力不受影响，故不选 C。肌力正常，不选 E。Fisher 综合征属于吉兰-巴雷综合征一种特殊类型，特有表现为眼外肌麻痹、共济失调及腱反射消失，也不考虑。

【破题思路】①神经传导速度检查：吉兰-巴雷综合征；②重复神经电刺激：重症肌无力。

题型	B1 型题

（1~3 题共用解析）

1. 【答案】A　2. 【答案】E　3. 【答案】D　　　　　　【难度系数】★★★

【解析】①动脉瘤性动眼神经麻痹的病变部位在周围性眼肌，临床表现为：上睑下垂（睑裂变小），向外下斜视，眼球不能向上、向内、向下运动，瞳孔扩大，直接对光反射及调节麻痹消失。常见于颅内动脉瘤、颅底肿瘤，故第 1 题选 A。②霍纳（Horner）综合征的病变部位在一侧颈交感神经通路上，交感神经节后纤维至上睑板肌、眼眶肌、瞳孔开大肌及汗腺。病损的临床表现为：病侧眼睑下垂（睑裂变小），瞳孔缩小，眼球内陷，同侧额部或胸壁无汗或少汗。涉及丘脑、延髓下行纤维，没有影响对光反射通路，故对光反射正常。故第 2 题选 E。③重症肌无力的临床表现：全身骨骼肌受累（近端为重、晨轻暮重）+ 首发一侧或双侧眼外肌无力（上睑下垂、复视）+ 面部肌肉麻痹（咀嚼无力、饮水呛咳）+ 疲劳试验阳性。故出现睑裂变小（上睑下垂），不影响瞳孔括约肌，故瞳孔正常，直接对光反射正常，故第 3 题选 D。

二、周期性瘫痪

题型	A2 型题

【答案】C　　　　　　　　　　　　【难度系数】★★★

【解析】周期性瘫痪是一组以反复发作的骨骼肌弛缓性瘫痪为特征的肌病，与钾代谢异常有关。肌无力可持续数小时或数周，发作间歇期完全正常，根据发作时血清钾的浓度，可分为低钾型、高钾型和正常钾型三类，临床上以低钾型者多见。题目中心电图出现 U 波，提示低钾血症。低钾血症合并肢体软瘫，考虑诊断为周期性瘫痪，故选 C。其余选项均与低钾血症无特殊关系。

【破题思路】低钾血症不一定出现心电图 U 波，但心电图 U 波提示低钾血症。

题型	A3/A4 型题

（1~3 题共用解析）

1. 【答案】E　2. 【答案】E　3. 【答案】B　　　　　　【难度系数】★★★★★

【解析】①患者有消瘦、乏力、怕热、手颤等甲状腺功能亢进症的症状，查体甲状腺轻度增大，提示患者可能是一甲状腺功能亢进症患者；夜间突然出现双下肢软瘫，神志清，血压 140/85 mmHg，心率 107 次 / 分，律齐，最大可能是甲状腺功能亢进症伴随的低钾型周期性瘫痪，故第 1 题选 E。脑栓塞有心脏瓣膜病病史或长期卧床病史，并且 CT 阳性表现。题干不符合，不选 A。运动神经元病是一组病因未明的选择性侵犯脊髓前角细胞、脑干运动神经元、皮层锥体细胞及锥束的慢性进行性神经变性疾病，多部位 CT 阳性表现，不选 B。重症肌无力首发症状在眼睑，不选 C。呼吸性碱中毒为肺通气过度使血浆 H_2CO_3 浓度或 $PaCO_2$ 原发性减少，表现为呼吸加快，口唇、四肢发麻，刺痛等，不选 D。②周期性瘫痪发作时血清钾低于 3.5 mmol/L；心电图出现低钾改变（U 波，T 波低平或倒置）；肌电图异常，患者最可能是甲状腺功能亢进症伴随的低钾型周期性瘫痪。故第 2 题选 E。A、B、C、D 项是鉴别诊断辅助检查，不作为首选，不选 A、B、C、D。③低血钾型周期性瘫痪发作时 10% 氯化钾或 10% 枸橼酸钾

40~50 mL 顿服，24小时内再分次口服，总量为10 g。平时应少食多餐，忌高碳水化合物饮食，并限制钠盐。发作频繁者可口服10%氯化钾 10 mL 每日3次；螺内酯 200 mg，2次/日预防发作。故第3题选B，不选A、C。嗅吡斯的明和皮质激素治疗是重症肌无力的治疗，不选D。脱水降颅压治疗是高颅压的治疗，不选E。

第十五节　精神障碍

一、精神障碍和精神病的概念

题型　A1型题

1. 【答案】D　　　　　　　　　　【难度系数】★★
   【解析】幻觉是没有客观现实刺激，但感觉器官出现虚幻的知觉体验，幻觉是临床常见的精神病性症状，幻听最常见，故选D。错觉指对客观事物歪曲的知觉，妄想是病理性的歪曲的信念。

2. 【答案】C　　　　　　　　　　【难度系数】★★
   【解析】A、B、D、E项各型精神症状，是异常的精神活动常见的症状。如幻觉属于知觉障碍，妄想属于思维内容障碍，谵妄属于意识障碍，强迫有强迫思维和强迫动作。兴奋状态在精神症状分类中不存在，兴奋状态多由生理因素造成大脑兴奋，难平静下来，故选C。

3. 【答案】A　　　　　　　　　　【难度系数】★★
   【解析】面谈是精神科医师需要掌握的核心临床技能。不因患者荒谬的思维、症状而与患者争辩或强行指正其病态，否则将会阻碍患者的表达或引起患者的猜疑与不信任，故选A。医患关系是一种特殊的人际关系，在精神科中，建立良好的医患关系尤为重要，是良好治疗的基础，不选C。面谈时应先问一般性问题，后问实质性问题。对于神志清楚、检查合作者，可先提开放性问题后封闭式问题，不选B、E。眼神、手势、身体的姿势等，构成了非言语交流的主体，医师可以通过使用这种手段鼓励或制止患者的谈话，不选D。该题属超纲题，大纲不要求掌握精神检查原则。

4. 【答案】D　　　　　　　　　　【难度系数】★★
   【解析】精神分裂症常终生迁延，一般没有意识障碍和智能障碍，是全球精神疾病谱中负担最重的疾病，故选D。

二、症状学

题型　A1型题

1. 【答案】C　　　　　　　　　　【难度系数】★★★
   【解析】评论性幻听是指听到别人在议论自己，议论的内容以负性的批评、讽刺、责骂、诬陷多见；命令性幻听是指听到有声音命令自己去做某事，如打人、拒绝进食、自杀或自伤；争论性幻听是指听幻觉的内容与患者本人无关，患者听到的是另外两个人的争论，有时舌战的内容可以以患者为中心，故选C；思维鸣响是指在病人感觉到思维活动的同时，其脑内出现与思维活动一样的言语伴随思维活动而出现；思维化声指自己的思想变成了声音，别人和自己都可以听到。

2. 【答案】C　　　　　　　　　　【难度系数】★
   【解析】错觉指对客观事物歪曲的知觉（球形灯看成是一幅娃娃脸的画面），故选C；妄想指病理性的歪曲的信念，典型表现为信念的内容与事实不符，没有客观现实基础，但患者坚信不疑；幻觉是指没有相应的客观刺激时所出现的知觉体验；非真实感是将客观存在的周围事物和环境均感觉成虚幻的一种感知障碍（周围的一切像是纸糊的）。

3. 【答案】A　　　　　　　　　　【难度系数】★★
   【解析】思维贫乏是指思维内容空洞，词汇贫乏，表现为寡言少语，谈话时言语内容空洞单调或词穷句短，多见于精神分裂症（故选A），也可见于痴呆及智力发育障碍。

4. 【答案】E　　　　　　　　　　【难度系数】★★
   【解析】非真实感是将客观存在的周围事物和环境均感觉成虚幻的一种感知障碍（周围的一切像是纸糊的），题干所示感到周围的环境失去了色彩和生机，好像与自己隔了一层膜，故选E。幻觉是指没有相应的客观刺激时所出现的知觉体验。人格解体表现为患者感到自身已有特殊的改变，甚至已经不存在了。梦样状态指意识清晰度降低的同时出现梦样的体验。朦胧状态指在意识清晰度降低同时出现意识范围缩小。

5. 【答案】E 　　　　　　　　　　　　　　【难度系数】★★★★
   【解析】功能性幻听是一种伴随现实刺激而出现的幻觉，即当某种感觉器官处于功能活动状态的同时出现涉及该器官的幻觉，题干所示电话铃声引起听觉的刺激，产生听觉的幻觉，故是功能性幻听，故选E。
   【破题思路】①功能性幻听＝单一感觉器官（听-听；视-视）。②反射性幻听＝两种不同的感觉器官（听-视）。

6. 【答案】C 　　　　　　　　　　　　　　【难度系数】★★★
   【解析】患者体验到思维活跃，脑内概念不断涌现，一个意念接着一个意念，该症状为思维奔逸，故选C。强制性思维是指患者体验到强制性涌现大量无现实意义的联想，症状突发突止。强迫性思维指患者反复出现一些想法，明知不必要或不合理，但无法控制。思维插入是指某种思想不属于自己，被别人强行塞入脑中。

7. 【答案】D 　　　　　　　　　　　　　　【难度系数】★★★
   【解析】情感脆弱是指患者极易伤感，因微不足道的小事而哭泣或兴奋激动，难以自我克制，故选D；情感倒错是指情感反应与现实刺激的性质不相协调，多见于精神分裂症（该哭的反而笑）；情感幼稚是指成人的情感反应变得如小孩，幼稚，缺乏理性，反应迅速而强烈，没有节制和遮掩；病理性激情指患者骤然发生的强烈而短暂的情感爆发状态，常常伴有冲动和破坏行为，事后不能完全回忆，主要见于脑器质性精神障碍；环性情绪障碍是一种慢性心境障碍，是一种不能满足重性抑郁症或躁狂发作诊断标准但反复出现轻躁狂发作和抑郁发作的疾病。

8. 【答案】C 　　　　　　　　　　　　　　【难度系数】★★
   【解析】嗜睡指患者昏昏入睡，但给予刺激后可以立即转醒，并能进行简单应答，停止刺激后患者又进入睡眠状态。意识模糊患者表现为患者对周围环境定向力和自我定向力均丧失，可被唤醒，醒后答非所问，停止刺激后即进入熟睡状态，故选C。昏睡为意识完全丧失，以痛觉反应和随意运动消失为特征，但角膜反射、瞳孔对光反射存在。
   【破题思路】能唤醒，能回答问题——嗜睡；能唤醒，不能回答问题——昏睡；不能唤醒——昏迷；不能唤醒，生理反射存在——昏睡；不能唤醒，生理反射消失——昏迷。

9. 【答案】C 　　　　　　　　　　　　　　【难度系数】★★
   【解析】自知力是患者对自身精神状况的认知的能力，故选C。

10. 【答案】A 　　　　　　　　　　　　　　【难度系数】★★★
    【解析】自知力是患者对自身精神状况的认知的能力，自知力缺乏是重型精神障碍的重要标志，故选A，不选C。不是所有重度精神病患者都没有自知力，抑郁症患者有自知力，不选B。分离（转换）障碍患者不都有自知力，不选D。精神病性症状完全缓解后自知力不一定完全恢复，不选E。

11. 【答案】D 　　　　　　　　　　　　　　【难度系数】★★
    【解析】急性脑病综合征是一组由脑变性、脑血管疾病、颅内感染、颅脑外伤、颅内肿瘤、癫痫等器质性因素直接损害脑部所致的精神障碍，故选D。

12. 【答案】A 　　　　　　　　　　　　　　【难度系数】★★
    【解析】急性脑病综合征又称谵妄，指患者在意识清晰度降低的同时出现大量的幻觉、错觉，这些幻觉和错觉以形象鲜明的恐怖性幻视为主，故选A。其余幻听、幻触、幻嗅及幻味，也可以出现，但不是谵妄最多见的幻觉。
    【破题思路】谵妄状态：一个躺在急诊室的重病人（有基础疾病），看见妖魔鬼怪（幻视为主）。

题型 A2型题

1. 【答案】E 　　　　　　　　　　　　　　【难度系数】★★
   【解析】根据体验的来源，幻觉可分为真性幻觉和假性幻觉。假性幻觉存在于自己的主观空间内，是不通过感觉器官而获得的幻觉，特点是幻觉内容比较模糊，不清晰和不完整，隐约出现了某种声音和影像，故选E。真性幻觉表现为来自外部客观空间，是通过感觉器官而获得的幻觉，特点是就像感知外界真实事物一样生动形象，患者常陈述亲耳听到或亲眼看到，坚信不疑，不选C。记忆障碍表现为记忆增强、减退、遗忘、虚构、错构，不符合本题题干表现，不选A。错觉是知觉障碍的一种，是对客观事物歪曲的知觉，如患者把输液管看成一条正在吸血的蛇，故与本题题意不符，不选B。感知障碍（感知觉障碍）包括感觉障碍和知觉障碍，知觉障碍包括错觉、幻觉，分类不符合题干，不选D。
   【破题思路】①幻觉存在于自己的主观空间内，是不通过感觉器官而获得的幻觉，选假性幻觉。②幻想来自外部客观空间，是通过感觉器官而获得的幻觉，选真性幻觉。

2.【答案】A　　　　　　　　　　　【难度系数】★★★

【解析】幻觉妄想状态又叫幻觉妄想综合征，以幻觉（看到死去亲人在房间属于心因性幻觉）为主，并在幻觉基础上产生相应妄想，二者联系紧密，且互相影响，故不选D。朦胧状态指在意识清晰程度减低同时出现意识活动范围极度缩小，患者对狭小范围内的各种刺激能够感知和作出相应的正确的反应，但对广泛范围内的刺激则感知困难、定向力障碍，从而形成歪曲的印象，选A。强迫状态是因强迫观念、强迫情绪、强迫意向和强迫动作等一系列强迫现象所构成的一种综合征，不选B。谵妄状态指在意识清晰度下降的同时出现大量的错觉、幻觉，临床中以幻视多见。内容多为生动而鲜明的恐怖视幻觉及视错觉，不选C。抑郁状态是一种常见的心境障碍，可由各种原因引起，以显著而持久的思维缓慢、精神迟缓和情绪障碍为主要临床特征，且心境低落与其处境不相称，严重者可出现自杀念头和行为，不选E。

【破题思路】①在意识清晰程度下降同时意识活动范围极度缩小，选朦胧状态。②在意识清晰度下降的同时出现意识内容变化（错觉、幻觉），选谵妄状态。③出现幻视（看到死去亲人，）小于6个月，对经过不能完全回忆，选幻觉妄想状态（心因性幻觉）（急性应激反应）。④出现幻视（看到死去亲人）大于6个月，对经过反复回忆，持续悲伤、情感麻木，选延长哀伤障碍。⑤持久的心境低落与其处境不相称，选抑郁症。

3.【答案】C　　　　　　　　　　　【难度系数】★★★

【解析】认为自己的五脏六腑都已经腐烂、变空了，属于虚无妄想（疑病妄想）。疑病症，又名疾病臆想症，是一种对自己身体健康过分关注、担心或者深信自己患有一种或者多种躯体疾病，经常诉说某些不适、反复就医，经多种检查均不能证实疾病存在的心理病理观念。患者毫无根据地坚信自己患了某种严重躯体疾病或不治之症，因而到处求医，即使通过一系列详细检查验证都不能纠正其歪曲的信念，严重时，患者认为"内脏都腐烂了、大脑成空壳、血液干枯了"，这种情况被称为虚无妄想，故选C。幻觉和错觉属于知觉障碍，妄想属于思维内容障碍，不选A、E。虚构属于记忆障碍，与虚无妄想的区别是虚构是在遗忘基础上，患者想象的记忆缺损，不选B。感知综合障碍患者对客观事物的整体属性能够正确感知，但对个别属性如大小、形状、颜色、距离、空间产生错误感，表现为视物变形、视物显小、视物错位、非真实感等，不选D。

【破题思路】①对自己身体健康过分关注而出现的心理病理观念，选虚无妄想（疑病妄想）。②对客观事物的整体属性能够正确感知，但对个别属性如大小、形状、颜色、距离、空间产生错误感，选感知综合障碍。③在遗忘基础上，患者想象的记忆缺损，选虚构。

4.【答案】E　　　　　　　　　　　【难度系数】★★

【解析】思维破裂常表现为患者说的话，单独就一句话而言，言语结构正确，含义可以理解，但是句子之间却缺乏内在联系，谈话内容无法理解，故选E。思维插入是指患者感到不属于自己的思维被强行塞入；思维云集常表现为患者感到脑内涌入大量无现实意义、不属于自己的联想，是被外力强加的；音联意联是指音韵联想、字意联想。

5.【答案】E　　　　　　　　　　　【难度系数】★★★

【解析】被害妄想是指患者坚信自己被某人或某组织进行迫害，包括投毒、跟踪、监视、诽谤、诬陷等，题干所示患者认为有人监控自己，故选E。关系妄想指患者将环境中与他无关的事物都认为与他有关；夸大妄想指对自己的相貌、财富、地位、能力、权力（及名人的后代）等作出夸大的解释；内心被揭露感即认为自己内心所想的事，未经语言文字表达就被别人所知；疑病妄想指毫无根据地怀疑自己患了某种严重疾病或不治之症，通过一系列详细检查和反复的医学验证而不能纠正。

6.【答案】A　　　　　　　　　　　【难度系数】★★★

【解析】音联意联是指患者按某些词汇的音韵相同或某句子在意义上相近的联想而转换主题（三十三，三月三，三月桃花开，开花结果给猴吃，我是属猴的），看似有一定内在联系但是不能被理解，可与思维奔逸同时发生，故选A。

题型	B1型题

（1~2题共用解析）

1.【答案】C　2.【答案】B　　　　　【难度系数】★★★

【解析】思维迟缓是思维形式障碍，指思维联想速度减慢、数量减少或转换困难。表现为语量少、语速慢、语音低和反应迟缓，故第1题选C。病理性赘述也属于思维形式障碍，指思维联想活动的迂回曲折，联想枝节过多。表现为对某事物做不必要的过分详尽的描述，言语啰唆，但最终能回答出有关问题，故第2题选B。思维贫乏是指联想概念与词语贫乏，患者感觉脑子空空荡荡，没有什么思想。表现为寡言少语，内容空洞单调或词穷字短，严重时对什么问题都回答"不知道"，不选A。思维散漫是指患者联想松弛，内容散漫，缺乏主题，话题转化缺乏必要的联系（东拉西扯），不选D。思维破裂是指患者的言语或书写内容有结构完整的句子，但各句含意互不相干，不选E。

【破题思路】思维形式障碍症状学比较：

症状名称	定义	临床表现	特点
思维迟缓	思维联想速度减慢、数量减少或转换困难	语量少、语速慢、语音低和反应迟缓	少、慢、低、缓
思维贫乏	联想概念与词语贫乏，患者感觉脑子空空荡荡，没有什么思想	寡言少语、词穷字短	空空荡荡，不知道
思维散漫	联想松弛，内容散漫，缺乏主题，话题转化缺乏必要的联系	东一句、西一句，问话和回答不切题	东拉西扯
思维破裂	言语或书写内容有结构完整的句子，但各句含意互不相干	语句堆积、令人费解	内容理解困难
病理性赘述	思维联想活动的迂回曲折，联想枝节过多	迂回曲折，枝节过多	言语啰唆

第十六节 神经认知障碍

一、概述

题型 A1型题

【答案】E 【难度系数】★★★

【解析】脑器质性精神障碍是由于脑部感染、变性、血管病、外伤、肿瘤等病变引起的精神障碍，又称脑器质性精神病。阿尔茨海默病为原发性退行性脑病；血管性痴呆是指由血管疾病导致的痴呆；麻痹性痴呆是由梅毒螺旋体侵犯大脑引起的一种晚期梅毒的临床表现；癫痫所致精神障碍指一组反复发作的脑异常放电导致的精神障碍；甲状腺功能亢进症所致精神障碍是躯体疾病所致精神障碍，故选E。

二、阿尔茨海默病的常见精神症状

题型 A1型题

【答案】D 【难度系数】★★★

【解析】痴呆是一种综合征，表现为后天获得的智能、记忆和人格的全面受损，但无意识障碍。痴呆的发生具有脑器质性病变基础。年龄是痴呆症最主要的危险因子，老年人患病率明显高于儿童。综上所述，故选D。

题型 A2型题

【答案】A 【难度系数】★★★

【解析】阿尔茨海默病发生于老年和老年前期，是以进行性认知功能障碍和行为损害为特征的中枢神经系统退行性病变。临床上表现为记忆障碍、失语、失用、失认、视空间能力损害、抽象思维和计算力损害、人格和行为改变等。最突出的临床表现记忆障碍，其发病机制为脑萎缩，特别是海马区脑萎缩。根据题意，选A。血管性痴呆与阿尔茨海默病最易混淆，但患者头颅CT及缺血指数均不提示缺血性病变，因而不考虑。其余精神性疾病均需先排除器质性病变。

【破题思路】涉及痴呆的题目中，如果看到CT或MRI中有腔隙性脑梗死，答案选择血管性痴呆；如果是脑萎缩，答案是阿尔茨海默病。

题型 A3/A4型题

（1~3题共用解析）

1.【答案】B 2.【答案】E 3.【答案】C 【难度系数】★★

【解析】①老年患者进行性记忆力下降半年，有人格改变，精神行为障碍，应诊断为阿尔茨海默病，故第1题选B。偏执性精神病又称妄想性障碍，内容以被害、嫉妒、诉讼、钟情、夸大、疑病妄想等多见，妄想的内容和时间常与患者的生活处境有关，不选D。患者无脑血管病史，不选E。中毒性脑病是毒物引起的中枢神经系统器质性病变，不选A。②近事遗忘——患者进行性记忆力下降；人格改变——患者行为幼稚；易激惹——患者常与邻居发生争执；嫉妒妄想——患者认为爱人对自己不忠诚；强制性思维常表现为患者感到脑内涌现大量无现实意义、不属于自己的联想，是被外界强加的，病史中未提及强制性思维，故第2题选E。③阿尔茨海默病患者若出现严重的行为紊乱、幻觉、妄想等症状，则可选用新一代抗精神病药物利培酮进行治疗，故第3题选C。曲唑酮主要常治疗抑郁症。丁螺环酮、阿普唑仑常用于治疗广泛性焦虑症。丙戊酸钠常用于治疗癫痫大发作。

【破题思路】阿尔茨海默病＝脑萎缩、脑室扩大＋近事记忆力减退＋人格改变。

题型　B1型题

（1~2题共用解析）

1.【答案】D　2.【答案】B　　　　　　　　【难度系数】★★★

【解析】阿尔茨海默病最突出的临床表现是记忆障碍，血管性痴呆与阿尔茨海默病临床表现有类似之处，故第1题选D。阿尔茨海默病合并人格损害，而血管性痴呆人格相对保留，故第2题选B。其余A、C、E两者均可出现，但并不是最主要的临床特点和鉴别点。

三、脑血管疾病的常见精神症状

题型　A2型题

【答案】B　　　　　　　　　　　　　　　【难度系数】★★★★

【解析】血管性痴呆是指由脑血管导致的痴呆，根据患者头颅MRI显示检查结果及临床表现记忆力明显减退，故选B；阿尔茨海默病病理表现为弥漫性脑萎缩，脑回变窄，脑室扩大，神经元大量减少，故不选D；癫痫所致的精神障碍具有发作性、短暂性、重复性的临床特点，与题干不符。

【破题思路】①血管性痴呆＝脑血管疾病基础（MRI示大脑多发性腔隙性梗死）＋记忆力减退。②阿尔茨海默病＝脑萎缩、脑室扩大＋近事记忆力减退＋人格改变。

题型　A3/A4型题

（1~2题共用解析）

1.【答案】B　2.【答案】A　　　　　　　【难度系数】★★★★

【解析】①血管性痴呆的特征是在进行性加重的进程中有阶段性波动，智能呈"岛状"损害，病程缓慢发展，早期人格保持相对完整，判断力、自知力可有相当程度的完好，一次卒中常使病情显露和加重，最终患者在人格、情绪和行为方面出现全面的改变，出现各种认知功能损害，智能全面受损，在临床上与其他原因导致的痴呆很难鉴别。CT、MRI可清晰地显示梗死灶。题干所示患者有高血压病史及脑血管疾病表现［说话口齿不清，右侧下肢轻偏瘫症状，肌张力增高，巴宾斯基征（＋）］，并伴有记忆力减退（记忆下降，曾走失1周找不到家）及人格改变，故第1题选B。②与老年性痴呆和其他脑疾病鉴别意义最大的检查是头颅CT，故第2题选A。

第十七节　物质使用所致精神障碍

一、药物依赖（助理不考）

题型　A1型题

1.【答案】E　　　　　　　　　　　　　　【难度系数】★★

【解析】戒断综合征是指停止使用药物或减少使用剂量或使用拮抗剂占据的受体后所出现的特殊的心理生理症状群，不同药物所致的戒断症状因其药理特性不同而不同，如酒精戒断后表现为兴奋、失眠、癫痫样发作，阿片类药物戒断表现为血压升高、腹泻、震颤、骨头疼痛、虫爬感。但随着病程持续加重，最终会影响患者的记忆力，使记忆力减退，故选E。A、B、C、D可见于各种戒断症状中，不选A、B、C、D。

2.【答案】A　　　　　　　　　　　　　　【难度系数】★

【解析】耐受性是指药物使用者必须增加使用剂量方能获得所需的效果，或使用原来的剂量则达不到使用者所追求的效果，故选A。

题型 A2 型题

1.【答案】E 　　　　　　　　　　　　　　　　【难度系数】★★★

【解析】本题所示患者长期吸食"冰毒"后出现被害妄想，应首先考虑苯丙胺类兴奋剂所致精神障碍，故选 E。患者以前无类似发作史，故不考虑精神分裂症；分裂情感性精神障碍表现为分裂性症状与情感性症状同时出现，反复发作；应激相关障碍一般不会出现被害妄想；妄想性障碍常无精神活性物质服用史。

2.【答案】C 　　　　　　　　　　　　　　　　【难度系数】★★

【解析】依赖分为躯体依赖和心理依赖。躯体依赖也称生理依赖，它是由于反复用药所造成的一种病理性适应状态，表现为耐受性增加和戒断症状。心理依赖又称精神依赖，它使使用者产生一种愉快满足或欣快的感觉，驱使使用者为寻求这种感觉而反复使用药物，表现所谓的渴求状态。据题干可知，该患者所患疾病为药物依赖，故选 C。

二、酒精所致精神障碍

题型 A1 型题

1.【答案】E 　　　　　　　　　　　　　　　　【难度系数】★★

【解析】酒精戒断综合征支持治疗包括纠正水电解质紊乱，补充维生素（B族维生素）。机体处于应激状态，应注意预防感染。不使用抗癫痫药物或抗精神疾病药物预防癫痫或精神症状。为防止出现酒精戒断反应短期可使用苯二氮䓬类药物进行替代治疗，故选 E。

2.【答案】A 　　　　　　　　　　　　　　　　【难度系数】★★★

【解析】酒精戒断综合征是指停酒或突然减少酒用量的 6~28 小时内发生的综合征，重度的戒断症状表现以意识障碍为主，表现为震颤谵妄，故选 A。酒精性痴呆是慢性长期饮酒后出现持续性智力减退伴记忆障碍，抽象思维及理解判断力障碍，人格改变等；酒精性幻觉症是指酒精依赖者突然停饮后（48小时后）出现的幻觉，多表现为生动、持续性的视听幻觉；遗忘综合征也称 Korsakoff 综合征，以近事遗忘（记忆障碍）、虚构和定向障碍为主；Wernicke 脑病是长期饮酒导致维生素 B_1 缺乏所致，主要表现为意识障碍、震颤谵妄。

3.【答案】E 　　　　　　　　　　　　　　　　【难度系数】★

【解析】遗忘综合征以近事遗忘（记忆障碍）、虚构、定向障碍为主要特征，无意识障碍，智能完好，常见于慢性酒精中毒，故选 E。

题型 A2 型题

1.【答案】E 　　　　　　　　　　　　　　　　【难度系数】★★

【解析】患者有 30 年的饮酒史，2 天前停酒。看见房间里有很多蛤蟆属于幻视；表情惊恐属于紧张和恐惧反应；不认识家人，不知道身在何处属于定向障碍，四肢粗大震颤属于酒精戒断反应引起的震颤。综合这些临床症状可以诊断患者属于酒精引起的戒断反应中的震颤谵妄，故选 E。酒精引起的戒断反应表现是：①单纯性戒断反应（手舌震颤、恶心、失眠、焦虑、心跳加快、出汗）；②震颤谵妄（在断酒后 48 小时出现震颤谵妄：意识模糊、不分东西、不识亲人、不知时间地点，幻觉出现毒蛇猛兽及妖魔鬼怪、情绪激越、大喊大叫）；③癫痫样发作，多为大发作，不选 A。酒精性幻觉症为慢性酒依赖患者出现的持久的精神病性障碍，以视幻觉为主，不选 B。精神分裂症表现躁狂和抑郁症状为主，不选 C。老年性痴呆表现为持续性的不可逆的智能衰退。排除其他原因引起的神经认知障碍，才诊断老年痴呆，不选 D。

2.【答案】E 　　　　　　　　　　　　　　　　【难度系数】★★

【解析】谵妄状态是指患者在意识清晰度降低时，出现大量的幻觉、错觉，这些幻觉、错觉以形象鲜明的恐怖性幻觉和错觉为主，如猛兽、毒蛇等，谵妄状态往往夜间加重，具有昼轻夜重的特点。根据题干，本例应诊断为谵妄状态。遗忘综合征常表现为近事记忆障碍、定向力障碍和虚构，患者无意识障碍。幻视是指患者看到了并不存在的事物，它只是谵妄状态下的一个症状。痴呆状态是指智力发育成熟后，由于各种原因损害原智能所造成的智力减退状态。癫狂状态不是规范化名称。

【破题思路】①谵妄状态 = 意识清晰度降低 + 幻觉、错觉 + 昼轻夜重。②痴呆状态 = 智力发育成熟后 + 智力减退状态。③遗忘综合征 = 记忆障碍 + 定向力障碍 + 虚构 + 无意识障碍。

3.【答案】E 　　　　　　　　　　　　　　　　【难度系数】★★★

【解析】遗忘综合征患者意识清楚，主要表现为近事记忆障碍、定向力障碍和虚构，多为慢性酒精中毒所致精神障碍。本题题干符合遗忘综合征的特点，故选E。急性脑综合征又称谵妄综合征（是患者在意识清晰度降低的同时出现幻觉、错觉，幻觉以形象鲜明的恐怖性幻视为主，如小鬼、猛虎、毒蛇，出现喊叫、逃跑等兴奋躁动行为），是一组表现为广泛的认知障碍，尤以意识障碍为主要特征的综合征。本题表现为逆行性遗忘（对疾病发生之前一段时间内的经历不能回忆），不选A。脑衰弱综合征指由于大脑细胞的萎缩，脑功能逐渐衰退出现的一系列临床症状。其常见原因有：长期烦恼、焦虑，与本题题干不符，不选B。紧张综合征一般由以下紧张症状组成：第一，动作抑制，患者表现为木僵和蜡样屈曲。第二，活动过多，患者可以出现毫无目的，而且不受外界影响的兴奋激越行为，不选C。患者在意识清晰的状态下，精神症状包括假性幻觉、被控制妄想、思维被洞悉妄想、影响妄想、被害妄想等，不选D。

4.【答案】A 　　　　　　　　　　　【难度系数】★★★

【解析】幻觉是指没有相应的客观刺激时所出现的知觉体验，幻触属于其中的一种表现。本题提示患者长期饮酒导致酒精性幻觉症，多数患者以幻听为主，少数患者可有幻触，故选A。感觉过敏指对外界一般强度的刺激感受性增高。感觉倒错指对外界刺激产生与正常人不同性质或相反性质的异常感觉。错觉指对客观事物歪曲的知觉。本体幻觉较少见，为幻觉的一种，包括内脏幻觉、运动幻觉和前庭幻觉。更年期发生的抑郁症常有内脏幻觉；运动幻觉指病人处于静止状态时自觉身体某部位有运动感，以精神分裂症多见；前庭幻觉指病人自感失去平衡，从而引起奇特姿势和行为，可见于精神分裂症和脑干器质性病变。

5.【答案】D 　　　　　　　　　　　【难度系数】★★★

【解析】患者长期大量饮酒，停止饮酒48小时后双手震颤，自主神经功能亢进（心悸、大汗、发热），幻觉，诊断为震颤谵妄。治疗震颤谵妄首选苯二氮䓬类药物（地西泮）缓解戒断症状；控制精神症状首选氟哌啶醇；支持治疗包括纠正水电解质紊乱，补充维生素；机体处于应激状态，应注意预防感染。长期饮酒导致的震颤谵妄不能通过饮酒缓解戒断症状，故选D。

6.【答案】C 　　　　　　　　　　　【难度系数】★★★

【解析】遗忘综合征也称Korsakoff综合征，以近事遗忘（记忆障碍）、虚构和定向障碍为主。本题患者近半年来记忆力渐差，刚讲过的话就忘记了——记忆障碍；把别人做的事情说成是自己做的——虚构；深夜看到有人影晃动——定向障碍，故选C。Wernicke脑病为长期饮酒导致维生素B_1缺乏所致，主要表现为意识障碍、震颤谵妄（本题没有表现）。酒精性痴呆是慢性长期饮酒后出现持续性智力减退伴记忆障碍、抽象思维及理解判断力障碍，人格改变等。酒精性幻觉症是指酒精依赖者突然停饮后（48小时后）出现的幻觉，多表现为生动、持续性的视听幻觉。酒精性狂想综合征描述不准确。

【破题思路】①柯萨可夫综合征 = 记忆障碍 + 虚构 + 定向障碍。②Wernicke脑病 = 维生素B_1缺乏 + 意识障碍、震颤谵妄。③酒精性痴呆 = 持续性智力减退伴记忆障碍 + 人格改变。④酒精性幻觉症 = 突然停饮后（48小时后）出现的幻觉。

7.【答案】D 　　　　　　　　　　　【难度系数】★★

【解析】慢性长期饮酒可导致慢性酒精中毒，当突然停药后可出现戒断反应，重度的戒断反应以意识障碍为主，表现为震颤（四肢震颤）谵妄（到床上有鱼、虾在跳），故选D。酒精性痴呆是慢性长期饮酒后出现持续性智力减退伴记忆障碍、抽象思维及理解判断力障碍，人格改变，不选C。

题型　A3/A4型题

1.【答案】A 　　　　　　　　　　　【难度系数】★★★

【解析】患者有30余年的饮酒史，4天前因手术有停酒史。看见地板上有各种虫子在爬、床底下着火了属于幻视；大喊大叫属于紧张和恐惧反应；不认识爱人，不知道自己在什么地方属于定向障碍。综合这些临床症状可以诊断患者属于酒精引起的戒断反应中的谵妄状态，故选A。酒精引起的戒断反应表现是：①单纯性戒断反应（手舌震颤、恶心、失眠、焦虑、心跳加快、出汗）；②震颤谵妄（在断酒后48小时出现震颤谵妄：意识模糊、不分东西、不识亲人、不知时间地点、幻觉出现毒蛇猛兽及妖魔鬼怪、情绪激越、大喊大叫）；③癫痫样发作，多为大发作。故谵妄状态时患者可以有幻觉（毒蛇猛兽、妖魔鬼怪）、躁狂（情绪激越、大喊大叫）、妄想（怀疑妻子有外遇属于嫉妒妄想）、痴呆（不认识爱人，不知道自己在什么地方），谵妄状态包含其他4选项，不选B、C、D、E。

2.【答案】D 　　　　　　　　　　　【难度系数】★★★

【解析】结合病史可知患者是长期大量饮酒引起的精神障碍，治疗有三种情况：①出现单纯性戒断症状，用地西泮（苯二氮䓬类药物）替代治疗；在戒断后期有焦虑、睡眠障碍，可用抗焦虑药如坦度螺酮，或小剂量抗抑郁药米氮平、文拉法辛。②其他包括纠正水、电解质、酸碱平衡紊乱，补充大剂量维生素。③酒精性癫痫可用丙戊酸钠或苯巴比妥类药物。④出现癫痫谵妄状态，如果有明显的意识障碍、行为紊乱、恐怖性幻觉、错觉，需要有人看护，以免发生意外。镇静首选地西泮（苯二氮䓬类药物）；如果出现幻觉明显等精神症状，用氟哌啶醇（属于抗精神病药，剂量不宜太大），故答案选 D。A、B、C、E 选项都是酒精戒断症状治疗方法，不选 A、B、C、E。

【破题思路】酒精戒断症状出现震颤谵妄，镇静首选地西泮(苯二氮䓬类药物)。酒精戒断症状出现幻觉症、妄想症，对症治疗选氟哌啶醇(抗精神病药)，剂量不宜太大。出现单纯性戒断症状，替代治疗选地西泮(苯二氮䓬类药物)。

第十八节　精神分裂症

题型　A1 型题

1. 【答案】D　　　　　　　　　　【难度系数】★★

【解析】精神分裂症是一组病因未明的精神病，多发生于青壮年，常慢性起病、病程多迁延。该病患者一般无意识障碍，自知力不全或缺乏；常有感知、思维、情感、行为等多方面障碍和精神活动不协调。偏执型是最常见类型。故选 D。

2. 【答案】D　　　　　　　　　　【难度系数】★★

【解析】精神分裂症患者常见的阳性症状是幻觉和妄想，幻觉主要以幻听为主并且以评论性的幻听多见，故选 D。

3. 【答案】C　　　　　　　　　　【难度系数】★★

【解析】精神分裂症典型临床表现为阳性症状、阴性症状和认知功能障碍，阳性症状主要表现为幻觉与妄想；阴性症状主要表现为意志减退、情感缺乏、情感迟钝、社交退缩、言语贫乏；其他还有焦虑、抑郁症状，激越症状（冲动行为），定向、记忆及智能障碍，缺乏自知力。较少出现记忆力减退，故选 C。

4. 【答案】C　　　　　　　　　　【难度系数】★★

【解析】抗精神病药物应用原则：剂量个体化；尽可能单一用药；足量、足疗程；从小剂量开始，逐渐加到治疗剂量，不是迅速加到剂量（故选 C）。抗精神病药物长期服用会增加不良反应，用药前应进行常规的体检和辅助检查。

5. 【答案】D　　　　　　　　　　【难度系数】★★★★

【解析】精神分裂症单纯型主要以青少年多见，临床较少见，起病缓慢，表现为以阴性症状为主，极少有幻觉，一般预后不佳。没有行为作态现象（多强迫症），故选 D。

【破题思路】①单纯型＝青少年＋阴性症状（意志减退、情感缺乏、情感迟钝）。②紧张型＝木僵、蜡人。③偏执型＝阳性症状（妄想、幻觉）。④青春型＝青年＋闹腾＋阳性症状（幻觉、妄想）。

6. 【答案】D　　　　　　　　　　【难度系数】★★★

【解析】精神分裂症阳性症状：①幻觉、妄想（言语性幻听、影响妄想）；②情感活动的不协调；③紧张综合征（紧张性木僵）；④思维逻辑障碍、思维联想障碍（思维破裂）。精神分裂症阴性症状：①意志减退；②情感缺乏；③情感迟钝；④社交退缩；⑤言语贫乏。故选 D。

7. 【答案】A　　　　　　　　　　【难度系数】★★★

【解析】精神分裂症的诊断要点：①精神症状存在至少持续一个月；②自知力丧失或不完整；③至少有两项精神病阳性或阴性症状；④排除器质性或躯体疾病所致。年龄不是精神分裂症的诊断要点，故选 A。

8. 【答案】A　　　　　　　　　　【难度系数】★★★

【解析】第二代抗精神病药代表药物有氯氮平、奥氮平、利培酮等，可明显减轻精神分裂症的阳性症状，同时还可以改善阴性症状、情感症状和认知损害；这些药的不良反应较小，患者能够更好地接受，愿意规律地服药，并在服药后生活质量得到改善；这些药物还能更好地被对药物敏感的年轻人、首次发作患者及老年人所耐受。第二代抗精神病药主要是治疗阳性症状，选 A。

题型　A2 型题

1. 【答案】C　　　　　　　　　　【难度系数】★★★

【解析】精神分裂症是一组病因未明的重性精神病，多在青壮年缓慢或亚急性起病，临床上往往表现为症状各异的综合征，以幻觉、妄想多见。题干所示患者怀疑邻居和同事说她的坏话，甚至监视她，是精神分裂症中常见的被害妄想，故选C。

2.【答案】D　　　　　　　　　　　　　【难度系数】★★★

【解析】根据题干考虑患者为精神分裂症，治疗应针对主要症状使用抗精神病药、心境稳定剂和抗抑郁药，不论是首次发作还是复发的精神分裂症患者，抗精神病药物治疗应作为首选的治疗措施。对部分治疗效果不佳和（或）有木僵、违拗、自杀、攻击冲动的患者，急性期可单用或合用电抽搐治疗。电抽搐可以改善患者情绪，调节中枢系统，从而控制自杀意念，缓解抑郁障碍，故选D。暗示疗法主要用于癔症患者治疗，故答案不选A。B、C、E选项在精神分裂症中都可作为治疗方法，但不是该患者首要处理方法，不选B、C、E。

【破题思路】精神分裂症——首选抗精神病药；治疗效果不佳和（或）有木僵、违拗、自杀、攻击冲动的——首选单用或合用电抽搐治疗。

3.【答案】E　　　　　　　　　　　　　【难度系数】★★★★

【解析】精神分裂症患者，治疗选用了氟哌啶醇，此药属于第一代抗精神病药中的高效价的代表药，抗幻觉妄想作用突出，镇静作用弱，锥体外系副作用大，故考虑该患者肌注氟哌啶醇后出现了锥体外系不良反应（肌张力高的面肌痉挛、角弓反张、眼上翻、斜颈、静坐不能），肌注东莨菪碱或者异丙嗪可即时缓解，故选E。A、B、C、D选项不符合，不选。

4.【答案】C　　　　　　　　　　　　　【难度系数】★★★★

【解析】精神分裂症单纯型患者多为青少年，以阴性症状为主，极少有幻觉、妄想，表现为逐渐加重的孤僻离群，生活懒散，对工作学习的兴趣日益减低，缺乏进取心，情感日益淡漠。根据题干本题患者应诊断为精神分裂症单纯型，故选C。重性抑郁症迟滞型常表现为几乎每天大部分时间内情绪低落，对活动的兴趣显著下降，体重明显减轻或增加。中度精神发育迟滞常表现为智力低下、社会适应困难。精神分裂症紧张型主要表现为紧张性木僵和紧张性兴奋交替出现，以木僵多见（木人、蜡人）。精神分裂症衰退型为不规范名称。

5.【答案】D　　　　　　　　　　　　　【难度系数】★★

【解析】木僵状态表现为不语不动，不吃不喝，身体保持一个固定姿势僵住不动，对周围刺激无反应。木僵是紧张型精神分裂症的典型症状。题干陈述患者两年前曾有幻听（凭空闻语），行为怪异，故应诊断为精神分裂症。题中未显示脑器质性病变，不选C。妄想性障碍是一种病理性歪曲的信念，内容以被害、嫉妒、诉讼、钟情、夸大、疑病妄想等多见，妄想的内容和时间常与患者的生活处境有关，题干中未显示，不选E。急性应激障碍在应激刺激后数分钟或数小时发病，一般不会出现木僵，不选B。分离（转换）障碍有心理致病的证据，表现在时间上与应激性事件、问题或紊乱的关系有明确的联系，题干无显示，不选A。

【破题思路】木僵=不语不动，不吃不喝，对周围刺激无反应；亚木僵=言语和动作明显减少或缓慢、迟钝。

6.【答案】A　　　　　　　　　　　　　【难度系数】★★

【解析】题干所示，患者不食、不语、头颈悬空不动——木僵状态；突然拍门或抢病友的东西——紧张性兴奋；拒绝服从医生的简单指令——违拗症，病程6个月，诊断为紧张型精神分裂症。对于木僵、违拗症患者，首选使用改良电抽搐治疗，故选A。氯丙嗪、氟哌啶醇为第一代精神病药，不良反应较多，现在较少用，不选C、E。利培酮为第二代抗精神病药，为一线常用药物，但对于合并木僵状态不是首选药物，不选B。地西泮为镇静药，不治疗木僵症状，不选D。

7.【答案】D　　　　　　　　　　　　　【难度系数】★★★

【解析】精神分裂症是一组病因未明的重性精神病，多在青壮年缓慢或亚急性起病，临床上往往表现为症状各异的综合征，涉及感知觉、思维、情感和行为等多方面的障碍以及精神活动的不协调，主要阳性表现是幻觉（近3个月来觉得同学们在背后议论和讥笑她）与妄想（在公共汽车上常常觉得有人跟踪监视她），故选D。

题型	A3/A4型题

（1~2题共用解析）

1.【答案】B　　2.【答案】C　　　　　【难度系数】★★

【解析】①精神分裂症是一组病因未明的重性精神病，多在青壮年缓慢或亚急性起病，临床上往往表现为症状各异的综合征，涉及感知觉、思维、情感和行为等多方面的障碍以及精神活动的不协调。该病典型临床表现是幻觉与妄想，常见被害妄想（认为父母与外人串通一气害他，在家用棍棒殴打父母；监控、指挥他的一举一动），80%的精神分裂症患者在疾病的过程中有焦虑与抑郁的表现，严重者可有自杀倾向，故第1题选B。分裂情感性精神病为一发作性精神障碍，分裂症状与情感症状在同一次发病中均很明显，两类症状同时出现又同样突出，且常有反复发作倾向，缓解良好，本题有自杀倾向，不选A。精神分裂症后抑郁主要临床表现既有精神分裂症的症状，同时表现出抑郁症状，以抑郁为主，较少表现出精神分裂症状，不选C。抑郁发作伴精神病性症状，前提诊断为抑郁，抑郁典型临床表现"三低""三无""三自"，本题没有显示，不选D。双相情感障碍是指抑郁症患者既有抑郁表现又有躁狂表现，不选E。②控制患者的自杀行为首选电抽搐治疗，故第2题选C。

3.【答案】A　　　　　　　　　　【难度系数】★★

【解析】妄想是在病态推理和判断基础上形成的一种病理性的歪曲的信念，妄想属于思维障碍中思维内容障碍范畴。妄想的内容与事实不符；内容涉及本人；具有个体特异性；与患者经历和文化背景有关，故选A。记忆障碍包括记忆增强、减退、遗忘（近事遗忘、远事遗忘）、虚构（遗忘基础上，患者的想象）、错构（遗忘基础上，患者对经历的错误回忆），不选B、C、D、E。

【破题思路】病态推理和判断基础上形成的一种病理性的歪曲的信念，选妄想。遗忘基础上，患者想象出来的，未曾亲身经历的事件来填补记忆缺损，选虚构。遗忘基础上，患者对经历的错误回忆，选错构。

4.【答案】E　　　　　　　　　　【难度系数】★★

【解析】妄想是精神科临床上常见且重要的精神病性症状之一，多见于精神分裂症、其他妄想性障碍、躁狂症发作、抑郁症发作、老年痴呆，最常见于精神分裂症，故选E。

5.【答案】E　　　　　　　　　　【难度系数】★★★

【解析】利培酮属于抗精神病药物中第二代抗精神病药的5-羟色胺和多巴胺受体拮抗剂，药理作用为抗幻觉妄想、镇静、镇吐、降低体温。而妄想常见于精神分裂症，故选E。银杏叶片适用于老年人慢性神经感觉和认知的病理性缺陷的症状治疗（不包括阿尔茨海默病和其他痴呆）和下肢慢性阻塞性动脉病的间歇性跛行（2期）的症状治疗，不选A。帕罗西门（汀）属于抗抑郁药，治疗抑郁症、惊恐症、强迫症、贪食症，对妄想症无效，不选B。丙戊酸钠是抗癫痫和心境稳定剂，用于躁狂症和双相障碍，不选C。碳酸锂是最常用的心境稳定剂，用于躁狂症和双相障碍，不选D。

【破题思路】

疾病名称	常用药	机制	不良反应
精神分裂症	氯丙嗪、奋乃静、利培酮、氯氮平	阻断脑内多巴胺受体	锥体外系反应、焦虑、激越、药疹、粒细胞缺乏
抑郁症	氟西汀、文拉法辛、曲唑酮、丙米嗪	抑制5-羟色胺去甲肾上腺素再摄取，阻滞组胺、多巴胺受体	恶心、激越、失眠、抗胆碱反应（口干、便秘）
躁狂症	碳酸锂、丙米嗪	抑制肌醇单磷酸酶和糖原合成激酶	中毒、疲乏、嗜睡、腹泻、手指震颤

（6~7题共用解析）

6.【答案】D　7.【答案】A　　　　【难度系数】★★★

【解析】①精神分裂症是一组病因未明的重性精神病，多在青壮年缓慢或亚急性起病，临床上往往表现为症状各异的综合征，涉及感知觉、思维、情感和行为等多方面的障碍以及精神活动的不协调（感觉被人监视和跟踪，思想和行为会被某种外力控制），故第6题选D。②第一代抗精神病药代表药物为氯丙嗪、氟哌啶醇、奋乃静；第二代抗精神病药代药物为利培酮、奥氮平、氯氮平。主要的作用机制是阻断中枢多巴胺D_2受体，常见的不良反应为锥体外系受损及催乳素水平增高。利培酮催乳素水平升高较常见，氯氮平不存在、喹硫平罕见、奥氮平罕见、阿立哌唑不存在，故第7题选A。

题型	B1型题

（1~2题共用解析）

1.【答案】A　2.【答案】D　　　　【难度系数】★★★

【解析】偏执型＝阳性症状（妄想、幻觉），题干患者自言自语，似与人对话，感到同事跟踪她，符合精神分裂症偏执型的特点，故第1题选A。单纯型＝青少年＋阴性症状（意志减退、情感缺乏、情感迟钝），题干患者不愿与人交往，话少；生活懒散；对父母冷淡，符合精神分裂症单纯型的特点，故第2题选D。

（3~4题共用解析）

3.【答案】A 4.【答案】A   【难度系数】★★★★

【解析】多巴胺假说认为精神分裂症是中枢多巴胺（DA）功能活动亢进所致。DA释放增加与阳性精神病性症状的严重程度成正相关；前额叶DA功能低下可能与患者的阴性症状和认知缺陷有关。故第3、第4题均选A。

第十九节 心境障碍（情感性精神障碍）

一、抑郁症

题型 A1型题

1.【答案】A   【难度系数】★★

【解析】抑郁症核心症状是情绪低落（核心症状）、兴趣减退、快感缺失，不选C。三种症状可以同时出现，或只出现一到二种症状，不选D。患者可出现进食紊乱导致的消瘦，不选B。少数严重抑郁症患者可出现幻觉、妄想等精神性症状，不选E。无望、无助、无价值感是情感体验，故选A。

2.【答案】C   【难度系数】★★

【解析】选择性5-羟色胺再摄取抑制剂有帕罗西汀、氟西汀等，故选C；文拉法辛对5-羟色胺和去甲肾上腺素的重摄取具有抑制作用，不是选择性5-羟色胺再摄取抑制剂，不选A；托莫西汀抑制去甲肾上腺素的重摄取，临床主要用于治疗儿童及青少年的多动症，不选B；米氮平为作用于中枢突触前α₂受体的拮抗药，增强肾上腺素能的神经传导，不选D；利培酮新一代抗精神病药，是强有力的D₂拮抗剂，可以改善精神分裂症的阳性症状，不选E。

3.【答案】E   【难度系数】★★

【解析】抑郁症患者典型临床表现是"三低""三无""三自"，"三自"症状中最严重的是自杀，所以对于抑郁症的处理措施中首要的是评估自杀风险，故选E。

题型 A2型题

1.【答案】B   【难度系数】★★★

【解析】抑郁症以抑郁综合征为主要临床表现，同时伴有思维和行为的异常，典型临床表现为"三低""三无""三自"，题干所示情绪低落，不愿多说话，有轻生想法（自杀）；并有睡眠障碍（早醒），应诊断为抑郁症，故选B。精神分裂症是一组病因未明的重性精神病，多在青壮年缓慢或亚急性起病，临床上往往表现为症状各异的综合征，涉及感知觉、思维、情感和行为等多方面的障碍以及精神活动的不协调，多见幻觉与妄想。焦虑症又称为焦虑性神经症，是神经症这一大类疾病中最常见的一种，以焦虑情绪体验为主要特征。神经衰弱一般是由于长期处于紧张和压力下，出现精神易兴奋和脑力易疲乏之现象，常伴有情绪烦恼、易激惹、睡眠障碍、肌肉紧张性疼痛等。

2.【答案】C   【难度系数】★★

【解析】"三无"症状是指无望、无助、无用。"三自"症状是指自责、自罪、自杀。患者对未来不抱任何希望，此为"无望"；患者孤独，没有人关心自己，此为"无助"；患者自觉无用，此为"无用"。所以患者的突出症状是"三无"症状，选C。A、C、E均属于抑郁症的一般症状。

【破题思路】"三低"症状＝情绪低落（核心症状）、思维迟缓、意志减退；"三无"症状＝无望（没有信心、失望，甚至绝望）、无助（孤立无援）、无用（没有价值）；"三自"症状＝自责（责备自己）、自罪（认为自己有罪）、自杀。

3.【答案】E   【难度系数】★★★

【解析】帕罗西汀为选择性5-羟色胺再摄取抑制剂，常用于抑郁症的治疗，其用药常见不良反应为5-羟色胺综合征，由5-羟色胺兴奋性增高所致，多表现为坐立不安、肌肉震颤、站立不稳、谵妄及自主神经功能紊乱（恶心、呕吐、腹痛、腹泻、出汗、发热、心动过速）等。根据题干内容所示患者已停药，不选D。帕罗西汀停药反应常见症状为停药后头晕、恶心、呕吐、睡眠障碍，选E。头晕、恶心、坐立不安、站立不稳不是抑郁症和焦虑症的表现，不选B、C。恶性综合征属于抗精神病药物的不良反应，患者没有服用抗精神病药物，不选A。

【破题思路】5-羟色胺综合征＝服药时出现5-羟色胺兴奋性增高（坐立不安、肌肉震颤、站立不稳、谵妄及自主神经功能紊乱）；帕罗西汀停药反应＝停药后头晕、恶心、呕吐、睡眠障碍。

题型　A3/A4型题

1. 【答案】B　　　　　　　　　　　　　【难度系数】★★★

【解析】抑郁障碍以显著而持久的心境低落为主要临床特征，是心境障碍的主要类型。抑郁障碍诊断的三条核心症状：心境低落、兴趣减退和快感丧失；七条附加症状：①注意力降低；②自我评价和自信降低；③自罪观念和无价值感；④认为前途暗淡，悲观；⑤自伤或自杀的观念或行为；⑥睡眠障碍；⑦食欲下降。题干符合3条核心症状和4条附加症状，且社会、工作和生活功能严重影响，诊断为重度抑郁。本病多采用药物及心理治疗、物理治疗等综合治疗，可以被治愈，但75%~80%的患者多次复发。根据近一个月复发，症状表现如既往发作，诊断为复发性抑郁障碍，故选B。恶劣心境是抑郁障碍分型中的第二型，表现为以一种持久的心境低落状态为主的轻度抑郁，这种慢性的心境低落，无论从严重程度还是一次发作的持续时间上，均不符合轻度（2条核心症状＋2条附加症状）或中度（2条核心症状＋3~4条附加症状）复发性抑郁障碍诊断标准，不选A。双相障碍是在抑郁基础上，存在一次或一次以上的符合躁狂/轻度躁狂的发作史。抑郁障碍是对个体情感、认知、意志行为的全面抑制，双相障碍的疾病是情感的不稳定性和转换性，不选C。躯体形式障碍是一种以持久地担心或相信各种躯体症状的优势观念为特征的神经症，经常伴有焦虑或抑郁情绪，本障碍男女均有，为慢性波动性病程，不选D。脑衰弱综合征是由于躯体疾病或器质性疾病导致大脑细胞的萎缩，脑功能逐渐衰退，出现类似神经衰弱的一系列临床表现。主要表现为头痛、头晕、情感脆弱、易激动、思维迟钝、注意力不集中等，该综合征有器质性病变病因，不选E。

【破题思路】以一种持久的心境低落状态为主的慢性的心境低落，选恶劣心境。以情感的不稳定性和转换性发作，选双相障碍。个体情感、认知、意志行为的全面抑制（3个核心＋7个附加症状），选抑郁障碍。

2. 【答案】B　　　　　　　　　　　　　【难度系数】★★

【解析】该患者存在悲观厌世，曾多次自杀未遂，近一个月复发，症状更严重。题干符合3条核心症状和4条附加症状，且社会、工作和生活功能严重影响，诊断为重度抑郁，故选用电抽搐治疗，电抽搐治疗可以改善患者情绪，调节中枢系统，从而控制自杀意念，缓解抑郁障碍，故选B。大剂量抗精神病药用于精神分裂症患者的治疗，只有新一代抗精神病药物（奥氮平、利培酮、喹硫平）可用于躁狂或双相障碍的急性期治疗，不选A。苯二氮䓬类药物是第二代抗精神病药，抗精神病的药理作用广泛，除受体阻滞作用外，还具有其他中枢抑制作用，故只有部分苯二氮䓬类药物在抑郁障碍治疗初期可作为心境稳定剂用。苯二氮䓬类药物不良反应是体位低血压，故从小量开始，不选C。抗抑郁药的不良反应与剂量和血药浓度呈正相关，故大量使用抗抑郁药对自杀无抑制作用还增加了药物不良反应，不选D。氯氮平是第二代抗精神病药，用于难治性伴自杀或无法耐受锥体外系反应的精神分裂症患者。心理治疗可适用于所有抑郁障碍者联合治疗法，但不是该病例的首选治疗，不选E。

3. 【答案】A　　　　　　　　　　　　　【难度系数】★★

【解析】抑郁发作是以抑郁为特征的疾病状态。其特点为：情绪低落、思维缓慢、语言动作减少和迟缓。病人会感到绝望、无价值、无助、无用，兴趣缺乏（不愿见人，晨重夜轻），出现心理症状群（焦虑、自责、自罪、自杀、自知力减退），睡眠紊乱（入睡困难、早醒）等等。故选A。应激相关障碍是一组主要由强烈或持久的心理社会因素直接作用而引起的精神障碍，表现为应急事件闯入性反复重现、持续性回避，记忆反复出现或梦境伴抑郁、焦虑等，不选B。精神分裂症涉及感知觉、思维、情感和行为等多方面的障碍以及精神活动的不协调，影响视觉、听觉、嗅觉，出现认知功能损害、思维障碍等神经系统病变，不选C。双相障碍指既有躁狂发作又有抑郁发作的一类疾病，是两类症状交替出现，不选D。焦虑障碍是过分担心、害怕、恐惧、忧虑；坐立不安、胸闷、心慌，病患难以忍受又无法解脱，备感痛苦。常以担心、害怕、恐惧、忧虑为主。抑郁以情绪低落、思维缓慢、语言动作减少和迟缓为主，不选E。

4. 【答案】E　　　　　　　　　　　　　【难度系数】★★★

【解析】该患者是有自伤倾向的抑郁症患者，电抽搐可有效地缓解重性抑郁障碍患者，并对有自杀倾向观念患者有较好疗效，故选E。抗精神病药是治疗精神分裂症和预防精神分裂症复发的药物，不是抑郁症的治疗药物，不选D。抗焦虑药是针对焦虑症的治疗药物，主要是指抗焦虑作用的抗抑郁药，SSRIs（5-HT再摄取抑制剂）和去甲肾上腺素再摄取抑制剂（SNRIs）疗效好，不良反应少。三环类抗抑郁药对广泛性焦虑也有效，但不良反应和心脏毒性限制它们的应用。抑郁症是比焦虑症更高级别的诊断，需优先处置。另外电抽搐不用于抗焦虑治疗，不选C。心境稳定剂合并抗精神病药是精神分裂症治疗方法，不能用于伴有自杀倾向的抑郁症首选治疗，不选B。重症的抑郁症药物治疗加电抽搐治疗，心境治疗是辅助治疗，不能作为重度抑郁症首选治疗，不选A。

5.【答案】B 　　　　　　　　　　　　　　【难度系数】★★

【解析】心境稳定剂又名心境调整剂。顾名思义，这是一类对情绪不稳定、冲动、激越、情绪恶劣等有治疗效果的药物。主要用于躁狂症和双相障碍的治疗和预防，用于调整不良心境，诸如人格异常者的易激惹。该患者在抑郁治疗中出现管闲事、兴奋话多等抑郁发作的激越行为，故选B。若出现传统抗抑郁药（三环类抗抑郁药单胺氧化酶抑制剂）的不良反应，首选方法是减少抗抑郁药剂量继续维持。该患者首选治疗药物选择性5-羟色胺再摄取抑制剂和选择性5-羟色胺和去甲肾上腺素再摄取抑制剂，低剂量时都可引起激越、失眠、恶心等不良反应，不选A。抗精神病药适应证是治疗精神分裂症和预防精神分裂症复发、控制躁狂症发作，不用于抑郁症治疗，不选C。苯二氮䓬类是抗精神病药物，不能用于抑郁症的治疗，不选D。加大抗抑郁药剂量副作用反应加重，不选E。

（6~8题共用解析）

6.【答案】B 　7.【答案】D 　8.【答案】D 　　【难度系数】★★★

【解析】①患者分娩后情绪低落（整日以泪洗面），出现"无用"（认为自己很笨，没有能力带好小孩，怕小孩夭折，觉得丈夫不再喜欢自己了），自杀观念（称不想活了，甚至要带孩子一起去死），睡眠障碍（出现失眠），焦虑（烦躁），应诊断为抑郁发作，故第6题选B。适应障碍是指在明显的生活改变或环境变化时产生的短暂、轻度的烦恼状态和情绪失调。焦虑状态是指在缺乏相应客观刺激情况下出现的内心不安状态。妄想性障碍患者病前常有性格缺陷，妄想内容有一定事实基础，思维有条理和逻辑。分裂样情感障碍是指既有明显的抑郁症状或躁狂症状，又有精神分裂症症状，两类症状在同一次发病中同时出现。②患者情绪好转，易激惹，自我评价夸大，应诊断为躁狂发作。患者先有抑郁发作，治疗后躁狂发作，应诊断为双相障碍，目前处于躁狂发作状态。综上所述，第7题选D。精神分裂症也可有继发性躁狂发作，其原发症状是思维障碍。环形心境障碍是指反复出现心境高涨或低落，但不符合躁狂或抑郁发作诊断标准，心境不稳定至少2年。③双相障碍，躁狂发作的治疗以心境稳定剂及抗精神病药物为主，患者处于躁狂发作状态，首选心境稳定剂，不宜使用抗抑郁药物，故第8题选D。

（9~11题共用解析）

9.【答案】E 　10.【答案】E 　11.【答案】B 　　【难度系数】★★

【解析】①抑郁症以抑郁综合征为主要临床表现，同时伴有思维和行为的异常，典型临床表现为"三低""三无""三自"，题干所示情绪低落，对工作及娱乐没有兴趣（情绪低落），有轻生想法（自杀）；并有睡眠障碍（入睡困难，早醒），诊断为抑郁发作，故第9题选E。精神分裂症后抑郁主要临床表现既有精神分裂症的症状，同时表现出抑郁症状，以抑郁为主较少表现出精神分裂症状；分裂情感性精神障碍为一发作性精神障碍，分裂症状与情感症状在同一次发病中均很明显，两类症状同时出现又同样突出，且常有反复发作倾向，缓解良好。②抑郁发作药物治疗首选SSRIs（选择性5-羟色胺再摄取抑制剂），常用药物帕罗西汀，故第10题选E。③患者卧床不动，不说话，并有严重的自杀企图，提示患者出现木僵及自杀，治疗自杀和木僵首选电抽搐治疗，故第11题选B。

二、双相障碍

题型　A1型题

1.【答案】B 　　　　　　　　　　　　　　【难度系数】★★

【解析】躁狂发作表现为不同程度的与周围环境不相称的病态喜悦，整日喜笑颜开、眉飞色舞、表情丰富、意志增强，具有极大的顽固性，患者夜以继日地从事所谓的发明创造、跟踪、监视等行为活动，出现睡眠障碍主要表现为睡眠减少，故选B。入睡困难、睡眠浅、早醒、多梦是睡眠障碍中失眠的表现，很少见于躁狂发作者，失眠是许多精神疾病的症状表现，不选A、C、D、E。

2.【答案】E 　　　　　　　　　　　　　　【难度系数】★★★★

【解析】心境稳定剂（抗躁狂药）包括碳酸锂、抗癫痫药物（卡马西平、丙戊酸盐）、第二代抗精神病药物（奥氮平），不包括氟哌啶醇（故选E）。

题型　A2型题

【答案】D 　　　　　　　　　　　　　　【难度系数】★★★

【解析】根据题干，该患者存在思维奔逸（兴奋话多），活动增多、意志行为增强，说自己是中国的乔布斯，开了很多家公司，每个都可以进入世界500强，考虑夸大妄想及夸大观念、思维奔逸和夸大妄想、睡眠需求减少等躁狂发作的典型表现，对于躁狂发作（双相及相关障碍）治疗首选碳酸锂，故选D。米氮平是去甲肾上腺素能和特异性5-HT能抗抑郁药，具有独特的双重作用机制，对抑郁症各种类型均有较好的临床疗效，对躁狂症不作为首选，不选A。安非他酮（布普品）是去甲肾上腺素与多巴胺再摄取抑制剂（NDRI），又名丁胺苯丙酮，用于双相抑郁、迟滞性抑郁、睡眠过多，不选B。曲唑酮是选择地抑制5-羟色胺再摄取，还可能加速脑内多巴胺更新的抗抑郁药，主要用于伴焦虑、激越、睡眠及性功能障碍的抑郁症患者，不选C。氯氮平是第二代抗精神病药，用于难治性伴自杀或无法耐受锥体外系反应的精神分裂症患者，不选E。

三、恶劣心境

题型 **A2型题**

【答案】E　　　　　　　　　　　　　　　　【难度系数】★★★

【解析】恶性心境临床表现：①以持久的心境低落为主的轻度抑郁（无愉快感，悲观失落，不愿意主动与人交往，无消极自杀观念和行为），无躁狂；②伴焦虑、躯体不适感，无精神运动性抑制或精神病性症状；③睡眠障碍：入睡困难，睡眠浅，无早醒（近3年来持续表现入睡困难，无晨重夜轻节律变化）；④抑郁持续2年以上，期间正常心境不超过2个月。该患者表现符合恶劣心境的特点，故选E。睡眠障碍指各种原因所致的睡眠问题，分为失眠、嗜睡、睡眠-觉醒节律障碍、睡眠中异常活动和行为。环性心境障碍是指反复出现心境高涨或低落，但不符合躁狂或抑郁发作诊断标准，心境不稳定至少2年。单相抑郁障碍指的就是抑郁症，典型的临床表现为"三低""三无""三自"（本题无自杀表现），伴有睡眠障碍（本题无无晨重夜轻节律变化），不选D。社交焦虑综合征是一种与人交往的时候，觉得不舒服、不自然，紧张甚至恐惧的情绪体验。

【破题思路】恶性心境 = 轻度抑郁（心境低落为主的轻度抑郁）+ 伴焦虑、躯体不适感 + 睡眠障碍（无早醒）+ 抑郁持续2年以上。

第二十节　焦虑及恐惧相关障碍、强迫及相关障碍、分离障碍

一、概念

题型 **A1型题**

【答案】D　　　　　　　　　　　　　　　　【难度系数】★

【解析】神经症性障碍的共同特点：起病常与心理社会因素有关；病前常有一定的发病基础；症状没有相应的器质性病变为基础（故选D）；社会现实检验能力未受损害，社会功能相对完好；一般没有明显或持续的精神病性症状；一般自知力完整，有求治要求，有一定的易感因素。

二、恐惧症

题型 **A1型题**

【答案】B　　　　　　　　　　　　　　　　【难度系数】★★

【解析】特定恐惧症是指对某些特定自然环境（高处、雷鸣、黑暗）、动物（如昆虫）、注射、处境（飞机、电梯、密闭空间）、害怕感染某种疾病（艾滋病）等的恐惧。社交场合是社交焦虑障碍的场景，不是特定恐惧症的恐惧对象，故选B。其他选项都是特定恐惧症的恐惧对象，不选A、C、D、E。

【破题思路】①在社交场合持续紧张或焦虑——社交焦虑障碍。②在特定自然环境（高处、雷鸣、黑暗）、动物（如昆虫）、注射、处境（飞机、电梯、闭空间）出现恐惧或回避——特定恐惧症。不明诱因的出现提心吊胆、紧张不安、自主神经紊乱——广泛性焦虑障碍。

题型 **A2型题**

1.【答案】E　　　　　　　　　　　　　　　【难度系数】★★★

【解析】疑病障碍是指患者坚信自己得病而表现出对疾病的恐惧（怀疑自己染上性病，自感排尿不畅、尿痛，为此紧张烦恼）但没有疾病客观指征（检查结果阴性），故选E。广泛性焦虑障碍以焦虑为核心症状，没有明确的焦虑对象，常表现为紧张不安、多虑、注意力难以集中、失眠，可有自主神经功能紊乱、心动过速、阵发性心悸等。抑郁症典型的临床症状是"三低""三无""三自"，伴有睡眠障碍。精神分裂症是一组病因未明的重性精神病，多在青壮年缓慢或亚急性起病，临床上往往表现为症状各异的综合征，涉及感知觉、思维、情感和行为等多方面的障碍以及精神活动的不协调。强迫症的特点是强

441

迫观念和强迫行为，表现为自我强迫与反强迫冲突。

2.【答案】C　　　　　　　　　　　　【难度系数】★★★

【解析】特定恐惧症之前称为单纯恐惧症。患者表现为对具体对象或情境产生非理性恐惧，并极力回避恐惧的对象或情境，同时伴有一定的自主神经功能紊乱（出汗、恶心、呕吐等）。临床常见：动物恐惧、自然环境恐惧、幽闭恐惧等。本题患者因成绩下降，产生对学校特定恐惧并伴有自主神经紊乱，诊断为特定恐惧症，故选C。神经性呕吐指一组自发或故意诱发反复呕吐的精神障碍，与心理社会因素有关，通常在紧张、心情不愉快、内心冲突等情况下发生，不是在恐惧情况下发生，不作为疾病诊断，不选B。社交恐惧症是恐惧症的一种亚型，常无明显诱因突然起病，中心症状围绕着害怕在小团体中被人审视，回避社交。应激相关障碍是指重大影响事件引起异常心理反应而导致的精神障碍，成绩下降不属于重大事件，不选A。惊恐障碍是以反复出现显著的心悸、出汗、震颤等自主神经症状，伴以强烈的濒死感或失控感，害怕产生不幸后果的惊恐发作为特征的一种急性焦虑障碍。

【破题思路】特定恐惧症（单纯恐惧症）= 回避恐惧的对象或情境 + 自主神经功能紊乱。

三、惊恐障碍

| 题型 | A1型题 |

【答案】C　　　　　　　　　　　　【难度系数】★★★

【解析】惊恐发作是焦虑症的一种表现形式，亦称为急性焦虑发作。患者突然发生强烈不适，可有胸闷、气透不过来的感觉、心悸、出汗、胃不适、颤抖、手足发麻、濒死感、要发疯感或失去控制感，每次发作约一刻钟左右。发作可无明显原因或无特殊情境。它是以反复出现强烈的惊恐发作，伴濒死感或惊慌感，以及严重的自主神经症状为特点。发作时心电图检查可见ST-T段改变，长期反复发作预后欠佳。发作时患者意识清醒，事后也能回忆，这点可以与癫痫发作相鉴别，故选C。

| 题型 | A2型题 |

1.【答案】D　　　　　　　　　　　【难度系数】★★★

【解析】惊恐障碍的精神症状主要表现为患者突然出现强烈惊恐体验，伴濒死感、窒息感或失控感，如题干所示（无明显诱因突发心悸、胸闷、窒息感、浑身冷汗）患者表现应为惊恐发作，故选D。惊恐发作没有出现客观危险的环境；不局限于已知的或可预测的情境。恐惧性障碍常表现为对特定对象或处境的恐惧。广泛性焦虑障碍常表现为持续性存在的焦虑症状。分离障碍常表现为部分或全部丧失了对过去的记忆或身份，或出现具有发泄性的情感爆发。患者心电图显示窦性心动过速为自主神经功能紊乱的表现，不是心脏疾病所致的焦虑障碍。

2.【答案】C　　　　　　　　　　　【难度系数】★★★

【解析】患者感到自己快要死去（濒死感），每次发作10~30分钟（反复发作），在不同场合频繁出现（没有具体焦虑、恐惧的对象），诊断为惊恐发作。故选C。

| 题型 | A3/A4型题 |

（1~3题共用解析）

1.【答案】C　2.【答案】B　3.【答案】A　　　【难度系数】★★★

【解析】①惊恐发作常表现为患者在无特殊的恐惧性处境时，突然发作的、不可预测的惊恐体验，如紧张、害怕、恐惧，常伴严重的自主神经功能紊乱（出汗、呼吸困难、心律失常）。惊恐发作通常突发突止，一般历时数分钟至数十分钟。根据题干所示应诊断为惊恐发作，故第1题选C。嗜铬细胞瘤常表现为阵发性高血压，不会有紧张、害怕等恐惧感。支气管哮喘常表现为反复发作性呼气性呼吸困难。心绞痛常表现为阵发性心前区疼痛，多与劳累有关。分离障碍，常因暗示而发作。②患者首先需要做的辅助检查是心电图（ECG），以排除心绞痛，故第2题选B。③选择性5-羟色胺再摄取抑制剂帕罗西汀是治疗惊恐障碍的首选药物。可以合并使用苯二氮䓬类阿普唑仑、氯硝西泮，而不是地西泮，不选E。氨茶碱常用于支气管哮喘发作的治疗。苯乙肼常用于治疗抑郁症。普萘洛尔常用于治疗高血压、慢性心衰等。故第3题选A。

（4~6题共用解析）

4.【答案】B　5.【答案】E　6.【答案】D　　　【难度系数】★★★★★

【解析】①慢性焦虑也称广泛性焦虑，临床主要表现为在没有明显诱因的情况下，患者经常出现与现实情境不符的过分担心、紧张害怕,这种紧张害怕常常没有明确的对象和内容,伴有自主神经功能紊乱(头晕、胸闷、心慌、呼吸急促)。急性焦虑也称惊恐发作,特点为突然发作的、不可预测的、反复出现的强烈惊恐体验,持续5~20分钟,伴濒死感或失控感,及自主神经功能失调症状。如题显示患者表现为阵发性恐惧、胸闷、濒死感,故第4题选B。②根据题干临床表现应诊断为惊恐障碍,故第5题选E,③选择性5-羟色胺再摄取抑制剂帕罗西汀是治疗惊恐障碍的首选药物,故第6题选D。

【破题思路】①急性焦虑发作=反复出现的强烈惊恐体验+伴濒死感或失控感。②慢性焦虑=广泛性焦虑+没有诱因+过分担心、紧张害怕。

四、广泛性焦虑障碍

题型 A1型题

1.【答案】B 【难度系数】★★★
【解析】广泛性焦虑障碍是一种以焦虑为主要临床表现的精神障碍,患者常常有不明原因的担心、紧张不安,伴有自主神经功能紊乱症状。患者往往能够认识到,但不能控制。表现出与现实不符的过分紧张和担心,故选B。濒死感、失控感是惊恐障碍出现的;对一些无意义想法的反复出现的不安多见于强迫症;对自己躯体的健康过分担心可见于疑病症。

2.【答案】D 【难度系数】★★★
【解析】惊恐发作不是面临现实危险时的恐惧反应,而是没有具体原因导致的恐惧反应,不选A。广泛性焦虑的产生与遗传、神经生物因素及心理相关因素(童年生长环境)有关,不是简单的长期处于不利环境所致的情绪状态,不选B。焦虑症状多数情况属于不正常的心理反应,不选C。自由浮动性焦虑又称广泛性焦虑障碍,即既无确定对象又无具体内容的不安和害怕,故选D。病理性焦虑心境是指担心发生威胁自身安全和其他不良后果的心境。患者在缺乏明显客观因素或充分根据的情况下,对其本身健康或其他问题感到忧虑不安、紧张恐惧,顾虑重重或认为病情严重不宜治疗,或认为问题复杂无法解决等,不选E。

题型 A2型题

1.【答案】B 【难度系数】★★
【解析】广泛性焦虑障碍以焦虑为核心症状,没有明确的焦虑对象,常表现为紧张不安、多虑、注意力难以集中、失眠,可有自主神经功能紊乱(心动过速、阵发性心悸、胸闷、头晕、头痛等)。根据题干,应诊断为广泛性焦虑障碍,故选B。躯体形式障碍是一种以持久地担心或相信各种躯体症状的优势观念为特征的精神障碍。X综合征常表现为发作性胸痛,但对硝酸甘油无效。恐惧性焦虑障碍常由特定对象或处境引起,呈境遇性和发作性。疑病障碍是指患者坚信自己得病而表现出对疾病的恐惧。

2.【答案】B 【难度系数】★★★
【解析】焦虑症又称为焦虑性神经症,可分为慢性焦虑(即广泛性焦虑)和急性焦虑(即惊恐发作)两种形式。主要表现为:无明确客观对象的紧张担心,坐立不安,还有自主神经功能失调症状,如心悸、手抖、出汗、尿频及运动性不安等。恐惧症有恐惧的对象,并有回避现象,题干没有描述,不选C。疑病症主要指患者担心或相信患有一种或多种严重躯体疾病,病人诉躯体症状,反复就医,尽管经反复医学检查显示阴性以及医生给予没有相应疾病的医学解释也不能打消病人的顾虑,常伴有焦虑或抑郁,题干没有描述对自己疾病的坚信不疑,不选D。患者是因为检查结果而焦虑并出现自主神经紊乱,故应诊断为焦虑症,故选B。

五、强迫障碍

题型 A1型题

1.【答案】B 【难度系数】★★
【解析】急性期强迫症主要选取药物SSRIs(一线药物)和氯米帕明治疗;心理治疗对强迫症治疗有比较好的效果,目前采用的是精神分析法、认知疗法等,尤其是认知疗法的暴露疗法,故选B。

2.【答案】B 【难度系数】★★
【解析】强迫性思维又称强迫观念,是指患者脑海中反复多次出现某一观念或概念,伴有主观的被强迫感觉和痛苦感。患者能够意识到这一思想没有必要但不能自由地加以干涉或控制,因此常有"控制不住"的体验,同时伴有烦躁焦虑的情绪,存在自我强迫和反强迫,常见于强迫症,故选B。

【破题思路】强迫观念的观念或思维是自己的，明知想法不必要，但控制不住自己，主要见于强迫症；强制性思维的观念或思维是异己的，在大脑中不自主地涌现，感到陌生，主要见于精神分裂症。

题型 A2型题

1.【答案】E　　　　　　　　　　　　　【难度系数】★★★

【解析】从题干分析，患者怕脏，反复洗手、反复清洗奶瓶，明知这些想法和行为不合理，内心非常痛苦，考虑强迫障碍。强迫障碍的症状包括强迫观念和强迫行为。①强迫观念：强迫思维、强迫穷思竭虑（反复思考天为什么会下雨）、强迫怀疑（门是否没关好）、强迫意向（把小孩扔出去）；②强迫行为：强迫检查（检查门、气、电）、强迫洗涤。强迫观念和行为带来情绪反应［焦虑和（或）惊恐］，故选E。抑郁症又称抑郁障碍，以显著而持久的心境低落为主要临床特征，是心境障碍的主要类型，不选A。恐惧症有明确的场所或场景，不选B。疑病障碍其主要临床表现是担心或相信自己患有某种严重的身体疾病。强迫障碍无明确的场所、对象或场景，不选C。精神分裂症出现幻觉、妄想、言行紊乱和强迫症状，而强迫障碍以强迫症状为主，伴随出现幻觉、妄想，不选D。

【破题思路】①有明确的场所或场景——恐惧症。②无明确的场所、对象或场景——强迫障碍。

2.【答案】A　　　　　　　　　　　　　【难度系数】★★

【解析】强迫障碍是一组以强迫思维和强迫行为为主要临床表现的神经精神疾病，其特点为有意识的强迫和反强迫并存，一些毫无意义，甚至违背自己意愿的想法或冲动反复侵入患者的日常生活，但始终无法控制，二者强烈的冲突使其感到巨大的焦虑和痛苦，影响学习、工作、人际交往，故选A。恐惧性焦虑障碍是由特定场合诱发的焦虑乃至惊恐发作的一组障碍。表现特征性地对这些场合的回避，不选B。抽动障碍是以不自主、突发、重复、非节律性、刻板、单一或多部位肌肉运动抽动或（和）发声抽动为特点的慢性神经精神障碍。表现为肌肉运动抽动，本病例行为反复，不选C。精神分裂症涉及感知觉、思维、情感和行为等多方面的障碍以及精神活动的不协调，影响视觉、听觉、嗅觉，可有认知功能损害、思维障碍等神经系统病变，不选D。广泛性焦虑障碍是一个缺乏明确对象和具体内容以焦虑为主的精神障碍，表现为不明原因的提心吊胆、紧张不安，伴有显著的自主神经功能紊乱症状，如肌肉紧张、出汗、潮红、运动性不安。患者因很难忍受、无法解脱而感到痛苦。与本题题干不符，不选E。

【破题思路】①如果以具体思维和行为为主要表现，强迫和反强迫并存，无法控制而感到痛苦——强迫障碍。②如果缺乏明确对象和具体内容而感到焦虑，无法解脱而感到痛苦——广泛性焦虑障碍。

3.【答案】B　　　　　　　　　　　　　【难度系数】★★★

【解析】患者反复洗手，属于强迫洗涤，而且明知道不应该，但是不能自己，属于比较典型的强迫障碍，故选B。广泛性焦虑障碍是以持续的显著紧张不安，伴有自主神经功能兴奋和过分警觉为特征的一种慢性焦虑障碍，患者关注的多是日常生活中的现实问题，但内容含糊不清，不会导致强迫行为和不适感，不选A。疑病障碍是担心或相信自己患有某种严重的身体疾病，多数患者伴焦虑与抑郁情绪，但缺乏强迫行为，不选C。恐惧性焦虑障碍是由特定且无危险的场合诱发的焦虑乃至惊恐发作的一组障碍，经常伴有继发的怕死，怕失去控制而产生预期性焦虑。无强迫行为，以焦虑、恐惧为主症，不选D。妄想性障碍以被害、嫉妒、夸大、疑病、钟情等内容为主，不经了解，难辨真伪，是思维内容障碍，强迫症是思维形式障碍，不选E。

题型 A3/A4型题

（1~2题共用解析）

1.【答案】B　2.【答案】E　　　　　　　【难度系数】★★★

【解析】①强迫障碍的特点是强迫观念和强迫行为。患者反复思考某个问题属于强迫观念；因怕脏而出现强迫洗涤，反复洗手属于强迫行为。故应诊断为强迫障碍，第1题选B。②氯米帕明为5-羟色胺再摄取抑制剂，常用于强迫症的治疗，故第2题选E。

（3~4题共用解析）

3.【答案】D　4.【答案】B　　　　　　　【难度系数】★★★

【解析】①强迫症属于焦虑障碍的一种类型，是一组以强迫思维和强迫行为为主要临床表现的神经精神疾病，其特点为有意识的强迫和反强迫并存，题干所示反复洗手，自己知道不应该，但不能控制，故第3题选D。②强迫症发作期首选药物治疗，常用药物SSRIs（一线药物）和氯米帕明，以及心理疗法的认知疗法，故第4题选B。

六、分离障碍（助理不考）

题型 **A1 型题**

【答案】D　　　　　　　　　　　　【难度系数】★★

【解析】癔症性癫痫是分离性神经症状障碍中运动障碍的表现（缓慢倒地、呼之不应、全身僵直、角弓反张、揪衣服、抓头发，但无咬舌和大小便失禁），又叫假性癫痫发作。但没有癫痫发作的临床特征和脑电图改变。暗示治疗对患者分离性神经症状障碍有较好的疗效，暗示治疗分为觉醒时暗示治疗和催眠暗示治疗，故选 D。对伴随的其他症状如失眠、抑郁、焦虑可用抗精神病药物治疗。系统脱敏法是按照刺激强度由弱到强，由小到大逐渐训练心理的承受力、忍耐力，增强适应力，从而达到最后对真实体验不产生"过敏"反应，保持身心的正常或接近正常状态，用于焦虑症和恐惧症治疗，不选 A。冲击疗法是通过直接使病人处于他所恐惧的情境之中，以收物极必反之效，从而消除恐惧。冲击疗法主要用于恐惧症的治疗，不选 C。精神分析疗法、认知疗法是抑郁症和焦虑症常用的治疗方法，不是癔症性癫痫首选的治疗，不选 B、E。

【破题思路】假性癫痫发作，暗示疗法有效。真性癫痫发作，暗示疗法无效。

题型 **A2 型题**

1. 【答案】B　　　　　　　　　　　【难度系数】★★

【解析】分离性神经症状障碍（又叫癔症）表现为患者在发病前有明确的心理社会因素（恋人的一次激烈争吵之后）；主要表现为形式各异的运动（双下肢瘫痪、无法起立行走）和感觉障碍；神经系统检查与患者症状表现不匹配（有瘫痪，但无检查阳性表现）。分离性神经症状障碍治疗主要包括心理治疗、暗示治疗（对患者的分离性神经症状有较好的疗效）和药物治疗（伴有失眠、抑郁、焦虑可用抗精神病药物），故选 B。A、D、E 项不是分离性神经症状障碍的首选治疗方法，不选 A、D、E。C 项是精神病学诊断问诊常用的问诊方法，不选 C。

【破题思路】分离性神经症状障碍（又叫癔症），首选治疗方法为暗示疗法。

2. 【答案】D　　　　　　　　　　　【难度系数】★★★

【解析】分离（转换）障碍是一类复杂的心理-生理紊乱过程，表现为感知觉、记忆、情感、行为、自我身份等的失整合，即所谓的分离状态。其中分离性神经症状障碍表现为抽搐和痉挛、瘫痪、运动障碍、失声症、视觉症状（弱视、失明）。该患者生气哭闹，出现四肢强直和抽搐样表现，发作时能听清楚家人的呼唤，不语，流眼泪，呼之不应，符合分离性神经症状障碍，故选 D。创伤后应激障碍是指在遭受到急剧、严重的精神创伤性事件后数分钟或数小时内所产生的一过性的应激反应，表现为重复体验、回避、警觉性增高等，不选 A。恐惧性焦虑障碍是由特定场合诱发的焦虑乃至惊恐发作的一组障碍，表现特征性地对这些场合的回避，不选 B。原发性癫痫是以脑神经元异常放电引起反复痫性发作为特征的脑功能失调综合征，表现为患者突然意识丧失、吐白沫、肌肉强直性收缩、瞳孔散大等。该患者四肢强直和抽搐时，无意识障碍和瞳孔散大，不符合原发性癫痫的特点，不选 C。抑郁障碍以显著而持久的心境低落为主要临床特征，是心境障碍的主要类型。临床可见心境低落、情绪的消沉、悲痛欲绝、自卑抑郁，甚至悲观厌世，可有自杀企图或行为，不选 E。

【破题思路】①四肢强直抽搐，不语，呼之不应，意识清醒，瞳孔无散大——分离（转换）障碍。②四肢强直抽搐，意识障碍，瞳孔散大——原发性癫痫。

3. 【答案】D　　　　　　　　　　　【难度系数】★★★

【解析】患者不存在躯体疾病，被债主上门讨债，有心理致病因素，而且有时间上和应激上的联系，并且事后不能回忆。以上信息，符合分离（转换）障碍的特点，故选 D。创伤后应激障碍是指个体经历、目睹或遭遇到一个或多个涉及自身或他人的实际死亡，或受到死亡的威胁，或严重的受伤，或躯体完整性受到威胁后，主要特征是重复体验、持续回避及警觉性增高的精神障碍。与分离（转换）障碍的不能回忆往事有区别，不选 A。惊恐障碍是一种以反复的惊恐发作为主要原发症状的焦虑障碍，主要区别是在无诱因情况下，突然出现强烈的惊恐，伴濒死感或失控感。而分离（转换）障碍是在明确社会心理因素影响下出现的运动和感觉障碍伴惊恐和焦虑，不选 B。躁狂发作属于情感障碍，以心境高涨为主，主要表现为情绪高涨、思维奔逸、精神运动性兴奋。不出现抽搐、瘫痪等运动和感觉障碍，不选 C。急性短暂性精神病为患者 2 周内或更短时间内出现的急性精神病状态，表现为片段的谵妄或幻觉，以恐怖幻觉和错觉为主，如猛兽、毒蛇等，不选 E。

【破题思路】①有明确社会心理因素影响下出现的运动和感觉障碍伴惊恐和焦虑——分离（转换）障碍。②有明确重大创伤事件影响下出现的重复体验、持续回避及警觉性增高的精神障碍——创伤后应激障碍。

③在无明确诱因情况下，突然出现强烈的惊恐，伴濒死感或失控感——惊恐障碍（急性焦虑障碍）。
④在无明确诱因情况下，出现持续的精神焦虑（过度不安）、躯体焦虑（不能静坐）伴有自主神经功能兴奋（心动过速、头晕、气短）——广泛性焦虑症（慢性焦虑障碍）。

第二十一节　应激相关障碍

一、创伤后应激障碍

题型　A2 型题

【答案】E　　　　　　　　　　　【难度系数】★★

【解析】创伤后应激障碍是指威胁性（社会青年欺负）、灾难性的心理创伤，导致延迟出现和长期持续的精神障碍，临床表现为闪回发作、持续回避、警觉增高（要求家人陪伴，稍有响动就感紧张），故选E。急性应激障碍又称急性心因性反应，是指遭受到严重的急剧的心理社会应激因素后在数分钟或数小时内产生的短暂的心理异常，应激消除，迅速缓解，不选D；适应障碍在明显的生活改变（移民、出国、入伍）或应激事件后1~3个月发病，事件消除后半年内恢复，不选C；惊恐障碍简称惊恐症，是以反复出现显著的心悸、出汗、震颤等自主神经症状，伴以强烈的濒死感或失控感，害怕产生不幸后果的惊恐发作为特征的一种急性焦虑障碍，不选B；人格解体障碍是一类以持续或反复感到自己的精神过程或身体被分开为特征的心理障碍，不选A。

二、适应障碍

题型　A2 型题

1.【答案】D　　　　　　　　　　【难度系数】★★

【解析】适应障碍是指在明显的生活改变或环境变化时产生的，短期和轻度的烦恼状态和情绪失调，常有一定程度的行为改变，常见于转学、换岗、失业、退休、患重病等情况，故选D。强迫障碍是一组以强迫思维和强迫行为为主要临床表现的神经精神疾病，不选A。抑郁发作是以抑郁为特征的疾病状态。其特点为情绪低落、思维缓慢、语言动作减少和迟缓。抑郁的核心症状包括心境或者情绪低落，兴趣缺乏以及乐趣丧失。诊断抑郁状态时至少应该包括此三个症状之中的一个，不选B。焦虑障碍就是莫名的担心、担忧、自己感觉到莫名的紧张不安、惶惶不可终日或者很小的事情一直念叨着，不选C。急性应激障碍，是指在遭受到急剧、严重的精神创伤性事件后数分钟或数小时内所产生的一过性的应激反应。一般患者数小时或数天内缓解，不选E。

【破题思路】①生活改变或环境变化时产生的，短期和轻度的烦恼状态、情绪失调、行为改变——适应障碍。②在遭受到急剧、严重的精神创伤性事件所产生的一过性的应激反应——急性应激障碍。

2.【答案】B　　　　　　　　　　【难度系数】★★

【解析】适应障碍在明显的生活改变（移民、出国、入伍）或应激事件后1~3个月发病，事件消除后半年内恢复，故选B。创伤后应激障碍是威胁性、灾难性的心理创伤，导致延迟出现和长期持续的精神障碍，临床表现为闪回发作、持续回避、警觉增高。急性应激障碍又称急性心因性反应，是指遭受到严重的急剧的心理社会应激因素后在数分钟或数小时内产生的短暂的心理异常，应激消除，迅速缓解。广泛性焦虑障碍以焦虑为核心症状，没有明确的焦虑对象，常表现为紧张不安、多虑、注意力难以集中、失眠，可有自主神经功能紊乱、心动过速、阵发性心悸等。社交焦虑障碍是一种与人交往的时候，觉得不舒服，不自然，紧张甚至恐惧的情绪体验。

第二十二节　喂养和进食障碍、睡眠-觉醒障碍

一、进食障碍

题型　A3/A4 型题

（1~2题共用解析）

1.【答案】E　2.【答案】D　　　【难度系数】★★

【解析】①患者自认为身材不够苗条开始限制饮食，并防止体重反弹而自行催吐，故应诊断为神经性厌

食症，第1题选E。神经性贪食症是指对食物不可抗拒，难以抵制的发作性暴食，题干无显示，不选D。神经性呕吐是指自发引起呕吐但体重减轻不明显，不选C。②电抽搐治疗应用于木僵状态，或抑郁症有自杀倾向的患者，不适用于该患者，故第2题选D。

二、睡眠障碍

题型 A2型题

【答案】E　　　　　　　　　　　　【难度系数】★★

【解析】该题患者入睡困难，多梦易醒，精力疲乏应诊断为失眠症。失眠症主要使用苯二氮䓬类药物艾司唑仑，故选E。

三、失眠症

题型 A2型题

【答案】B　　　　　　　　　　　　【难度系数】★★★

【解析】1年来工作压力大，每晚要辗转许久才能入睡，稍有响动就醒，符合失眠障碍诊断。患者表现为入睡困难和睡眠维持困难（睡眠表浅）。入睡困难首选半衰期短的药物，睡眠维持困难和早醒首选半衰期较长的药物。失眠障碍治疗原则：个体化、按需、间断、适量。该患者是压力大引起的短期入睡困难性失眠，故选首选半衰期短的药物（苯二氮䓬类药物），为减少药物副作用，应小剂量，间断给药，故选B。其他选项不符合失眠用药原则，不选A、C、D、E。

题型 A3/A4型题

（1~3题共用解析）

1.【答案】E　2.【答案】B　3.【答案】B　　　　【难度系数】★★★

【解析】①失眠症表现为难以入睡、睡眠不深和早醒，题干所示入睡困难，多梦易醒，故第1题选E。疑病症指患者长期相信自己有严重疾病，但反复检查不能找到充分的躯体疾病来解释。恐惧症是过分、不合理地惧怕外界客观事物或情境，常伴自主神经功能紊乱。焦虑症表现为持续明显的紧张不安和担心。神经衰弱是以精神易兴奋却易疲劳为特点，常表现为紧张、烦恼、易激惹、睡眠障碍。②失眠症的治疗首选苯二氮䓬类药物艾司唑仑，故第2题选B。苯巴比妥醒后后遗症效应大，偶用于顽固性失眠症。C、D、E项均为抗精神病药物。③催眠药物是失眠症的辅助治疗手段，一般选择副作用和成瘾性较小的药物，使用时小剂量、短疗程，故第3题选B。

第二十一章 运动系统

第一节 骨折概论

一、成因与分类（助理不考）

题型 A1型题

【答案】E 【难度系数】★

【解析】不稳定性骨折是指在生理外力作用下，骨折端易发生移位的骨折。斜形骨折、螺旋形骨折、粉碎性骨折均属于不稳定性骨折，故选E。

【破题思路】不稳定性骨折——斜形骨折、螺旋形骨折、粉碎性骨折。

二、临床表现

题型 A1型题

【答案】C 【难度系数】★

【解析】骨折的特有体征包括：畸形、异常活动、骨擦音和骨擦感。A、B、D、E均为骨折特有体征。局部肿胀为非特异性体征，只要出现损伤，一般局部都会出现，故选C。

【破题思路】骨折和关节脱位的共同表现为畸形。

题型 A2型题

【答案】E 【难度系数】★

【解析】骨折的特有体征：畸形、异常活动、骨擦音或骨擦感，故选E。

三、影像学检查

题型 A1型题

【答案】C 【难度系数】★★

【解析】X线检查对骨折的诊断治疗有重要价值，凡疑有骨折者应常规进行X线检查。X线可以显示临床上难以发现的深部骨折、不全骨折、关节内骨折和小的撕脱骨折。即使临床上已表现为明显骨折者也应检查，可以帮助了解骨折的类型和移位情况，但X线检查不能用来了解骨折发生机制，故选C。

四、并发症

题型 A1型题

1.【答案】C 【难度系数】★

【解析】骨折早期并发症包括休克、脂肪栓塞综合征、重要内脏器官损伤、重要周围组织损伤、骨筋膜室综合征，故选C。A、B、D、E属于晚期并发症，故不选。

【破题思路】脂肪栓塞综合征：突发呼吸困难+胸痛+咯血；损伤周围组织：①伸直型肱骨髁上骨折——肱动脉、正中神经、尺神经、桡神经；②肱骨中下1/3骨折——桡神经；③股骨下1/3骨折——腘动脉；④腓骨颈骨折——腓总神经损伤。

2.【答案】D 【难度系数】★

【解析】失血性休克最常见的骨折是骨盆骨折、股骨干骨折，故选D。

3.【答案】B 【难度系数】★

【解析】关节内骨折，关节面遭到破坏，若未能准确复位，骨愈合后可使关节面不平整，长期磨损易引起创伤性关节炎，故选B。缺血性骨坏死多见于股骨颈头下型骨折、腕舟状骨骨折，故不选C。骨化性肌炎多见于关节扭伤、脱位或关节附近骨折，故不选D。骨生成异常多导致骨折不愈合或延迟愈合，骨折不愈合多见于胫骨下1/3处骨折，故不选A。

【破题思路】关节内骨折最常见并发症是创伤性关节炎，避免发生创伤性关节炎的措施是达到解剖复位。

4.【答案】C　　　　　　　　　　　【难度系数】★★

【解析】骨筋膜室综合征是骨折的早期并发症，处理不当常造成缺血性肌挛缩，故选C。损伤性骨化多见于肘关节附近的损伤如肘关节脱位，故不选A。创伤性关节炎多见于胫骨平台骨折，故不选B。急性骨萎缩好发于手、足骨折后，典型症状是疼痛和血管舒缩紊乱，故不选D。缺血性骨坏死主要见于股骨颈骨折，故不选D。

【破题思路】骨折早期最严重并发症是骨筋膜室综合征，晚期最严重的并发症是缺血性肌挛缩。缺血性骨坏死多见于股骨颈头下型骨折。

5.【答案】A　　　　　　　　　　　【难度系数】★

【解析】胫骨平台骨折属于关节内骨折，应行解剖学复位，否则易并发创伤性骨关节炎，故选A。B、C、D、E均不属于关节内骨折，只要达到功能复位标准即可，无需达到解剖复位。

【破题思路】关节内骨折最常见并发症是创伤性关节炎，避免发生创伤性关节炎的措施是达到解剖复位。

6.【答案】B　　　　　　　　　　　【难度系数】★

【解析】骨折早期并发症包括休克、脂肪栓塞综合征、重要内脏器官损伤、重要周围组织损伤、骨筋膜室综合征，其中A、C、D、E属于早期并发症，故不选；晚期并发症包括坠积性肺炎、压疮、下肢深静脉血栓形成、感染、损伤性骨化（又称骨化性肌炎）、创伤性关节炎、关节僵硬、急性骨萎缩、缺血性骨坏死、缺血性肌挛缩，故选B。

【破题思路】①长期卧床骨折并发症——坠积性肺炎、压疮、下肢深静脉血栓形成。②骨折和关节损伤最常见的并发症——关节僵硬。③骨折最严重的晚期并发症——缺血性肌挛缩（爪形手或爪形足）。④急性骨萎缩——骨折晚期并发症，不是早期并发症。

| 题型 | A2型题 |

1.【答案】B　　　　　　　　　　　【难度系数】★★★

【解析】年轻男性，有股骨颈骨折手术病史，3个月来出现髋部疼痛，活动受限，MRI检查提示左侧股骨头异常信号，首先考虑出现缺血性骨坏死，故选B。骨化性肌炎多见于肘关节附近的损伤，故不选A。2年前出现股骨颈骨折，3个月来才逐渐出现髋关节症状，不可能是骨折延迟愈合、骨折畸形愈合及骨折不愈合，故不选C、D、E。

2.【答案】D　　　　　　　　　　　【难度系数】★★

【解析】管型石膏外固定后，如有持续性剧烈疼痛，患指麻木、颜色发紫、皮温下降，则为石膏外固定过紧引起的肢端受压，应立即将石膏拆除，否则可导致肢体缺血坏疽，故选D，本题易误选B。若患者是闭合性骨折，内部血肿压力过高，则应手术切开减压。

【破题思路】骨筋膜室综合征是骨折早期最严重的并发症。好发部位：前臂掌侧和小腿。临床表现：剧烈疼痛，进行性加重。治疗：切开减压或拆除外固定（闭合性骨折切开减压，石膏外固定时拆除石膏）。

3.【答案】A　　　　　　　　　　　【难度系数】★★

【解析】脂肪栓塞综合征的病因：骨髓腔内压力过大、应激；诱因：股骨干骨折；栓塞部位：肺；临床表现：突发呼吸困难。患者的表现符合脂肪栓塞综合征的特点，故选A。

五、骨折愈合的分期及临床愈合标准

| 题型 | A1型题 |

【答案】E　　　　　　　　　　　【难度系数】★★

【解析】临床愈合是骨折愈合的重要阶段。其标准为：①局部无压痛及纵向叩击痛；②局部无异常活动；③X线平片显示骨折处有连续性骨痂，骨折线模糊。A、B、C、D是正确的，故不选。拆除外固定后上肢平举0.5kg重物达1分钟不属于上肢骨折临床愈合标准，故选E。

| 题型 | A2 型题 |

【答案】E 　　　　　　　　　　　【难度系数】★★

【解析】功能复位的标准是：①旋转移位、分离移位：必须完全矫正（故不选A、D）。②缩短移位：在成人下肢骨折缩短不超过1 cm（故不选B）；儿童无骨骺损伤者下肢短缩不超过2 cm。③长骨干横形骨折：骨折端对位至少达1/3，干骺端骨折至少应对位3/4。④成角移位：下肢骨折向前或向后成角，与关节活动方向一致的，愈合期可自行矫正；关节活动方向不一致，必须完全复位（故选E）。

六、影响骨折愈合的因素（助理不考）

| 题型 | A1 型题 |

【答案】D 　　　　　　　　　　　【难度系数】★

【解析】骨折部位的血液供应是影响骨折愈合的重要因素，故选D。

| 题型 | A2 型题 |

【答案】A 　　　　　　　　　　　【难度系数】★★

【解析】骨折不愈合的常见原因有4种：骨折断端间嵌夹较多软组织、开放性骨折清创时去除的骨片较多而造成骨缺损、多次手术对骨的血液供应破坏较大、内固定失败，故选A。

七、治疗原则

| 题型 | A1 型题 |

【答案】C 　　　　　　　　　　　【难度系数】★

【解析】复位是将移位的骨折端恢复正常或近乎正常的解剖关系，重建骨的支架作用。复位是治疗骨折的首要步骤，也是骨折固定和康复训练的基础。早期正确的复位是骨折愈合过程顺利进行的必要条件。故选C。

八、急救处理

| 题型 | A1 型题 |

1.【答案】D 　　　　　　　　　　【难度系数】★

【解析】外伤急救基本原则：复苏、通气、止血、包扎、固定、搬运。内脏脱出复位属于治疗原则，不是急救原则，故选D。其他几个选项是正确的，故不选。

2.【答案】E 　　　　　　　　　　【难度系数】★

【解析】骨折急救的目的是用最为简单而有效的方法抢救生命、保护病肢、迅速转运，以便尽快妥善处理，骨折急救措施包括：抢救休克、包扎伤口、妥善固定和迅速转运，排除A、B、C、D，故选E。

| 题型 | A2 型题 |

【答案】E 　　　　　　　　　　　【难度系数】★

【解析】手外伤现场急救处理原则包括止血、创面包扎、局部固定和迅速转运。局部加压包扎是手外伤最简单而行之有效的止血方法，故选E。

【破题思路】局部加压包扎——最常用、简单有效，6~8小时内行一期缝合，＞6~8小时行二期缝合；超过12小时以上，做二期修复，但是血管必须做一期修复。

| 题型 | A3/A4 型题 |

1.【答案】B 　　　　　　　　　　【难度系数】★

【解析】患者桡动脉搏动消失，应考虑合并上肢大动脉损伤，患者右肘窝伤口已加压包扎，敷料鲜血渗透，提示包扎止血效果不好，存在活动性出血。因此患者送入医院，进行处理时首先应用止血带绕扎上臂止血。故选B。禁用细绳索或电线等充当止血带，故不选C。

2.【答案】E 　　　　　　　　　　【难度系数】★

【解析】止血带总的止血时间不应超过4小时，故选E。

九、开放性骨折的处理

题型　A1 型题

1.【答案】B　　　　　　　　　　　　　　【难度系数】★★

【解析】闭合性骨折是指骨折处皮肤及筋膜或骨膜完整，而开放性骨折是指骨折处皮肤及筋膜或骨膜破裂，骨折端与外界相通。开放性骨折，特别是污染较重、软组织损伤较重者，易发生骨与软组织感染，故选B。

【破题思路】开放性骨折的处理原则是及时正确地处理创口，尽可能地防止感染，力争将开放性骨折转化为闭合性骨折。综合记忆：开放性伤口及开放性气胸的处理原则。

2.【答案】D　　　　　　　　　　　　　　【难度系数】★★

【解析】开放性骨折的处理：①清洗：无菌敷料覆盖创口，用无菌刷及肥皂液刷洗病肢2~3次，再用生理盐水冲洗。常规消毒铺巾后行清创术，故不选A。②切除创缘皮肤1~2 mm，皮肤挫伤者，应切除失去活力的皮肤。从浅至深，清除异物，切除污染和失去活力的皮下组织、筋膜、肌肉。清除污染部分后保留肌腱、神经和血管并给以修复。故不选B、E。游离的小骨片应去除，与软组织相连的应保留，较大的游离骨折片消毒后保留，污染的游离小骨片更应去除，故选D。③骨外膜应尽量保留，可以促进骨愈合。若已污染，可仔细将其表面切除，故不选C。

题型　A2 型题

【答案】A　　　　　　　　　　　　　　【难度系数】★★

【解析】砸伤2小时，尚未感染，无需引流，故选A。

题型　A3/A4 型题

1.【答案】A　　　　　　　　　　　　　　【难度系数】★★

【解析】车祸2小时后来院，一般情况尚好，右小腿中上段皮裂伤14 cm，软组织挫伤较重，胫骨骨折端有外露，出血不多，故应先进行局部包扎及外固定，故选A，不选C、D、E；出血不多，故不选B。

2.【答案】A　　　　　　　　　　　　　　【难度系数】★★

【解析】软组织损伤严重的开放性胫腓骨干双骨折，在进行彻底的清创术后，由于软组织挫伤严重且伤口长达14cm，宜选用外固定支架固定，故选A。

第二节　上肢骨折

一、锁骨骨折

题型　A2 型题

【答案】A　　　　　　　　　　　　　　【难度系数】★★

【解析】锁骨骨折：患者常用健手托住肘部，头部向病侧偏斜，故选A。肩关节脱位：方肩畸形，肩胛盂处有空虚感，弹性固定；Dugas征阳性，故不选E。肘关节脱位：肘后突畸形；肘后三角关系发生改变，故不选D。桡骨头半脱位：有被动向上牵拉受伤的病史，肘部疼痛，活动受限。X线平片常不能发现桡骨头半脱位，故不选C。

二、肱骨近端骨折

题型　A2 型题

1.【答案】E　　　　　　　　　　　　　　【难度系数】★★

【解析】高龄男性患者，左肱骨外科颈粉碎性骨折，既往高血压病史20年，冠心病、心衰病史10年，不适合手术，故不选A、B、D。由于是粉碎性骨折，骨牵引也不适合，故不选C。目前首选治疗方法为三角巾悬吊，任其自然愈合，故选E。

【破题思路】遇到外科试题，若患者年龄偏大、身体偏差、手术风险高时，一般选非手术治疗。

2.【答案】A　　　　　　　　　　　　　　【难度系数】★

【解析】对于无移位的肱骨近端骨折，包括大结节骨折、肱骨外科颈骨折，可用上肢三角巾悬吊3~4周，故选 A。

三、肱骨干骨折

题型　A2 型题

1.【答案】D　　　　　　　　　　　　【难度系数】★★★

【解析】中年男性，既往体健，肱骨干骨折行手法复位，夹板外固定治疗，8个月后复查X线片示骨折线存在，断端有 0.3 cm 间隙，断端骨髓腔已封闭硬化，应诊断为骨折不愈合。骨折不愈合不可能再通过延长治疗时间而达到愈合，而需切除硬化骨，打通骨髓腔，修复骨缺损，一般需行植骨和内固定，必要时加用石膏绷带外固定予以治疗，故选D。

【破题思路】骨折后 3~6 个月为原始骨痂形成期，骨折达到临床愈合，骨折线隐约可见。若断端有间隙，断端骨髓腔封闭硬化时，考虑骨折不愈合。

2.【答案】C　　　　　　　　　　　　【难度系数】★

【解析】桡神经损伤——垂腕，故选C；尺神经损伤——爪形手，故不选D；正中神经损伤——猿手，故不选E。

四、肱骨髁上骨折

题型　A1 型题

【答案】B　　　　　　　　　　　　【难度系数】★★★

【解析】肱动脉损伤、尺神经损伤均为早期并发症，故不选A、D。肱骨髁上骨折发生骨折不愈合情况少见，故不选E。儿童期肱骨下端有骨骺，若肱骨髁上骨折的骨折线穿过骺板，可影响骨骺发育，造成肘内翻或外翻畸形，此为骨折的晚期并发症，故选B。

题型　A3/A4 型题

1.【答案】D　　　　　　　　　　　　【难度系数】★

【解析】患儿右肘部摔伤，右肘肿胀，功能受限，异常活动，肘后三角正常，排除肘关节脱位，应诊断为右肱骨髁上骨折。患者手部青紫、皮温低，提示有肱动脉受损。患儿拇指对掌功能障碍，提示有正中神经受损。为明确肱骨髁上骨折，应首选X线片检查，故选D。

2.【答案】E　　　　　　　　　　　　【难度系数】★★

【解析】患儿诊断为肱骨髁上骨折合并肱动脉、正中神经损伤，符合手术适应证，应首选手术治疗，故选E。

3.【答案】C　　　　　　　　　　　　【难度系数】★★★★

【解析】儿童期肱骨下端有骨骺，若肱骨髁上骨折的骨折线穿过骨骺板，可影响骨骺发育，造成肘内翻或肘外翻畸形，为骨折的晚期并发症，故选C。骨关节炎多见老年人，以髋关节、膝关节等大关节疼痛为主要表现，故不选B。肱骨髁上骨折不会发生骨折不愈合，故不选A。肘关节强直常见于患肢长时间固定者，适时拆除外固定，不会造成关节僵直，故不选D。异位骨化是指在软组织内出现成骨细胞，并形成骨组织，多发生在大关节周围，例如髋关节、肘关节等，属于少见并发症，故不选E。

【破题思路】儿童期肱骨下端骨折可造成肘内翻或外翻畸形，此为骨折的晚期并发症。第9版《外科学》未有明确说明肘内翻还是肘外翻畸形多见，请参阅第7版《黄家驷外科学》。

五、前臂双骨折（助理不考）

题型　A1 型题

【答案】A　　　　　　　　　　　　【难度系数】★★★

【解析】孟氏（Monteggia）骨折的X线表现是尺骨干上 1/3 骨折合并桡骨头脱位，故选A。

【破题思路】前臂双骨折有两种特殊情况，一个是孟氏骨折，另一个是盖氏骨折。

孟氏（Monteggia）骨折	尺骨上 1/3 骨干骨折可合并桡骨头脱位
盖氏（Galeazzi）骨折	桡骨干下 1/3 骨折合并尺骨小头脱位

六、桡骨远端骨折

题型　A1 型题

1.【答案】A　　　　　　　　　　　　　　　　【难度系数】★

【解析】尺神经损伤的典型表现：爪形手畸形、手指内收外展障碍、夹纸试验阳性、Froment征，故不选D。桡神经损伤的典型表现：垂腕畸形及手背桡侧（虎口区）感觉异常，故不选C。正中神经损伤典型表现："猿手"畸形，故不选B。Colles骨折典型表现：正面呈"枪刺"样畸形，侧面呈"银叉"样畸形，故选A。Smith骨折又称反Colles骨折，移位与Colles骨折相反。

2.【答案】D　　　　　　　　　　　　　　　　【难度系数】★

【解析】桡骨下端骨折以手法复位外固定治疗为主，部分需要手术治疗，故选D。

题型　A2 型题

1.【答案】E　　　　　　　　　　　　　　　　【难度系数】★★

【解析】患者腕部外伤，桡骨下端骨皮质不连续，应诊断为桡骨远端骨折。对于无移位的桡骨远端骨折，治疗首选手法复位外固定，故选E。切开复位内固定仅用于严重粉碎性骨折、移位明显者。

2.【答案】B　　　　　　　　　　　　　　　　【难度系数】★

【解析】①伸直型骨折（Colles骨折）：多为手掌着地时受伤引起，侧面看呈"银叉"样畸形，正面看呈"枪刺样"畸形，故选B。②屈曲型骨折（Smith骨折）：常为手背着地受伤引起。X线示近折端向背侧移位，远折端向掌侧、桡侧移位，故不选E。③尺骨上1/3骨干骨折可合并桡骨小头脱位，称为孟氏（Monteggia）骨折，故不选D。④桡骨干下1/3骨折合并尺骨小头脱位，称为盖氏（Galeazzi）骨折，故不选A。⑤Chance骨折：脊柱水平状撕裂，故不选C。

【破题思路】桡骨远端关节面骨折伴腕关节脱位（Barton骨折）的临床表现与Colles骨折相似——"银叉"样畸形。

第三节　下肢骨折

一、股骨颈骨折

题型　A1 型题

【答案】B　　　　　　　　　　　　　　　　【难度系数】★★

【解析】股骨干骨折多由巨大暴力导致，容易引起失血性休克，故不选A。股骨颈骨折尤其是头下型骨折容易导致血供中断，出现缺血性骨坏死，故选B。肱骨干骨折，尤其是肱骨干下1/3骨折，容易损伤桡神经，引起垂腕畸形，故不选C。桡骨远端骨折不易损伤血管、神经，不易出现缺血性骨坏死，故不选D。肱骨髁上骨折，尤其是伸直型骨折，容易引起肱动脉损伤及神经损伤，可引起前臂骨筋膜室综合征，故不选E。

【破题思路】缺血性骨坏死多见于股骨颈头下型骨折。骨折最严重的早期并发症是骨筋膜室综合征，最严重的晚期并发症是缺血性肌挛缩。

题型　A2 型题

【答案】D　　　　　　　　　　　　　　　　【难度系数】★

【解析】Pauwels角大于50°，为内收型骨折。Pauwels角小于30°，为外展型骨折，故选D，不选A。B、C、E是按移位程度进行分类的，故不选。

题型　A3/A4 型题

1.【答案】D　　　　　　　　　　　　　　　　【难度系数】★

【解析】年龄过大，全身情况差，合并有严重心、肺、肾、肝等功能障碍不能耐受手术者，要给予皮牵引或胫骨结节牵引，故选D。

2.【答案】B　　　　　　　　　　　　　　　　【难度系数】★★

【解析】旋股内侧动脉损伤是导致股骨头缺血坏死的主要原因，故选B。

3.【答案】A　　　　　　　　　　　　　　　　【难度系数】★★

【解析】对全身情况尚好，预期寿命比较长的 Garden Ⅲ、Ⅳ 型股骨颈骨折的老年病人，选择全髋关节置换术，故选 A。手法复位失败，或固定不可靠，或青壮年的陈旧骨折不愈合，宜采用切开复位内固定术，故不选 C、D、E。年龄过大，全身情况差，合并有严重心、肺、肾、肝等功能障碍不能耐受手术者，要给予皮牵引或胫骨结节牵引，故不选 B。

二、股骨转子间骨折

（尚未出题）

三、股骨干骨折（助理不考）

题型　A1 型题

1.【答案】C　　　　　　　　　　　　【难度系数】★★

【解析】股骨干下 1/3 骨折时，远折端由于腓肠肌的牵拉及肢体重力的作用而向后方移位，近折端由于股前、外、内的肌肉牵拉的合力而向前上移位，故选 C。

2.【答案】E　　　　　　　　　　　　【难度系数】★

【解析】股骨干下 1/3 段骨折，由于远折端向后移位，有可能损伤腘动脉、腘静脉、胫神经、腓总神经，应同时仔细检查远端肢体的血液循环及感觉、运动功能，故选 E。

题型　A2 型题

【答案】C　　　　　　　　　　　　【难度系数】★★

【解析】左大腿中段肿胀、异常活动，X 线片示左股骨中段骨不连续，考虑股骨干骨折。儿童股骨干骨折多采用手法复位、小夹板固定方法治疗。3 岁以下则采用垂直悬吊皮肤牵引。故选 C，不选 D、E。手术指征：①非手术疗法失败；②同一肢体或其他部位有多处骨折；③合并神经血管损伤；④老年人骨折，不宜长期卧床者；⑤陈旧性骨折不愈合或有功能障碍的畸形愈合；⑥无污染或污染很轻的开放性骨折。目前不具有手术指征，故不选 A、B。

题型　A3/A4 型题

1.【答案】D　　　　　　　　　　　　【难度系数】★

【解析】患者有外伤史，有畸形、异常活动，可诊断为骨折，首选 X 线检查，故选 D。

2.【答案】C　　　　　　　　　　　　【难度系数】★

【解析】骨折急救的目的是用最为简单而有效的方法抢救生命、保护病肢、迅速转运，以便尽快妥善处理。固定是骨折急救的重要措施，故选 C。

3.【答案】D　　　　　　　　　　　　【难度系数】★★

【解析】切开复位的指征：①骨折端之间有肌肉或肌腱等软组织嵌入；②关节内骨折；③骨折并发主要血管、神经损伤；④多处骨折；⑤四肢斜形、螺旋形、粉碎性骨折及脊柱骨折合并脊髓损伤者。该患者符合切开复位的指征，故选 D。

四、胫骨平台骨折

（尚未出题）

五、胫腓骨骨折

题型　A1 型题

【答案】B　　　　　　　　　　　　【难度系数】★★

【解析】胫骨的营养血管从胫骨干上、中 1/3 交界处进入骨内，中、下 1/3 的骨折使营养动脉损伤，供应 1/3 段胫骨的血液循环显著减少；同时下 1/3 段胫骨几乎无肌附着，由胫骨远端获得的血液循环很少，因此下 1/3 段骨折愈合较慢，容易发生延迟愈合或不愈合，故选 B。内固定强度不足常导致再次骨折，故不选 A。胫骨骨折完全愈合的时间一般为 10~12 周，故不选 C。目前药物治疗、功能锻炼均不能促进骨折愈合，故不选 D、E。

【破题思路】影响骨折愈合因素中最重要的是血供，影响切口感染最重要的局部因素是感染。

| 题型 | A2 型题 |

【答案】C　　　　　　　　　　　　【难度系数】★★

【解析】胫骨上 1/3 骨折易导致下肢缺血坏死，胫骨中 1/3 骨折易并发骨筋膜室综合征，故不选 A。脂肪栓塞是由于骨髓腔内压力过大或应激作用下突发呼吸困难、胸痛、咯血，故不选 B。胫骨下 1/3 骨折易并发骨折延迟愈合，故选 C。损伤性骨化又称骨化性肌炎，为关节附近的骨折，如肘关节，故不选 E。

【破题思路】胫骨上 1/3 ——小腿下段严重缺血或坏死（胫后动脉损伤）；胫骨中 1/3 ——骨筋膜室综合征；胫骨下 1/3 ——骨质延迟愈合或不愈合。

| 题型 | A3/A4 型题 |

1.【答案】C　　　　　　　　　　　【难度系数】★★

【解析】男性青年，坠落伤后 6 小时，左小腿中段畸形，考虑为左胫腓骨骨折，中段骨折易并发骨筋膜室综合征，应诊断为左胫腓骨骨折合并骨筋膜室综合征，宜立即行骨筋膜室切开减压，避免远端肢体缺血坏死，故选 C。

2.【答案】D　　　　　　　　　　　【难度系数】★★

【解析】骨筋膜室综合征是骨筋膜室内压力增高，压迫远端肢体血管（先压迫静脉，后压迫动脉）所致，故选 D。胫腓骨骨折不稳定可导致骨折不易愈合或畸形愈合。小腿部广泛软组织损伤常导致局部严重感染。

3.【答案】A　　　　　　　　　　　【难度系数】★★

【解析】骨筋膜室综合征，需紧急手术切开减压，预后状况最主要取决于手术减压的早晚，故选 A。

第四节　脊柱、脊髓损伤和骨盆骨折

一、脊柱骨折

| 题型 | A1 型题 |

【答案】D　　　　　　　　　　　　【难度系数】★★

【解析】Chance 骨折指屈曲-牵拉型损伤及脊柱移动性骨折，椎体水平状撕裂性损伤，使脊柱过伸而产生的损伤，如高空跌落时背部着地碰到硬物。Chance 骨折属于不稳定性骨折。故选 D。

| 题型 | A2 型题 |

【答案】D　　　　　　　　　　　　【难度系数】★★

【解析】结合患者病史、临床表现及检查，该患者最可能的诊断为颈椎爆裂性骨折伴脊髓损伤，考虑到患者椎管内有骨块进入损伤脊髓，已有神经症状，应选择手术治疗（D 对）。药物治疗（A 错）不是骨折的主要治疗措施，可作为辅助及对症支持治疗。石膏固定（B 错）用于脊柱后凸成角＜30%的压缩骨折、屈曲分离性骨折和单纯椎弓峡部骨折。平卧硬板床（C 错）及早期背伸锻炼均为轻度压缩骨折患者非手术治疗措施。牵引治疗（E 错）用于颈椎骨折的治疗。

| 题型 | A3/A4 型题 |

1.【答案】E　　　　　　　　　　　【难度系数】★★

【解析】患者从高处坠落摔伤，腰部疼痛，活动受限，不能站立行走，应考虑脊柱骨折合并脊髓损伤。神经损伤常表现为感觉和运动功能障碍，因此检查双下肢感觉、运动功能是否正常，有助于明确有无神经损伤，故选 E。直腿抬高试验常用于诊断腰椎间盘突出症，故不选 C。椎旁肌按压、逐个棘突按压主要用于检查脊柱有无压痛、有无骨折，故不选 A、B。腰部过伸、过屈试验主要用于检查脊柱活动度有无受限，故不选 D。

2.【答案】E　　　　　　　　　　　【难度系数】★

【解析】X 线——骨折首选确诊方法，故选 E。CT——了解骨折块突入椎管的情况或多个骨折块移位情况，故不选 D。MRI——了解脊髓受压及神经损伤的情况，故不选 B。ECT 主要用于肿瘤的检查，故不选 C。

二、脊髓损伤

题型 **A1 型题**

【答案】A　　　　　　　　　　　【难度系数】★

【解析】MRI——了解脊髓受压及神经损伤的情况，故选 A。X 线——骨折首选确诊方法，故不选 C。CT——了解骨折块突入椎管的情况或多个骨折块移位情况，故不选 D。ECT 主要用于肿瘤的检查，故不选 B。

题型 **A2 型题**

1.【答案】B　　　　　　　　　　【难度系数】★★★

【解析】本题考查脊髓损伤平面，可以根据脊神经分布的节段性来大致推断。感觉平面判断的标准：T_2 为胸骨柄上缘，T_4 为两侧乳头连线，T_6 为剑突下，T_8 为季肋部肋缘下，T_{10} 平脐，T_{12} 为耻骨联合上 2~3 cm。本例感觉障碍平面平双侧肋缘水平，应定位 T_8，故选 B。

【破题思路】此知识点可结合技能考试中胸部体表标志和神经反射中枢的部位一起来记忆。T_2 为胸骨柄上缘，平第 2 肋间；T_4 为两侧乳头连线，平第 4 肋间；T_8 为季肋部肋缘下，相当于上腹壁反射中枢；T_{10} 平脐，相当于中腹壁反射中枢；T_{12} 为耻骨联合上 2~3 cm，相当于下腹壁反射中枢。

2.【答案】C　　　　　　　　　　【难度系数】★★

【解析】青年患者，高处坠落受伤，伤后四肢麻木无力，说明合并脊髓损伤，可首先排除 E。上肢主要由臂丛神经支配，下肢主要由腰骶丛神经支配。臂丛神经损伤常表现为上肢软瘫，下肢活动正常，故不选 D。上颈椎损伤为四肢硬瘫，下颈椎损伤为上肢软瘫、下肢硬瘫。胸髓损伤常表现为上肢正常，下肢硬瘫，故不选 A。腰髓损伤常表现为上肢正常，下肢软瘫，故不选 B。患者四肢麻木无力，说明上下肢均瘫痪，应诊断为颈椎骨折脱位伴脊髓损伤，故选 C。

三、骨盆骨折

题型 **A1 型题**

1.【答案】C　　　　　　　　　　【难度系数】★★★

【解析】尿道球部损伤多见于骑跨伤，故不选 A。输尿管为一细长而由肌肉黏膜构成的管形器官，位于腹膜后间隙，周围的保护良好并有相当的活动范围，损伤少见，且多为医源性损伤，故不选 B。骨盆骨折多导致后尿道损伤，尤其尿道膜部损伤，故选 C。骨盆骨折也可以引起膀胱损伤，但后尿道位置固定，后尿道损伤机会较多，故不选 D。单独的精囊损伤极为罕见，大多是骨盆损伤的一部分，并常伴有膀胱、后尿道或直肠的损伤，故不选 E。

2.【答案】C　　　　　　　　　　【难度系数】★★

【解析】尿道损伤多发生在两个位置：前尿道损伤多发生在球部，多因骑跨伤所致；后尿道损伤多发生在尿道膜部，多并发骨盆骨折。故选 C。

3.【答案】C　　　　　　　　　　【难度系数】★

【解析】骨盆骨折可发现下列体征：①骨盆分离试验与挤压试验阳性；②肢体长度不对称；③会阴部瘀斑。故不选 B、D、E。耻骨支骨折移位容易引起尿道损伤、会阴部撕裂，可造成直肠损伤或阴道壁撕裂，尿道损伤可有血尿，故不选 A。骨盆骨折可引起腰骶神经、马尾神经和坐骨神经损伤，但多为骨盆后部的骶骨、尾骨、骶髂关节及骨盆后环骨折所引起，故选 C。

题型 **A2 型题**

1.【答案】D　　　　　　　　　　【难度系数】★★★

【解析】中年男性，高空坠落史。根据血压低、心率快、伤后未排尿及骨盆分离试验和挤压试验阳性，考虑骨盆骨折合并失血性休克，急救时应立即建立静脉通路，补液抗休克，故选 D。A、B、C、E 这几个选项均不是目前首要的处理原则。

【破题思路】遇到急救试题，一定把救治生命放在第一位。需要紧急处理的情况：窒息、休克、心搏及呼吸骤停、大出血等。

2.【答案】E　　　　　　　　　　【难度系数】★★

【解析】患者中年男性，下腹部外伤史 2 小时，BP 140/70 mmHg，心肺未查及明显异常，下腹膨隆，有压痛、无肌紧张（排除直肠破裂），移动性浊音阴性，耻骨联合处压痛，骨盆分离试验和挤压试验阳性（骨盆骨折特有体征），予导尿，导尿管插入后仍未引出尿液，导尿管尖端见血迹（提示可能尿道断裂）。综合患者外伤史、症状、体征，最可能的原因是骨盆骨折合并尿道断裂，故选E。

3.【答案】B 【难度系数】★
【解析】会阴部瘀斑，骨盆分离试验和挤压试验阳性，可诊断为骨盆骨折，X线检查可显示骨折类型及骨折块移位情况，但骶髂关节情况以CT检查更为清晰，故选B。肌电图主要是研究神经和肌肉细胞电活动的，故不选A。血管造影诊断血管本身的病变，具有特殊意义，故不选D。ECT主要用于肿瘤的检查，故不选E。
【破题思路】骨盆分离试验和挤压试验阳性——骨盆骨折特有的体征，会阴部瘀斑——坐骨耻骨骨折特有的体征。

第五节　关节脱位与损伤

一、肩关节脱位

题型　A1型题

1.【答案】D 【难度系数】★
【解析】肩关节脱位采取足蹬法（Hippocrates法）复位，三角巾固定3周左右，故选D。一般不需要进行石膏、夹板外固定，也不需要持续牵引。关节脱位治疗的三个基本原则是复位、固定、康复治疗，功能锻炼是三角巾固定后才能进行的。

2.【答案】A 【难度系数】★
【解析】Dugas征阳性指患肢肘部贴近胸壁，患手不能触及对侧肩，反之，患手已放到对侧肩，则患肘不能贴近胸壁。Dugas征阳性提示肩关节脱位，故选A。
【破题思路】肩关节脱位和锁骨骨折的区别——锁骨骨折：患肩下沉，病人常用健侧手托住肘部，同时头部向患侧倾斜；胸骨柄至肩峰连线中点上移、隆起。肩关节脱位：健侧手托住患肢前臂，头倾向患肩；Dugas（杜加）征阳性；方肩畸形。

题型　A2型题

1.【答案】A 【难度系数】★★
【解析】Dugas征：患肢肘部贴近胸壁，患手不能触及对侧肩；若患手已放到对侧肩，则患肘不能贴近胸壁，阳性提示肩关节脱位，故选A。Froment征：示指用力与拇指对指时，呈现示指近侧指间关节明显屈曲、远侧指间关节过伸及拇指掌指关节过伸、指间关节屈曲，使两者不能捏成一个圆形的"O"形，阳性提示尺神经损伤，故不选B。Thomas征又称髋关节屈曲挛缩试验，多见于髋关节结核，故不选C。Mills征又称为伸肌腱牵拉试验，阳性提示肱骨外上髁炎，故不选D。Finkelstein试验又称握拳尺偏试验，阳性提示桡骨茎突狭窄性腱鞘炎，故不选E。
【破题思路】Dugas征阳性提示肩关节脱位；Froment征阳性提示尺神经损伤；Thomas征阳性提示髋关节结核；Mills征阳性提示肱骨外上髁炎；Finkelstein征阳性提示桡骨茎突狭窄性腱鞘炎。

2.【答案】E 【难度系数】★
【解析】肩胛盂处有空虚感，Dugas征阳性，可诊断为肩关节脱位，手法复位一般采用局部浸润麻醉，用Hippocrates法复位，故选E。
【破题思路】肩关节脱位特异体征：①弹性固定；②Dugas征阳性（搭肩试验）；③方肩畸形；④关节窝空虚。

3.【答案】B 【难度系数】★★
【解析】摔倒后左肩受伤，X线检查示盂肱关节失去正常对应关系，未见骨折征象，即应考虑有肩关节脱位的可能。肩关节脱位患肩呈方肩畸形，肩胛盂处有空虚感，上肢有弹性固定，Dugas征阳性，C、D、E是肩关节脱位的表现，故不选。Mills征阳性是肱骨外上髁炎的表现，故不选A。肩关节脱位治疗：手法复位一般采用局部浸润麻醉，用Hippocrates法复位，复位成功，再做Dugas征检查，应由阳性转为阴性，故选B。
【破题思路】①肩关节脱位最为常见，前脱位多见，次常见的关节脱位——肘关节脱位。②肘关节脱位、髋关节脱位——后脱位多见。

| 题型 | B1 型题 |

(1~2题共用解析)
1.【答案】D   2.【答案】B   【难度系数】★★
【解析】肩关节前脱位的治疗首选 Hippocrates 法复位，髋关节后脱位的治疗首选 Allis 法复位。膝关节脱位、肘关节脱位、腕关节脱位的治疗原则考试大纲不要求掌握。故第 1 题选 D，第 2 题选 B。

二、桡骨头半脱位

| 题型 | A1 型题 |

【答案】A   【难度系数】★
【解析】桡骨头半脱位的治疗：手法复位，不必任何麻醉；复位后不必固定，但不可再暴力牵拉。故选 A。
【破题思路】①桡骨头半脱位有腕、手被向上牵拉旋转史，三个不必：不必拍 X 线；不必麻醉；不必固定。②确诊桡骨头半脱位主要依据上肢牵拉史而不是 X 线片。桡骨头半脱位是唯一 X 线片阴性的关节脱位。

| 题型 | A2 型题 |

1.【答案】A   【难度系数】★
【解析】桡骨头半脱位好发于 5 岁以下的儿童，诊断的主要依据是儿童的腕、手有被向上的牵拉史，右前臂处于半屈、旋前位，本例应诊断为右侧桡骨头半脱位，故选 A。右肩、肘关节未见明显畸形基本排除了肩关节脱位和肘关节脱位，故不选 C、D。尺骨骨折和肱骨髁上骨折多为较大暴力损伤，小儿被家长牵拉手臂一般不至于发生骨折，故不选 B、E。

2.【答案】A   【难度系数】★
【解析】桡骨头半脱位好发于 5 岁以下的儿童，诊断的主要依据是儿童的腕、手有被向上的牵拉史，本例应诊断为桡骨头半脱位。复位、固定和功能锻炼是治疗的基本原则，复位是治疗的首要原则。复位方法用手法旋转法，故选 A。复位前不必麻醉，复位后不必固定，故不选 D、E。
【破题思路】记忆技巧：5 岁小儿被牵拉，旋转复位不麻醉。

3.【答案】D   【难度系数】★
【解析】桡骨头半脱位多发生于 5 岁以下的儿童。该患儿有被动向上牵拉受伤的病史，肘部疼痛，活动受限，应诊断为桡骨头半脱位，故选 D。肱骨外上髁炎主要是肘外侧出现疼痛，故不选 A。肘关节脱位有肘后突畸形，肘后三角关系发生改变，故不选 B。肩关节脱位表现为方肩畸形，肩胛盂处有空虚感，弹性固定，Dugas 征阳性，故不选 C。
【破题思路】桡骨头半脱位三个不必：①不拍 X 线；②不必麻醉；③不必固定。

4.【答案】A   【难度系数】★
【解析】桡骨头半脱位多发生于 5 岁以下的儿童。该患儿有被动向上牵拉受伤的病史，肘部压痛，右前臂处于半屈旋前位，X 线平片常不能发现桡骨头脱位，应诊断为桡骨头半脱位，故选 A。肘关节脱位有肘后突畸形，肘后三角关系发生改变，故不选 C。桡神经损伤可引起垂腕，故不选 B。正中神经损伤可引起猿手，故不选 D。尺神经损伤可引起爪形手，故不选 E。
【破题思路】确诊桡骨头半脱位主要依据上肢牵拉史而不是 X 线片。桡骨头半脱位是唯一 X 线片阴性的关节脱位。

三、髋关节脱位

| 题型 | A1 型题 |

1.【答案】B   【难度系数】★
【解析】髋关节后脱位患肢短缩，髋关节呈屈曲、内收、内旋畸形，故选 B。
【破题思路】髋关节前脱位——屈曲、外展、外旋畸形。髋关节后脱位——屈曲、内收、内旋畸形。股骨颈骨折——屈曲、内收、外旋畸形。
记忆技巧：前外外，后内内，折内外。

458

2.【答案】B　　　　　　　　　　　　　　【难度系数】★
【解析】髋关节后脱位患肢缩短，患髋呈屈曲、内收、内旋畸形，可在臀部摸到脱出的股骨头，故不选A、C、D、E。大转子上移引起了患者缩短畸形，故选B。

3.【答案】C　　　　　　　　　　　　　　【难度系数】★
【解析】髋关节后脱位有明显外伤史，通常暴力很大；患肢短缩，髋关节呈屈曲、内收、内旋畸形，故选C。髋关节前脱位少见，有强大暴力所致外伤史。患肢呈外展、外旋和屈曲畸形，故不选E。髋关节中心脱位多为交通事故，或自高空坠落所致；髋部肿胀、疼痛、活动障碍；大腿上段外侧方往往有大血肿；肢体短缩情况取决于股骨头内陷的程度，故不选A。

题型	A2型题

1.【答案】A　　　　　　　　　　　　　　【难度系数】★
【解析】髋关节后脱位：患肢短缩，髋关节呈屈曲、内收、内旋畸形，故选A。髋关节前脱位：患肢呈外展、外旋和屈曲畸形，故不选D。髋关节中心脱位：髋部肿胀、疼痛、活动障碍，大腿上段外侧方往往有大血肿，故不选B。股骨颈骨折：患肢呈屈曲、内收、外旋畸形，外旋的角度45°~60°，故不选E。股骨转子间骨折：下肢外旋畸形明显，可达90°，有轴向叩击痛，测量可发现下肢短缩，故不选C。

2.【答案】B　　　　　　　　　　　　　　【难度系数】★★★
【解析】老年女性，急刹车外伤后出现右髋关节活动受限，屈曲、内收、内旋畸形，右髋关节屈伸活动障碍的表现，应考虑髋关节脱位，后脱位可能性大，故选B。股神经损伤表现为髂腰肌及股四头肌瘫痪，不能屈膝及伸膝，股前侧、内侧及小腿内侧感觉丧失，故不选A。闭孔神经损伤引起内收肌瘫痪，大腿不能内收，外旋无力，两下肢交叉困难，故不选D。髋关节脱位合并坐骨神经损伤，主要表现为腓总神经损伤表现，出现足下垂、趾背伸无力和足背外侧感觉障碍，故不选E。

四、膝关节韧带损伤

（尚未出题）

第六节　手外伤及断肢（指）再植

一、手外伤

题型	A1型题

【答案】E　　　　　　　　　　　　　　【难度系数】★★
【解析】手外伤现场急救处理原则包括止血、创面包扎、局部固定和迅速转运。手外伤治疗的最终目的是恢复手的运动功能，故选E。

题型	A2型题

【答案】C　　　　　　　　　　　　　　【难度系数】★★
【解析】清创应从浅到深，按顺序不迟于伤后12小时，需要止血带，骨折必须复位，肌腱必须一期复位，神经尽量一期修复，故排除A、B、D、E，选C。

二、断肢（指）再植

题型	A2型题

1.【答案】E　　　　　　　　　　　　　　【难度系数】★
【解析】离断肢（指）应采用干燥冷藏法保存，即将断肢（指）用清洁的无菌敷料包裹，切忌将离断肢（指）浸泡于任何溶液中。到达医院后，检查断肢（指），用无菌敷料包裹，放于无菌盘中，置入冰箱内，故选E。

2.【答案】A　　　　　　　　　　　　　　【难度系数】★
【解析】如受伤地点距医院较近，可将断指用无菌纱布包好，勿做任何处理，连同病人一起迅速送往医院即可。如需远距离运送，则应采用干燥冷藏法保存，即将断指用无菌纱布包好，放入塑料袋中，再放在加盖的容器内,外周加冰块保存。但不能让断指与冰块直接接触,以防冻伤,也不能用任何液体浸泡。故选 A。

【破题思路】断指(肢)保存条件:干燥冷藏(不与任何液体接触)。

第七节　周围神经损伤

一、上肢神经损伤

(一)正中神经损伤

题型　A1 型题

1.【答案】D　　　　　　　　　　　　【难度系数】★★

【解析】尺神经损伤的典型表现:爪形手畸形,手指内收、外展障碍,夹纸试验阳性,Froment 征,故不选 A、C。桡神经损伤的典型表现:垂腕畸形及手背桡侧(虎口区)感觉异常,故不选 E。腕部正中神经损伤时所支配的鱼际肌麻痹表现为拇指对掌功能障碍和手的桡侧半感觉障碍,特别是示、中指远节感觉消失。大鱼际肌萎缩后的类似猿猴的手,简称"猿手畸形",故选 D。

【破题思路】手掌正中三指半,剩尺神经一指半,手背桡尺各一半,正中占去三指半。上肢神经损伤速记:桡神经损伤——垂腕畸形+虎口区感觉异常;尺神经损伤——爪形手+Froment 征阳性+夹纸试验阳性;正中神经损伤——猿手畸形+对掌障碍。

2.【答案】B　　　　　　　　　　　　【难度系数】★

【解析】正中神经损伤的表现:拇指对掌功能障碍,拇、示指捏物功能障碍和手的桡侧半感觉障碍,特别是示、中指远节感觉消失,故选 B。桡神经损伤表现为伸腕、伸拇、伸指、前臂旋后障碍及手背桡侧(虎口区)感觉异常,典型的畸形是垂腕,故不选 A、D。尺神经损伤表现为手指内收、外展障碍和 Froment 征以及手部尺侧半和尺侧一个半手指感觉障碍,特别是小指感觉消失,典型的畸形是爪形手,故不选 C、E。

【破题思路】桡神经损伤——腕下垂;坐骨神经损伤——足下垂;腓总神经损伤——足内翻下垂;尺神经损伤——爪形手;正中神经损伤——猿手。

(二)桡神经损伤

题型　A2 型题

【答案】A　　　　　　　　　　　　【难度系数】★

【解析】桡神经损伤——垂腕,故选 A。

(三)尺神经损伤

题型　A1 型题

1.【答案】A　　　　　　　　　　　　【难度系数】★

【解析】①尺神经损伤表现:尺侧一个半手指感觉障碍,特别是小指感觉消失;手指内收、外展障碍和 Froment 征;夹纸试验(+);爪形手(故选 A)。②桡神经损伤表现:手背桡侧 3 个半手指背面皮肤,主要是手背虎口处皮肤麻木;伸肌障碍;垂腕。③正中神经损伤表现:桡侧三个半手指感觉障碍;拇指对掌功能障碍,拇、示指捏物功能障碍和手的桡侧半感觉障碍,特别是示、中指远节感觉消失;猿手。

2.【答案】A　　　　　　　　　　　　【难度系数】★

【解析】Froment 征阳性见于尺神经损伤,故选 A。B、C 项见于正中神经损伤,故不选。D 项见于桡神经损伤,故不选。E 项见于桡骨茎突狭窄性腱鞘炎,故不选。

题型　A2 型题

【答案】C　　　　　　　　　　　　【难度系数】★★

【解析】患者中年男性,右上肢外伤史,心肺腹无明显异常,右手小指及环指的小指半侧感觉明显减退,手指内收障碍(尺神经损伤典型表现),考虑尺神经损伤,故选 C。肌皮神经损伤表现为屈肘无力及前臂外侧部分皮肤感觉的减弱。正中神经损伤表现为拇指对掌功能障碍和手的桡侧半感觉障碍,特别是示、中指远节感觉消失。腋神经损伤主要表现为臂不能外展，肩部及臂外侧区上1/3部皮肤感觉障碍。桡神经损伤时表现为伸腕、伸拇、伸指、前臂旋后障碍及手背桡侧（虎口区）感觉异常，典型的畸形是垂腕。

二、下肢神经损伤

（一）胫神经损伤

（尚未出题）

（二）腓总神经损伤

| 题型 | A2 型题 |

1.【答案】C　　　　　　　　　　　　【难度系数】★★★

【解析】老年男性，右胫、腓骨骨折后出现右足下垂（马蹄足），小腿外侧和足背外侧感觉消失，应考虑腓总神经损伤，故选C。闭孔神经支配大腿的内收肌群和闭孔外肌，并分布于大腿内侧面的皮肤，故不选A。股神经损伤后，膝关节伸直障碍及股前和小腿内侧感觉障碍，故不选B。隐神经起自股神经，在股三角内伴股动脉外侧，下行入收肌管，在收肌管下端穿大收肌腱板，行于缝匠肌和股薄肌之间，主要支配大腿，故不选D。胫神经主要支配小腿后方肌肉，损伤后出现钩状足，故不选E。

【破题思路】小腿神经损伤主要是胫神经损伤和腓总神经损伤，胫神经损伤出现钩状足，腓总神经损伤出现马蹄内翻足。

2.【答案】A　　　　　　　　　　　　【难度系数】★★★

【解析】老年男性，人工膝关节置换术后膝关节周围加压包扎1天，出现右足不能背伸但跖屈正常，提示马蹄足，最可能是腓总神经损伤，故选A。坐骨神经在腘窝尖端分为胫神经和腓总神经，该患者手术为膝关节置换手术，位置偏低，不易损伤坐骨神经，故不选B。深静脉血栓见于长期卧床患者，该患者术后才1天，不易引起该并发症，故不选C。胫神经损伤主要引起小腿后方肌肉的瘫痪，引起钩状足，足背动脉搏动正常，故不选D。

第八节　运动系统慢性损伤

一、粘连性肩关节囊炎

| 题型 | A1 型题 |

【答案】D　　　　　　　　　　　　【难度系数】★

【解析】肩周炎多为中老年患病，女性多于男性（故不选A），左侧多于右侧（故不选B），以外旋外展和内旋后伸受限最重（故选D）；逐渐出现肩部某一处局限性疼痛，与动作、姿势有明显关系（故不选C），肩部三角肌萎缩（故不选E）。

二、肱骨外上髁炎（助理不考）

| 题型 | A1 型题 |

【答案】E　　　　　　　　　　　　【难度系数】★

【解析】肘关节外侧疼痛，查体示Mills征阳性，故可诊断为肱骨外上髁炎。限制以用力握拳、伸腕为主要动作的腕关节活动是治疗和预防该病复发的关键，故不选A，选E。

【破题思路】肱骨外上髁炎主要临床表现：肘关节外侧疼痛；治疗：限制腕关节活动，尤其限制握拳伸腕动作。

| 题型 | A2 型题 |

【答案】D　　　　　　　　　　　　【难度系数】★★

【解析】右肘关节外侧疼痛，右侧Mills征阳性，故可诊断为肱骨外上髁炎。限制以用力握拳、伸腕为主要动作的腕关节活动是治疗和预防该病复发的关键，故选D。

| 题型 | B1 型题 |

1. 【答案】E　　　　　　　　　　　　　　【难度系数】★★

   【解析】伸肌腱牵拉试验（Mills 征）：伸肘，握拳，屈腕，然后前臂旋前，此时肘外侧出现疼痛为阳性，是肱骨外上髁炎的表现，故选 E。

2. 【答案】D　　　　　　　　　　　　　　【难度系数】★★

   【解析】Thomas 征用来检查髋关节有无屈曲畸形，故选 D。

   【破题思路】①髋关节结核——"4"字试验、髋关节过伸试验、Thomas 征阳性。②腰椎结核——拾物试验阳性、寒性脓肿。③髋关节结核病变在髋，症状在膝（膝部疼痛）；肾结核病变在肾，症状在膀胱（膀胱刺激征）。

三、狭窄性腱鞘炎

| 题型 | A2 型题 |

【答案】B　　　　　　　　　　　　　　【难度系数】★

【解析】类风湿关节炎是以反复发作的、对称性、多发性小关节炎，故不选 A。狭窄性腱鞘炎：弹响指（拇），中、环指发病最多，示、拇指次之，体检时可在远侧掌横纹处触及黄豆大小的痛性结节，故选 B。腱鞘囊肿是关节附近的一种囊性肿块，以腕背、桡侧腕屈肌腱及足背发病率最高，故不选 C。滑囊炎是指关节囊本身以及关节囊的外层引发的炎症，故不选 D。创伤性关节炎是继发于关节创伤的骨关节炎，故不选 E。

四、股骨头坏死

| 题型 | A1 型题 |

1. 【答案】E　　　　　　　　　　　　　　【难度系数】★★

   【解析】股骨头血供来源：①股骨头圆韧带内的小凹动脉，提供股骨头凹部的血液循环。②股骨干滋养动脉升支，沿股骨颈进入股骨头。③旋股内侧动脉分为骺外侧动脉、干骺端上侧动脉和干骺端下侧动脉。骺外侧动脉供应股骨头 2/3~4/5 区域的血液循环，是股骨头最主要的供血来源，故选 E。其他几个选项都是股骨头的血供，但都不是最主要的，故不选。

2. 【答案】B　　　　　　　　　　　　　　【难度系数】★★

   【解析】X 线平片上看到股骨头密度改变至少需要 2 个月或更长时间，故不选 E。CT 可发现早期细微骨质改变，MRI 是一种有效的非创伤性的早期诊断方法，CT 较 X 线平片显示股骨头坏死更为敏感，但不如 MRI 敏感，故选 B，不选 D。

   【破题思路】股骨头坏死典型体征："4"字试验阳性；主要原因：旋股内侧动脉损伤；早期诊断：MRI；治疗：人工髋关节置换术。

| 题型 | A2 型题 |

1. 【答案】B　　　　　　　　　　　　　　【难度系数】★★

   【解析】中年女性，股骨颈骨折病史，1 年来出现左髋疼痛，髋部活动受限，首先考虑股骨头坏死，故选 B。患者未出现感染中毒症状，排除 A。4 年前股骨颈骨折，1 年来逐渐出现髋关节症状，不可能是骨折延迟愈合和股骨颈再次骨折，故不选 C、E。骨关节炎为一种退行性病变，系诸多因素引起的关节软骨退化性病变，临床表现为缓慢发展的关节疼痛、压痛、僵硬、关节肿胀、活动受限和关节畸形等，通常病史时间很长，故不选 D。

   【破题思路】长期酗酒、口服糖皮质激素、股骨颈骨折病史 + 髋关节疼痛 + 髋关节 X 表现（新月征）= 股骨头坏死。

2. 【答案】B　　　　　　　　　　　　　　【难度系数】★★

   【解析】右髋骨关节间隙消失，关节边缘骨质增生，股骨头变宽，可诊断为右股骨头缺血性坏死，对于髋臼和股骨头均受累、出现骨关节炎的表现、明显影响病人生活质量者可考虑行全髋关节置换术，故选 B。

3. 【答案】C　　　　　　　　　　　　　　【难度系数】★★★

   【解析】股骨头坏死的典型体征是"4"字试验阳性，体格检查以内旋、屈曲、外旋活动受限最为明显。根据 X 线平片表现可将股骨头坏死可分为四期。Ⅰ期（软骨下溶解期）：构成"新月征"；Ⅱ期（股骨头修复期）：点状及斑片状；Ⅲ期（股骨头塌陷期）：塌陷；Ⅳ期（股骨头脱位期）：股骨头变扁平。该患者的临床表现符合上述特点，故选 C。化脓性髋关节炎多见于儿童，与题意不符，故不选 A。髋关节结核有低热、乏力、倦怠、食欲缺乏、消瘦及贫血等全身症状，故不选 D。类风湿关节炎是反复发作的、对称性、多发性小关节炎，故不选 E。

五、颈椎病

题型 A1 型题

【答案】B 【难度系数】★★

【解析】猝倒、视觉障碍、眩晕、头痛、恶心、呕吐多为椎动脉型颈椎病，故不选 A、D、E。脊髓型脊椎病的主要临床表现为上肢或下肢麻木无力、僵硬，双足踩棉花感，行走及持物不稳，故选 B。颈肩痛、压头试验阳性为神经根型颈椎病，故不选 C。

【破题思路】神经根型颈椎病最常见，脊髓型最严重，椎动脉型最突然，交感神经型最复杂。

题型 A2 型题

1.【答案】A 【难度系数】★★

【解析】脊髓型颈椎病典型表现：上肢或下肢麻木无力、僵硬，双足踩棉花感，Hoffmann 征阳性，故选 A。神经根型颈椎病表现为上肢相应部位感觉异常，牵拉试验及压头试验阳性。椎动脉型颈椎病常表现为猝倒。交感神经型颈椎病常表现为交感神经功能紊乱。脊髓空洞症常表现为节段性分离性感觉障碍。

2.【答案】E 【难度系数】★★★

【解析】中年女性，颈肩痛伴左上肢放射痛，臂丛神经牵拉（Eaton）试验阳性，结合 CT 及 X 线结果，应诊断为神经根型颈椎病。对于病程较短、症状较轻的病人，应先行非手术治疗，故选 E。颈项肌锻炼常用于治疗颈肩痛，故不选 A。保守治疗半年以上无效、严重影响正常生活和工作者、神经根型颈椎病半年以上无效，才考虑手术治疗，故不选 B、C、D。

3.【答案】D 【难度系数】★★

【解析】上肢牵拉试验（Eaton 试验）、压头试验（Spurling 试验）阳性为神经根型颈椎病的特征性体征，故选 D。肩峰撞击综合征常表现为肩外侧痛，关节外展、上举障碍；患者肩关节活动正常，故不选 B。冈上肌腱炎常表现为肩峰大结节处疼痛，并向颈肩部、上肢放射，故不选 A。肩袖损伤常表现为肩关节无力，被动活动范围基本正常，故不选 C。粘连性肩关节囊炎的临床表现局限于肩关节周围，不会放射到手臂，故不选 E。

4.【答案】E 【难度系数】★

【解析】神经根型颈椎病——上肢放射性疼痛、麻木无力，上肢牵拉试验和压头试验阳性，故不选 A；交感神经型颈椎病——症状多，最复杂，故不选 B；椎动脉型颈椎病——突然眩晕、猝倒，故不选 C；脊髓型——四肢麻木无力、踩棉花感、Hoffman 征（+），故不选 D。两种类型及其以上为复合型，故选 E。

【破题思路】①神经根型颈椎病——上肢放射痛、压头试验及牵拉试验阳性。②脊髓型脊椎病——四肢麻木无力、踩棉花感、病理反射阳性。③椎动脉型颈椎病——眩晕、猝倒，神经系统检查阴性。

六、腰椎间盘突出症

题型 A1 型题

1.【答案】B 【难度系数】★★

【解析】腰椎间盘突出症和腰椎管狭窄症均可出现神经根、马尾受压，因此均可表现为大小便障碍、鞍区感觉障碍、腰痛、下肢放射痛、双下肢无力，故不选 A、C、D、E。腰椎管狭窄症以神经源性间歇性跛行为主要临床表现，故选 B。

【破题思路】①腰椎间盘突出症：腰腿痛＋直腿抬高试验及加强试验阳性。②腰椎管狭窄症：以神经源性间歇性跛行为主要特点，主诉症状多而阳性体征少为突出特征。

2.【答案】A 【难度系数】★★

【解析】腰椎间盘突出症和椎管内肿瘤均可有鞍区感觉障碍、肛门括约肌功能障碍，故不选 B、E。X 线片不能显示腰椎间盘和椎管内的病变，故不选 D。CT 可显示脊柱的骨性结构，但不能显示椎管内肿瘤，故不选 C。椎管内肿瘤行 MRI 检查可见椎管性病变，腰椎间盘突出症行 MRI 检查可了解髓核突出的程度和位置，因此鉴别两者最有意义的检查是 MRI，故选 A。

题型 A2 型题

1. 【答案】D　　　　　　　　　　　　【难度系数】★★

【解析】青年男性，腰痛伴右下肢麻木疼痛1周，结合直腿抬高试验阳性及CT结果，诊断为腰椎间盘突出症。对于初次发病、病程较短、症状较轻的病人，应先行非手术治疗，故选D。腰背肌功能锻炼常用于手术治疗后的患者，故不选A。手术适应证：保守治疗半年以上无效、严重影响正常生活和工作者；中央型突出有马尾综合征、括约肌功能障碍者。故不选B、C、E。

2. 【答案】D　　　　　　　　　　　　【难度系数】★★

【解析】腰椎间盘突出症患者出现大小便障碍，会阴部感觉减退，说明马尾神经受压，为手术治疗的指征，因为椎管在马尾平面变得较宽大，马尾受压说明椎间盘突出严重，应急诊手术。腰椎间盘突出症，经保守治疗后症状不缓解，也是手术指征之一。故选D。其他几个选项均为非手术治疗。

3. 【答案】C　　　　　　　　　　　　【难度系数】★

【解析】中央型突出有马尾神经综合征、括约肌功能障碍者，应按急诊进行手术，故选C。A、B、D、E项是一般治疗，故不选。

4. 【答案】B　　　　　　　　　　　　【难度系数】★★

【解析】$L_{3~4}$（股神经）损伤表现为伸膝无力，膝反射减弱或消失；$L_{4~5}$（腓总神经）损伤表现为踇趾背伸无力，反射无异常；$L_5~S_1$（胫神经）损伤表现为足趾屈无力，屈踇无力，踝反射减弱或消失，故选B。

5. 【答案】A　　　　　　　　　　　　【难度系数】★★

【解析】$L_{3~4}$（股神经）损伤表现为伸膝无力，膝反射减弱或消失；$L_{4~5}$（腓总神经）损伤表现为踇趾背伸无力，反射无异常；$L_5~S_1$（胫神经）损伤表现为足趾屈无力，屈踇无力，踝反射减弱或消失。因为都是压迫下面的神经根导致的症状，故选A。

【破题思路】$L_{4~5}$椎间孔出来的神经根为L_5，因此$L_{4~5}$椎间盘突出压迫的常为L_5，$L_5~S_1$椎间盘突出压迫的是S_1。

题型 A3/A4 型题

1. 【答案】E　　　　　　　　　　　　【难度系数】★★

【解析】弯腰搬重物后出现腰痛，右下肢放射痛、麻木1周，无间歇性跛行，查体示右下肢直腿抬高试验阳性，故诊断为腰椎间盘突出症。$L_{3~4}$（股神经）损伤表现为伸膝无力，膝反射减弱或消失；$L_{4~5}$（腓总神经）损伤表现为踇趾背伸无力，反射无异常；$L_5~S_1$（胫神经）损伤表现为足趾屈无力，屈踇无力，踝反射减弱或消失，故选E。

2. 【答案】D　　　　　　　　　　　　【难度系数】★★

【解析】X线平片通常作为常规检查，故不选C。CT能更好地显示脊柱骨性结构的细节，故选D。核素扫描主要是诊断某些疾病的一种核素检查方法，故不选A。

3. 【答案】E　　　　　　　　　　　　【难度系数】★

【解析】弯腰搬重物后出现腰痛，右下肢放射痛、麻木1周，无间歇性跛行，可先行非手术治疗，故选E；A、B、C、D是手术治疗，不是首选的方法，故不选。

4. 【答案】E　　　　　　　　　　　　【难度系数】★

【解析】腰椎间盘突出症多有弯腰劳动或长期坐位工作史，首次发病常在半弯腰持重或突然扭腰动作过程中发生，查体：直腿抬高试验阳性，该患者临床表现符合上述特点，诊断为腰椎间盘突出症，故选E。腰椎结核：拾物试验阳性，寒性脓肿，故不选D。类风湿关节炎：反复发生的、多发性的、双侧对称性的小关节炎，故不选C。强直性脊柱炎：X线、CT示竹节样改变，HLA-B27阳性，故不选A。

5. 【答案】D　　　　　　　　　　　　【难度系数】★

【解析】X线平片通常作为常规检查，但可表现为完全正常，故不选B；CT能更好地显示脊柱骨性结构的细节，故选D。

6. 【答案】E　　　　　　　　　　　　【难度系数】★

【解析】腰椎间盘突出症治疗方法：①卧床休息，一般严格卧床3周，带腰围逐步下地活动；②非甾体抗炎药物；③牵引疗法，骨盆牵引最常用；④理疗。药物治疗不是目前首选的治疗方法，故不选C，选E。

7. 【答案】A　　　　　　　　　　　　【难度系数】★★★

【解析】根据题干描述，应初步诊断为腰椎间盘突出症，最常见的病变位置在$L_{4~5}$和$L_5~S_1$。结合左外踝及足外侧痛觉减退，左侧踝反射减弱，考虑支配左外踝及足外侧神经受损、踝反射中枢可能受压所致。

踝反射中枢在 $S_{1\sim2}$，踝反射减弱提示 $S_{1\sim2}$ 受压所致。$L_{4\sim5}$ 病变压迫 L_5，$L_5\sim S_1$ 病变压迫 S_1，故选 A。L_5、L_4、L_2、L_3 神经受压不会出现踝反射减弱，故不选 B、C、D、E。

【破题思路】椎间盘突出症的患者：踝反射减弱提示 $L_5\sim S_1$ 病变。

8.【答案】C　　　　　　　　　　　　【难度系数】★★

【解析】X 线片通常作为常规检查，但可表现为完全正常，在与其他疾病鉴别诊断上有重要价值，故不选 E。MRI 检查可全面显示脊髓神经根受累的情况，应作为最有价值的检查，故选 C。肌电图等电生理检查有助于腰椎间盘突出症的诊断，并可推断神经受损的节段，但临床少用，故不选 B。B 超和核素扫描不作为椎间盘突出的常规检查，故不选 A、D。

【破题思路】关于运动系统损伤性疾病的首选检查总结：①X 线：首选检查，需正位＋侧位＋至少一个关节。临床表现严重而 X 线结果为阴性者，2 周后复查 X 线。②CT 和 MRI：CT 可了解每个骨折块的移位情况，用于诊断复杂部位（髋关节、骨盆、脊柱等）的骨折；MRI 用于软组织（如脊髓）损伤的检查，也用于股骨头缺血性坏死的早期诊断。

9.【答案】D　　　　　　　　　　　　【难度系数】★

【解析】根据患者的临床症状及体征，可诊断为椎间盘突出症，故选 D。梨状肌综合征常因臀部外伤出血、粘连、瘢痕形成，压迫坐骨神经所致，故不选 A。腰椎管狭窄症以下腰痛、马尾神经或腰神经受压症状为主要表现，以神经源性间歇性跛行为主要特点，以主诉症状多而阳性体征少为突出特征，故不选 B。腰肌劳损有固定的压痛点，在压痛点进行叩击，疼痛反而减轻，直腿抬高试验阴性，下肢无神经受累表现，故不选 C。腰椎结核有结核病史或接触史，常有全身中毒症状，血沉快。X 线片上有明显的骨破坏，受累的椎体间隙变窄，病灶旁有寒性脓肿阴影，故不选 E。

第九节　非化脓性关节炎

骨关节炎

题型　A1 型题

1.【答案】A　　　　　　　　　　　　【难度系数】★★

【解析】骨关节炎止痛治疗首选非甾体抗炎药，故选 A。关节腔内注射透明质酸钠可起到润滑关节、保护关节软骨和缓解疼痛的作用，故不选 B；糖皮质激素可加剧关节软骨损害，加重症状，故不选 C、D；硫酸氨基葡萄糖属于软骨保护剂，可以缓解疼痛，故不选 E。

【破题思路】骨关节炎主要症状为疼痛，晨僵＜30 分钟；典型 X 线表现为关节间隙狭窄，边缘骨赘形成。骨关节炎治疗：镇痛首选对乙酰氨基酚；关节腔注射：糖皮质激素，每年不超过 4 次；特异性药物：硫酸氨基葡萄糖；手术治疗：人工关节置换术。

2.【答案】E　　　　　　　　　　　　【难度系数】★★

【解析】X 线检查：非对称性关节间隙变窄（故选 E），软骨下骨硬化和囊性变，关节边缘增生和骨赘形成或伴有不同程度的关节积液，部分关节内可见游离体。严重者出现关节畸形，如膝内翻。

题型　A2 型题

1.【答案】A　　　　　　　　　　　　【难度系数】★★★

【解析】老年女性患者，左膝关节严重疼痛，左膝关节屈曲挛缩，活动受限，X 线片显示左膝内侧关节间隙消失，骨质硬化，边缘骨赘增生，提示骨关节炎，故选 A。痛风性关节炎属于代谢紊乱性疾病，主要表现为第一跖骨（大脚趾）疼痛，故不选 B。患者无感染中毒症状排除了化脓性关节炎，故不选 C。无结核病史排除了骨关节结核，故不选 D。风湿性疾病特点是对心脏的损害严重，关节轻，故不选 E。

【破题思路】老年人（女性多）＋肥胖＋髋关节或膝关节疼痛＋关节间隙狭窄、边缘骨赘增生＝骨关节炎。

2.【答案】A　　　　　　　　　　　　【难度系数】★★★

【解析】女性患者，65 岁，右膝关节严重疼痛、活动受限，X 线片显示右膝内侧间隙狭窄，关节周边骨质增生，髌骨关节软骨磨损，关节面硬化，髌骨上下极骨赘形成，提示晚期骨关节炎，药物治疗基本无效，需要手术治疗即人工膝关节置换术，故选 A。关节镜清理术、关节融合术适用于较年轻患者、病变不是特别严重的情况，故不选 B、D。关节腔药物注射可起到润滑关节、缓解疼痛的治疗效果，口服非甾体抗炎药用于缓解疼痛，对于本患者均起不到长期的治疗效果，故不选 C、E。

3.【答案】C　　　　　　　　　　　　【难度系数】★★

【解析】老年女性，右膝关节疼痛8年，查体示右膝关节内翻屈曲挛缩畸形，X线检查示右膝内侧关节间隙狭窄，可诊断为骨关节炎。外科治疗的方法主要有：①游离体摘除术；②通过关节镜行关节清理术；③截骨术；④关节融合术和关节置换术等。膝关节炎晚期出现膝内翻畸形和持续性疼痛，可行全膝关节表面置换术，故选C。

第十节 骨与关节感染

一、化脓性骨髓炎

题型 A1型题

1.【答案】E　　　　　　　　　　　　【难度系数】★★

【解析】局部分层穿刺涂片是急性化脓性骨髓炎早期诊断的首选方法，故选E。白细胞计数增高，不能作为诊断的标准，故不选D；起病后14天内的X线检查往往无异常发现，使用抗生素的病例出现X线表现的时间往往延迟至1个月左右，故不选C；CT检查较X线平片可以提前发现骨膜下脓肿，但对小的骨脓肿仍难以显示，故不选B。

2.【答案】C　　　　　　　　　　　　【难度系数】★★

【解析】小儿骨骺板对感染抵抗力较强，具有屏障作用，因此由于直接蔓延而发生关节炎的机会甚少，故选C。

二、急性血源性骨髓炎

题型 A2型题

【答案】B　　　　　　　　　　　　【难度系数】★★

【解析】患儿，跑跳后左膝痛1周。目前出现左膝痛加重、局部压痛(+)、肿胀不明显、高热、心率快，血象高，考虑急性血源性骨髓炎而非急性化脓性膝关节炎，故选B。半月板损伤为非感染性疾病，故不选A。恶性肿瘤为慢性消耗性疾病，该患者急性起病，全身中毒症状明显，故不选C。急性蜂窝织炎是皮下、筋膜下、肌间隙或深部疏松结缔组织的急性、弥漫性、化脓性感染，故不选D。患儿无风湿病史，膝关节肿胀不明显，故不选E。

【破题思路】①儿童急性起病+寒战、高热+膝关节周围深压痛+分层穿刺=急性血源性骨髓炎。②儿童急性起病+寒战、高热+膝关节周围红肿热痛+关节腔穿刺=急性化脓性关节炎。

题型 A3/A4型题

1.【答案】B　　　　　　　　　　　　【难度系数】★★

【解析】男童，突发寒战，高热，右膝下方剧痛，右膝关节呈半屈曲状，拒动，右小腿近端皮温高，肿胀不明显，压痛阳性，最可能的诊断为急性血源性骨髓炎，故选B。风湿性关节炎常有前驱感染症状，典型的表现为对称性、游走性疼痛，并伴有红、肿、热的炎症表现。膝关节结核常有自身肺结核病史或家庭结核病史。类风湿关节炎以20~45岁女性多见，常伴有典型的晨僵表现。化脓性关节炎多发生于儿童，浮髌试验阳性。

2.【答案】B　　　　　　　　　　　　【难度系数】★

【解析】急性化脓性骨髓炎最具早期诊断价值的检查是局部脓肿分层穿刺涂片+细菌培养，若抽出脓液即可确诊，故选B。体格检查、血常规对急性骨髓炎的早期诊断价值不大，CT检查无早期诊断价值。X线片在起病2周内往往无异常发现，不能用于急性骨髓炎的早期诊断。

3.【答案】A　　　　　　　　　　　　【难度系数】★★

【解析】化脓性关节炎为关节内的化脓性感染，因此早期足量全身性使用抗生素是其治疗的基本原则，故选A。若48~72小时不能控制局部症状，应行手术治疗。钻孔引流、开窗减压为其手术方法。

三、化脓性关节炎

题型 A2型题

【答案】E　　　　　　　　　　　　【难度系数】★★

【解析】化脓性关节炎多见于儿童，好发于髋、膝关节，患儿有寒战、高热等症状，浮髌试验为阳性，故选 E。风湿关节炎是反复发作的、对称性、多发性小关节炎，故不选 B。关节结核有结核中毒症状，故不选 D。急性骨髓炎主要以骨质吸收、破坏为主，故不选 C。

四、骨与关节结核

| 题型 | A2 型题 |

【答案】D　　　　　　　　　　　　【难度系数】★★

【解析】患者有结核中毒症状，腰椎 X 线平片表现以骨质破坏和椎间隙变窄为主，应诊断为骨结核，故选 D。

五、脊柱结核

| 题型 | A1 型题 |

1.【答案】A　　　　　　　　　　　　【难度系数】★★

【解析】穿刺活检检出有无癌细胞是脊柱结核与脊柱肿瘤的鉴别诊断中最有价值的检查，故选 A。脊柱结核一般不侵犯脊髓，脊柱肿瘤在未侵犯到脊髓前无特征改变，故不选 B；血沉对脊柱结核与脊柱肿瘤的鉴别诊断无意义，故不选 C；X 线平片对脊柱结核与脊柱肿瘤的鉴别诊断有一定意义，但是不如穿刺活检准确，故不选 D；B 超一般不作为脊柱结核与脊柱肿瘤的鉴别诊断的首选检查，故不选 E。

2.【答案】D　　　　　　　　　　　　【难度系数】★

【解析】抽屉试验——用于前后交叉韧带断裂的检查；直腿抬高试验——用于腰椎间盘突出症和腰肌劳损的检查；"4"字试验——用于髋关节结核的检查；拾物试验——用于腰椎结核的检查；研磨试验常用于侧副韧带损伤或半月板破裂的检查。

【破题思路】最常见的骨与关节结核——脊柱结核——最常见的是腰椎结核；最常见的关节结核——膝关节结核。

3.【答案】D　　　　　　　　　　　　【难度系数】★

【解析】脊柱结核 X 线平片表现以骨质破坏和椎间隙狭窄为主，故选 D。强直性脊柱炎多数有骶髂关节炎，X 线检查脊柱呈"竹节"样改变，血清 HLA-B27 检查多为阳性。退行性脊柱骨关节病为老年性疾病，椎间隙变窄，邻近的上下关节突增生、硬化，无骨质破坏与全身症状。

【破题思路】①类风湿关节炎：关节间隙狭窄，骨质疏松。②骨关节炎：关节间隙狭窄，关节边缘有骨赘。③骨结核：关节间隙狭窄，骨质破坏。

| 题型 | A2 型题 |

1.【答案】C　　　　　　　　　　　　【难度系数】★

【解析】患者有低热、消瘦等结核中毒症状，X 片示右侧腰大肌阴影增宽，椎间间隙狭窄，可诊断为腰椎结核，故选 C。腰椎间盘突出症：直腿抬高试验（+），X 线平片上无骨质破坏，故不选 A；腰椎肿瘤 X 线平片可见椎体骨破坏，椎间隙度正常，一般无椎旁软组织块影，故不选 B；腰椎管狭窄症以间歇性跛行为主要特点，故不选 D；腰椎滑脱症表现为下腰痛，故不选 E。

2.【答案】A　　　　　　　　　　　　【难度系数】★★

【解析】青年女性，有结核中毒症状表现，结合 X 线示第 6、7 胸椎间隙变窄，椎旁软组织阴影增宽（边缘型椎体结核的典型 X 线表现，提示椎体结核），该病人最可能的诊断是胸椎结核，故选 A。胸椎转移癌多有肺部原发病灶。化脓性脊椎炎多有高热等全身症状。胸椎间盘突出症和胸椎血管瘤一般无低热、乏力等结核中毒表现。

3.【答案】B　　　　　　　　　　　　【难度系数】★

【解析】腰椎正位片示腰大肌阴影增宽，L_1、L_2 椎体边缘骨质破坏，椎间隙狭窄，可诊断为腰椎结核，故选 B。骨髓炎是骨的感染和破坏，故不选 A；骨巨细胞瘤好发于股骨远端和胫骨近端，典型的 X 线特征呈肥皂泡样改变，故不选 C；转移性骨肿瘤好发部位为躯干骨，常发生骨转移的肿瘤依次为乳腺癌、前列腺癌、肺癌和肾癌等，故不选 D；类风湿关节炎是反复发作的、对称性、多发性小关节炎，故不选 E。

| 题型 | B1 型题 |

（1~2 题共用解析）

1.【答案】B 2.【答案】E 【难度系数】★★

【解析】直腿抬高试验可检测腰椎间盘突出症病情轻重，腰椎结核脊柱后凸畸形不严重，拾物试验阳性；Hoffmann征为病理征，提示大脑锥体束损伤；Mills征阳性可诊断肱骨外上髁炎；抽屉试验是检查前交叉韧带损伤的常用手法。故第1题选B，第2题选E。

【破题思路】膝关节韧带损伤的总结：侧方应力试验用于检查有无侧副韧带扭伤或断裂；抽屉试验用于检查有无前、后交叉韧带扭伤或断裂；轴移试验用于检查前交叉韧带断裂后出现的膝关节不稳定。

六、髋关节结核

题型　A1型题

【答案】D 【难度系数】★★

【解析】托马斯（Thomas）征用来检查髋关节有无屈曲畸形，故选D。

题型　A2型题

【答案】E 【难度系数】★★

【解析】中年男性，出现髋关节疼痛，低热、盗汗，血沉加快，X线片见髋关节间隙轻度变窄，考虑为髋关节结核，目前处于病情活动期，首选治疗为抗结核药物治疗和局部制动，故选E。题干并未提示髋关节有积液，故不选B。非手术治疗无效时才考虑手术治疗，故不选C。

【破题思路】低热、盗汗、消瘦、乏力+某系统的表现=某系统的结核。若处于活动期的结核病灶需要手术，需先抗结核治疗。

第十一节　骨肿瘤

一、良、恶性骨肿瘤

（尚未出题）

二、骨软骨瘤

题型　A1型题

【答案】B 【难度系数】★

【解析】骨软骨瘤属良性骨肿瘤，一般无症状，骨性包块生长缓慢，故选B。骨软骨瘤属于良性肿瘤，肿物与周围界限清楚，X线无明显骨膜反应，皮肤表面无静脉怒张，生长缓慢，无疼痛。故不选A、C、D、E。

题型　A2型题

【答案】C 【难度系数】★★

【解析】青少年男性，无意中发现右小腿近端无痛性肿物，X线检查见右股骨干骺端有蒂的骨性突起，无骨质破坏及骨反应，应首先考虑良性肿瘤，最可能为骨软骨瘤。骨软骨瘤一般随诊观察，不需治疗（故选C），若影响关节活动功能或压迫血管、神经及肿瘤自身发生骨折时考虑手术切除。目前穿刺或切开取病理、手术切除都不需要，中药外敷也没有太大效果。

三、骨囊肿

题型　A2型题

【答案】E 【难度系数】★★

【解析】骨肉瘤好发部位为股骨远端、胫骨近端和肱骨近端的干骺端，X线可见Codman三角或呈"日光射线"形态，故不选D；骨巨细胞瘤好发于股骨远端和胫骨近端，典型的X线特征呈肥皂泡样改变，故不选C；骨软骨瘤多见于长骨干骺端，表现为无痛性的骨性包块，故不选A；转移性骨肿瘤好发部位为躯干骨，常发生骨转移的肿瘤依次为乳腺癌、前列腺癌、肺癌和肾癌等，故不选B；骨囊肿常见于儿童和青少年，好发于长管状骨干骺端，X线表现为干骺端圆形或椭圆形界限清楚的溶骨性病灶，故选E。

四、骨巨细胞瘤

题型 | **A1 型题**

【答案】D 　　　　　　　　　　　　【难度系数】★★

【解析】骨巨细胞瘤好发于股骨远端和胫骨近端，典型的 X 线特征呈肥皂泡样改变，故选 D。骨肉瘤好发于青少年，好发部位为股骨远端、胫骨近端和肱骨近端的干骺端，X 线可表现骨膜反应明显，可见 Codman 三角或呈"日光射线"形态，故不选 C；骨软骨瘤多见于长骨干骺端，表现为无痛性的骨性包块，故不选 B；骨囊肿常见于儿童和青少年，好发于长管状骨干骺端，X 线表现为干骺端圆形或椭圆形界限清楚的溶骨性病灶，故不选 A。

题型 | **A2 型题**

【答案】B 　　　　　　　　　　　　【难度系数】★★

【解析】骨软骨瘤的 X 线特征是在长骨干骺端可见骨性突出，并有一个狭窄或宽阔的基底与骨皮质相连，故不选 A。骨巨细胞瘤的 X 线特征是肥皂泡样改变，故选 B。骨结核大多在肺结核病史的基础上，出现骨质破坏和寒性脓肿，该患者无结核中毒及呼吸系统症状，不考虑骨结核，故不选 C。骨囊肿多无明显症状，绝大多数因病理性骨折而就诊，X 线显示干骺端圆形或椭圆形边界清楚的透亮区，故不选 D。骨肉瘤为高度恶性肿瘤，骨膜反应明显，X 线可见 Codman 三角或"日光射线"形态，故不选 E。

【破题思路】肥皂泡样改变——骨巨细胞瘤；Codman 三角或日光射线——骨肉瘤；干骺端圆形或椭圆形边界清楚的透亮区——骨囊肿。

五、骨肉瘤

题型 | **A2 型题**

1.【答案】D 　　　　　　　　　　【难度系数】★★

【解析】骨肉瘤好发于青少年，好发部位为股骨远端、胫骨近端和肱骨近端的干骺端，X 线可表现骨膜反应明显，可见 Codman 三角或呈"日光射线"形态，故选 D。骨软骨瘤多见于长骨干骺端，表现为无痛性的骨性包块，故不选 E；骨囊肿常见于儿童和青少年，好发于长管状骨干骺端，X 线表现为干骺端圆形或椭圆形界限清楚的溶骨性病灶，故不选 B；骨髓炎是骨的感染和破坏，故不选 C；骨结核 X 线表现为骨质破坏，椎间隙狭窄，故不选 A。

2.【答案】E 　　　　　　　　　　【难度系数】★★

【解析】患者右大腿下端肿痛，X 线检查示股骨下端有界限不清的骨质破坏区，骨膜增生及放射状阴影，该患者最可能的诊断是骨肉瘤，故选 E。骨巨细胞瘤典型的 X 线特征为肥皂泡样改变。骨髓炎最典型的全身症状是恶寒、高热、呕吐、呈脓毒样发作。骨结核患者常有肺结核病史或家庭结核病史，病变部位初起隐痛，活动后加剧。骨转移瘤常见于中老年患者，好发部位为躯干骨，主要症状是疼痛、肿胀、病理性骨折和脊髓压迫，以疼痛最为常见。

3.【答案】A 　　　　　　　　　　【难度系数】★★

【解析】骨肉瘤好发部位为股骨远端、胫骨近端和肱骨近端的干骺端，X 线可见 Codman 三角或呈"日光射线"形态，故选 A。骨巨细胞瘤好发于股骨远端和胫骨近端，典型的 X 线特征呈肥皂泡样改变，故不选 E；骨软骨瘤多见于长骨干骺端，表现为无痛性的骨性包块，故不选 C；转移性骨肿瘤好发部位为躯干骨，常发生骨转移的肿瘤依次为乳腺癌、前列腺癌、肺癌和肾癌等，故不选 B；骨纤维发育不良通常无自觉症状，多在 X 线检查时无意发现。典型特征是呈磨砂玻璃样改变，界限清楚，故不选 D。

4.【答案】B 　　　　　　　　　　【难度系数】★★

【解析】骨肉瘤好发部位为股骨远端、胫骨近端和肱骨近端的干骺端，X 线可见 Codman 三角或呈"日光射线"形态，故选 B。

六、转移性骨肿瘤（助理不考）

题型 | **A2 型题**

【答案】D 　　　　　　　　　　　　【难度系数】★

【解析】1 个月出现进行性腰部疼痛，夜间加重，1 年前因"乳腺癌"行手术治疗，可考虑为骨转移性骨肿瘤，骨扫描是检测转移性骨肿瘤敏感的方法，故选 D。

第二十二章　风湿免疫性疾病

第一节　概论

题型　A1 型题

1. 【答案】E　　　　　　　　　　　【难度系数】★

【解析】干燥综合征主要累及外分泌腺体，以唾液腺和泪腺为代表，表现为腺体导管扩张、狭窄及腺体间质大量淋巴细胞浸润、小唾液腺上皮细胞被破坏和萎缩，故选 E。ANCA 相关血管炎：在病理上以小血管炎症、坏死等为特征的一组炎症自身免疫性疾病；系统性硬化症：受累组织广泛的血管病变、胶原增殖、纤维化是本病的病理特点；系统性红斑狼疮：炎症反应和血管异常为特征的病理改变；类风湿关节炎：基本病理改变为关节滑膜的慢性炎症。

2. 【答案】C　　　　　　　　　　　【难度系数】★★★

【解析】弥漫性结缔组织病包括原发性干燥综合征、类风湿关节炎、系统性硬化病、系统性红斑狼疮、多肌炎/皮肌炎、血管炎病，故选 C。强直性脊柱炎和未分化脊柱关节炎属于脊柱关节病，故不选 A、D。痛风性关节炎属于与代谢内分泌相关的风湿病，故不选 B。纤维肌痛综合征不属于弥漫性结缔组织病，故不选 E。

【破题思路】弥漫性结缔组织病包括原发性干燥综合征、类风湿关节炎、系统性硬化病、系统性红斑狼疮、多肌炎/皮肌炎、血管炎病。可记为："干湿硬狼鸡血"。

3. 【答案】C　　　　　　　　　　　【难度系数】★★

【解析】风湿性疾病泛指影响骨、关节及其周围软组织，如肌肉、滑囊、肌腱、筋膜、神经等的一组疾病，包括弥漫性结缔组织病（CTD）；其病因可以是感染性、免疫性、内分泌性、退行性、地理环境性、遗传性、肿瘤性等多种因素；风湿性疾病的分类方法沿用 1983 年美国风湿病协会所制定的方法，根据其发病机制、病理和临床特点，将风湿性疾病分为弥漫性结缔组织病、脊柱关节病、退行性变等 10 大类。风湿性疾病涉及多学科、多系统、多脏器，最终导致组织器官功能受损。故选 C。

4. 【答案】E　　　　　　　　　　　【难度系数】★★★

【解析】风湿性疾病发病过程缓慢，病程多呈慢性经过；因风湿病的病理改变有炎症性反应和非炎症性反应，不同疾病常累及不同的靶组织，由此而构成其特异性的临床症状；因多呈慢性经过，病情反复发作与缓解交替出现；不同风湿性疾病的类型，其免疫学异常表现也不尽相同，对治疗反应的个体差异较大。故选 E。

5. 【答案】B　　　　　　　　　　　【难度系数】★★★

【解析】风湿病的病理改变为炎症性反应和非炎症性反应，不同疾病常累及不同的靶组织，由此而构成其特异的临床症状。其中，类风湿关节炎的基本病理改变是滑膜炎和血管炎，滑膜炎是关节表现的基础，血管炎是关节外表现的基础，故选 B。

【破题思路】风湿性疾病的病理改变：

病名	靶器官病变	
	炎症性	非炎症性
骨关节炎（OA）	—	关节软骨变性
系统性硬化症（SSc）	间质性肺炎	皮下纤维组织增生、微血管病
类风湿关节炎（RA）	滑膜炎	骨质破坏
强直性脊柱炎（AS）	附着点炎	—
干燥综合征（pSS）	唾液腺炎、泪腺炎	
多发性肌炎（PM）/皮肌炎（DM）	肌炎、间质性肺炎	肌萎缩
系统性红斑狼疮（SLE）	小血管炎	
血管炎	不同大小的动、静脉炎	
痛风	关节腔炎症	—

6.【答案】C　　　　　　　　　　　　　【难度系数】★★

【解析】风湿性疾病的辅助检查：SLE 诊断检测中常用的有总补体（CH50）、C3 和 C4 的检测。补体低下，尤其是 C3 低下而非升高，常提示有 SLE 活动。关节镜是了解关节内结构变化的最直观和客观的检查方法。通过关节腔穿刺获取关节液，关节液的白细胞计数有助于鉴别炎性、非炎症性和化脓性关节炎，在关节液中找到尿酸盐结晶或细菌涂片/培养阳性分别有助于痛风性关节炎和感染性关节炎的鉴别。45.7% 的干燥综合征的患者 ANA 滴度升高，抗 SSA、抗 SSB 抗体阳性率分别是 70% 和 40%，对诊断有意义，前者敏感性高，后者特异性较强。在 RA 的自身抗体检测中，抗环瓜氨酸肽抗体（抗 CCP）对 RA 的诊断敏感性和特异性高，有助于 RA 的早期诊断和鉴别诊断，尤其是血清 RF 阴性、临床症状不典型的患者，已经在临床普遍使用。故选 C。

7.【答案】E　　　　　　　　　　　　　【难度系数】★★

【解析】出现在 SLE 中的抗核抗体谱有抗核抗体（ANA）、抗双链 DNA（dsDNA）抗体、抗可提取核抗原（ENA）抗体。其中，在抗 ENA 抗体谱中的抗 Sm 抗体是诊断 SLE 的标记抗体之一，有助于早期和不典型患者的诊断或回顾性诊断。干燥综合征的患者 ANA 滴度升高，抗 SSA、抗 SSB 抗体阳性率对诊断有意义。系统性硬化症（SSc）临床上以局限性或弥漫性皮肤增厚和纤维化为特征，抗拓扑异构酶 I（Scl-70）抗体是本病的特异性抗体。特发性炎症性肌病（IIM）是一组病因未明的以四肢近端肌无力为主的骨骼肌非化脓性炎症性疾病，包括多发性肌炎（PM）、皮肌炎（DM）等，其特异性抗体中，以抗氨酰 tRNA 合成酶抗体中的抗 Jo-1 抗体检出率较高。抗双链 DNA（dsDNA）抗体是诊断 SLE 的标记抗体之一，提示疾病活动期，故选 E。

8.【答案】D　　　　　　　　　　　　　【难度系数】★★★

【解析】非甾体抗炎药的特点是：通过抑制环氧化酶（COX），从而抑制花生四烯酸转化为前列腺素，起到抗炎、解热、镇痛的效果。该类药物应用广泛，起效快，镇痛效果好，但不能控制原发病的病情进展，且对消化道、肾脏以及心血管有一定的副作用，尤其是原有消化道基础疾病如溃疡等应用时更要谨慎。故选 D。

题型	B1 型题

1.【答案】E　　　　　　　　　　　　　【难度系数】★

【解析】干燥综合征除了口干、眼干症状外，猖獗性龋齿是其表现之一，故选 E。

【破题思路】干燥综合征（SS）的局部表现有口腔干燥症、干燥性角结膜炎和其他浅表部位相应的表现，唾液腺病变可引起下述症状：口干、猖獗性龋齿、腮腺炎等。

2.【答案】A　　　　　　　　　　　　　【难度系数】★★★

【解析】SLE 的特征性的表现是双颧颊部蝶形红斑，可并发蛋白尿，故选 A。

【破题思路】SLE 患者 80% 在病程中出现皮疹，包括颊部呈蝶形分布的红斑、盘状红斑、指掌部和甲周红斑、指端缺血、面部及躯干皮疹，其中以鼻梁和双颧颊部呈蝶形分布的红斑最具特征性。

3.【答案】B　　　　　　　　　　　　　【难度系数】★★★

【解析】类风湿关节炎最早、最常出现的表现是腕、掌指、近端指间关节等小关节的对称性的肿痛，故选 B。

【破题思路】RA 最早的症状往往是关节痛，最常出现的部位为腕、掌指、近端指间关节，其次是足趾、膝、踝、肘、肩关节。疼痛多呈对称性、持续性，但时轻时重，疼痛的关节往往伴有压痛，受累关节的皮肤可出现褐色色素沉着。

4.【答案】D　　　　　　　　　　　　　【难度系数】★★

【解析】急性痛风性关节炎最常见的表现是单侧第一跖趾关节肿痛，故选 D。

【破题思路】痛风患者的临床表现有无症状期、急性关节炎期、痛风石及慢性关节炎期和肾脏方面的表现等。其中，急性关节炎期表现典型，最突出的是关节痛，多在午夜或清晨突然起病，关节剧痛呈撕裂样、刀割样或咬噬样，难以忍受；数小时内出现受累关节的红肿热痛和功能障碍；单侧第一跖趾关节最常见，其余为趾、踝、膝、指、肘关节。

第二节　系统性红斑狼疮

题型	A1 型题

1.【答案】D　　　　　　　　　　　　　【难度系数】★★

【解析】SLE的临床特点：80%的患者在病程中出现皮疹，以鼻梁和双颧颊部呈蝶形分布的红斑最具特征性；关节痛是常见的症状之一，出现在指、腕、膝关节；27.9%~70%的SLE患者在病程中会出现临床肾脏受累，表现为蛋白尿、血尿、管型尿、水肿、高血压，乃至肾衰竭；患者常出现心包炎，可为纤维蛋白性心包炎或渗出性心包炎，但发生心包填塞者少见。SLE患者中只有少数患者有脾肿大，并非SLE的主要体征，故选D。

2.【答案】D　　　　　　　　　　　　【难度系数】★★★

【解析】出现在SLE中的抗核抗体谱有抗核抗体（ANA）、抗双链DNA（dsDNA）抗体、抗可提取核抗原（ENA）抗体，其中，在抗ENA抗体谱中，抗Sm抗体是诊断SLE的标记抗体之一，特异性高，有助于早期和不典型患者的诊断或回顾性诊断；抗RNP抗体也属于抗ENA抗体谱，但阳性率40%，且诊断特异性不高；抗双链DNA（dsDNA）抗体多出现在SLE的活动期，是诊断SLE的标记性抗体之一。系统性硬化病（SSc）临床上以局限性或弥漫性皮肤增厚和纤维化为特征，抗拓扑异构酶Ⅰ（Scl-70）抗体是本病的特异性抗体。特发性炎症性肌病（IIM）是一组病因未明的以四肢近端肌无力为主的骨骼肌非化脓性炎症性疾病，包括多发性肌炎（PM）、皮肌炎（DM）等，其特异性抗体中，以抗氨酰tRNA合成酶抗体中的抗Jo-1抗体检出率较高。综上所述，故选D。

3.【答案】B　　　　　　　　　　　　【难度系数】★★★

【解析】出现在SLE中的抗核抗体谱有抗核抗体（ANA）、抗双链DNA（dsDNA）抗体、抗可提取核抗原（ENA）抗体。其中，ANA见于几乎所有的SLE患者，由于特异性低，单纯的ANA阳性不能作为SLE与其他结缔组织病的鉴别指标；抗双链DNA（dsDNA）抗体多出现在SLE的活动期，是诊断SLE的标记性抗体之一，但特异性没有抗Sm抗体高；在抗ENA抗体谱中的抗Sm抗体是诊断SLE的标记抗体之一，特异性99%，但敏感性仅25%，有助于早期和不典型患者的诊断或回顾性诊断；抗SSA（Ro）抗体与SLE中出现光过敏、血管炎、皮损、白细胞减低、平滑肌受累、新生儿狼疮等相关。少数SLE患者可出现抗中性粒细胞胞质抗体。综上所述，故选B。

4.【答案】A　　　　　　　　　　　　【难度系数】★★★

【破题思路】大多数SLE病人，尤其是在病情活动时需选用免疫抑制剂联合治疗，加用免疫抑制剂有利于更好地控制SLE活动，保护重要脏器功能，减少复发，以及减少长期激素的需要量和副作用。在有重要脏器受累的SLE病人中，诱导缓解期建议首选环磷酰胺或吗替麦考酚酯治疗，如无明显副作用，建议至少应用6个月以上。SLE狼疮肾炎（病理为Ⅳ型）首选环磷酰胺治疗。故选A。

5.【答案】B　　　　　　　　　　　　【难度系数】★★

【解析】大多数SLE病人，尤其是在病情活动时需选用免疫抑制剂联合治疗，加用免疫抑制剂有利于更好地控制SLE活动，保护重要脏器功能，减少复发，以及减少长期激素的需要量和副作用。糖皮质激素具有强大的抗炎和免疫抑制作用，是治疗多种CTD的一线药物，在SLE的诱导缓解期，根据病情泼尼松剂量为每日0.5~1 mg/kg，病情稳定后2周或6周后缓慢减量。如果病情允许，以＜10 mg/d泼尼松的小剂量长期维持。出现狼疮危象者应进行激素冲击治疗。环磷酰胺的副作用有胃肠道反应、脱发、骨髓抑制致白细胞下降、诱发感染、肝功能损害、性腺抑制、致畸、出血性膀胱炎、远期致癌性等，但是，环磷酰胺冲击治疗中如血白细胞＜$3×10^9$/L则应停用。故选B。

6.【答案】E　　　　　　　　　　　　【难度系数】★★

【解析】非缓解期的SLE病人容易出现流产、早产和死胎，发生率约30%，故应避孕（排除A选项）。病情处于缓解期达半年以上者，没有中枢神经系统、肾脏或其他脏器严重损害，口服泼尼松剂量低于15 mg/d的病人，一般能安全地妊娠，并分娩出正常婴儿（排除B选项）。大多数免疫抑制剂在妊娠前3个月至妊娠期应用均可能影响胎儿的生长发育，故必须停用半年以上方能妊娠（选E）。妊娠可诱发SLE活动，特别在妊娠早期和产后6个月内（排除D选项）。

题型	A2型题

1.【答案】A　　　　　　　　　　　　【难度系数】★★

【解析】女性，面部皮疹，双踝关节肿痛，尿蛋白阳性，Coombs试验阳性，可考虑为系统性红斑狼疮，故选A。慢性肾小球肾炎以蛋白尿、血尿、高血压、水肿为基本临床表现，故不选B。风湿热是一种以A组链球菌感染咽部引起的迟发性、非化脓性后遗症，故不选C。败血症是一种全身感染性疾病，病原体侵入血液循环，在血液中生长繁殖，产生大量毒素和代谢产物，从而引起严重毒血症，故不选D。淋巴瘤主要表现为无痛性淋巴结肿大，故不选E。

2.【答案】D　　　　　　　　　　　　【难度系数】★★★

【解析】该患者为年轻女性，发热伴关节肿痛、血红蛋白低、血沉快、尿蛋白（+++），尤其是抗dsDNA阳性提示系统性红斑狼疮，且处于活动期，故选D。SLE患者中仅10%的病人因关节周围肌腱受损而出现 Jaccoud 关节病，其特点为可恢复的非侵蚀性关节半脱位。肾病综合征的诊断标准是尿蛋白大于 3.5 g/d，血浆白蛋白低于 30 g/L，水肿和血脂升高。急性肾小球肾炎多见于链球菌感染后，以出现血尿、蛋白尿、水肿、高血压及一过性肾功能不全为特点。类风湿关节炎的表现如晨僵、关节肿痛，晚期关节畸形。

【破题思路】 SLE 的诊断标准：美国风湿病学会（ACR）1997 年推荐的 SLE 分类标准的 11 项中，符合 4 项或 4 项以上者，在除外感染、肿瘤和其他结缔组织病后，可诊断为 SLE，其敏感性和特异性分别为 95% 和 85%。患者为年轻女性，具有诊断标准中的第 5 条（关节炎：发热伴手指、腕关节、膝关节肿胀疼痛）；第 7 条 [肾脏病变：尿蛋白（+++）]；第 9 条（血液学异常：实验室检查提示 Hb 75 g/L）；第 10 条（免疫学异常：抗 dsDNA 阳性）。

3.**【答案】** E 　　　　　　　　　　　　**【难度系数】** ★★★

【解析】 病人为年轻女性，特征性表现是口腔干燥、下肢紫癜样皮疹，一过性关节肿痛，尤其是抗 SSA 抗体阳性，对诊断干燥综合征的敏感性高，故选 E。慢性肾小球肾炎是以蛋白尿、血尿、高血压和水肿为基本临床表现，可有不同程度的肾功能损害；类风湿关节炎（RA）是一种以侵蚀性、对称性多关节炎为主要临床表现的慢性、全身性自身免疫性疾病，无口腔干燥、下肢紫癜样皮疹表现；原发性肾病综合征的诊断标准是尿蛋白大于 3.5 g/d，血浆白蛋白低于 30 g/L，水肿和血脂升高；在风湿热中，风湿性关节炎最常见，呈游走性、多发性关节炎。

【破题思路】 干燥综合征是一种以侵犯泪腺及唾液腺等外分泌腺体、B 淋巴细胞异常增殖、组织淋巴细胞浸润为特征的弥漫性结缔组织病。多发于女性，主要表现为干燥性角结膜炎、口腔干燥症、下肢紫癜样皮疹，关节肿痛不重且多可自行缓解。多数病人 ANA 阳性，抗 SSA 阳性对诊断的敏感性高、抗 SSB 抗体阳性对诊断的特异性较强。部分病人类风湿因子（RF）阳性。

4.**【答案】** D 　　　　　　　　　　　　**【难度系数】** ★★★

【解析】 该患者疑诊系统性红斑狼疮，抗双链 DNA 抗体（+）提示处于疾病的活动期，应首选糖皮质激素诱导缓解，故选 D。非甾体抗炎药是用于解热镇痛的辅助用药；抗生素不能控制狼疮只是对狼疮合并感染的人使用；大多数 SLE 病人，尤其是在病情活动时需选用免疫抑制剂联合治疗，加用免疫抑制剂有利于更好地控制 SLE 活动，保护重要脏器功能，减少复发，以及减少长期激素的需要量和副作用；柳氮磺吡啶不在狼疮中使用。

5.**【答案】** D 　　　　　　　　　　　　**【难度系数】** ★★★

【解析】 系统性红斑狼疮多发生于年轻女性，临床症状多样，早期症状往往不典型；口腔及鼻黏膜无痛性溃疡和脱发较常见，常提示疾病活动。部分病人血清中可出现 RF（类风湿因子），少数病人可出现抗中性粒细胞胞质抗体。不同系统受累可出现相应的血、尿常规、肝、肾功能与影像学检查等异常。病人血清中可以检测到多种 SLE 诊断的标记性自身抗体。故为明确诊断，最重要的检查是抗核抗体谱，选 D。

| 题型 | A3/A4 型题 |

1.**【答案】** A 　　　　　　　　　　　　**【难度系数】** ★★

【解析】 女，关节痛，面部红斑，脱发，口腔溃疡，ANA（+），抗 SSA 抗体（+），可考虑为系统性红斑狼疮，故选 A。类风湿关节炎是以侵蚀性、对称性多发关节炎为主要临床表现的慢性、全身性自身免疫性疾病，故不选 B。白塞病是一种慢性血管炎症性疾病，主要临床表现为复发性口腔溃疡、生殖器溃疡、眼炎及皮肤损害等，故不选 C。皮肌炎是一种临床较为少见的自身免疫疾病，即人体免疫系统在多种因素的影响下，产生了针对自身组织或器官的抗体，故不选 D。干燥综合征是一种以侵犯泪腺及唾液腺等外分泌腺体、B 淋巴细胞异常增殖、组织淋巴细胞浸润为特征的弥漫性结缔组织病，故不选 E。

2.**【答案】** A 　　　　　　　　　　　　**【难度系数】** ★★

【解析】 目前认为羟氯喹作为 SLE 的背景治疗，可在诱导缓解和维持治疗中长期应用，故选 A。病情活动时，需选用糖皮质激素 + 免疫抑制剂联合治疗，故不选 B、C。

【破题思路】 系统性红斑狼疮首选药物为糖皮质激素，基础治疗首选药物（背景治疗）为环磷酰胺，目前用于临床和临床试验治疗 SLE 的生物制剂主要有抗 CD20 抗体（利妥昔单抗）。

3.**【答案】** E 　　　　　　　　　　　　**【难度系数】** ★★★

【解析】 该患者为女性，间断发热、关节肿痛 1 年，有皮疹，尿蛋白（+++），尿红细胞 5~10/HP，颗粒管型偶见，Hb 98 g/L，网织红细胞 5%。这些特征提示 SLE。因有肾脏受累的表现如尿蛋白、血尿、管型尿、下肢浮肿等，提示系统性红斑狼疮继发狼疮性肾炎，故选 E。急性肾小球肾炎多发生于链球菌感染后，以出现血尿、蛋白尿、水肿、高血压及一过性肾功能不全为特点；慢性肾炎是以蛋白尿、血尿、高血压和水肿为基本临床表现，可有不同程度的肾功能损害，部分病人最终将发展至终末期肾衰竭；慢性肾盂肾炎表现多有急性肾盂肾炎的病史如高热寒战、尿频、尿急、尿痛、白细胞尿等；过敏性紫癜肾炎一般先有皮肤黏膜出血，后有血尿、蛋白尿及管型尿。

【破题思路】系统性红斑狼疮的特点是：多发于年轻女性，发热和关节肿痛多为活动期症状，皮疹是特征性表现，典型特征为面部蝶形、盘状红斑；血液系统表现为血红蛋白、白细胞和（或）血小板减少，但部分病人有溶血性贫血，网织红细胞比例增高；如果肾脏受累表现为蛋白尿、血尿、管型尿、水肿、高血压，乃至肾衰竭。

4.【答案】E 　　　　　　　　　　【难度系数】★★★

【解析】对于狼疮性肾炎，确诊的最重要的血液学化验是抗核抗体谱的检测，抗核抗体是SLE诊断的标记抗体、疾病活动性的指标，故选E。ESR高提示病情活动性，但对诊断SLE的价值一般；RF阳性对诊断类风湿关节炎有价值；血浆蛋白的变化对诊断SLE无特异性；血清免疫球蛋白非诊断狼疮性肾炎的指标。

【破题思路】

项目	敏感性	特异性	临床意义
抗核抗体（ANA）	100%	65%	最佳筛选试验
抗dsDNA抗体	70%	95%	判定活动性参考价值大，是标记性抗体之一
抗Sm抗体	30%	99%	早期和不典型患者的诊断（确诊），与疾病活动无相关性
抗RNP抗体	40%	不高	与SLE的雷诺现象和肌炎相关
抗rRNP抗体	15%	较高	表示疾病处于活动期、有NP-SLE
CH50、C3、C4	80%	较高	C3低下→SLE活动，C4低下→SLE活动+易感性
抗SSA（Ro）抗体	30%	低	出现在SCLE、SLE合并干燥综合征时有诊断意义
抗磷脂抗体	50%	—	对于诊断SLE和抗磷脂抗体综合征有意义

题型 | B1型题

1.【答案】A 　　　　　　　　　　【难度系数】★★★

【解析】80%的SLE患者会出现皮疹，包括颧部呈蝶形分布的红斑、盘状红斑、指掌部和甲周红斑、指端缺血、面部及躯干皮疹，其中以鼻梁和双颧颊部呈蝶形分布的红斑最具特征性，故选A。

2.【答案】B 　　　　　　　　　　【难度系数】★★

【解析】类风湿关节炎较晚期的患者可出现关节周围肌肉的萎缩、痉挛。最为常见的晚期关节畸形是掌指关节的半脱位、手指向尺侧偏斜和呈"天鹅颈"样及"纽扣花样"表现及腕和肘关节强直。故选B。

3.【答案】E 　　　　　　　　　　【难度系数】★★★

【解析】系统性硬化症是一种原因不明的，以局限性或弥漫性皮肤增厚和纤维化为特征的全身性疾病。多数病人首发症状为雷诺现象，而本病的标志性病变是对称性分布的皮肤病变过程：肿胀→硬化→萎缩；面部皮肤受损造成正常面纹消失，使面容刻板、鼻翼萎缩变软、嘴唇变薄、内收，口周有皱褶，张口度变小，称"面具脸"，为本病的特征性表现之一。故选E。

（4~5题共用解析）

4.【答案】B　5.【答案】D　　　　【难度系数】★★

【解析】①抗核抗体（ANA）：见于几乎所有SLE患者中，但是特异性低，阳性不能鉴别SLE与其他CTD。②抗双链DNA（dsDNA）抗体：是诊断SLE的重要抗体，也与疾病活动性密切相关。故第5题选D。③抗Sm抗体：是SLE的标记性抗体，与疾病活动性无关。特异性99%，敏感性30%。故第4题选B。④抗RNP抗体：阳性率40%，往往与雷诺现象有关。⑤抗SSA抗体：常见，往往与皮肤病变有关。抗SSA阳性的母亲所产婴儿易患新生儿红斑狼疮。⑥抗磷脂抗体：目前临床检测的有抗心磷脂抗体、狼疮抗凝物、梅毒血清试验假阳性，对于诊断SLE和抗磷脂抗体综合征有意义。

第三节　类风湿关节炎

题型　A1 型题

1. 【答案】A　　　　　　　　　　　【难度系数】★

   【解析】类风湿关节炎（RA）是以侵蚀性、对称性多发关节炎为主要临床表现的慢性、全身性自身免疫性疾病，故选 A。

   【破题思路】类风湿关节炎：最早的症状——关节痛；最常出现的部位——腕、掌指关节、近端指间关节；特异性皮肤表现——类风湿结节。

2. 【答案】B　　　　　　　　　　　【难度系数】★★★

   【解析】类风湿关节炎病人最早的症状往往是关节痛和压痛，最常出现的部位是腕、掌指、近端指间关节等小关节，其次是足趾、膝、踝、肘、肩等关节，故选 B。晚期，关节周围肌肉的萎缩、痉挛则使畸形更为加重；最为常见的关节畸形是掌指关节的半脱位、手指向尺侧偏斜和呈"天鹅颈"样及"纽扣花样"表现及腕和肘关节强直，导致关节活动障碍。

3. 【答案】B　　　　　　　　　　　【难度系数】★

   【解析】类风湿关节炎关节畸形见于较晚期病人，关节周围肌肉的萎缩、痉挛则使畸形更为加重。最为常见的关节畸形是掌指关节的半脱位、手指向尺侧偏斜和呈"天鹅颈"样及"纽扣花样"表现及腕和肘关节强直。严重的关节畸形可致关节功能障碍和丧失。类风湿关节炎手指可形成"天鹅颈"畸形，而不是"天鹅掌"畸形，故选 B。

4. 【答案】D　　　　　　　　　　　【难度系数】★★★

   【解析】类风湿关节炎患者血沉（ESR）和 C 反应蛋白（CRP）常升高，是反映病情活动度的主要指标，病情缓解时可降至正常。RF 滴度与疾病的活动度有相关性。抗 CCP 抗体敏感性和特异性均很高，可在疾病早期出现，与疾病预后相关。穿刺活检是一种操作简单、创伤小的检查方法，应用已经日趋成熟，对诊断和鉴别诊断都有帮助。高频超声能够清晰显示关节腔、关节滑膜、滑囊、关节腔积液、关节软骨厚度及形态等，能够反映滑膜增生情况，亦可指导关节穿刺及治疗，故选 D。

   【破题思路】关节超声能够反映关节滑膜的增生情况，诊断价值较高。

5. 【答案】D　　　　　　　　　　　【难度系数】★

   【解析】类风湿关节炎是一种病因未明的、以滑膜炎为主的慢性风湿免疫性疾病。主要累及掌指关节、跖趾关节、近端指间关节、腕关节等小关节，往往双侧对称，很少累及膝关节、髋关节等大关节，故选 D，不选 A、C、E。容易引起关节的畸形。游走性关节炎多为风湿性关节炎，故不选 B。

题型　A2 型题

1. 【答案】C　　　　　　　　　　　【难度系数】★★

   【解析】类风湿关节炎（RA）是一种以侵蚀性、对称性多关节炎为主要临床表现的慢性、全身性自身免疫性疾病，多发生于 35~50 岁的女性。以对称性双手、腕、足等多关节肿痛为首发表现，常伴有晨僵，可伴有乏力、低热、肌肉酸痛、体重下降等全身症状，RF（+）。该患者临床表现符合 RA 的特点，故选 C。多肌炎主要以对称性四肢近端肌无力为其主要临床表现，可伴有皮疹。系统性红斑狼疮多发于女性，鼻梁和双颧颊部呈蝶形分布的红斑是最具特征性的表现。干燥综合征主累及外分泌腺体，以唾液腺和泪腺为代表，表现为口干、眼干。混合性结缔组织病（MCTD）主要表现为雷诺现象、手指肿胀、皮疹、关节及肺部损害等病变，血中可检测到高滴度抗核抗体（ANA）及抗 U1 核糖核蛋白（U1RNP）抗体。

2. 【答案】E　　　　　　　　　　　【难度系数】★★★★★

   【解析】女性患者，关节肿痛呈对称性、多发性，伴有晨僵＞1 小时，抗环瓜氨酸肽抗体（CCP）阳性，考虑类风湿关节炎，故选 E。骨关节炎中老年人多发，主要累及膝、脊柱等负重关节，RF 阴性。强直性脊柱炎多发生于青年男性，主要侵犯骶髂及脊柱关节，可有家族史，90% 以上的患者 HLA-B27 阳性，RF 阴性。风湿性关节炎多见于髋、膝等大关节。痛风性关节炎临床多见于 40 岁以上的男性，常表现为高尿酸血症，单侧第一跖趾关节疼痛最常见。

   【破题思路】类风湿关节炎：抗环瓜氨酸肽抗体（CCP）阳性；强直性脊柱炎：HLA-B27 阳性；痛风性关节炎：高尿酸血症。

3. 【答案】D　　　　　　　　　　　【难度系数】★★

   【解析】40 岁女性患者，小关节肿痛，伴有晨僵＞1 小时，抗环瓜氨酸肽抗体（CCP）阳性，综合以上表现考虑诊断为类风湿关节炎，故选 D。强直性脊柱炎多发生于青年男性，主要侵犯骶髂及脊柱关节，可有家族史，90% 以上的患者 HLA-B27 阳性，RF 阴性。化脓性关节炎患者有寒战、高热及关节积液等症状。痛风性关节炎临床多见于 40 岁以上的男性，常表现为高尿酸血症，单侧第一跖趾关节疼痛最常见。骨关节炎好发于中老年人，主要表现为膝、脊柱等负重关节及周围疼痛、压痛、僵硬、肿胀、关节骨性肥大和功能障碍；典型 X 线表现为受累关节软骨下骨质硬化、囊变，关节边缘骨赘形成，受累关节间隙狭窄。

| 题型 | A3/A4 型题 |

1.【答案】B　　　　　　　　　　　　　　【难度系数】★★

【解析】骨关节炎是一种以关节软骨退行性变和继发性骨质增生为特征的慢性关节疾病，故不选 A。类风湿关节炎是以侵蚀性、对称性多发关节炎为主要临床表现的慢性、全身性自身免疫性疾病，与题意符合，故选 B。痛风性关节炎：表现为急性关节炎的反复发作伴高尿酸血症，故不选 C。脊柱关节炎是一组以脊柱、关节和韧带炎症为主要特征的疾病的总称，故不选 D。系统性红斑狼疮是一种有多系统损害的慢性自身免疫性疾病，故不选 E。

【破题思路】类风湿关节炎关节损害：腕、掌指、近端指间关节肿痛，对称性，多有关节骨破坏。皮肤损害：关节隆突部的类风湿结节。

2.【答案】A　　　　　　　　　　　　　　【难度系数】★

【解析】甲氨蝶呤是类风湿关节炎治疗的首选用药，也是联合治疗的基本药物。故选 A。非甾体抗炎药具有镇痛抗炎作用，也是改善关节炎症的常用药，但不能控制病情，故不选 B、C；糖皮质激素具有强大的抗炎作用，能迅速缓解关节肿痛症状和全身炎症，故不选 E。

【破题思路】非甾体抗炎药——只能改善症状，但不能控制病情；改善病情抗风湿药——既能改善症状，又能控制病情，为改善病情首选药；糖皮质激素——只能迅速改善症状，不能控制病情。

3.【答案】D　　　　　　　　　　　　　　【难度系数】★

【解析】双手、腕关节以及其他受累关节的 X 线片对 RA 诊断、关节病变分期、病变演变的监测均很重要。早期可见关节周围软组织肿胀影、关节附近骨质疏松（Ⅰ期）；进而关节间隙变窄（Ⅱ期）；关节面出现虫蚀样改变（Ⅲ期）；晚期可见关节半脱位和关节破坏后的纤维性和骨性强直（Ⅳ期）。病人双腕关节各骨融合强直，属于Ⅳ期，故选 D。

【破题思路】类风湿关节炎的 X 线分期：

分期	特征
Ⅰ期	关节周围软组织肿胀影、关节附近骨质疏松
Ⅱ期	关节间隙变窄
Ⅲ期	关节面出现虫蚀样改变
Ⅳ期	晚期可见关节半脱位和关节破坏后的纤维性和骨性强直

4.【答案】E　　　　　　　　　　　　　　【难度系数】★★

【解析】类风湿关节炎一经确诊，都应早期使用改善病情抗风湿药（DMARDs），其中首选用药是甲氨蝶呤，也是联合治疗的基本药物，故选 E。

5.【答案】C　　　　　　　　　　　　　　【难度系数】★★★

【解析】50 岁女性患者，RF 阳性，关节肿痛呈对称性、多发性，伴有晨僵＞1 小时，X 线片示近端指间关节面改变，考虑类风湿关节炎，故选 C。反应性关节炎多由诱发因素引起。强直性脊柱炎多发生于青年男性，主要侵犯骶髂及脊柱关节，可有家族史，90% 以上的患者 HLA-B27 阳性，RF 阴性。骨关节炎中老年人多发，主要累及膝、脊柱等负重关节，RF 阴性。痛风性关节炎临床多见于 40 岁以上的男性，常表现为高尿酸血症，单侧第一跖趾关节疼痛最常见。

【破题思路】骨关节炎：主要累及大的负重关节为主，单侧发生居多，晨僵常＜30 分钟；类风湿关节炎：主要累及小关节，呈对称性，晨僵＞1 小时；强直性脊柱炎：主要累及骶髂关节，晨僵及疼痛症状活动后减轻；痛风性关节炎：主要累及单侧第一跖趾关节，单侧发生居多。

6.【答案】E　　　　　　　　　　　　　　【难度系数】★★★

【解析】甲氨蝶呤是类风湿关节炎治疗的首选用药，其余还包括来氟米特、柳氮磺吡啶、环磷酰胺、吗替麦考酚酯、环孢素等。维拉帕米的药理作用为负性肌力及负性传导作用，不用于 RA 治疗；头孢菌素、青霉素都属于抗生素类，对治疗 RA 无明显作用；维生素 C 又称抗坏血酸，不具有治疗类风湿关节炎的作用。故选 E。

第四节 脊柱关节炎

题型 **A1型题**

1. 【答案】B 【难度系数】★★

【解析】骨关节炎（OA）是一种以关节软骨损害为主，并累及整个关节组织的最常见的关节疾病，最终发生关节软骨退变、纤维化、断裂、溃疡及整个关节面的损害，故选B。强直性脊柱炎是遗传和环境因素共同作用引发的多基因遗传病，以中轴关节受累为主，基本病变是附着点炎；银屑病关节炎与强直性脊柱炎都属于同一类的脊柱关节炎，为附着点炎；痛风是嘌呤代谢紊乱和（或）尿酸排泄障碍所致的一组异质性疾病，与退行性变无关；Reiter综合征也称肠病后类风湿、眼尿道关节炎综合征，临床上以结膜炎、尿道炎和关节炎为特征。

2. 【答案】C 【难度系数】★★★

【解析】强直性脊柱炎的病人的RF阴性，活动期可有血沉和C反应蛋白升高，故不选A；关节可出现"纽扣花"等畸形表现是类风湿关节炎的典型表现，故不选B；抗CCP抗体是诊断RA的特异性抗体，能早期诊断RA，故不选E；强直性脊柱炎的首发症状常为下腰背痛伴晨僵，故不选D；因强直性脊柱炎患者可以出现下肢大关节如髋关节、膝关节或踝关节的非对称性痛和压痛，"4字试验"阳性，故选C。

【破题思路】强直性脊柱炎主要累及骶髂关节，甚至下肢大关节如髋关节、膝关节出现疼痛和压痛，"4字试验"可表现为阳性，多提示髋关节有病变。

题型 **A2型题**

【答案】D 【难度系数】★

【解析】患者下腰痛，双侧"4"字试验阳性，HLA-B27阳性，可考虑为强直性脊柱炎，故选D。腰椎间盘突出症多有弯腰劳动或长期坐位工作史，首次发病常在半弯腰持重或突然扭腰动作过程中发生，直腿抬高试验阳性及加强试验阳性，故不选A；类风湿关节炎是对称性、多发性、慢性进行性、多系统性炎症，最常累及的部位为腕、掌指、近端指间关节，故不选B；风湿性关节炎是一种常见的急性或慢性结缔组织炎症，关节痛是首要的症状，以大关节受累更为常见，故不选C；腰肌劳损直腿抬高试验阳性，但加强试验阴性，故不选E。

题型 **A3/A4型题**

1. 【答案】A 【难度系数】★★

【解析】病人晨起后出现关节活动僵硬感，稍事活动后可好转，同时伴有腰骶关节压痛明显，实验室检查示血沉、C反应蛋白、免疫球蛋白升高，符合强直性脊柱炎的表现特点。放射学骶髂关节炎是诊断的关键，首先应进行骶髂关节的X线检查，故选A。抗CCP抗体是类风湿关节炎的特异性和敏感抗体，对诊断RA价值较高；类风湿因子的滴度与类风湿关节炎的活动性相关，但特异性较差，即阳性不能确诊、阴性不能排除；抗Sm抗体和抗双链DNA抗体均是诊断和判断SLE活动性的检测抗体，有特异性。

【破题思路】强直性脊柱炎主要表现为下腰背痛伴晨僵，夜间或久坐较重，活动后减轻，伴骶髂关节压痛。脊柱前屈、后伸、侧弯和转动受限，胸廓活动度减低，枕墙距>0cm等。实验室检查RF阴性，活动期可有血沉和C反应蛋白升高。90%左右的病人HLA-B27阳性。

2. 【答案】B 【难度系数】★★

【解析】强直性脊柱炎的主要治疗目标是通过控制症状和炎症来最大限度地提高生活质量，避免远期关节畸形，保持社交能力；非甾体抗炎药（NSAIDs）和抗TNF拮抗剂是治疗强直性脊柱炎病人的一线用药，应尽早使用。对于髋关节病变导致难治性疼痛或关节残疾及有放射学证据的结构破坏，无论年龄多大都应该考虑全髋关节置换术。对有严重残疾畸形的病人可以考虑脊柱矫形术；滑膜炎最早的表现是渗出和细胞浸润，尚未增生到关节功能障碍，这个阶段治疗主要是药物治疗为主而非手术，故选B。

3. 【答案】A 【难度系数】★★

【解析】该病人为年轻男性，主要表现是腰背痛且活动后可缓解，骶髂关节压痛（+），"4"字试验（+），血沉、C反应蛋白、免疫球蛋白均升高。以上特征符合强直性脊柱炎的诊断，故选A。RA以对称性双手、腕、足等多关节肿痛为首发表现，常伴有晨僵，活动后不缓解，RF（+）；SLE的突出表现是鼻梁和双颧颊部呈蝶形分布的红斑，且多发于女性；腰椎间盘突出多发于中年以上人群，主要表现为腰腿痛，疼痛可沿坐骨神经向下肢放射，直腿抬高及加强试验可阳性；骨肉瘤是最常见的恶性骨肿瘤，多发于青少年，好发于股骨远端、胫骨近端和肱骨近端的干骺端，表现为疼痛和皮温增高，X线有典型的"日光射线"形态或Codman三角。

4. 【答案】E 　　　　　　　　　　　　　【难度系数】★

【解析】根据骶髂关节普通X线的特征性影像学表现，骶髂关节存在侵蚀硬化，关节间隙增宽属于分级中的3级，加上腰部痛3个月的表现，可以肯定诊断，故选E。枕墙距＞1.0 cm是强直性脊柱炎的体征之一，非临床诊断标准；核磁提示滑膜炎、骨髓水肿，且能比CT更早发现骶髂关节炎，但诊断标准主要是依据普通X线特征性的表现分级（1984年修订的纽约标准）；抗CCP高滴度主要对诊断类风湿关节炎有特异性和敏感性。

【破题思路】强直性脊柱炎根据骶髂关节普通X线的特征性影像学表现情况分为5个等级：

分级	特征
0级	正常
1级	疑似改变
2级	轻微异常，局部小区域出现侵蚀或硬化，关节间隙宽度无改变
3级	明显异常，中度或晚期骶髂关节炎，伴有侵蚀、硬化征象、增宽、狭窄或部分关节强直
4级	严重异常，完全性关节强直

注：强直性脊柱炎的诊断常用1984年修订的纽约标准中的放射学标准：双侧≥Ⅱ级或单侧Ⅲ～Ⅳ级骶髂关节炎。上述影像学标准加1项及以上临床标准者可肯定诊断。

5. 【答案】E 　　　　　　　　　　　　　【难度系数】★★

【解析】AS的主要治疗目标是通过控制症状和炎症来最大限度地提高生活质量，避免远期关节畸形，保持社交能力。非甾体抗炎药（NSAIDs）和抗TNF拮抗剂是治疗AS病人的一线用药，应尽早使用。对于髋关节病变导致难治性疼痛或关节残疾及有放射学证据的结构破坏，无论年龄多大都应该考虑全髋关节置换术。对有严重残疾畸形的病人可以考虑脊柱矫形术。故选E。

第五节　高尿酸血症和痛风

参见本章第一节B1型题。

第二十三章　儿科学

第一节　绪论

题型　A1 型题

1. 【答案】E　　　　　　　　　　　　　　【难度系数】★★

   【解析】围生期是指自怀孕第 28 周到出生后一周这段时期。围生期死亡率高，尤以产后第一周为高，故选 E。新生儿期为死亡率较高的时期，但不是最高的时期，排除 A。胎儿期是器官分化的关键时期，排除 B。婴儿期是生长发育最快的时期，排除 C。幼儿期易发生意外事故，排除 D。

   【破题思路】考核儿童死亡率最高的时期，首选围生期，次选新生儿早期，再选新生儿期。

2. 【答案】E　　　　　　　　　　　　　　【难度系数】★★

   【解析】婴幼儿此期来自母体的抗体减少，自身免疫功能尚未成熟，抗感染能力较弱，易发生各种感染，故选 E。学龄期是学习的重要时期，感染疾病率降低，排除 A。围生期是死亡率最高的时期，排除 B。学龄前期是性格形成的关键期，排除 C。青春期体格生长出现第二个高峰，排除 D。

3. 【答案】B　　　　　　　　　　　　　　【难度系数】★★

   【解析】晚期囊胚着床后至孕 12 周左右，胚胎、胎儿器官高度分化、迅速发育、不断形成。此时孕妇用药能干扰胚胎和胎儿组织细胞的正常分化，导致先天畸形或遗传性疾病，故选 B。

第二节　生长发育

题型　A1 型题

1. 【答案】C　　　　　　　　　　　　　　【难度系数】★

   【解析】前囟大小以两个对边中点连线的长短表示，故选 C，排除 A、B、D、E。

2. 【答案】D　　　　　　　　　　　　　　【难度系数】★

   【解析】小儿生长发育一般遵循由上到下（先抬头，再抬胸，后会坐）、由近到远（从手臂到手，从腿到足）、由粗到细（从抓到拾）、由低级到高级、由简单到复杂的规律，故选 D。小儿生长发育的个体差异一般随年龄增长出现显著差别，青春期差异较大，排除 A。各器官系统发育不平衡，生长发育是一个连续的过程，但各年龄阶段发育速度不同，如体格发育两个高峰期分别在婴儿期和青春期，排除 B、C、E。

   【破题思路】小儿先抬头→会坐→站立走。

3. 【答案】D　　　　　　　　　　　　　　【难度系数】★

   【解析】体重为各器官、系统、体液的总重量。其中骨骼、肌肉、内脏、体脂、体液为主要成分。因体脂和体液变化较大，体重在体格生长指标中最易波动，是最能反映儿童近期生长与营养状况的指标，故选 D。远期的营养状况看身高，排除 A。胸围反映肺、胸廓及胸背肌肉发育，排除 B。头围反映脑、颅骨生长，排除 E。

   【破题思路】近期选体重，远期选身高。

4. 【答案】B　　　　　　　　　　　　　　【难度系数】★★

   【解析】淋巴系统的发育先快后慢（儿童期迅速生长，青春期达高峰，以后逐渐下降），故选 B。

   【破题思路】神经系统发育最早（出生 2 年内发育最快）；生殖系统发育最晚（青春期才发育）；体格发育是快慢快；淋巴系统的发育则是先快后慢。

5. 【答案】B　　　　　　　　　　　　　　【难度系数】★★★

   【解析】"3 抬 4 握 6 会坐；7 翻 8 爬周会走；1、2、3，走、跳、跑；5 岁单足跳"，故选 B。9 个月已试着独站，排除 C。7 个月可独坐很久，能将玩具换手，排除 C。8 个月能扶栏杆站起，能爬，排除 D。5 个月的孩子不能独坐，排除 E。

6. 【答案】D　　　　　　　　　　　　　　【难度系数】★★

   【解析】正常小儿出生后头围与胸围相等的月龄是 12 个月，头围与胸围等于 46 cm，故选 D，排除 A、

B、C、E。

【破题思路】出生头围33~34 cm；1岁头围46 cm，与胸围相等；2岁头围48 cm。

7.【答案】E　　　　　　　　　　　　　【难度系数】★

【解析】6岁左右萌出第一颗恒磨牙，故选E。

【破题思路】4~10个月乳牙开始萌出，13个月后未萌出为出牙延迟，3岁左右乳牙出齐，共20颗。6岁左右萌出第一颗恒压，6~12岁乳牙替换，12岁萌出第二颗恒磨牙，18岁以后萌出第三颗恒磨牙。

8.【答案】C　　　　　　　　　　　　　【难度系数】★

【解析】生长发育是一个连续的过程，但各年龄阶段发育速度不同，如体格发育两个高峰期分别在婴儿期和青春期，故选C。

9.【答案】B　　　　　　　　　　　　　【难度系数】★★

【解析】头围反映脑、颅骨生长。出生时头围33~34 cm，1岁时46 cm，2岁时48 cm，5岁时50 cm，2~15岁仅增加6~7 cm，2岁内测量最有价值，故选B。

10.【答案】D　　　　　　　　　　　　　【难度系数】★★

【解析】小儿出生后4~10个月乳牙开始萌出，13个月后萌出者，称乳牙萌出延迟，故选D，排除A、B、C、E。

11.【答案】B　　　　　　　　　　　　　【难度系数】★

【破题思路】前囟门闭合的时间是12~24个月，最迟2岁闭合；后囟门闭合是6~8周。故选B。

12.【答案】B　　　　　　　　　　　　　【难度系数】★★★

【解析】正常足月新生儿出生时身长约为50 cm，1岁时身长75 cm，前3个月身长增长约12.5 cm，约等于后9个月增长，3个月小儿身长应为50+12.5=62.5 cm；正常新生儿出生时头围约34 cm，1岁时头围约为46 cm，前3个月和后9个月都增长约6 cm，3个月小儿头围应为34+6=40 cm。故选B。

题型	A2型题

【答案】D　　　　　　　　　　　　　【难度系数】★★★

【解析】小儿能独坐，说明小儿＞6个月；身长68 cm，头围44 cm，说明小儿不足1岁；2岁内乳牙数＝月龄－4~6，小儿有4颗牙，根据公式应为8~10个月龄小儿，故综合分析，该小儿最可能的是月龄是8个月，故选D，余均为干扰项。

题型	B1型题

（1~2题共用解析）

1.【答案】D　2.【答案】C　　　　　　　【难度系数】★

【解析】小儿出生以后，神经系统发育较早，领先于其他系统。淋巴系统在儿童期迅速生长，于青春期前达高峰，后逐渐下降到成人水平。生殖系统发育较晚，青春期开始发育，表现为先慢后快。故第1题选D，第2题选C。

第三节　儿童保健

题型	A1型题

1.【答案】C　　　　　　　　　　　　　【难度系数】★★

【解析】新生儿期只要求接种卡介苗和乙肝疫苗，故选C。脊髓灰质炎疫苗初种年龄为2个月、3个月、4个月，排除A。百白破三联混合疫苗接种年龄为3个月、4个月、5个月，排除B。乙型肝炎疫苗接种年龄为出生时、1个月、6个月，排除D。麻腮风疹疫苗初种年龄为8个月，排除E。

【破题思路】出生乙肝卡介苗，0、1、6打乙肝，2、3、4吃糖丸，3、4、5百白破，8月莫忘麻腮风苗。

2.【答案】C　　　　　　　　　　　　　【难度系数】★★

【解析】麻腮风疹疫苗于小儿出生后8个月初种，故选C。小儿出生时、1个月、6个月接种乙肝疫苗，排除A。脊髓灰质炎疫苗为2、3、4个月接种，排除B。百白破疫苗的接种是3、4、5个月，排除D。卡介苗为出生后3天接种，排除E。

3.【答案】B　　　　　　　　　　　　　【难度系数】★★★

【解析】1.5~2岁复种白破混合制剂、麻腮风疹疫苗，但是第一个复种的疫苗为百白破疫苗，故选B，排除D。

4.【答案】A　　　　　　　　　　　　【难度系数】★

【解析】在4岁时，复种的疫苗为脊髓灰质炎三价混合疫苗，故选A。乙脑疫苗第一次注射时间是8个月，复种的时间是2岁，排除B。1.5~2岁时，复种的疫苗有白破和麻腮风疹疫苗，排除C、D。卡介苗出生后3天接种，排除E。

【破题思路】第一个复种的是百白破疫苗，4岁复种的是脊髓灰质炎疫苗。

5.【答案】E　　　　　　　　　　　　【难度系数】★

【解析】小儿出生时、1个月龄、6个月龄时接种乙肝疫苗，故选E。

6.【答案】B　　　　　　　　　　　　【难度系数】★

【解析】小儿2个月龄、3个月龄、4个月龄时接种脊髓灰质炎三型混合疫苗，故选B。

7.【答案】C　　　　　　　　　　　　【难度系数】★

【解析】生后8个月初种麻腮风减毒活疫苗，1岁半复种，故选C。

8.【答案】A　　　　　　　　　　　　【难度系数】★

【解析】卡介苗一般出生后3天接种，故选A。

题型	A2型题

【答案】A　　　　　　　　　　　　【难度系数】★★

【解析】小儿患病不能进行预防接种，故3个月龄疫苗未种。3个月龄应接种百白破混合制剂第一针，脊髓灰质炎糖丸第二次，故选A。麻腮风疫苗第一针为8个月龄，排除B。乙肝疫苗第二针为生后1个月，排除C。百白破混合制剂第二针为4个月龄，排除D。脊髓灰质炎糖丸第一次为2个月龄，排除E。

题型	B1型题

（1~2题共用解析）

1.【答案】C　2.【答案】B　　　　　【难度系数】★★

【解析】麻腮风疫苗初种年龄是8个月，故第1题选C。百白破三联疫苗出生后3、4、5个月接种，初种从3个月开始，故第2题选B。

（3~4题共用解析）

3.【答案】B　4.【答案】A　　　　　【难度系数】★★

【解析】脊髓灰质炎减毒活疫苗接种年龄为4个月，脊髓灰质炎灭活疫苗接种年龄为2、3个月，故第3题选B。百白破三联疫苗接种年龄为3、4、5个月，故第4题选A。

第四节　儿童营养与营养障碍性疾病

一、儿童营养基础

题型	A1型题

1.【答案】C　　　　　　　　　　　　【难度系数】★★★★

【解析】机体所需的每日总能量：1岁内婴儿能量RNI（推荐摄入量）为95~100 kcal（kg·d），＜6个月婴儿平均需要量是90 kcal，7~12个月婴儿平均需要量是80 kcal。以后每增加3岁减少10 kcal（41.84 kJ）/kg，15岁时50~60 kcal（209.20~251.04 kJ）/kg。综上可见，年龄越小总能量需要相对越大，＜6个月婴儿平均需要量是90 kcal，4个月婴儿能量需要应更多，1岁内婴儿摄入能量上限为100 kcal，故选C。

【破题思路】①1岁以内的婴儿所需能量90~100 kcal/（kg·d），每3岁减少10 kcal/（kg·d）。②1岁以内的婴儿所需水量150 mL/（kg·d），每3岁减少25 mL/（kg·d）。③5个能量代谢中最大的是基础代谢，最特有的是生长所需。

2.【答案】B　　　　　　　　　　　　【难度系数】★★

【解析】小儿营养中最主要的能量来源是糖类，故选B。

3.【答案】D　　　　　　　　　　　　　　　【难度系数】★

【解析】小儿特有的能量需求是生长发育，故选D。其他四项均为正常小儿能量的需求，不是特有的能量需求，排除A、B、C、E。

| 题型 | B1 型题 |

（1~2题共用解析）

1.【答案】D　2.【答案】C　　　　　　　　　【难度系数】★

【解析】人乳成分为三部分，第一部分乳汁脂肪低而蛋白质高；第二部分乳汁脂肪含量逐渐增高，蛋白质含量逐渐降低；第三部分乳汁蛋白质含量低，脂肪含量高。故第1题选D，第2题选C。

【破题思路】无论初乳、晚乳，还是乳汁第一部分、乳汁第三部分，蛋白均是由高到低，脂肪由低到高。

二、婴儿喂养

| 题型 | A1 型题 |

1.【答案】A　　　　　　　　　　　　　　　【难度系数】★★

【解析】母乳营养丰富，比例适宜，易于吸收，含不饱和脂肪酸多，故选A。母乳中乳糖含量高，主要是乙型乳糖（β-双糖），排除B。母乳中含白蛋白多，酪蛋白少，排除C。母乳中钙磷比例适宜（2∶1），易吸收，铁吸收率高（母乳为49%，牛乳仅4%），排除D、E。

2.【答案】A　　　　　　　　　　　　　　　【难度系数】★★

【解析】人工喂养的婴儿估计每日奶量的计算是根据能量需要量，故选A。

3.【答案】C　　　　　　　　　　　　　　　【难度系数】★★

【解析】母乳中含白蛋白、球蛋白相对较多，遇胃酸产生凝块小，容易消化、吸收，故选C。牛奶蛋白质含量高，含酪蛋白多；饱和脂肪酸多，脂肪球大；乳糖含量低，甲型乳糖多，有利于大肠埃希菌生长，排除A、B、D、E。

| 题型 | A2 型题 |

【答案】E　　　　　　　　　　　　　　　【难度系数】★★

【解析】正常足月儿生后母乳喂养应尽早开奶（产后15分钟至2小时内）。故选E，A、B、C、D均为干扰项。

| 题型 | A3/A4 型题 |

1.【答案】C　　　　　　　　　　　　　　　【难度系数】★★

【解析】6个月以内的婴儿一般按每天所需的总能量和总液量来计算奶量：每100 mL牛奶的能量为67 kcal，加入8%糖后的能量约为100kcal，如按每日所需能量100 kcal/kg计算，故每日哺给8%糖的牛奶100 mL/kg即可满足能量需要。该患儿需奶量为6 kg×100 ml/kg=600 mL，故选C。

【破题思路】6个月以内婴儿糖牛乳换算（8%糖牛乳摄入量估计）：①8%糖牛乳100 mL供能约100 kcal，（1 mL供能1 kcal）；②婴儿的能量需要量为100 kcal/（kg·d）；③总液量达150 mL/（kg·d）。

2.【答案】A　　　　　　　　　　　　　　　【难度系数】★★

【解析】4~6个月时唾液腺才发育完全，此时唾液量显著增加，并富有淀粉酶，并且此时婴儿体内储存铁已经耗尽，因此自4个月即可添加含铁配方米粉或谷类食品。还可加食菜泥，如菠菜、青菜、土豆等。4~6个月可添加泥状食物，如米糊、稀粥、蛋黄等，故选A。

【破题思路】按照"汁（1~3个月）、泥（4~6个月）、末（7~9个月）、碎（10~12个月）"的顺序添加。

| 题型 | B1 型题 |

1.【答案】E　　　　　　　　　　　　　　　【难度系数】★★

【解析】足月儿出生后2周开始补充维生素D 400 IU/d，直到2岁，故选E。出生后2个月早产儿、低体重儿预防贫血要补铁，排除A。出生后4~6个月开始添加泥状辅食，排除D。出生后7~9个月添加末状食物，排除C。出生后10~12个月添加碎状食物，排除B。

2. 【答案】D 【难度系数】★★

【解析】出生后4~6个月开始添加泥状辅食，故选D。

【破题思路】"支离破碎"＝"汁泥末碎"：1~3个月（汁状食物），4~6个月（泥状食物），7~9个月（末状食物），10~12个月（碎状食物）。

3. 【答案】C 【难度系数】★★

【解析】出生后7~9个月添加末状食物，故选C。

三、维生素D缺乏性佝偻病

题型　A1型题

1. 【答案】C 【难度系数】★★

【解析】早产儿、低出生体重儿、双胎儿生后即开始补充维生素D 800~1000 IU/d，足月儿生后2周开始补充维生素D，故选C。适当多晒太阳是预防维生素D缺乏及维生素D缺乏性佝偻病的简便而有效的措施，排除A。孕母应注意摄入富含维生素D及钙、磷的食物并多晒太阳，排除B。坚持母乳喂养，按时添加辅食，提倡母乳喂养，排除D、E。

2. 【答案】B 【难度系数】★★★

【解析】维生素D缺乏性佝偻病早期症状不明显，临床表现为神经兴奋性增高，血钙正常或稍低，血磷低，钙磷乘积稍低，碱性磷酸酶正常或稍高，血清25-(OH)D$_3$降低。血碱性磷酸酶、血钙、血钙磷乘积均是激期的重要检查指标，排除A、C、D；初期、激期均可见血磷降低，排除E。故选B。

【破题思路】初期血生化变化不大，唯一变化的是血25-(OH)D$_3$下降。激期血生化：血钙稍降低，血磷明显降低，钙磷乘积常＜30，碱性磷酸酶明显增高。

3. 【答案】B 【难度系数】★★

【解析】维生素D影响神经-肌肉的正常功能和免疫系统的调控作用，初期（早期）症状最大特点是小儿性格改变，表现为非特异性神经精神症状，无骨骼改变，故选B。方颅、胸廓畸形为活动期的表现，排除A、C。运动发育迟缓一般伴有脑器质性损伤，排除D。肌肉关节松弛一般见于老年人，排除E。

【破题思路】①初期（早期）：是小儿性格改变，无骨骼改变。②活动期（激期）：出现典型骨骼改变[颅骨软化、肋骨串珠、肋膈沟（郝氏沟）、鸡胸、漏斗胸、手镯或脚镯"O"形腿或"X"形腿]。③恢复期：临时钙化带重现。④后遗症期：见于3岁以后，血生化和骨X线检查正常。

4. 【答案】E 【难度系数】★★

【解析】颅骨软化多见于3~6个月患儿，重者出现乒乓球样感觉，故选E。肋骨串珠、"O"形腿，见于1岁左右小儿，排除A、B。手镯、足镯见于6个月龄以上小儿，排除C。方颅多见7~8个月患儿，排除D。

【破题思路】维生素D缺乏性佝偻病最早出现的骨骼改变：颅骨软化。活动期（激期）：出现典型骨骼改变和运动功能发育迟缓。

5. 【答案】A 【难度系数】★★

【解析】维生素D主要来源于皮肤内7-脱氢胆固醇，冬季日照时间短，活动少，日光照射不足为佝偻病冬春季多见的主要病因，故选A。食物中维生素D含量不足、婴儿食物中钙磷含量少、婴儿生长快、钙磷需要量大、疾病的影响，也是佝偻病病因，但与冬春季无直接关系，排除B、C、D、E。

6. 【答案】A 【难度系数】★★★

【解析】活动期（激期）出现典型骨骼改变和运动功能发育迟缓。血生化主要表现为血钙稍降低，血磷明显降低，钙磷乘积降低，碱性磷酸酶明显升高，故选A。

题型　A2型题

1. 【答案】B 【难度系数】★★

【解析】维生素D缺乏性佝偻病常见于3个月~2岁的小儿，主要表现为快速生长部位的骨骼改变，肌肉松弛和非特异性的神经兴奋症状。临床分为初期、激期、恢复期和后遗症期。本例出现颅骨软化，应为维生素D缺乏性佝偻病激期。故选B。维生素A缺乏表现为夜盲、干眼症等，排除A。患儿4个月，体重6 kg，按1~6个月体重＝出生体重+月龄×0.7，推测体重为5.8 kg，与实际体重相比，未出现体重不增现象，排除C。患儿无低钙惊厥、无喉痉挛、无手足搐搦等表现，不考虑维生素D缺乏性手足搐搦症，排除D。缺铁性贫血表现为苍白、反甲、异食癖，排除E。

【破题思路】①佝偻病——佝偻病症状/体征+骨骼X线表现+无抽搐、无喉痉挛、无低钙惊厥。
②手足搐搦症——佝偻病症状/体征+骨骼X线表现+有抽搐、喉痉挛、低钙惊厥。

2.【答案】B　　　　　　　　　　　　　【难度系数】★★★

【解析】夜惊、多汗烦闷为神经系统兴奋性增高的症状。结合患儿的喂养史，考虑诊断为营养性维生素D缺乏性佝偻病。因维生素D缺乏，患者会出现牙齿萌出延迟和颅骨软化、额骨和顶骨中心部分逐渐增厚（即方颅），故选B。面色苍白一般形容贫血的患儿，贫血不会有夜惊、多汗，排除A。肌张力增高一般见于神经系统疾病，排除C。皮下脂肪明显减少见于蛋白-能量营养不良的患儿，排除D。皮肤弹性差见于腹泻脱水的患儿，排除E。

3.【答案】C　　　　　　　　　　　　　【难度系数】★★★

【解析】佝偻病的初期主要表现为神经兴奋性增高；激期主要表现为骨骼改变和运动发育迟缓，实验室检查指标为钙降低，碱性磷酸酶升高显著；恢复期临床症状或特征减轻或消失，血清钙磷浓度恢复正常；后遗症期多见于2岁以后的患儿，残留不同程度的骨骼畸形或运动功能障碍。根据题干可知患儿处于佝偻病激期，故选C。

四、维生素D缺乏性手足搐搦症

题型　A1型题

1.【答案】C　　　　　　　　　　　　　【难度系数】★★

【解析】隐匿型维生素D缺乏性手足搐搦症特有的三个体征为：面神经征、腓反射、陶瑟征，故选C。布氏征（布鲁津斯基征）与克氏征（克尼格征）为脑膜刺激征的体征，排除A、D。巴氏征即Babinski征，阳性提示锥体束受损，排除E。霍夫曼征阳性同巴氏征，排除B。

2.【答案】D　　　　　　　　　　　　　【难度系数】★★

【解析】维生素D缺乏性手足搐搦症患儿的血清钙在1.75~1.88 mmol/L，没有典型的发作，但是可通过刺激神经肌肉而引出体征，包括：面神经征、腓反射、陶瑟征，故选D。喉痉挛属于维生素D缺乏性手足搐搦症最严重的并发症，排除A。Kernig（克尼格）征、Brudzinski（布鲁津斯基）征属于脑膜刺激征，排除B、C。Babinski（巴宾斯基）征属于病理反射，排除E。

3.【答案】C　　　　　　　　　　　　　【难度系数】★★

【解析】维生素D缺乏性手足搐搦症发病机制为甲状旁腺不能代偿亢进，分泌不了甲状旁腺素，血钙下降引起抽搐，故选C。

4.【答案】A　　　　　　　　　　　　　【难度系数】★★

【解析】维生素D缺乏性手足搐搦症是因维生素D缺乏致血清钙离子浓度降低，神经肌肉兴奋性增高引起，表现为全身惊厥、手足肌肉抽搐或喉痉挛等。多见于6个月以内的小婴儿，故选A。

【破题思路】维生素D缺乏性手足搐搦症典型表现：①无热惊厥（最常见）；②手足抽搐；③喉痉挛；婴儿多见。

题型　A2型题

1.【答案】E　　　　　　　　　　　　　【难度系数】★★★

【解析】维生素D缺乏性手足搐搦症是因维生素D缺乏致血清钙离子浓度降低，神经肌肉兴奋性增高引起，表现为全身惊厥、手足肌肉抽搐或喉痉挛等。多见于6个月以内的小婴儿。当总血钙<1.75~1.88 mmol/L（7~7.5 mg/dL）或钙离子浓度<1.0 mmol/L（4 mg/dL）时可引起手足搐搦发作，故选E。维生素D依赖性佝偻病为常染色体隐性遗传，有佝偻病的体征，出现低钙血症、低磷血症、高氨基酸尿症、脱发等症状，排除A。血镁正常值为0.7~1.0 mmol/L，排除B。血糖正常值为3.9~6.1 mmol/L，排除C。婴儿痉挛症为癫痫的一种表现，多在1岁内发病，表现为突然发作伴智力异常，排除D。

2.【答案】E　　　　　　　　　　　　　【难度系数】★★

【解析】患儿5个月，人工喂养，1天内反复惊厥5次，每次持续1~2分钟，枕部颅骨有乒乓球感，可见枕秃，首先考虑的诊断是维生素D缺乏性手足搐搦症，故选E。蛋白质-能量营养不良患儿无惊厥表现，早期主要表现为活动减少，精神较差，体重生长速度不增，随着营养不良加重，体重逐渐下降，表现为消瘦，排除A。此患儿已出现惊厥的表现，不考虑维生素D缺乏性佝偻病，排除B。癫痫类型繁多、病因复杂，更需力求详尽，在许多癫痫发作中，患者当时意识不清，事后不能回忆，结合本题内容，排除C。婴儿痉挛症，典型发作呈鞠躬样或点头样，初发时60%~70%的患儿智力低下，满2岁时可增加到85%~90%，无论病前有无智力落后，一旦痉挛发生，相继出现智力发育障碍，排除D。

3.【答案】A　　　　　　　　　　　　　　【难度系数】★★

【解析】维生素D缺乏性手足搐搦症临床表现主要为惊厥、手足搐搦和喉痉挛，以无热惊厥最常见，故选A。原发性甲状旁腺功能减退以低血磷、高血钙为主要化验异常，排除B。婴儿痉挛症多发生在1岁以内，排除C。低血糖症发作时往往以昏迷为主要表现，排除D。血镁正常，排除E。

题型　A3/A4型题

1.【答案】B　　　　　　　　　　　　　　【难度系数】★★★

【解析】维生素D缺乏时，血钙下降而甲状旁腺不能代偿性分泌增加，血钙继续降低至一定程度，可引起神经肌肉兴奋性增高，称为维生素D缺乏性手足抽搐症，其主要表现为惊厥、喉痉挛和手足搐搦，并有程度不等的活动期佝偻病表现（枕部指压有乒乓球样感）。根据患儿的症状及体征，考虑诊断为维生素D缺乏性手足抽搐症，故选B。气管异物有异物吸入史，排除A。支气管肺炎一般有发热、咳嗽、咳痰、呼吸困难、肺部湿啰音，排除C。急性支气管炎有发热、咳嗽、咳痰的症状，排除D。急性喉炎有声音嘶哑、咳嗽、呼吸困难，排除E。

【破题思路】6个月龄以下小儿＋佝偻病体征＋惊厥、喉痉挛和手足搐搦＝维生素D缺乏性手足搐搦症。

2.【答案】B　　　　　　　　　　　　　　【难度系数】★★

【解析】有典型症状的维生素D缺乏性手足抽搐症，血清钙一般低于1.75 mmol/L，可通过血电解质分析确诊，故选B。血气分析一般用于急诊科和呼吸科的疾病的检查，排除A。咽拭子培育一般用于咽部和扁桃体发炎的疾病，排除C。胸部X线片一般用于肺炎的诊断，排除D。喉镜一般用于喉炎的诊断，排除E。

3.【答案】E　　　　　　　　　　　　　　【难度系数】★★

【解析】维生素D缺乏性手足搐搦症呼吸困难的急救处理：①氧气吸入：惊厥期应立即吸氧，喉痉挛者须立即将舌头拉出口外，并进行口对口呼吸或加压给氧，必要时进行气管插管以保证呼吸道通畅。②迅速控制惊厥或喉痉挛：可用10%水合氯醛，每次40~50 mg/kg，保留灌肠；或地西泮每次0.1~0.3 mg/kg，肌内或缓慢静脉注射。保持呼吸道通畅是急救中压倒一切的任务，其中"镇静"是首要的急救措施，故选E。气管插管是为了抢救呼吸衰竭、心搏骤停的患者，排除A。治疗重点是先镇静（首先），后补钙（次选），情况纠正后再补充维生素D，排除B、C。甘露醇主要用于脑水肿的治疗，排除D。

4.【答案】B　　　　　　　　　　　　　　【难度系数】★★

【解析】维生素D缺乏性佝偻病的初期主要表现为神经兴奋性增高，如睡眠不安、多汗、枕秃等。激期，骨骼改变可为颅骨软化如"乒乓球头"，多见于3~6个月的患儿。当发生手足搐搦症时表现为四肢抽动、两眼上窜、面肌颤动等惊厥表现，是由于维生素D缺乏、血钙下降，导致神经肌肉兴奋性增高，故选B。

5.【答案】A　　　　　　　　　　　　　　【难度系数】★★

【解析】维生素D缺乏性手足搐搦症，首先是急救处理，止惊厥，吸氧，然后是钙剂治疗，提高血钙水平，可给予10%葡萄糖酸钙缓慢静脉注射，最后是维生素D治疗，故选A。呋塞米可降颅压，排除C。肌内注射维生素B_{12}可用于治疗巨幼细胞贫血，排除D。静脉注射葡萄糖多用于低血糖，排除E。

五、蛋白质-能量营养不良

题型　A1型题

1.【答案】C　　　　　　　　　　　　　　【难度系数】★★

【解析】体重不增是小儿蛋白质-能量营养不良最早期的临床表现，故选C。体重减轻为轻度营养不良的表现，排除A。皮下脂肪消失为重度营养不良的表现，排除B。肌肉松弛为中度营养不良的表现，排除D。身高增长停滞为远期营养不良的表现，排除E。

【破题思路】蛋白质-能量营养不良：最早表现——体重不增；最主要表现——皮下脂肪减少，最先出现皮下脂肪减少的是腹部，最后出现的是面颊部；最常见的并发症——缺铁性贫血；最严重的并发症——自发性低血糖。

2.【答案】E　　　　　　　　　　　　　　【难度系数】★★

【解析】蛋白质-能量营养不良患儿并发自发性低血糖时，可突然面色苍白、神志不清、脉搏减慢、呼吸暂停、体温不升，一般无抽搐，不及时处理可危及生命而死亡，故选E。窒息是指由于压迫或管腔内异物等阻塞鼻、咽、喉、气管等呼吸器官，呼吸停止。患者可自觉无法进行呼吸，或用力呼吸而出现胸骨上窝、锁骨上窝及肋间隙凹陷（三凹征），并迅速出现意识障碍，排除A。低血容量性休克是指各种原因引起的循环容量丢失而导致的有效循环血量与心排血量减少、组织灌注不足、细胞代谢紊乱和功能受损的病理生理过程，排除 B。败血症并急性化脓性脑膜炎会有感染表现，脑膜刺激征阳性，排除 C。心力衰竭是指心脏的收缩功能和（或）舒张功能发生障碍，不能将静脉回心血量充分排出心脏，导致静脉系统血液淤积，动脉系统血液灌注不足，从而引起心脏循环障碍的综合征，排除 D。

【破题思路】蛋白质-能量营养不良并发症：①并发营养性贫血——以小细胞低色素性贫血最常见；②并发维生素缺乏——以维生素 A 缺乏常见；③并发自发性低血糖——最严重的并发症，可危及生命，考题中往往提示在夜间或凌晨时发现。

3.【答案】D 【难度系数】★
【解析】蛋白质-能量营养不良患儿皮下脂肪逐渐减少或消失，首先为腹部，其次为躯干、臀部、四肢，最后为面颊部，故选 D。

4.【答案】E 【难度系数】★★
【解析】在蛋白质-能量营养不良的继发性原因中由消化系统解剖或功能异常引起消化吸收障碍是最常见的疾病，故选 E。长期发热，各种急、慢性传染病以及慢性消耗性疾病等均可致分解代谢增加、食物摄入减少及代谢障碍，也是引起营养不良的常见原因，但不是最常见的原因，排除 A、B、C、D。

5.【答案】B 【难度系数】★★
【解析】调整饮食供给热量应由低到高，逐渐增加热量。轻度营养不良起始供给的热量是 80 kcal/（kg·d），中度营养不良起始供给的热量是 60 kcal/（kg·d），重度营养不良起始供给的热量是 40 kcal/（kg·d），故选 B。

题型 A2 型题

1.【答案】A 【难度系数】★★★
【解析】低蛋白血症降低血浆渗透压，当血浆白蛋白低于 25 g/L 时，液体将在间质区滞留，呈凹陷型水肿，故选 A。皮下脂肪消失是营养不良患儿的典型症状，与题干不符，排除 B。方颅，手镯、足镯，颅骨软化见于维生素 D 缺乏性佝偻病，与题干不符，排除 C、D、E。

2.【答案】C 【难度系数】★
【解析】正常小儿腹部皮下脂肪厚度多在 0.8 cm 以上，0.4~0.8 cm 之间为轻度营养不良，< 0.4 cm 为中度营养不良，腹部皮下脂肪消失为重度营养不良。本题腹部皮下脂肪为 0.6 cm，应考虑为轻度营养不良，故选 C。

项目	Ⅰ度（轻度）	Ⅱ度（中度）	Ⅲ度（重度）
体重低于正常均值	15%~25%	25%~40%	40% 以上
腹部皮下脂肪层厚度	0.4~0.8 cm	< 0.4 cm	消失
肌张力及肌肉情况	正常	明显减低，肌肉松弛	低下，肌肉萎缩
精神状态	基本正常	烦躁不安	萎靡、呆滞

【破题思路】

类型	诊断标准	指标意义
体重低下	体重低于同年龄、同性别参照人群均值减 2SD 以下为体重低下。如低于同年龄、同性别参照人群值的均值减 2SD~3SD 为中度；低于均值减 3SD 以下为重度	反映慢性或急性营养不良
生长迟缓	身长低于同年龄、同性别参照人群均值减 2SD 以下为生长迟缓。如低于同年龄、同性别参照人群值的均值减 2SD~3SD 为中度；低于均值减 3SD 以下为重度	反映慢性长期营养不良
消瘦	体重低于同性别、同身高参照人群均值减 2SD 以下为消瘦。如低于同性别、同身高参照人群值的均值减 2SD~3SD 为中度；低于均值减 3SD 以下为重度	反映近期、急性营养不良

记忆技巧：数值越大越糟糕。

3.【答案】D 【难度系数】★★
【解析】蛋白质-能量营养不良主要见于 3 岁以下婴幼儿，特征为体重不增、体重下降、渐进性消瘦或水肿、皮下脂肪减少或消失，常伴全身各组织脏器不同程度的功能低下及新陈代谢失常。其可并发自发性低血糖，可突然表现为面色灰白、神志不清、脉搏减慢、呼吸暂停、体温不升但无抽搐。若诊治不及时，可危及生命，故选D。维生素不提供热量，维生素缺乏不会引起皮下脂肪消失，排除A。支气管肺炎有咳嗽、咳痰、呼吸困难、肺部固定湿啰音，排除B。营养性贫血不会引起皮下脂肪消失，排除C。没有腹泻病表现，排除E。

4.【答案】B　　　　　　　　　　　　　　【难度系数】★★

【解析】自发性低血糖多在清晨时突然发生，表现面色灰白、神志不清、脉搏减慢、呼吸暂停、体温不升但无抽搐，可因呼吸麻痹致死，是蛋白质-能量营养不良最严重的并发症，故选B。低钠血症的临床表现、严重程度取决于血Na^+和血钠下降的速率。血Na^+在130 mmol/L以上时，极少引起症状。Na^+在125~130 mmol/L之间时，表现为胃肠道症状。血钠降至125 mmol/L以下时，易并发脑水肿，此时主要症状为头痛、嗜睡、肌肉痛性痉挛、神经精神症状和可逆性共济失调等。若脑水肿进一步加重，可出现脑疝、呼吸衰竭，甚至死亡，排除A。继发感染也称原发后感染，多见于成年人。大多为内源性感染，极少由外源性感染所致。继发感染的特点是病灶局限，一般不累及邻近的淋巴结，排除C。心力衰竭典型临床表现为呼吸困难、乏力和水肿、心慌、发绀，排除D。低钙血症指血清蛋白浓度正常时，血清钙低于2.2 mmol/L（8.8 mg/dL）。临床表现为四肢发麻、手足抽动，严重时全身骨骼肌及平滑肌痉挛，排除E。

5.【答案】D　　　　　　　　　　　　　　【难度系数】★★

【解析】蛋白质-能量营养不良，最典型的表现为皮下脂肪减少，故选D。身长是衡量远期营养的指标，排除A。营养不良最早表现为体重不增，排除B。皮肤干燥不是最典型的症状，排除C。长期营养不良也会有肌张力低下，但不是典型症状，排除E。

题型	B1型题

（1~2题共用解析）

1.【答案】D　2.【答案】C　　　　　　　【难度系数】★★

【解析】轻度营养不良是指体重比正常平均体重减少15%~25%，皮下脂肪厚度小于0.8 cm，故第2题选C。中度营养不良，体重比正常平均体重减少25%~40%，身长也低于正常，皮下脂肪厚度小于0.4cm，故第1题选D。

六、单纯性肥胖症

题型	A2型题

【答案】B　　　　　　　　　　　　　　【难度系数】★★

【解析】小儿肥胖治疗应注意饮食控制，每天坚持运动30分钟，心理治疗，排除A、D、E。控制体重一定要监测体重，排除C。故选B。

【破题思路】小儿单纯性肥胖不主张药物治疗。

第五节　新生儿及新生儿疾病

一、新生儿特点及护理

题型	A1型题

1.【答案】E　　　　　　　　　　　　　　【难度系数】★★

【解析】早产儿呼吸浅快不规则，易出现周期性呼吸及呼吸暂停，故选E。肺表面活性物质由肺泡Ⅱ型上皮细胞产生，于妊娠28周开始出现，妊娠35周迅速增加，排除A、B。湿肺又称暂时性呼吸增快或暂时性呼吸困难，是肺内液体吸收及清除延迟所致，排除C。足月儿生后第1小时内呼吸率可达60~80次/分，1小时后呼吸率降至40~50次/分，以后维持在40次/分左右，排除D。

2.【答案】C　　　　　　　　　　　　　　【难度系数】★

【解析】出生体重指出生后1小时内的体重。根据出生体重分为正常出生体重儿、低出生体重儿和巨大儿。①正常出生体重儿：出生体重2500 g~3999 g的新生儿；②低出生体重儿：出生体重<2500 g的新生儿，其中极低出生体重儿是指出生体重<1500 g的新生儿，超低出生体重儿指出生体重<1000 g的新生儿；③巨大儿：出生体重≥4000 g的新生儿。故选C，排除A、B、D、E。

3. 【答案】A 【难度系数】★

【解析】儿童的反射检查可分为两大类，第一类为终生存在的反射，即浅反射和腱反射；第二类为暂时性反射，称原始反射。终生存在的神经反射即浅反射（腹壁反射到1岁才可以引出）和腱反射，故选A。足月儿出生时具备的原始反射有觅食反射、吸吮反射、握持反射、拥抱反射，正常情况下，原始反射在生后数月应自然消失，排除B、C、D、E。

【破题思路】出生时已具备的原始反射：觅食反射、吸吮反射、握持反射、拥抱反射——"握抱觅吸"。

4. 【答案】B 【难度系数】★★★

【解析】儿童的反射检查可分为两大类，第一类为终生存在的反射，即浅反射和腱反射；第二类为暂时性反射，称原始反射。终生存在的神经反射即浅反射（腹壁反射到1岁才可以引出）和腱反射，故选B。

5. 【答案】C 【难度系数】★

【解析】足月儿是指37周≤胎龄＜42周（260~293天）的新生儿，故选C。正常出生体重儿指体重为2500~3999 g，排除A。适于胎龄儿指婴儿的出生体重在同胎龄儿平均出生体重的第10~90百分位，排除B。过期产儿指42周（294天）≤胎龄（≥294天）的新生儿，排除D。胎龄＞28周一般称流产，排除E。

6. 【答案】D 【难度系数】★★★

【解析】足月新生儿，肺液占30~35 mL/kg，出生时经产道挤压，1/3~1/2肺液由口鼻排出，其余由肺间质内毛细血管和淋巴管吸收，故选D。

7. 【答案】D 【难度系数】★★

【解析】早产儿皮肤红嫩，指、趾甲未达指、趾端，足底纹理少，故选D。反甲一般多见于缺铁性贫血的患儿，排除A。甲面多白纹可能与缺乏微量元素或维生素有关，排除B。指甲硬、超过指尖为足月儿指甲外观特点，排除C、E。

8. 【答案】D 【难度系数】★★★

【解析】早产儿尤其要注意保温，体重低于2000 g的早产儿或体重较大伴低体温者，应置于暖箱中，中性温度是指机体维持体温正常所需的代谢率和耗氧量最低时的环境温度。出生体重、生后日龄不同，中性温度也不同，根据下表，故选D。不同出生体重新生儿的中性温度：

出生体重	中性温度			
	35℃	34℃	33℃	32℃
1.0 kg	出生10天内	出生10天以后	出生3周以后	出生5周以后
1.5 kg	—	出生10天内	出生10天以后	出生4周以后
2.0 kg	—	出生2天内	出生2天以后	出生3周以后
＞2.5 kg	—	—	出生2天内	出生2天以后

【题型】A2型题

【答案】E 【难度系数】★★

【解析】生后一周因为奶量不足，水分丢失，胎粪排出可引起生理性的体重下降，故选E。

【题型】B1型题

（1~2题共用解析）

1.【答案】D　2.【答案】A 【难度系数】★★

【解析】小于胎龄儿（SGA）指出生体重在同胎龄儿平均出生体重的第10百分位以下的新生儿，故第1题选D。适于胎龄儿（AGA）指出生体重在同胎龄儿平均出生体重的第10~90百分位的新生儿，故第2题选A。

二、新生儿窒息与复苏

题型 A1 型题

1. 【答案】B　　　　　　　　　　　【难度系数】★★

   【解析】Apgar评分的内容包括皮肤颜色、心率、对刺激的反应、肌张力和呼吸。其中呼吸、心率和皮肤颜色是窒息复苏评估的三大指标，故选B。Apgar评分没有哭声，故排除A、C。皮肤颜色是观察新生儿是否缺氧的指标，重要性优于肌张力，故排除D、E。

2. 【答案】A　　　　　　　　　　　【难度系数】★

   【解析】新生儿Apgar评分内容包括：皮肤颜色、心率、对刺激的反应、肌张力和呼吸五项指标。拥抱反射为原始反射，并非新生儿Apgar评分内容，故选A，排除B、C、D、E。

3. 【答案】C　　　　　　　　　　　【难度系数】★

   【解析】Apgar评分8~10分为正常，4~7分为轻度窒息，0~3分为重度窒息，故选C。

4. 【答案】B　　　　　　　　　　　【难度系数】★★

   【解析】新生儿窒息复苏方案首要步骤为清理呼吸道，尽量吸净呼吸道黏液，也是复苏的根本措施，故选B。其次为建立呼吸，增加通气，排除A。维持正常循环，保证足够心输出量，药物治疗均为复苏方案内容，但均非首要措施，排除C、D、E。

   【破题思路】清理呼吸道是复苏的根本措施；建立呼吸，增加通气是复苏的关键措施。

5. 【答案】D　　　　　　　　　　　【难度系数】★★

   【解析】窒息的本质是缺氧，母亲因各种疾病所致母血含氧不足、子宫胎盘血流障碍、脐带血流受阻、分娩时用麻醉剂过量均可导致新生儿窒息，排除A、B、C、E。窒息可损害脑血流的自主调节功能，引起颅内出血，故选D。

题型 A2 型题

1. 【答案】E　　　　　　　　　　　【难度系数】★★

   【解析】该新生儿Apgar评分4分，属于轻度窒息。新生儿初步复苏包括：保暖、摆好体位、清理呼吸道、擦干和刺激，故选E。新生儿复苏时很少需要用药，可酌情使用肾上腺素、生理盐水（扩容）、碳酸氢钠（纠正酸中毒），首选脐静脉导管内注入。如有效正压通气30秒后心率持续<60次/分，应同时胸外心脏按压。如新生儿仍呼吸暂停或喘息样呼吸，心率<100次/分，立即正压通气。但均不是初步复苏步骤，故排除A、B、C、D。

   【破题思路】Apgar是以下五个单词的代表：皮肤颜色（Appearance）、脉搏（Pulse）、皱眉动作即对刺激的反应（Grimace）、肌张力（Activity）、呼吸（Respiration）。

2. 【答案】C　　　　　　　　　　　【难度系数】★★

   【解析】新生儿Apgar评分内容包括：皮肤颜色、心率、对刺激的反应、肌张力和呼吸五项指标。根据下表，本题足月新生儿，出生时1分钟，躯干红而四肢青紫（1分），心率90次/分（1分），呼吸慢而规则（1分），四肢略屈曲（1分），插鼻管有皱眉反应（1分），其1分钟Apgar评分为5分，故选C，排除A、B、D、E。

体征	评分标准			评分	
	0分	1分	2分	1分钟	5分钟
皮肤颜色	青紫或苍白	躯干红，四肢紫	全身红		
心率/（次/分）	无	<100	>100		
弹足底或插鼻管反应	无反应	有些动作，如皱眉	哭，喷嚏		
肌张力	松弛	四肢略屈曲	四肢活动好		
呼吸	无呼吸	浅表，哭声弱	正常，哭声响		

三、新生儿缺氧缺血性脑病

题型　A1 型题

1.【答案】E　　　　　　　　　　　【难度系数】★★

【解析】早期支持疗法包括维持血糖、血气、血循环正常，其中维持良好通气功能是支持疗法的中心，维持脑和全身良好的血流灌注是支持疗法的关键措施，故选 E。新生儿期后治疗一般在病情稳定后尽早行智力和体能康复训练，有利于促进脑功能恢复，减少后遗症。但并非最主要治疗，排除 B、C。颅内压增高时，首选呋塞米，无效考虑 20%甘露醇等脱水剂，排除 D。神经细胞营养药物的应用并非新生儿缺氧缺血性脑病最主要的治疗，排除 A。

【破题思路】①若题目旨在考核重度新生儿缺氧缺血性脑病（HIE）常见症状，首选惊厥，控制惊厥首选药物苯巴比妥。②目前国内外唯一证实其安全性、有效性的治疗新生儿 HIE 措施为亚低温治疗。

2.【答案】B　　　　　　　　　　　【难度系数】★★★

【解析】缺氧缺血性脑病在脑电图上表现为：异常放电、活动延迟，在 1 周内检查能客观反映脑损坏的严重程度、判断预后，故选 B。血清 CPK-BB 主要用于心肌损伤的判断，排除 A。颅脑超声主要用于颅内出血的检查，排除 C。临床表现不能判断严重程度，排除 D。头颅 CT 主要用于外伤、占位性病变的检查，排除 E。

【破题思路】基底核和丘脑 72 小时内首选检查是 B 超，4~7 天首选 CT；矢状旁区首选 MRI；判断预后首选脑电图。

3.【答案】C　　　　　　　　　　　【难度系数】★

【解析】新生儿缺氧缺血性脑病是新生儿窒息后的严重并发症，好发于足月儿，故选 C。肺表面活性物质缺乏是引起新生儿呼吸窘迫综合征的病因，排除 A。宫内感染是引起新生儿肺炎、败血症的病因，排除 B。脑卒中和营养缺乏不是新生儿缺氧缺血性脑病最主要的病因，排除 D、E。

【破题思路】窒息是缺氧缺血性脑病最主要的病因，最主要表现为兴奋和抑制交替出现。

4.【答案】C　　　　　　　　　　　【难度系数】★★★

【解析】新生儿缺氧缺血性脑病控制惊厥首选苯巴比妥，肝肾功能不全患者改用苯妥英钠，故选 C，排除 D。颅内压增高时，首选呋塞米，无效考虑 20%甘露醇等脱水剂，一般不主张用激素，排除 A、B、E。

【破题思路】新生儿缺氧缺血性脑病控制惊厥：首选苯巴比妥；颅内压增高时：首选呋塞米。

题型　A2 型题

1.【答案】D　　　　　　　　　　　【难度系数】★★★

【解析】足月产新生儿出现前囟饱满，重度窒息（出生 1 分钟 Apgar 评分 3 分），考虑新生儿缺氧缺血性脑病，故选 D。题目中没有胎粪吸入史，不考虑胎粪吸入综合征，排除 A。新生儿败血症有感染史，排除 B。新生儿低血糖好发于巨大儿，排除 C。新生儿肺透明膜病好发于早产儿，指出生后不久出现进行性呼吸困难、青紫、呼气性呻吟、吸气性三凹征等，排除 E。

【破题思路】新生儿缺氧缺血性脑病好发于足月儿，新生儿肺透明膜病好发于早产儿。

2.【答案】D　　　　　　　　　　　【难度系数】★★

【解析】重度缺氧缺血性脑病可表现为昏迷、肌张力松软、反射消失、明显的中枢性呼吸衰竭，与此病例的临床表现相符，故选 D。轻度时意识常为先兴奋后抑制，没有中枢性呼吸衰竭的表现，排除 B。中度时反射减弱，无消失，排除 C。缺氧缺血性脑病无极轻度和极重度，排除 A、E。

【破题思路】根据意识表现简单判断：激惹——轻度，嗜睡——中度，昏迷——重度。

3.【答案】D　　　　　　　　　　　【难度系数】★★★

【解析】头颅 B 型超声（B 超）检查具有无创、廉价、可在床边操作和进行动态随访等优点，可在病程早期（72 小时内）进行，并动态监测。B 超有助于了解基底核和丘脑、脑室及其周围出血等病变，故选 D。头颅 CT 对脑水肿、基底核和丘脑损伤、脑梗死有一定的参考作用，最佳检查时间为生后 4~7 天，排除 A。脑电图能反映脑损害的严重程度，可判断预后，有助于惊厥的诊断，在生后一周内进行，排除 B。颅脑透光试验为脑积水的检查方法，排除 C。MRI 对矢状旁区损伤尤为敏感，尽可能生后 48 小时内进行，排除 E。

【破题思路】①HIE 患病后 1~2 天首选 MRI。72 小时内选 B 超检查，4~7 天内选 CT，1 周内选脑电图。②HIE 首选检查考虑 B 超（无创、价廉、床边操作），B 超可用于了解脑水肿范围、基底节丘脑有无病灶，在 72 小时内做。

四、新生儿呼吸窘迫综合征

题型　A1 型题

1.【答案】E　　　　　　　　　　　【难度系数】★★

【解析】新生儿呼吸窘迫综合征（RDS）又称新生儿肺透明膜病，是因肺表面活性物质缺乏所致，以生后不久出现呼吸窘迫并进行性加重为特征。多见于早产儿，胎龄愈小发病率愈高。故选 E。先天性心脏病不缺少肺表面活性物质，不会出现进行性呼吸困难，排除 A。胎粪吸入综合征见于足月儿或过期产儿，排除 B。吸入性肺炎见于各年龄组人群，排除 C。湿肺病史中可有宫内窘迫和窒息史，排除 D。

【破题思路】早产儿＋进行性加重的呼吸困难、呼气呻吟＝新生儿呼吸窘迫综合征。

2.【答案】B　　　　　　　　　　　【难度系数】★★

【解析】新生儿呼吸窘迫综合征又称新生儿肺透明膜病，是因肺表面活性物质缺乏所致，多见于早产儿，胎龄愈小发病率愈高。生后不久（一般 6 小时以内）出现呼吸窘迫，并呈进行性加重，呼气呻吟为本病的特点。主要表现为呼吸急促、呼气呻吟、青紫、鼻煽及吸气性三凹征。X 线检查是确诊本病的最佳手段，表现为毛玻璃样改变、白肺及支气管充气征。综上所述，故选 B。

3.【答案】B　　　　　　　　　　　【难度系数】★★★

【解析】早产儿呼吸中枢发育不成熟，肺泡数量少，呼吸肌发育不全，咳嗽反射弱，红细胞内缺乏碳酸酐酶，不能有效刺激呼吸中枢，气体交换率低。因此，早产儿呼吸浅快不规则，易出现周期性呼吸及呼吸暂停或青紫，故选 B。

4.【答案】E　　　　　　　　　　　【难度系数】★★

【解析】新生儿呼吸窘迫综合征又称新生儿肺透明膜病，是因肺表面活性物质缺乏所致，以生后不久出现呼吸窘迫并进行性加重为特征，故选 E。

题型　A2 型题

1.【答案】A　　　　　　　　　　　【难度系数】★★

【解析】X 线是确诊新生儿呼吸窘迫综合征的最佳手段，表现为毛玻璃样改变、白肺及支气管充气征。对已确诊的患儿，使用持续气道正压通气联合肺表面活性药物是治疗最佳选择，故选 A。患儿需保证营养和液体供应，应用抗生素预防继发感染，轻症可选用鼻导管、面罩、头罩或鼻塞吸氧，但不是立即处理措施，排除 B、D。地塞米松可促进胎儿肺成熟，用于新生儿呼吸窘迫综合征的预防，排除 E。

【破题思路】早产儿，进行性呼吸困难、呼气呻吟、发绀，首选 RDS，该病肺表面活性物质少，X 线能诊断。

五、新生儿黄疸

题型　A1 型题

1.【答案】E　　　　　　　　　　　【难度系数】★

【解析】新生儿病理性黄疸出现在生后 24 小时内，排除 B；黄疸持续时间长，足月儿＞2 周，早产儿＞4 周，排除 A；血清胆红素上升速度快，排除 C；黄疸退而复现，排除 D；血清结合胆红素＞34 μmol/L，故选 E。

【破题思路】生理性黄疸特点——出现晚，持续时间短，数值低，退不现；病理性黄疸特点——出现早，持续时间长，数值高，退再现。

2.【答案】E　　　　　　　　　　　【难度系数】★★

【解析】足月新生儿病理性黄疸：胆红素每日上升超过 85 μmol/L 或每小时＞0.5 mg/dL，血清结合胆红素＞34μmol/L，故选 E。足月儿病理性黄疸的血清胆红素＞221μmol/L，排除 A。病理性黄疸常于生后 24 小时内发生，排除 B。病理性黄疸持续时间长，足月儿＞2 周，早产儿＞4 周，排除 C。病理性黄疸退而复现，排除 D。

3.【答案】C　　　　　　　　　　　【难度系数】★★★

【解析】病理性黄疸：生后 24 小时内出现黄疸、足月儿黄疸时间＞2 周、早产儿＞4 周、黄疸退而复现、每天血清胆红素升高＞85 μmol/L，故选 C。生理性黄疸的新生儿一般情况好，黄疸持续时间短，数值低，出现时间晚，排除 A；新生儿败血症有感染史，故排除 B；胆道闭锁是新生儿期一种少见的严重黄疸性疾病，表现为渐进性黄疸，巩膜黄染，排除 D，新生儿脑膜炎多有脑膜刺激征阳性，排除 E。

4. 【答案】C 【难度系数】★★★

【解析】新生儿生理性黄疸的原因有：①胆红素生成过多，其原因为红细胞数量增多、新生儿红细胞寿命短及红细胞前体较多；②血浆白蛋白结合胆红素的能力不足；③肝细胞处理胆红素能力差；④肠肝循环，出生时肠道内缺乏细菌，导致未结合胆红素的产生和重吸收增加。故选C，其余说法正确，予排除。

题型　A2型题

1. 【答案】D 【难度系数】★★★

【解析】生理性黄疸的特点：①一般情况良好。②足月儿生后2~3天出现黄疸，4~5天达高峰，5~7天消退，最迟不超过2周；早产儿黄疸多于生后3~5天出现，5~7天到达高峰，7~9天消退，最长可延迟到3~4周。③每日血清胆红素升高＜85 μmol/L。④足月儿血清胆红素＜221 μmol/L。早产儿血清胆红素＜257 μmol/L。故选D。新生儿败血症黄疸表现为黄疸退而复现，排除A；新生儿溶血病黄疸出现早，多在生后24小时内出现，排除B；胆汁淤积症是婴儿期的常见病，由多种原因引起，临床表现为黄疸、瘙痒、粪便颜色改变、肝大或质地变化及血生化异常，排除C；新生儿肝炎综合征是指新生儿期以肝内阻塞性黄疸、肝脾肿大、肝功能异常为特征的一种综合征，排除E。

【破题思路】生理性黄疸，一般情况好：吃得好、睡得好、精神好。

2. 【答案】A 【难度系数】★★

【解析】足月儿生后3天出现黄疸，血清总胆红素低，一切情况尚好，考虑生理性黄疸，故选A。新生儿母乳性黄疸是新生儿黄疸中的一种，一般在生后4~5天出现，逐渐加重、升高，一般可持续10天左右，然后逐渐减轻，3~12周恢复正常。新生儿母乳性黄疸一般是由新生儿胆红素代谢的肠肝循环增加或者母乳喂养不当，奶量摄入不足等原因导致的，排除B；新生儿败血症黄疸表现为黄疸退而复现，排除C；新生儿肝炎是指新生儿期以肝内阻塞性黄疸、肝脾肿大、肝功能异常为特征的一种综合征，排除D；新生儿Rh溶血病黄疸出现早，多在生后24小时内出现，排除E。

【破题思路】4点区分黄疸的类型：①出现的时间；②血清总胆红素数值；③持续时间：足月2周，早产4周；④是否有退而复现。

3. 【答案】D 【难度系数】★★

【解析】本题考虑为ABO溶血引起的病理性黄疸。抗体释放试验是检测红细胞的敏感试验，也是确诊试验，故选D。胆红素测定可以诊断病理性黄疸，不能诊断ABO溶血，排除A；血型测定只能证实血型不合，不能确诊，排除B；网织红细胞计数对诊断无任何意义，排除C；血清游离抗体测定用于评价是否继续溶血或换血后的效果检测，排除E。

六、新生儿溶血病（助理不考）

题型　A1型题

1. 【答案】E 【难度系数】★★

【解析】改良直接抗人球蛋白试验，即改良Coombs试验，为新生儿溶血病的确诊试验，故选E。血常规是一般的常规检查，不作为确诊检查，排除A；血涂片查红细胞形态是贫血的检查，排除B；肝功能与胆红素为肝脏疾病的检查，排除C；血型检查不作为确诊检查，排除D。

2. 【答案】B 【难度系数】★★

【解析】胆红素脑病（又称核黄疸）为新生儿溶血病最严重的并发症，多发生于出生后1周内，最早生后1~2天出现神经系统表现。非结合胆红素水平过高，透过血脑屏障，可造成中枢神经系统功能障碍，如不经治疗干预，可造成永久性损害，故选B。

题型　A2型题

1. 【答案】C 【难度系数】★★

【解析】ABO溶血病只会发生于母为O型，子为A或B型，第一胎发病。该患儿母亲血型为O型，患儿血型为A型提示母婴血型不合，在生后24小时之内出现黄疸，考虑为ABO溶血。胆红素脑病（核黄疸）为新生儿溶血病最严重的并发症，未结合胆红素水平过高，透过血脑屏障，可造成中枢神经系统障碍，如不及时干预，可造成永久性损害，故选C。新生儿溶血病临床表现有：胎儿水肿，表现为出生时全身水肿，皮肤苍白，常有胸、腹腔积液，肝脾大及贫血性心衰，如不抢救大多死亡，宫内溶血严重者为死胎。贫血程度不一，严重者易发生贫血性心衰，故排除A、D；硬肿为新生儿寒冷损伤综合征典型表现，排除B；酸中毒多见于小儿腹泻，排除E。

【破题思路】出生一天黄+血清总胆红素高=溶血（病理性溶血）。

2.【答案】C　　　　　　　　　　　【难度系数】★★★

【解析】Rh溶血病应换血Rh系统同母亲同型、ABO系统同患儿同型的血液，紧急或找不到血源时也可选用O型血，故选C。

| 题型 | A3/A4型题 |

1.【答案】E　　　　　　　　　　　【难度系数】★★

【解析】ABO系统血型不合溶血病最常见，多发生在母为O型，而子为A或B型，第一胎可发病，ABO溶血黄疸多在第2~3天出现，故选E。新生儿败血症，有感染史或脐部发炎史，排除A；新生儿肝炎综合征是指新生儿期以肝内阻塞性黄疸、肝脾肿大、肝功能异常为特征的一种综合征，排除B；新生儿母乳性黄疸，新生儿一般情况好，排除C；Rh血型不合溶血病，较重，多见于母为Rh阴性，子为Rh阳性，一般发生在第二胎，排除D。

2.【答案】C　　　　　　　　　　　【难度系数】★★

【解析】改良Coombs试验为溶血确诊试验，故选C。血培养是败血症的检查，排除A；肝功能是肝炎的检查，排除B；查母子ABO和Rh血型，证实有无血型不合存在，排除D；血涂片查红细胞形态为血液系统疾病检查，排除E。

【破题思路】溶血病首选检查是血型测定，确诊首选改良Coombs试验，其次是抗体释放试验，而游离抗体试验不能确诊，用于评价是否继续溶血或换血后的效果检测。

3.【答案】B　　　　　　　　　　　【难度系数】★★

【解析】ABO溶血首选光疗，光照疗法是降低血清未结合胆红素简单而有效的方法，故选B。使用抗生素多用于感染性疾病，排除A；输注白蛋白、口服肝酶诱导剂苯巴比妥均不是首选的治疗措施，排除C、D；Rh溶血首选换血，排除E。

七、新生儿败血症

| 题型 | A1型题 |

1.【答案】E　　　　　　　　　　　【难度系数】★★

【解析】新生儿败血症系指细菌侵入新生儿血循环并在其中生长、繁殖、产生毒素而引起的全身性炎症反应。一般表现为反应差、嗜睡、发热或体温不升、少吃、少哭、少动、体重不增或生长缓慢等症状，排除D；患儿皮肤呈大理石样花纹，尿少或无尿一般提示休克，排除A；可合并肺炎、脑膜炎，排除B；出血倾向表现为皮肤黏膜瘀点、瘀斑、消化道出血，排除C。血培养结果易受抗生素使用及无菌操作影响，阳性率不高，疑为肠源性感染者应同时进行厌氧菌培养，以提高阳性率，故选E。

【破题思路】①新生儿败血症细菌学检查首选血培养，次选脑脊液培养，还可选尿培养；②临床上怀疑败血症的新生儿，不必等血培养结果，应尽早使用抗生素。

2.【答案】E　　　　　　　　　　　【难度系数】★★

【解析】败血症属于感染性疾病，多发生于新生儿，一般表现为反应差、嗜睡、少吃、少哭、少动，甚至不吃、不哭、不动、发热或体温不升，体重不增或增长缓慢等症状，明确诊断多用血培养，故选E。血CRP阳性可见于细菌感染、恶性肿瘤等，排除A；血常规是最基本的血液检验，通过观察数量变化及形态分布，判断疾病，排除B；免疫功能测定常用总淋巴细胞计数，是反映免疫功能的简易指标，排除D。

【破题思路】确诊败血症首选血培养；确诊脑膜炎、脑炎首选脑脊液检查。

八、新生儿坏死性小肠结肠炎（助理不考）

| 题型 | A1型题 |

【答案】B　　　　　　　　　　　【难度系数】★★

【解析】新生儿坏死性小肠结肠炎临床以腹胀、呕吐、便血为主要表现，腹部X线检查以肠壁囊样积气为特征。腹部X线平片对本病诊断有重要意义，肠壁积气和门静脉充气征为本病特征性表现，故选B。血细菌培养阳性有助于诊断，腹部超声可以动态观察肠壁厚度、肠蠕动、血运情况，以及有无肠粘连包块，但均不是最有意义的辅助检查，排除A、D；粪培养、粪常规与新生儿坏死性小肠结肠炎的诊断无显著关系，排除C、E。

【破题思路】早产儿+腹胀和肠鸣音减弱+腹泻和血便=新生儿坏死性小肠结肠炎。

第六节 遗传性疾病

一、21-三体综合征

题型 A1 型题

1. 【答案】D 【难度系数】★

【解析】21-三体综合征典型病例，根据特殊面容、智能与生长发育落后、皮肤纹理等可诊断，但患儿确诊依据是染色体核型分析（细胞遗传学检查），故选 D。A、B、C、E 均为 21-三体综合征临床表现，予排除。

【破题思路】21-三体综合征确诊方法，首选染色体核型分析。

2. 【答案】D 【难度系数】★

【解析】唐氏综合征最常见的标准染色体核型：47，XX（或 XY），+21，故选 D。46，XX（或 XY），-14，+t（14q21q）为 D/G 易位，排除 A；46，XX（或 XY），-21，+t（21q21q）为 G/G 易位，排除 B。

【破题思路】①标准型（最常见）：核型为 47，XX（或 XY），+21。②易位型：a. D/G 易位：核型为 46，XY（或 XX），-14，+t（14q21q）——"有 D 找 14"；b. G/G 易位：核型为 46，XY（或 XX），-21，+t（21q21q）；46，XY（或 XX），-22，+t（21q22q）。③嵌合体型：核型为 46，XY（或 XX）/47，XY（或 XX），+21。

3. 【答案】A 【难度系数】★

【解析】21-三体综合征（又称先天愚型或 Down 综合征）属常染色体畸变，是染色体病中最常见的一种，故选 A。

4. 【答案】D 【难度系数】★★★

【解析】21-三体综合征表现为智能落后（最突出，最严重）、特殊面容（眼裂小，眼距宽，眼外眦上斜）、生长发育迟缓，可伴多种畸形、通贯手、皮肤细腻，故选 D。

【破题思路】先天性甲状腺功能减退症：智力落后 + 皮肤粗糙 + 黏液水肿或表情淡漠，反应差。21-三体综合征：智力落后 + 眼裂小，眼外眦上斜 + 通贯手 + 皮肤细腻 + 先天性心脏病。

5. 【答案】A 【难度系数】★★★

【解析】母亲为 D/G 平衡易位型唐氏综合征，下一代风险为 10%，故选 A。母亲为标准型，下一代风险为 1%，排除 C；母亲为 G/G 易位，下一代风险为 100%，排除 D。

【破题思路】若母为 D/G 易位者下一代风险 10%，若父为 D/G 易位者下一代风险 4%。

题型 A2 型题

【答案】D 【难度系数】★★

【解析】21-三体综合征典型临床表现为：表情呆滞、眼裂小、眼距宽、双眼外眦上斜、口流涎、四肢短、指内弯、肌张力低下、通贯手、有先天性心脏病，皮肤细腻。该患儿符合 21-三体综合征的诊断。确诊的主要依据为染色体核型分析，故选 D。尿有机酸测定多用于苯丙酮尿症患儿的检测，排除 A；血清 T_3、T_4、TSH 检测是甲状腺功能减退患儿的检测，排除 B；头颅 CT 有助于了解颅内出血的范围和类型，对脑水肿、基底核和丘脑损伤、脑梗死有一定的参考作用，排除 C；超声心动图对先天性心脏病的确诊有重要意义，排除 E。

题型 A3/A4 型题

1. 【答案】B 【难度系数】★★★

【解析】患儿智力低下、特殊面容，皮肤细腻，符合 21-三体综合征的诊断，故选 B。呆小病因甲状腺功能减退而引起，表现为患儿智力低下，精神发育缓慢，皮肤有面团状浮肿，即黏液性水肿，由于骨化过程延缓，身体异常矮小，排除 A。苯丙酮尿症临床表现为智力低下、皮肤白、尿和汗液有鼠尿臭味，排除 C。软骨发育不全也称软骨营养障碍性侏儒，是侏儒畸形中最常见的一种。其特征是患儿肢体短小，但躯干和头发育正常，智力很少受影响，排除 D。黏多糖病患儿关节的活动度受限，手关节受累，显示出"爪形手"的特征，身材矮小，智力落后，排除 E。

2. 【答案】B 【难度系数】★★

【解析】21-三体综合征，确诊选择染色体检查，故选 B。骨骼 X 线检查一般用于佝偻病的检查，排除 A；血清 T_3、T_4 检查可确诊甲状腺功能减退症，排除 C；尿氨基酸过筛用于检查苯丙酮尿症，排除 D；智力测定用于测量智商的测定，排除 E。

3.【答案】E　　　　　　　　　　　　　　【难度系数】★★★

【解析】21-三体综合征患儿生长发育迟缓，生后体格、动作发育落后，身材矮小，骨龄落后，常伴有先天性心脏病、消化道畸形等；免疫力低下，易患各种感染；男孩有隐睾，性发育延迟。故排除 A、B、C、D，选 E。

二、苯丙酮尿症

题型　A1 型题

1.【答案】E　　　　　　　　　　　　　　【难度系数】★★

【解析】苯丙酮尿症（PKU）一旦确诊，应立即治疗，以避免神经系统的损害，故选 E。A、B、C 项不是早治疗的主要目的，故排除 A、B、C；患儿可有行为异常，继而出现多动或有肌痉挛、癫痫小发作，甚至惊厥，少数肌张力增高和腱反射亢进，但控制惊厥不是早治疗的主要目的，排除 D。

【破题思路】若考核 PKU 最突出临床表现，首选智力发育落后；若考核 PKU 最特有临床表现，首选鼠尿臭味。

2.【答案】A　　　　　　　　　　　　　　【难度系数】★★

【解析】每个患儿对苯丙氨酸的耐受量不同，故在饮食治疗中，仍需定期测定血苯丙氨酸浓度，根据患儿具体情况调整食谱，避免苯丙氨酸增高或缺乏，故选 A。尿三氯化铁（$FeCl_3$）用于苯丙酮尿症年长儿的筛查，排除 B；尿蝶呤分析用于非典型 PKU 的鉴别诊断，排除 C；血酪氨酸为苯丙氨酸的代谢产物，由于苯丙酮尿症患者肝内苯丙氨酸羟化酶缺乏，导致酪氨酸生成减少，不能作为定期监测指标，排除 D；尿液有机酸分析为疾病提供生化诊断依据，也用于鉴别其他有机酸代谢缺陷，但不作为定期监测指标，排除 E。

【破题思路】如提示新生儿筛查，选 Guthrie 细菌生长抑制试验；如提示儿童初筛，选尿三氯化铁试验或 2,4-二硝基苯肼试验；如提示鉴别诊断三种非经典的 PKU，选尿蝶呤分析；如提示确诊 PKU，选血/尿苯丙氨酸浓度的测定（血浆氨基酸分析，提供生化诊断依据）；如提示苯丙酮尿症需要定期监测，选血苯丙氨酸。

3.【答案】A　　　　　　　　　　　　　　【难度系数】★★

【解析】智力低下是苯丙酮尿症患儿最突出的表现，故选 A。肌张力增高、腱反射亢进属于神经系统疾病的体征，不是苯丙酮尿症的特有表现，排除 B、C；行为异常又称行为障碍，是变态心理现象的统称，排除 D；惊厥多数为感染性疾病、电解质紊乱等所致，排除 E。

【破题思路】智力低下儿 + 色素减退 + 鼠尿味 = 苯丙酮尿症。智力落后 + 眼裂外上斜 + 通贯手 + 皮肤细腻 + 先天性心脏病 = 21-三体综合征。

4.【答案】C　　　　　　　　　　　　　　【难度系数】★

【解析】苯丙酮尿症（PKU）是一种常染色体隐性遗传疾病，故选 C。

5.【答案】C　　　　　　　　　　　　　　【难度系数】★★★

【解析】尿三氯化铁试验和 2,4-二硝基苯肼试验用于较大婴儿和儿童的初筛，故选 C。血浆游离氨基酸分析和尿液有机酸分析为本病提供生化诊断依据，也用于鉴别其他氨基酸、有机酸代谢缺陷，排除 A、B；尿蝶呤分析用于鉴别非典型 PKU，排除 D；Guthrie 细菌生长抑制试验，可测定新生儿血液苯丙氨酸浓度，> 0.24 mmol/L（4 mg/dL），应复查或采静脉血进行苯丙氨酸定量测定，> 1.2 mmol/L（20 mg/dL）可确诊，排除 E。

题型　A2 型题

【答案】E　　　　　　　　　　　　　　【难度系数】★★

【解析】患儿生后 6 个月发现智能发育落后，8 个月出现惊厥，尿有异味儿，可诊断为苯丙酮尿症。一旦确诊，应立即治疗，主要采用低苯丙氨酸配方奶治疗，待血苯丙氨酸浓度降至理想浓度时，可逐渐少量添加天然饮食，其中首选母乳，因母乳中血苯丙氨酸含量仅为牛奶的 1/3，故本题饮食治疗中需限制摄入量的氨基酸为苯丙氨酸，故选 E，排除 A、C、D、E。

题型　B1 型题

（1～2题共用解析）

1.【答案】 C　　**2.【答案】** D　　【难度系数】★★★

【解析】尿三氯化铁试验和2,4-二硝基苯肼试验用于较大婴儿和儿童的初筛，故第1题选C。DNA分析为苯丙酮尿症的辅助检查。血浆游离氨基酸分析为本病的确诊检查，排除B。尿蝶呤分析用于鉴别诊断经典和非经典苯丙酮尿症，故第2题选D。Guthrie细菌生长抑制试验，用于新生儿期的初筛。

第七节　儿童内分泌系统疾病

题型　A1 型题

1.【答案】D　　【难度系数】★★

【解析】先天性甲状腺功能减退症是甲状腺激素合成不足或受体缺陷所致的一种疾病。其在新生儿期的临床表现均无特异性，但生理性黄疸消退时间延长是甲状腺功能减退症最早引起注意的临床症状，故选D。其他往往是出生半年后出现的症状，不是新生儿早期的表现，排除A、B、C、E。

【破题思路】腹胀、便秘有脐疝，但哭声低哑、反应低下、特殊面容＝先天性甲状腺功能减退症。

2.【答案】E　　【难度系数】★★

【解析】对新生儿筛查结果可疑或临床有可疑症状的小儿都应检测血清 T_4 和TSH浓度，如 T_4 降低、TSH明显增高时可确诊。血清 T_3 在甲状腺功能减退时可能降低或正常。故选E。若 T_4、TSH均低，才考虑TRH兴奋试验，排除B；骨龄测定主要针对身材矮小的人，排除C；甲状腺扫描只是对占位性病变做一个初步的判断，不能确诊，排除D。

【破题思路】血清 T_3、T_4、TSH测定用于确诊先天性甲状腺功能减退症；染色体核型分析用于确诊21-三体综合征；血氨基酸分析用于确诊苯丙酮尿症。

3.【答案】E　　【难度系数】★★

【解析】地方性甲状腺肿的主要原因是孕妇饮食缺碘，致使胎儿在胚胎期即因碘缺乏而导致甲状腺功能减退，故选E。地方性甲状腺肿系因某地区水、土和食物中碘缺乏所造成，多见于甲状腺肿流行的山区，与遗传无关，排除A；海产品含碘，摄入过多易引起甲状腺功能亢进症，排除B；精神刺激、感染与地方性甲状腺肿的发生无关，排除C、D。

【破题思路】地方性甲状腺肿的主要原因为缺碘；散发性先天性甲状腺功能减退症的原因与甲状腺不发育、发育不全或异位等有关。

4.【答案】A　　【难度系数】★★

【解析】甲状腺功能减退的新生儿筛查只能检出原发性甲状腺功能减退症和高TSH血症，无法检出中枢性甲状腺功能减退症以及TSH延迟升高的患儿等，故选A。

5.【答案】C　　【难度系数】★★

【解析】先天性甲状腺功能减退症患儿常为过期产，出生体重超过正常新生儿，前、后囟较大，生理性黄疸延长（＞2周），故选C。患儿生理功能低下：精神差、食欲差、安静少哭、不爱活动、对周围事物反应少、嗜睡、声音低哑、体温低而怕冷。脉搏及呼吸均缓慢，心音低钝。心电图呈低电压、P-R间期延长、T波平坦等改变。全身肌张力较低，肠蠕动减慢，腹胀和便秘。排除其余。

【破题思路】新生儿期生理性黄疸延长——新生儿甲状腺功能减退症；新生儿期黄疸退而复现——败血症。

6.【答案】C　　【难度系数】★★

【解析】新生儿先天性甲状腺功能减退症的典型实验室检查结果是 T_4 下降，TSH升高，故选C。

【破题思路】先天性甲状腺功能减退症筛查——新生儿干血滴纸片；先天性甲状腺功能减退症确诊——血清 T_4 下降和TSH升高。

7.【答案】E　　【难度系数】★★

【解析】一旦先天性甲状腺功能减退症的诊断确立，应终身服用甲状腺制剂，不能中断，否则前功尽弃，故选E。

8.【答案】E　　【难度系数】★★

【解析】先天性甲状腺功能减退症的病因可分为两类：散发性和地方性。地方性甲状腺功能减退症见于甲状腺肿流行地区，系由于地区性水、土和食物中碘缺乏，故选 E。散发性甲状腺功能减退症是由于促甲状腺激素不足、先天性甲状腺发育不良、异位或甲状腺激素合成途径缺陷，临床较常见，排除 A、B、C、D。

9.【答案】B　　　　　　　　　　　　　【难度系数】★★★

【解析】地方性甲状腺功能减退症中"黏液性水肿"综合征的表现有：显著的生长发育和性发育落后、智力低下、黏液水肿、血清 T_4 降低、TSH 升高，故选 B。

题型　A2 型题

1.【答案】C　　　　　　　　　　　　　【难度系数】★★

【解析】先天性甲状腺功能减退症患儿表现为颈短、头大、皮肤苍黄、粗糙、毛发稀少、面部黏液水肿、眼睑水肿、眼距宽、鼻梁低平、舌大而宽厚常伸出口外、腹胀、便秘，常有脐疝。该患儿的临床表现符合先天性甲状腺功能减退症的特点，故选 C。低血糖多见于贫血和营养不良的患儿，在清晨突发休克，故排除 B；新生儿肝炎综合征以高结合胆红素血症、粪便颜色改变、胆汁酸增加、肝功能异常为主要临床表现，排除 D；胎便排出延迟、顽固性便秘和腹胀是先天性巨结肠的主要临床表现，排除 E。

2.【答案】C　　　　　　　　　　　　　【难度系数】★★★

【解析】该患儿智力和生长发育落后，便秘，皮肤粗糙，鼻梁低平，舌常伸出口外，考虑诊断为先天性甲状腺功能减退症。为明确诊断，首选检查血 T_3、T_4、TSH，故选 C。血钙测定是维生素 D 缺乏性手足搐搦症的检查方法，排除 A；骨龄测定可协助诊断生长发育落后，排除 B；血氨基酸分析是苯丙酮尿症的检查，排除 D；染色体核型分析为 21-三体综合征的检查，排除 E。

3.【答案】D　　　　　　　　　　　　　【难度系数】★★

【解析】先天性甲状腺功能减退症一旦诊断确立，应终身服用甲状腺制剂，不能中断，否则前功尽弃。药物过量会引起烦躁不安、多汗、腹泻，因此用药期间要注意随访。一旦剂量过大，立即减少剂量，但不可停药，故选 D，排除 C。

【破题思路】用量适宜——继续维持；用量过大——减少剂量；用量不足——增加剂量。

第八节　儿童风湿免疫性疾病

题型　A1 型题

1.【答案】B　　　　　　　　　　　　　【难度系数】★★

【解析】川崎病诊断标准为发热 5 天以上，伴以下 5 项临床表现中 4 项者，排除其他疾病后，即可诊断。①眼结膜充血，非化脓性；②唇充血皲裂，口腔黏膜弥漫充血，舌乳头突起、充血呈杨梅舌；③四肢变化：急性期掌跖红斑、手足硬性水肿，恢复期指/趾末端膜状脱皮；④多形性红斑；⑤颈淋巴结肿大。临床表现不足四项，但超声心动图有冠状动脉损害，亦可诊断。故选 B。肛周皮肤发红、脱皮，属于川崎病临床表现，但不是诊断标准，排除 A；球结膜充血，无脓性分泌物，排除 C；川崎病患儿一般无肝脾大，故排除 D；原接种卡介苗瘢痕处再现红斑，对不完全型川崎病的诊断有重要价值，与题干不符，排除 E。

【破题思路】①题目描述多形性红斑——首选"川崎病"。②题目描述蝶形红斑——首选"系统性红斑狼疮"。③题目描述环形红斑——首选"风湿热"。

2.【答案】B　　　　　　　　　　　　　【难度系数】★★

【解析】IgG 是唯一能通过胎盘的 Ig 类别，故选 B。胎儿已能产生 IgM，脐血 IgM 水平增高，提示宫内感染，排除 A、C。

3.【答案】C　　　　　　　　　　　　　【难度系数】★★

【解析】川崎病又称皮肤黏膜淋巴结综合征，是一种以全身性中、小动脉炎性病变为主要病理改变的急性发热性出疹性小儿疾病。静脉输入丙种球蛋白加口服阿司匹林治疗可降低川崎病冠状动脉瘤的发生率，且必须强调在发病后 10 天之内用药。早期口服阿司匹林可控制急性炎症过程，减轻冠状动脉病变。故选 C，排除 A。早期口服阿司匹林可控制急性炎症过程，但不是最佳选择，排除 D；丙种球蛋白耐药、合并全心炎或无法得到丙种球蛋白时可选择糖皮质激素，但易并发冠状动脉瘤并影响冠脉病变的修复，不宜单独应用，排除 B、E。

【破题思路】川崎病治疗首选阿司匹林，最佳治疗是阿司匹林+丙种球蛋白。

4.【答案】B　　　　　　　　　　　　　【难度系数】★★★★

【解析】糖皮质激素单独使用促进血栓形成，增加冠状动脉瘤的风险，故选B。治疗川崎病首选阿司匹林，排除A；最佳的治疗是阿司匹林+丙种球蛋白，排除C；不宜单独应用抗凝治疗加用双嘧达莫，排除D；严重的冠脉病变需要做心脏手术，排除E。

5.【答案】B　　　　　　　　　　　　　　【难度系数】★★

【解析】川崎病又称黏膜皮肤淋巴结综合征，是一种急性全身性中、小动脉炎，好发于冠状动脉。表现为发热、皮疹、球结膜充血、口腔黏膜充血、手足红斑、硬性水肿以及颈部淋巴肿大，故选B。川崎病患儿有眼结膜充血，排除A；患儿有口腔黏膜弥漫充血和草莓舌，排除C；一般患儿有持续高热，排除D；可出现硬性水肿和脱皮，排除E。

6.【答案】B　　　　　　　　　　　　　　【难度系数】★★

【解析】IgG是唯一能通过胎盘的Ig类别，生后3个月血清IgG降至最低点，至10~12个月时体内IgG均为自身产生，8~10岁时达成人水平。在2岁内，易患荚膜细菌感染，故选B。

7.【答案】B　　　　　　　　　　　　　　【难度系数】★★

【解析】川崎病的皮肤特征是手足硬性水肿。

题型	A2型题

1.【答案】C　　　　　　　　　　　　　　【难度系数】★★

【解析】川崎病又称皮肤黏膜淋巴结综合征，是一种急性全身性中、小动脉炎，好发于冠状动脉。婴幼儿多见，临床以发热、皮疹、球结膜充血、口腔黏膜充血、手足红斑和硬性水肿以及颈部淋巴肿大为特征，故选C。败血症一般表现为脐部有脓性分泌物，白细胞增高，排除A；手足口病主要是手、足、口部位出皮疹，排除B；风湿热有皮下结节，心脏损害，排除D；猩红热没有手足指趾硬性水肿，排除E。

2.【答案】D　　　　　　　　　　　　　　【难度系数】★★★

【解析】川崎病的诊断标准为：①足皮肤广泛硬性水肿，继之手掌、脚底有弥漫性红斑和膜样脱皮；②遍布全身的荨麻疹样、猩红热样皮疹；③发热呈稽留热或弛张热；④双眼球结膜充血、唇红干裂和杨梅舌。患儿符合川崎病的诊断标准，故选D。猩红热表现为口周苍白圈、帕氏线，无眼结膜充血，排除A。幼年类风湿关节炎是小儿时期一种常见的结缔组织病，以慢性关节炎为其主要特点，并伴有全身多系统受累，包括关节、皮肤、肌肉、肝脏、脾脏、淋巴结，排除B。传染性单核细胞增多症可有肝脾大，排除C。金黄色葡萄球菌败血症临床急性发病、寒战高热、皮疹形态多样化，可有瘀点、荨麻疹、猩红热样皮疹及脓疱疹等。关节症状比较明显，大关节疼痛，有时红肿。迁徙性损害是金葡菌败血症的特点，常见多发性肺部浸润，甚至形成脓肿，排除E。

3.【答案】D　　　　　　　　　　　　　　【难度系数】★★★

【解析】川崎病又称皮肤黏膜淋巴结综合征，表现为发热、皮疹、球结膜充血、口腔黏膜充血、手足红斑和硬性水肿以及颈部淋巴肿大。本例患儿有相应的皮肤、黏膜、淋巴结损害的表现，故不难推断为川崎病，故选D。败血症临床表现为反应差、嗜睡、少吃、少哭、少动，甚至不吃、不哭、不动，发热或体温不升，体重不增或增长缓慢等症状，排除A；幼年型特发性关节炎有突出的关节外症状和关节炎症状，全身症状包括弛张热、皮疹、脾大、淋巴结肿大等，排除B；系统性红斑狼疮面部有蝶形红斑，排除C；风湿热有心脏损害，排除E。

4.【答案】E　　　　　　　　　　　　　　【难度系数】★★★

【解析】患儿表现为发热、球结膜充血、口唇皲裂、杨梅舌、颈部淋巴结肿大，全身可见多形性红斑，可诊断为川崎病。此病心脏损害1~6周可出现心肌炎、心包炎等，冠状动脉损害可发生于疾病恢复期，心肌梗死和冠状动脉瘤破裂可致心源性休克、猝死，故选E。

【破题思路】川崎病患儿猝死原因首选心肌梗死和冠状动脉瘤破裂。

题型	A3/A4型题

1.【答案】D　　　　　　　　　　　　　　【难度系数】★★★

【解析】患儿发热5天以上，抗生素无效，主要表现为发热、皮疹、球结膜充血、手足红斑、硬性水肿及颈部淋巴结肿大，符合川崎病的临床表现，故选D。幼儿急疹往往热退疹出，与本题不符，排除A；猩红热为A组乙型溶血性链球菌引起，表现为口周苍白圈、杨梅舌、帕氏线、"手套""袜套"状脱皮，排除B；咽结合膜热由腺病毒3型、7型引起，临床特点为发热、咽炎、结膜炎同时存在，排除C；麻疹前驱期有发热、上呼吸道感染和麻疹黏膜斑（柯氏斑，Koplik斑）粗糙，出疹顺序为耳后—发际—前额—面部—颈部—躯干和四肢，最后达手掌和足底，最常见的并发症为肺炎，排除E。

【破题思路】①热盛疹出，Koplik 斑——麻疹。②发热第 2 天出疹，1 天内出齐——风疹。③热退疹出——幼儿急疹。④发热当天或次日出疹，斑疹、水疱疹、丘疹和结痂同时存在，痒——水痘。⑤猩红热——口周苍白圈、杨梅舌、帕氏线、"手套""袜套"状脱皮。

2. 【答案】C　　　　　　　　　　　　　　　　【难度系数】★★
【解析】静脉输入丙种球蛋白加口服阿司匹林治疗可降低川崎病冠状动脉瘤的发生率，且必须强调在发病后 10 天之内用药。早期口服阿司匹林可控制急性炎症过程，减轻冠状动脉病变，故选 C，排除 B。早期口服阿司匹林可控制急性炎症过程，丙种球蛋白耐药、合并全心炎或无法得到丙种球蛋白时可选择糖皮质激素，排除 A、D。青霉素为抗感染药物，排除 E。

3. 【答案】C　　　　　　　　　　　　　　　　【难度系数】★★★
【解析】川崎病多数预后良好，如果未有效治疗可并发冠脉损伤，故随访检查中有重要意义的是心脏彩超，故选 C，排除 A、B、D、E。

第九节　儿童感染性疾病

一、麻疹

题型　A1 型题

1. 【答案】C　　　　　　　　　　　　　　　　【难度系数】★★
【解析】肺炎是麻疹最常见的并发症，主要见于重度营养不良或免疫功能低下的小儿，临床症状较重、体征明显，预后较差，占麻疹患儿死因的 90% 以上。心肌炎、脑炎、喉炎均不是最常见的并发症，故选 C。

2. 【答案】A　　　　　　　　　　　　　　　　【难度系数】★★
【解析】正常麻疹患儿隔离期为出疹后 5 天，并发肺炎隔离期为出疹后 10 天，故选 A，排除 E。接触麻疹易感者隔离检疫观察 3 周，排除 D。

3. 【答案】E　　　　　　　　　　　　　　　　【难度系数】★★
【解析】麻疹患儿是唯一传染源，在出疹前、后 5 天均有传染性，如有肺炎等并发症，则传染性可延至出疹后 10 天，故选 E。

4. 【答案】C　　　　　　　　　　　　　　　　【难度系数】★★★
【解析】麻疹出疹顺序为耳后→发际→前额→面部→颈部→躯干和四肢，故选 C。
【破题思路】①风疹出疹顺序：面→颈→躯干→四肢。②水痘：可见斑疹、丘疹、水疱疹和结痂同时存在，称之"四世同堂"。③猩红热出疹顺序：颈部→腋下→腹股沟→全身。

5. 【答案】B　　　　　　　　　　　　　　　　【难度系数】★★
【解析】麻疹黏膜斑（Koplik 斑）为麻疹早期诊断特征性的重要依据，故选 B。麻疹一般为高热，排除 A；Pastia 线、草莓舌为猩红热特有，排除 C、E；皮疹不具有特异性，排除 D。
【破题思路】①风疹：出疹同时伴颈部淋巴结肿大。②幼儿急疹：热退疹出。③水痘：可见斑疹、丘疹、水疱疹和结痂同时存在，称之"四世同堂"。④猩红热：特征表现"口周苍白圈""帕氏线"。⑤手足口病皮疹特征：不痛、不痒、不结痂、不留瘢痕（"四不特征"）。

题型　A2 型题

【答案】A　　　　　　　　　　　　　　　　【难度系数】★★
【解析】麻疹前驱期会有发热、上呼吸道感染和麻疹黏膜斑（柯氏斑，Koplik 斑）粗糙，发热 3 天出疹，易并发肺炎，故选 A。幼儿急疹往往热退疹出，排除 B；风疹发热第 2 天出疹，1 天内出齐，枕后、耳后、颈部淋巴结肿大，排除 C；川崎病往往发热 5 天以上，抗生素无效，出现球结膜充血、口唇充血皲裂、草莓舌、手足硬性水肿、膜性脱皮、淋巴结肿大，排除 D；咽结合膜热由腺病毒 3 型、7 型引起，发热、咽炎、结膜炎同时存在，属于上呼吸道感染的特殊类型，无肺部改变，排除 E。

| 题型 | B1 型题 |

（1~3题共用解析）
1.【答案】E　2.【答案】E　3.【答案】D　　　　　　　【难度系数】★★

【解析】一般麻疹病人隔离至出疹后5天，合并肺炎者延长至10天，故第2题选E，第3题选D。风疹患儿需隔离出疹后5天，故第1题选E。

【破题思路】①麻疹：一般病人隔离至出疹后5天，合并肺炎者延长至10天。②水痘：隔离患儿至全部皮疹结痂干燥。③猩红热：预防隔离患者至痊愈及咽拭子培养3次阴性。

二、风疹

| 题型 | A1 型题 |

1.【答案】D　　　　　　　　　　　　　　　　【难度系数】★★

【解析】风疹是由风疹病毒引起的，临床表现为出疹同时伴颈部淋巴结肿大，故选D。风疹潜伏期很短，排除A；风疹是所有出疹性疾病中症状最轻的，没有高热，排除B；热退后全身出疹是幼儿急疹的表现，排除C；出疹后脱皮为猩红热的表现，排除E。

2.【答案】A　　　　　　　　　　　　　　　　【难度系数】★★

【解析】风疹需隔离患儿至出疹后5天，易感者应进行被动或主动免疫，故选A。

| 题型 | A2 型题 |

【答案】D　　　　　　　　　　　　　　　　【难度系数】★

【解析】风疹是由风疹病毒引起的一种常见的急性传染病，以低热、全身皮疹为特征，常伴有耳后、枕部淋巴结肿大。1~2天从面颈部开始出现淡红色斑疹、斑丘疹，24小时内蔓延躯干、四肢，一般第3天皮疹迅速消退，不留痕迹。该患儿表现符合风疹的特点，故选D。幼儿急疹表现为"热退疹出"，排除A；猩红热有链球菌感染史、扁桃体肿大发炎和"口周苍白圈、帕氏线、草莓舌"，排除B；手足口病一般是手、足、口、臀出疹，排除C；麻疹一般是发热3天后出疹，排除E。

三、幼儿急疹

| 题型 | A1 型题 |

1.【答案】B　　　　　　　　　　　　　　　　【难度系数】★★

【解析】幼儿急疹，主要见于婴幼儿，高热3~5天，热退疹出，结合本题内容，故选B。风疹特点为发热第2天出疹，1天内出齐，排除A；水痘的特点为发热当天或次日出疹，"四世同堂"、痒，排除C；猩红热有口周苍白圈、杨梅舌、帕氏线，排除D；麻疹特点为热盛疹出，有Koplik斑，排除E。

2.【答案】D　　　　　　　　　　　　　　　　【难度系数】★★

【解析】幼儿急疹特点为热退疹出，疹出热盛见于麻疹，故选D。幼儿急疹是由病毒感染引起的一种小儿急性传染病，多见于6~18个月小儿。临床表现为突起高热，体温在39~40℃，高热早期可能伴有惊厥，发热期间有咽部充血，枕部、颈部及耳后淋巴结肿大，发热持续3~5天后骤退，热退时出现大小不一的淡红色斑疹或斑丘疹，初起于躯干，很快波及全身。其余描述正确。

| 题型 | A2 型题 |

1.【答案】A　　　　　　　　　　　　　　　　【难度系数】★★

【解析】患儿，退热后出现皮疹，可诊断为幼儿急疹，故选A。风疹发热第2天出疹，1天内出齐，枕后、耳后、颈部淋巴结肿大，排除B；麻疹前驱期会有发热、上呼吸道感染和麻疹黏膜斑粗糙（柯氏斑，Koplik斑），出疹顺序为耳后—发际—前额—面部—颈部—躯干和四肢，最后达手掌和足底，由上至下，3~5天出齐，麻疹最常见的并发症为肺炎，排除C；水痘往往发热当天或次日出疹，临床表现为"四世同堂"、痒，排除D；猩红热可以表现为口周苍白圈、杨梅舌、帕氏线，排除E。

2.【答案】E　　　　　　　　　　　　　　　　【难度系数】★★

【解析】幼儿急疹的特点是"热退疹出"，故选E。

【破题思路】见"热退疹出"首选幼儿急疹。

| 题型 | A3/A4 型题 |

1.【答案】C　　　　　　　　　　　　　　【难度系数】★★

【解析】患儿表现为持续高热3天，热退疹出，可诊断为幼儿急疹，其病原菌为人疱疹病毒6型，故选C。麻疹病毒引起麻疹，出疹特点是疹出热盛，排除A；腺病毒感染为咽结合膜热，以发热、咽炎、结膜炎为特征，排除B；柯萨奇病毒可引起疱疹性咽峡炎，表现为咽痛、流涎等，排除D；水痘病毒可引起水痘，多表现为发热后一天出疹，"四世同堂"，排除E。

【破题思路】①幼儿急疹的病原体：人类疱疹病毒6型。②麻疹病原体：麻疹病毒。③风疹病原体：风疹病毒。④水痘病原体：水痘-带状疱疹病毒。⑤猩红热病原体：A组乙型β溶血性链球菌。⑥手足口病病原体：肠道病毒71型（EV71）（重症）、柯萨奇病毒A组16型。

2.【答案】E　　　　　　　　　　　　　　【难度系数】★★

【解析】幼儿急疹多有高热持续3~5天后，体温骤降，然后出疹，故选E。风疹多于发热第2天出疹，排除A；水痘多于发热后1天出疹，排除B；麻疹在出疹期体温骤然升高，排除C；猩红热从发病到出疹不超过24小时，排除D。

【破题思路】幼儿急疹的特点是"热退疹出"。

| 题型 | B1 型题 |

（1~3题共用解析）

1.【答案】D　2.【答案】A　3.【答案】C　　　　【难度系数】★

【解析】幼儿急疹大部分是由人疱疹病毒6型（HHV-6B）引起的，故第1题选D；疱疹性咽峡炎是由柯萨奇病毒A4引起的一种口腔黏膜感染性疾病，故第2题选A；引起咽结合膜热的病原体是腺病毒中的3型和7型，故第3题选C。

四、水痘

| 题型 | A1 型题 |

1.【答案】C　　　　　　　　　　　　　　【难度系数】★★

【解析】水痘的特点为痒，应注意避免搔抓，故水痘最常见的并发症是皮肤感染，故选C。出疹性疾病一般致病菌不入血，排除A；严重的水痘也可以并发心肌炎，但心肌炎不是最常见的并发症，排除B；肺炎、脑炎是麻疹的并发症，排除D、E。

【破题思路】水痘皮疹特点——"四世同堂"。

2.【答案】C　　　　　　　　　　　　　　【难度系数】★★

【解析】水痘临床表现：可见斑疹、丘疹、水疱疹和结痂同时存在，称之"四世同堂"，故选C。水痘潜伏期为24~48小时，排除A；热退疹出为幼儿急疹的特点，排除B；水痘皮疹分布呈向心性，无融合，排除D；有痒感，皮疹脱痂后一般不留瘢痕，排除E。

3.【答案】D　　　　　　　　　　　　　　【难度系数】★

【解析】水痘是由水痘-带状疱疹病毒感染引起的儿童期传染性极强的出疹性疾病，故选D。

4.【答案】B　　　　　　　　　　　　　　【难度系数】★★

【解析】水痘属于病毒感染，具有传染性，需要进行隔离，应隔离患儿直至全部皮疹结痂为止，而不是全部出现为止，故选B。A、C、D、E均为预防水痘的措施，排除。

五、猩红热

| 题型 | A1 型题 |

1.【答案】A　　　　　　　　　　　　　　【难度系数】★★

【解析】猩红热是A组溶血性链球菌感染引起的急性呼吸道传染病。猩红热皮疹消退后开始脱皮，颈、躯干部位常为糠屑样脱皮，四肢特别是手掌、脚底常为大片状脱皮，有时甚至呈手套、袜套状脱皮，无色素沉着，故选A。麻疹疹退后有糠麸样脱屑和棕色色素沉着，排除B；幼儿急疹，无色素沉着，无脱屑、无脱皮，排除C；水痘不留瘢痕，排除D；风疹是所有出疹性疾病中最轻的，不脱皮，排除E。

2.【答案】D　　　　　　　　　　　　　　【难度系数】★★

【解析】A组β溶血性链球菌可以引起猩红热，临床表现为发热、咽炎、草莓舌、全身弥漫性红色皮疹、疹退后脱皮，故选D。

题型 A2型题

【答案】A 【难度系数】★★

【解析】猩红热一般于起病24小时内出疹，皮疹最先出现于皮肤摩擦之处，24小时内布满全身。皮疹特点为：全身皮肤弥漫性充血发红，其间广泛存在密集而均匀的红色细小丘疹，压之退色，触之砂纸感。口唇周围发白，形成口周苍白圈。皮疹在腋窝、肘窝、腹股沟等皮肤皱褶处更密集，可有皮下出血点，形成紫红色线条，称帕氏线。该患儿的临床表现符合猩红热的特点，故选A。水痘的特点为斑疹、丘疹、水疱疹和结痂同时存在，称之"四世同堂"，排除B；麻疹黏膜斑（Koplik斑，也称柯氏斑），为麻疹早期的特异性体征，位于上下磨牙相对的颊黏膜上，如砂砾大小的灰白色小点，周围有红晕，可累及整个黏膜及唇部黏膜，在皮疹出现后逐渐消失，排除C；幼儿急疹的特点为热退疹出，排除D；丘疹样荨麻疹是昆虫叮咬引起的迟发性过敏反应，排除E。

题型 B1型题

（1~2题共用解析）

1.【答案】A 2.【答案】E 【难度系数】★★

【解析】麻疹并发症包括：①呼吸系统，肺炎是麻疹最常见的并发症；②心肌炎，重者可出现心衰、心源性休克；③神经系统，如麻疹脑炎、亚急性硬化性全脑炎；④结核病恶化；⑤营养不良与维生素A缺乏症。故第1题选A。少数猩红热的患儿病后1~5周可发生急性肾小球肾炎或风湿热，故第2题选E。

六、手足口病

题型 A1型题

【答案】A 【难度系数】★

【解析】引起手足口病的病原体主要为肠道病毒，我国以柯萨奇病毒A组16型和肠道病毒71型多见，重症手足口病的病原体多为肠道病毒71型。故选A。柯萨奇病毒是手足口病最常见的病原体，排除B；轮状病毒是引起秋季腹泻最常见的病原体，排除C；埃可病毒也属于肠道病毒，可引起脑膜炎、脑脊髓膜炎，排除D；人疱疹病毒6型是引起幼儿急疹的病原体，排除E。

【破题思路】手足口病表现：不痛、不痒、不结痂、不留瘢痕（"四不特征"）。

第十节 儿童结核病

一、儿童结核病概述

题型 A1型题

1.【答案】C 【难度系数】★★

【解析】小儿受结核分枝杆菌感染4~8周后结合菌素试验呈阳性反应，故选C，排除A、B、D、E。

2.【答案】B 【难度系数】★★★

【解析】PPD试验在危重症患儿中存在假阴性反应，粟粒型肺结核PPD试验有时可呈阴性，故选B。PPD试验呈强阳性代表有活动性肺结核，排除A；机体免疫功能低下或受抑制可呈现假阴性反应，排除C；PPD试验阳性也可代表曾经感染，排除D；初次感染结核菌后4~8周，PPD试验呈阳性，排除E。

3.【答案】B 【难度系数】★

【解析】结核菌素试验常用结核菌纯蛋白衍生物（PPD），一般用1:2000稀释液0.1 mL于左前臂掌侧面中下1/3交接处皮内注入，使之形成直径6~10 mm皮丘，48~72小时观测局部硬结，取横径、纵径者的平均直径判断反映其强度，故选B，排除A、C、D、E。

【破题思路】①做PPD试验后观察结果的时间——48~72小时。②小儿受结核分枝杆菌感染4~8周后PPD试验呈阳性反应的时间。

4.【答案】A 【难度系数】★★

【解析】原发性肺结核指机体初次感染结核分枝杆菌所致的结核病，多见于儿童，故又称儿童型肺结核病，是小儿结核病中最常见的类型，故选 A。结核性脑膜炎是小儿结核病中最严重的类型，排除 B。

5. 【答案】B　　　　　　　　　　　　　　【难度系数】★★★

【解析】结核迟发型变态反应前期（初次感染后 4~8 周内）属于阴性反应，不是假阴性反应，故选 B。假阴性反应是由于机体免疫功能低下或受抑制，见于：危重结核病；急性传染病如麻疹、水痘、风疹、百日咳等；体质极度衰弱，如重度营养不良、重度水肿、重度脱水等；应用激素或免疫抑制剂治疗时；原发或继发免疫缺陷病。故其他均为假阴性反应，排除。

【破题思路】假阴性反应：三个病、两个药、一体质。三个病——危重结核病、传染病、艾滋病；两个药——激素、免疫抑制剂；一体质——体质极度衰弱（重度营养不良）。

6. 【答案】B　　　　　　　　　　　　　　【难度系数】★

【解析】判断小儿结核病最可靠的指标是从脑脊液、痰液、胃液、浆膜腔液中找到结核分枝杆菌，故选 B。持续发热不具有特异性，排除 A；X 线检查示肺内钙化灶，胸片有结核性改变的占 48%，排除 C；PPD 试验阳性的年长儿不一定是结核病，也可能提示接种过卡介苗，排除 D。

题型　A2 型题

1. 【答案】D　　　　　　　　　　　　　　【难度系数】★★

【解析】预防性抗结核治疗的适应证：①与开放性结核病患者密切接触者；②3 岁以下婴幼儿未接种卡介苗而结核菌素试验呈阳性者；③结核菌素试验由阴性转为阳性者；④结核菌素试验阳性伴结核中毒症状者；⑤近期患过百日咳或麻疹等传染病的小儿；⑥结核菌素试验阳性者，需长期应用肾上腺皮质激素或免疫抑制剂治疗的结核菌素试验阳性小儿。患儿与患活动性肺结核的父亲生活在一起，有密切接触，无论 PPD 是否为阳性，均需要进行预防性抗结核治疗，故选 D，排除 A、B、C、E。

【破题思路】①与开放性结核病患者密切接触者，无论胸片或 PPD 是阴性还是阳性，均需要预防性抗结核治疗。②预防性治疗方案：INH 6~9 个月，或 INH+RFP 3 个月。

2. 【答案】D　　　　　　　　　　　　　　【难度系数】★★★

【解析】结核菌素试验由阴性转为阳性反应，或反应强度由原来小于 10 mm 增至大于 10 mm，且增幅超过 6 mm 时，表示新近有结核感染，故选 D，排除 A；无假阳性反应这一说法，排除 B；阴性反应指硬结直径＜5 mm，排除 C；出生时接种过卡介苗，阳性反应变化逐年减弱，排除 E。

3. 【答案】D　　　　　　　　　　　　　　【难度系数】★★★

【解析】结核菌素试验阴性反应见于：①未感染过结核；②迟发型变态反应前期；③假阴性反应，由于机体免疫力低下或受抑制，可见于：部分危重结核病，急性传染病如麻疹、水痘等，体质极度衰弱者，免疫缺陷病；④技术误差或结核菌素失效。本题考核的即为假阴性反应，粟粒型结核为危重结核病的一种，故选 D。

二、原发性肺结核

题型　A1 型题

1. 【答案】D　　　　　　　　　　　　　　【难度系数】★★

【解析】原发性肺结核是原发性结核病中最常见的，典型的原发综合征呈"双极"病变，即一端为原发病灶，一端为肿大的肺门淋巴结、纵隔淋巴结，故选 D。风湿热主要侵犯人的心脏、关节、中枢神经系统以及皮下组织引起炎症。临床主要表现为发热、游走性关节炎、心肌炎、多形性红斑、舞蹈症等症状，排除 A。传染性单核细胞增多症典型表现为发热、咽峡炎、淋巴结肿大，合并肝脾大，外周血异型淋巴细胞增多，排除 B。类风湿关节炎是人体自身免疫性疾病，亦可视为一种慢性的综合征，表现为外周关节的非特异性炎症，排除 C。川崎病为皮肤、黏膜、淋巴结综合征，排除 E。

2. 【答案】E　　　　　　　　　　　　　　【难度系数】★★

【解析】原发性肺结核病理转归：①吸收好转，此种转归最常见；②进展；③恶化，血行播散导致急性粟粒型肺结核，故选 E。

3. 【答案】B　　　　　　　　　　　　　　【难度系数】★★★

【解析】当胸内淋巴结高度肿大时，可产生一系列压迫症状：压迫气管杈可出现类似百日咳样痉挛性咳嗽，故选 B。压迫气管可能性较小，排除 A；压迫支气管使其部分阻塞时可引起喘鸣，排除 C；压迫喉返神经可致声嘶，排除 E。

4. 【答案】C　　　　　　　　　　　　　　【难度系数】★★

【解析】肺部中小水泡音多为肺炎的表现,故选C。其余几项均为小儿原发性肺结核的表现,排除。
【破题思路】结核一般都有结核中毒症状。

5.【答案】E　　　　　　　　　　　　　　【难度系数】★★★
【解析】典型的原发综合征呈"双极"病变,即一端为原发病灶,一端为肿大的肺门淋巴结、纵隔淋巴结。原发综合征的影像学表现:①上叶下部或下叶上部片状或类圆形模糊阴影,也可呈肺段或肺叶阴影;②同侧肺门淋巴结增大;③肺内原发病灶与增大的肺门淋巴结之间可见索条状阴影,即结核性淋巴管炎。故选E。

题型	A2型题

1.【答案】C　　　　　　　　　　　　　　【难度系数】★★★
【解析】活动性肺结核应该在排出物中找到明确的结核分枝杆菌,找到抗酸杆菌不能说明一定是结核分枝杆菌,故选C。结核菌素试验阳性或强阳性,有发热及其他结核中毒症状,胸部X线片示渗出性改变,血沉增快而无其他原因解释,均符合活动性肺结核的指标。

2.【答案】D　　　　　　　　　　　　　　【难度系数】★★
【解析】结核临床表现除低热、纳差、疲乏、盗汗等结核中毒症状表现外,部分患儿出现结核变态反应的表现如眼疱疹性结膜炎、皮肤结节性红斑、多发性一过性关节炎等,故选D。风湿热有心脏损害,排除A;传染性单核细胞增多症有发热、咽峡炎、淋巴结肿大三联征,排除B;类风湿关节炎发病缓慢,为双侧对称性关节受累,排除C;川崎病没有关节损害,排除E。

三、结核性脑膜炎

题型	A1型题

1.【答案】C　　　　　　　　　　　　　　【难度系数】★★
【解析】结核性脑膜炎临床分三期:早期(前驱期),可有结核中毒症状,主要为小儿性格和精神状态的改变;中期(脑膜刺激期),出现颅内压增高症状和脑膜刺激征;晚期(昏迷期)。故选C,排除A、B、D、E。
【破题思路】早期:性格改变;中期:颅内压增高、脑膜刺激、面神经瘫痪;晚期:昏迷。

2.【答案】A　　　　　　　　　　　　　　【难度系数】★★★
【解析】在中期(脑膜刺激期)最常见的是侵犯面神经(Ⅶ),其次侵犯颅神经动眼(Ⅲ)和外展神经(第Ⅵ对),故选A。
【破题思路】1嗅2视3动眼,4滑5叉6外展;7面8听9舌咽,十迷一副舌下全。

3.【答案】A　　　　　　　　　　　　　　【难度系数】★★
【解析】脑脊液检查对结核性脑膜炎的诊断极为重要,脑脊液中找到抗酸杆菌是最可靠的依据,故选A。其他均为结核性脑膜炎的辅助检查,但不是最可靠的依据,排除。

4.【答案】A　　　　　　　　　　　　　　【难度系数】★★
【解析】结核性脑膜炎病程晚期患儿由意识模糊、半昏迷,继而进入昏迷,频繁发作阵挛性或强直性惊厥,角弓反张或去大脑强直、弛张高热、呼吸不整等明显的颅内高压表现,甚至出现脑疝死亡,故选A。脑膜刺激征、脑神经障碍为中期表现,排除B、C;性格改变为早期改变,排除D;肢体瘫痪或偏瘫不常出现,排除E。

5.【答案】D　　　　　　　　　　　　　　【难度系数】★★
【解析】抗结核强化治疗阶段,联合使用异烟肼(INH)、利福平(RFP)、吡嗪酰胺(PZA)及链霉素(SM),疗程3~4个月,故选D。
【破题思路】结核性脑膜炎,抗结核强化治疗阶段应选择4种杀菌药(异烟肼+利福平+链霉素+吡嗪酰胺),谐音"一链平安"。

题型	A2型题

1.【答案】A　　　　　　　　　　　　　　【难度系数】★★★
【解析】根据题干中内容:高热、惊厥、呕吐,首先考虑化脓性脑膜炎,此病检查时,应有颅内压增高(前囟饱满,张力增高)和脑膜刺激征阳性(颈强直、Babinski征、Brudzinski征、Kernig征)。由于6个月

婴儿,前囟未闭合,故一般脑膜刺激征不明显,此时查体最有意义的体征应是前囟隆起,故选A,排除B、C、D、E。

【破题思路】患儿前囟未闭,最应注意的体征为前囟隆起;患儿前囟闭合,最应注意的体征为颈强直。

2.【答案】C　　　　　　　　　　　　【难度系数】★★★

【解析】根据题意,脑脊液检查(糖和氯化物均降低)可判断为结核性脑膜炎,治疗用4种杀菌抗结核药:INH、RFP、PZA及SM,故选C。阿昔洛韦是抗病毒药,排除A;头孢曲松+万古霉素及泼尼松龙是消炎药,排除B、D;大剂量丙种球蛋白对预防细菌、病毒性感染有一定的作用,不能治疗结核,排除E。

【破题思路】结核病史 + 脑膜刺激征 + 脑脊液检查(毛玻璃样)= 结核性脑膜炎。

3.【答案】A　　　　　　　　　　　　【难度系数】★★

【解析】结核性脑膜炎为结核病中较为严重的阶段,要用4种杀菌药(异烟肼+利福平+链霉素+吡嗪酰胺)治疗3~4个月,故选A。对氨基水杨酸钠非一线抗结核药,排除C、D、E。链霉素+异烟肼不足以治疗结核性脑膜炎,排除B。

4.【答案】B　　　　　　　　　　　　【难度系数】★★

【解析】患儿前囟饱满提示脑膜炎可能性大,需重点关注脑脊液检查。结核性脑膜炎脑脊液外观呈毛玻璃样,糖和氯化物减少,白细胞增多,以单核为主,符合结核性脑膜炎诊断,故选B。化脓性脑膜炎、流行性脑膜炎脑脊液外观混浊,排除A、E。病毒性脑膜炎脑脊液外观清亮,排除C。感染中毒性脑病亦称急性中毒性脑炎,系急性感染毒素引起的一种脑部中毒性反应。多见于2~10岁儿童,婴儿期少见。急性细菌性感染为主要病因,如败血症、肺炎、肾盂肾炎等,患儿高热、严重头痛、呕吐、烦躁不安和谵妄乃至昏迷,常有惊厥发作,持续时间可长可短,多为全身性强直样发作或全身性强直阵挛样发作,排除D。

题型　A3/A4型题

1.【答案】B　　　　　　　　　　　　【难度系数】★★★

【解析】患儿PPD试验(-),但是2个月前曾患"麻疹",提示为假阴性。患儿有结核中毒症状,脑膜刺激征阳性,提示患儿感染了结核,同时出现中枢神经系统改变,可诊断为结核性脑膜炎,故选B。化脓性脑膜炎、乙脑、隐球菌性脑膜炎、流行性脑脊髓膜炎与本题内容不符,排除A、C、D、E。

2.【答案】B　　　　　　　　　　　　【难度系数】★★

【解析】结核性脑膜炎最可靠的诊断依据是脑脊液中查见结核分枝杆菌,故选B。胸部X线检查主要用于肺炎性实变、纤维化肺不张、肺间质病变、肺气肿、支气管炎症及扩张、胸腔积液等疾病诊断,排除A;血沉增快,说明疾病处于活动期,排除C;CT对脑水肿、基底核和丘脑损伤、脑梗死有一定的参考作用,排除D;脑电图能反映脑损害的严重程度,可判断预后,有助于惊厥的诊断,排除E。

3.【答案】D　　　　　　　　　　　　【难度系数】★★

【解析】典型结核性脑膜炎起病多较缓慢,可分为3期:早期(前驱期),可有性格改变(懒动、易疲劳、喜哭、易怒等);中期(脑膜刺激期),可有脑神经障碍,最常见者为面神经瘫痪,其次为动眼神经和展神经瘫痪;晚期(昏迷期),约1~3周症状逐渐加重,有意识蒙眬、半昏迷、昏迷,最终可死于脑疝。故选D,排除A、B、C、E。

第十一节　儿童神经系统疾病

题型　A1型题

1.【答案】C　　　　　　　　　　　　【难度系数】★★

【解析】单纯型热性惊厥必须满足以下4个条件:①惊厥呈全面性发作,大多数为全面性的强直-阵挛发作;②发作具有自限性,表现为短时程发作(<15 min);③一次热程中一般只有一次惊厥发作;④惊厥发作后,不遗留异常神经系统体征。故选C。A、B、D、E均为复杂型热性惊厥诊断标准,排除。

2.【答案】E　　　　　　　　　　　　【难度系数】★★

【解析】典型热性惊厥的表现为全面性发作,多短暂,发作持续时间<15分钟,本题E选项为惊厥持续>10分钟,不符合典型热性惊厥表现,故选E。典型热性惊厥的表现为全面性发作,多数呈全身性强直-阵痉挛性发作,排除A;热性惊厥是婴幼儿时期最常见的惊厥性疾病,多发生在生后3个月~5岁,多发生在发热初起或体温快速上升期,排除B;典型热性惊厥24小时之内或一次热性病程中仅发作1次,排除C;典型热性惊厥无神经系统异常,发作可出现短期嗜睡,排除D。

3.【答案】B　　　　　　　　　　　　　　　　【难度系数】★★

【解析】3个月及以下的婴幼儿化脓性脑膜炎临床症状多不典型，体温可增高、颅内压增高不明显，惊厥不典型，脑膜刺激征不明显，故选B，可排除D、E。化脓性脑膜炎患儿可出现反复全身或局限性惊厥发作，排除A。患儿体温可高、可低或不发热，甚至体温不升，排除C。

4.【答案】B　　　　　　　　　　　　　　　　【难度系数】★★

【解析】化脓性脑膜炎的脑脊液检查是确诊本病的重要依据，典型表现为脑脊液压力增高，外观混浊似米汤样，白细胞总数显著增多＞1000×10⁶/L，分类以中性粒细胞为主。糖含量常有明显降低，蛋白含量显著增高，故选B，排除A、C、D、E。

5.【答案】C　　　　　　　　　　　　　　　　【难度系数】★★★

【解析】化脓性脑膜炎的病因——脑膜炎球菌（最多），新生儿和＜3个月婴儿以肠道革兰氏阴性杆菌（大肠埃希菌最多见）和金黄色葡萄球菌为主；3个月~3岁儿童以脑膜炎球菌为主；学龄前和学龄期儿童以肺炎链球菌和脑膜炎球菌多见。病原菌未明确前选用对肺炎链球菌、脑膜炎球菌和流感嗜血杆菌三种常见致病菌皆有效的抗生素。目前主张选用头孢曲松钠或头孢噻肟治疗，疗效差时加用万古霉素，故选C，排除B；肺炎支原体感染可选用阿奇霉素，排除D；肺炎链球菌感染选用青霉素，排除E。

6.【答案】D　　　　　　　　　　　　　　　　【难度系数】★★★

【解析】一般根据病史、典型临床表现及脑脊液改变，即可诊断。典型病例的脑脊液压力增高，外观混浊；白细胞总数显著增多，可达1000×10⁶/L，以中性粒细胞为主；糖含量显著降低，常＜1.1 mmol/L，甚至测不出；蛋白质含量增高在1000 mg/L以上。脑脊液涂片革兰氏染色找菌是明确脑膜炎病因的重要方法，通常阳性率在70%~90%。故选D。

【破题思路】皮肤瘀点、瘀斑涂片是发现脑膜炎球菌重要而简便的方法。

7.【答案】E　　　　　　　　　　　　　　　　【难度系数】★★★

【解析】脑脊液检查是鉴别脑膜炎类型的重要依据，详见下表，故选E。A、B、C、D为辅助检查，不是确诊依据，排除。

项目	化脓性脑膜炎	病毒性脑膜炎	结核性脑膜炎	流行性乙型脑炎
压力	不同程度升高	正常或轻度增高	增高	增高
外观	米汤样混浊、脓性	清澈透明、个别微浊	毛玻璃样	透明或微混
蛋白质	增高或明显增高	一般不超过1 g/L	增高或明显增高	增高
葡萄糖	明显降低	正常或轻度增高	明显降低	正常
氯化物	多数降低	正常	多数降低	正常
细胞计数	WBC＞1000×10⁶/L多为中性粒细胞	正常或数百，多为淋巴细胞	WBC（50~100）×10⁶/L，淋巴细胞为主	增高，早期中性粒细胞为主，晚期淋巴细胞为主
细菌	阳性	阴性	抗酸杆菌	阴性

8.【答案】A　　　　　　　　　　　　　　　　【难度系数】★★★

【解析】新生儿和＜3个月婴儿以肠道革兰氏阴性杆菌（大肠埃希菌最多见，其次为变形杆菌、铜绿假单胞菌等）和金黄色葡萄球菌为主，故选A。3个月~3岁儿童以脑膜炎球菌为主，排除C、D；学龄前和学龄期儿童以肺炎链球菌和脑膜炎球菌多见，排除B；铜绿假单胞菌、β-溶血性链球菌不是化脓性脑膜炎的常见病菌，排除E。

9.【答案】C　　　　　　　　　　　　　　　　【难度系数】★★

【解析】新生儿和＜3个月婴儿以肠道革兰氏阴性杆菌（大肠埃希菌最多见，其次为变形杆菌、铜绿假单胞菌等）和金黄色葡萄球菌为主，故选C。

10.【答案】A　　　　　　　　　　　　　　　【难度系数】★★★

【解析】最常见的途径是致病菌通过呼吸道进入血流，通过血流，即菌血症进入脑膜，当机体抵抗力低时，细菌通过血脑屏障侵入脑膜，故选A。

11.【答案】E　　　　　　　　　　　　　　　【难度系数】★★★

【解析】细菌释放内毒素，能加重炎症反应，此时使用激素不仅能抑制炎症反应，还能降低脑血管的通透性，减轻脑水肿及颅内高压。效果最佳的是地塞米松。一般连续使用2~3天，过长使用无益处，故选E。

【破题思路】降低颅内压——甘露醇。

12.【答案】B　　　　　　　　　　　　　　【难度系数】★★★

【解析】化脓性脑炎的脑脊液变化为细胞数增高，蛋白增高，糖降低，故选B。

【破题思路】①病毒性脑膜炎：脑脊液外观清亮、细胞数0～数百×10^6/L、淋巴细胞为主、血生化"糖和氯化物正常"。②结核性脑膜炎：脑脊液外观呈毛玻璃，细胞数<500×10^6/L、淋巴细胞为主、血生化"糖和氯化物均降低"。③化脓性脑膜炎：脑脊液外观浑浊、细胞数>1000×10^6/L、以中性粒细胞为主、糖明显降低，蛋白显著升高。

题型	A2型题

1.【答案】C　　　　　　　　　　　　　　【难度系数】★★★

【解析】脑积水是化脓性脑膜炎并发症，由脓性渗出物堵塞脑室内脑脊液流出通道或发生粘连而引起脑脊液循环障碍所致。患儿表现为烦躁不安、嗜睡、呕吐、惊厥发作，前囟扩大饱满，头颅破壶音，故选C。硬脑膜下积液主要发生在1岁以下婴儿。凡经化脓性脑膜炎有效治疗48~72小时后，体温不退或下降后再升高，或一般症状好转后又出现意识障碍、惊厥、前囟隆起或颅压增高等脑症状，甚至进行性加重者，首先应怀疑本症可能性，故排除A。脑脓肿以感染和占位性病变为主要临床表现，排除B。脑室管膜炎多见于治疗延误的婴儿。患儿在有效抗生素治疗下惊厥，发热不退，甚至呼吸衰竭，意识障碍不改善，进行性加重的颈项强直甚至角弓反张，脑脊液始终不能恢复正常，以及CT见脑室扩大时，需考虑本症，排除D。抗利尿激素异常分泌综合征为炎症刺激神经垂体致抗利尿激素过量分泌导致水钠潴留。临床出现昏睡、昏迷、惊厥、水肿、乏力、肌张力低下、尿少等症状，或直接因低钠血症引起惊厥发作，排除E。

2.【答案】D　　　　　　　　　　　　　　【难度系数】★★

【解析】热性惊厥好发于6个月至5岁小儿，多在上呼吸道感染高热时突然发病，常表现为全身性强直-阵挛性发作，持续数秒至10分钟，发作后患儿除原发疾病表现外，一切恢复如常，不留任何神经系统体征。热性惊厥发生在热性疾病初期体温骤然升高（大多39℃）时，70%以上与上呼吸道感染有关，其他伴发于出疹性疾病、中耳炎、下呼吸道感染等疾病，但绝不包括颅内感染和各种颅脑病变引起的急性惊厥。惊厥呈全身性、次数少、时间短、恢复快、无异常神经系统症状、一般预后好。热性惊厥分为单纯型热性惊厥与复杂型热性惊厥，单纯性热性惊厥持续时间短、发作次数少、一般无神经系统异常及惊厥持续状态，故选D，排除B。癫痫一般指脑神经元异常过度、同步化放电造成一过性临床症状和体征，有脑电图改变，排除A。化脓性脑膜炎一般脑膜刺激征阳性，排除C。病毒性脑炎起病急，主要表现为发热、反复惊厥发作、不同程度的意识障碍和颅内压增高症状，排除E。

【破题思路】①病理反射又称锥体束征，包括Babinski征、oppenheim征、Gordon征、Hoffmann征、Chaddock征。阳性多见于上运动神经元损伤，如脑血管意外、脊髓横断性损伤。②脑膜刺激征包括颈强直、布鲁津斯基（Brudzinski）征、克尼格（Kernig）征，是脑膜受激惹的表现。

3.【答案】E　　　　　　　　　　　　　　【难度系数】★★★

【解析】患儿前囟紧张、嗜睡，提示颅内高压，脐部少许脓性分泌物提示感染灶，可诊断为化脓性脑膜炎，为明确诊断应进行脑脊液检查，故选E。脐分泌物培养只能说明细菌定植，排除A；CT对脑水肿、基底核和丘脑损伤、脑梗死有一定的参考作用，排除B；血培养往往用于败血症的首选检查，排除C；血气分析用于酸中毒的检查，排除D。

【破题思路】脑炎、脑膜炎检查首选脑脊液，败血症首选血培养。

4.【答案】C　　　　　　　　　　　　　　【难度系数】★★★

【解析】凡经过化脓性脑膜炎有效治疗48~72小时后脑脊液有好转，但体温不退或体温下降后再升高；或一般症状好转后又出现意识障碍、惊厥、前囟隆起或颅内压增高等症状，应首先怀疑并发硬脑膜下积液的可能性，故选C。脑脓肿指化脓性细菌感染引起的化脓性脑炎、慢性肉芽肿及脑脓肿包膜形成，以青壮年最常见，排除A；脑膜炎经过彻底治疗后是不会复发的，排除B；脑积水大多是脑脊液循环通路某些部位阻塞所致，排除D；脑水肿一般是颅内压增高（头疼、呕吐、视乳头水肿）的表现，排除E。

【破题思路】1岁以内婴儿化脓性脑膜炎，经抗生素治疗3天，无效、病情加重考虑硬脑膜下积液。

5.【答案】B　　　　　　　　　　　　　　【难度系数】★★

【解析】化脓性脑膜炎临床上以急性发热、惊厥、意识障碍、颅内压增高和脑膜刺激征及脑脊液脓性改变为特征。本题患儿3个月，高热伴频繁呕吐2天，嗜睡1天，惊厥2次，查体：精神差，双眼凝视，前囟隆起，脑膜刺激征阴性，血WBC 15.0×10^9/L，N 0.88，L 0.12。提示患儿为化脓性脑膜炎，故选B。本题无结核性脑膜炎的表现，排除A；热性惊厥的患儿多于惊厥后神志很快恢复，一般情况好，此患儿精神差，排除C；本题无病毒感染情况，也无病毒性脑炎的表现，排除D；中毒性脑病主要临床表现是在原发病为中枢神经系统以外的疾病的过程中，突然出现中枢神经系统症状，表现类似脑炎，但脑脊液检查除压力增高外，常无其他异常发现，多见于婴幼儿，排除E。

6.【答案】C　　　　　　　　　　　　　　　【难度系数】★★★

【解析】热性惊厥是儿科最常见的惊厥性疾病，多发生在生后3个月~5岁，于发热初起或体温快速上升期出现惊厥，排除中枢神经系统感染以及引发惊厥的任何其他急性病，既往也没有无热惊厥史，故选C。癫痫有神经系统症状，排除A；中毒性脑病有感染史、毒物接触史，脑脊液压力增高，排除B；病毒性脑炎和结核性脑膜炎一般有脑膜刺激征，脑脊液可以诊断，排除D、E。

7.【答案】D　　　　　　　　　　　　　　　【难度系数】★★★

【解析】昏迷、发热伴皮肤出血点，全身可见较多瘀点、瘀斑，考虑化脓性脑膜炎，快速诊断最重要的检查是皮肤瘀点涂片做细菌学检查，故选D。凝血功能一般用于出血性疾病的检查，排除A；颅脑MRI检查是对脑部进行MRI检查，用于观察脑部有无病变，能明确该患者是否由脑结构改变所致，排除B；血常规是最一般、最基本的血液检验，排除C；脑脊液常规检查用于鉴别脑膜炎的性质，排除E。

题型	A3/A4型题

1.【答案】D　　　　　　　　　　　　　　　【难度系数】★★

【解析】化脓性脑膜炎又称急性细菌性脑膜炎，是各种化脓性细菌引起的脑膜炎症，部分患者病变累及脑实质，是小儿尤其婴幼儿时期常见的中枢神经系统感染性疾病。临床以急性发热、惊厥、意识障碍、颅内压增高和脑膜刺激征以及脑脊液脓性改变为特征，化脓性脑膜炎脑脊液外观浑浊、细胞数>$1000×10^6$/L、以中性粒细胞为主、糖明显降低、蛋白显著升高。该患儿的临床表现符合化脓性脑膜炎的特点，故选D。病毒性脑膜炎脑脊液清亮，排除A；结核性脑膜炎脑脊液外观呈毛玻璃样，排除B；隐球菌性脑膜炎脑脊液外观呈墨汁样，排除C；中毒性脑病一般做脑电图检查，排除E。

2.【答案】D　　　　　　　　　　　　　　　【难度系数】★★

【解析】病原菌未明确前应选用对肺炎链球菌、脑膜炎球菌和流感嗜血杆菌三种常见致病菌皆有效的抗生素。目前主张选用头孢曲松钠或头孢噻肟治疗，疗效差时加用万古霉素，故选D。阿昔洛韦片是一种抗病毒药，排除A；异烟肼属于抗结核药物，排除B；甘露醇是一种高渗性的组织脱水剂，临床上广泛应用于治疗脑水肿，预防急性肾衰竭，治疗青光眼，加速毒物及药物从肾脏的排泄，排除C；氟康唑是治疗真菌感染的一种药物，为广谱抗真菌药，对人和动物的真菌感染均有治疗作用，排除E。

3.【答案】C　　　　　　　　　　　　　　　【难度系数】★★★

【解析】少量积液无需处理，如果积液量大引起颅内压增高症状时，应做硬脑膜下穿刺放出积液，放液量每次每侧不超过15 mL，故选C。

4.【答案】E　　　　　　　　　　　　　　　【难度系数】★★★

【解析】抗利尿激素异常分泌综合征，血钠为120~130 mmol/L，无明显症状时，限制水的摄入量。如血钠<120 mmol/L，出现明显低钠血症表现时用3%氯化钠12 mL/kg，可提高血钠10 mmol/L，故选E。

第十二节　儿童呼吸系统疾病

一、急性上呼吸道感染

题型	A1型题

1.【答案】B　　　　　　　　　　　　　　　【难度系数】★★

【解析】疱疹性咽峡炎病原体为柯萨奇病毒A组，故选B。A、C、D、E选项均不是疱疹性咽峡炎的病原体，故不选。

【破题思路】各病常见病原体：麻疹——麻疹病毒；风疹——风疹病毒；幼儿急疹——人类疱疹病毒6型；水痘——水痘-带状疱疹病毒；手足口病——EV71、柯萨奇病毒A组16型；猩红热——A组乙型溶血性链球菌；疱疹性咽峡炎——柯萨奇病毒A组；咽结合膜热——腺病毒3型、7型。

2.【答案】A　　　　　　　　　　　　　　　【难度系数】★★

【解析】各种细菌和病毒均可引起小儿上呼吸道感染，但以病毒多见，主要有鼻病毒、呼吸道合胞病毒、流感病毒、副流感病毒、柯萨奇病毒、腺病毒、埃可病毒、冠状病毒、单纯疱疹病毒和EB病毒等，故选A。排除B、C、D。轮状病毒易引起病毒性腹泻，排除E。

| 题型 | **A2 型题** |

1. 【答案】C　　　　　　　　　　　　【难度系数】★★

   【解析】疱疹性咽峡炎起病急，表现为高热、咽痛、流涎、厌食、呕吐等，咽部充血，咽腭弓、软腭、腭垂的黏膜上可见多个 2~4 mm 大小灰白色的疱疹，周围有红晕。患儿症状和体征，均符合疱疹性咽峡炎的特点。疱疹性咽峡炎病原体为柯萨奇病毒A组，故选 C。溶血性链球菌可引起猩红热、肾小球肾炎，排除 A；腺病毒3型、7型引起咽结合膜热，以发热、咽炎、结膜炎为特征，与题干不符，排除 B；副流感病毒、流感嗜血杆菌均可引起一般类型的上呼吸道感染，排除 D、E。

2. 【答案】A　　　　　　　　　　　　【难度系数】★★

   【解析】咽部充血，咽腭弓、悬雍垂、软腭等处有 2~4 mm 大小灰白色的疱疹，周围有红晕，一旦破溃形成小溃疡为疱疹性咽峡炎的体征，故选 A。流行性感冒全身症状重，如发热、头痛、咽痛、肌肉酸痛等，而卡他症状不一定出现，排除 B；疱疹性口腔炎，不会在咽腭弓的黏膜上出现疱疹，排除 C；咽结合膜热以咽炎、发热、结膜炎为特征，排除 D；化脓性扁桃体炎不会出现疱疹，排除 E。

   【破题思路】小儿 高热、上呼吸道感染 + 咽峡部有疱疹 = 疱疹性咽峡炎。

3. 【答案】B　　　　　　　　　　　　【难度系数】★★★

   【解析】患儿高热、咽痛，查体可见咽部充血，眼结膜充血及颈后淋巴结肿大，考虑为咽结合膜热。咽结合膜热是一种表现为急性滤泡性结膜炎，并伴有上呼吸道感染和发热的病毒性结膜炎，病毒感染（腺病毒3型、7型）引起发热、咽炎、结膜炎3大症状。常流行发病，多见于小儿和年轻人。故选 B。人类副流感病毒是常引起儿童下呼吸道感染的一种病毒，其致病性仅次于呼吸道合胞病毒，排除 A；单纯疱疹是一种由单纯疱疹病毒所致的病毒性皮肤病，能引起人类多种疾病，如龈口炎、角膜结膜炎、脑炎以及生殖系统感染和新生儿的感染，排除 C；柯萨奇病毒可引起疱疹性咽峡炎，临床表现为起病急骤，高热，咽痛，流涎，呕吐，咽部充血，咽腭弓、悬雍垂、软腭等处有 2~4 mm 大小灰白色的疱疹，周围有红晕，一旦破溃形成小溃疡，排除 D；流感病毒感染典型的临床症状是急性高热、全身疼痛、显著乏力和呼吸道症状，主要通过空气中的飞沫、易感者与感染者之间的接触或与被污染物品的接触而传播，排除 E。

4. 【答案】D　　　　　　　　　　　　【难度系数】★★★

   【解析】发热伴头痛及肌肉酸痛，同学中有数人发病，符合流感流行性强，全身症状重的诊断，故选 D。急性上呼吸道感染全身症状较轻，排除 A；急性扁桃体炎为细菌感染，无传染性，排除 B；疱疹性咽峡炎为病毒感染，有传染性，多见于学龄前儿童感染，经粪口和呼吸道传播，排除 C；川崎病为皮肤黏膜淋巴结综合征，不具有传染性，排除 E。

| 题型 | **A3/A4 型题** |

1. 【答案】C　　　　　　　　　　　　【难度系数】★★

   【解析】咽结合膜热临床表现为高热、咽痛、眼部刺痛，有时伴消化道症状，体检发现咽部充血，可见白色点块状分泌物，周边无红晕，易于剥离；颈及耳后淋巴结增大，故选 C。扁桃体炎是扁桃体的一种感染性疾病，临床症状为咽部不适，异物感，发干、痒，刺激性咳嗽等，排除 A；结膜炎是结膜组织在外界和机体自身因素的作用下而发生的炎性反应的统称，临床症状为患眼异物感、烧灼感、眼睑沉重、分泌物增多，排除 B；猩红热可以表现为口周苍白圈、杨梅舌、帕氏线，排除 D；流行性感冒多有流行病史，是流感病毒引起的急性呼吸道感染，临床症状为急起高热、全身疼痛、显著乏力和轻度呼吸道症状，结合本题内容，排除 E。

2. 【答案】D　　　　　　　　　　　　【难度系数】★

   【解析】咽结合膜热病原体为腺病毒3型、7型，故选 D。溶血性链球菌是猩红热病原体，排除 A；麻疹病毒是麻疹病原体，排除 B；流感病毒是流感病原体，排除 C；疱疹病毒主要侵犯外胚层来源的组织，包括皮肤、黏膜和神经组织，感染部位和引起的疾病多种多样，并有潜伏感染的趋向，排除 E。

3. 【答案】C　　　　　　　　　　　　【难度系数】★★

   【解析】咽结合膜热属于病毒感染，可适当休息、抗病毒治疗，对症治疗，中成药治疗，但不用抗生素治疗，故选 C，排除 A、B、D、E。

| 题型 | **B1 型题** |

（1~3 题共用解析）

1.【答案】D　 2.【答案】A　 3.【答案】C　　　　　　【难度系数】★★

【解析】幼儿急疹，其病原体为人疱疹病毒6型，故第1题选D；疱疹性咽炎是由柯萨奇病毒A组引起的一种口腔黏膜感染性疾病，故第2题选A；引起咽结合膜热的病原体是腺病毒3型和7型，故第3题选C。

二、支气管哮喘

题型　A1型题

1. 【答案】E　　　　　　　　　　　　　【难度系数】★★

【解析】儿童支气管哮喘慢性持续状态首选糖皮质激素吸入，故选E。氨茶碱可用于急性发作的治疗，但不宜单独使用治疗哮喘，排除A；β₂受体激动剂吸入为急性发作的首选药，排除B；口服白三烯调节剂是过敏性鼻炎、运动性哮喘首选控制药，排除C；M受体拮抗剂可以治疗哮喘，但不是支气管哮喘慢性持续期首选的药物，排除D。

【破题思路】①β₂受体激动剂是目前临床最有效的、应用最广的支气管舒张剂。②哮喘急性发作期首选吸入β₂受体激动剂。③慢性持续期首选激素吸入治疗。④治疗哮喘最有效的药物——激素。首选的使用的方式是吸入，一般不口服，静脉使用适用于哮喘持续状态及严重哮喘发作。⑤预防哮喘发作首选色甘酸钠。

2. 【答案】E　　　　　　　　　　　　　【难度系数】★★★

【解析】吸入型糖皮质激素是哮喘长期控制的首选药物，也是目前最有效的抗炎药物，经激素吸入疗法能使哮喘得以缓解的患儿，应继续吸入维持量糖皮质激素，至少6个月至2年或更长时间，故选E。M受体阻断剂舒张支气管的作用比β₂受体激动剂弱，起效也较慢，排除A。哮喘一般不用抗生素，排除B。β₂受体激动剂是缓解哮喘急性症状的首选药物，多用于急性发作，排除C。茶碱类可作为缓解药物用于哮喘急性发作的治疗，但不单独使用，排除D。

3. 【答案】D　　　　　　　　　　　　　【难度系数】★★

【解析】哮喘最危险体征为闭锁肺，多见于哮喘严重者，表现为气道广泛堵塞，哮鸣音消失，故选D。其他均为哮喘的伴随症状，排除。

4. 【答案】A　　　　　　　　　　　　　【难度系数】★★

【解析】β₂受体激动剂是目前临床最有效的、应用最广的支气管舒张剂。哮喘急性发作期首选吸入β₂受体激动剂，故选A。色甘酸钠为预防哮喘发作药物，排除B；氨茶碱静脉注射也可用于哮喘发作，但不宜单独使用，排除C；抗组胺药为抗过敏药，排除D；哮喘一般不用抗生素，排除E。

题型　A2型题

1. 【答案】A　　　　　　　　　　　　　【难度系数】★★★

【解析】支气管哮喘通常出现广泛多变的可逆性气流受限，临床表现为反复发作性的喘息、气促、胸闷或咳嗽等症状，常在夜间和（或）清晨发作或加剧，可自行或经治疗后缓解。β₂受体激动剂是（沙丁胺醇）应用最广的支气管舒张剂，吸入型速效β₂受体激动剂是缓解哮喘急性症状的首选药物，故选A。哮喘一般不用消炎药，排除B；白三烯调节剂用于哮喘慢性持续期的治疗，排除C；重症急性病例、哮喘持续状态用激素治疗，排除D；西替利嗪一般用于过敏性疾病的治疗，排除E。

2. 【答案】C　　　　　　　　　　　　　【难度系数】★★

【解析】咳嗽变异性哮喘诊断标准：①持续咳嗽＞4周，常在运动、夜间和（或）清晨发作或加重，以干咳为主不伴喘息。临床上无感染征象，或经较长时间抗生素治疗无效。②支气管扩张剂诊断性治疗可使咳嗽发作缓解，这是诊断本症的基本条件。③有个人或家族过敏史、家族哮喘病史，过敏原检测阳性可作为辅助诊断。④除外其他原因引起的慢性咳嗽。⑤支气管激发试验阳性和PEF每日间变异率（连续监测1~2周）≥20%。患儿咳嗽3个月，活动后加重，抗生素治疗无效，既往有湿疹史，符合咳嗽变异性哮喘，故选C。支气管炎有发热、咳嗽、咳痰史，排除A；支气管异物有异物吸入史，排除B；支气管肺炎以咳嗽、发热起病，双肺可闻及较固定的中、细湿啰音，排除D；喘息性支气管炎的患儿也可伴有湿疹病史，其发作常继发于感染之后，表现为喘息，听诊可闻及哮鸣音，排除E。

【破题思路】反复咳嗽+活动后加重+夜间咳醒、抗生素无效=咳嗽变异性哮喘。

3. 【答案】C　　　　　　　　　　　　　【难度系数】★★★

【解析】男孩有类似哮喘发作病史，支气管舒张试验阳性，可考虑为支气管哮喘。此次发作呼吸困难，大汗淋漓，不能平卧，面色青灰，三四征，双肺呼吸音降低，无哮鸣音，心音较低钝，考虑处于哮喘危重状态，不宜用吸入型糖皮质激素，需全身应用糖皮质激素治疗，故选C。急性发作病情相对较轻时也可选择短期口服短效 β₂ 受体激动剂如沙丁胺醇片和特布他林片，排除 A；如病情持续加重，必要时辅以机械通气，排除 B；对于该患儿，应注意补液、纠正酸中毒、常规氧疗，排除 D、E。

【破题思路】①吸入型速效 β₂ 型受体激动剂（沙丁胺醇、特布他林）——缓解哮喘急性症状的首选药物。②吸入型糖皮质激素——是哮喘长期控制的首选药物。③全身（静脉）糖皮质激素（氢化可的松）——儿童危重哮喘治疗的一线药物。

4.【答案】C　　　　　　　　【难度系数】★★

【解析】患儿夜间咳嗽，咳醒，活动后加重，无发热，使用抗生素无效，既往有湿疹史，双肺呼吸音粗，未闻及干湿性啰音，可诊断为咳嗽变异性哮喘，故选 C。患儿无发热、使用抗生素无明显好转，排除炎症感染，如喘息性支气管炎、支气管肺炎、支气管炎，排除 A、B、E；支气管异物是指异物可存留在喉咽腔、喉腔、气管和支气管内，引起声嘶、呼吸困难等，排除 D。

题型　A3/A4 型题

1.【答案】E　　　　　　　　【难度系数】★★

【解析】咳嗽变异性哮喘诊断标准：①持续咳嗽 > 4 周，常在运动、夜间和（或）清晨发作或加重，以干咳为主不伴喘息。临床上无感染征象，或经较长时间抗生素治疗无效。②支气管扩张剂诊断性治疗可使咳嗽发作缓解，这是诊断本症的基本条件。③有个人或家族过敏史、家族哮喘病史，过敏原检测阳性可作为辅助诊断。④除外其他原因引起的慢性咳嗽。⑤支气管激发试验阳性和 PEF 每日间变异率（连续监测 1~2 周）≥ 20%。本题患儿持续咳嗽 > 4 周，抗生素治疗无效，有变态反应性鼻炎，考虑咳嗽变异性哮喘，故选 E。喘息性支气管炎常继发于感染之后，表现为喘息，听诊可闻及哮鸣音，排除 A；毛细支气管炎往往有发热症状、三凹征，排除 B；肺炎表现为发热、咳嗽咳痰、呼吸困难、肺部固定湿啰音，排除 C；以往无异物吸入史，排除 D。

2.【答案】A　　　　　　　　【难度系数】★★

【解析】胸部 X 线可排除或协助排除肺部其他疾病，如肺炎、肺结核、气管支气管异物和先天性呼吸系统畸形等，故选 A。支气管镜多用于气管异物，排除 B；血培养为败血症的首选检查，排除 C；气管分泌物病毒分离和心电图不是哮喘首选检查，排除 D、E。

3.【答案】C　　　　　　　　【难度系数】★★

【解析】β₂ 受体激动剂是目前临床最有效的、应用最广的支气管舒张剂，包括吸入法与口服法。吸入型速效 β₂ 受体激动剂是缓解哮喘急性症状的首选药物，可维持 4~6 小时，严重哮喘发作时第 1 小时可每 20 分钟吸入 1 次，以后每 1~4 小时可重复吸入。急性发作病情相对较轻时也可选择短期口服短效 β₂ 受体激动剂如沙丁胺醇片和特布他林片等，故选 C。抗生素用于细菌感染，排除 A；利巴韦林用于病毒感染，排除 B；骨化三醇用于维生素 D 缺乏的治疗，排除 D；多巴酚丁胺用于治疗心脏病，排除 E。

4.【答案】B　　　　　　　　【难度系数】★★★

【解析】哮喘持续状态使用支气管扩张剂，可用吸入型 β₂ 受体激动剂、氨茶碱静脉滴注、抗胆碱能药物、肾上腺素等，全身应用糖皮质激素为儿童危重哮喘治疗的一线药物，应早期应用，常用氢化可的松或地塞米松。美托洛尔属于 β 受体阻滞剂，禁用于哮喘的持续状态，故选 B。

5.【答案】B　　　　　　　　【难度系数】★★★

【解析】具有下列指征时应采取辅助机械通气：严重的持续性呼吸困难；呼吸音减弱，随之哮鸣音消失；呼吸肌过度疲劳而使胸廓活动受限；意识障碍，甚至昏迷；吸氧状态下发绀进行性加重；PaCO₂ ≥ 65 mmHg（8.6 kPa），故选 B。长时间、高流量氧气吸入可导致氧中毒，排除 A；胸外心脏按压是发生心搏骤停时，借助外力挤压心脏和胸腔排送血液，以形成暂时的人工循环的方法，排除 C；头部冰枕可用于高热患者局部降温，排除 D；水合氯醛灌肠可有镇静作用，排除 E。

题型　B1 型题

（1~2 题共用解析）

1.【答案】E　2.【答案】B　　　【难度系数】★★

【解析】咳嗽变异性哮喘表现为持续咳嗽 > 4 周，常在运动、夜间和（或）清晨发作或加重，以干咳为主不伴喘息。临床上无感染征象，或经较长时间抗生素治疗无效。故第 1 题选 E。支气管哮喘（简称哮喘）是由多种细胞（如嗜酸性粒细胞、肥大细胞、T 淋巴细胞等）和细胞组分共同参与的气道慢性炎症性疾病，伴有气道的高反应性，是儿童期最常见的慢性呼吸道疾病。通常出现广泛多变的可逆性气流受限，临床表现为反复发作性的喘息、气促、胸闷或咳嗽等症状，常在夜间和（或）清晨发作或加剧，可自行或经治疗后缓解，故第2题选B。

【破题思路】支气管激发试验阳性、支气管舒张试验阳性均有助于确诊哮喘。

三、小儿肺炎

题型　A1型题

1.【答案】C　　　　　　　　　　　　　　【难度系数】★★★

【解析】重症肺炎由于严重的缺氧及毒血症，除有呼吸衰竭外，可发生心血管、神经和消化等系统严重功能障碍，故选C。任何炎症都会引起白细胞的变化，排除A；发热、疼痛、贫血均会引起呼吸频率的增快，排除B；胸片显示程度不能反映疾病的严重程度，排除D；感染菌群为感染的病原体，也不能反映病变的严重程度，排除E。

【破题思路】肺炎合并心率快、肝大——心衰；肺炎合并神经系统症状——中毒性脑病；肺炎合并黑便——消化道出血；肺炎合并腹胀——中毒性肠麻痹；肺炎合并低钠——抗利尿激素异常分泌综合征。

2.【答案】E　　　　　　　　　　　　　　【难度系数】★★★

【解析】中毒性肠麻痹时表现为严重腹胀，故选E。低钙血症往往表现为无热惊厥，排除A；消化不良是指一组慢性或复发性上腹疼痛或不适的症状，如腹胀、早饱、嗳气、食欲下降、恶心、呕吐、排气增多、便秘等，排除B；腹泻引起腹胀考虑低钾血症，排除C；肺炎，血钠≤130 mmol/L，尿钠≥20 mmol/L，无血容量不足，皮肤弹性正常，ADH升高，全身凹陷性水肿考虑低钠引起的抗利尿激素异常分泌综合征，排除D项。

3.【答案】D　　　　　　　　　　　　　　【难度系数】★★★

【解析】支气管炎体检可闻及双肺呼吸音粗，可有不固定的散在的干湿啰音，而支气管肺炎主要临床表现为发热、咳嗽、气促、肺部固定中细湿啰音，故选D。其余四项表现都为两病所共有，排除。

【破题思路】肺炎共同表现：①发热、咳嗽、气促；②细小的细湿啰音；③X线：小斑片状阴影。

4.【答案】E　　　　　　　　　　　　　　【难度系数】★★

【解析】小儿肺炎的病因分类主要包括以下几个方面：①病毒性肺炎；②细菌性肺炎；③支原体肺炎；④衣原体肺炎；⑤肺孢子菌肺炎；⑥真菌性肺炎；⑦非感染性肺炎如吸入性肺炎、坠积性肺炎、嗜酸性粒细胞性肺炎等（过敏性肺炎）。间质性肺炎属于按照病理分类，故选E。

5.【答案】B　　　　　　　　　　　　　　【难度系数】★★★

【解析】腺病毒肺炎为腺病毒所致，多见于6个月~2岁儿童，起病急，表现为稽留热、萎靡嗜睡、面色苍白、咳嗽剧烈，可出现呼吸困难、发绀等。胸部体征出现晚，病变融合后有肺实变体征，以后易见心力衰竭、惊厥等并发症，故选B。A、C、D、E项均不是腺病毒肺炎的并发症。

6.【答案】E　　　　　　　　　　　　　　【难度系数】★★★

【解析】重症肺炎常有混合性酸中毒，因为严重缺氧时体内无氧酵解增加，酸性代谢产物增多，加以高热、饥饿、吐泻等原因，常引起代谢性酸中毒；而二氧化碳潴留、碳酸增加又可导致呼吸性酸中毒，故选E。

7.【答案】B　　　　　　　　　　　　　　【难度系数】★★

【解析】支气管肺炎是儿童时期最常见的肺炎，以发热、咳嗽、气促、呼吸困难以及肺部固定性中、细湿啰音为其共同临床表现，故选B。

8.【答案】B　　　　　　　　　　　　　　【难度系数】★★★

【解析】小儿肺泡数量少，且肺泡小，弹力组织发育较差，血管丰富，间质发育旺盛，致肺含血量多而含气量相对少，故易于感染。感染时易致黏液阻塞，引起间质炎症、肺气肿和肺不张等。故选B。

9.【答案】D　　　　　　　　　　　　　　【难度系数】★★

【解析】金黄色葡萄球菌肺炎主要表现为病情发展迅速，组织破坏严重，全身中毒症状明显，苍白、呻吟、咳嗽、呼吸困难，并发脓胸、脓气胸时会加重呼吸困难。胸部X线常见肺浸润、多发性肺脓肿、肺大疱和脓胸、脓气胸等，故选D。金黄色葡萄球菌肺炎起病急，排除A；低热多为结核感染表现，排除B；肺部体征出现较早，排除C；金黄色葡萄球菌感染首选苯唑西林，排除E。

【破题思路】弛张高热+肺部小脓肿+白细胞增高＝金黄色葡萄球菌肺炎。

10.【答案】D　　　　　　　　　　　　　【难度系数】★★

【解析】金黄色葡萄球菌肺炎全身中毒症状明显，苍白、呻吟、咳嗽、呼吸困难，并发脓胸、脓气胸时会加重呼吸困难，故选D。不符合重型肺炎合并酸中毒表现，排除B；肺炎合并心衰的表现为呼吸突然加快（＞60次/分），安静状态下心率突然＞180次/分，突然极度烦躁不安，明显发绀，面色苍白或发灰，指（趾）甲微血管再充盈时间延长，心音低钝、奔马律、颈静脉怒张，肝脏迅速增大，排除C。

【破题思路】①小儿肺炎＋WBC升高＋叩诊浊音＝脓胸。②小儿肺炎＋WBC升高＋叩诊浊鼓音＝脓气胸。

11.【答案】C 　　　　　　　　　　　　【难度系数】★★★

【解析】腺病毒肺炎为我国儿童患病率和死亡率最高的病毒性肺炎，临床特点为起病急骤，高热持续时间长，中毒症状重，故选C。鼻病毒感染，在成人主要引起普通感冒伴有上呼吸道感染；在婴幼儿和慢性呼吸道疾病患儿，除上呼吸道感染外，还能引起支气管炎和支气管肺炎，排除A。副流感病毒肺炎与呼吸道合胞病毒肺炎类似，是婴幼儿肺炎中较常见者，排除B。合胞病毒肺炎为低热喘憋性肺炎，排除D。肠道病毒感染临床表现复杂多变，病情轻重差别甚大。同型病毒可引起不同的临床综合征，排除E。

【破题思路】高热（稽留高热）＋喘憋性肺炎＋心衰＝腺病毒肺炎。

12.【答案】C 　　　　　　　　　　　　【难度系数】★★★

【解析】用药时间一般持续至体温正常，症状体征消失后3~5天停药，故选C。

13.【答案】D 　　　　　　　　　　　　【难度系数】★★★

【解析】支原体肺炎多见于年长儿，刺激性咳嗽为本病的主要表现，治疗首选大环内酯类抗生素，如红霉素、罗红霉素，故选D。肺炎链球菌首选青霉素，排除A；B、C、E为G⁻杆菌感染治疗选用的抗生素，排除。

【破题思路】肺炎支原体感染首选红霉素。

14.【答案】A 　　　　　　　　　　　　【难度系数】★★

【解析】一般鼻前庭导管给氧，氧浓度不超过40%，氧流量0.5~1 L/min，故选A。

题型　A2型题

1.【答案】C 　　　　　　　　　　　　【难度系数】★★★

【解析】患儿出现发热、咳嗽，双肺满布水泡音，提示出现支气管肺炎。肺炎合并心衰的表现如下：①呼吸突然加快（＞60次/分）；②安静状态下心率突然＞180次/分；③突然极度烦躁不安，明显发绀，面色苍白或发灰，指（趾）甲微血管再充盈时间延长；④心音低钝、奔马律，颈静脉怒张；⑤肝脏肋下3 cm；⑥尿少或无尿，眼睑或双下肢水肿。具备前5项即可诊断肺炎合并心力衰竭，故选C。肺炎出现下列症状与体征者，可考虑为中毒性脑病：①烦躁、嗜睡、眼球上窜、凝视；②球结膜水肿，前囟隆起；③昏睡、昏迷、惊厥；④瞳孔对光反射迟钝或消失；⑤呼吸节律不整，呼吸心跳解离（有心跳，无呼吸）；⑥有脑膜刺激征，脑脊液检查压力可增高，但其他正常。诊断中毒性脑病必须排除高热惊厥、低血糖、低血钙及脑炎、脑膜炎，如有①、②项提示脑水肿，伴其他一项以上者可确诊，排除B；毛细支气管炎主要由呼吸道合胞病毒引起，喘息和肺部哮鸣音为其突出表现，排除A；支气管哮喘是由多种细胞和细胞组分共同参与的气道慢性炎症性疾病，临床表现为反复发作喘息、气促、胸闷或咳嗽等症状，常在夜间和（或）清晨发作或加剧，可自行或经治疗后缓解，排除D；支气管异物会造成气道阻塞，出现吸气性呼吸困难，排除E。

【破题思路】肺炎合并心率快、肝大——心衰；肺炎合并神经系统症状——中毒性脑病。

2.【答案】B 　　　　　　　　　　　　【难度系数】★★★

【解析】呼吸道合胞病毒肺炎是最常见的病毒性肺炎，由呼吸道合胞病毒所致。多见于婴幼儿，尤以1岁内婴儿多见。多有低度至中度发热，以呼吸困难、喘憋、发绀、鼻煽、三凹征为主要表现，肺部听诊闻及中、细湿啰音，亦可闻及哮鸣音。喘憋严重时合并心力衰竭、呼吸衰竭。胸片特征为两肺见小点片状、斑片状阴影，可有不同程度的肺气肿。故选B。腺病毒肺炎多见于6个月~2岁儿童，多见喘憋，常为稽留热（超过39 ℃以上），排除A；肺炎支原体肺炎往往见于年长儿，表现为剧烈刺激性干咳，症状重，体征轻，排除C；金黄色葡萄球菌肺炎，表现为弛张高热，伴肺部小脓肿、皮疹等，实验室检查示WBC增高，以中性粒细胞增多为主，排除D；支气管哮喘有反复发作的喘息，呈阵发性发作，呼气性呼吸困难，可自行缓解，无感染，抗生素治疗无效，抗哮喘药物有效，排除E。

【破题思路】①喘憋——呼吸道合胞病毒肺炎或腺病毒肺炎，呼吸道合胞病毒肺炎往往有低热、症状轻。②无喘憋，有白细胞明显增高，皮疹等——金黄色葡萄球菌肺炎。③无喘憋，有干咳——肺炎支原体肺炎。④无喘憋、无发热——肺炎衣原体肺炎。

3.【答案】B 　　　　　　　　　　　　【难度系数】★★

【解析】患儿有发热、咳嗽，双肺可闻及散在中小水泡音，血白细胞高，符合肺炎的诊断，故选B。支气管炎多继发于上呼吸道感染之后，排除A；毛细支气管炎常在上呼吸道感染后2~3日出现持续性干咳和发作性喘憋，通常无发热，排除C；上呼吸道感染时肺部呼吸音正常，排除D；支气管哮喘常有喘息发作史，常无发热，双肺听诊为哮鸣音，排除E。

4.【答案】C 【难度系数】★★

【解析】肺炎出现下列症状与体征者，可考虑为中毒性脑病：①烦躁、嗜睡、眼球上窜、凝视；②球结膜水肿，前囟隆起；③昏睡、昏迷、惊厥；④瞳孔对光反射迟钝或消失；⑤呼吸节律不整，呼吸心跳解离（有心跳，无呼吸）；⑥有脑膜刺激征，脑脊液检查压力可增高，但其他正常。诊断中毒性脑病必须排除高热惊厥、低血糖、低血钙及脑炎、脑膜炎。如有①、②项提示脑水肿，伴其他一项以上者可确诊。患儿表现为两眼上翻，惊厥多次，神志半昏迷，前囟门紧张，可诊断为中毒性脑病，故选C。癫痫一般不会发热，排除A；高热惊厥无前囟门紧张，排除B；婴儿手足搐搦症无发热史及前囟门紧张，排除D；低血糖一般没有高热史，排除E。

题型　A3/A4型题

1.【答案】D 【难度系数】★★

【解析】金黄色葡萄球菌肺炎主要表现为病情发展迅速，组织破坏严重，全身中毒症状明显，苍白、呻吟、咳嗽、呼吸困难，并发脓胸、脓气胸时会加重呼吸困难。胸部X线常见肺浸润、多发性肺脓肿、肺大疱和脓胸、脓气胸等。该患儿临床表现符合金黄色葡萄球菌肺炎的特点，故选D。肺炎支原体肺炎往往见于年长儿，表现为刺激性干咳，症状重，体征轻，排除A；肺炎衣原体肺炎无发热，而患儿体温明显升高，排除B；病毒性肺炎，往往有喘憋，排除C、E。

2.【答案】B 【难度系数】★★

【解析】金黄色葡萄球菌肺炎病变发展迅速，易并发肺脓肿、脓胸、脓气胸等。此题患儿表现为呼吸困难突然加重、缺氧等表现，且右肺呼吸音减低，考虑并发脓胸或脓气胸，故选B。本题患儿无颅内压增高、脑膜刺激征及脑脊液改变，排除A、C。患儿心音有力，律齐，无奔马律，排除D、E。

3.【答案】B 【难度系数】★★

【解析】患儿用抗生素的同时，又并发了脓胸、脓气胸，故进一步治疗需要换用其他抗生素＋胸腔闭式引流，故选B。肺炎时，糖皮质激素使用指征：①严重喘憋或呼吸衰竭；②全身中毒症状明显；③合并感染中毒性休克；④出现脑水肿；⑤胸腔短期有较大量渗出。上述情况可短期用激素，排除A。

第十三节　儿童心血管系统疾病

一、儿童心血管系统生理特点

题型　A1型题

1.【答案】E 【难度系数】★★

【解析】左向右分流型先天性心脏病，由于左心的压力高于右心，出现左向右分流，右心的血流量增加，舒张期负荷加重，故右心房、右心室大。晚期出现显著的肺动脉高压时，右心室射血压力需进一步增加，此时右心室增大更显著。故选E。

2.【答案】E 【难度系数】★★

【解析】收缩压的计算公式为（年龄×2）+80mmHg。6岁儿童正常收缩压=（6×2）+80mmHg=92 mmHg，故选E。

【破题思路】推算公式：收缩压=（年龄×2）+80 mmHg（新生儿收缩压平均70 mmHg）；舒张压=收缩压的2/3。高血压：收缩压＞正常标准20 mmHg。

题型　B1型题

（1~2题共用解析）

1.【答案】D　2.【答案】C 【难度系数】★★

【解析】由于呼吸建立、肺泡扩张，肺泡循环压力降低，左心房压力增高超过右心房时，卵圆孔发生功能上关闭，出生后5~7个月形成解剖上关闭，故第1题选D。生后由于肺循环压力降低和体循环压力升高，流经动脉导管的血流逐渐减少，最后停止，形成功能上关闭。高的血氧分压加上出生后体内前列腺素的减少，使导管逐渐收缩、闭塞，最后血流停止，成为动脉韧带。约80%的婴儿在生后3个月内、

95%在生后1年内形成解剖上关闭，故第2题选C。

二、房间隔缺损

题型 A1型题

1. 【答案】A　　　　　　　　　　　　　　【难度系数】★★

【解析】房间隔缺损时出现左向右分流，由于右心（右房+右室）的血流量增加，舒张期负荷加重，长期容量负荷的增加导致右房右室增大，故选A。左房左室大主要见于动脉导管未闭，排除B；左室右室大主要见于室间隔缺损，排除E；C、D均没有特异性，均不选。

【破题思路】右房右室大 +P_2亢进 + 固定分裂 = 房间隔缺损。

2. 【答案】A　　　　　　　　　　　　　　【难度系数】★★★

【解析】房间隔缺损时典型的病例心电图显示右心室肥大，不完全性或完全性右束支传导阻滞。心电轴右偏，P波增高或增大，P-R间期延长，故选A。

3. 【答案】D　　　　　　　　　　　　　　【难度系数】★★

【解析】房间隔缺损可闻及左第2肋间近胸骨旁的2~3级喷射性收缩期杂音，同时伴有P_1亢进、P_2增强和固定分裂，故选D。二尖瓣关闭不全的杂音在心尖区，排除A；主动脉瓣关闭不全可见周围血管征，排除B；第3、4肋间可闻及4/6级粗糙的全收缩期杂音伴震颤，P_2亢进提示室间隔缺损，排除C；肺动脉瓣关闭不全时P_2呈宽分裂，排除E。

【破题思路】第2、3肋间杂音 +P_2增强 + 固定分裂 = 房间隔缺损。

4. 【答案】A　　　　　　　　　　　　　　【难度系数】★★★

【解析】房间隔缺损为左向右分流，体循环血量减少，肺循环血流量增多，右心房、右心室增大，故选A。室间隔缺损、动脉导管未闭、法洛四联症无右心房增大，排除B、C、D；肺动脉狭窄X线检查示右心室扩大，肺动脉圆锥隆出，肺门血管阴影减少及纤细，排除E。

题型 A2型题

1. 【答案】E　　　　　　　　　　　　　　【难度系数】★★

【解析】患儿，4岁，体弱，易患呼吸道感染，胸骨左缘第2肋闻及3/6级收缩期杂音，P_2亢进，固定分裂，可诊断为房间隔缺损，故选E。动脉导管未闭为左向右分流型先天性心脏病，主动脉含氧高的血通过动脉导管分流向肺动脉，肺动脉的血氧含量升高，高于右心室。杂音的特征为胸骨左缘第2肋间连续收缩期机器样杂音，排除A。风湿性心脏病是指风湿热活动，累及心脏瓣膜而造成的心脏病变。表现为二尖瓣、三尖瓣、主动脉瓣中有一个或几个瓣膜狭窄和（或）关闭不全。本病多发于冬春季节及寒冷、潮湿和拥挤环境下，初发年龄多在5~15岁，排除B。法洛四联症常表现为右室肥大、心尖圆钝上翘、肺动脉段凹陷，排除D。

【破题思路】①室间隔缺损——第3、4肋间全收缩期杂音、双室大。②房间隔缺损——第2、3肋间缩期杂音，右房室大。③动脉导管未闭——第2肋间连续性机器样杂音，左房室大。④法洛四联症——胸骨左缘第2~4肋间收缩期杂音，唯一的一个P_2减弱的先天性心脏病。

题型 A3/A4型题

1. 【答案】D　　　　　　　　　　　　　　【难度系数】★★

【解析】胸骨左缘第2、3肋间闻及2~3级收缩期杂音，肺动脉第二心音（P_2）亢进并固定分裂见于房间隔缺损，故选D。肺动脉瓣狭窄一般无分流，排除A；室间隔缺损胸骨左缘第3、4肋间可闻及3~4级粗糙的全收缩期杂音，排除B；法洛四联症胸骨左缘第2、3、4肋间闻及2~3级粗糙喷射性收缩期杂音，肺动脉第二音减弱或消失，排除C；动脉导管未闭胸骨左缘第2肋间有连续性机器样杂音，排除E。

2. 【答案】C　　　　　　　　　　　　　　【难度系数】★★★

【解析】胸骨左缘第2、3肋间闻及2~3级收缩期杂音，系右心室增大，排血量增多，大量血液通过正常肺动脉瓣时引起肺动脉瓣相对狭窄，故选C。左向右分流量较大时，胸骨左缘下方听到舒张期杂音，系三尖瓣相对狭窄所致，排除B；A、D、E均为干扰，排除。

3. 【答案】D　　　　　　　　　　　　　　【难度系数】★★★

【解析】生后初期，左右心室壁厚度相似，顺应性相近，故分流不多。随着肺循环血量的增加，左心房压力超过右心房时，左向右分流。分流量的大小取决于缺损大小及两侧心室顺应性。右心房接受上下腔静脉回流的血，又接受左心房分流的血，导致右心房、右心室舒张期负荷过重，因而使右心房及右心室增大，故选 D。左心房、左心室增大见于动脉导管未闭，排除 C；左心室、右心室增大见于室间隔缺损患儿，排除 E；A、B 均为干扰，排除。

三、室间隔缺损

题型　A1 型题

1. 【答案】A　　　　　　　　　　　　　【难度系数】★★

【解析】室内隔缺损是最常见的先天性心脏病，约占我国先天性心脏病的 50%，故选 A。

2. 【答案】A　　　　　　　　　　　　　【难度系数】★★

【解析】大型室间隔缺损，大量左向右分流血量使肺循环血流量增加，当超过肺血管床的容量限度时，可引起动力性肺动脉高压，肺小动脉持续出现反应性痉挛，之后肺小动脉中层和内膜层渐增厚，管腔变小、梗阻，随着肺血管病变进行性发展则转变为不可逆的阻力性肺动脉高压，此时，左向右分流逆转为双向分流或右向左分流，出现青紫即艾森门格综合征，故选 A。肺血增多、肺动脉痉挛、动力性肺动脉高压在病变开始后不久就可出现，并非大型室间隔缺损后期出现青紫时肺血管的主要改变，排除 B、C、D；左向右分流肺血流量增加，而非减少，排除 E。

【破题思路】艾森门格综合征为手术禁忌。

3. 【答案】C　　　　　　　　　　　　　【难度系数】★★

【解析】小型室间隔缺损又叫 Roger 病，缺损直径 < 5 mm 或缺损面积 < 0.5 cm^2/m^2 体表面积，左向右分流小，血流动力学变化不大，可无症状，故选 C。

4. 【答案】D　　　　　　　　　　　　　【难度系数】★★

【解析】室间隔缺损时胸骨左缘第 3、4 肋间可闻及全收缩期杂音，故选 D。胸骨旁左缘第 2 肋间 2~3 级喷射性收缩期杂音，同时伴有第一心音亢进、P_2 增强和固定分裂可见于房间隔缺损，排除 A；第 4 肋间舒张期杂音可见于三尖瓣狭窄，排除 B、E；第 2 肋间 2 级柔和的舒张期杂音可见于肺动脉瓣关闭不全，排除 C。

【破题思路】室间隔缺损——胸骨左缘第 3、4 肋间可闻及全收缩期杂音。此外常考先天性心脏病的杂音有：①动脉导管未闭：在胸骨左缘第 2 肋间可闻及占整个收缩期和舒张期的连续性机器样杂音，并伴有 P_2 亢进。②房间隔缺损：可闻及左第 2 肋间近胸骨旁的 2~3 级喷射性收缩期杂音，同时伴有第一心音亢进、P_2 增强和固定分裂。③法洛四联症：胸骨左缘第 2~4 肋间可闻及 2~3 级粗糙喷射性收缩期杂音。部分患儿可闻及 P_2 亢进。

5. 【答案】B　　　　　　　　　　　　　【难度系数】★★★

【解析】小型室间隔缺损，左向右分流小，血流动力学变化不大，可无症状，心脏亦无明显改变，故选 B。房间隔缺损时左心房一部分血液通过缺损进入右心房，使右心房、右心室血流量增加，引起右心房、右心室增大，排除 A；肺动脉狭窄时右心室向肺动脉射血受阻，右心室壁代偿性增厚，轻中度狭窄时心脏大小正常，重度狭窄时心脏增大，主要为右心室和右心房增大，排除 C；艾森门格综合征可见右心房、右心室均明显增大，排除 D；法洛四联症由 4 种畸形组成，即右心室流出道梗阻、室间隔缺损、主动脉骑跨、右心室肥厚，排除 E。

【破题思路】小型室间隔缺损——分流小，心不大，无青紫。

6. 【答案】C　　　　　　　　　　　　　【难度系数】★★★

【解析】室间隔缺损早期大量左向右分流量使肺循环血流量增加，当超过肺血管床的容量限度时，出现容量性肺动脉高压，肺小动脉痉挛，肺小动脉中层和内膜层渐增厚，管腔变小、梗阻。随着肺血管病变进行性发展则渐变为不可逆的阻力性肺动脉高压。当右心室收缩压超过左心室收缩压时，左向右分流逆转为双向分流或右向左分流，出现发绀，出现持续性的青紫，即艾森门格综合征，故选 C。全身性青紫、暂时性青紫不能反映持续的右向左分流，排除 A、B；室间隔缺损的早期表现无明显青紫，排除 D；差异性青紫见于动脉导管未闭，排除 E。

【破题思路】艾森门格综合征——持续性青紫。

题型　A2 型题

1. 【答案】D　　　　　　　　　　　　　【难度系数】★★

【解析】患儿胸骨左缘 3~4 肋间闻及 4/6 级全收缩期杂音，反复肺炎，P_2 亢进，考虑室间隔缺损。由于左室压力高于右室，故血液自左心室向右心室分流，一般不出现青紫。分流使右心室及肺循环血量增多，左心室、主动脉及体循环血流减少。大量左向右分流量使肺循环血流量增加，当超过肺血管床的容量限度时，出现肺动脉高压，故选 D。

2. 【答案】C　　　　　　　　　　　　　　【难度系数】★★

【解析】患儿胸骨左缘第 3~4 肋间闻及 4/6 级吹风样收缩期杂音，P_2 亢进，左右心室均大，肺动脉段突出，主动脉结偏小，首先考虑为室间隔缺损，故选 C。动脉导管未闭第 2 肋间可闻及连续性机器样杂音，胸片常表现为左心房、左心室大、肺血量增多、主动脉影增宽，排除 A、B、E；房间隔缺损为左向右分流的先天性心脏病，由于右心（右房 + 右室）的血流量增加，舒张期负荷加重，长期容量负荷的增加导致右房右室增大，胸骨左缘第 2~3 肋间收缩期杂音可闻及，同时伴有 P_2 亢进和固定分裂，排除 D。

【破题思路】①室间隔缺损——第 3、4 肋间全收缩期杂音，双室大。②房间隔缺损——第 2、3 肋间收缩期杂音，右房室大。③动脉导管未闭——第 2 肋间连续性机器样杂音，左房室大。

3. 【答案】A　　　　　　　　　　　　　　【难度系数】★★

【解析】患儿胸骨左缘第 3~4 肋间闻及 2~3 级或 3 级以上粗糙的全收缩期杂音为室间隔缺损的典型杂音，故选 A。房间隔缺损典型杂音为胸骨左缘第 2 肋间近胸骨旁的 2~3 级喷射性收缩期杂音，同时伴有第一心音亢进、P_2 增强和固定分裂，排除 B；动脉导管未闭典型杂音为胸骨左缘第 2 肋间可闻及占整个收缩期和舒张期的连续性机器样杂音，并伴有 P_2 亢进，排除 C；主动脉瓣狭窄典型杂音为胸骨右缘 1~2 肋间粗糙而响亮的射流性杂音，排除 D；主动脉瓣关闭不全典型杂音为主动脉瓣区舒张早期高调递减型叹气样杂音，排除 E。

4. 【答案】B　　　　　　　　　　　　　　【难度系数】★★★

【解析】患儿"常患呼吸道感染"，提示肺部循环血量多，体检胸骨左缘第 3、4 肋间可闻及 3~4 级粗糙的收缩期杂音，可诊断为室间隔缺损，X 线示左、右心室增大，故选 B。法洛四联症肺循环血量减少，持续青紫，排除 A；动脉导管未闭胸骨左缘上方有连续性机器样杂音，排除 C；肺动脉狭窄可于胸骨左缘第 2 肋间（肺动脉瓣区）闻及收缩期杂音，排除 D；房间隔缺损可闻及左第 2 肋间近胸骨旁的 2~3 级喷射性收缩期杂音，同时伴有第一心音亢进、P_2 增强和固定分裂，排除 E。

四、动脉导管未闭

题型	A1 型题

1. 【答案】E　　　　　　　　　　　　　　【难度系数】★★★

【解析】差异性青紫是动脉导管未闭右向左分流时的典型临床表现。当肺动脉压力超过主动脉时，左向右分流明显减少或停止，肺动脉血逆流入主动脉。由于动脉导管开口位置位于主动脉弓远端，含氧量低的肺动脉血流进入左锁骨下动脉及主动脉降部，造成左上肢轻度青紫，下半身青紫，故选 E。

【破题思路】见差异性青紫首选动脉导管未闭。

2. 【答案】E　　　　　　　　　　　　　　【难度系数】★★★

【解析】差异性青紫是动脉导管未闭右向左分流时的典型临床表现。当肺动脉压力超过主动脉时，左向右分流明显减少或停止，肺动脉血逆流入主动脉。由于动脉导管开口位置位于主动脉弓远端，含氧量低的肺动脉血流进入左锁骨下动脉及主动脉降部，造成左上肢轻度青紫，下半身青紫，故选 E。法洛四联症，出生即可出现发绀，但不会出现差异性青紫，排除 A；肺动脉狭窄不会出现差异性青紫，排除 B；C、D 均可由于肺动脉高压使左向右分流转为右向左分流，从而出现全身发绀，排除。

【破题思路】差异性青紫——动脉导管未闭合并肺动脉高压。

3. 【答案】D　　　　　　　　　　　　　　【难度系数】★★

【解析】动脉导管未闭在胸骨左缘第 2 肋间可闻及占整个收缩期和舒张期的连续性机器样杂音，并伴有 P_2 亢进，故选 D。心室增大可见于多种先天性心脏病，无特异性，排除 A；外周血压脉压增宽还可见于主动脉瓣关闭不全、甲亢性心脏病等，排除 B；胸骨左缘听到收缩期和舒张期杂音不具特异性，排除 C；肺动脉瓣区第二音增强可见于所有左向右分流的先天性心脏病，排除 E。

【破题思路】动脉导管未闭——胸骨左缘第 2 肋间可闻及连续性机器样杂音。

4. 【答案】C　　　　　　　　　　　　　　【难度系数】★★★

【解析】动脉导管未闭可表现为左心房、左心室以及肺循环血量增多，继而出现左心房、左心室增大，故选 C。房间隔缺损的特征是右心房、右心室增大，排除 A、B；室间隔缺损的特征是左心室、右心室增大，排除 D；法洛四联症的特征是右心室增大，排除 E。

【破题思路】左心房、左心室大 + 肺血量增多 = 动脉导管未闭。

题型	A2 型题

【答案】B　　　　　　　　　　　　　　【难度系数】★★★

【解析】胸骨左缘第2肋间可闻及粗糙响亮的连续机器样杂音，闻及股动脉枪击音，提示动脉导管未闭；第4肋间闻及4/6级粗糙的全收缩期杂音伴震颤，P₂亢进，提示室间隔缺损。同时胸部X线片示左心房及左右心室增大也提示患儿为室间隔缺损＋动脉导管未闭，故选B。法洛四联症有青紫、没有P₂亢进，排除A；房间隔缺损表现为胸骨左缘第2、3肋间可闻及2~3级喷射性收缩期杂音，排除C；动脉导管未闭表现为胸骨左缘第2肋间一连续性机器样杂音，无第4肋间杂音，排除D；室间隔缺损表现为胸骨左缘第3、4肋间闻及3~4级粗糙的全收缩期杂音，无第2肋间杂音，排除E。

【破题思路】若题干描述肺动脉段凹陷，选择法洛四联症；若题干描述肺动脉段突出，再看杂音的部位性质，房间隔缺损为第2、3肋间杂音，室间隔缺损为第3、4肋间杂音，动脉导管未闭合为第2肋间杂音。同时动脉导管未闭还会有周围血管征（水冲脉、枪击音）、差异性青紫等。

五、法洛四联症

题型	A1 型题

1.【答案】E　　　　　　　　　　　　　【难度系数】★★

【解析】左向右分流的先天性心脏病，肺动脉血流量增加（肺动脉瓣第二心音增强），肺循环血液增加（易发生肺部感染），同时体循环血液循环中的血量减少，导致小儿出现体循环缺血，生长发育落后。左向右分流的先天性心脏病，杂音均发可在胸骨左缘，且收缩期均可闻及。蹲踞现象，是法洛四联症特有体征，法洛四联症属于右向左分流，故选E，排除A、B、C、D。

2.【答案】D　　　　　　　　　　　　　【难度系数】★★

【解析】法洛四联症由4种畸形组成：主动脉骑跨、右心室肥大、室间隔缺损、右心室流出道狭窄（肺动脉狭窄）。其中右心室流出道狭窄是决定患儿病理生理、病情严重程度及预后的主要因素。右心室流出道狭窄范围可自右心室漏斗部入口至左、右肺动脉分支，可为漏斗部狭窄、动脉瓣狭窄或两者同时存在，故选D，排除A、B、C、E。

3.【答案】A　　　　　　　　　　　　　【难度系数】★★★

【解析】法洛四联症由4种畸形组成：肺动脉狭窄、室间隔缺损、主动脉骑跨、右心室肥厚。肺动脉狭窄较轻时，可出现左向右分流，此时患者无明显的发绀；当肺动脉狭窄严重时，可出现右向左分流，含氧低的右心室血液经室间隔缺损直接分流至左心室，进入体循环，导致明显的发绀。因此法洛四联症患者青紫的程度主要取决于肺动脉狭窄的程度，故选A。室间隔缺损、主动脉骑跨、右心室肥厚与青紫的程度关系不大，排除B、C、D、E。

4.【答案】D　　　　　　　　　　　　　【难度系数】★★★

【解析】预防法洛四联症小儿缺氧发作，宜选用的药物是普萘洛尔，普萘洛尔可解除右心室流出道肌肉痉挛，使右向左分流减少，故选D。卡托普利为血管紧张素受体拮抗剂，主要用于肾功能异常的高血压患者，扩张小动脉，引起缺氧发作，排除A。地高辛为强心药，可使右室收缩力增强，右向左分流增加，缺氧加重，排除B。螺内酯属于利尿药，用于治疗水肿性疾病和原发性醛固酮增多症，作为治疗高血压的辅助药物及低钾血症的预防，排除C。布洛芬是世界卫生组织、美国FDA唯一共同推荐的儿童退热药，是公认的儿童首选抗炎药。布洛芬具有抗炎、镇痛、解热作用，排除E。

题型	A2 型题

【答案】D　　　　　　　　　　　　　　【难度系数】★★★

【解析】法洛四联症缺氧发作，多见于婴儿，诱因往往为哭闹、吃奶、情绪激动、贫血、感染等，表现为阵发性呼吸困难，严重者可突然昏厥、抽搐。甚至死亡。主要由于肺动脉漏斗部狭窄基础上突然发生该处肌部痉挛，引起一时性肺动脉梗阻，使脑缺氧加重。该患儿临床表现符合法洛四联症缺氧发作的特点，故选D。

【破题思路】题中提示法洛四联症，突然抽搐，青紫加重，神志不清，首选缺氧发作。

题型	A3/A4 型题

1.【答案】C　　　　　　　　　　　　　【难度系数】★★★

【解析】法洛四联症是最常见的青紫型先天性心脏病，胸骨左缘第2、3、4肋间可闻及2~3级粗糙喷射性收缩期杂音，此为肺动脉狭窄所致，一般无收缩期震颤；肺动脉第二音减弱，青紫出现早而且是主要表现，蹲踞症状是法洛四联症特有症状，故选C。房间隔缺损杂音在胸骨左缘第2~3肋间，排除A；室间隔缺损杂音在胸骨左缘第3~4肋间，排除B；完全性大动脉转位，第二心音响亮，排除D；单纯肺动脉瓣狭窄杂音在胸骨左缘第2肋间，排除E。

【破题思路】杂音记忆技巧：房2、3，室3、4，动脉导管2肋间；法四要选2、3、4。

2.【答案】C 　　　　　　　　　　　　　【难度系数】★★★

【解析】法洛四联症患儿心电图表现为电轴右偏，右心室肥厚，狭窄严重者伴心肌劳损，故选C。左心室肥厚为室间隔缺损的表现，排除B；右心房扩大、不完全性右束支传导阻滞，为房间隔缺损的表现，排除A、E；预激综合征大纲不要求，排除D。

3.【答案】D 　　　　　　　　　　　　　【难度系数】★★★

【解析】孩子哭闹时，肺动脉漏斗部痉挛，引起一时性的肺动脉梗阻引起阵发性缺氧发作，故选D。

第十四节　儿童消化系统疾病

一、先天性肥厚性幽门狭窄

题型　A1型题

1.【答案】E 　　　　　　　　　　　　　【难度系数】★★

【解析】先天性肥厚性幽门狭窄是由于幽门环肌增生肥厚，使幽门管腔狭窄而引起的上消化道不完全梗阻性疾病。典型症状和体征为无胆汁的喷射性呕吐、胃蠕动波和右上腹肿块，故选E。胃食管反流病有反酸、烧心，排除A。急性胃扭转起病急骤，表现为上腹部（膈下型）或左胸部（膈上型）疼痛。膈下型胃扭转病人上腹部显著膨胀而下腹部保持平坦和柔软；而膈上型胃扭转病人出现胸部症状而上腹部可以是正常的。胸痛可放射至臂部、颈部并伴随呼吸困难，故常被误诊为心肌梗死。急性胃扭转病人常有持续性的干呕而呕吐物甚少，排除B。先天性巨结肠有腹胀、便秘和脐疝，排除C。幽门痉挛是由于环绕幽门管的平滑肌不能正常松弛，导致其食物很难自胃进入十二指肠，胃过度充盈常导致呕吐，排除D。

【破题思路】无胆汁的喷射性呕吐 + 胃蠕动波 + 右上腹肿块 = 先天性肥厚性幽门狭窄。

2.【答案】A 　　　　　　　　　　　　　【难度系数】★★

【解析】小儿先天性肥厚性幽门狭窄典型症状和体征为无胆汁的喷射性呕吐、胃蠕动波和右上腹肿块，故选A。小儿先天性肥厚性幽门狭窄多见于出生后2~4周小儿，排除B；右上腹部肿块为本病特有体征，可触到橄榄形、质较硬的肿块，排除C；小儿先天性肥厚性幽门狭窄者，2%~8%的患儿伴有黄疸，非结合胆红素增高，手术后数日就消失，排除D；小儿先天性肥厚性幽门狭窄常见胃蠕动波，蠕动波从左肋下向右上腹移动后消失，排除E。

题型　A2型题

【答案】E 　　　　　　　　　　　　　【难度系数】★★

【解析】先天性肥厚性幽门狭窄典型特点为无胆汁的喷射性呕吐、胃蠕动波和右上腹肿块。呕吐多在生后2~4周出现，逐渐加重呈喷射状，内含奶块，但无胆汁。呕吐严重者则发生水和电解质紊乱、营养不良等。故选E。胃食管反流的呕吐为非喷射性，上腹无蠕动波，无肿块，故排除A；十二指肠溃疡特点为空腹痛，无呕吐，排除B；慢性胃炎疼痛无规律，呕吐不明显，故排除C；肠套叠特点为腹痛、果酱样便、腊肠样肿块，故排除D。

二、先天性巨结肠

题型　A1型题

1.【答案】D 　　　　　　　　　　　　　【难度系数】★

【解析】先天性巨结肠，腹部立位X线平片多显示低位结肠梗阻，近端结肠扩张，盆腔无气体，是首选检查，故选D。

【破题思路】腹部立位X线平片是最简便的检查方法；直肠活检可作为确诊指标。

2.【答案】D 　　　　　　　　　　　　　【难度系数】★★★

【解析】败血症、小肠结肠炎、肠穿孔都是先天性巨结肠的并发症，但最常见的是小肠结肠炎，故选D，排除B、E。肠梗阻和营养不良均是先天性巨结肠的临床表现，而不是并发症，排除A、C。

题型　A2型题

【答案】E　　　　　　　　　　　　　【难度系数】★★★

【解析】患儿胎便排出延缓（生后24~48小时内无胎便）且合并顽固性便秘和腹胀，为典型的先天性巨结肠临床表现，故选E。继发性巨结肠肛门、直肠末端有器质性病变，如先天性的肛门狭窄，排除A；特发性巨结肠无新生儿便秘史，2~3岁出现症状，排除B；功能性便秘主要表现为排便次数减少、排便费力、粪质较硬或呈球状、排便不尽感，排除C；先天性肠闭锁表现为低位肠梗阻的症状，盐水灌肠后亦不能排便，消化道钡餐可明确诊断，排除D。

【破题思路】胎便排出延缓、顽固性便秘和腹胀＝先天性巨结肠。

题型　A3/A4型题

1.【答案】A　　　　　　　　　　　　【难度系数】★★

【解析】先天性巨结肠是由于直肠或结肠远端的肠管持续痉挛，粪便淤滞在近端结肠，使该肠管肥厚、扩张，是小儿常见的先天性肠道畸形。直肠指检直肠壶腹部空虚，拔指后可排出恶臭气体及大便（近端肠管内积存多量粪便所致）。腹部立位X线平片多显示低位结肠梗阻，故选A。胎粪阻塞综合征为新生儿在出生后的2天内无胎粪排出，腹部逐渐膨胀，并可有胆汁性呕吐发生，肠鸣音减弱或消失，表现出一系列低位肠梗阻的症状。直肠指检可发现肛管紧缩，能触及稠厚的胎粪块，手指退出可见胎粪污染及大量气体排出，排除B。坏死性小肠结肠炎以腹胀为主要症状，腹部X线平片以部分肠壁囊样积气为特征，排除C。功能性便秘是指非全身疾病或肠道疾病所引起的原发性持续性便秘，又称为习惯性便秘或单纯性便秘。功能性便秘主要是由于肠功能紊乱。便秘的临床主要表现是大便不通或粪便坚硬、有便意而排出困难，或排便间隔时间延长。排除D。先天性肠旋转不良是由于胚胎发育中肠管旋转发生障碍，即以肠系膜上动脉为轴心的旋转运动不完全或异常，使肠道位置发生变异和肠系膜的附着不全，从而并发肠梗阻或肠扭转，排除E。

2.【答案】C　　　　　　　　　　　　【难度系数】★★★

【解析】直肠黏膜活检或全厚层活检是诊断肠神经元发育不良的金标准，是确诊指标，故选C。如果考确诊，直肠黏膜活检为首选，其次考虑直肠肌层活检，排除A。直肠、肛门测压检查：测定直肠、肛门内外括约肌的反射性压力变化。患儿内括约肌反射性松弛过程消失，直肠肛门抑制反射阴性。2周内新生儿可出现假阴性，所以2周内不用，排除B。钡剂灌肠检查是重要的辅助检查方法，排除D。腹部B超是先天性肥厚性幽门狭窄首选的无创检查，排除E。

【破题思路】腹部立位X线平片是较为简便的辅助检查。钡剂灌肠和肛门直肠测压是辅助诊断措施。

三、小儿腹泻病

题型　A1型题

1.【答案】C　　　　　　　　　　　　【难度系数】★★

【解析】在低渗性脱水时，循环血容量随之减少，由于细胞外液渗透压低，水从细胞外进入细胞内，使循环血容量进一步减少，导致低血容量性休克，故选C。

2.【答案】A　　　　　　　　　　　　【难度系数】★★

【解析】真菌性肠炎多为白念珠菌所致，2岁以下婴儿多见，常并发于其他感染或肠道菌群失调时，表现为大便次数增多，黄色稀便，泡沫较多，带黏液，有时可见豆腐渣样细块（菌落），故选A。轮状病毒肠炎为黄色水样便或蛋花汤样便，带少量黏液，无腥臭味，排除B；致病性大肠埃希菌肠炎，大便呈水样便、腥臭味，粪常规有白细胞、少量红细胞，排除C；金黄色葡萄球菌肠炎，大便绿色或海水样，粪常规有大量脓细胞、革兰氏阳性细菌，与应用大量抗生素有关，排除D；鼠伤寒沙门菌胃肠炎最多见，起病大多急骤，畏寒、发热，伴恶心、呕吐、乏力及全身酸痛，数小时或数日后出现腹痛、腹泻，排除E。

【破题思路】①秋冬多见，粪便为蛋花汤样，无腥臭味——轮状病毒肠炎。②夏天多见，大便量多、水样或蛋花汤样，腥臭味——产毒大肠埃希菌肠炎。③黏液脓血便、有腥臭味——侵袭性大肠埃希菌肠炎。④海水样、暗绿色便，大量脓细胞——金黄色葡萄球菌肠炎。⑤"屎里有膜"——假膜性小肠结肠炎（难辨梭状芽孢杆菌引起）。⑥豆渣样细块（菌落）——真菌性肠炎（常为白念珠菌所致）。

3.【答案】A　　　　　　　　　　　　【难度系数】★★★

【解析】小儿腹泻病是一组由多病原、多因素引起的以大便次数增多和大便性状改变为特点的消化道综合征。大便次数增多会导致：①丢失大量碱性物质；②进食少，肠吸收不良，热能不足，使机体得不到正常能量供应，导致脂肪分解增加，产生大量酮体；③脱水时血容量减少，血液浓缩，使血液缓慢，组织缺氧导致无氧酵解增多而使乳酸堆积；④脱水使肾血流量亦不足，其排酸、保钠功能低下，使酸性代谢产物滞留在体内。以上几个因素共同作用导致代谢性酸中毒，故选A。代谢性碱中毒可见于剧烈呕吐患儿，排除B。呼吸性碱中毒可见于哮喘急性发作患儿，过度通气引起，排除C。呼吸性碱中毒合并代谢性碱中毒可见于高热、呕吐患儿。高热可引起通气过度，出现呼吸性碱中毒，又因呕吐丢失大量胃液出现代谢性碱中毒，排除D。呼吸性酸中毒合并代谢性酸中毒可见于重症肺炎引起呼吸衰竭患儿，排除E。

【破题思路】小儿腹泻易导致的酸碱平衡紊乱——代谢性酸中毒。

4. 【答案】B　　　　　　　　　　　　　【难度系数】★★★

【解析】轮状病毒感染后，可造成小肠上皮细胞微绒毛萎缩、脱落和细胞溶解死亡，使肠道吸收功能受损，病毒非结构蛋白有肠毒素样的作用，可引起肠液过度分泌，水和电解质分泌增加，重吸收减少，导致水样腹泻，每日可达5~10次以上，伴呕吐，因此容易导致脱水和酸中毒，故选B。败血症的病原可为多种细菌或真菌，排除A；中毒性脑病的主要病因为急性细菌感染、毒血症、代谢紊乱和缺氧，患儿可表现为烦躁、嗜睡、眼球上窜、凝视、球结膜水肿、前囟隆起、昏睡、昏迷、惊厥，排除C；肠穿孔的病因有多种，结核分枝杆菌侵犯肠管导致肠结核可致肠穿孔，也是伤寒杆菌引起的伤寒的严重并发症之一，排除D；高钠血症的病因是机体失水多于失钠，导致高渗性脱水，轮状病毒肠炎引发的剧烈腹泻和呕吐使机体短时间内大量丧失消化液，多表现为等渗性脱水，排除E。

5. 【答案】E　　　　　　　　　　　　　【难度系数】★★★

【解析】婴儿腹泻治疗原则：调整饮食，预防和纠正脱水，合理用药，加强护理，预防并发症，药物治疗控制感染。不同时期的腹泻治疗重点各有侧重，急性腹泻多注意维持水、电解质平衡；迁延性及慢性腹泻则应注意调整肠道菌群失调及饮食疗法。其中合理用药指根据不同的菌群使用不同的抗菌药物，但是长期应用广谱抗生素，会造成菌群失调，加重疾病症状，故选E。

6. 【答案】D　　　　　　　　　　　　　【难度系数】★★★

【解析】脱水程度分级：①轻度脱水：失水量为体重的3%~5%或相当于体液丢失30~50 mL/kg；②中度脱水：失水量为体重的5%~10%或相当于体液丢失50~100 mL/kg；③重度脱水：失水量为体重的10%以上或相当于体液丢失100~120 mL/kg，故选D。B为轻度脱水，E为重度脱水，排除；A、C数值均不在参考值范围内，排除。

7. 【答案】D　　　　　　　　　　　　　【难度系数】★★

【解析】腹泻均可有胃肠道症状（大便次数增多、大便性状改变、恶心、呕吐等）。轻型腹泻以胃肠道症状为主，无脱水及中毒症状。重型腹泻除了有较重的胃肠道症状外，还有明显的脱水、电解质紊乱和全身感染性中毒症，故选D。A、B、E均为胃肠道症状，排除；体温升高达37.5℃以上，为感染表现，排除C。

【破题思路】重型腹泻——电解质紊乱及全身感染性中毒症。

8. 【答案】B　　　　　　　　　　　　　【难度系数】★★★★

【解析】低钾血症的治疗：低钾的治疗主要为补钾。一般每天可给钾3 mmol/kg，重度低钾者可给4~6 mmol/kg。补钾常以静脉输入，静脉补钾时应精确计算补充的速度与浓度，一般补钾的输注速度应小于每小时0.3 mmol/kg，浓度小于40 mmol/L（0.3%）。肾功能障碍时影响钾的排出，因此见尿才能补钾。补钾时间4~6天，故选B。

【破题思路】补钾的原则——见尿补钾，浓度<0.3%，速度<0.3 mmol/(kg·h)。

9. 【答案】D　　　　　　　　　　　　　【难度系数】★★★

【解析】低钾血症的临床表现：①包括神经、肌肉兴奋性降低，表现为骨骼肌、平滑肌及心肌功能的改变；②心律失常，心肌收缩力降低，血压降低，甚至发生心力衰竭，心电图表现为T波低宽，出现U波，QT间期延长，T波倒置以及ST段下降等；③肾损害：低钾使肾脏浓缩功能下降，出现多尿严重者，有碱中毒症状。故选D。

10. 【答案】A　　　　　　　　　　　　【难度系数】★★★

【解析】通常对低渗性脱水补2/3张含钠液；等渗性脱水补1/2张含钠液；高渗性脱水补1/3~1/5张含钠液；如临床上判断脱水性质有困难，可先按等渗性脱水处理，故选A。1/3张含钠液用于高渗性脱水，排除B；2/3张含钠液用于低渗性脱水，排除C；1/4张含钠液多用于生理需要量的维持，排除D、E。

【破题思路】高渗补低张，低渗补高张，等渗补1/2张；脱水性质不确定补1/2张含钠液。

11. 【答案】D　　　　　　　　　　　　【难度系数】★★★

【解析】重度脱水应首先进行扩容治疗，碳酸氢钠为碱性溶液，可以纠正代谢性酸中毒，小儿使用1.4%的碳酸氢钠溶液兼有扩容及纠酸的作用，故选D。1/2张含钠液用于等渗性脱水补充累积损失量，排除A；2/3张含钠液用于低渗性脱水补充累积损失量，排除B；5%碳酸氢钠6 mL/kg属于高渗液体不适合扩容用，排除C；1.87%乳酸钠20 mL/kg为酸性液体，可用于碱中毒，排除E。

12.【答案】D　　　　　　　　　　　　　【难度系数】★★★

【解析】对于迁延性和慢性腹泻的治疗，首先要积极寻找引起的原因，故选D。切忌滥用抗生素，排除A；营养治疗，继续喂养是必要的治疗措施，禁食对机体有害，排除B；长期选用脱脂奶会导致营养不良，排除C；应继续母乳喂养，人工喂养儿应调整饮食，保证足够热量，排除E。

13.【答案】A　　　　　　　　　　　　　【难度系数】★★

【解析】腹泻患儿应避免使用止泻剂，因为它抑制胃肠动力，增加细菌繁殖和毒素的吸收，对于感染性腹泻有时是很危险的，故选A。水样便腹泻患儿多为病毒及非侵袭性细菌所致，一般不用抗生素，排除B；侵袭性细菌感染应根据临床特点、大便细菌培养和药物敏感试验选用敏感的抗生素，排除C；真菌性肠炎，应立即停用原来使用的抗生素，选用抗真菌药物治疗，排除E。

【破题思路】婴儿感染性腹泻禁用止泻剂。

14.【答案】C　　　　　　　　　　　　　【难度系数】★★★

【解析】腹泻病是一组由多病原、多因素引起的以大便次数增多和大便性状改变为特点的消化道综合征。腹泻病是我国婴幼儿最常见的疾病之一。6个月至2岁婴幼儿发病率高，故选C。

【破题思路】6个月以前多为生理性腹泻，6个月至2岁好发秋季腹泻（小儿腹泻病），2～7岁好发细菌性痢疾。

15.【答案】C　　　　　　　　　　　　　【难度系数】★★★

【解析】小儿腹泻病的易感因素：①小儿消化系统发育尚未成熟，不能适应食物质和量较大的变化，容易发生消化道功能紊乱；②婴儿食物以液体为主，入量较多，胃肠道负担重；③新生儿生后尚未建立正常肠道菌群，改变饮食使肠道内环境改变，可使肠道区正常菌群平衡失调；④胃肠道肠黏膜的免疫防御反应及口服耐受机制尚不完善，血清免疫球蛋白（尤其是IgM和IgA）和胃肠道分泌型IgA均较低；⑤婴儿胃酸偏低，胃排空较快，对进入胃内的细菌杀灭能力较弱。肠道内感染属于小儿腹泻病的外在因素，故选C。

16.【答案】E　　　　　　　　　　　　　【难度系数】★★★

【解析】ORS液传统配方：氯化钠3.5 g、碳酸氢钠2.5 g、枸橼酸钾1.5 g、葡萄糖20 g加水至1000 mL，为2/3张溶液，故选E。改良配方为低渗配方：氯化钠2.6 g、枸橼酸钠2.9 g、氯化钾1.5 g、葡萄糖13.5 g加水至1000 mL，为1/2张溶液。

【破题思路】ORS液传统配方——2/3张；低渗配方——1/2张。

17.【答案】B　　　　　　　　　　　　　【难度系数】★★★

【解析】重度脱水时静脉补液的扩容阶段为20 mL/kg，2∶1等张含钠液或生理盐水30~60分钟输注，故选B。

题型	A2型题

1.【答案】E　　　　　　　　　　　　　【难度系数】★★

【解析】生理性腹泻多见于6个月以内婴儿，婴儿外观虚胖，常有湿疹，生后不久即腹泻，除大便次数增多外，食欲好，无其他症状，最重要的是不影响生长发育。添加辅食后，大便即逐渐转为正常。凡是生理性腹泻，孩子往往食欲佳，发育好，除了大便次数多以外，其他一切正常。生理性腹泻一定要与迁延性腹泻和慢性腹泻鉴别开来，生理性腹泻可以超过2个月，但生理性腹泻不会引起生长发育异常，这是最主要的鉴别点，故选E。病毒性肠炎最常见为轮状病毒肠炎，表现为大便次数多、量多、水分多，故易脱水，呈黄色水样或蛋花汤样，无腥臭味，排除A；真菌性肠炎常为白念珠菌所致，常伴鹅口疮，表现为大便次数增多，稀黄，泡沫较多，带黏液，有时可见豆腐渣样细块，排除C；细菌性肠炎多有黏液脓血便，镜检白细胞多增高，排除D。

2.【答案】A　　　　　　　　　　　　　【难度系数】★★

【解析】患儿腹泻，每天10余次，呈稀水样，应诊断为婴幼儿腹泻。由于患儿吐泻丢失体液和摄入量不足，使体液总量尤其是细胞外液量减少，导致不同程度（轻、中、重度）脱水，婴幼儿腹泻的治疗重点在于维持水、电解质平衡，故选A。肠道微生态疗法可以抑制病原菌定植和侵袭，常用双歧杆菌、嗜酸乳杆菌等制剂；肠黏膜保护剂可以吸附病原体和毒素，维持肠细胞的吸收和分泌功能，如蒙脱石粉；需根据病原选择合适的抗生素控制感染。但是均不是入院时最重要的处理，故排除B、C、E。避免用止泻剂如洛哌丁胺，会增加细菌繁殖和毒素的吸收，对感染性腹泻很危险，故排除D。

【破题思路】儿科腹泻两"不"——不禁食，不用止泻剂。

3. **【答案】** C   **【难度系数】** ★★

【解析】依据题干内容，此病例为<u>小儿感染性腹泻</u>，对于此类病人<u>避免使用止泻剂</u>，因其可抑制胃肠动力，增加细菌繁殖和毒素的吸收，故选C。在小儿腹泻的治疗中，可以采用液体治疗、药物治疗，如肠道微生态制剂、肠道黏膜保护剂等，故排除A、D、E。补锌可以缩短病程，排除B。

4. **【答案】** D   **【难度系数】** ★★★

【解析】婴幼儿<u>低渗性脱水为血钠＜130 mmol/L的脱水，高渗性脱水为血钠＞150 mmol/L的脱水，等渗性脱水为血钠130~150 mmol/L的脱水</u>，患儿血清钠为135 mmol/L，故为等渗性脱水；患儿无泪、皮肤花纹状、心音低钝、四肢末梢凉，提示已出现<u>休克</u>，属于<u>重度脱水</u>，故选D。

【破题思路】①判断脱水性质看血钠浓度。②判断脱水程度看表现，如题中出现：①轻、稍、略——轻度脱水；明显、比较——中度脱水；极、最、很——重度脱水；②出现外周循环衰竭——重度脱水。

5. **【答案】** D   **【难度系数】** ★★★

【解析】患儿腹泻导致大量失水，电解质紊乱，应该<u>立即输液纠正、水电解质紊乱</u>，故选D。其他措施均为辅助措施，排除A、B、C、E。

6. **【答案】** C   **【难度系数】** ★★

【解析】<u>生理性腹泻多见于6个月以内婴儿，婴儿外观虚胖，出生不久即腹泻，大便次数增多，食欲好，无其他症状，最重要的是不影响生长发育</u>，故选C。慢性细菌性痢疾有感染症状，而题干中体格检查无异常，排除A；肠结核表现为持续性发热、消瘦、腹泻，粪便呈稀水样，混有脓血、味臭，排除B；真菌性肠炎常并发于其他感染，病程迁延，常伴鹅口疮，大便泡沫样，有时可见豆腐渣样细块，排除D；迁延性腹泻病因复杂，以急性腹泻治疗不彻底常见，排除E。

【破题思路】腹泻的孩子吃得好，睡得好，体重正常，体格检查无异常＝生理性腹泻。

7. **【答案】** A   **【难度系数】** ★★★

【解析】患儿夏季腹泻，表现为<u>蛋花样、有黏液、有臭味</u>，导致腹泻的病原体为<u>致病性大肠埃希菌</u>，故选A。真菌性肠炎病程迁延，常伴鹅口疮，大便次数多，可见豆渣样便，排除B；铜绿假单胞菌很少导致腹泻，排除C；轮状病毒发生腹泻时大便也为蛋花样，但是无臭味，排除D；痢疾杆菌为黏液脓血便且有里急后重的体征，排除E。

8. **【答案】** A   **【难度系数】** ★★

【解析】患儿表现为精神萎靡、<u>皮肤花纹</u>、弹性差，前囟、眼窝明显凹陷，肢冷，脉弱，考虑为重度脱水，<u>口唇樱桃红色</u>提示酸中毒，故选A，排除B、C、D。高钾血症早期可出现肌无力，严重者腱反射消失、肌肉麻痹，甚至呼吸肌也麻痹。循环系统早期脉率缓慢，严重者心律失常，甚至心室纤颤导致心脏停搏，排除E。

【破题思路】见休克首选重度脱水。

9. **【答案】** D   **【难度系数】** ★★

【解析】腹泻丢失大量碱性物质，酮体生成过多，<u>乳酸堆积易导致代谢性酸中毒，pH 7.24，低于正常值，提示失代偿期</u>，故选D。排除A、B、C、E。

题型 A3/A4型题

1. **【答案】** C   **【难度系数】** ★★★

【解析】<u>金黄色葡萄球菌肠炎的腹泻特点是暗绿色水样便，量多，带黏液，少数为血便，腥臭，镜检可见大量脓细胞</u>，故选C。轮状病毒肠炎表现为蛋花汤样便，无腥臭，排除A；大肠埃希菌肠炎大便一般每天3~5次，以直接接触传播为主，排除B；细菌性痢疾好发于夏天，有不洁饮食史，排除D；真菌性肠炎，大便呈泡沫样、豆渣样，排除E。

【破题思路】腹泻＋暗绿色水样便＋腥臭＋大便镜检可见大量WBC＝金黄色葡萄球菌肠炎。

2. **【答案】** B   **【难度系数】** ★★

【解析】血钠正常值为130~150 mmol/L，患儿血钠135 mmol/L，为等渗性脱水。中度脱水临床表现为烦躁、萎靡、皮肤弹性差、口腔黏膜干燥、眼窝及前囟凹陷明显、眼泪少、尿量明显减少，患儿可诊断为中度等渗性脱水，故选B。重度脱水多描述为"极、最、狠"，或有休克表现，排除A、E；<u>血钠＜130 mmol/L为低渗性脱水，血钠130~150 mmol/L为等渗性脱水，血钠＞150 mmol/L为高渗性脱水</u>，排除C、D。

3. 【答案】C 【难度系数】★★

【解析】第一天的补液量总量包括补充累积损失量、继续损失量和生理需要量，一般轻度脱水为90~120 mL/kg，中度脱水为120~150 mL/kg，重度脱水为150~180 mL/kg。该患儿为中度等渗性脱水，第一天的补液量为120~150 mL/kg，故选C。

4. 【答案】B 【难度系数】★★★

【解析】溶液中电解质溶液与非电解质溶液的比例应根据脱水的性质（等渗性、低渗性、高渗性）分别选用，一般等渗性脱水用1/2张含钠液，低渗性脱水用2/3张含钠液，高渗性脱水用1/3张含钠液，该患儿是等渗性脱水，故选B，排除A、C。1/5张含钠液可用于补充生理需要量，排除D。等张含钠液用于有严重循环衰竭的扩容治疗，排除E。

第十五节 儿童泌尿系统疾病

一、儿童泌尿系统解剖生理特点

题型 A1型题

1. 【答案】C 【难度系数】★★

【解析】肾脏是一个重要的内分泌器官，它可以产生肾素、前列腺素、促红细胞生成素、1,25-$(OH)_2D_3$等，对血压、水电解质平衡、红细胞生成和钙磷代谢起重要作用。由于胎儿血氧分压较低，故胚肾合成促红细胞生成素较多，生后随血氧分压的增高而合成减少，故选C。

2. 【答案】D 【难度系数】★★

【解析】婴幼儿少于200 mL时为少尿，故选D。

【破题思路】学龄前儿童少于300 mL为少尿，学龄儿童每日排尿量少于400 mL为少尿，少于50 mL为无尿。

3. 【答案】B 【难度系数】★★★

【解析】婴幼儿少于200 mL时为少尿，故选B。

【破题思路】孩子与成人不同，成人少尿是<400 mL。

4. 【答案】C 【难度系数】★★

【解析】正常新鲜尿液离心后沉渣显微镜下检查，红细胞<3个/HP，白细胞<5个/HP，偶见透明管型，故选C。

二、急性肾小球肾炎

题型 A1型题

1. 【答案】A 【难度系数】★★★

【解析】高血压脑病为急性肾小球肾炎的严重病例，由于脑血管痉挛，导致缺血、缺氧、血管渗透性增高而发生脑水肿。常发生在疾病早期，血压突然上升之后，血压往往在150~160/100~110 mmHg以上。年长儿主诉剧烈头痛、呕吐、复视，严重者突然出现惊厥、昏迷，故选A。低钙、低钠为肾病综合征常见的电解质紊乱，排除B、E；无脑膜刺激征的表现，排除C；患儿无高热，排除D。

2. 【答案】C 【难度系数】★★

【解析】小儿急性肾小球肾炎90%的病例有链球菌的前驱感染，以呼吸道及皮肤感染为主。在前驱感染后经1~3周无症状的间歇期而急性起病，故选C。

3. 【答案】A 【难度系数】★★

【解析】80%~90%的急性肾小球肾炎患儿血清C3下降，至第8周94%的患儿恢复正常，故选A。

【破题思路】血清C3下降——第8周恢复正常。

4. 【答案】C 【难度系数】★★★

【解析】急性肾炎主要病理改变为肾小球内皮细胞、系膜细胞增生→毛细血管管腔闭塞→肾小球滤过率下降→管球失衡，出现少尿、无尿→钠水潴留→出现血肿、高血压等表现，故选C。大量蛋白尿引起低蛋白血症是肾病综合征的病理基础，排除A；血压增高引起急性心衰这是肾小球肾炎后期继发性表现，排除 B；全身毛细血管通透性增加、抗利尿激素分泌过多，与水钠潴留有关，均参与水肿的形成，但不是主要机理，排除 D、E。

5.【答案】D　　　　　　　　　　　　　　　　【难度系数】★★

【解析】急性肾炎抗链球菌溶血素"O"（ASO）多升高（早期用青霉素或由脓皮病引起者可不升高），3~5周时达高峰，3~6个月后恢复正常。80%~90%的患儿血清C3下降，至第8周94%的患儿恢复正常。故选 D。血沉增快，说明疾病处于活动期，排除 A；血肌酐（Cr）、血尿素氮（BUN）升高提示肾功能减退，抗核抗体是检查SLE的指标，排除 B、C；C反应蛋白和免疫球蛋白主要反映感染，普通感染亦可升高，排除 E。

6.【答案】E　　　　　　　　　　　　　　　　【难度系数】★★

【解析】小儿急性肾炎的治疗主要为休息，绝对不能用激素。Addis 计数正常才能参加体育活动，故选 E。补体 C3，一般8周后即可恢复正常，排除 A；血压正常、血尿消失才能下床，排除 B、D；血沉正常才能上学，排除 C。

题型　A2 型题

1.【答案】C　　　　　　　　　　　　　　　　【难度系数】★★

【解析】患儿肉眼血尿3天，尿蛋白（++）、RBC（++++），考虑急性肾小球肾炎，本病为自限性疾病，无特异治疗。急性期需卧床2~3周，直到肉眼血尿消失，水肿减退，血压正常，即可下床做轻微活动。血沉正常可上学，但应避免重体力活动。尿检正常后方可恢复体力活动。抗感染治疗一般给予青霉素10~14天，过敏者改用大环内酯类抗生素，以清除残余感染灶。综上所述，故选 C。患儿若钠水潴留，应限制钠水摄入，排除 A。激素和免疫抑制剂是肾病综合征的治疗措施，排除 B。经控制水、盐入量后仍水肿、少尿者可用氢氯噻嗪，无效时需用呋塞米；患儿出现急性肾衰竭一般治疗无效时使用透析治疗，但均不是活动期的主要治疗措施，排除 D、E。

2.【答案】A　　　　　　　　　　　　　　　　【难度系数】★★★

【解析】水肿、蛋白尿、血尿、高血压为急性肾小球肾炎的典型表现，患者急性肾小球肾炎并发严重循环充血，因此应该选呋塞米治疗，故选 A。毛花苷 C 为强心药，排除 B；硝酸钠为一种化学制剂，与治疗无关，排除 C；糖皮质激素为肾病综合征首选药物，排除 D；低分子右旋糖酐，用于扩充血容量，排除 E。

【破题思路】严重循环充血首选呋塞米；高血压脑病首选硝普钠。

3.【答案】A　　　　　　　　　　　　　　　　【难度系数】★★

【解析】急性肾小球肾炎指一组由不同病原感染后引起的免疫反应性急性弥漫性肾小球炎性病变，临床表现为急性起病，有前驱感染史，以水肿、少尿、血尿、高血压或肾功能不全为特征。多发于5~14岁儿童。本题患儿的临床表现符合急性肾小球肾炎的特点，故选 A。急进性肾炎病程初期即可出现肾功能恶化的表现，排除 B；IgA 肾病主要表现为反复发作的血尿，排除 C；急性尿路感染不会有尿蛋白，血压升高，排除 D；肾功能衰竭表现为电解质、酸碱平衡失调，全身各系统受累，排除 E。

【破题思路】①血尿 + 蛋白尿 + 水肿 + 高血压 +C3 下降 = 肾小球肾炎。②大量蛋白尿 + 低白蛋白血症 + 高脂血症 + 明显水肿 = 肾病综合征。

题型　B1 型题

1.【答案】E　　　　　　　　　　　　　　　　【难度系数】★★★

【解析】当血压在 150~160/100~110 mmHg 以上时患儿出现头痛、烦躁并惊厥，考虑高血压脑病，治疗首选硝普钠，故选 E。泼尼松是治疗肾病综合征的首选，排除 A；螺内酯为保钾利尿药，主要用于充血性水肿，肝硬化腹水的治疗，排除 B；严重循环充血首选呋塞米，排除 C；多巴胺是一种神经递质，排除 D。

2.【答案】C　　　　　　　　　　　　　　　　【难度系数】★★★

【解析】患儿可诊断为急性肾小球肾炎，浮肿、尿少2天表示有水钠潴留，首选呋塞米，故选 C。

三、肾病综合征

题型　A1 型题

1.【答案】E　　　　　　　　　　　　　　　　【难度系数】★★

【解析】肾病综合征的诊断标准是：①大量蛋白尿；②低白蛋白血症（血清白蛋白＜25 g/L）；③明显水肿；④高脂血症。其中大量蛋白尿和低白蛋白血症为诊断的必备条件，故选E。

【破题思路】大量蛋白尿＋低白蛋白血症＋水肿＋高脂血症＝肾病综合征。

2.【答案】A　　　　　　　　　　　　　　　　【难度系数】★★★

【解析】肾病综合征患儿长期禁用食盐或使用利尿药、感染、呕吐等均可致低钠血症，故选A。

3.【答案】A　　　　　　　　　　　　　　　　【难度系数】★★★

【解析】高血压是肾炎型肾病综合征的指标，单纯型肾病综合征不会引起血压升高，肾炎型肾病综合征可以有血压升高，故选A。大量蛋白尿、低蛋白血症、水肿、高脂血症为肾病综合征的指标，排除B、C、D、E。

4.【答案】B　　　　　　　　　　　　　　　　【难度系数】★★

【解析】肾病综合征患儿极易罹患各种感染，常见为呼吸道、皮肤、泌尿道感染和原发性腹膜炎等，其中以上呼吸道感染最多见，占50%以上，故选B。A、C、D、E都属于肾病综合征的并发症，但均不是最多见的，排除。

5.【答案】A　　　　　　　　　　　　　　　　【难度系数】★★

【解析】肾病综合征的治疗首选糖皮质激素，共三种疗法：①短程疗法共8周：泼尼松2 mg/（kg·8 d）×4周；4周后无论疗效如何，均改为1.5 mg/kg，qod×4周。②中程疗法共6个月：泼尼松2 mg/（kg·8 d），分次服用；若4周内尿蛋白转阴，则自转阴后至少巩固2周，后改为2 mg/kg，qod×4周，以后每2~4周总量中减2.5~5 mg，直至停药。③长程疗法共9个月：泼尼松2 mg/（kg·8 d），分次服用；4周后尿蛋白未转阴，可继续服至尿蛋白转阴后2周，一般不超过8周；以后改为2 mg/kg，qod×4周，以后每2~4周减量1次，直至停药。故选A。

6.【答案】E　　　　　　　　　　　　　　　　【难度系数】★★

【解析】肾病综合征时肾小球滤过膜通透性增加，大量血浆蛋白由尿中丢失，此为肾病综合征最主要的病理生理改变，故选E。

题型	A2型题

【答案】A　　　　　　　　　　　　　　　　【难度系数】★★★

【解析】肾病综合征是一组由多种原因引起的肾小球基底膜对血浆蛋白质通透性增高，导致血浆内大量蛋白质从尿中丢失的临床综合征。临床有以下四大特点：①大量蛋白尿［定性≥＋＋＋，24小时定量＞50 mg/（kg·d）］；②低蛋白血症（血清白蛋白＜25 g/L）；③高脂血症（血清胆固醇＞5.7 mmol/L）。④明显水肿，以上①②两项为必备条件。该患儿尿蛋白＋＋＋，血浆白蛋白10 g/L，符合肾病综合征临床表现，排除C、D；肾病综合征的患者出现突发肉眼血尿、腰痛应该考虑肾静脉血栓形成，排除B、E，故选A。

题型	A3/A4型题

1.【答案】D　　　　　　　　　　　　　　　　【难度系数】★★★

【解析】本题患儿有大量蛋白尿（＋＋＋）、低蛋白血症、水肿符合肾病综合征的诊断，故选D。泌尿道感染表现为尿频、尿急、尿痛，膀胱或会阴部不适及尿道烧灼感，排除A；急进性肾炎病情发展急骤，有蛋白尿、血尿、水肿、高血压等症状，排除B；肾炎型肾病综合征既有肾炎的症状又有肾病的症状，排除C；患儿表现为大量蛋白尿、低蛋白血症、胆固醇升高，排除急性肾小球肾炎，排除E。

2.【答案】E　　　　　　　　　　　　　　　　【难度系数】★★

【解析】肾病综合征的治疗为休息、限盐、利尿、应用糖皮质激素。严重水肿、高血压或并发感染时需卧床休息，一般情况下正常活动，以防血栓形成。除严重水肿、高血压暂时限盐、限水外，不主张长期低盐或无盐饮食。蛋白质摄入量控制在1.5~2 g/（kg·d），以优质蛋白为主，注意补钙、维生素D及微量元素，给予氢氯噻嗪利尿，泼尼松为诱导肾病缓解的首选治疗药物。一般无需给予青霉素抗感染，故选E。

3.【答案】E　　　　　　　　　　　　　　　　【难度系数】★★

【解析】肾病综合征最常见的并发症是感染，以呼吸道感染最常见，约占50%，也可见皮肤感染、泌尿道感染和原发性腹膜炎等。条件致病菌可导致肾病患儿发生院内感染，以呼吸道感染和泌尿道感染最多见，故选E，排除A、B、C、D。

4.【答案】B　　　　　　　　　　　　　　　　【难度系数】★★

【解析】患儿有高度水肿及大量蛋白尿，蛋白尿（＋＋＋），提示患儿为肾病综合征，同时有尿沉渣镜检 RBC 50/HP，考虑患儿为肾炎型肾病综合征，故选 B，排除 A、C、D、E。

5.【答案】A　　　　　　　　　　　　　【难度系数】★★

【解析】泼尼松足量治疗＞4 周尿蛋白仍呈阳性，为激素耐药肾病。患儿 10 岁，因高度水肿及大量蛋白尿，予泼尼松 60 mg/d 治疗 10 周，病情未缓解来诊，可诊断为激素耐药，故选 A，排除 B、C、D、E。

【破题思路】

激素敏感型肾病	足量泼尼松治疗 ≤ 4 周尿蛋白转阴
激素耐药型肾病	足量泼尼松治疗 ＞ 4 周尿蛋白仍阳性
激素依赖型肾病	对激素敏感，但连续 2 次减量或停药 2 周内复发
肾病复发	连续 3 天，尿蛋白由阴转（+++）或（++++），或 24 小时尿蛋白定量 ≥ 50 mg/kg 或尿蛋白/肌酐 ≥ 2.0
肾病频复发	指病程中半年内复发 ≥ 2 次；或 1 年内复发 ≥ 3 次

6.【答案】A　　　　　　　　　　　　　【难度系数】★★

【解析】肾病综合征患儿血钠降低，血压降低，有循环血量减少的表现，考虑为低血容量性休克和电解质紊乱，故选 A。肾病患儿极易罹患各种感染，常表现为呼吸道、皮肤、泌尿道感染和原发性腹膜炎等，本题没有胃部炎症表现，排除 B。肾小管功能障碍除原有肾小球的基础病变可引起肾小管功能损害外，由于大量尿蛋白的重吸收，可导致肾小管（主要是近曲小管）功能损害，出现肾性糖尿或氨基酸尿，严重者呈 Fanconi 综合征，排除 C。肾静脉血栓形成，常表现为突发腰痛、出现血尿或血尿加重、少尿，甚至发生肾衰竭，排除 D。急性肾衰竭又称急性肾损伤，诊断标准：48 小时血肌酐升高绝对值＞26.5 μmol/L（0.3 mg/dL）；或血肌酐较原水平升高＞50%～99%；或尿量减少，即尿量＜0.5 mL/（kg·h），时间超过 8 小时，排除 E。

题型	B1 型题

（1～3 题共用解析）

1.【答案】C　2.【答案】D　3.【答案】E　　　　【难度系数】★★

【解析】按糖皮质激素反应分为：①激素敏感型肾病：以泼尼松足量治疗 ≤ 4 周尿蛋白转阴；②激素耐药型肾病：以泼尼松足量治疗＞4 周尿蛋白仍呈阳性；③激素依赖型肾病：对激素敏感，但连续 2 次减量或停药 2 周内复发；④肾病复发：连续 3 天，尿蛋白由阴转（+++）或（++++），或 24 小时尿蛋白定量 ≥ 50 mg/kg 或尿蛋白/肌酐 ≥ 2.0。故第 1 题选 C，第 2 题选 D，第 3 题选 E。

第十六节　儿童血液系统疾病

一、儿童贫血概述

题型	A1 型题

1.【答案】D　　　　　　　　　　　　　【难度系数】★★★

【解析】婴儿期白细胞数维持在 10×10^9/L 左右，正确为 D。小儿出生时白细胞数 15×10^9/L～20×10^9/L，排除 A；小儿白细胞数生后逐渐下降，1 周时平均为 12×10^9/L，1 个月时应该低于 1 周水平，故排除 B、C；8 岁以后接近成人水平，排除 E。

2.【答案】B　　　　　　　　　　　　　【难度系数】★★

【解析】婴幼儿生长发育迅速，加之循环血量迅速增加等因素，红细胞数和血红蛋白量逐渐减低，到生后 2～3 个月，血红蛋白降至 100 g/L 左右，出现轻度贫血，称生理性贫血，故选 B，排除 A、C、E；新生儿期的红细胞数和血红蛋白相对较高，不会发生生理性贫血，排除 D。

3.【答案】A　　　　　　　　　　　　　【难度系数】★★

【解析】白细胞分类主要是中性粒细胞与淋巴细胞比例的变化。生后 4～6 天时两者比例约相等；至 1～2 岁时淋巴细胞约占 0.60，中性粒细胞约占 0.35，之后中性粒细胞比例逐渐上升，至 4～6 岁时两者又相等，故选 A。

【破题思路】粒细胞与淋巴细胞交叉年龄段：4～6 周，4～6 岁。

二、缺铁性贫血

题型 A1 型题

1. 【答案】A 【难度系数】★★

   【解析】小儿4个月龄以后，从母体获得的铁逐渐耗尽，但此期小儿生长发育迅速，造血活跃，因此对膳食铁的需要增加，而婴儿主食人乳和牛乳的铁含量均低，不能满足机体的需要，储存铁耗竭后即发生缺铁，不及时添加含铁丰富的辅食极易导致6个月至2岁的小儿出现缺铁性贫血，故选A。B、C、E项不是最主要原因，排除B、C、E。婴儿，特别是早产儿生长发育迅速，随着体重的增加，血容量增加较快，如不添加含铁丰富的食物，很易发生缺铁性贫血，但也不是最主要的原因，故排除D。

   【破题思路】成人缺铁性贫血主要原因是铁的丢失过多/慢性失血（如，男——痔出血、女——子宫肌瘤）。小儿缺铁性贫血主要病因是铁摄入量不足——挑食，不吃鱼肉蛋。

2. 【答案】A 【难度系数】★★

   【解析】缺血性贫血是由于体内贮存铁减少，不能满足正常红细胞生成的需要，引起血红素合成障碍而导致的贫血，故选A。再生障碍性贫血是由多种原因引起的骨髓造血干细胞缺陷、造血微环境损伤以及免疫机制改变，导致骨髓造血功能衰竭，出现以全血细胞减少为主要表现的疾病，排除B；地中海贫血又称海洋性贫血、珠蛋白生成障碍性贫血，当遗传缺陷时，珠蛋白基因功能障碍，珠蛋白肽链合成障碍，导致慢性溶血性贫血，排除C；营养性巨幼细胞贫血是维生素B_{12}和/或叶酸缺乏，导致DNA合成减少，使其分裂和增殖时间延长，出现细胞核的发育落后于胞质，而血红蛋白的合成不受影响，排除D；慢性病贫血（ACD）是继缺铁性贫血（IDA）而被列为第2位的高发病率贫血，两者极易误诊，慢性病贫血通常是指继发于其他系统疾病，如慢性感染、恶性肿瘤、肝脏病、慢性肾功能不全及内分泌异常等直接或间接影响造血组织而导致的一组慢性贫血，排除E。

   【破题思路】①题中提示小细胞低色素性贫血（缺铁，血红素合成障碍），选缺铁性贫血。②题中提示大细胞性贫血（缺维生素B_{12}和/或叶酸缺乏），选营养性巨幼细胞贫血。

3. 【答案】E 【难度系数】★★

   【解析】营养性缺铁性贫血主要的预防措施包括：①提倡母乳喂养；②做好喂养指导，无法进行母乳喂养或人工喂养的婴儿，应及时添加含铁丰富且铁吸收率高的辅食；③婴幼儿饮食应加入适量的铁剂进行强化；④对于早产儿，尤其是低体重的早产儿，宜自1~2个月起给予铁剂预防。营养性巨幼细胞贫血有神经系统症状的，以维生素B_{12}治疗为主。故选E。

4. 【答案】B 【难度系数】★★★

   【解析】缺铁性贫血的病理生理过程包括3个阶段：铁减少期（ID）、红细胞生成缺铁期（IDE）和缺铁性贫血期（IDA）。血清铁蛋白值可较敏感地反映体内储存铁情况，在缺铁的ID期已开始降低，IDE期和IDA期降低更明显，因而是诊断缺铁性贫血早期的敏感指标，故选B。血清铁、血清总铁结合力和运铁蛋白饱和度三项检查反映血浆中铁含量，通常在缺铁的IDA期才出现异常，排除A、C、D；红细胞游离原卟啉增高是缺铁IDE期的典型表现，排除E。

   【破题思路】缺铁性贫血早期最可靠指标——血清铁蛋白降低。

5. 【答案】E 【难度系数】★★★

   【解析】营养性缺铁性贫血的临床表现为年长儿可有头晕、眼前发黑、耳鸣、注意力不集中、记忆力减退、食欲减退，可出现异食癖和免疫功能低下，易合并感染。由于髓外造血的影响，肝、脾可轻度肿大，年龄越小，病程越久，肝脾大越明显，故选E。

题型 A2 型题

1. 【答案】D 【难度系数】★★

   【解析】缺铁性贫血是由于体内铁缺乏导致血红蛋白合成减少，临床上以小细胞低色素性贫血、血清铁蛋白减少和铁剂治疗有效为特点。患儿表现为面色苍白，Hb 75 g/L，MCV 70 fl可诊断为小细胞低色素性贫血，故选D。

   【破题思路】MCV < 80 fl，以小细胞为多，中心淡染区扩大，考虑缺铁性贫血；MCV > 94 fl，中性粒细胞分叶过多，核有过度分叶现象，考虑巨幼细胞贫血。

2. 【答案】A 【难度系数】★★

   【解析】血涂片示RBC大小不等，以小细胞为主，考虑缺铁性贫血，故选A。铁粒幼细胞贫血是铁利用障碍性疾病，RBC大小不等，可见幼稚红细胞，排除B；生理性贫血多发生在出生后2~3个月，排除C；感染性贫血可有黄疸、发热，排除D；地中海贫血属于遗传性疾病，排除E。

   【破题思路】MCV < 80 fl，以小细胞为多，中心淡染区扩大，考虑缺铁性贫血；MCV > 94 fl，中性粒细胞分叶过多或核分叶过多，伴有神经系统症状，考虑巨幼细胞贫血。

3. 【答案】D　　　　　　　　　　　　　　　【难度系数】★★

【解析】该患儿血红蛋白 80 g/L，红细胞计数 $3×10^{12}$/L，属于中度贫血，而其又有不活泼、食欲差和面色苍白的表现，可诊断为营养性缺铁性贫血，故选 D。地中海贫血多有家族史，有黄疸等表现，排除 A；营养性巨幼细胞贫血常有虚胖，毛发纤细、稀疏、发黄，皮肤蜡黄，睑结膜、口唇、指甲等处苍白，肝脾大，精神神经症状和消化系统症状，排除 C、E；再生障碍性贫血血象呈全血细胞减少，肝、脾、淋巴结不肿大，排除 B。

4. 【答案】E　　　　　　　　　　　　　　　【难度系数】★★

【解析】该患儿外周血涂片红细胞大小不等，中心淡染区扩大，结合病史符合营养性缺铁性贫血的诊断，故选 E。营养性巨幼细胞贫血常有精神神经症状和消化系统症状，血象呈大细胞性贫血，排除 A；地中海贫血血象中网织红细胞正常或增高，出现异型红细胞等改变（如血涂片可见靶形红细胞），排除 B；再生障碍性贫血血象呈全血细胞减少，肝、脾、淋巴结不肿大，排除 D。

题型　B1 型题

1. 【答案】E　　　　　　　　　　　　　　　【难度系数】★★

【解析】营养性巨幼细胞贫血是缺乏维生素 B_{12} 和（或）叶酸所致的一种大细胞性贫血，外周血呈大细胞性正色素性贫血，MCV > 94 fl，MCH > 32 pg。红细胞大小不等，以大细胞为主，粒细胞核分叶过多，故选 E。MCV < 80 fl，考虑缺铁性贫血，排除 B、D；MCV 80~94 fl，MCH 28~32 pg，MCHC 32%~38% 是正细胞性贫血，排除 C；MCHC > 38% 不符合大细胞性贫血，排除 A。

2. 【答案】D　　　　　　　　　　　　　　　【难度系数】★★

【解析】缺铁性贫血是指由于体内贮存铁消耗殆尽，不能满足正常红细胞生成的需要而发生的贫血，外周血呈现典型的小细胞低色素性贫血，MCV < 80 fl，MCH < 28 pg，MCHC < 32%，故选 D。

三、营养性巨幼细胞贫血

题型　A1 型题

【答案】B　　　　　　　　　　　　　　　【难度系数】★★★

【解析】维生素 B_{12} 缺乏与叶酸缺乏所致营养性巨幼细胞贫血临床表现的主要区别点是维生素 B_{12} 缺乏能引起神经系统症状，故选 B。其他均为巨幼细胞贫血的共同表现，排除 A、C、D、E。

【破题思路】维生素 B_{12} 缺乏可出现烦躁不安、易怒等精神症状，重症病例可出现不规则性震颤。叶酸缺乏不发生神经系统症状，但可导致神经精神异常。

题型　A2 型题

【答案】A　　　　　　　　　　　　　　　【难度系数】★★★

【解析】营养性巨幼细胞贫血尤其是维生素 B_{12} 缺乏者可表现为表情呆滞、目光发直、对周围反应迟钝等。重症病例还可出现不规则性震颤。该患儿临床表现符合上述特点，故正确答案是 A。脑性瘫痪患儿出生就有动作发育迟缓，排除 B；营养性维生素 D 缺乏性佝偻病、蛋白质-能量营养不良、缺铁性贫血不会出现舌颤，故排除 C、D、E。

题型　A3/A4 型题

1. 【答案】B　　　　　　　　　　　　　　　【难度系数】★★

【解析】营养性巨幼细胞贫血以 6 个月至 2 岁小儿多见，起病缓慢。一般表现为虚胖或颜面轻度水肿，毛发纤细稀疏、色黄。皮肤常呈蜡黄色，睑结膜、口唇、指甲等处苍白，常伴有肝脾大。精神神经症状明显，重症者可有不规则震颤、手足无意识运动等。消化系统症状可表现为厌食、恶心、呕吐、腹泻和舌炎。实验室检查外周血象中 MCV > 94 fl，MCH > 32 pg，网织红细胞、白细胞、血小板计数常减少。该患儿的临床表现符合营养性巨幼细胞贫血的特点，故选 B。

【破题思路】①贫血一般表现 + 精神神经症状 + 大细胞性贫血 = 营养性巨幼细胞贫血。②MCV < 80 fl，以小细胞为多，中心淡染区扩大，考虑缺铁性贫血；MCV > 94 fl，中心粒细胞分叶过多，核有过度分叶现象，出现精神神经症状的考虑巨幼细胞贫血。

2. 【答案】D　　　　　　　　　　　　　　　【难度系数】★★

【解析】血清叶酸、维生素 B_{12} 测定，有助于营养性巨幼细胞贫血的确诊，故选 D。

3.【答案】A　　　　　　　　　　　　　　【难度系数】★★★

【解析】营养性巨幼细胞贫血是叶酸和维生素B_{12}不足导致，有精神症状时主要以肌注维生素B_{12}为主，单用叶酸可能会加重病情，故选A。缺铁性贫血时口服铁剂的同时口服维生素C可增加铁的吸收，排除B、E；输血治疗多用于急性大失血的患儿，排除C；激素用于免疫性溶血性贫血的患儿，排除D。

【破题思路】有神经精神症状者，应以维生素B_{12}治疗为主。

# 第二十四章 传染病、性传播疾病

第一节 传染病总论

题型 A1 型题

1.【答案】B 　　　　　　　　　　　　　【难度系数】★★★★
【解析】病原体通过各种途径进入人体，就开始了感染过程，在病原体和人体相互作用过程中，形成不同感染谱，包括病原体被清除、隐性感染（亚临床感染）、显性感染（临床感染）、病原携带状态、潜伏性感染。在大多数传染病中，隐性感染是最常见的表现，故选B。

2.【答案】C 　　　　　　　　　　　　　【难度系数】★★★★
【解析】隐性感染又称亚临床型感染。病原体侵入人体后，不引起或仅引起轻微的组织损伤，故临床上无明显症状、体征及生化检测异常。仅引起机体产生特异性的免疫应答，诊断依赖免疫学检查检出特异性抗体。在大多数传染病中，隐性感染是最常见的表现。故选C。

第二节 常见传染病

一、病毒性肝炎

题型 A1 型题

1.【答案】E 　　　　　　　　　　　　　【难度系数】★★
【解析】我国乙型肝炎的传播途径：①母婴传播；②血液、体液传播；③性传播。在我国，母婴传播显得特别重要。故选E。

2.【答案】D 　　　　　　　　　　　　　【难度系数】★★
【解析】病毒性肝炎以肝损害为主，各型肝炎的基本病理改变为肝细胞变性、坏死，炎症细胞浸润、间质增生和肝细胞再生。病变早期以气球样变为主，最早是水样变性进一步发展到气球样变，表现为肝细胞肿胀，胞核浓缩，胞质颜色变浅、透亮，状如气球，因此，肝细胞弥漫性水样变性主要见于急性普通型肝炎，故选D。急性重型肝炎有肝细胞大块坏死或亚大块坏死或桥接坏死，坏死肝细胞占2/3以上，周围有中性粒细胞浸润，无纤维组织和肝细胞再生，故不选A；亚急性重型肝炎的肝细胞呈亚大块坏死，坏死面积小于1/2，有肝细胞再生和明显淤胆，故不选B；胆汁淤积型肝炎有明显的肝细胞内胆汁淤积，故不选C；慢性持续性肝炎表现为慢性肝炎甚至肝硬化的病理改变，故不选E。

3.【答案】D 　　　　　　　　　　　　　【难度系数】★
【解析】接种乙型肝炎疫苗是我国预防和控制乙型肝炎流行的最关键措施，故选D。严格管理血制品、应用一次性医疗器械、饮食饮水卫生均属于切断传播途径；注射丙种球蛋白属于被动免疫，主要用于HBV感染母亲的新生儿及暴露于HBV的易感者。

4.【答案】B 　　　　　　　　　　　　　【难度系数】★★★★
【解析】甲型肝炎（简称甲肝）、戊型肝炎（简称戊肝）无病毒携带状态，传染源为急性期患者和隐性感染者，故选B。乙型肝炎（简称乙肝）、丙型肝炎（简称丙肝）、丁型肝炎（简称丁肝）均有病毒携带状态；细菌性痢疾（如慢性菌痢）、伤寒也有携带状态。
【破题思路】甲肝、戊肝一般无慢性及携带状态，经消化道（粪-口）传播；乙肝、丙肝、丁肝可有携带状态，经血液传播；细菌性痢疾有慢性状态，经消化道（粪-口）传播；伤寒有携带状态，经消化道（粪-口）传播。

5.【答案】A 　　　　　　　　　　　　　【难度系数】★
【解析】肝炎病毒可分为HAV（甲型）、HBV（乙型）、HCV（丙型）、HDV（丁型）和HEV（戊型），其中HBV是DNA病毒，其余均为RNA病毒，故选A。

| 题型 | A2型题 |

1. 【答案】D　　　　　　　　　　　　【难度系数】★★★

【解析】根据题意，病人病程达10年，近1年ALT反复升高，符合慢性肝炎的时间要求，故不选C和E；而慢性肝炎又分为轻、中、重三度。重型慢性肝炎表现有：明显或持续的肝炎症状，如乏力、食欲不振、腹胀、便溏等。可伴有肝病面容、肝掌、蜘蛛痣或肝脾肿大。实验室检查血清ALT反复或持续升高，白蛋白减低或A/G比例异常，丙种球蛋白明显升高。凡白蛋白≤32 g/L、胆红素＞85.5 μmol/L、凝血酶原活动度（PTA）40%~60%三项检测有一项达上述程度者即可诊断为重型慢性肝炎，故选D，不选A。

【破题思路】急性肝炎小于6个月，慢性肝炎大于6个月。病程超过1年，并且肝炎症状较重→慢性活动性肝炎；病程超过半年，症状较轻，反复不愈→慢性迁延型肝炎；PTA小于40%→重型肝炎。

2. 【答案】C　　　　　　　　　　　　【难度系数】★★★

【解析】根据题意，患者抗-HAV IgM（+）提示近期感染甲型肝炎；因病人在一次体检中发现HBsAg阳性，次年5月出现乏力、恶心、厌食、尿黄等症状，提示慢性乙肝；因当时无自觉症状及体征且肝功能正常，考虑为乙型肝炎病毒携带者，故选C。

3. 【答案】A　　　　　　　　　　　　【难度系数】★★

【解析】16岁女孩，3天来出现低热伴乏力、纳差、恶心、呕吐及黄疸入院，转氨酶及总胆红素偏高，既往注射过乙肝疫苗，提示该患者为急性病毒性肝炎，甲肝可能性最大。肝细胞气球样变性、肝细胞点状坏死、炎症细胞浸润、毛细胆管内胆栓形成等这些均是急性肝炎的病理变化，而假小叶形成提示肝硬化，故选A。

【破题思路】假小叶提示肝硬化。

4. 【答案】E　　　　　　　　　　　　【难度系数】★★★★

【解析】该患者HBsAg（+），既往有食管胃底静脉曲张破裂出血史，肝掌及蜘蛛痣（+），腹水征（+），可得出该患者有肝硬化病史。近期该患者在肝硬化的基础上，转氨酶升高（＞40 U/L）、总胆红素TBil 320 μmol/L、PTA 18%，符合肝衰竭的三个条件，即PTA＜40%、总胆红素TBil＞171 μmol/L，有中枢神经系统症状，因此可诊断为肝衰竭。患者15年前检查HBsAg（+），病程大于6个月，综上所述，可诊断为慢性肝衰竭，故选E。急性肝衰竭病程小于2周；亚急性肝衰竭病程为15天~26周；HBsAg携带者大多数无明显症状。

【破题思路】肝衰竭的三个条件：①PTA＜40%；②总胆红素TBil＞171 μmol/L；③有中枢神经系统症状。若有肝衰竭，题干没有明确病程，按肝衰竭的时间划分；若题干有病程，按总病程来划分。

5. 【答案】E　　　　　　　　　　　　【难度系数】★★

【解析】35岁女性，因输血引起腹胀、乏力，转氨酶偏高，抗-HCV（+），应诊断为输血所致急性丙型肝炎，故选E。甲肝抗体（-）排除了甲型肝炎，故不选B。HBsAg（-）、抗-HBc（-）、抗-HBs（+）提示对乙肝已经有保护性抗体，故不选C。输血后肝炎范围太宽泛，不符合题意，故不选D。

6. 【答案】E　　　　　　　　　　　　【难度系数】★★★

【解析】中年男性患者，恶心、呕吐、尿色变深2天，查体肝脏肿大，既往无肝炎病史，考虑急性黄疸型肝炎。抗-HAVIgM（-）提示无甲肝病毒感染，故不选A、D。HBsAg（+）、抗-HBs（-）、抗-HBc IgM（+），提示乙肝急性感染，故选E，不选B、C。

【破题思路】①乙肝大三阳：乙肝表面抗原（HBsAg）、乙肝e抗原（HBeAg）、乙肝核心抗体（抗-HBc）三项阳性。②乙肝小三阳：乙肝表面抗原（HBsAg）、乙肝e抗体（抗-HBe）、乙肝核心抗体（抗-HBc）三项阳性。

7. 【答案】A　　　　　　　　　　　　【难度系数】★★★

【解析】患者有5年乙肝病史，为慢性肝炎；近3周有乏力、腹胀、尿黄等表现；黄疸严重，重病容，巩膜与皮肤重度黄染，为重度溶血；有肝掌及蜘蛛痣，腹水征（+）。综上所述，符合慢性重型肝炎的诊断标准，故选A。患者有5年乙肝病史，而急性肝炎既往无肝病史且转氨酶并未急剧升高，可排除慢性肝炎急性发作、急性重型肝炎（14天内起病）、亚急性重型肝炎（14天以上，26周以内起病）。

【破题思路】重型肝炎标准：黄疸，出血，肝小，肝性脑病，PTA＜40%。重型肝炎分期标准：急性小于2周，亚急性2~26周，慢性大于26周。

题型 **A3/A4 型题**

1. 【答案】E　　　　　　　　　　　【难度系数】★★★★

   【解析】中年男性患者，有外出旅游史。ALT 860 U/L（正常值 0~40 U/L）、AST 620 U/L（正常值 8~40 U/L）、TBil 260 μmol/L（正常值 3.4~17.1 μmol/L）、DBil 160 μmol/L（正常值 0~6.8 μmol/L）、PTA 85%（正常值 70%~100%）提示肝功能异常。有乏力、纳差、眼黄、尿黄等症状。结合患者外出旅游不洁饮食、黄疸，实验室检查可诊断为急性肝炎。可有多种病因引起，如饮酒导致的酒精性肝炎，药物导致的肝炎、输血传染感染、既往有肝炎病史等。与宠物接触史关系不大，故选 E。

2. 【答案】D　　　　　　　　　　　【难度系数】★★★

   【解析】HBsAg、HBeAg 及抗-HBc 均（+）属于乙型肝炎大三阳，6 天前出现症状，慢性乙型肝炎病程大于 6 个月故选 D 而不选 E。HBsAg 携带者、HBV 携带者多无明显症状和体征，故不选 A、C；肝衰竭须符合三个条件即 PTA < 40%，总胆红素 TBil > 171 μmol/L，有中枢神经系统症状，故不选 B。

3. 【答案】B　　　　　　　　　　　【难度系数】★★

   【解析】HBeAg（+）代表病毒复制和传染性强，HBV DNA $5.1×10^6$ copies/mL，属于抗病毒的适应证，最重要的治疗为抗病毒。综上所述，故选 B。中药治疗、保肝治疗及抗肝纤维化治疗皆用于改善和恢复肝功能；对症支持治疗一般用于急性肝炎，但病毒大量复制需抗病毒治疗。

4. 【答案】A　　　　　　　　　　　【难度系数】★★★

   【解析】该患者为中年男性，乏力。母亲 HBsAg（+）（提示患者母亲现症 HBV 感染）。实验室检查：血 ALT 420 U/L（正常值 0~40 U/L），TBil 64 μmol/L（成人正常值 3.4~17.1 μmol/L，该患者总胆红素 ≥ 正常值上限两倍，提示不能使用干扰素进行治疗），PTA 88%（PTA ≥ 40%，提示该患者未达重型肝炎或肝衰竭），HBsAg（+）（HBsAg 阳性反映现症 HBV 感染），HBeAg（+）（HBeAg 的存在表示病毒复制活跃且有较强的传染性），抗-HBc（+），HBV DNA $4.5×10^5$ copies/mL（HBV DNA ≥ 10^5 copies/mL 患者需要进行抗病毒治疗）。综上所述，该患者最可能的诊断是急性肝炎病毒感染，首选的治疗药物是恩替卡韦，故选 A。护肝片会加重肝脏负担；茵栀黄口服液是祛黄药物；甘草酸二胺可用于改善症状和恢复 ALT，但不是首要治疗；该患者胆红素高于正常上限值两倍，不能使用干扰素治疗。故不选 B、C、D、E。

5. 【答案】E　　　　　　　　　　　【难度系数】★★★★

   【解析】抗病毒、核苷酸类似物治疗过程中应定期检测和随访：生化学指标治疗开始后每月 1 次，连续 3 次，以后随病情改善可每 3 个月 1 次，故选 E。

题型 **B1 型题**

（1~2 题共用解析）

1. 【答案】A　　2.【答案】B　　　　【难度系数】★

   【解析】甲肝和戊肝是急性肝炎，消化道是其传播途径，故第 1 题选 A。乙肝、丙肝和丁肝多为慢性，血液、体液和母婴传播为其传播途径，故第 2 题选 B。

二、肾综合征出血热（流行性出血热）

题型 **A1 型题**

【答案】D　　　　　　　　　　　【难度系数】★★

【解析】肾综合征出血热的临床分期包括发热期、低血压休克期、少尿期、多尿期、恢复期，无肾衰期，故选 D。

题型 **A2 型题**

1. 【答案】B　　　　　　　　　　　【难度系数】★★

   【解析】该患者有发热、出血（腋下可见出血点）和肾脏损伤（蛋白尿），为肾综合征出血热的三大主征，故选 B。急性肾盂肾炎属于尿路感染，大多数患者高热并有尿频、尿急、尿痛（尿路刺激征）的表现，故不选 A；钩端螺旋体病有发热、头痛及身痛、全身乏力、眼结膜充血、腓肠肌疼痛、淋巴结肿大等症状，故不选 C；伤寒患者白细胞正常或稍低，故不选 D；流感患者大多数有头痛、流涕、扁桃体肿大等症状，无肾损害及腋下出血点等临床表现，故不选 E。

2. 【答案】B 【难度系数】★★

【解析】该患者有发热、出血（腋下可见"搔抓样"出血点）和肾脏损伤（蛋白尿），为肾综合征出血热的三大主征，故选B。急性细菌性痢疾有不洁饮食或与细菌性痢疾患者接触史，多有发热及毒血症状，腹痛重，有里急后重及黏液脓血便，腹泻每天十余次或数十次，多为左下腹压痛，故不选A；钩端螺旋体病有发热、头痛及身痛、全身乏力、眼结膜充血、腓肠肌疼痛、淋巴结肿大等症状，故不选C；急性黄疸型肝炎有发热、畏寒、全身乏力、食欲减退、恶心呕吐、厌油、腹胀、肝区痛、尿色加深等表现，故不选D；疟疾典型症状为突发寒战、高热和大量出汗等，故不选E。

3. 【答案】A 【难度系数】★★

【解析】该患者有发热、出血（腋下可见"鞭击样"出血点）和肾脏损伤（蛋白尿），为肾综合征出血热的三大主征，故选A。急性肾小球肾炎是以急性肾炎综合征为主要临床表现的一组疾病（血尿、蛋白尿、水肿、高血压），故不选B；急性黄疸型肝炎有发热、畏寒、全身乏力、食欲减退、恶心呕吐、厌油、腹胀、肝区痛、尿色加深等表现，故不选C；钩端螺旋体病表现为全身酸痛，腓肠肌疼痛与压痛，故不选D；败血症是一种全身感染性疾病，病原体侵入血液循环，在血液中生长繁殖，产生大量毒素和代谢产物，从而引起严重毒血症状，故不选E。

4. 【答案】A 【难度系数】★★

【解析】肾综合征出血热又称流行性出血热，是由汉坦病毒属各型病毒引起的，临床上以发热、低血压休克、充血、出血和肾损害为主要表现。血常规结果：病程1~2天白细胞计数多正常，第3日后逐渐升高，可达（15~30）×10^9/L，早期中性粒细胞增多，核左移，有中毒颗粒；第4~5日后淋巴细胞增多，并出现较多的异型淋巴细胞；尿常规结果：病程第2天可出现蛋白尿，第4~6日尿蛋白常达（+++）~（++++），突然出现大量蛋白尿对诊断很有帮助。根据题意，该患者应确诊为肾综合征出血热，故选A。地方性斑疹伤寒亦称鼠型斑疹伤寒，是由莫氏立克次体引起，以鼠蚤为媒介传播的急性传染病，临床表现为急骤发热，多在39℃左右，伴全身酸痛、头痛、结膜充血，以及胸腹部皮疹，故不选B。钩端螺旋体病是由致病性钩端螺旋体引起的急性人畜共患传染病。临床表现轻重不一，以起病急骤、高热、剧烈肌痛、结膜充血、弥漫性肺出血、肝肾功能损害为特征，而肺弥漫性出血、肝肾功能衰竭是主要致死原因，故不选C。败血症和急性肾盂肾炎都属于感染性疾病，一般无异型淋巴细胞和尿蛋白（+），故不选D和E。

题型	A3/A4型题

1. 【答案】C 【难度系数】★★

【解析】肾综合征出血热又称流行性出血热，是由汉坦病毒属各型病毒引起的，临床上以发热、低血压休克、充血出血和肾损害为主要表现，根据题意应诊断为肾综合征出血热，故选C。钩端螺旋体病是由致病性钩端螺旋体引起的急性人畜共患传染病。临床表现轻重不一，起病后1~3日出现早期中毒综合征，有"三症状"（即畏寒发热、肌肉酸痛、全身乏力），"三体征"（即眼结膜充血、腓肠肌压痛、淋巴结肿大），而肺弥漫性出血、肝肾功能衰竭是主要致死原因，故不选E。流行性感冒是由流感病毒引起的上呼吸道感染，表现为发热、寒战、咳嗽，无血压下降和肾损害，故不选D。

2. 【答案】C 【难度系数】★★

【解析】肾综合征出血热在发病后第2病日即能检测特异性IgM抗体，1∶20为阳性；IgG抗体1∶40为阳性，1周后滴度上升4倍或以上有诊断价值，故选C。外斐反应，辅助诊断立克次体病，故不选A；血清、血细胞和尿中检出肾综合征出血热病毒抗原和血清中检出特异性IgM抗体可以明确诊断，尿培养非此病的诊断方法，故不选B；咽拭子培养和钩端螺旋体显微凝集试验可用于鉴别诊断，故不选D和E。

3. 【答案】C 【难度系数】★★★

【解析】肾综合征出血热的治疗以综合治疗为主，早期应用抗病毒治疗，中晚期则针对病理生理进行对症治疗。抗病毒治疗可早期给予利巴韦林静脉滴注，也可选用α干扰素肌注，故选C。四环素、环丙沙星、青霉素均非抗病毒药物，故不选A、B和E。金刚烷胺有抗病毒作用，但主要是对甲型流感病毒有作用，故不选D。

题型	B1型题

（1~2题共用解析）

1. 【答案】C   2. 【答案】D 【难度系数】★★

【解析】肾综合征出血热的宿主和传染源主要是啮齿类动物，在我国以黑线姬鼠、褐家鼠为主要宿主动物和传染源，故第1题选C。人和许多动物都可成为流行性乙型脑炎的传染源，人被感染后，可出现短暂的病毒血症，但病毒数量少且持续时间短，所以人不是本病的主要传染源；动物中的家畜、家禽和鸟类均可感染乙型脑炎病毒，特别是猪的感染率高，感染后血中病毒量多，饲养面广，更新率快，因此猪是本病的传染源，故第2题选D。

三、流行性乙型脑炎

题型 A1 型题

1. 【答案】B 　　　　　　　　　　【难度系数】★★★
   【解析】高热、抽搐及呼吸衰竭是乙脑极期的三联征，常互为因果，相互影响，加重病情，故选B。

2. 【答案】B 　　　　　　　　　　【难度系数】★★
   【解析】乙型脑炎病毒感染肉眼可见软脑膜充血、水肿、出血，镜检可出现以下病变：神经细胞肿胀、细胞质空泡形成、尼氏体消失、核偏位、神经元坏死，故不选A；灶性神经细胞坏死、液化形成镂空筛网状软化灶，故不选E；脑血管高度扩张充血，管腔内血流明显淤滞，血管周围间隙增宽，脑组织水肿，故不选C；小胶质细胞明显增生，形成小胶质细胞结节，故不选D；蛛网膜下腔脓性分泌物堆积，导致脑脊液混浊，可诊断为流行性脑脊髓膜炎，故选B。

3. 【答案】E 　　　　　　　　　　【难度系数】★★
   【解析】流行性乙型脑炎白细胞明显升高、中性粒细胞也升高，故选E。麻疹患者白细胞总数减少，如果白细胞增加、中性粒细胞增加提示继发细菌感染，故不选B。病毒性肝炎、艾滋病、流行性腮腺炎均不会出现血白细胞总数及中性粒细胞比例升高，故不选A、C、D。

题型 A2 型题

【答案】A 　　　　　　　　　　【难度系数】★★★
【解析】流行性乙型脑炎简称乙脑，是由乙脑病毒所致的中枢神经系统脑实质炎症为主的急性传染病。经蚊等吸血昆虫传播，流行于夏秋季，多发生于儿童，临床上以高热、意识障碍、惊厥、呼吸衰竭及脑膜刺激征为特征。临床分型有轻型、普通型、重型和极重型（暴发型）。轻型表现为体温在39℃以下，神志清楚，可有轻度嗜睡，无抽搐，头痛和呕吐不严重，脑膜刺激征不明显，根据题意，故选A。普通型、重型和极重型（暴发型）均有意识障碍或昏迷，故不选C、D和E。没有中型这个分型，故不选B。

题型 B1 型题

（1~2题共用解析）

1. 【答案】E　　2.【答案】B 　　　　　　【难度系数】★
   【解析】鼠可引起的传染病有肾综合征出血热、钩端螺旋体病等。蚊子引起的疾病有流行性乙型脑炎、疟疾等。虱、蜱、蚤也可引起传染病，临床少见，大纲不做要求。故第1题选E，第2题选B。

四、细菌性痢疾

题型 A1 型题

1. 【答案】C 　　　　　　　　　　【难度系数】★★
   【解析】细菌性痢疾是由痢疾杆菌引起的常见急性肠道传染病，以乙状结肠和直肠化脓性炎症为主要病变，故选C。克罗恩病是一种发生于回肠末端和邻近结肠的慢性炎症性肉芽肿性疾病，故不选B。盲肠、升结肠和降结肠均非细菌性痢疾的主要发生部位，故不选A、D和E。

2. 【答案】A 　　　　　　　　　　【难度系数】★★
   【解析】喹诺酮类药物可作为成人急性细菌性痢疾病原治疗的首选药物，首选环丙沙星，故选A。头孢菌素类如头孢曲松和匹美西林可作为二线药物，故不选B。青霉素主要针对革兰氏阳性菌、梅毒螺旋体、钩端螺旋体等感染进行治疗，故不选E。红霉素可作为青霉素过敏时的替代治疗，也可用于支原体和衣原体感染的治疗，故不选D。链霉素主要治疗革兰氏阴性菌的感染，由于其肾毒性和耳毒性的问题，目前少用，故不选C。

| 题型 | A2 型题 |

1.【答案】D　　　　　　　　　　　　　　【难度系数】★★

【解析】青年女性，急性腹痛、腹泻伴有里急后重，血常规提示白细胞和中性粒细胞比例偏高，粪常规为脓血便，最可能为急性细菌性痢疾，故选D。霍乱是甲类传染病，以无痛性腹泻和呕吐为主要表现，很快出现脱水甚至休克的表现，故不选A。急性肠炎常发生于夏秋季，多由饮食不当、暴饮暴食等引起，临床表现主要为恶心、呕吐、腹痛、腹泻、发热等，故不选B。伤寒的典型表现为高热、相对缓脉、玫瑰疹及白细胞及中性粒细胞减少等，故不选C。肾综合征出血热以"三红"（面部、颈部及上胸部皮肤明显充血潮红）、"三痛"（头痛、腰痛、眼眶痛）、发热、蛋白尿等为主要表现，故不选E。

2.【答案】D　　　　　　　　　　　　　　【难度系数】★★

【解析】中毒型菌痢以2~7岁儿童多见，起病急骤，突起畏寒、高热，病势凶险，全身中毒症状严重，可有嗜睡、昏迷及抽搐，迅速发生循环和呼吸衰竭。临床以严重毒血症状、休克和（或）中毒性脑病为主，发病24小时内可出现痢疾样粪便。根据题意，8岁患儿因食入不洁黄瓜出现休克和黏液血便，符合中毒型细菌性痢疾的特点，故选D。高热惊厥是疾病的表现，而非疾病诊断，故不选A。流行性乙型脑炎简称乙脑，是由乙脑病毒所致的中枢神经系统脑实质炎症为主的急性传染病。经蚊等吸血昆虫传播，流行于夏秋季，多发生于儿童，临床上以高热、意识障碍、惊厥、呼吸衰竭及脑膜刺激征为特征，一般无皮肤黏膜瘀点，故不选B。肠结核多有原发结核病史及结核中毒表现如低热、盗汗等，故不选C。肠伤寒是由伤寒杆菌引起的一种急性肠道传染病，临床特征是持续发热、表情淡漠、相对缓脉、玫瑰皮疹、肝脾肿大和白细胞减少等，故不选E。

五、流行性脑脊髓膜炎

| 题型 | A1 型题 |

【答案】E　　　　　　　　　　　　　　【难度系数】★★

【解析】普通型流行性脑脊髓膜炎临床分期包括前驱期（上呼吸道感染期）、败血症期、脑膜炎期、恢复期，故不选A、B、C、D。发热期在流行性脑脊髓膜炎各型分期中均不存在，故选E。

【破题思路】冬春季节发病＋发热＋脑膜刺激征＋瘀点、瘀斑＝流行性脑脊髓膜炎。

| 题型 | A2 型题 |

1.【答案】B　　　　　　　　　　　　　　【难度系数】★★

【解析】流行性脑脊髓膜炎简称流脑，是由脑膜炎球菌引，起经呼吸道传播所致的一种化脓性脑膜炎，主要临床表现是突发高热、剧烈头痛、频繁呕吐、皮肤黏膜瘀点和脑膜刺激征，严重者可有败血症休克及脑实质损伤，脑脊液呈化脓性改变，好发于冬春季，儿童发病率高，故选B。结核性脑膜炎多有结核病史，故不选A。流行性乙型脑炎简称乙脑，是由乙脑病毒所致的中枢神经系统脑实质炎症为主的急性传染病。经蚊等吸血昆虫传播，流行于夏秋季，多发生于儿童，临床上以高热、意识障碍、惊厥、呼吸衰竭及脑膜刺激征为特征，一般无皮肤黏膜瘀点，故不选C。中毒型细菌性痢疾主要表现为严重腹痛、腹泻、里急后重、排脓血便等，故不选D。肾综合征出血热是由汉坦病毒引起的，以鼠类为主要传染源的一种自然疫源性疾病，典型的临床特征有发热、出血和肾脏损害三大主症，亦称流行性出血热，故不选E。

2.【答案】D　　　　　　　　　　　　　　【难度系数】★★

【解析】流行性脑脊髓膜炎是由脑膜炎球菌引起的急性化脓性脑膜炎。突发高热、频繁呕吐、剧烈头痛、皮肤黏膜瘀点、瘀斑及脑膜刺激征为其主要临床表现，严重者可有败血症休克和实质损害，常可危及生命。根据题意，该患者的临床表现符合流行性脑脊髓膜炎的特点，故选D。结核性脑膜炎常有结核中毒症状，故不选A。流行性乙型脑炎是由乙型脑炎病毒引起的以脑实质炎症为主要病变的中枢神经系统急性传染病。临床上以高热、意识障碍、抽搐、病理反射及脑膜刺激征为特征，病死率高，部分病例可留有严重后遗症。本病经蚊传播，常流行于夏秋季，主要分布于亚洲，故不选B。流行性出血热有发热、出血、肾损害三大主要症状，故不选C。病毒性脑膜炎是一组由各种病毒感染引起的软脑膜（软膜和蛛网膜）弥漫性炎症综合征，主要表现为发热、头痛、呕吐和脑膜刺激征，是临床最常见的无菌性脑膜炎，白细胞总数绝大多数正常，故不选E。

3.【答案】C　　　　　　　　　　　　　　【难度系数】★★★★

【解析】根据题意，该患者频繁抽搐，昏迷，右侧瞳孔扩大，对光反射消失，考虑发生了脑疝，不可以进行腰穿，故选C。

六、疟疾

题型　A2型题

1.【答案】A　　　　　　　　　　　　　　【难度系数】★★

【解析】疟疾典型症状为突发寒战、高热和大量出汗等，故选A。斑疹伤寒是一种由立克次体感染所引起的急性传染病，以急性起病、稽留型高热、剧烈头痛、皮疹与中枢神经系统症状为特征，故不选B；钩端螺旋体病表现为全身酸痛，腓肠肌疼痛与压痛，故不选C；伤寒是由伤寒沙门菌引起的一种急性肠道传染病，临床特征为持续发热、表情淡漠、相对缓脉、玫瑰疹、肝脾大和白细胞减少等，故不选D；流行性感冒患者大多数有头痛、流涕、扁桃体肿大等症状，无肾损害及腋下出血点等临床表现，故不选E。

2.【答案】A　　　　　　　　　　　　　　【难度系数】★★★

【解析】根据题意，病人畏寒、寒战，继之发热，体温达39℃，伴剧烈头痛，持续4~6小时后热退，退热后患者感体力尚正常，能进食，每2日发作一次，共3次。符合疟疾发作的特点，诊断为疟疾。控制临床发作的药物中氯喹是控制临床发作的首选药物，控制复发和传播的药物首选伯氨喹，故选A。奎宁目前主要用于耐氯喹的疟原虫感染，故不选C、E。

3.【答案】E　　　　　　　　　　　　　　【难度系数】★★★

【解析】疟疾复发是由寄生在肝细胞内的迟发型子孢子引起的，只见于间日疟和卵形疟，复发多在病愈后的3~6个月。根据题意，该患者属于复发，故选E。再燃多在病愈后的1~4周，可多次出现，故不选A；因病人经治疗后体温正常，故不选B；因人再次感染同种疟原虫的临床表现轻微，甚至可无症状，故不选C；人感染疟原虫后可获得一定程度的免疫力，但不持久，故不选D。

题型　B1型题

（1~2题共用解析）

1.【答案】E　　2.【答案】A　　　　　　【难度系数】★★

【解析】青蒿素、氯喹是常用有效的控制临床发作的药物，首选青蒿素，故第1题选E。伯氨喹是目前唯一可以预防疟疾复发与传播的药物，故第2题选A。青蒿素吸收特快，起效快，很适用于凶险疟疾的抢救；奎宁与氯喹药理作用相似，不作为首选；乙胺嘧啶常用于预防。

【破题思路】乙胺预防伯氨传，氯喹青蒿发作管。

七、日本血吸虫病

题型　A1型题

1.【答案】D　　　　　　　　　　　　　　【难度系数】★★★★

【解析】我国将血吸虫病分以下四型：①急性血吸虫病；②慢性血吸虫病；③晚期血吸虫病；④异位血吸虫病。不包括肝硬化型血吸虫病，故选D。

2.【答案】E　　　　　　　　　　　　　　【难度系数】★★★

【解析】吡喹酮对血吸虫各个发育阶段均有不同程度的杀虫效果，且毒性较低，为血吸虫病治疗的首选药，故选E。氯喹主要用于治疗疟疾急性发作，控制疟疾症状，故不选A。甲苯达唑是广谱驱肠虫药，对蛔虫、钩虫、蛲虫、鞭虫、绦虫等肠道蠕虫均有效，故不选B。酒石酸钠可治疗胃酸过多，故不选C。甲硝唑用于治疗或预防上述厌氧菌引起的系统或局部感染，故不选D。

【破题思路】对比记忆：血吸虫病和囊尾蚴病首选吡喹酮，伤寒首选喹诺酮。

题型　A2型题

【答案】A　　　　　　　　　　　　　　【难度系数】★★

【解析】渔民，疑有疫水接触史。晚期血吸虫病病人极度消瘦，出现营养不良性水肿，此时肝硬化多发展至后期，因门静脉栓塞形成，侧支循环障碍，出现腹水、巨脾、腹壁静脉怒张等晚期严重症状。无饮酒史及病毒性肝炎史，可排除B和E。有蜘蛛痣、腹水肝硬化表现，为血吸虫病晚期表现，故选A。结肠癌患者会有大便性状和排便习惯改变等症状，结核性腹膜炎大多数患者有结核中毒的一般表现，如低热、乏力、盗汗、消瘦、咯血、胸痛、呼吸困难等，故不选C、D。

| 题型 | B1 型题 |

1. 【答案】B 【难度系数】★★

【解析】动物实验及临床试验证明吡喹酮的毒性小、疗效好、给药方便、适应证广，可用于各期各型血吸虫病患者，是目前用于治疗日本血吸虫病最有效的药物，故选 B。喹诺酮类药物是治疗革兰氏阴性杆菌感染的抗菌药物，故不选 A。氯喹、奎宁、伯氨喹是治疗疟疾的有效药物，故不选 C、D 和 E。

2. 【答案】E 【难度系数】★★★

【解析】杀灭红细胞内疟原虫配子体和肝细胞内迟发型子孢子，用于防止疟疾的传播与复发，首选伯氨喹，故选 E。氯喹用于对氯喹敏感的疟原虫感染治疗，当氯喹耐药时，可采用奎宁治疗，故不选 C 和 D。喹诺酮类药物是治疗革兰氏阴性杆菌感染的抗菌药物，故不选 A。

八、艾滋病

| 题型 | A1 型题 |

1. 【答案】C 【难度系数】★★

【解析】艾滋病病人最常见的皮肤肿瘤是卡波西肉瘤，故选 C。其他还有如淋巴瘤、恶性黑色素瘤和鳞状细胞癌等，故不选 A、B、D 和 E。

2. 【答案】A 【难度系数】★★

【解析】HIV 经传播进入人体后，其包膜糖蛋白 gp120 与 $CD4^+$ 细胞（主要为辅助 T 淋巴细胞，还有巨噬细胞、朗格汉斯细胞等）表面的 CD4 分子相结合，通过靶细胞的内吞作用和 gp41 的融化作用，促使 HIV 进入靶细胞，故选 A。HIV 在繁殖过程中不断杀伤宿主细胞，使 $CD4^+T$ 淋巴细胞减少，单核-吞噬细胞、B 淋巴细胞、$CD8^+T$ 淋巴细胞和自然杀伤细胞（NK 细胞）等发生损伤，造成免疫功能缺陷，导致发生机会性感染和肿瘤，故不选 B、C、D 和 E。

| 题型 | A2 型题 |

1. 【答案】A 【难度系数】★★

【解析】艾滋病是由人类免疫缺陷病毒（HIV）感染引起的，主要侵犯、破坏 $CD4^+T$ 淋巴细胞，逐渐引起严重的免疫缺陷，进而导致各种严重的机会性感染和肿瘤而死亡的疾病。艾滋病有 3 种途径传播：性接触、血液和母婴传播。HIV 发展大致分为 3 个阶段：急性 HIV 感染（接触后 1~2 周）、无症状 HIV 感染（数月至数年）和艾滋病。艾滋病病人主要表现有发热、腹泻、体重下降、全身浅表淋巴结肿大，常合并各种条件性感染（如巨细胞病毒感染、疱疹病毒感染、肺结核等）和肿瘤（卡波西肉瘤、淋巴瘤）。根据题意，病人疑有性接触史（东南亚某国打工 3 年）、有腹泻和体重减轻及疱疹感染等，符合艾滋病的特点，故选 A。慢性细菌性痢疾多有慢性腹痛、腹泻、脓血黏液便等表现，故不选 B；溃疡性结肠炎主要表现为反复发作的腹泻、黏液脓血便及腹痛，故不选 C；慢性肠炎有腹痛和排便的异常，结肠癌主要有排便习惯的变化与黏液脓血便，故不选 D 和 E。

2. 【答案】B 【难度系数】★★

【解析】艾滋病患病年龄主要为 15~49 岁，侵犯人体免疫系统，主要表现为 $CD4^+$ 淋巴细胞数量不断减少，原因不明的发热、腹泻 1 个月以上，半年内体重下降 10% 以上，有吸毒史、冶游史等病史。根据题意，该患者符合艾滋病的诊断，故选 B。慢性细菌性痢疾患者有腹痛、发热、里急后重、黏液脓血便等症状，故不选 A；肺结核的大部分患者有结核中毒症状（低热、乏力、盗汗、消瘦、胸痛、咯血、呼吸困难等），多有与结核患者及带菌者接触史，故不选 C；细菌性肺炎主要表现为肺部症状，如咳嗽、咳痰等，结合肺部 X 线片可作出诊断，故不选 D；溃疡性结肠炎患者有腹痛（排便后可缓解）、便血、里急后重等症状，故不选 E。

| 题型 | A3/A4 型题 |

1. 【答案】B 【难度系数】★★

【解析】该患者，中年男性，有吸毒史，短期内体重下降，间断发热、腹泻，典型的艾滋病表现，故选 B。肺结核的大多数患者有与结核病人接触或感染史，且有低热、乏力、盗汗、消瘦、胸痛、咯血、呼吸困难等结核中毒症状，故不选 A；溃疡性结肠炎患者可有黏液脓血便等典型症状，故不选 C；慢性细菌性痢疾可有腹痛、里急后重、黏液脓血便等特点，故不选 D；慢性阿米巴痢疾典型表现为果酱样便，故不选 E。

【破题思路】外国旅游、打工史/吸毒史等 + 中青年男性 + 反复发作不明原因发热、消瘦 + 淋巴结肿

大 = 艾滋病。

2.【答案】D 【难度系数】★★★★

【解析】HIV-1/HIV-2 抗体检测是诊断 HIV 感染的金标准，故选 D。粪培养、粪常规、血常规可见白细胞、血红蛋白及血小板均可有不同程度的减少，不具有特异性，故不选 A、B、E；胸部 X 线片有助于了解肺并发肺孢子菌、真菌、结核分枝杆菌感染及卡波西肉瘤等情况，不选 C。

九、钩端螺旋体病（助理不考）

题型 A1 型题

【答案】C 【难度系数】★★★★

【解析】钩端螺旋体病典型临床经过可分 3 期：早期（钩体血症期）、中期（器官损伤期）和后期（恢复期或后发症期）。其中，中期（器官损伤期）又分为以下五型：流感伤寒型、肺出血型、黄疸出血型、肾衰竭型和脑膜脑炎型。根据题意，没有胃肠型，故选 C。

题型 A2 型题

1.【答案】C 【难度系数】★★

【解析】钩端螺旋体病是由致病性钩端螺旋体引起的急性人畜共患传染病。临床表现轻重不一，起病后 1~3 日出现早期中毒综合征。有"三症状"，即畏寒发热、肌肉酸痛、全身乏力；有"三体征"，即眼结膜充血、腓肠肌压痛、淋巴结肿大；而肺弥漫性出血、肝肾功能衰竭是主要致死原因。根据题意，该患者应诊断为钩端螺旋体病，故选 C。伤寒是由伤寒杆菌引起的一种急性肠道传染病，临床特征是持续发热、表情淡漠、相对缓脉、玫瑰皮疹、肝脾肿大和白细胞减少等，故不选 A；肺炎是指终末气道、肺泡和肺间质的炎症，可由病原微生物、理化因素、免疫损伤、过敏及药物所致，细菌性肺炎是最常见的肺炎，又以肺炎链球菌所引起的多见，通常表现为急骤起病，以高热、寒战、咳嗽、血痰及胸痛为特征，故不选 B；肾综合征出血热又称流行性出血热，是由汉坦病毒属各型病毒引起的，临床上以发热、低血压休克、充血出血和肾损害为主要表现，故不选 D；败血症是严重的全身感染，可由细菌、真菌等引起，多有高热、寒战、白细胞计数高，但一般无腓肠肌压痛和淋巴结肿大，故不选 E。

2.【答案】D 【难度系数】★★

【解析】钩端螺旋体病是由致病性钩端螺旋体引起的急性人畜共患传染病。临床表现轻重不一，起病后 1~3 日出现早期中毒综合征。有"三症状"，即畏寒发热、肌肉酸痛、全身乏力；有"三体征"，即眼结膜充血、腓肠肌压痛、淋巴结肿大；而肺弥漫性出血、肝肾功能衰竭是主要致死原因。根据题意，该患者应诊断为钩端螺旋体病，故选 D。粟粒型肺结核主要表现为咳嗽、咳痰和痰中带血，全身表现为低热、盗汗、乏力等，故不选 A；支气管肺炎一般表现为寒战、高热、脓血痰、毒血症症状、休克，X 线胸片可见肺叶和肺段浸润，有胸腔积液，故不选 B；肾综合征出血热又称流行性出血热，是由汉坦病毒属各型病毒引起的，临床上以发热、低血压休克、充血出血和肾损害为主要表现，故不选 C；血吸虫病属于人畜共患疾病，是由日本血吸虫寄生门静脉系统内引起的寄生虫病，多在疫水接触后出现尾蚴性皮炎表现，如发热、荨麻疹、外周血嗜酸性粒细胞显著增多等，故不选 E。

3.【答案】C 【难度系数】★★

【解析】钩端螺旋体病早期特征性临床表现为："三症状"即畏寒发热、肌肉酸痛、全身乏力；"三体征"即眼结膜充血、腓肠肌压痛、淋巴结肿大。符合题干所描述的内容，应诊断为钩端螺旋体病，故选 C。肾综合征出血热临床上以发热、低血压休克、充血出血和肾损害为主要表现，故不选 A；败血症是指病原微生物进入血液生长繁殖并产生毒素和代谢产物而引起严重毒血症状的全身感染性综合征，故不选 B；大叶性肺炎主要由肺炎链球菌引起，主要症状为寒战高热、咳嗽、胸痛、呼吸困难和咳铁锈色痰，故不选 D；流感是由流感病毒引起的急性呼吸道传染病，故不选 E。

【破题思路】题干出现发热、酸痛、一身乏、眼红、腿痛、淋巴大的描述，首选钩端螺旋体病。

十、伤寒（助理不考）

题型 A1 型题

1.【答案】E 【难度系数】★

【解析】典型伤寒初期最早出现的症状是发热。极期可出现：①持续发热；②神经中毒症状：表情淡漠、呆滞等症状；③相对缓脉：成年人常见；④玫瑰疹：大约 50% 患者在病程 7~14 天可出现淡红色的小斑丘疹，称为玫瑰疹；⑤消化系统症状；⑥大多数可出现轻度肝脾大。不包括出血性皮疹，故选 E。

2. 【答案】B　　　　　　　　　　　　【难度系数】★★

【解析】在伤寒病程的第 1~2 周，做血细菌培养阳性率可高达 80%~90%，故血培养是发病第 1~2 周确诊伤寒的首选方法，最常用，故选 B。对血培养阴性或者使用过抗菌药物诊断有困难的可疑患者，骨髓培养更有助于诊断。

3. 【答案】B　　　　　　　　　　　　【难度系数】★★

【解析】伤寒最严重的并发症是肠穿孔，发生率 1%~4%，常发生于病程第 2~3 周，穿孔部位多在回肠末段，故选 B。

4. 【答案】D　　　　　　　　　　　　【难度系数】★★

【解析】伤寒的病理特点是全身单核-吞噬细胞系统的增生性反应，以回肠下段集合淋巴结与孤立淋巴滤泡的病变最为显著，故选 D。

题型　A3/A4 型题

1. 【答案】A　　　　　　　　　　　　【难度系数】★★

【解析】该患者有高热、消化道症状、淡红色斑丘疹、肝脾大、ALT 上升、白细胞不高反低，考虑伤寒，故选 A。细菌性痢疾可有消化道症状，患者白细胞升高，里急后重、黏液脓血便等，故不选 B；肾综合征出血热有"三红""三痛"及肾损害等表现，故不选 C；急性无黄疸型肝炎患者一般有全身乏力、恶心呕吐、食欲减退、腹胀、尿色加深等症状，故不选 E。

【破题思路】玫瑰疹 + 表情淡漠 + 肝脾大 + 白细胞不高反低 = 伤寒。

2. 【答案】D　　　　　　　　　　　　【难度系数】★★

【解析】在伤寒病程的第 1~2 周，做血细菌培养阳性率可高达 80%~90%，血培养是发病第 1~2 周确诊伤寒的首选方法，故选 D。对血培养阴性或者使用过抗菌药物诊断有困难的可疑患者，骨髓培养更有助于诊断。外斐试验辅助诊断立克次体病，故不选 A。粪培养在病程第二周起阳性率逐渐增加，第 3~4 周阳性率最高，可达 75%，但不是最有意义的检查，故不选 E。汉坦病毒特异性抗体用于检查肾综合征出血热，故不选 B。肝炎病毒标志物用于各型肝炎的诊断，故不选 C。

十一、霍乱（助理不考）

题型　A1 型题

1. 【答案】A　　　　　　　　　　　　【难度系数】★

【解析】霍乱是由霍乱弧菌引起的烈性肠道传染病，患者及带菌者的粪便或排泄物污染水源或食物后可引起霍乱暴发流行。日常接触和苍蝇也起传播作用。霍乱不通过空气传播，故选 A。

2. 【答案】B　　　　　　　　　　　　【难度系数】★★

【解析】霍乱是由霍乱弧菌引起的急性烈性肠道传染病，属《中华人民共和国传染病防治法》中规定的甲类传染病。本病为消化道传染病，可经污染的水源及食物、日常生活接触及苍蝇媒介引起传播，水源与食物被污染常引起流行，甚至暴发流行。食物、生活接触和苍蝇媒介也是传播途径，但最重要的是经被污染的水源传播，故选 B，不选 A、C 和 D。霍乱是消化道传染病，故不选 E。

3. 【答案】C　　　　　　　　　　　　【难度系数】★★

【解析】霍乱的典型病程分三期：泻吐期、脱水期和恢复期（反应期）。病人发病首先进入泻吐期，首发症状常为腹泻，无痛性剧烈腹泻，不伴里急后重，粪便由水样迅速转为米泔样水便或洗肉水样血便，继之喷射性呕吐，故选 C。霍乱患者到了恢复期，可引起轻重不一的发热，一般体温高达 38~39℃，持续 1~3 日后自行消退，故不选 A；声嘶非霍乱的特有表现，故不选 B；霍乱患者在脱水期，因吐泻致钠盐丢失，引起腓肠肌和腹直肌痉挛，故不选 D 和 E。

题型　A2 型题

【答案】D　　　　　　　　　　　　【难度系数】★★

【解析】霍乱是由霍乱弧菌引起的烈性肠道传染病，通过污染的水和食物传染，典型表现为：起病急，腹泻剧、首发腹泻不伴里急后重，粪便由水样可转为米泔水便，多伴呕吐，导致脱水、肌肉痉挛，严重者出现循环衰竭和急性肾衰竭，粪便常规可见黏液和少许红细胞、白细胞，一般无明显发热和腹痛，根据题意，故选 D。急性肠炎患者有明显的恶心、呕吐、发热等症状，故不选 A。阿米巴痢疾是由溶组织阿米巴感染引起的,起病慢,全身症状轻,无发热或低热,果酱样黏液血便,有腥臭,粪便镜检可发现滋养体,故不选B。细菌性食物中毒是指由于进食被细菌或细菌毒素所污染的食物而引起的急性感染中毒性疾病,根据临床表现的不同分为胃肠型和神经型食物中毒。胃肠型食物中毒夏秋季较多见,以恶心、呕吐、腹痛、腹泻、先吐后泻等急性胃肠炎症状为主要特征,稀水样粪便镜检有少量白细胞,血水样便镜检可见多数红细胞和少量红细胞,故不选C。急性细菌性痢疾是由志贺菌引起的肠道传染病,主要表现为腹痛、腹泻、黏液脓血便及里急后重,可有感染性休克和(或)中毒性脑病,故不选E。

十二、囊尾蚴病(助理不考)

题型　A1型题

【答案】A　　　　　　　　　　　　　【难度系数】★★

【解析】脑囊尾蚴病占总数的60%~90%,可分为皮质型、脑室型、颅底型及混合型。其中,皮质型占脑囊尾蚴病的84%~100%,以癫痫最为常见,约半数患者表现为单纯大发作,且为唯一的首发症状,故选A,不选B和E。脑囊尾蚴病没有软脑膜型和脊髓型,故不选C和D。

第三节　性传播疾病

一、淋病

题型　A1型题

【答案】C　　　　　　　　　　　　　【难度系数】★★★

【解析】淋病由淋病奈瑟球菌感染引起,主要导致泌尿生殖系统的化脓性感染。人是淋病奈瑟球菌的唯一天然宿主。淋病奈瑟球菌主要侵犯黏膜,尤其对单层柱状上皮和移行上皮所形成的黏膜有亲和力,通过其表面菌毛含有的黏附因子黏附到柱状上皮细胞的表面进行繁殖,并沿生殖道上行蔓延,故选C。淋巴系统、血液循环等均不是淋病奈瑟球菌在生殖道的传播途径,故不选A、B、D和E。

题型　A2型题

【答案】C　　　　　　　　　　　　　【难度系数】★★

【解析】淋病是由淋病奈瑟球菌感染引起的性病,通过性接触传染为主要传播途径,淋病患者为其传染源。开始表现为尿道口灼痒、红肿及外翻。排尿时灼痛,伴尿频,尿道口有少量稀薄黏液性分泌物流出,24小时后分泌物转为黄色脓性,且量增多。3~4天后,尿道黏膜上皮发生多数局灶性坏死,产生大量脓性分泌物,排尿时刺痛,龟头及包皮红肿显著。根据题意,该病人应诊断为淋病,故选C。

题型　B1型题

(1~2题共用解析)

1.【答案】B　　2.【答案】E　　　　【难度系数】★

【解析】淋病由淋病奈瑟球菌感染引起,治疗淋病的首选药物是头孢曲松,故第1题选B。青霉素是梅毒的首选治疗药物,孕妇梅毒首选也为青霉素,故第2题选E。多西环素为广谱抑菌剂,但对革兰氏阳性菌作用优于革兰氏阴性菌;四环素对革兰氏阳性菌、立克次体、滤过性病毒、螺旋体等有很好的抑制作用;红霉素对革兰氏阳性菌有较强的抑制作用。

二、梅毒

题型　A2型题

【答案】E　　　　　　　　　　　　　【难度系数】★★

【解析】无痛性硬下疳是一期梅毒的典型临床表现;患者,年轻女性,有不洁性交史,阴道分泌物增多,右侧大阴唇可见1.0 cm×1.0 cm、质硬、无痛隆起物。综上所述,故选E。巨细胞病毒感染正常成人多表现为隐性感染,故不选A;淋病多有尿道滴脓及尿路感染症状,故不选B;生殖器疱疹典型症状是外生殖器或肛门周围有群簇或散在的小水疱,2~4天后破溃形成糜烂或溃疡,自觉疼痛,故不选C;尖锐湿疣典型皮损为生殖器或肛周等潮湿部位出现丘疹，乳头状、菜花状或鸡冠状肉质赘生物，表面粗糙角化，故不选D。

【破题思路】不洁性交史＋三期表现（一期硬下疳，二期梅毒疹，三期肉芽肿）＝梅毒。

> 题型　**B1 型题**

（1~2 题共用解析）

1. 【答案】D　　2. 【答案】B　　【难度系数】★

【解析】人乳头瘤病毒（HPV）可引起尖锐湿疣和宫颈癌，故第1题选D。梅毒是由苍白密螺旋体引起的一种慢性全身性传染病，故第2题选B。单纯疱疹病毒感染可引起生殖器疱疹；人类免疫缺陷病毒即HIV，可引起艾滋病；脑膜炎球菌和淋病奈瑟球菌都是革兰氏阴性双球菌，而尖锐湿疣和梅毒病原体不是革兰氏阴性双球菌。

3. 【答案】D　　【难度系数】★★★

【解析】青霉素为治疗梅毒的首选药物，但血清浓度必须稳定维持10天以上方可彻底清除体内的梅毒螺旋体；当青霉素过敏，优先选用头孢曲松钠。四环素类和大环内酯类疗效较青霉素差，通常作为青霉素过敏者的替代治疗药物。故选D，不选B、C和E。氧氟沙星是对革兰氏阴性杆菌有效的抗菌药物，故不选A。

4. 【答案】B　　【难度系数】★★★

【解析】治疗孕妇生殖道沙眼衣原体感染推荐阿奇霉素或多西环素，妊娠期仅可用红霉素或阿奇霉素，不宜用四环素类药物，故选B。

三、生殖道沙眼衣原体感染

参见上文"二、梅毒"的B1型题。

四、生殖道病毒感染

> 题型　**A1 型题**

【答案】B　　【难度系数】★★

【解析】孕妇巨细胞病毒（CMV）感染，约15%的胎儿会出现胎儿生长受限、小头畸形、溶血性贫血等。目前对CMV感染无特效的治疗方法，故孕早期应向孕妇及家属交代可能的后果以决定胎儿取舍，故选B。细菌性阴道炎、沙眼衣原体感染、外阴阴道念珠菌感染及生殖道尖锐湿疣对胎儿多无影响且有有效治疗方法。

【破题思路】巨细胞病毒感染的两大考点："猫头鹰细胞"＋及时终止妊娠（容易引起流产、死产及新生儿死亡）。

五、尖锐湿疣

> 题型　**A2 型题**

1. 【答案】A　　【难度系数】★★★

【解析】生殖道尖锐湿疣是由人乳头瘤病毒（HPV）感染引起的鳞状上皮增生性疣状病变，主要经性交直接传播，表现为在性交时易受损的外阴部位出现皮损：初期为散在或呈簇状增生的白色或粉色小乳头状疣，柔软，有细的指样突起。病灶增大后互相融合，呈鸡冠状、菜花状或桑葚状，触之易出血。根据以上特点，该病人诊断为尖锐湿疣，故选A。扁平湿疣和生殖器鲍温样丘疹病属于皮肤病的一种，不伴有生殖道脓性分泌物，故不选B和C。假性湿疣又称绒毛样小阴唇，指发生于女性小阴唇的一种类似尖锐湿疣样皮疹。本病好发于青年女性，对称分布于小阴唇内侧，阴道前庭亦可受累。本病为一良性乳头瘤病，不属于性传播疾病，无传染性，故不选D。宫颈癌多发于中年以上女性，主要表现为接触性出血，多不发生于外阴，故不选E。

2. 【答案】B　　【难度系数】★★

【解析】梅毒是由梅毒螺旋体引起的一种慢性传染病。一期梅毒硬下疳，二期梅毒疹，三期梅毒树胶肿，故不选A。尖锐湿疣是由人乳头瘤病毒引起的性传播疾病，人是HPV的唯一宿主，组织学检查可见挖空细胞，故选B。淋病是由淋病奈瑟球菌引起的以泌尿生殖系统化脓性感染为主要表现的性传播疾病，故不选C。细菌性阴道病可见均质稀薄的分泌物，氨臭味试验阳性→鱼腥臭味，诊断→线索细胞阳性，故不选 D。滴虫阴道炎可见稀薄脓性泡沫状分泌物＋外阴瘙痒，故不选 E。

3. 【答案】C　　　　　　　　　　　　　　【难度系数】★★

【解析】淋病是淋病奈瑟球菌引起的化脓性感染，不符合题意，故不选 A。梅毒是由苍白密螺旋体引起的一种慢性全身性传染病，突出的病理改变为硬下疳、梅毒疹及树胶样肿，故不选 B。尖锐湿疣是由人乳头瘤病毒感染所致的性传播疾病，生殖器或肛周见丘疹，赘生物形成，故选 C。外阴阴道念珠菌病由念珠菌感染引起，主要表现为外阴及阴道灼热、瘙痒，排尿困难，白带异常等，白带豆渣状是其特征，故不选 D。滴虫阴道炎是由阴道毛滴虫感染引起的炎症，白带稀薄泡沫样是其特征，故不选 E。

| 题型 | B1 型题 |

（1~2 题共用解析）

1. 【答案】C　　2. 【答案】E　　　　　　【难度系数】★★

【解析】单纯疱疹病毒感染可导致水痘、带状疱疹和生殖器疱疹；苍白密螺旋体感染导致梅毒；淋病奈瑟球菌感染导致淋病；人乳头瘤病毒感染导致尖锐湿疣；沙眼衣原体感染导致沙眼。故第 1 题选 C，第 2 题选 E。

第二十五章　其他

第一节　围术期处理

| 题型 | A1 型题 |

1. 【答案】B　　　　　　　　　　　　【难度系数】★

   【解析】病人血压在 160/100 mmHg 以下，可不必做特殊准备，故选 B。

   【破题思路】血压在 160/100 mmHg 以下不处理；血压过高者（＞180/100 mmHg），术前应用合适的降压药物，但是不要求降至正常后才手术。

2. 【答案】A　　　　　　　　　　　　【难度系数】★

   【解析】重症糖尿病患者施行择期手术前，血糖和尿糖应控制在血糖 5.6 ~ 11.2mmol/L，尿糖（+ ~ ++）水平，故选 A。

3. 【答案】B　　　　　　　　　　　　【难度系数】★★

   【解析】一般头、面、颈部手术在术后 4~5 日拆线，下腹部、会阴部手术在术后 6~7 日拆线，胸部、上腹部、背部、臀部手术在术后 7~9 日拆线，四肢手术在术后 10~12 日拆线，减张缝线需 14 日拆线，故选 B。

4. 【答案】B　　　　　　　　　　　　【难度系数】★★

   【解析】累及筋膜和肌肉的严重感染，需要急诊切开清创、防治休克和静脉应用广谱抗生素。手术切口感染，并未提到其他，所以不需要直接敞开切口清创后立即再缝合，故选 B。局部理疗属于一般处理，故不选 A。碘酚纱布湿敷控制感染，缓解症状，故不选 C。拆除缝线，敞开切口，故不选 D。进行引流。有感染，可以酌情使用抗生素，故不选 E。

5. 【答案】C　　　　　　　　　　　　【难度系数】★★★★

   【解析】术后肺不张预防和治疗：叩击胸、背部，鼓励咳嗽和深呼吸，经鼻气管吸引分泌物，故选 C。应用大量抗生素主要是预防控制感染的，故不选 A。蒸汽吸入、应用祛痰药物、氧气吸入等可以缓解一部分症状，但不是预防的最主要措施，故不选 B、D、E。

6. 【答案】B　　　　　　　　　　　　【难度系数】★

   【解析】术前 12 小时开始禁食、4 小时禁水，其目的是防止麻醉或手术过程中的呕吐引起窒息或吸入性肺炎，故选 B。让胃肠道适当的休息、减少胃肠道手术时的污染、防止术后腹胀、减少术后排便等均不是术前禁食的主要原因，故不选 A、C、D、E。

7. 【答案】B　　　　　　　　　　　　【难度系数】★★

   【解析】术前低营养状况（血清蛋白＜ 30 g/L）可能影响术后伤口愈合，可能导致患者抵抗力下降，容易并发术后感染，故不选 A。糖尿病患者术前血糖应控制在轻度升高水平，血糖控制水平为 5.6~11.2 mmol/L 较为适宜，故不选 D。高血压患者并不要求血压降至正常水平才进行手术，血压在 160/100 mmHg 以下的可不必做特殊准备，故选 B。房颤或者心室率大于 100 次 / 分，需要处理，故不选 C。术前存在感染也需要处理，故不选 E。

8. 【答案】E　　　　　　　　　　　　【难度系数】★★

   【解析】全身麻醉而未清醒的患者，平卧，头转向一侧，防止呕吐误吸，故不选 A。蛛网膜下腔麻醉患者，头低卧位可防止低颅压头痛，故不选 B。腹部手术后，多取低半坐卧位或斜坡卧位，以减少腹壁张力，故不选 C。肥胖患者可采取侧卧位，利于呼吸和静脉引流，故不选 D。休克患者应取下肢抬高 15°~20°、头部和躯干抬高 20°~30° 的特殊体位，故选 E。

   【破题思路】记忆技巧：头斜颈高腹半卧，全麻平平休克凹。

9. 【答案】C　　　　　　　　　　　　【难度系数】★★

   【解析】拔管时间：乳胶片在术后 1~2 天，烟卷引流 3 天内，T 型管 14 天，胃肠减压管在肛门排气后，故选 C。

10. 【答案】C　　　　　　　　　　　【难度系数】★★

    【解析】病人血压在 160/100 mmHg 以下，可不必做特殊准备，故选 C。血红蛋白的正常值男性为

120~160 g/L，女性为 110~150 g/L，答案 A 在正常值范围，故不选 A。糖尿病病人术前应通过降糖药物维持血糖轻度升高状态（5.6~11.2 mmol/L）较为适宜，故不选 B。术前当 PLT < 50×10^9/L，建议输血小板；大手术或涉及血管部位的手术，应保持 PLT > 75×10^9/L；神经系统手术，应保持 PLT ≥ 100×10^9/L。故不选 D。人的正常白细胞值是（4.0~10.0）×10^9/L，答案 E 的白细胞在正常范围之内，故不选 E。

11.【答案】C　　　　　　　　　　　　　　【难度系数】★★

【解析】有尿潴留应及时处理，安抚病人情绪，如无禁忌，可协助病人坐于床沿或立起排尿，故选 C。如无效，可在无菌条件下进行导尿，故不选 B。尿潴留时间过长，导尿时尿液量超过 500 mL 者，应留置导尿管 1~2 日。有器质性病变，如骶前神经损伤、前列腺肥大等，需要留置导尿管 4~5 日，故不选 E。耻骨上膀胱穿刺仅适于导尿管不能置入膀胱的病人，故不选 A。术后尿潴留不是应用利尿药的适应证，故不选 D。

【破题思路】手术后发生急性尿潴留首选治疗为协助排尿，物理诱导，诱导无效考虑导尿，患者术后尿潴留如有器质性病变，应留置导尿管 4~5 天。

12.【答案】B　　　　　　　　　　　　　　【难度系数】★

【解析】急症手术——马上做；限期手术——尽快做；择期手术——随时做。A、D 属于择期手术，故不选；B 属于限期手术；C、E 是急症手术。故选 B。

13.【答案】D　　　　　　　　　　　　　　【难度系数】★★

【解析】切口血肿是外科手术后最常见的切口并发症，大部分为止血技术缺陷所致，故选 D，A、B、C、E 是切口血肿的促成因素，故不选。

题型	A2 型题

1.【答案】E　　　　　　　　　　　　　　【难度系数】★★

【解析】胰岛素在手术日晨应停用，故选 E。

2.【答案】B　　　　　　　　　　　　　　【难度系数】★★

【解析】腹部手术切口裂开常发生于术后 1 周之内，往往在病人一次腹部突然用力时，自觉切口疼痛或突然松开，有淡红色液体自切口流出，故选 B。切口下血肿常表现为切口部位不适感，肿胀和边缘隆起，血液有时沿针眼外渗，故不选 A；切口皮下积液常表现为切口软化，故不选 C。

【破题思路】术后最常见——发热；术后 3~6 天发热——感染；血清肿——淡黄色液体溢出；切口裂开——淡红色液体流出。

3.【答案】B　　　　　　　　　　　　　　【难度系数】★★

【解析】患者甲状腺次全切除术后，出现憋气，烦躁，颈部肿胀，口唇发绀，可能是颈部血肿压迫导致的。甲状腺、甲状旁腺或颈动脉术后引起的颈部血肿特别危险，因为血肿可迅速扩展，压迫呼吸道。治疗方法：在无菌条件下排空凝血块，解决呼吸困难，故选 B。患者是血肿压迫，高流量吸氧、呼吸兴奋剂不能从根本上解决血肿压迫，故不选 A、C。保持引流管通畅不能缓解压迫导致的呼吸困难，是一般处理，故不选 D。患者并不是因为痰液太多引起的呼吸困难，故不选 E。

4.【答案】E　　　　　　　　　　　　　　【难度系数】★

【解析】术后切口拆线时间：头面部 4~5 天，故选 E；下腹部、会阴 6~7 天，胸部、背部、臀部手术 7~9 天，四肢 10~12 天，减张缝线 14 天，故不选 A、B、C、D。

5.【答案】B　　　　　　　　　　　　　　【难度系数】★★

【解析】糖尿病病人术前应通过降血糖药物将血糖控制在轻度升高的状态（5.6~11.2 mmol/L），无需控制到正常水平，故选 B。

6.【答案】D　　　　　　　　　　　　　　【难度系数】★

【解析】颅脑手术后，如无休克或昏迷，可取 15°~30° 头高脚低斜坡卧位，故选 D。全麻未清醒患者应平卧、头偏向一侧（防止呕吐误吸），故不选 A、C。颈胸部手术术后多采用高半坐卧位，以利于呼吸和引流，故不选 B。休克：下肢抬高 15°~20°，头、躯干抬高 20°~30°，故不选 E。

7.【答案】C　　　　　　　　　　　　　　【难度系数】★★★

【解析】糖尿病人血糖和尿糖控制标准：血糖 5.6~11.2 mmol/L、尿糖 +~++。口服降糖药物者，继续服用至术前一天晚上，故选 C。

【破题思路】术前准备的特殊准备，特别注意高血压和糖尿病。血压 < 160/100 mmHg，无需特殊准备。血糖 5.6~11.2 mmol/L、尿糖 +~++，可以手术。口服降糖药物者，继续服用至术前一天晚上。病人应用降糖药物或长效胰岛素，均应改为胰岛素。

8. 【答案】A　　　　　　　　　　　【难度系数】★★★

【解析】患者心率快，血压 BP 80/60 mmHg，面色苍白，皮肤湿冷，考虑患者有可能休克。腹腔手术后 24 小时内出现休克，应考虑到有内出血，表现为心搏加速，血压下降，尿排出减少，外周血管收缩。休克容易导致死亡，所以要先排除是不是出血，故选A。B、C、D 一般不会在这么短时间内导致休克，故不选。切口裂开经常发生在术后 1 周之内，往往病人有突然腹部用力的病史，与题意不相符。

9. 【答案】C　　　　　　　　　　　【难度系数】★★

【解析】糖尿病病人围手术期血糖波动较大，不宜使用长效口服降糖药，应改用速效胰岛素，以便合理控制血糖，故选 C，不选 B、D。患者血糖高，停药降血糖不合适，故不选A。题干的问题是围术期糖尿病的处理，故不选 E。

10. 【答案】E　　　　　　　　　　　【难度系数】★★★

【解析】剖腹手术后，胃肠道蠕动减弱，一般 2~3 天可恢复。3 天后肠道蠕动未恢复，但生命体征平稳，则考虑肠蠕动功能失调，故选 E。肠系膜血管缺血性疾病多有风湿性心脏病病史，临床以症状、体征分离的绞窄性肠梗阻为主要特征，故不选 C。肠扭转多饱餐后剧烈运动或有便秘病史，很快发展为绞窄性肠梗阻，故不选 D。也不考虑吻合口炎、腹腔内血肿形成，故不选 A、B。

题型	A3/A4 型题

1. 【答案】D　　　　　　　　　　　【难度系数】★★★

【解析】该患者术后出现面色苍白、无尿、皮肤湿冷、血压低、脉搏快等表现，提示发生了休克。腹腔手术 24 小时内出现休克，应考虑有内出血，故选 D。肠麻痹、术后疼痛、尿潴留一般不会引起休克，故不选 A、B、C。机械性肠梗阻患者肠鸣音亢进，血压也不低，故不选 E。

2. 【答案】D　　　　　　　　　　　【难度系数】★★

【解析】腹腔穿刺可以明确诊断，故选 D。其余四个选项答案对快速失血的诊断价值有限。

【破题思路】遇到腹腔损伤、胸部损伤、深部化脓性感染、宫外孕破裂等情况难以确诊时，首选的辅助检查是穿刺。

第二节　外科患者的营养代谢

题型	A1 型题

1. 【答案】C　　　　　　　　　　　【难度系数】★★

【解析】由于患者年老体弱、昏迷或存在胃潴留，当通过鼻胃管输入营养液时，可因呃逆后误吸而导致吸入性肺炎。这是较严重的并发症。预防措施是患者取 30° 半卧位，故选 C。

2. 【答案】E　　　　　　　　　　　【难度系数】★★

【解析】肠内营养感染性并发症主要与营养液误吸和营养液污染有关。吸入性肺炎是肠内营养最严重并发症，故选 E。

3. 【答案】C　　　　　　　　　　　【难度系数】★★★★

【解析】外科感染、手术创伤等应激情况下，机体发生一系列代谢改变，其特征为静息能量消耗增高、高血糖及蛋白质分解增强。应激状态时碳水化合物代谢改变主要表现为内源性葡萄糖异生作用明显增加，组织、器官葡萄糖的氧化利用下降以及外周组织对胰岛素抵抗，从而造成高血糖，排除 A、B、D。创伤后蛋白质代谢变化是蛋白质分解增加、负氮平衡，排除 A、E。脂肪是应激病人的重要能源，创伤应激时机体脂肪分解增强，排除 A、D、E。综合以上，故选 C。

4. 【答案】B　　　　　　　　　　　【难度系数】★★

【解析】题目中问的是最严重的，考虑高渗性非酮症性昏迷，故选 B。低血糖、血胆红素浓度升高、转氨酶升高都不属于严重的并发症。感染性休克不属于代谢性紊乱引起的并发症。

5. 【答案】A　　　　　　　　　　　【难度系数】★

【解析】择期手术病人的静息能量消耗值（REE）约增加 10% 左右，故选 A。

【破题思路】严重创伤、多发性骨折、感染时 REE 可增加 20%~30%，大面积烧伤时能量消耗增加最明显，最大可增高 100% 左右。

6.【答案】E 【难度系数】★★

【解析】全胃肠外营养适应证：高代谢状态，如大面积烧伤；胃肠道皮肤瘘及短肠综合征；急性肠道炎症性疾病，急性坏死性胰腺炎本身就需要胃肠减压。肢体外伤性失血不是肠外营养的适应证，故选E。

7.【答案】A 【难度系数】★★

【解析】肠外营养包含了糖类、脂肪、氨基酸、电解质、维生素、矿物质等，为了提供足够的热能需要应用高渗透压营养液的病人，长期应用以中心静脉输注为宜，如颈内静脉和锁骨下静脉等，故选A。

8.【答案】E 【难度系数】★★

【解析】中心静脉导管感染为肠外营养感染的主要并发症，确诊为中心静脉导管感染时，拔除静脉导管，导管尖端送细菌培养，并合理使用抗生素，故选E。

9.【答案】C 【难度系数】★★

【解析】常见的肠内营养并发症主要有机械方面、胃肠道方面、代谢方面及感染方面的并发症，其中以腹泻最为常见，故选C。胆汁淤积、胆石形成、肠源性感染等都是肠外营养的并发症，故不选A、B、D。消瘦不是肠内营养的并发症，故不选E。

题型	A2型题

1.【答案】D 【难度系数】★★★

【解析】目前认为，对于非肥胖患者，25~30kcal/（kg·d）能满足大多数住院患者的能量需求，而BMI>$30kg/m^2$的肥胖患者，推荐的能量摄入量为正常目标量的70%~80%。择期手术约增加10%左右；严重创伤、多发性骨折、感染时可增加20%~30%；大面积烧伤时能量消耗增加最明显，最大可增高100%左右。此题题干为轻症急性胰腺炎，既不是择期手术，也非严重创伤、多发性骨折和感染，因此应按照基础能量需求来算，体重×25kcal=60×25kcal=1500kcal，因问的是约为，故选D。

2.【答案】D 【难度系数】★★★★

【解析】目前认为，对于非肥胖患者25~30kcal/（kg·d）能满足大多数住院患者的能量需求，而BMI>$30kg/m^2$的肥胖患者，推荐的能量摄入量为正常目标量的70%~80%。择期手术约增加10%左右；严重创伤、多发性骨折、感染时可增加20%~30%；大面积烧伤时能量消耗增加最明显，最大可增高100%左右。此题考查的是基础能量，即体重×25kcal=65×25kcal=1625kcal，故选D。

题型	B1型题

（1~2题共用解析）

1.【答案】C　2.【答案】A 【难度系数】★★★

【解析】血浆蛋白水平可以反映机体蛋白质营养状况，常用的血浆蛋白指标有白蛋白、前白蛋白、转铁蛋白等，故第1题选C。氮平衡是评价机体蛋白代谢状况的可靠指标，故第2题选A。

第三节　感染

一、软组织急性化脓性感染

题型	A1型题

1.【答案】C 【难度系数】★★

【解析】丹毒好发于单侧下肢与面部，表现为片状皮肤红疹、色鲜红、中间稍淡、境界较清楚，一般不化脓，故选C。局部硬肿是痈的特点，故不选D。A是疖的特点，故不选。

2.【答案】C 【难度系数】★★

【解析】痈在初期仅有红肿时，可用30%硫酸镁湿敷或外敷中药和理疗，争取缩小病变范围。已出现多个脓点、表面紫褐色或已破溃流脓时，需要及时切开引流，即在静脉麻醉下做"+"或"++"形切口切开引流，切口线应达到病变边缘健康组织，深度须达到痈的基底部（深筋膜层）（C错误，故选C），清除已化脓和尚未成脓、但已失活的组织，在脓腔内填塞生理盐水、碘附或凡士林纱条，外加干纱布翻带包扎。唇痈不宜切开，病菌可经过内眦静脉、眼静脉进入颅内海绵状静脉窦，引起海绵状静脉窦炎。

3. 【答案】B 【难度系数】★

【解析】痈是相邻的多个毛囊及其周围软组织的急性化脓性感染，也可由多个疖融合而成，故选B。

【破题思路】疖、痈、脓肿致病菌都以金黄色葡萄球菌为主，丹毒和蜂窝织炎致病菌都以溶血性链球菌为主。疖→单个毛囊及所属皮脂腺的急性化脓性感染；痈→多个毛囊及所属皮脂腺的急性化脓性感染；疖病→多个不相邻的疖，而多个相邻疖融合在一起是痈（注意区别）；危险三角区的疖→禁止挤压；危险三角区的痈（唇痈）→禁止切开引流。

4. 【答案】E 【难度系数】★★

【解析】上唇部疖或痈挤压后病菌可经内眦静脉、眼静脉进入颅内海绵状静脉窦，引起海绵状静脉窦炎，危及生命，故选E。

【破题思路】疖或痈的致病菌主要是金黄色葡萄球菌，最严重并发症是海绵状静脉窦炎。颈部蜂窝织炎的致病菌主要是溶血性链球菌，最严重并发症是喉头水肿、呼吸困难。

5. 【答案】B 【难度系数】★★★

【解析】口底及下颌急性蜂窝织炎因可引起咽喉部及喉头水肿，压迫呼吸道而引起呼吸困难，甚至窒息，危及生命，故选B。

6. 【答案】C 【难度系数】★★

【解析】特异性感染因致病菌不同可有独特表现，如：破伤风、气性坏疽、肺结核、念珠菌感染等。β溶血性链球菌引起的蜂窝织炎属于非特异性感染，故选C。

7. 【答案】C 【难度系数】★★★

【解析】穿刺培养能更精确地直达病灶进行细菌培养，故选C。如果细菌不入血，血液细菌培养可阴性，本题容易误选为B，血培养主要用于菌血症或败血症。

8. 【答案】C 【难度系数】★★

【解析】拔甲术是处理指甲下积脓的最佳处理方法，故选C。B、E术式均可能因引流不畅而使炎症经久不愈，故不选B、E。单纯性甲沟炎可考虑甲沟纵切口，故不选A、D。

9. 【答案】D 【难度系数】★★

【解析】气性坏疽是厌氧菌感染的一种，即梭状芽孢杆菌所致的肌坏死或肌炎。本病发展急剧，预后严重，一经诊断需立即积极治疗，其中最关键的措施是紧急手术清创，故选D。

【破题思路】气性坏疽的首选治疗方法→急诊手术，广泛多处切开，用3%过氧化氢或1：1000高锰酸钾溶液冲洗和湿敷。

10. 【答案】D 【难度系数】★

【解析】脓性指头炎致病菌多为金黄色葡萄球菌，故选D。

题型 A2型题

1. 【答案】D 【难度系数】★★★

【解析】治疗：①"+"或"++"形切口，故不选C。②切口应超出病变边缘，深达深筋膜，但不切开深筋膜，故不选B。③清除已化脓和尚未成脓、但已失活的组织，在脓腔内填塞生理盐水、碘附或凡士林纱条，外加干纱布绷带包扎，故不选A。④术后注意创面渗血，渗出液过多时应及时更换敷料，故不选E。已化脓不做一期缝合，故选D。

2. 【答案】A 【难度系数】★★★

【解析】患者示指末节肿胀、疼痛，有被鱼刺扎伤示指末节的病史，指尖有针刺样疼痛、肿胀，考虑是脓性指头炎，一旦出现跳痛，应做切开引流。只能从侧面做纵切口，切口远侧不超过甲沟的二分之一，近侧不超过指间横纹处，故不选C、D；不能在指腹行"十字"切开术；不能在指腹，做鱼嘴状切口，故不选B、E；脓肿较大可做对口引流，故选A。

3. 【答案】C 【难度系数】★★

【解析】根据题意，病人额部多发性疖肿，未治，红肿扩大，弛张性高热，提示是外科感染。4天后臀部皮下又发现一肿块，疼痛，压痛明显，且有波动感，则提示有感染转移，且已经形成脓肿。因此，凡是外科感染形成脓肿者，均需要切开引流或穿刺引流并配合抗生素治疗，故选C。醇浴退热是对症治疗措施之一，目的是降体温，故不选A；额部疖肿换药仅治疗两个感染部位之一，已经化脓的臀部感染更需要治疗，故不选B；加强营养，增强抵抗力及综合应用多种抗生素均为对症和抗感染治疗措施，故不选D、E。

【破题思路】凡是化脓性感染，已经形成脓肿的病人，均需要切开引流或穿刺引流，配合抗生素的使用、对症治疗等。

4.【答案】C　　　　　　　　　　　　　【难度系数】★★★

【解析】患者经过局部处理仍出现寒战、高热等全身中毒症状，应考虑有无其他感染病灶造成全身中毒症状，应该寻找有无其他感染病灶，故选C。因为已经局部处理及使用抗生素了，再加大剂量或使用抗真菌药物无益，故不选A、D。当感染严重时，才考虑加用肾上腺皮质激素，故不选E。

5.【答案】B　　　　　　　　　　　　　【难度系数】★★

【解析】根据局部皮肤红、肿、热、痛可诊断为局部感染，稀薄、粉红色的脓液特点可确定为β溶血性链球菌感染，故选B。

【破题思路】①金黄色葡萄球菌感染→脓液稠厚，黄色，无臭味。②铜绿假单胞菌感染→脓液淡绿色，特殊腥臭味。③溶血性链球菌感染→脓液稀薄、淡红色。④大肠埃希菌感染→与厌氧菌混合感染，脓液有恶臭（大肠埃希菌的脓液不臭，合并厌氧菌感染后脓液恶臭）。

题型　A3/A4型题

（1~3题共用解析）

1.【答案】A　2.【答案】A　3.【答案】A　　　　【难度系数】★★

【解析】根据该患者典型临床表现可初步诊断为左脚趾甲沟炎，故第1题选A。引起甲沟炎的致病菌多为金黄色葡萄球菌，因此选用青霉素，故第2题选A。患者经治疗3天后体温升高达40℃，并出现皮疹、呕吐、腹泻，白细胞高达20×10⁹/L，中性粒细胞89%，首先考虑可能合并败血症，故第3题选A。

4.【答案】D　　　　　　　　　　　　　【难度系数】★★

【解析】肢体长时间受压病史＋烦躁不安、恐惧等＋局部特征表现（如大理石样花纹、切割似熟肉、捻发音、气泡逸出、恶臭的浆液样血性分泌物等），首先考虑气性坏疽，气性坏疽是由梭状芽孢杆菌感染引起的，故选D。

5.【答案】B　　　　　　　　　　　　　【难度系数】★★★

【解析】气性坏疽的治疗重点是清创术，必要时可以考虑截肢，A、D对，故不选。治疗的首选抗生素是青霉素，氨基糖苷类抗生素无效，青霉素的剂量每天大于1000万U，B错，故选B。必要时高压氧疗及少量多次输入新鲜血，C、E对，故不选。

【破题思路】破伤风和气性坏疽的预防重点都是清创术（暂不缝合），首选的抗生素都是青霉素（引起此两种疾病的细菌均为专性厌氧菌，对青霉素敏感），但使用剂量不一样。治疗破伤风的青霉素剂量至多1000万U/天，而治疗气性坏疽的青霉素剂量至少1000万U/天。

6.【答案】A　　　　　　　　　　　　　【难度系数】★★

【解析】因为患者已经接受了清创缝合术，发生气性坏疽的原因可能与清创不彻底有关，故选A。题干并未提及伤口包扎的问题，故不选E。B、C、D明显与题干无关，故不选。

（7~8题共用解析）

7.【答案】C　8.【答案】C　　　　　　　【难度系数】★★

【解析】颈后红肿，范围约5 cm，边界不清，中央多个脓点，提示多个毛囊的深部感染，诊断首先考虑痈，故第7题选C。痈的切口应超过病变边缘皮肤，故第8题选C。

题型　B1型题

（1~2题共用解析）

1.【答案】B　2.【答案】D　　　　　　　【难度系数】★★

【解析】痈好发于中老年人皮肤较厚的部位，如项部和背部，故第1题选B。产气性皮下蜂窝织炎下腹与会阴部较多见，常在皮肤受损伤且污染较重的情况下发生，故第2题选D。

【破题思路】疖和痈好发部位都是皮脂腺分布集中的部位。疖好发于头面部、颈项和背部，以头面部最多见。痈好发于皮肤较厚的项部和背部，俗称"对口疮"和"搭背"。疖和痈好发部位相似，但不相同。

(3~4题共用解析)
3.【答案】D   4.【答案】B   【难度系数】★★

【解析】丹毒为乙型溶血性链球菌侵袭所致的非化脓性炎症，故第3题选D。拟杆菌感染则表现为脓液恶臭，普通细菌培养阴性，故第4题选B。

二、全身化脓性感染

题型 A1型题

1.【答案】C   【难度系数】★★

【解析】全身性外科感染的综合性治疗中，最关键的是处理原发感染灶，故选C。对受累的相应心、肝、肾等重要脏器应同时给予相应的处理，不是最关键的措施，故不选A。全身支持疗法为辅助疗法，故不选B。应用抗菌药物为一般疗法，不是最关键的处理，故不选E。

2.【答案】E   【难度系数】★

【解析】脓毒症早期典型的临床表现是寒战、高热，继续发展会出现心率加快、呼吸困难、神志改变、肝大及皮疹、休克等表现。故选E。

【破题思路】疑似感染病人出现寒战、高热，SOFA评分2分以上，可诊断脓毒症。

3.【答案】C   【难度系数】★★

【解析】败血症是细菌入血，抽血进行细菌培养，如果培养阳性的话，就可以确诊为败血症，故选C。血常规可以判断出有感染，但是无法明确是败血症还是毒血症或者是脓毒血症，故不选A。中毒症状主要是毒素入血引起，毒血症是毒素入血，与败血症不能鉴别，故不选B。涂片要细菌达到一定数量才可以提高阳性率，培养的话，菌数少也可以明确，故不选D。血浆白蛋白测定能明确是不是有细菌入血，不是确诊依据，故不选E。

题型 A2型题

【答案】A   【难度系数】★★★

【解析】脓毒症诊断标准：①体温＞38℃或＜36℃；②心率＞90次/分；③呼吸频率＞20次/分或$PaCO_2$＜32 mmHg；④外周血白细胞＞$12×10^9/L$或＜$4×10^9/L$；⑤脓毒症进展后出现的休克及进行性多器官功能不全表现。根据题意，诊断为脓毒症，故选A。

三、破伤风

题型 A1型题

1.【答案】A   【难度系数】★★

【解析】破伤风的典型症状是在肌紧张性收缩的基础上，阵发性强烈痉挛，通常最先受影响的肌群是咀嚼肌，随后顺序是面部表情肌、颈、背、腹、四肢肌，最后为膈肌。故选A，不选B、C、D和E。

【破题思路】破伤风发作期最先发生痉挛的肌肉是咀嚼肌，表现为牙关紧闭、张口困难；最后发生痉挛的肌肉是膈肌，表现为呼吸困难，甚至呼吸暂停。

2.【答案】C   【难度系数】★

【解析】破伤风的治疗措施包括清除毒素来源、中和游离毒素、控制和解除痉挛、保持呼吸道通畅和防治并发症，其中，关键的治疗是控制和解除痉挛，预防窒息，因窒息是死亡的主要原因，故选C；其他治疗措施也很重要，但不是治疗的关键，故不选A、B、D、E。

3.【答案】B   【难度系数】★

【解析】破伤风抗毒素能够中和游离毒素，但不能抑制细菌生长与释放毒素，故选B。

题型 A2型题

1.【答案】B   【难度系数】★★

【解析】破伤风是由破伤风梭菌引起的特异性感染，多有锈钉、木刺刺伤的病史。典型临床表现是肌紧张性收缩，如张口困难、颈项强直、角弓反张、屈膝半握拳。根据该题的铁钉刺伤的病史和肌肉紧张、四肢抽搐的特殊表现可以诊断为破伤风。破伤风是一种极为严重的疾病，死亡率高，尤其是新生儿和吸毒者，为此要采取积极的综合治疗措施，包括清除毒素来源、中和游离毒素、控制和解除痉挛，保持呼吸道通畅和防治并发症等。主要并发症有窒息、肺不张、肺部感染。对抽搐频繁、药物又不易控制的严重病人，应尽早进行气管切开，以便改善通气，故选B。因病人的伤口已经清创，且已经愈合，故不选A；大剂量青霉素治疗只能抑制伤口里的破伤风芽孢梭菌的生长繁殖，对已经吸收到神经系统的痉挛毒素没有明显的效果，且肠外营养也只是支持治疗，故不选C；隔离+避光刺激和高压氧治疗均属于支持对症治疗，故不选D和E。

2.【答案】D 　　　　　　　　　　　　【难度系数】★★
【解析】结合题意，应诊断为破伤风，破伤风最严重的并发症是窒息，故选D。
【破题思路】破伤风考点注意：①致病机制：外毒素、痉挛毒素；②最先发生痉挛的肌肉是咀嚼肌，表现为张口困难（牙关紧闭）、苦笑面容；③诱发因素：光、声、水刺激；④死亡原因：窒息。

3.【答案】A 　　　　　　　　　　　　【难度系数】★★
【解析】破伤风是破伤风芽孢梭菌引起的一种特异性感染，多发生于有缺氧环境的开放性创伤，如伤口深，且外口小，伤口内有坏死组织、血块填充，或填塞过紧、局部缺血等，尤其是易发生在锈钉和木刺刺伤之后，故选A。表皮葡萄球菌、肺炎链球菌、金黄色葡萄球菌、溶血性链球菌引起的感染均为一般性感染，故不选B、C、D、E。
【破题思路】常见的特异性感染有破伤风、真菌感染、气性坏疽、厌氧的芽孢梭菌等引起的感染。

题型	A3/A4 型题

1.【答案】E 　　　　　　　　　　　　【难度系数】★
【解析】破伤风典型症状是在肌紧张性收缩的基础上，阵发性强烈痉挛，通常最先受影响的是咀嚼肌，随后顺序为面部表情肌、颈、背、腹、四肢肌，最后为膈肌，故选E。

2.【答案】A 　　　　　　　　　　　　【难度系数】★★
【解析】破伤风梭菌产生的外毒素是肌肉痉挛毒素，能引起全身肌肉持续性收缩，最严重的是引起持续性呼吸肌群和膈肌的痉挛，可以造成呼吸停止，以致病人死亡，故选A。

第四节　创伤和火器伤

题型	A1 型题

1.【答案】A 　　　　　　　　　　　　【难度系数】★★
【解析】止血带法一般用于四肢伤大出血，且加压包扎无法止血的情况。使用止血带时应注意：①应每隔1小时放松1~2分钟，且使用时间一般不应超过4小时（故选A，不选B），②禁用细绳索或电线等充当止血带（故不选C）；③松解止血带之前，应先输液或输血，补充血容量，打开伤口，准备好止血用器材，然后再松止血带（故不选D）；④止血带的位置应靠近伤口的最近端（故不选E）。

2.【答案】A 　　　　　　　　　　　　【难度系数】★★
【解析】开放性伤口常有污染，应行清创术。清创时间越早越好，伤后6~8小时内清创一般都可达到一期愈合，故选A。对于已经有脓性分泌物的伤口，局部有明显红、肿、热、痛的伤口，清创后不宜缝合，敞开引流加抗感染治疗，故不选B和C；刚被手术缝针刺伤的伤口属于浅表小伤口，先用等渗盐水棉球蘸干净组织裂隙，再用70%酒精或碘酊消毒外周皮肤，最后用小的蝶形胶布固定创缘皮肤，故不选D；四肢伤超过8~12小时，尚未发生明显感染，清创后缝线暂不结扎，伤口内留置盐水纱条引流，故不选E。

3.【答案】D 　　　　　　　　　　　　【难度系数】★★
【解析】一般伤后6~8小时以内的伤口，及时进行清创术，可进行一期缝合。面部的伤口局部血液循环好，伤后4小时故可行一期缝合，故选D。

4.【答案】C 　　　　　　　　　　　　【难度系数】★★
【解析】火器伤严禁初期缝合，因为初期清创时，挫伤区和震荡区参差交错，不易判断。此时应保持伤口引流通畅3~5天后，酌情延期缝合，故选C。
【破题思路】火器伤→无论伤后多久，除特殊情况（胸腔、腹腔、关节腔等损伤，清创后缝合伤口+引流）外，一律开放引流+定期换药/延期缝合。

题型 A2 型题

1. 【答案】B 　　　　　　　　　　　　　【难度系数】★

【解析】患者目前止血带止血，止血带可使用1小时，只有在充分补液并手术条件下方可松开止血带，故选B。

2. 【答案】E 　　　　　　　　　　　　　【难度系数】★

【解析】按伤后皮肤完整性分类，皮肤保持完整无开放性伤口者称闭合伤，如挫伤、挤压伤、扭伤、震荡伤、关节脱位和半脱位、闭合性骨折及内脏伤等。根据题意可知，该患者为闭合伤，故选E。

3. 【答案】A 　　　　　　　　　　　　　【难度系数】★★★

【解析】火器伤严禁初期缝合，因为初期清创时，挫伤区和震荡区参差交错，不易判断。因此，只能在开放伤口引流3~5天后，再根据情况进行延期缝合，故选A。其余选项有缝合均错。

题型 A3/A4 型题

1. 【答案】E 　　　　　　　　　　　　　【难度系数】★★

【解析】挤压综合征是指人体四肢或躯干等肌肉丰富的部位遭受重物（如石块、土方等）长时间的挤压，在挤压解除后出现身体一系列的病理生理改变。临床上主要表现为以肢体肿胀、肌红蛋白尿、高血钾为特点的急性肾功能衰竭。该患者的临床表现符合挤压综合征的特点，故选E。患者未出现感染的临床表现，排除了感染性休克，故不选A。单纯性肾挫伤以少量血尿为主要表现，不会发生休克，故不选B。单纯性右下肢挫伤也不会发生休克，无骨折征排除了骨折，故不选C、D。

2. 【答案】D 　　　　　　　　　　　　　【难度系数】★★

【解析】宜输注碱性溶液，避免肌红蛋白在肾小管中沉积造成肾衰竭，故选D。

【破题思路】挤压综合征、骨筋膜室综合征、溶血反应这三个严重并发症的后果都是急性肾衰竭。为了预防肾衰竭，共同的治疗措施之一就是用碳酸氢钠碱化尿液，避免肌红蛋白在肾小管中沉积造成肾衰竭。

3. 【答案】D 　　　　　　　　　　　　　【难度系数】★

【解析】挤压综合征者由于压迫处压力过大，易引起动脉供血不足，首要原则是尽早切开减压，故选D。无骨折征时无需右下肢固定，无感染表现时无需使用抗生素，故不选B、C。止痛和吸氧为一般性治疗措施，不是目前首要的治疗原则，故不选A、E。

第五节　烧伤

题型 A1 型题

1. 【答案】D 　　　　　　　　　　　　　【难度系数】★★

【解析】浅Ⅱ度烧伤：伤及表皮的生发层和真皮乳头层（故不选C）；局部红肿明显，有大小不一的水疱形成，水疱皮如剥脱，创面红润、潮湿、疼痛明显（故选D，不选E）；如无感染，创面可于1~2周内愈合（故不选B），一般不留瘢痕，但可有色素沉着（故不选A）。

2. 【答案】D 　　　　　　　　　　　　　【难度系数】★★★

【解析】根据中国九分法来计算，头颈面各占3%，躯干占27%，双上肢占18%，双臀占5%，双足占7%，双小腿占13%，双大腿占21%（成年女性的双臀和双足各占6%）。成年男性右侧膝关节以下烧伤，应为（7%+13%）/2=10%，故选D。

3. 【答案】E 　　　　　　　　　　　　　【难度系数】★★★

【解析】Ⅱ度烧伤病人应尽快进行创面处理，要点有：①创面可用1：1000苯扎溴铵或1：2000氯己定清洗创面，去除异物（故不选A）；②浅Ⅱ度烧伤的水疱皮应保留，深度烧伤的水疱皮应清除（故不选B）；③如果用包扎疗法，内层用油质纱布（故不选C）；④面、颈、会阴部烧伤不适合包扎法，则予以暴露疗法（故不选D）；如果用包扎疗法，内层用油质纱布，可添加适量抗生素，用于局部防治感染，非预防全身感染（故选E）。

4. 【答案】E 　　　　　　　　　　　　　【难度系数】★★★

【解析】①轻度烧伤：Ⅱ度烧伤总面积在10%以下（故不选B）。②中度烧伤：Ⅱ度烧伤面积10%~30%，或Ⅲ度烧伤但面积不足10%（故选E）。③重度烧伤：烧伤总面积30%~50%，或Ⅲ度烧伤面积10%~20%，或Ⅱ度、Ⅲ度烧伤面积虽然达不到上述百分比，但已发生休克等并发症，或存在较重的吸入性损伤、复合伤等（故不选A、C和D）。④特重烧伤：烧伤总面积50%以上，或Ⅲ度烧伤面积

20%以上,或有严重并发症。

5. 【答案】C　　　　　　　　　　　　【难度系数】★★★

【解析】根据中国九分法来计算,头颈面各占3%,躯干占27%,双上肢占18%,双臀占5%,双足占7%,双小腿占13%,双大腿占21%(成年女性的双臀和双足各占6%)。成年男性臀部及双下肢烫伤,应为 5%+7%+13%+21%=46%,故选C。

6. 【答案】D　　　　　　　　　　　　【难度系数】★★★

【解析】根据中国九分法,体表面积(%):头部3,面部3,颈部3;双手5,双前臂6,双上臂7;躯干前13,躯干后13,会阴1;双臀5,双大腿21,双小腿13,双足7(成年女性双臀和双足各占6)。女性躯干和臀部烧伤,应为 27%+6%=33%,故选D。

7. 【答案】E　　　　　　　　　　　　【难度系数】★★★

【解析】电烧伤入口处常炭化,形成裂口或洞穴,烧伤常深达肌肉、肌腱、骨周,损伤范围常外小内大,E错,故选E。皮肤损伤轻微,而全身性损伤较重,A对,故不选。电烧伤损害最重的是心脏,容易引起血流动力学改变,甚至心搏、呼吸骤停,B、C对,故不选。电烧伤有入口和出口,均为Ⅲ度烧伤,D对,故不选。

题型　A2型题

1. 【答案】C　　　　　　　　　　　　【难度系数】★★

【解析】该病人为右足和右小腿烫伤,烧伤面积为(双小腿13%+双足7%)/2=10%。浅Ⅱ度烧伤伤及表皮生发层、真皮乳头层,有大小不一的水疱,创面红润、潮湿、剧痛,故选C。

2. 【答案】C　　　　　　　　　　　　【难度系数】★★

【解析】①轻度烧伤:Ⅱ度烧伤总面积在10%以下。②中度烧伤:Ⅱ度烧伤面积10%~30%,或Ⅲ度烧伤但面积不足10%。③重度烧伤:烧伤总面积30%~50%,或Ⅲ度烧伤面积10%~20%,或Ⅱ度、Ⅲ度烧伤面积虽然达不到上述百分比,但已发生休克等并发症,或存在较重的吸入性损伤、复合伤等。故选C。④特重烧伤:烧伤总面积50%以上,或Ⅲ度烧伤面积20%以上,或有严重并发症。

3. 【答案】D　　　　　　　　　　　　【难度系数】★★

【解析】伤后第一个24小时补液量:成人每1%烧伤面积(Ⅱ度、Ⅲ度)每千克体重应补胶体液0.5 mL和电解质液1 mL,广泛深度烧伤者与小儿烧伤其比例可为1:1,另加基础水分2000 mL。伤后前8小时输入一半,后16个小时输入另一半。患者的烧伤面积为6%+6%+13%+1%=47%。其烧伤程度大部分为Ⅱ度,小部分为Ⅲ度,伤后8小时内补液量为:(60×47×1.5+2000)/2=3115(mL),故选D。

4. 【答案】C　　　　　　　　　　　　【难度系数】★★

【解析】此人烧伤面积应是Ⅱ度烧伤53%,Ⅲ度烧伤20%。总补液量应为73×50×1.5+2000=5475+2000(mL),去除基础需水量2000mL还有5475mL,由于是广泛烧伤,晶体液:胶体液=1:1,来计算是胶体液为2737.5mL。故选C。

5. 【答案】B　　　　　　　　　　　　【难度系数】★★★

【解析】伤后第一个24小时补液量:成人每1%烧伤面积(Ⅱ度、Ⅲ度)每千克体重应补胶体液0.5 mL和电解质液1 mL,广泛深度烧伤者与小儿烧伤其比例可为1:1,另加基础水分2000 mL。伤后前8小时输入一半,后16个小时输入另一半。[80×13×1.5+2000]/2=1780(mL),故选B。

6. 【答案】C　　　　　　　　　　　　【难度系数】★★★

【解析】烧伤面积计算:头颈部9%,躯干27%,双上肢18%,双下肢46%,女性双臀6%。所以本题是46%-6%=40%,故选C。

【破题思路】烧伤面积记忆技巧:三三三,五六七;躯干前后二十七;两个臀部一个五;七加十三二十一。(女臀加一,足减一)。

题型　A3/A4型题

1. 【答案】C　　　　　　　　　　　　【难度系数】★★

【解析】根据中国九分法,双侧臀部面积为6%、双下肢(不包括双足)面积为21%+13%,故烧伤面积为40%。根据烧伤的三度四分法的分度,该病人烧伤创面疼痛明显,满布水疱,去疱皮见创面红润、潮湿,符合浅Ⅱ度烧伤的特点。综上所述,故选C。Ⅲ度烧伤创面为焦痂,故不选A和B;因烧伤面积计算为40%,故不选D;深Ⅱ度烧伤创面也是水疱,但水疱下方基底部为红白相间,而且烧伤面积也不正确,故不选E。

2.【答案】A 【难度系数】★★

【解析】Ⅱ度以上烧伤需做创面清创术。创面处理可用1：1000苯扎溴铵或1：2000氯己定清洗，移除异物。浅Ⅱ度水疱应予保留，水疱大者，可用消毒空针抽去水疱液，答案C正确，故不选。包扎疗法主要适于四肢等易于包扎部位。面颈部、会阴部烧伤宜采用暴露疗法，因此，答案A错误，故选A。答案B正确，故不选。烧伤后需注射破伤风抗毒素和抗生素防治感染，答案D正确，故不选。休克是严重烧伤的常见并发症，补液治疗是防治休克最重要的措施，答案E正确，故不选。

（3~4题共用解析）

3.【答案】D 4.【答案】D 【难度系数】★★★

【解析】右上肢肩关节以下为9%，右下肢膝关节为6.5%，右足部为3.5%，合计19%，故第3题选D。第一天补液量成人：1.5×19×60+2000=3710（mL），故第4题选D。

【破题思路】烧伤面积记忆技巧：三三三，五六七；躯干前后二十七；两个臀部一个五；七加十三二十一。成人第一天补液量：1.5×烧伤面积×体重+2000，小儿第一天补液量：2×烧伤面积×体重+2000。

5.【答案】A 【难度系数】★★

【解析】根据中国九分法来计算，头颈面各占3%，躯干占27%，双上肢占18%，双臀占5%，双足占7%，双小腿13%，双大腿21%。成年女性右手及前臂烧伤应为（5%+6%）/2=5.5%，故选A。

6.【答案】D 【难度系数】★★★

【解析】根据题意，病人烧伤创面表现为有水疱，部分水疱皮脱落，可见创面红白相间，疼痛迟钝，符合深Ⅱ度烧伤特点；轻度烧伤是指Ⅱ度烧伤总面积在10%以下，该病人烧伤面积5.5%，符合轻度烧伤。综上所述，故选D。

第六节　乳房疾病

一、急性乳腺炎

题型　A1型题

1.【答案】A 【难度系数】★★

【解析】急性乳腺炎的发生原因，除产后全身抵抗力下降外，尚有乳汁淤积和细菌入侵两大诱因，故选A。

2.【答案】D 【难度系数】★★

【解析】形成脓肿后应及时切开引流，故选D。

题型　A2型题

【答案】B 【难度系数】★

【解析】脓肿形成后，主要治疗措施是及时脓肿切开引流，故选B；A、C为脓肿未形成之前的治疗，故不选；每次哺乳应将乳汁吸空，如有淤积，可按摩或用吸乳器排尽乳汁，故不选E。

【破题思路】①一般情况做放射状切口；②深部（乳房后）及乳晕的脓肿做弧形切口。

题型　A3/A4型题

1.【答案】C 【难度系数】★

【解析】脓肿形成后，主要治疗措施是及时脓肿切开引流，故选C；B、D、E为脓肿未形成之前的治疗，故不选。

2.【答案】B 【难度系数】★

【解析】预防关键在于避免乳汁淤积，防止乳头损伤，并保持其清洁。要养成定时哺乳、婴儿不含乳头而睡等良好习惯。乳头有破损或皲裂要及时治疗。注意婴儿口腔卫生。而不能预防性应用抗生素，故选B。

二、乳腺纤维腺瘤

题型　A2型题

1.【答案】B　　　　　　　　　　　　　　【难度系数】★★

【解析】乳腺纤维腺瘤高发年龄在20~25岁，其次是15~20岁和25~30岁。好发于乳房外上象限，75%为单发，无明显自觉症状，包块增大慢、质坚韧（弹性硬）、边界清楚、易推动、表面光滑，月经周期对肿块大小无影响。根据题意，该病人的肿块表现符合乳腺纤维腺瘤的特点，故选B。乳腺癌好发于中年以上妇女，多发于单侧乳腺，单发无痛性肿块，生长快，边界不清，活动度小，伴有淋巴结肿大，故不选A；乳房肉瘤是较少见的恶性肿瘤，以叶状肿瘤较为常见，多见于50岁以上妇女，表现为乳房肿块，体积较大，明显边界，活动度较好，皮肤表面可见扩张静脉，可出现血运转移，故不选C。乳腺炎多发生于初产妇、哺乳期、产后3~4周，表现为乳腺红、肿、热、痛和波动感，故不选D；乳管内乳头状瘤多发生于经产妇，40~50岁多见，主要表现为乳头溢液，溢液可为血性、暗棕色或黄色液体，肿瘤小，常不能触及肿块，故不选E。

2.【答案】B　　　　　　　　　　　　　　【难度系数】★★

【解析】乳腺纤维腺瘤高发年龄在20~25岁，其次是15~20岁和25~30岁。好发于乳房外上象限，75%为单发，无明显自觉症状，包块增大慢、质坚韧（弹性硬）、边界清楚、易推动、表面光滑，月经周期对肿块大小无影响。根据题意，该病人的肿块表现符合乳腺纤维腺瘤的特点，故选B。女性乳腺良性肿瘤中以纤维腺瘤最多，占75%；其次为乳管内乳头状瘤，约占20%；皮下脂肪瘤更少见，躯干和四肢较多见，故不选A。皮脂腺囊肿是发生在皮脂腺管的良性肿瘤，好发于皮脂腺丰富的部位，故不选C。乳腺增生多发生于中年女性，以乳房胀痛和乳房肿块为突出表现，且与月经周期有关，故不选D。神经纤维瘤是发生于神经末梢的良性肿瘤，易多发，躯干多见，故不选E。

三、乳腺囊性增生病

题型　A1型题

【答案】C　　　　　　　　　　　　　　【难度系数】★★

【解析】乳腺囊性增生病主要表现为胀痛和肿块，常见于乳腺一侧，也可见于双侧；25~40岁妇女多见，故不选B；基本病变是增生发生于腺管周围并伴有囊肿形成，或乳管乳头状增生；伴有乳管囊性扩张多发生于间质者为乳管及腺泡上皮增生，故选C；乳腺囊性增生病有恶性变的可能，故不选D；乳腺囊性增生病的发生与内分泌功能失调有关，故不选E。

题型　A2型题

【答案】A

【解析】乳腺囊性增生病：疼痛与月经周期常相关，典型为经前疼痛加重，故选A。乳腺结核有结核中毒症状，故不选B；乳腺纤维腺瘤边缘光滑整齐，无痛性肿块，月经周期对肿块的大小无明显自觉症状，故不选C；乳腺癌早期表现是病侧乳房出现无痛、单发的小肿块，故不选E。

四、乳腺癌

题型　A1型题

1.【答案】A　　　　　　　　　　　　　　【难度系数】★★★

【解析】乳腺癌的病理类型有：①非浸润性癌：包括导管内癌（癌细胞未突破导管壁基底膜）、小叶原位癌（癌细胞未突破末梢乳管或腺泡基底膜）及乳头湿疹样乳腺癌（伴发浸润性癌者，不在此列）。此型属早期，预后较好。②浸润性特殊癌：包括乳头状癌、髓样癌（伴大量淋巴细胞浸润）、小管癌（高分化腺癌）、腺样囊性癌、黏液腺癌、大汗腺样癌、鳞状细胞癌等。此型分化一般较高，预后尚好。③浸润性非特殊癌：包括浸润性小叶、浸润性导管癌、硬癌、髓样癌（无大量淋巴细胞浸润）、单纯癌、腺癌等。此型一般分化低，预后较上述类型差，且是乳腺癌中最常见的类型。④其他罕见癌。综上所述，选A，不选B、C、D、E。

2.【答案】C　　　　　　　　　　　　　　【难度系数】★★

【解析】分子生物学研究表明乳腺癌是异质性疾病，存在不同的分子亚型，且分子分型与临床预后密切相关，故选C。乳腺癌的治疗方法有手术、化疗、放疗、内分泌和靶向治疗等，故不选A；乳腺癌最早的表现是一侧乳腺内的无痛性的单发肿块，随着肿块的发展，可转移至淋巴结，故不选B；乳癌晚期最常见的远处转移为肺、骨、肝，故不选 D；乳癌的发病原因尚不清楚，但雌酮和雌二醇与乳腺癌的发病有直接的关系，故不选 E。

3.【答案】C　　　　　　　　　　　　　　【难度系数】★★★

【解析】各选项描述的体征均为乳癌乳房检查的体征，局部皮肤充血、发红，呈急性炎症改变，是炎性乳癌的体征，恶性程度高，分化低，发展迅速，预后极差，病人常在发病后数月即死亡，故选 C。乳头、乳晕湿疹样改变提示湿疹样乳腺癌，恶性程度低，预后较好。

4.【答案】D　　　　　　　　　　　　　　【难度系数】★★

【解析】保留乳房的乳腺癌切除术适用于临床Ⅰ期、Ⅱ期的乳腺癌患者。原发灶切除应包括肿瘤及周围 1~2 cm 的组织。确保标本的边缘无肿瘤细胞浸润，术后必须附以放疗等，故选 D。

5.【答案】B　　　　　　　　　　　　　　【难度系数】★★

【解析】乳腺癌进展期乳腺肿块逐渐增大，分界不清，活动度小，可致局部皮肤隆起，若累及 Cooper 韧带则可使其缩短而致肿瘤表面皮肤凹陷，而出现"酒窝征"，故选 B。癌细胞堵塞了局部皮下淋巴结，可引起"橘皮样"改变，故不选 C；肿瘤侵犯了胸大肌、周围腺体及局部皮肤也不会出现酒窝征，故不选 A、D、E。

题型　A2 型题

1.【答案】E　　　　　　　　　　　　　　【难度系数】★★★

【解析】乳腺疾病确诊的最佳检查是活组织病理学检查，包括穿刺细胞学、切除活检、切取活检等，故选 E。乳腺钼靶 X 线是乳腺癌普查首选的检查方法，故不选 C；乳腺 CT 对乳腺癌远处转移灶和淋巴结转移有一定的价值，故不选 A；PET 对中晚期乳腺癌的诊断一定价值，故不选 B；近红外线扫描一般不用或少用于乳腺肿块检查，故不选 D。

2.【答案】C　　　　　　　　　　　　　　【难度系数】★★★

【解析】内分泌治疗是乳腺癌治疗方法之一，术后激素受体（ER、PgR）检测阳性是内分泌治疗的一个重要依据。ER（+）首选药物他莫昔芬片（三苯氧胺），故选 C。糖皮质激素不是乳腺癌的治疗药物，故不选 A；环磷酰胺是乳腺癌的化疗用药，故不选 B；米非司酮是孕激素受体水平拮抗剂，具有终止早孕、抗着床、诱导排卵、促进宫颈成熟的作用，故不选 D；卵巢切除是卵巢去势的方法之一，故不选 E。

3.【答案】A　　　　　　　　　　　　　　【难度系数】★★★

【解析】该病人乳头分泌物涂片细胞学检查见癌细胞，可确诊为乳腺癌。乳头湿疹样乳腺癌恶性程度低，发展慢。乳头有瘙痒、烧灼感，以后出现乳头和乳晕的皮肤变粗糙、糜烂如湿疹样，进而形成溃疡。该病人的临床表现符合乳头湿疹样乳腺癌的特点，故选 A。B、C、D、E 不具有类似特征，故不选。

4.【答案】D　　　　　　　　　　　　　　【难度系数】★★

【解析】该病人左乳外上象限肿物直径 3 cm，为 T_2。左腋下可触及 2 个活动的淋巴结，属 N_1。未告知有远处转移的表现。所以按 TNM 分期该病人应为 $T_2N_1M_0$，故选 D。

5.【答案】C　　　　　　　　　　　　　　【难度系数】★★

【解析】乳腺癌属于雌激素依赖性肿瘤，癌肿细胞中 ER 含量高者，称为激素依赖性肿瘤，这些病例对内分泌治疗有效。因此，除对手术切除标本做病理检查外，还应测定 ER 值。针对 ER 阳性者应用非甾体激素的抗雌激素的药物他莫昔芬，故选 C。

6.【答案】E　　　　　　　　　　　　　　【难度系数】★

【解析】炎性乳腺癌：整个乳房出现红肿热，不痛＋乳房肿块。恶性程度最高，预后最差，病情进展快。根据患者临床表现及实验室检查，可诊断为炎性乳腺癌，故选 E。湿疹样癌（Paget 病）：乳头湿疹＋乳房肿块，恶性程度低，预后好。

题型　A3/A4 型题

1.【答案】D　　　　　　　　　　　　　　【难度系数】★★★

【解析】肿瘤＞5 cm，腋窝淋巴结融合，尚无远处转移证据，TNM 分期考虑 $T_3N_2M_0$，属于Ⅲ期乳腺癌。新辅助化疗适用临床分期为Ⅲ期（不含 $T_3N_1M_0$）的患者，有助于缩小肿瘤，提高手术机会，故选 D。

2.【答案】C　　　　　　　　　　　　　　【难度系数】★

【解析】内分泌治疗指征为 ER 表达情况，故选 C。

【破题思路】①乳腺癌的内分泌治疗,仅适用于雌激素受体阳性者,首选药物为三苯氧胺;②对于绝经后乳腺癌内分泌治疗首选芳香化酶抑制剂(阿那曲唑、来曲唑、依西美坦);③HER2基因过度表达的乳腺癌,可以使用曲妥珠单抗。

3.【答案】D 【难度系数】★★

【解析】乳腺肿块确诊的最佳检查是活组织病理学检查,包括穿刺细胞学、切除活检、切取活检等,其中,完整地切除肿块快速病理学检查是阳性率最高、最可靠的检查方法,故选D。乳管镜检查适合于乳管内的病变,故不选A;乳头溢液涂片细胞学检查可以对有溢液的乳腺疾病进行检查,但需要多次反复检查以提高阳性率,故不选B;乳腺及腋窝超声仅是影像学检查方法之一,不能定性,故不选C;乳腺肿物穿刺活检可以确诊,但阳性率不及切除活检,故不选E。

4.【答案】A 【难度系数】★★

【解析】术前化疗又称新辅助化疗,多用于局部晚期的病例,目的在于缩小肿瘤,提高手术成功机会及探测肿瘤对药物的敏感性。根据题意,该病人 5.5 cm×4 cm 包块,质硬、边界不清,与胸壁粘连固定,属于 T_4;右腋窝可触及成团融合并固定的淋巴结,属于 N_2;未发现远处转移,属于 M_0;故分期属于 $T_4N_2M_0$,Ⅲ期,故选A。单纯乳房切除术适用原位癌、微小癌及年老体弱不宜根治术者术后补充放疗,故不选B。在保留乳房的乳腺癌手术后,放射治疗是一重要组成部分,故不选C。改良根治术适于Ⅰ、Ⅱ期乳腺癌,故不选D。保留乳房的乳腺癌切除术适于Ⅰ、Ⅱ期患者且乳房有一定体积者,故不选E。

【破题思路】①Ⅰ、Ⅱ期乳腺癌原首选 Halsted 手术,现首选保留乳房的乳癌切除术或改良根治术;②位于内象限的乳腺癌,若有胸骨旁淋巴结转移,首选乳腺癌扩大根治术(Urban 手术);③乳腺原位癌、微小癌,可选择全乳房切除术,术后补充放疗;④保留乳房的乳腺癌切除术术后必须辅以放疗。

第七节 中毒

一、总论

题型 **A1型题**

1.【答案】D 【难度系数】★

【解析】①毒蕈碱样症状又称 M 样症状,主要表现为瞳孔缩小、腺体分泌增加(多汗、流涎、流泪)、肺部啰音;内脏平滑肌收缩,腹痛腹泻,支气管收缩;②N 样(烟碱)症状:肌肉震颤、血管收缩、血压升高、心率加快。故选 D。

2.【答案】A 【难度系数】★★

【解析】急性中毒的治疗原则是:立即终止毒物的接触,迅速清除体内已经和未被吸收的毒物,特效解毒剂的应用,对症处理防治并发症,故选 A,不选 B、C、D 和 E。

3.【答案】E 【难度系数】★★

【解析】氰化物中毒时,患者的呼吸气味可呈苦杏仁味,故选E。烂苹果味——糖尿病酮症酸中毒;大蒜味——有机磷中毒;腥臭味——泌尿系感染;酒味——酒精中毒。

4.【答案】B 【难度系数】★★

【解析】洗胃适用于服毒后6小时内者,A对,故不选。由于部分毒物吸收缓慢,胃肠蠕动功能减弱或消失,即使已超过4~6小时,仍要洗胃,B错,故选B。吞服强腐蚀性毒物者不宜洗胃,惊厥患者不宜插管洗胃,C、D对,故不选。昏迷患者插胃管易致吸入性肺炎,洗胃应慎重,E对,故不选。

题型 **A2型题**

【答案】E 【难度系数】★★

【解析】敌百虫中毒禁用2%碳酸氢钠溶液洗胃,因碱性溶液能使敌百虫变为毒性更强的敌敌畏,故选E。

二、急性有机磷杀虫药中毒

题型 **A1型题**

1.【答案】E 【难度系数】★★

【解析】阿托品应酌情使用，病情严重时，应静脉应用，并且与胆碱酯酶复活剂一起使用，但剂量应减少，故不选A、C、D。当出现瞳孔明显扩大、神志模糊、烦躁、惊厥、昏迷和尿潴留等阿托品中毒症状，应立即停用阿托品，故选E。当出现"阿托品"化表现，应减少用量、延长给药间隔时间，或停用，故不选B。

【破题思路】①阿托品化表现：瞳孔较前扩大、口干、皮肤干燥、颜面潮红、肺湿啰音消失及心率加快。②阿托品中毒表现：瞳孔扩大、神志模糊、烦躁不安、抽搐、昏迷和尿潴留。

2.【答案】D 【难度系数】★

【解析】有机磷农药中毒的呕吐物呈现蒜臭味，而不是酸酵味，故选D。

【破题思路】记忆技巧：上吐下泻口流涎，瞳孔缩小味大蒜；肺部啰音阿托品，肌肉震颤解磷定。

3.【答案】B 【难度系数】★★

【解析】当有机磷中毒用阿托品治疗过程中，出现阿托品中毒时，应立即输液促进阿托品排泄，并给拟胆碱药毛果芸香碱，以对抗外周M样作用，故选B。吸氧为对症处理，故不选A；毛花苷C为强心剂，故不选C；哌甲酯为中枢兴奋药，直接兴奋延脑呼吸中枢，作用较温和，适用于呼吸衰竭和各种原因引起的呼吸抑制，故不选D；呋塞米为强效利尿药，故不选E。

【破题思路】有机磷中毒治疗用阿托品，阿托品中毒治疗用毛果芸香碱。

4.【答案】E 【难度系数】★★★

【解析】解磷定是胆碱酯酶再激活剂，用于烷基磷酸酯类农药中毒的解毒剂，可以解除肌肉震颤，故选E。阿托品只能拮抗Ach的M样作用，而不拮抗N样作用，故不选B；新斯的明多用于重症肌无力及腹部手术后的肠麻痹，故不选A；尼可刹米是一种中枢兴奋药，用于中枢性呼吸及循环衰竭，麻醉药、其他中枢抑制药的中毒急救，故不选C；碳酸氢钠为碱性溶液，可治疗代谢性酸中毒，故不选D。

题型 A2型题

1.【答案】A 【难度系数】★★

【解析】中间型综合征多发生在重度有机磷杀虫药中毒后24~96小时及复能药用量不足的患者，经治疗胆碱能危象消失、意识清醒或未恢复和迟发性多发神经病发生前，突然出现屈颈肌和四肢近端肌无力和第Ⅲ、Ⅶ、Ⅸ、Ⅹ对脑神经支配的肌肉无力，出现睑下垂、眼外展障碍、面瘫和呼吸肌麻痹，引起通气障碍性呼吸困难或衰竭，可导致死亡。其发病机制与ChE长期受抑制，影响神经肌肉接头处突触后功能有关。全血或红细胞ChE活性在30%以下。高频重复刺激周围神经的肌电图检查，肌诱发电位波幅进行性递减。根据题意可判断该患者心搏骤停的原因是中间型综合征，故选A。

2.【答案】E 【难度系数】★

【解析】呼吸有蒜臭味，瞳孔针尖大小，可考虑为有机磷农药中毒，故选E。糖尿病酮症酸中毒呼吸有烂苹果味；CO中毒皮肤黏膜樱桃红色；乙醇中毒呼吸有酒精味。

【破题思路】①CO中毒：皮肤黏膜樱桃红色。②氰化物中毒：呼吸气味为苦杏仁味。③有机磷农药中毒：呼吸气味为大蒜味。④铅中毒：多见于电池厂工人。⑤汞中毒：多见于温度计厂工人。⑥瞳孔扩大：阿托品；瞳孔缩小：有机磷中毒、吗啡中毒、氯丙嗪中毒。

3.【答案】D 【难度系数】★★

【解析】根据题意，病人因少量饮酒并进食较多凉拌蔬菜后出现头晕、呕吐伴流涎，神智清晰，皮肤潮湿，双瞳孔针尖样大小，双下肺可闻及湿啰音。以上表现符合有机磷中毒的毒蕈碱样（M样）症状，故选D。亚硝酸盐中毒主要表现为皮肤发绀、呼吸困难和意识障碍等，故不选A；杀鼠药中毒多有杀鼠药接触史，故不选B；吗啡中毒主要表现为昏迷、瞳孔针尖样缩小、呼吸抑制"三联征"等，故不选C；乙醇中毒主要分为三期：兴奋期、共济失调期和昏迷期，故不选E。

三、急性一氧化碳中毒

题型 A1型题

1.【答案】D 【难度系数】★

【解析】一氧化碳轻度中毒患者可出现头痛、头晕、失眠、视物模糊、耳鸣、恶心、呕吐、全身乏力；中度中毒表现为一时性感觉和运动分离（即尚有思维，但不能行动）；重度中毒表现为患者迅速进入昏迷状态。综上所述，选D。

2.【答案】B 【难度系数】★★

【解析】高压氧舱治疗是中重度CO中毒的首选治疗，能提高血液中氧含量，促进氧释放和加速CO排出，可迅速纠正组织缺氧，缩短昏迷时间和病程，预防 CO 中毒引起的迟发性脑病，故选 B。

| 题型 | A2 型题 |

1.【答案】A　　　　　　　　　　　　【难度系数】★
【解析】患者女性，家中浴室洗澡 2 小时后出现昏迷，室内燃气炉取暖，门窗紧闭，可诊断为一氧化碳中毒，现场急救就是脱离现场，故选 A。
【破题思路】口唇樱桃红色是一氧化碳中毒的特征性体征。

2.【答案】B　　　　　　　　　　　　【难度系数】★★
【解析】本题依据密闭环境下使用煤、液化气，典型特点口唇樱桃红，诊断为一氧化碳中毒，故选 B。阿托品中毒，有服药史，表现为瞳孔散大、面色潮红和口渴，故不选 A；乙醇中毒，有饮酒史，表现为神经精神兴奋到抑制，血压下降，故不选 C；有机磷杀虫药中毒，有服药史，表现为瞳孔缩小、呼吸困难、大汗腹泻、肌肉痉挛等，故不选 D；安眠药中毒，情绪改变，有服药史，表现为呼吸浅慢、血压下降、肌张力下降，无特殊皮肤改变，故不选 E。
【破题思路】①密闭环境下使用煤、液化气→口唇樱桃红色→一氧化碳中毒。②瞳孔缩小→有机磷杀虫药中毒、毒品中毒。③瞳孔缩小、大蒜味→有机磷杀虫药中毒。

3.【答案】D　　　　　　　　　　　　【难度系数】★★★
【解析】有些急性 CO 中毒患者在意识障碍恢复后，经过 2~60 天的"假愈期"后出现迟发型脑病，临床可出现下述表现：①精神意识障碍：呈现痴呆木僵、谵妄状态或去皮质状态；②锥体外系神经障碍：由于基底神经节和苍白球损害，出现震颤麻痹综合征（表情淡漠、四肢肌张力增强、静止性震颤、前冲步态）；③锥体系神经损害：如偏瘫、病理反射阳性或小便失禁等；④大脑皮质局灶性功能障碍：如失语、失明、不能站立及继发性癫痫；⑤脑神经及周围神经损害：如视神经萎缩、听神经损害及周围神经病变等。出现任何表现之一均可诊断，故选 D。病人既往无高血压及脑血管病史，故不选 A 和 B；CO 中毒主要是影响神经系统，故不选 C；中间综合征是有机磷中毒的特征表现之一，故不选 E。

第八节　中暑

| 题型 | A1 型题 |

【答案】C　　　　　　　　　　　　【难度系数】★
【解析】中暑的原因包括环境温度（大气温度高于 32 ℃，湿度大于 60%）过高，产热增加，散热障碍，汗腺功能障碍等，故选 C。

| 题型 | A2 型题 |

【答案】A　　　　　　　　　　　　【难度系数】★★
【解析】患者有剧烈活动史，大汗后出现头晕、头痛和痛性肌痉挛，无神智障碍，考虑热痉挛，故选 A。

第二十六章　中医学基础

第一节　中医基本特点

一、整体观念

题型　A1 型题

1.【答案】D　　　　　　　　　　　　　　　　【难度系数】★★★

【解析】中医学的基本特点是整体观念和辨证论治。这两个特点构成了中医学的理论核心。A 选项"整体观念和阴阳五行",虽然整体观念是中医学的特点之一,但阴阳五行只是中医学理论体系中的一个组成部分,不是其基本特点的全部。B 选项"四诊八纲和辨证论治"中,四诊八纲是中医诊断疾病的方法,辨证论治是中医治疗疾病的原则,但四诊八纲不是中医学的基本特点。C 选项"同病异治和异病同治"是中医治疗原则的具体体现,但不是中医学的基本特点。E 选项"阴阳五行和五运六气"同样是中医学理论体系中的组成部分,但不是其基本特点的全部。因此,正确答案是 D 选项。整体观念强调人体与自然环境和社会环境的统一性,辨证论治强调根据患者的具体情况来确定治疗方法,这是中医学区别于其他医学体系的重要特征。

2.【答案】E　　　　　　　　　　　　　　　　【难度系数】★★

【解析】整体观念是中医学关于人体自身的完整性及人与自然、社会环境的统一性的认识。E 选项综合了上述所有方面,既包含了人体内部的统一性,也包含了人与自然环境和社会环境的统一性,因此是最全面的答案。

3.【答案】C　　　　　　　　　　　　　　　　【难度系数】★★★

【解析】人体自身的整体性是指人体各个部分之间相互联系、相互影响,共同构成一个统一的有机整体的特性。这种整体性主要体现在两个方面:①五脏一体:五脏指的是心、肝、脾、肺、肾,它们是人体内脏器官的核心,相互之间通过经络系统相互联系,共同维持人体的生理功能和生命活动。②形神一体:形指的是人体的形体结构,神指的是人的精神活动。形神一体强调的是人体生理结构和精神活动的统一,即人体的生理功能和精神活动是相互影响、不可分割的。因此,正确答案是选项 C。该选项正确地概括了人体整体性的主要体现。

二、辨证论治

题型　A1 型题

1.【答案】C　　　　　　　　　　　　　　　　【难度系数】★★

【解析】在中医理论中,"证"是指疾病发展过程中某一阶段或某一类型的病理概括,是对疾病的病因、病位、病性等的总结,是指导临床治疗的依据。而"病"则是指具有特定的病因、发病形式、病机、发展规律和转归的一种完整的疾病过程。选项 A 水痘,是一种具体的疾病名称,不是病理概括,所以不属于"证"。选项 B 麻疹同样,麻疹也是一种具体的疾病,不是病理概括,所以不属于"证"。选项 C 血虚,这是对病理状态的描述,指的是血液不足的病理状态,符合"证"的定义,因此,属于"证"。选项 D 头痛,是一种症状,可以由多种疾病引起,不是病理概括,所以不属于"证"。选项 E 恶寒,是指怕冷的感觉,是一种症状,不是病理概括,所以不属于"证"。因此,正确答案是选项 C。

2.【答案】E　　　　　　　　　　　　　　　　【难度系数】★★

【解析】在中医理论中,"症"是指患者主观上感觉到的异常和不适,如疼痛、发热、恶寒等;而"病"则是指疾病,是对疾病全过程的概括,包括病因、病机、病位、病性、病势等;"证"是指在疾病发展过程中某一阶段的病理概括,包括病因、病位、病性、病势等,是指导治疗的依据。根据以上定义,选项 A 肺痈,指的是肺部发生化脓性感染的疾病,属于"病"。选项 B 消渴,指的是以口渴多饮、多尿、多食、体重下降为主要症状的疾病,属于"病"。选项 C 肝阳上亢指的是肝阳偏盛,导致头晕、头痛、面红、易怒等症状,属于"证"。选项 D 心血亏虚,指的是心血不足,导致心悸、失眠、多梦等症状,属于"证"。选项 E 恶寒,指的是患者感到寒冷,属于"症"。因此,正确答案是 E,恶寒属于"症"。

3.【答案】A　　　　　　　　　　　　　　　　【难度系数】★★

【解析】在中医理论中,"证"是指疾病发展过程中某一阶段或某一类型的病理概括,是中医诊断和治疗的主要依据。而"病"则是指具有特定的病因、发病机制和症状的疾病过程。根据以上定义,选项A气滞,指的是气机运行不畅,是中医中常见的病理状态,属于"证"。选项B疟疾,是一种由疟原虫引起的疾病,具有特定的病原体和症状,属于"病"。选项C感冒,是一种常见的上呼吸道感染疾病,属于"病"。选项D头痛,是一种症状,可以由多种原因引起,不属于"证"。选项E发热,也是一种症状,可以由多种原因引起,不属于"证"。因此,正确答案是A,因为它是描述病理状态的术语,符合中医中"证"的定义。其他选项描述的是具体的疾病或症状,不符合"证"的定义。

4.【答案】D　　　　　　　　　　　　【难度系数】★

【解析】同病异治是指病相同而由于患者体质不同,所处环境不同等导致证不相同,治法各异。选项A疾病相同,指的是患者患有的疾病名称相同,但这并不是采取同病异治方法的原因。选项B症状不同,症状是疾病表现的一部分,但症状的不同并不直接导致治疗方法的不同,因为症状背后可能有着相同的病理机制。选项C阶段相同,疾病的发展阶段相同,并不意味着证候相同,因此也不是同病异治的直接原因。选项D证候不同,这是同病异治的核心原因。证候是中医对疾病状态的综合判断,包括病因、病位、病性等,不同的证候需要不同的治疗方法。选项E体征不同,体征是医生通过检查发现的客观表现,虽然体征的不同可能影响治疗决策,但它不是同病异治的主要原因,因为体征往往是证候的一部分。综上所述,同病异治的原因是证候不同,即选项D。

5.【答案】C　　　　　　　　　　　　【难度系数】★★★

【解析】异病同治是指病不同但证候相同,可采用相同的治法。异病同治是中医治疗学中的一个重要原则,其核心思想是根据不同疾病表现出的相同证候来采取相同的治疗方法。这种方法的依据是中医的辨证论治原则,即通过辨识疾病的病因、病位、病性等,来确定疾病的证候类型,然后根据证候来选择相应的治疗方法。因此,正确答案是C。在中医实践中,即使疾病不同,只要证候相同,就可以采用相同的治疗方案,这就是异病同治的精髓所在。

第二节　中医基础理论

一、阴阳学说

题型　A1型题

1.【答案】B　　　　　　　　　　　　【难度系数】★★

【解析】在中医理论中,昼夜的阴阳划分是根据太阳的升降来确定的。一天之中,从子夜(大约晚上11点到凌晨1点)到中午(大约11点到下午1点)是阳气逐渐增强的过程,属于阳中之阳;而从中午到子夜则是阳气逐渐减弱,阴气逐渐增强的过程,属于阳中之阴。因此,根据这个理论,属于"阳中之阴"的时间是下午。故选B。昼为阳,夜为阴。而白天的上午与下午相对而言,则上午为阳中之阳,下午为阳中之阴。

2.【答案】D　　　　　　　　　　　　【难度系数】★★

【解析】昼为阳,夜为阴。夜晚的前半夜与后半夜相对而言,则前半夜为阴中之阴,后半夜为阴中之阳。故选D。

3.【答案】A　　　　　　　　　　　　【难度系数】★★

【解析】导致实热证的阴阳失调是阳偏盛。这是因为在中医理论中,阴阳盛衰是由各种原因导致的阴或阳的消长变化超过了正常范围,所出现的偏盛和偏衰的病机变化。阳偏盛是由于人体阴阳平衡失调,表现为阳气偏盛、功能亢奋的一种病理状态,其病机特点多表现为阳盛而阴未虚的实热证。因此,正确答案选A。

4.【答案】D　　　　　　　　　　　　【难度系数】★★

【解析】阴阳偏衰:即阴虚、阳虚,是属于阴阳任何一方低于正常水平的病理状态。阴阳偏衰所导致的病证是虚证,阴虚出现虚热证,阳虚出现虚寒证。故选D。

5.【答案】B　　　　　　　　　　　　【难度系数】★★

【解析】引起虚寒证的阴阳失调是阳偏衰。根据中医理论,阳偏衰是指人体阴阳平衡失调,阳气消耗过度,导致机体阳气不足而形成的一种病理状态。阳虚则寒,故临床主要表现为虚寒证,脏腑功能减退或衰弱,出现畏寒怕冷、四肢不温、精神疲乏、食欲不振、大便溏泄、小便清长、脉沉迟无力等症状。故选B。

6.【答案】C　　　　　　　　　　　　【难度系数】★★

【解析】阴阳偏盛：即阴偏盛、阳偏盛，是属于阴或阳任何一方高于正常水平的病理状态。阴阳偏盛所形成的病证是实证，阳偏盛导致实热证，阴偏盛导致实寒证。故选C。

7.【答案】D　　　　　　　　　　　　　【难度系数】★★

【解析】语声高亢洪亮、多言而躁动者，多属实、属热，为阳；语声低微无力、少言而沉静者，多属虚、属寒，为阴。呼吸微弱，多属于阴证。故选D。

8.【答案】A　　　　　　　　　　　　　【难度系数】★★

【解析】"热者寒之"是中医治疗原则之一，适用于阳偏盛的病证。在中医理论中，阴阳是相互对立、相互依存的两个方面，当阴阳平衡被打破时，就会产生疾病。阳偏盛即是指阳气过盛，表现为热性症状，此时应采用寒凉的药物或方法来抑制过盛的阳气，以达到阴阳平衡的目的。因此，对于"热者寒之"适用于的病证是阳偏盛。故选A。

9.【答案】C　　　　　　　　　　　　　【难度系数】★★

【解析】阴偏盛而导致的寒实证，则用"寒者热之"的治疗方法。"寒者热之"是中医治疗原则之一，适用于阴偏盛的病证。在中医理论中，寒证通常与阴邪有关，而"寒者热之"即是用温热的治疗方法来治疗寒证，以恢复身体的阴阳平衡。因此，正确答案是C。

10.【答案】A　　　　　　　　　　　　【难度系数】★★

【解析】阴偏衰产生的是"阴虚则热"的虚热证，治疗当滋阴制阳，用"壮水之主，以制阳光"的治法，《黄帝内经》称之为"阳病治阴"。适用于阴偏衰的治疗方法是"阳病治阴"。这是因为在中医理论中，阴阳是相互依存、相互制约的。当阴气偏衰时，意味着阴的不足，此时需要通过补充阴气来达到阴阳平衡。而"阳病治阴"指的是在治疗阳偏盛的疾病时，通过补充阴气来制约过盛的阳气，使阴阳恢复平衡。故选A。

11.【答案】A　　　　　　　　　　　　【难度系数】★★

【解析】"阳病治阴"是中医治疗原则之一，其病理基础是阴虚。在中医理论中，阴阳是相互对立、相互依存的两个方面，它们共同构成了生命的基本要素。当阴虚时，即阴液不足，不能制约阳气，导致阳气相对偏盛，出现"阳病"的症状。因此，治疗时需要补充阴液，以制约过盛的阳气，达到阴阳平衡的目的。所以，正确答案是A。

12.【答案】B　　　　　　　　　　　　【难度系数】★★

【解析】"阴病治阳"是中医理论中的一个治疗原则，它基于阴阳互根互用、相互转化的理论。在中医理论中，阴阳是相互依存、相互制约的，当阴阳平衡失调时，就会出现疾病。"阴病治阳"的病理基础是阳虚，故选B。

13.【答案】B　　　　　　　　　　　　【难度系数】★★★

【解析】阴阳偏衰的治疗原则是"补其不足"，即通过补充不足的阴阳来恢复身体的平衡。在中医理论中，阴阳是构成人体和维持生命活动的基本物质和功能，阴阳平衡是健康的基础。阴阳偏衰指的是阴阳中的某一方不足，导致身体失去平衡。因此，治疗的目的是补充不足的一方，以恢复阴阳的平衡状态。故选B。

14.【答案】A　　　　　　　　　　　　【难度系数】★★★

【解析】阴阳偏盛的治疗原则是"实则泻之"，即损其有余。这一原则是指阴或阳的一方偏盛有余的病证，应当用"实则泻之"的方法来治疗。具体来说，对于"阳盛则热"所致的实热证，应用清泻阳热，"治热以寒"的法则治疗；对于"阴盛则寒"所致的实寒证，应当温散阴寒，"治寒以热"，用"寒者热之"的法则治疗。因此，正确答案是A。

15.【答案】A　　　　　　　　　　　　【难度系数】★★★

【解析】"益火之源，以消阴翳"这句话出自中医理论，它体现了中医的治疗原则之一，即"阴病治阳"。这句话的意思是说，当阴寒过盛时，应该通过增强阳气来消除阴寒的影响。这里的"火"指的是阳气，"阴翳"指的是阴寒。因此，正确答案是A。这个原则强调了在治疗阴寒相关的疾病时，应该通过增强阳气来达到治疗效果。

16.【答案】B　　　　　　　　　　　　【难度系数】★★★

【解析】"壮水之主，以制阳光"这句话体现的治则是阳病治阴。这句话源自中医理论，其中"壮水"指的是增强阴液（水），"制阳光"指的是制约阳气（火）。在中医理论中，阴阳是相互对立、相互依存的两个方面，当阳气过盛时，需要通过增强阴液来平衡，即"阳病治阴"。这种治疗方法强调通过调节阴阳平衡来治疗疾病，是中医治疗学中的一个重要原则。故选B。

二、五行学说

题型 | **A1 型题**

1. 【答案】A　　　　　　　　　　　　　　【难度系数】★
   【解析】"木曰曲直"是指树木的枝条具有生长、柔和，能屈又能伸的特性，引申为凡具有生长、升发、条达、舒畅等性质或作用的事物和现象，归属于木。故选A。

2. 【答案】E　　　　　　　　　　　　　　【难度系数】★
   【解析】"水曰润下"："润"，即滋润、濡润；"下"即向下、下行。润下，是指水具有滋润、下行的特性，引申为凡具有滋润、下行、寒凉、闭藏等性质或作用的事物和现象，归属于水。故选E。

3. 【答案】C　　　　　　　　　　　　　　【难度系数】★
   【解析】"土爰稼穑"是指土地可供人类种植和收获谷物等农事活动，引申为凡具有生化、承载、受纳等性质或作用的事物和现象，归属于土，有"物土中生""万物土中灭""土为万物之母"之说。故选C。

4. 【答案】D　　　　　　　　　　　　　　【难度系数】★
   【解析】"木曰曲直"是指树木的枝条具有生长、柔和，能屈又能伸的特性，引申为凡具有生长、升发、条达、舒畅等性质或作用的事物和现象，归属于木。故选D。

5. 【答案】E　　　　　　　　　　　　　　【难度系数】★
   【解析】"金曰从革"，金代表着变革和更新，具有从革的特性，象征着金属的坚硬和变化。是指金有刚柔相济之性，引申为凡具有沉降、肃杀、收敛等性质或作用的事物和现象，归属于金。故选E。

6. 【答案】A　　　　　　　　　　　　　　【难度系数】★★
   【解析】在五行学说中，"木"的"母"指的是能够生旺"木"的元素。根据五行相生的关系，水能生木，因此"木"的"母"是"水"。故选A。五行相生次序：木生火，火生土，土生金，金生水，水生木。在五行相生关系中，任何一行都具有"生我"和"我生"两方面的关系。《难经》将此关系比喻为母子关系："生我"者为母，"我生"者为子。

7. 【答案】B　　　　　　　　　　　　　　【难度系数】★★★
   【解析】五行相生，实际上是指五行中的某一行对其子行的资生、促进和助长。五行相生次序：木生火，火生土，土生金，金生水，水生木。"生我"者为母，"我生"者为子。因此，水的"子"行是木，即木能生水。故选B。

8. 【答案】A　　　　　　　　　　　　　　【难度系数】★★★
   【解析】《黄帝内经》把相克关系称为"所胜""所不胜"关系："克我"者为"所不胜"，"我克"者为"所胜"。因此，五行相克，实为五行中的某一行对其所胜行的克制和制约。故选A。

9. 【答案】D　　　　　　　　　　　　　　【难度系数】★★★
   【解析】《黄帝内经》把相克关系称为"所胜""所不胜"关系："克我"者为"所不胜"，"我克"者为"所胜"。因此，五行相克，实为五行中的某一行对其所胜行的克制和制约。故选D。

10. 【答案】B　　　　　　　　　　　　　　【难度系数】★★★
    【解析】五行相乘，是指五行中一行对其所胜的过度制约或克制。五行相乘的次序与相克相同，即木乘土，土乘水，水乘火，火乘金，金乘木。故选B。

11. 【答案】A　　　　　　　　　　　　　　【难度系数】★★★
    【解析】母病及子：母病及子是指五行中的某一行异常，累及其子行，导致母子两行皆异常。母病及子的一般规律：母行虚弱，引起子行亦不足，终致母子两行皆不足。例如：水生木，水为母，木为子。若水不足，不能生木，导致木亦虚弱，终致水竭木枯，母子俱衰。故选A。

12. 【答案】C　　　　　　　　　　　　　　【难度系数】★★★
    【解析】根据中医五行学说，肺属金，脾属土。在五行相生的关系中，土生金，即脾土能生肺金，因此脾为肺之母，肺为脾之子。当肺脏有病时，会影响到其母脏脾脏，这种情况称为"子病犯母"。所以，肺病及脾的五行传变是子病犯母。故选C。子病及母的一般规律有两种：一是子行亢盛，引起母行亦亢盛，结果是子母两行皆亢盛，一般称为"子病犯母"。如火旺导致木亢，终致木火皆亢。二是子行虚弱，上累母行，引起母行亦不足，终致子母俱不足，一般称为"子盗母气"。

13. 【答案】D　　　　　　　　　　　　　　【难度系数】★★★
    【解析】肺病及心的五行传变是相侮。在中医五行学说中，心属火，肺属金，根据五行相克的关系，火克金，即心克肺。当肺金病邪过盛，不仅不受心火的制约，反而反向克制心火，导致心火受损，这种情况称为"相侮"。因此，肺病及心的传变属于"相侮"。故选D。相侮，是反向克制致病。形成五脏相侮亦有两种情况，即太过相侮和不及相侮。太过相侮，是指由于某脏过于亢盛，导致其所不胜无力克制而反被克的病理现象。

14.【答案】A　　　　　　　　　　　　　　　【难度系数】★★★

【解析】五行的母子相及包括母病及子和子病及母两种情况，皆属于五行之间相生关系异常的变化。母病及子是指五行中的某一行异常，累及其子行，导致母子两行皆异常。母病及子的一般规律：母行虚弱，引起子行亦不足，终致母子两行皆不足。心属火，脾属土，火生土，符合"母病及子"的传变规律。故选A。

15.【答案】D　　　　　　　　　　　　　　　【难度系数】★★★

【解析】根据五行学说在病理方面的应用，主要在于阐释五脏病变的相互影响和相互传变。其中，"子病犯母"是指疾病的传变，从子脏传及母脏。心属火、肝属木，木能生火，因此心病及肝属于"子病犯母"。所以，属于"子病犯母"的脏病传变是心病及肝，选项D是正确答案。

三、脏象学说

| 题型 | A1型题 |

1.【答案】E　　　　　　　　　　　　　　　【难度系数】★★

【解析】胆的生理功能主要是贮藏、排泄胆汁和主决断。胆的生理功能在中医学中被认为是"主决断"，即胆具有判断事物和做出决定的功能。这个概念与现代医学中胆的功能不同，现代医学认为胆的主要功能是储存和排放胆汁，帮助消化脂肪。但在中医理论中，胆与决断力、勇气和精神状态有关，认为胆气壮的人决断力强，而胆气虚的人则容易犹豫不决。故选E。

2.【答案】D　　　　　　　　　　　　　　　【难度系数】★★

【解析】胃的主要生理功能是主受纳和腐熟水谷，生理特性是主通降、喜润恶燥。胃在中医理论中被认为是"水谷之海"，主要负责接受食物、腐熟食物，即食物进入胃后，胃会对其进行初步的消化，使食物变软，便于进一步的消化吸收。因此，胃的生理功能是"受纳腐熟"，选项D是正确的。

3.【答案】B　　　　　　　　　　　　　　　【难度系数】★★

【解析】胃的主要生理功能是主受纳和腐熟水谷，生理特性是主通降、喜润恶燥。通降是指胃气下降，使食物向下传导，完成消化、吸收和排泄的过程。胃的主要功能是受纳、腐熟水谷，并通过胃气的下降作用，将食物的营养成分输送到全身，同时将食物残渣向下传导至小肠、大肠，最终排出体外。因此，胃具有通降的生理特性。故选B。

4.【答案】C　　　　　　　　　　　　　　　【难度系数】★★

【解析】小肠的主要生理功能是主受盛化物、泌别清浊和主液。受盛化物是指小肠接受来自胃的初步消化的食物，进一步进行消化，将食物中的营养成分转化为可以被人体吸收的营养物质。泌别清浊是指小肠在消化过程中，将食物中的营养成分和水分等清的物质吸收，而将食物残渣等浊的物质分离，最终形成粪便，通过大肠排出体外。因此，泌别清浊是小肠的重要生理功能。故选C。

5.【答案】C　　　　　　　　　　　　　　　【难度系数】★★

【解析】小肠的主要生理功能是主受盛化物、泌别清浊和主液。"受盛化物"是中医术语，指脏腑接受食物并进行初步消化的功能。在中医理论中，小肠被认为是"受盛之官"，主要负责接受从胃中传入的食物，并进行进一步的消化，将食物中的营养成分转化为可以被人体吸收的精微物质，同时将食物残渣向下传输至大肠。因此，具有"受盛化物"功能的脏腑是小肠，选项C是正确答案。

6.【答案】C　　　　　　　　　　　　　　　【难度系数】★★

【解析】小肠的主要生理功能是主受盛化物、泌别清浊和主液。"主液"的腑指的是小肠。在中医学中，小肠被认为是"主液"的器官，它负责分别清浊，将水谷中的精微物质吸收，并将水分输送到全身，同时将糟粕向下输送至大肠。因此，选项C是正确答案。

7.【答案】D　　　　　　　　　　　　　　　【难度系数】★★

【解析】大肠是一个管腔性器官，主要有传化糟粕与主津的生理功能。大肠的主要功能是传化糟粕，即负责接收小肠传送下来的食物残渣，并吸收其中的水分，形成粪便，最后通过肛门排出体外。因此，正确答案是选项D。

8.【答案】D　　　　　　　　　　　　　　　【难度系数】★★

【解析】大肠是一个管腔性器官，主要有传化糟粕与主津的生理功能。"主津"的腑是大肠。大肠的主要生理功能是传导糟粕,同时在传化糟粕过程中,再吸收其中多余的水液,使之形成粪便。因此,大肠有"主津"的功能。故选D。

9.【答案】A　　　　　　　　　　　　　【难度系数】★★★

【解析】心主血脉,肺主气,心肺共同参与气血的生成和运行。心负责推动血液在脉管中流动,肺负责呼吸,吸入清气,呼出浊气,完成气体交换。心与肺在生理功能上相互依存,相互影响。心的搏动需要肺吸入的清气来支持,肺的呼吸也需要心泵出的血液来提供营养。心与肺在病理上也相互影响。如心功能不全时,可导致肺淤血;肺功能不全时,可导致心缺氧。其他选项中,心与肾主要体现在水液代谢方面;肺与脾主要体现在津液代谢方面;脾与肾主要体现在先天与后天之本方面;肺与肾主要体现在呼吸与水液代谢方面。综上所述,心与肺在气血方面的关系最为密切,故选A。

10.【答案】C　　　　　　　　　　　　【难度系数】★★★

【解析】心与脾,心主血而脾生血,心主行血而脾主统血。心与脾的关系,主要表现在血液生成方面的相互为用及血液运行方面的相互协同。在中医理论中,血液的生成和运行与多个脏腑有关,但其中关系最为密切的是心与脾。中医认为心主血脉,是血液运行的动力所在,心的功能正常,血液才能在脉管中正常流动。脾主运化,负责食物的消化吸收,将水谷精微转化为血液,是血液生成的重要来源。因此,选项C是正确的。其他选项虽然也与血液的生成和运行有一定关系,但不如心与脾的关系密切。

11.【答案】E　　　　　　　　　　　　【难度系数】★★★

【解析】心与肾在生理上的联系,主要表现为"心肾相交"。水火既济:心居上焦属阳,在五行中属火;肾居下焦属阴,在五行中属水。就阴阳水火的升降理论而言,在上者宜降,在下者宜升,升已而降,降已而升。心位居上,故心火(阳)必须下降于肾,使肾水不寒;肾位居下,故肾水(阴)必须上济于心,使心火不亢。肾无心火之温煦则水寒,心无肾阴之滋润则火炽。心与肾之间的水火升降互济,维持了两脏之间生理功能的协调平衡。因此,正确答案是E。

12.【答案】A　　　　　　　　　　　　【难度系数】★★

【解析】脏腑分为脏、腑和奇恒之腑三类。脏有五,即心、肺、脾、肝、肾,合称五脏(在经络学说中,心包亦作为脏,故又称"六脏")。腑有六,即胆、胃、小肠、大肠、膀胱、三焦,合称六腑。奇恒之腑亦有六,即脑、髓、骨、脉、胆、女子胞。故选A。

四、精、气、血、津液学说

题型　A1型题

1.【答案】C　　　　　　　　　　　　　【难度系数】★★★

【解析】肾为生气之根:肾藏先天之精,并受后天之精的充养。先天之精化生元气。脾胃为生气之源:脾主运化,胃主受纳,吸收饮食物中的水谷精微,水谷精微化生水谷之气。肺为生气之主:肺主气,主司宗气的生成,在气的生成过程中占有重要地位。故选C。

2.【答案】E　　　　　　　　　　　　【难度系数】★★

【解析】肾为生气之根:肾藏先天之精,并受后天之精的充养。先天之精化生元气。"生气之根"指的是肾。在中医理论中,肾被认为是"先天之本",是人体生命活动的根本,与生殖、生长发育、水液代谢等生理功能密切相关。肾藏精,精生髓,髓充骨,肾精充足则骨髓充盈,骨骼健壮,因此肾也被称为"生气之根"。所以正确答案是E。

3.【答案】C　　　　　　　　　　　　【难度系数】★★

【解析】"生气之源"指的是脾胃。在中医学中,脾胃被认为是后天之本,是人体气血生化的源泉,负责食物的消化和吸收,转化为人体所需的精微物质,进而转化为气血,支持人体的生理活动。因此,脾胃的健康对于人体的整体健康至关重要。选项A,肝在中医学中主要负责疏泄和藏血,与情绪调节有关,但不是生气之源。选项B,心主神明,是精神活动的主宰,但同样不是生气之源。选项C,脾胃是食物消化和吸收的主要场所,是气血生化的源泉,因此是生气之源。选项D,肺主气,负责呼吸和体内气的调节,但不是生气之源。选项E,肾藏精,主生长发育和生殖,是先天之本,但不是生气之源。故选C。

4.【答案】D　　　　　　　　　　　　【难度系数】★★

【解析】肺在中医学中被视为"生气之主",主要负责呼吸功能,是人体与外界进行气体交换的主要场所,对维持人体生命活动至关重要。肺的生理功能还包括宣发和肃降,宣发是指肺气向上向外的升散作用,肃降是指肺气向下向内的下降作用,这两种作用共同维持着人体的气机平衡。肺是人体气体交换的主要器官,负责呼吸,吸入清气、呼出浊气,调节全身的气机,是人体气机升降出入的枢纽。所以正确答案是D。

5. 【答案】D　　　　　　　　　　　　【难度系数】★★

【解析】固摄作用：指气对体内血、津液、精等液态物质的固护、统摄和控制作用，防止其无故流失，保证它们发挥正常的生理作用。自汗和多尿在中医理论中被认为是气之固摄作用减退的表现。气的固摄作用主要体现在对血液、津液和精液等液态物质的固护统摄，防止其无故流失。当气的固摄作用减弱时，可以导致体内液态物质的大量丢失，例如自汗、多尿、小便失禁等症状。因此，临床出现自汗、多尿，说明气之功能减退的是固摄作用，正确答案为D。

6. 【答案】C　　　　　　　　　　　　【难度系数】★★

【解析】易于感冒表明的是气的防御作用减退。在中医理论中，气是维持人体生命活动的基本物质，具有多种功能，其中包括防御作用。气的防御作用是指气能够抵御外来邪气，保护人体免受疾病侵害的能力。如果气的防御作用减弱，人体就容易受到外界邪气的影响，表现为容易感冒、抵抗力下降等症状。因此，选项C是正确答案。其他选项的功能分析如下：选项A，推动作用，气能够推动和调节人体的生长发育、脏腑经络的功能活动等。选项B，温煦作用，气能够温煦人体，维持体温，保证人体生理活动的正常进行。选项D，固摄作用，气能够固摄血液、津液等，防止其无故流失。选项E，中介作用，这个选项在中医理论中并不常见，是对"气"的其他功能的一个泛指。

7. 【答案】A　　　　　　　　　　　　【难度系数】★★

【解析】气的推动作用主要体现于：①激发和促进人体的生长发育及生殖机能；②激发和促进各脏腑经络的生理机能；③激发和促进精血津液的生成及运行输布；④激发和兴奋精神活动。故选A。

8. 【答案】A　　　　　　　　　　　　【难度系数】★★

【解析】化生元气的主要来源是肾中精气。在中医理论中，肾被认为是"先天之本"，是人体储藏精气的主要器官。肾中精气是人体生命活动的根本，它能够化生元气，支持人体的生长发育和生殖功能。元气是人体最基本的气，它来源于肾中精气，并通过后天的水谷精气来不断补充和强化。故选A。选项B，水谷精气是后天之气，通过食物的消化吸收而来，它能够补充和强化元气，但不是化生元气的主要来源。选项C，气血是人体生命活动的重要物质，气是推动血液运行的动力，血是气的物质基础，但它们不是化生元气的主要来源。选项D，脏腑精气是各个脏腑的精气，它们各自有不同的功能，但不是化生元气的主要来源。选项E，经气是指运行于经络中的气，它是人体气血运行的基础，但不是化生元气的主要来源。

9. 【答案】A　　　　　　　　　　　　【难度系数】★★

【解析】元气是人体最根本、最重要的气，是人体生命活动的原动力。故选A。

10. 【答案】E　　　　　　　　　　　【难度系数】★★★

【解析】在中医理论中，灌注于骨节、脏腑、脑髓，并具有濡养作用的物质是"液"。"液"指的是体内较为浓稠的液体，包括关节液、脑脊液等，它们在体内起到润滑和滋养的作用。因此，正确答案是E。

11. 【答案】D　　　　　　　　　　　【难度系数】★★★

【解析】在中医学中，津液是人体正常水液的总称，包括各脏腑形体官窍的内在液体及其正常的分泌物。津和液虽然同属水液，但在性状、功能及其分布部位等方面有所不同。津：质地较清稀，流动性较大，布散于体表皮肤、肌肉和孔窍，并能渗入血脉，起滋润作用的液称为津。津主要负责滋润皮肤、肌肉和孔窍，以及渗入血脉中，帮助血液的循环和营养输送。液：质地较浓稠，流动性较小，灌注于骨节、脏腑、脑、髓等，起濡养作用的液体称为液。液主要负责濡养脏腑、骨髓、脊髓、脑髓，以及润滑关节等。故选D。

12. 【答案】B　　　　　　　　　　　【难度系数】★★★

【解析】津液的生成、输布与排泄：

（1）津液的生成：津液来源于饮食水谷，通过脾胃的运化及有关脏腑的生理机能而生成。

（2）津液的输布：津液的输布主要是依靠脾、肺、肾、肝和三焦等脏腑生理机能的协调配合来完成的：①脾气转输布散津液；②肺气宣降以行水；③肾气蒸腾汽化水液；④肝气疏泄促水行；⑤三焦决渎利水道。

（3）津液的排泄：津液的排泄主要通过排出尿液和汗液来完成。除此之外，呼气和粪便也将带走一些水分。因此，津液的排泄主要与肾、肺、脾的生理机能有关。

故选B。

13. 【答案】D　　　　　　　　　　　【难度系数】★★★

【解析】"气随血脱"是中医学中的一个术语，指的是在某些情况下，比如大出血时，由于血液的大量流失，体内的气也会随之而脱失。这是因为在中医理论中，气与血相互依存，相互为用。血是气的物质基础，气依附于血而存在，血能载气，气能行血。当血液大量流失时，气失去了依附，也就随之而脱失，导致气随血脱的现象。选项A，气能生血指的是气可以促进血液的生成，但与气随血脱的直接关系不大。

选项B，气能行血指的是气可以推动血液在体内流动，但同样不是气随血脱的直接原因。选项C，气能摄血指的是气有固摄血液，防止血液妄行的作用，与气随血脱的直接关系也不大。选项D，血能载气指的是血液是气依附的物质基础，血液流失时，气也会随之而脱失，这是气随血脱的直接原因。故选D。

14.【答案】A　　　　　　　　　　　　　【难度系数】★★★

【解析】在中医理论中，气血是人体生命活动的基本物质，它们之间相互依存、相互影响。血虚是指血液不足，不能濡养脏腑、经络等组织器官的一种病理状态。而气是推动和调节血液生成和运行的动力，因此，补气药可以帮助增强血液的生成，即"气能生血"。气是推动血液生成和运行的动力，补气可以促进血液的生成，因此治疗血虚时常常需要配伍补气药。故选A。

15.【答案】A　　　　　　　　　　　　　【难度系数】★★★

【解析】气虚引起血虚，是因为气能参与促进血液的化生。气血是人体生命活动的基本物质，它们之间相互依存、相互影响。故选A。

16.【答案】C　　　　　　　　　　　　　【难度系数】★★★

【解析】治疗大出血时用益气固脱法的理论基础是"气能摄血"。在中医理论中，气对血有三个主要的作用：气能生血、气能行血、气能摄血。其中，"气能摄血"指的是气的固摄作用使血液正常循行于脉管之中而不逸于脉外。如果气虚导致固摄作用减弱，可以导致多种出血病证，称为"气不摄血"。因此，在治疗大出血时，常常使用益气固脱法来达到止血的目的。临床上每见血脱之危候，治本用"血脱者固气"之法，用大剂独参汤补气摄血而气充血止。故选C。

17.【答案】D　　　　　　　　　　　　　【难度系数】★★★

【解析】气随汗脱的理论依据是"津能载气"。津液是气运行的载体之一，在血脉之外，气的运行须依附于津液而达于周身。津液输布代谢正常，则气机调畅，称之为津行则气行。当津液大量丢失时，气失去依附而随津液外泄，导致气随液脱的现象。故选D。

第三节　中医四诊

一、望诊

| 题型 | A1 型题 |

1.【答案】C　　　　　　　　　　　　　【难度系数】★★★

【解析】在中医理论中，"得神"是指人体生命活动正常，精神充沛，神志清晰的状态。根据这个定义，我们可以分析每个选项：选项A，目光精彩，这通常意味着眼睛有神，是"得神"的表现之一。选项B，神志清晰是"得神"的直接体现。选项D，面色荣润通常表示气血充足，也是"得神"的表现。选项E，呼吸均匀通常表示身体机能正常，也是"得神"的表现。选项C，颧赤如妆这个选项描述的是面部颧部发红，像涂了胭脂一样。在中医理论中，这种表现通常与"失神"相关，可能是由于阴虚火旺或血热等原因导致的，不属于"得神"的表现。因此，答案是C。颧赤如妆通常表示身体存在某些病理状态，与"得神"所代表的健康、正常的生命活动状态不符。

2.【答案】E　　　　　　　　　　　　　【难度系数】★★★

【解析】失神又称"无神"。可见于久病虚衰或邪实神乱的重病患者。①精亏神衰而失神：临床表现为精神萎靡，意识模糊；目暗睛迷，瞳神呆滞，或目翻上视；面色晦暗无华，表情淡漠；肌肉瘦削，大肉已脱，动作失灵；循衣摸床，撮空理线；呼吸异常，气息微弱。提示人体精气大伤，脏腑功能严重受损，机能衰竭，预后不良。②邪盛扰神而失神：神昏谵语或昏愦不语，舌謇肢厥；或猝倒神昏，两手握固，牙关紧急，二便闭塞。多因邪陷心包，内扰神明；或因肝风夹痰，蒙蔽清窍。皆属病情危重。而壮热面赤者，多为热邪壅滞脏腑，可见于热病等。故选E。

3.【答案】B　　　　　　　　　　　　　【难度系数】★★★

【解析】得神又称"有神"。其临床表现为神志清楚，语言清晰；目光明亮，精彩内含；面色红润，表情自然；肌肉不削，体态自如；动作灵活，反应灵敏；呼吸均匀。得神说明精气充盛，体健神旺，是健康的表现；若病而有神，则表明脏腑功能不衰，正气未伤，病多轻浅，预后良好。故选B。

4.【答案】B　　　　　　　　　　　　　【难度系数】★★★

【解析】少神又称"神气不足"。其临床表现为精神不振，嗜睡健忘；目光乏神，双目少动；面色淡白少华；肌肉松弛，倦怠乏力，动作迟缓；气少懒言，食欲减退等。少神多属正气不足，精气轻度损伤，脏腑功能减退所致，多见于轻病或疾病恢复期的患者；素体虚弱者，平时亦多出现少神。故选B。

5. 【答案】D　　　　　　　　　　　　　　【难度系数】★★★

【解析】精亏神衰而失神：临床表现为精神萎靡，意识模糊；目暗睛迷，瞳神呆滞，或目翻上视；面色晦暗无华，表情淡漠；肌肉瘦削，大肉已脱，动作失灵；循衣摸床，撮空理线；呼吸异常，气息微弱。提示人体精气大伤，脏腑功能严重受损，机能衰竭，预后不良。神昏谵语属于邪盛扰神而失神。故选D。

6. 【答案】E　　　　　　　　　　　　　　【难度系数】★★

【解析】病人表情淡漠，神识痴呆，喃喃自语，哭笑无常属于癫病。这些症状在中医中被描述为精神抑郁，表情淡漠，沉默痴呆，语无伦次，静而少动，喃喃自喜，不知秽洁，不知羞耻等特征。因此，答案是E。

7. 【答案】A　　　　　　　　　　　　　　【难度系数】★★

【解析】病人狂躁妄动，胡言乱语，少寐多梦，打人毁物，不避亲疏属于狂病。狂病是一种常见的精神病，以精神亢奋、狂躁不安、骂詈毁物、动而多怒为特征，多由暴怒气郁化火，煎津为痰，痰火扰乱心神所致。故选A。

8. 【答案】E　　　　　　　　　　　　　　【难度系数】★★

【解析】黑色主肾虚、寒证、水饮、血瘀、剧痛。黄色主脾虚、湿证。面色萎黄者，多属脾胃气虚。在中医理论中，黑色与肾相对应，因此与肾相关的病证常常与黑色联系在一起。选项A，黑色与寒邪有关，寒邪侵袭人体，可能导致面色发黑。选项B，黑色与水液代谢失常有关，水饮内停可表现为面色黑。选项C，瘀血，黑色与血瘀有关，瘀血阻滞可导致面色发黑。选项D，肾虚，黑色与肾精亏损有关，肾虚可表现为面色暗黑。而选项E，脾虚，通常与黄色相对应，因为脾在五行中属土，土的颜色是黄色。脾虚可能导致面色萎黄，而不是黑色。因此，不属于黑色所主病证的是E。

9. 【答案】D　　　　　　　　　　　　　　【难度系数】★★★

【解析】面色黧黑、肌肤甲错多因瘀血阻滞，肌失所养而致。这一症状通常表现为皮肤粗糙、干燥、角化过度，外观皮肤褐色，如鳞状，是体内有瘀血的一种外候。因此，正确答案是D。

10. 【答案】B　　　　　　　　　　　　　【难度系数】★

【解析】面色萎黄者，多属脾胃气虚。面黄虚浮者，属脾虚湿蕴。面目一身俱黄者，为黄疸。其中面黄鲜明如橘皮色者，属阳黄，乃湿热为患；面黄晦暗如烟熏色者，为阴黄，乃寒湿为患。故选B。

11. 【答案】C　　　　　　　　　　　　　【难度系数】★

【解析】满面通红通常是由于邪热亢盛引起的，邪热上冲头面，导致面部发红。这种情况常见于急性感染性疾病、高热等病理状态。满面通红，属实热证。选项A，真寒假热指的是体内有寒邪，但因为阳气不足而不能温煦体表，导致体表出现热象，但实际上体内是寒的。选项B，虚阳上越指的是由于阴液不足，导致虚阳不能潜藏而上浮，表现为面部潮红、手足心热等症状。选项C，邪热亢盛指的是体内邪热过盛，导致热邪上冲，表现为满面通红、高热等症状。选项D，阴虚火旺指的是阴液不足导致相对的火旺，表现为五心烦热、潮热盗汗等症状。选项E，阳气暴脱指的是阳气突然大量丧失，导致生命垂危，表现为四肢厥冷、大汗淋漓等症状。故选C。

12. 【答案】C　　　　　　　　　　　　　【难度系数】★★★

【解析】患者面色发白，多为气虚血少，或阳衰寒盛；面色淡白无华，唇舌色淡者，多属血虚证或失血证；面色㿠白，多属阳虚证；面色㿠白虚浮，多属阳虚水泛；面色苍白者，多属亡阳、气血暴脱或阴寒内盛。故选C。

13. 【答案】D　　　　　　　　　　　　　【难度系数】★★★

【解析】青色：主寒证、气滞、血瘀、疼痛、惊风。面色淡青或青黑者，属寒盛、痛剧。突见面色青灰、口唇青紫、肢凉脉微，多为心阳暴脱，心血瘀阻。久病面色与口唇青紫者，多属心气、心阳虚衰，血行瘀阻，或肺气闭塞，呼吸不利。面色青黄（即面色青黄相兼，又称苍黄）者，多为肝郁脾虚。小儿眉间、鼻柱、唇周发青者，多属惊风。黑色与水液代谢失常有关，水饮内停可表现为面色黑。故选D。

14. 【答案】B　　　　　　　　　　　　　【难度系数】★★★

【解析】白色：主虚证（包括血虚、气虚、阳虚）、寒证、失血证。患者面色发白，多为气虚血少，或阳衰寒盛。面色淡白无华，唇舌色淡者，多属血虚证或失血证。面色㿠白者，多属阳虚证；若面色㿠白虚浮，则多属阳虚水泛。面色苍白者，多属亡阳、气血暴脱或阴寒内盛。故选B。

15. 【答案】D　　　　　　　　　　　　　【难度系数】★★★

【解析】面色淡白无华，唇舌色淡者，多属血虚证或失血证。面色㿠白者，多属阳虚证；若面色㿠白虚浮，则多属阳虚水泛。故选D。

16. 【答案】C　　　　　　　　　　　　　【难度系数】★★★

【解析】白色：主虚证（包括血虚、气虚、阳虚）、寒证、失血证。患者面色发白，多为气虚血少，或阳衰寒盛。面色淡白无华，唇舌色淡者，多属血虚证或失血证。面色㿠白者，多属阳虚证；若面色㿠白虚浮，则多属阳虚水泛。面色苍白者，多属亡阳、气血暴脱或阴寒内盛。故选C。

17.【答案】B　　　　　　　　　　　　　【难度系数】★★★
【解析】面色萎黄者，多属脾胃气虚。面黄虚浮者，属脾虚湿蕴。面目一身俱黄者，为黄疸。其中面黄鲜明如橘皮色者，属阳黄，乃湿热为患；面黄晦暗如烟熏色者，为阴黄，乃寒湿为患。故选B。

18.【答案】D　　　　　　　　　　　　　【难度系数】★★
【解析】面黄鲜明如橘皮色者，属阳黄，乃湿热为患；面黄晦暗如烟熏色者，为阴黄，乃寒湿为患。面目一身俱黄、色鲜明如橘皮色的是阳黄。阳黄的主要特征是身目俱黄，黄色鲜明如橘子色，这与湿热熏蒸有关，属于中医黄疸病中的阳黄证候。因此，正确答案是D。

19.【答案】E　　　　　　　　　　　　　【难度系数】★★
【解析】黄色：主脾虚、湿证。面色萎黄者，多属脾胃气虚。面黄虚浮者，属脾虚湿蕴。面目一身俱黄者，为黄疸。其中面黄鲜明如橘皮色者，属阳黄，乃湿热为患；面黄晦暗如烟熏色者，为阴黄，乃寒湿为患。黑色主肾虚、寒证、水饮、血瘀、剧痛。面黑暗淡或黧黑者，多属肾阳虚。面黑干焦者，多属肾阴虚。眼眶周围发黑者，多属肾虚水饮或寒湿带下。面色黧黑、肌肤甲错者，多由血瘀日久所致。故选E。

20.【答案】D　　　　　　　　　　　　　【难度系数】★★
【解析】赤色主热证，亦可见于戴阳证。久病重病面色苍白，却时而泛红如妆、游移不定者属戴阳证，主病重。故选D。

21.【答案】E　　　　　　　　　　　　　【难度系数】★★
【解析】赤色主热证，亦可见于戴阳证，满面通红，属实热证。午后两颧潮红者，属阴虚内热证；久病重病面色苍白，却时而泛红如妆、游移不定者，属戴阳证，主病重。故选E。

22.【答案】C　　　　　　　　　　　　　【难度系数】★★
【解析】白色，主虚证（包括血虚、气虚、阳虚）、寒证、失血证；患者面色发白，多为气虚血少，或阳衰寒盛；面色淡白无华，唇舌色淡者多属血虚证或失血证；面色㿠白，多属阳虚证；面色㿠白虚浮，多属阳虚水泛；面色苍白者，多属亡阳、气血暴脱或阴寒内盛。黑色主肾虚、寒证、水饮、血瘀、剧痛。故选C。

23.【答案】A　　　　　　　　　　　　　【难度系数】★★
【解析】黑色主肾虚、寒证、水饮、血瘀、剧痛；青色主寒证、气滞、血瘀、疼痛、惊风。故青色和黑色共同所主之病证的是寒证、疼痛、血瘀。故选A。

24.【答案】C　　　　　　　　　　　　　【难度系数】★
【解析】舌尖所候的脏腑是心肺；舌中所候的脏腑是脾胃；舌边所候的脏腑是肝胆；舌根所候的脏腑是肾。故正确答案为C。

25.【答案】D　　　　　　　　　　　　　【难度系数】★
【解析】正常舌象的主要特征：舌体柔软灵活，舌色淡红明润，舌苔薄白均匀，苔质干湿适中。简称"淡红舌，薄白苔"。故选D。

26.【答案】D　　　　　　　　　　　　　【难度系数】★★★
【解析】苔质疏松，颗粒粗大，形如豆腐渣堆积舌面，边中皆厚，揩之易去，称为腐苔。腐苔多因阳热有余，蒸腾胃中秽浊之邪上泛，聚积舌面，主食积胃肠，或痰浊内蕴。故选D。

27.【答案】B　　　　　　　　　　　　　【难度系数】★★
【解析】薄、厚苔，舌象特征：舌苔的厚薄，以"见底"和"不见底"作为衡量标准。透过舌苔能隐隐见到舌体者，称为薄苔，又称见底苔；不能透过舌苔见到舌体者，称为厚苔，又称不见底苔，主要反映邪正的盛衰和邪气之深浅。故选B。

28.【答案】A　　　　　　　　　　　　　【难度系数】★★
【解析】舌淡紫而湿润，可由阴寒内盛，阳气被遏，血行凝滞，或阳气虚衰，气血运行不畅，血脉瘀滞所致。阴寒内盛时，舌色表现为淡紫舌，这是因为淡紫舌多因阳气不足，血行不畅所致，符合阴寒内盛的病理特征。故选A。

29.【答案】A　　　　　　　　　　　　　【难度系数】★★★
【解析】舌绛有苔，多属温热病热入营血，或脏腑内热炽盛。绛色愈深，热邪愈甚。舌绛少苔或无苔，或有裂纹，多属久病阴虚火旺，或热病后期阴液耗损。故选A。

30.【答案】C 【难度系数】★★★
【解析】苔白厚腻，多为湿浊内停，或为痰饮、食积。苔白厚而干，主痰浊湿热内蕴；苔白如积粉，扪之不燥者，称为积粉苔，常见于瘟疫或内痈等病，系秽浊湿邪与热毒相结而成。故选C。灰黑苔可见于热性病中，亦可见于寒湿病中，但无论寒热均属重证，黑色越深，病情越重。

31.【答案】B 【难度系数】★★★
【解析】舌淡胖大者，多为脾肾阳虚，津液输布障碍，水湿之邪停滞于体内的表现。舌红胖大者，多属脾胃湿热或痰热内蕴，或平素嗜酒，湿热酒毒上泛所致。舌肿胀色红绛，多见于心脾热盛，热毒上壅。故选B。

32.【答案】B 【难度系数】★
【解析】舌红而生芒刺，多为气分热盛；点刺色鲜红，多为血热内盛，或阴虚火旺；点刺色绛紫，为热入营血而气血壅滞。舌尖生点刺，多为心火亢盛；舌边有点刺，多属肝胆火盛；舌中生点刺，多为胃肠热盛。故选B。

33.【答案】D 【难度系数】★
【解析】舌尖生点刺，多为心火亢盛；舌边有点刺，多属肝胆火盛；舌中生点刺，多为胃肠热盛。故选D。

34.【答案】D 【难度系数】★
【解析】舌苔由白转黄，或呈黄白相兼，为外感表证处于化热入里，表里相兼阶段。薄黄苔提示热势轻浅，多见于风热表证，或风寒化热入里。苔淡黄而润滑多津者，称为黄滑苔，多为阳虚寒湿之体，痰饮聚久化热；或为气血亏虚，复感湿热之邪所致。苔黄而干燥，甚至苔干而硬，颗粒粗大，扪之糙手者，称黄糙苔；苔黄而干涩，中有裂纹如花瓣状，称黄瓣苔；黄黑相兼，如烧焦的锅巴，称焦黄苔。均主邪热伤津，燥结腑实之证。黄苔而质腻者，称黄腻苔，主湿热或痰热内蕴，或为食积化腐。故选D。

35.【答案】D 【难度系数】★★
【解析】舌淡紫而湿润，可由阴寒内盛，阳气被遏，血行凝滞，或阳气虚衰，气血运行不畅，血脉瘀滞所致。阴寒内盛，血行凝滞的舌象是舌淡紫而湿润，故选D。

36.【答案】D 【难度系数】★★
【解析】舌若淡白光莹，舌体瘦薄，属气血两虚；若淡白湿润，舌体胖嫩，多属阳虚水湿内停。脱血夺气，病情危重，舌无血气充养，则显枯白无华。故选D。

37.【答案】C 【难度系数】★★
【解析】绛舌，舌象特征：较红舌颜色更深，或略带暗红色。临床意义：主里热亢盛、阴虚火旺。舌绛有苔，多属温热病热入营血，或脏腑内热炽盛。绛色愈深，热邪愈甚。舌绛少苔或无苔，或有裂纹，多属久病阴虚火旺，或热病后期阴液耗损。故选C。

38.【答案】D 【难度系数】★★
【解析】舌淡胖大而润，舌边有齿痕者，多属寒湿壅盛，或阳虚水湿内停；舌质淡红而舌边有齿痕者，多为脾虚或气虚；舌红而肿胀满口，舌有齿痕者，为内有湿热痰浊壅滞。故选D。

39.【答案】B 【难度系数】★★
【解析】全舌呈现紫色，或局部青紫斑点，统称为青紫舌。舌淡而泛现青紫者，为淡紫舌；舌红而泛现紫色者，为紫红舌；舌绛而泛现紫色者，为绛紫舌；舌体局部出现青紫色斑点，大小不等，不高于舌面者，为斑点舌。临床意义：主血气瘀滞。故选B。

40.【答案】D 【难度系数】★★
【解析】紫红舌、绛紫舌多为红绛舌的进一步发展，其舌紫红、绛紫而干枯少津，为热毒炽盛，内入营血。点刺色绛紫，为热入营血而气血壅滞。故选D。

41.【答案】E 【难度系数】★
【解析】润、燥苔舌象特征：舌苔润泽有津，干湿适中，不滑不燥，称为润苔。舌面水分过多，伸舌欲滴，扪之湿滑，称为滑苔。舌苔干燥，扪之无津，甚则舌苔干裂，称为燥苔。苔质粗糙，扪之碍手，称为糙苔。临床意义：主要反映体内津液的盈亏和输布情况。故选E。

42.【答案】D 【难度系数】★★
【解析】正常舌象的主要特征：舌体柔软灵活，舌色淡红明润，舌苔薄白均匀，苔质干湿适中。苔薄白而润，可为正常舌象，或为表证初起，或是里证病轻，或是阳虚内寒。苔薄白而滑，多为外感寒湿，或脾肾阳虚，水湿内停。苔薄白而干，多由外感风热所致。舌苔白腻而滑者，为痰浊、寒湿内阻。故选D。

43.【答案】D 【难度系数】★★

【解析】舌苔厚或舌中根部尤著者，多提示外感病邪气已入里，或胃肠内有宿食，或痰浊停滞，病情较重。舌苔由薄转厚，提示邪气渐盛，主病进；舌苔由厚转薄，或舌上复生薄白新苔，提示正气胜邪，主病退。如薄苔突然增厚，提示邪气极盛，迅速入里；苔骤然消退，舌上无新生舌苔，为正不胜邪，或胃气暴绝。外感疾病初起在表，病情轻浅，或内伤病病情较轻，胃气未伤，可见到薄苔。故选D。

二、闻诊

题型　A1型题

1. 【答案】B　　　　　　　　　　　　【难度系数】★★

【解析】①咳声重浊沉闷，多属实证，是寒痰湿浊停聚于肺，肺失肃降所致。②咳声轻清低微，多属虚证，多为久病肺气虚损，失于宣降所致。③咳声不扬，痰稠色黄，不易咯出，多属热证，为热邪犯肺，肺津被灼所致。④咳有痰声，痰多易咯，多属痰湿阻肺所致。⑤干咳无痰或少痰，多属燥邪犯肺，或阴虚肺燥所致。⑥咳声短促，呈阵发性、痉挛性，连续不断，咳后有鸡鸣样回声，并反复发作者，称为顿咳（百日咳），多为风邪与痰热搏结所致，常见于小儿。⑦咳声如犬吠，伴有声音嘶哑，吸气困难，是肺肾阴虚，疫毒攻喉所致，多见于白喉。故选B。

2. 【答案】D　　　　　　　　　　　　【难度系数】★★

【解析】喘即气喘，指呼吸困难、急迫，张口抬肩，甚至鼻翼扇动，难以平卧。喘有虚实之分。发作急骤，呼吸深长，息粗声高，唯以呼出为快者，为实喘；多为风寒袭肺或痰热壅肺、痰饮停肺，肺失宣肃，或水气凌心所致。病势徐缓，呼吸短浅，急促难续，息微声低，唯以深吸为快，动则喘甚者，为虚喘；是肺肾亏虚，气失摄纳，或心阳气虚所致。哮指呼吸急促似喘，喉间有哮鸣音的症状。故选D。

3. 【答案】C　　　　　　　　　　　　【难度系数】★★

【解析】呕吐呈喷射状的临床意义是热扰神明，这一症状常见于颅内压升高的患者，如颅内肿瘤、颅内感染、脑出血、脑占位、脑膜炎、脑血管瘤以及蛛网膜下腔出血等疾病都可能导致颅内压升高，从而引发喷射状呕吐。此外，喷射状呕吐也可能由头颅外伤，颅内有淤血、肿瘤等引起。故选C。

4. 【答案】A　　　　　　　　　　　　【难度系数】★★

【解析】吐势较猛，声音壮厉，呕吐出黏稠黄水，或酸或苦者，属实热证，常由热伤胃津，胃失濡养所致。故选A。

5. 【答案】D　　　　　　　　　　　　【难度系数】★★

【解析】嗳气频作而响亮，嗳气后脘腹胀减，嗳气发作因情志变化而增减者，多为肝气犯胃，属于实证。故选D。

6. 【答案】B　　　　　　　　　　　　【难度系数】★★

【解析】咳声不扬，痰稠色黄，不易咯出，这种情况多属于热证，通常是由热邪侵犯肺部，导致肺津被灼伤所致。故选B。

7. 【答案】A　　　　　　　　　　　　【难度系数】★

【解析】哮病指呼吸急促似喘，喉间有哮鸣音的症状。多为痰饮内伏，复感外邪诱发，或为久居寒湿之地，或过食酸咸生冷所诱发。故选A。

8. 【答案】C　　　　　　　　　　　　【难度系数】★★

【解析】口气酸臭，并伴食欲不振、脘腹胀满者，多属食积胃肠。口气臭秽者，多属胃热。故选C。

9. 【答案】B　　　　　　　　　　　　【难度系数】★★

【解析】口气腐臭，或兼咳吐脓血者，多是内有溃腐脓疡。口气臭秽难闻、牙龈腐烂者，为牙疳。故选B。

10. 【答案】C　　　　　　　　　　　【难度系数】★★

【解析】病势徐缓，呼吸短浅，急促难续，息微声低，唯以深吸为快，动则喘甚者，为虚喘；是肺肾亏虚，气失摄纳，或心阳气虚所致。故选C。

11. 【答案】B　　　　　　　　　　　【难度系数】★★

【解析】哮指呼吸急促似喘，喉间有哮鸣音的症状。多为痰饮内伏，复感外邪诱发，或为久居寒湿之地，或过食酸咸生冷所诱发。故选B。

12. 【答案】D　　　　　　　　　　　【难度系数】★★

【解析】病势徐缓，呼吸短浅，急促难续，息微声低，唯以深吸为快，动则喘甚者，为虚喘；是肺肾亏虚，气失摄纳，或心阳气虚所致。故选D。

13. 【答案】C　　　　　　　　　　　　【难度系数】★

【解析】咳声轻清低微在临床上通常被认为是虚证的表现，多因久病肺气虚损，失于宣降所致。表示患者可能存在长期的肺部疾病或者整体健康状况较差，导致肺功能减弱，咳嗽时声音显得轻且无力。在中医理论中，这种情况可能与肺气不足有关，也就是肺气虚损。故选C。

14. 【答案】B　　　　　　　　　　　　【难度系数】★★

【解析】干咳无痰或少痰，的临床意义是燥邪犯肺，或阴虚肺燥所致。根据中医理论，燥邪侵犯肺系，影响肺之宣发、肃降功能并灼伤肺津，遂发是证。临床表现为干咳无痰或痰少而黏，伴咽干、喉痒、鼻燥、口渴，舌红少津，苔薄白或薄黄，脉浮数。因此，正确答案是B。

15. 【答案】C　　　　　　　　　　　　【难度系数】★★

【解析】嗳气低沉断续，无酸腐气味，兼见纳呆食少者，为胃虚气逆，属虚证。多见于老年人或体虚之人。故选C。

三、问诊

题型	A1型题

1. 【答案】B　　　　　　　　　　　　【难度系数】★★

【解析】午后和夜间有低热者，称为午后或夜间潮热。有热自骨内向外透发的感觉者，称为骨蒸潮热。多属阴虚火旺所致。午后热甚，身热不扬(肌肤初扪之不甚热，但扪之稍久即感灼手)，兼见头身困重、胸脘满闷、舌苔黄腻等，称为湿温潮热，属湿温病。故选B。

2. 【答案】E　　　　　　　　　　　　【难度系数】★★★

【解析】小儿于夏季气候炎热时长期发热，兼有烦渴、多尿、无汗等症，至秋凉自愈者，多属气阴两虚发热。小儿夏季热主要与体质因素有关，特别是气阴不足的小儿，不能耐受夏季的暑热气候，因而易患此病。暑热易耗伤津液，导致津亏内热炽盛，表现为发热、口渴多饮；同时暑易伤气，气虚下陷，导致水液下趋膀胱，出现尿多清长；肺津受损，腠理闭塞，故见少汗或汗闭。临床特征为入夏长期发热、口渴多饮、多尿、汗闭。这些症状与气阴两虚的表现相符，即既有气虚的表现（如乏力、汗出），又有阴虚的表现（如口渴、内热）。故选E。

3. 【答案】A　　　　　　　　　　　　【难度系数】★★

【解析】长期微热，劳累则甚，兼疲乏、少气、自汗等症者，多属气虚发热。气虚是指气的生成不足或消耗过度，导致机体功能活动减弱的病理状态。主要表现为疲乏无力、少气懒言、自汗、舌淡、脉弱等。选项B，阴虚是指阴液亏损，导致机体失于濡养的病理状态。主要表现为五心烦热、潮热盗汗、口干舌燥、舌红少苔、脉细数等。选项C，血虚是指血液不足，导致机体失于濡养的病理状态。主要表现为面色苍白、头晕目眩、心悸失眠、舌淡、脉细等。选项D，阳虚是指阳气不足，导致机体失于温煦的病理状态。主要表现为畏寒肢冷、面色苍白、精神萎靡、舌淡、脉沉迟等。选项E，气阴两虚是指气阴两方面均不足的病理状态。主要表现为疲乏无力、少气懒言、五心烦热、口干舌燥等。根据题目描述，长期微热、疲乏无力、少气懒言、自汗等症状，符合气虚的临床表现，故答案为A。

4. 【答案】B　　　　　　　　　　　　【难度系数】★★

【解析】寒热往来有定时：恶寒战栗与高热交替发作，每日或二三日发作一次，发有定时的症状。兼有剧烈头痛、口渴、多汗等症。常见于疟疾。少阳病为发热无定时。故选B。

5. 【答案】A　　　　　　　　　　　　【难度系数】★★

【解析】①自汗：醒时经常汗出，活动尤甚的症状。多见于气虚证和阳虚证。②盗汗：睡则汗出，醒则汗止的症状。多见于阴虚证。③绝汗：在病情危重的情况下，出现大汗不止的症状。常是亡阴或亡阳的表现。④战汗：先恶寒战栗而后汗出的症状。由邪盛正衰，邪伏不去，一旦正气来复，正邪剧争所致。常见于温病或伤寒邪正剧烈斗争的阶段，是病变发展的转折点。故选A。

6. 【答案】D　　　　　　　　　　　　【难度系数】★★

【解析】半身汗：仅一侧身体汗出的症状。汗出常见于健侧，无汗的半身常是病变的部位，多见于痿病、中风及截瘫患者。故选D。

7. 【答案】A　　　　　　　　　　　　【难度系数】★★★

【解析】手足心汗出量多，可由阴经郁热熏蒸；阳明燥热内结，热蒸迫津外泄；脾虚运化失常，津液旁达四肢而引起。故选A。

8. 【答案】C　　　　　　　　　　　　【难度系数】★★

【解析】战汗：先恶寒战栗而后汗出的症状。由邪盛正衰，邪伏不去，一旦正气来复，正邪剧争所致。常见于温病或伤寒邪正剧烈斗争的阶段，是病变发展的转折点。若汗出热退，脉静身凉，提示邪去正复，疾病向愈。故选C。

9.【答案】B　　　　　　　　　　【难度系数】★★

【解析】头汗：又称但头汗出。指汗出仅见于头部，或头颈部汗出量多的症状。可由上焦热盛；中焦湿热蕴结；元气将脱，虚阳上越；进食辛辣、热汤、饮酒，热蒸于头等导致。所以，不属于头汗临床意义的是气阴两虚。故选B。

10.【答案】D　　　　　　　　　　【难度系数】★★★

【解析】久病畏寒是指长期患病的人出现怕冷的症状，这在中医理论中通常与体内的阳气不足有关。阳气在中医中被认为是维持人体生命活动和抵抗外邪的重要力量。当阳气不足时，人体会出现畏寒、四肢不温等症状。因此，久病畏寒的临床意义通常指向里虚寒证，即体内的阳气虚弱，不能温煦身体，导致怕冷的感觉。各个选项解析：选项A，寒邪表证，指的是寒邪侵袭体表，引起的症状，如恶寒、发热、无汗等，与久病畏寒不同。选项B，风邪表证指的是风邪侵袭体表，引起的症状，如发热、恶风、汗出等，与久病畏寒不同。选项C，内湿证指的是湿邪内蕴，引起的症状，如身体沉重、头重如裹、口黏口淡等，与久病畏寒不同。选项D，里虚寒证指的是体内阳气不足，引起的症状，如畏寒、四肢不温、面色苍白等，符合久病畏寒的临床意义。选项E，里虚热证指的是阴虚内热，引起的症状，如五心烦热、潮热盗汗等，与久病畏寒不同。因此，正确答案是D。

11.【答案】C　　　　　　　　　　【难度系数】★★

【解析】酸痛：疼痛兼有酸软感的症状。多为湿邪侵袭肌肉关节，气血运行不畅所致。亦可为肾虚骨髓失养引起。故选C。

12.【答案】C　　　　　　　　　　【难度系数】★★

【解析】头晕而重，如物缠裹，痰多苔腻者，多为痰湿内阻，清阳不升所致。痰湿内阻的患者通常表现为头重如裹，感觉头部沉重，有一种束缚、紧箍感，还会出现心悸的表现。此外，如果湿邪停滞在中焦，则会导致体内气机不畅，脾失健运，容易出现胸闷痰多、恶心欲呕、不思饮食，还会伴有舌苔白腻、脉濡滑的现象。故选C。

13.【答案】D　　　　　　　　　　【难度系数】★★★

【解析】①头晕胀痛，口苦，易怒，脉弦数者，多为肝火上炎、肝阳上亢，脑神被扰所致。②头晕面白，神疲乏力，舌淡脉弱者，多为气血亏虚，脑失充养所致。③头晕而重，如物缠裹，痰多苔腻者，多为痰湿内阻，清阳不升所致。④头晕耳鸣，腰酸遗精者，多为肾虚精亏，髓海失养所致。⑤外伤后头晕刺痛者，多为瘀血阻滞脑络所致。故选D。

14.【答案】B　　　　　　　　　　【难度系数】★★

【解析】①目痒：自觉眼睑、眦内或目珠瘙痒的症状，轻者揉拭则止，重者极痒难忍。两目痒甚如虫行，伴有畏光流泪、灼热者，多属实证，为肝火上炎或风热上袭等所致。目微痒而势缓，多属虚证，为血虚目失濡养所致，亦可见于实性目痒初起或剧痒渐愈，邪退正复之时。②目昏：视物昏暗、模糊不清的症状。多为肝肾亏虚，精血不足，目失所养而致。常见于年老、体弱或久病之人。③目眩：自觉视物旋转动荡，如在舟车之上，或眼前如有蚊蝇飞动的症状。由肝阳上亢、肝火上炎、肝阳化风及痰湿上蒙清窍所致者，多为实证，或本虚标实证。由气虚、血亏、阴精不足，目失所养引起者，多为虚证。④目痛：自觉单目或双目疼痛的症状。一般痛剧者，多属实证；痛微者，多属虚证。目剧痛难忍，面红目赤者，多为肝火上炎所致；目赤肿痛，羞明多眵者，多为风热上袭所致；目微痛微赤，时痛时止而干涩者，多为阴虚火旺所致。⑤雀盲：白昼视力正常，每至黄昏以后视力减退、视物不清的症状。多由肝肾亏虚，精血不足，目失所养引起，常见于年老、体弱或久病之人。故选B。

15.【答案】A　　　　　　　　　　【难度系数】★★★

【解析】目眩：自觉视物旋转动荡，如在舟车之上，或眼前如有蚊蝇飞动的症状。由肝阳上亢、肝火上炎、肝阳化风及痰湿上蒙清窍所致者，多为实证，或本虚标实证。由气虚、血亏、阴精不足，目失所养引起者，多为虚证。故目眩的临床意义里，无风热上袭。故本题选A。

16.【答案】D　　　　　　　　　　【难度系数】★★

【解析】耳鸣：自觉耳内鸣响的症状。有虚实之分：耳鸣声大如雷，按之更甚属实证，多为肝胆火盛所致；耳鸣声小如蝉，按之可减属虚证，多为肝肾阴亏所致。故选D。

17.【答案】B　　　　　　　　　　【难度系数】★★

【解析】失眠又称不寐或不得眠。指经常不易入睡，或睡而易醒，难以复睡，或时时惊醒，睡不安宁，甚至彻夜不眠的症状。营血亏虚，或阴虚火旺，心神失养，或心胆气虚，心神不安所致者，为虚证；火邪、痰热内扰心神，心神不安，或食积胃脘所致者，为实证。故选B。

18. 【答案】C　　　　　　　　　　　　　【难度系数】★★

【解析】耳聋：听力减退，甚至听觉完全丧失的症状。一般暴病耳聋多属实证，与肝胆火盛有关；久病耳聋、老年耳聋逐渐加重且有腰酸眩晕多属虚证，为肾精亏虚所致。故选C。

19. 【答案】D　　　　　　　　　　　　　【难度系数】★★

【解析】目眩：自觉视物旋转动荡，如在舟车之上，或眼前如有蚊蝇飞动的症状。由肝阳上亢、肝火上炎、肝阳化风及痰湿上蒙清窍所致者，多为实证，或本虚标实证。由气虚、血亏、阴精不足，目失所养引起者，多为虚证。故选D。

20. 【答案】B　　　　　　　　　　　　　【难度系数】★★

【解析】雀盲：白昼视力正常，每至黄昏以后视力减退、视物不清的症状。多由肝肾亏虚，精血不足，目失所养引起，常见于年老、体弱或久病之人。故选B。

21. 【答案】E　　　　　　　　　　　　　【难度系数】★★★

【解析】口干，但欲漱水不欲咽，兼面色黧黑，或肌肤甲错者，为有瘀血的表现。口干，但欲漱水不欲咽的临床意义是瘀血内停。这种情况常见于热性病热入营血或瘀血内阻的病证，表现为口燥咽干，只想用水漱口而不欲咽下。在中医理论中，这种症状多因瘀血内阻，气化不利，津液输布发生了异常，体内津液不能上承至口，滋养口腔，因而出现口干的症状。但由于机体本身津液并不匮乏，邪在血分而不在气分，故出现欲漱水而不欲咽的表现。故选E。

22. 【答案】A　　　　　　　　　　　　　【难度系数】★★

【解析】嗜睡亦称多寐、多眠。指精神疲倦，睡意很浓，经常不自主地入睡的症状。困倦嗜睡，头目昏沉，胸闷脘痞，肢体困重者，多是痰湿困脾，清阳不升所致。饭后困倦嗜睡，纳呆腹胀，少气懒言者，多因脾失健运，清阳不升所致。精神极度疲惫，神识朦胧，困倦易睡，肢冷脉微者，多为心肾阳虚，神失温养所致。大病之后，神疲嗜睡，乃正气未复的表现。故选A。

23. 【答案】C　　　　　　　　　　　　　【难度系数】★★

【解析】厌食：厌恶食物，甚至恶闻食臭的症状。厌食，兼脘腹胀痛，嗳腐食臭，舌苔厚腻者，为食滞胃脘。厌食油腻，脘闷呕恶，便溏不爽，肢体困重者，为湿热蕴脾。厌食油腻，胁肋灼热胀痛，口苦泛恶者，为肝胆湿热。孕妇厌食，伴有严重恶心呕吐者，谓之妊娠恶阻。故选C。

24. 【答案】D　　　　　　　　　　　　　【难度系数】★★

【解析】大便时干时稀的症状，多为肝郁脾虚，肝脾不调所致；若大便先干后稀，多为脾虚。完谷不化：大便中含有较多未消化食物的症状。病久体弱者见之，多为脾肾阳虚；新起者多为食滞胃肠。故选D。

25. 【答案】B　　　　　　　　　　　　　【难度系数】★★

【解析】大便先干而后稀的临床意义在中医理论中通常与脾气虚相关。脾气虚弱可能导致运化水谷、运化水湿以及化生气血的功能减退，从而引起大便的异常。具体来说，脾气虚弱可能导致水湿不化，流往肠中，使得大便溏薄。因此，大便先干而后稀的症状反映了脾气虚弱，运化功能减退的病理状态，故选项B是正确的答案。

26. 【答案】B　　　　　　　　　　　　　【难度系数】★

【解析】尿量增多：尿次、尿量皆明显超过正常量次的症状。小便清长量多者，属虚寒证。多饮、多尿而形体消瘦者，属消渴病。故选B。

27. 【答案】A　　　　　　　　　　　　　【难度系数】★★

【解析】月经先期：连续2个月经周期出现月经提前7天以上的症状。多为脾气亏虚、肾气不足，冲任不固，或阳盛血热、肝郁化热、阴虚火旺、热扰冲任所致。故选A。

28. 【答案】C　　　　　　　　　　　　　【难度系数】★★★

【解析】白带：带下色白量多，质稀如涕，淋漓不绝而无臭味的症状。多为脾肾阳虚，寒湿下注所致。故选C。

29. 【答案】D　　　　　　　　　　　　　【难度系数】★★

【解析】月经先期为连续2个月经周期出现月经提前7天以上的症状。多为脾气亏虚、肾气不足，冲任不固，或阳盛血热、肝郁化热、阴"虚火旺、热扰冲"任所致。所以，寒凝血瘀不属于月经先期临床意义。故选D。

30. 【答案】C
【解析】月经后期：连续2个月经周期出现月经延后7天以上的症状。多为营血亏损、肾精不足，或阳气虚衰，无以化血所致；亦可为气滞血瘀、寒凝血瘀、痰湿阻滞、冲任不畅所致。故选C。

31. 【答案】B
【解析】月经血量较常量明显减少，甚至点滴即净的症状。多为营血不足，或肾气亏虚，精血不足，血海不盈；或寒凝、血瘀、痰湿阻滞，血行不畅所致。故选B。

四、切诊

题型 | A1型题

1. 【答案】B 【难度系数】★★★
【解析】濡脉脉象特征为浮细无力而软。多见于虚证或湿证。弱脉脉象特征为沉细无力而软。多见于阳气虚衰、气血两虚证。故选B。

2. 【答案】A 【难度系数】★★★
【解析】缓脉脉象特征为一息四至，来去缓怠。多见于湿病，脾胃虚弱，亦可见于正常人。细脉多见于气血两虚、湿邪为病。微脉多见于气血大虚，阳气衰微。虚脉见于虚证，多为气血两虚。弱脉多见于阳气虚衰、气血两虚证。故选A。

3. 【答案】D 【难度系数】★★
【解析】弦脉多见于肝胆病、疼痛、痰饮等，或为胃气衰败者。亦见于老年健康者。肝胆病常见的脉象是弦脉。弦脉是肝胆病的主脉，特点是如按琴弦，端直以长，常见于有肝胆病、痰饮证、疼痛证的患者。因此，正确答案是D。

4. 【答案】E 【难度系数】★★★
【解析】弦脉多见于肝胆病、疼痛、痰饮等，或为胃气衰败者。亦见于老年健康者。故选E。

5. 【答案】D 【难度系数】★★★
【解析】微脉多见于气血大虚，阳气衰微。弱脉多见于阳气虚衰、气血两虚证。濡脉多见于虚证或湿证。

6. 【答案】D 【难度系数】★★
【解析】弦脉多见于肝胆病、疼痛、痰饮等，或为胃气衰败者。亦见于老年健康者。所以，血瘀不属于弦脉临床意义。故选D。

7. 【答案】C 【难度系数】★
【解析】数脉脉来急促，一息五至以上而不满七至(每分钟脉搏在90～120次)。多见于热证，亦见于里虚证。迟脉脉来迟慢，一息不足四至(相当于每分钟脉搏在60次以下)。多见于寒证。有力为实寒，无力为虚寒。亦见于邪热结聚之实热证。故选C。

8. 【答案】C 【难度系数】★★
【解析】洪脉脉体宽大而浮，充实有力，来盛去衰，状若波涛汹涌。多见于阳明气分热盛。亦主邪盛正衰。故选C。

9. 【答案】D 【难度系数】★★
【解析】濡脉浮细无力而软，多见于虚证或湿证。微脉极细极软，按之欲绝，若有若无，多见于气血大虚，阳气衰微。细脉脉细如线，但应指明显，多见于气血两虚、湿邪为病。弱脉沉细无力而软，多见于阳气虚衰、气血两虚证。虚脉三部脉举之无力，按之空豁，应指松软，亦是无力脉象的总称，见于虚证，多为气血两虚。故选D。

10. 【答案】C 【难度系数】★★
【解析】脉象是中医通过触摸脉搏来诊断疾病的一种方法。不同的脉象反映了不同的病理状态。细脉：脉细如线，应指明显，多见于阴虚、血虚等病证。濡脉：脉象浮而细软，多见于湿邪侵袭或气血两虚。弱脉：脉沉细无力，多见于气血两虚、阳气不足等病证。微脉：脉极细极软，似有似无，多见于气血大虚、阳气衰微。虚脉：脉象浮大而无力，多见于气血两虚。根据题目描述的"沉细无力"的特征，弱脉最符合这一描述，因此答案是C。

11. 【答案】A 【难度系数】★★★
【解析】在中医脉诊中，脉象是医生通过触摸患者的脉搏来了解病情的一种诊断方法。不同的脉象反映的身体状况。选项A，缓脉指的是脉搏的节律和缓，不急不慢，是健康状态下常见的脉象之一。选项B，洪脉指的是脉搏洪大有力，常见于发热、实证等病理状态。选项C，数脉指的是脉搏跳动次数快于正常，常见于发热、疼痛等病理状态。选项D，弱脉指的是脉搏细弱无力，常见于气血两虚等病理状态。选项E，滑脉指的是脉搏流利如珠，常见于痰湿、食积等病理状态。根据上述解释，缓脉是正常人可以见到的脉象，它代表了一种平和、健康的状态。而其他选项中的脉象则多与特定的病理状态相关联。因此，正确答案是A。